뇌종양학
Brain Tumors

뇌종양학
BRAIN TUMORS

첫째판 1쇄 인쇄 | 2018년 06월 20일
첫째판 1쇄 발행 | 2018년 06월 29일
첫째판 2쇄 발행 | 2021년 06월 07일

지 은 이 대한뇌종양학회
발 행 인 장주연
출 판 기 획 이상훈
표지디자인 김재욱
편집디자인 유현숙
일 러 스 트 김경렬
발 행 처 군자출판사(주)
　　　　　등록 제4-139호(1991. 6. 24)
　　　　　(10881) **파주출판단지** 경기도 파주시 회동길 338(서패동 474-1)
　　　　　전화 (031) 943-1888　　　팩스 (031) 943-0209
　　　　　www.koonja.co.kr

ISBN 979-11-5955-322-6　(93510)

정가 120,000원

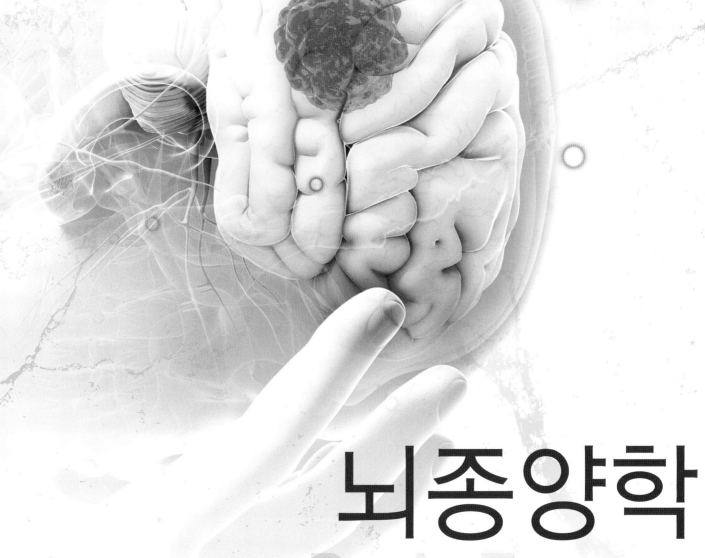

뇌종양학
Brain Tumors

저자 대한뇌종양학회

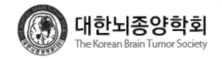

대한뇌종양학회
The Korean Brain Tumor Society

군자출판사

발간사

발간사

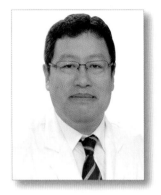

대한뇌종양학회는 1991년에 창립된 학회로 올해로 27주년을 맞게 되었습니다. 본 학회는 최길수 초대 회장님을 비롯한 역대 회장님들과 회원들이 뇌종양에 대한 치료를 위해 학술활동을 열정적으로 해온 역사와 전통을 자랑하는 학회입니다. 우리나라 뇌종양학의 질적 향상과 후학들의 교육을 위해서 최신 내용을 담은 한글판 교과서가 필요하다는 인식하에 그동안 축적된 연구와 임상경험 등의 모든 역량을 발휘하여 이제 2018년 대한뇌종양학회의 주관으로 "뇌종양학" 교과서가 처음으로 출간하게 되었습니다.

교과서의 구성은 총론과 각론으로 구성되어 있고, 한국 뇌종양수술 및 치료의 역사, 그리고 대한뇌종양학회의 역사를 시작으로 2016년과 2017년 새로운 뇌종양 WHO분류를 포함한 뇌종양 생물학, 진단 및 수술, 환자관리, 방사선 치료, 약물치료 등으로 총론이 구성되어 있고, 각론에는 신경교종, 뇌수막종, 신경초종, 뇌하수체종양과 기타 악성 그리고 양성 뇌종양에 관하여 국내 최고의 뇌종양 전문가들에 의해 풍부한 임상경험을 바탕으로 쓰였기 때문에 이제 한글로 집필된 뇌종양 교과서는 전공의뿐만 아니라 뇌종양 관심이 많은 회원들에게도 뇌종양학을 이해하고 치료하는 데 실질적인 지침 서적으로서 매우 유익할 것으로 생각됩니다. 다만 처음 출간하는 뇌종양학 교과서가 완벽하지는 않을 수도 있습니다. 부분적으로 미흡한 부분은 추후 수정하고 또한 새로운 지식들에 대한 추가된 내용들은 향후 개정판에 포함시켜 지속적으로 노력하겠습니다.

어려운 여건과 짧은 시간 동안 조직적이고 체계적인 교과서 편찬위원회를 이끌고 좋은 교과서를 위하여 혼신의 노력을 해주신 김재용 교수와 편찬위원들께 무한한 감사의 말씀을 드립니다. 그리고 환자 진료와 연구에 바쁘신 와중에도 원고를 보내주신 모든 저자 교수님들께 감사드립니다. 또한 국내판 뇌종양 교과서 "뇌종양학"을 대한뇌종양학회에서 출간하게 되는 기쁨을 전임 회장님들과 모든 회원들과 함께 나누고자 합니다.

2018년 6월 29일
대한뇌종양학회 회장 **정 신**

축사

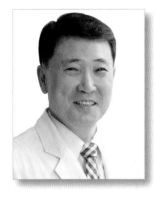

대한뇌종양학회 회원 여러분

오랜 역사와 함께 국내외적으로 임상 및 연구 분야에서 수많은 업적을 성취해온 대한뇌종양학회에서 마침내 우리말 교과서를 편찬하게 된 것을, 대한신경외과를 대표하는 사람으로서 진심으로 기쁘게 생각하며 축하 드립니다. 학회가 창립된 1991년 이래 27년의 오랜 역사를 생각할 때, 뇌종양학 우리말 교과서의 편찬은 그동안 전 학회 회원 모두의 염원이었을 것으로 생각합니다. 뇌종양학은 수술 술기 및 기초 연구 분야에서 빠르게 그 지식이 변화하고 있어, 끊임없이 새로운 지식을 습득하여 뇌종양에 대한 최신 지견을 갖추어야 하는 동시에, 수많은 다양한 지식들 중 표준으로 받아들일 수 있는 지식을 선별하는 것이 중요합니다. 이러한 측면에서, 올해 출간되는 우리말 교과서가 훌륭한 가이드의 역할을 수행하리라 믿어 의심치 않습니다. 이 교과서가 세상에 나와 빛을 보게 되기까지 강력한 리더쉽으로 추진해 주신 정신 회장님과 이를 뒷받침해 주신 교과서 편찬위원회 및 집필진의 헌신에 감사의 말씀 드립니다.

각 분야에서 가장 권위 있으신 교수님들이 집필진으로 참여해 주셨기에, 이 교과서는 뇌종양학의 가장 중요한 기초뿐만 아니라 최신의 의학적 지식이 모두 담긴, 대한뇌종양학회의 모든 역량의 결정체임을 믿어 의심치 않습니다. 이 교과서는, 뇌종양을 진료하시고 연구하시는 많은 독자들에게 실질적인 도움을 줄 수 있고, 또 뇌종양학을 전공하는 많은 후학들에게 실제적인 가이드의 역할을 할 것으로 기대합니다. 하지만, 무엇보다 이 교과서는 대한뇌종양학회 회원 모두를 위해 만들어졌다고 생각하기에, 첫 우리말 교과서 발간의 큰 기쁨을 전 회원 모두가 마음껏 누리시기를 기원합니다.

2018년 6월 29일

대한뇌종양학회 이사장　장 진 우

PART I 총론

목차

PART II 각론

PART II 각론

목차

PART I 총론

뇌종양학 Brain Tumors

R A I N T U M O R S

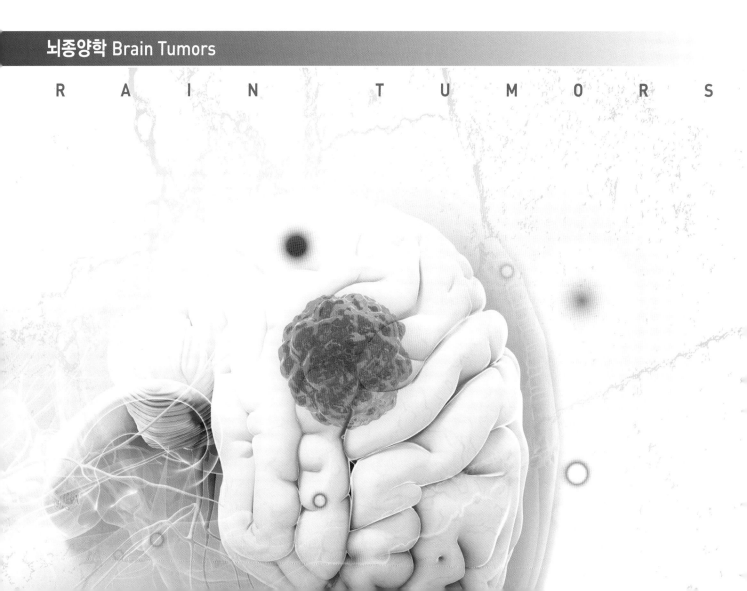

대한 뇌종양학회의 역사와 뇌종양 치료의 변천

홍용길
가톨릭대학교 신경외과

1980년도 후반에 뇌종양의 분자생물학과 두개저수술기법이 빠르게 발전하면서 원활한 학술교류를 통하여 임상 및 기초분야의 학문발전과 친목도모의 필요성이 제기되었다. 최길수 초대 회장을 중심으로 단합하여 1991년 7월 4일 서울신라호텔에서 대한뇌종양연구회(Korean brain tumor study group, KBTSG)가 창립되었다.

정기학술대회와 더불어 1992년 6월 25일에 첫 연구회 소식지(newsletter)를 발행하였고, 이규성 등록위원장 주도로 대한뇌종양연구회 등록위원회 규약을 만들고 전국 뇌종양 등록사업을 시작하였다. 황충진 2대 회장은 회장임기를 2년에서 1년으로 단축하여 학회에 포진한 많은 인재들이 학회운영에 적극 참여하도록 유도하였다.

1993년 제1회 뇌종양 연수강좌를 개최하고 그 내용을 책으로 발간하여 젊은 신경외과 전문의와 전공의 교육에 촉매제 역할을 하였다. 1994년 신경외과, 이비인후과, 성형외과가 함께 대한두개저외과학회(Korean skull base society)를 창립하여 두개저수술에 대한 다학제 연구와 협력이 시작되었다. 1997년부터 뇌종양 증례발표회를 연 4회 개최하고 그 내용을 "Neuro-Oncology Contemporary"로 발간하였다. 1999년 대한뇌종양학회(Korean brain tumor society)로 명칭을 변경하였고, 2001년 뇌종양학회 창립 10주년 기념 국제학술대회를 서울에서 개최하였으며, 2002년 오석전 회장의 주도로 공식 학술지인 대한 뇌종양학회지(Journal of korean brain tumor society)를 창간하고 연 2회씩 발행하였다. 같은 해 대한소아신경종양학회(Korean society for pediatric neuro-oncology)가 창립되었고, 2005년 암정복추진연구개발사업의 일환으로 다기관임상시험을 시작하였다.

2003년 정희원 회장은 그간 답보 상태의 뇌종양등록사업 활성화를 독려하였고, 홍용길 뇌종양등록위원장은 중앙암등록본부의 지원과 협력을 바탕으로 한국형 뇌종양등록코드를 새로 만들고 워크샵을 통해 의무기록사, 전문간호사를 교육하여 2005년부터 뇌종양등록사업을 재개하였으며 2010년 그 첫 결과를 학회지에 발표하였다. 2003년 회칙을 개정하여 차차기 회장을 운영위원회에 참여시키고 학회운영의 연속성을 보강하였다. 동년 12월 김종현 회장을 주축으로 아시아신경종양학회(Asian society for neuro-oncology, ASNO) 제 2차 학술대회를 서울에서 성공적으로 개최하였으며 뇌종양의 분자생물학, 유전자치료, 혈관형성억제제 등이 주목을 받았다.

2005년 조경기 회장의 주도로 학회 홈페이지(www.braintumor.or.kr)가 개설되었고, 동계학술집담회가 용평에서 개최되었으며 이후 동계학술대회로 발전하여 현재에 이르고 있다. 같은 해 소위 Stupp요법으로 알려진 테모졸로미드(temozolomide) 화학요법과 방사선치료의 병용요법이 교모세포종에 대해 뚜렷한 치료효과를 보이며 새로운 표준치료로 등장하였고, 항암치료와 신경종양학 (neuro-oncology)에 대한 관심이 크게 증가하면서 학회의 성장과 발전이 가속되었다.

2007년 대한의학회에 가입되어 학회의 위상을 더욱 높이게 되었다. 김태성 회장과 중국어에 능통한 정용구 교수의 주도로 2007년 7월 제1회 한-중뇌종양학술대회가 중국 하얼빈에서 개최되어 한국-중국간의 학술 및 친선 교류가 시작되었고 이후 연례행사로 현재까지 이어지고 있다. 2008년 말 국내기관이 염원하던 국제임상시험에 처음으로 참여하였다. 새로 진단된 교모세포종에서 실렌지타이드(cilengitide)의 효능을 검증하기 위한 "CENTRIC" 다기관국제임상연구에 한국이 참여하여 큰 역할을 하고 국제적 신뢰를 확인하였으며 이어서 여러 국제임상시험에 참여하는 계기가 마련되었다. 대한 뇌종양학회의 국제활동이 더욱 활발해지면서 2010년 6월 조경기 회장 중심으로 아시아신경종양학회 제7차 학술대회를 서울에서 성공적으로 개최하였고, 학술내용은 테모졸로미드 항암요법, 새로운 항암제 개발과 임상시험, 분자치료, 면역치료, 줄기세포, 내시경을 이용한 뇌하수체 및 두개저수술 등이 관심을 끌었다.

2011년 정용구 회장은 대한 뇌종양학회 창립 20주년 기념 "탄생과 성장의 길" 20년사를 발간하였다. 동년 신경외과와 뇌종양 관련 임상, 기초 여러 분야 전문가가 함께 참여하는 명실상부한 다학제학회인 대한신경종양학회 (Korean society for neuro-oncology, KSNO)가 창립되었고 이승훈 초대 회장의 주도로 많은 변화가 이루어졌다. 악성교종의 한국형 표준진료지침 개발을 위한 암정복협동연구과제를 수행하였고, 그 동안 한글로 발행되던 뇌종양학지를 뇌종양학회와 신경종양학회의 통합 영문 학술지로 변경을 추진하였다. 유헌 초대 편집장의 헌신적 노력으로 BTRT (Brain tumor research and therapy) 창간호가 2013년 4월 발행되고 2014년 4월 PubMed 등재를 완료하였으며, 2015년 4월 소아신경종양학회가 공동 참여하였다.

2015년 대한 뇌종양학회와 대한신경종양학회는 긴밀한 협력과 단합을 바탕으로 매 4년마다 열리는 세계신경종양학회(World federation of neuro-oncology societies, WFNOS) 제6차 학술대회를 성공적으로 유치하여 2021년 5월 서울에서 개최하게 되었다. 2016년 뇌종양의 WHO 분류가 대폭 수정되었고 개인의 분자유전학적 특성에 따라 맞춤치료 하려는 정밀의학과 면역치료에 대한 관심이 고조되었다.

2017년 5월 홍용길 교수가 세계신경종양학회 회장에 취임하여 한국의 국제적 위상과 활동이 한층 더 강화되었다. 2017년 황정현 교수가 BTRT 2대 편집장으로 취임하여 학술지의 새로운 도약을 시도하고 있다. 대한 뇌종양학회의 탄생과 지난 발자취를 되돌아 보는 것은 뇌종양의 수술과 치료법의 변화를 간접적으로 이해할 수 있는 첩경이며 앞으로 다가올 미래를 준비하는 데도 도움이 되는 값진 일이다.

대한 뇌종양 학회는 모든 회원들의 일치된 단합과 줄기찬 노력으로 눈부시게 성장하고 발전하였으나 세계 속의 리더가 되는 학회로 거듭나기 위해서는 회원의 저변확대와 균형적 발전, 사회적 소통의 확대 등에 더욱 관심을 가져야 할 것이다. 이것이 뇌종양 수술과 치료법 발전에 기초가 될 것이다.

뇌종양 생물학

뇌종양학 Brain Tumors

CHAPTER 01

뇌종양의 역학

이창훈
한국원자력의학원 신경외과

1. 뇌종양 역학

원발성뇌종양은 뇌실질, 뇌막, 뇌혈관, 두개신경, 샘(glands)에서 기원하는 두개강내의 모든 종양을 말하며 일반적으로 '뇌종양'이라고 부른다. 영상진단기술, 특히 MRI의 등장 및 발달과 함께 영상검사의 빈도가 증가하면서 우리나라는 물론 전 세계적으로 원발성뇌종양의 발생빈도가 점차 증가하는 추세를 보이고 있다.

우리나라에서 원발성 뇌종양 및 중추신경계 종양에 대한 전국적 역학조사는 2005년부터 본격적으로 시작되었다. 1980년부터 시작된 한국중앙암등록사업(korea central cancer registry, KCCR)에 1992년부터 뇌종양학회 뇌종양 등록위원회가 협력하기 시작하여 2005년부터 본격적으로 뇌종양 등록이 시작되었고 그 결과가 처음으로 2010년에 보고된 바 있다. 그후 2010년 결과가 2013년에, 2013년 결과가 2017년에 보고되었다.

2013년에 우리나라에서는 50,600,000명의 인구 중 11,827건의 원발성 뇌 및 중추신경계종양이 새로 진단되었다. 조발생률은 100,000 인년 당 23.4였다. 남성 37.1%, 여성 62.9%의 발생률을 보였는데(남:여 = 1:1.7) 가장 흔한 종양은 수막종으로 4,409명, 뇌하수체종양 2,126명, 신경아교종 1,506명, 신경초종 1,454명의 순이었다. 아교세포종(glioma) 중 교모세포종(glioblastoma)이 41.8%로 가장 많

이 발생하였다. 여성에서 양성종양이 남성보다 거의 두 배더 발생했다(M:F = 2,786 : 5,877). 수막종, 신경초종, 뇌하수체종양 및 뇌실막세포종(ependymoma)이 여성에서 흔히 발생하였으며 특히 수막종의 발생률은 여성이 남성보다 3.5배 이상 높았다. 남성에서 흔한 종양은 배아세포종양(germ cell tumor), 대부분의 아교세포종(glioma), 그리고 림프종이었다(표 1-1).

전체 원발성 뇌종양의 발생률은 50대까지 증가하는 양상을 보였다. 뇌실질종양과 신경초종은 50대에 발생률이 정점에 이르고, 수막종은 20대에 증가하기 시작하여 50대에 정점에 이르며, 안장부종양은 청소년기 후반에 급격히 증가하기 시작하여 50대에 정점을 이루고 이후 감소하는 양상을 보였다(그림 1-1).

전체 원발성 뇌 및 중추신경계종양의 12.7%가 신경상피종양이었고, 신경상피종양의 대부분은 아교세포종(glioma, 93.4%)이었다. 교모세포종은 신경아교종의 41.8%를 차지했다(표 1-2).

2013년에 뇌종양으로 진단된 소아(19세 이하)는 578명이었다. 소아에서 원발성 뇌종양의 조발생률은 10만 인년 당 5.27이었으며 여성(5.17)이 남성(5.03)보다 약간 높았다. 가장 흔한 조직학 소견은 신경상피종양, 배아세포종양, 그리고 안장부위종양이었다. 신경상피종양이 38.6%를 차지하였고 이들 중 배아/원시/수모세포종(embryonal/

■ 표 1-1. 조직소견 및 성별에 따른 원발성 뇌 및 중추신경계 종양의 발생률

Histology	Male			Female			Total				
	n	CR	ASR	n	CR	ASR	n	%	Age*	CR	ASR
Tumors of neuroepithelial tissue	848	3.35	2.98	761	3.01	2.69	1,609	13.6	52.0	3.18	2.822
Pilocytic astrocytoma	25	0.10	0.15	25	0.10	0.19	50	0.4	12.5	0.10	0.17
Diffuse astrocytoma	2	0.01	0.01	1	0.00	0.01	3	0.0	29.0	0.01	0.01
Anaplastic astrocytoma	54	0.21	0.18	40	0.16	0.11	94	0.8	53.0	0.19	0.15
Unique astrocytoma variants	18	0.07	0.07	16	0.06	0.08	34	0.3	30.5	0.07	0.07
Astrocytoma, NOS	65	0.26	0.22	45	0.18	0.14	110	0.9	47.5	0.22	0.18
Glioblastoma	344	1.36	0.99	285	1.13	0.78	629	5.3	61.0	1.24	0.87
Oligodendroglioma	47	0.19	0.15	40	0.16	0.12	87	0.7	47.0	0.17	0.14
Anaplastic oligodendroglioma	28	0.11	0.08	31	0.12	0.09	59	0.5	52.0	0.12	0.08
Ependymoma/anaplastic ependymoma	34	0.13	0.14	47	0.19	0.15	81	0.7	46.0	0.16	0.15
Ependymoma variants	11	0.04	0.04	15	0.06	0.05	26	0.2	47.0	0.05	0.04
Mixed glioma	25	0.10	0.08	22	0.09	0.07	47	0.4	44.0	0.09	0.07
Glioma malignant, NOS	84	0.33	0.32	76	0.30	0.25	160	1.4	50.0	0.32	0.28
Choroid plexus	9	0.04	0.06	11	0.04	0.05	20	0.2	33.0	0.01	0.05
Neuroepithelial	12	0.05	0.04	9	0.04	0.02	21	0.2	54.0	0.01	0.03
Non-malignant and malignant neuronal/glial, neuronal and mixed	51	0.20	0.21	54	0.21	0.26	105	0.9	29.0	0.21	0.24
Pineal parenchymal	13	0.05	0.05	9	0.04	0.03	22	0.2	37.5	0.04	0.04
Embryonal/primitive/medulloblastoma	26	0.10	0.21	35	0.14	0.30	61	0.5	5.0	0.12	0.25
Tumors of cranial and spinal nerves	674	2.67	1.95	780	3.09	2.10	1,464	12.3	54.0	2.88	2.02
Nerve sheath, non-malignant and malignant	674	2.67	1.95	780	3.09	2.10	1,454	12.3	54.0	2.88	2.02
Other tumors of cranial and spinal nerves	–	–	–	–	–	–	–	–	–	–	–
Tumors of meninges	996	3.94	2.77	3,485	13.79	8.36	4,481	37.9	61.0	8.86	5.68
Meningioma	954	3.77	2.61	3,455	13.67	8.26	4,409	37.3	61.0	8.82	5.55
Other mesenchymal, non-malignant and malignant	42	0.17	0.16	30	0.12	0.10	72	0.6	45.0	0.14	0.13
Lymphomas and hemopoietic neoplasms	124	0.49	0.34	97	0.38	0.25	221	1.9	63.0	0.44	0.29
Lymphoma	124	0.49	0.34	97	0.38	0.25	221	1.9	63.0	0.44	0.29
Germ cell tumors, and cysts	92	0.36	0.48	35	0.14	0.18	127	1.1	18.0	0.25	0.34
Germ cell tumors, cysts and heterotopias	92	0.36	0.48	35	0.14	0.18	127	1.1	18.0	0.25	0.34
Tumors of sellar region	911	3.60	2.68	1,366	5.40	4.31	2,277	19.3	50.0	4.50	3.45
Pituitary	835	3.30	2.42	1,291	5.11	4.05	2,126	18.0	50.0	4.50	3.20
Craniopharyngioma	76	0.30	0.26	75	0.30	0.26	151	1.3	45.0	0.30	0.26
Local extensions from regional tumors	6	0.02	0.02	10	0.04	0.03	16	0.1	44.5	0.03	0.02
Chordoma/chondrosarcoma	6	0.02	0.02	10	0.04	0.03	16	0.1	44.5	0.03	0.02
Unclassified tumors	735	2.91	2.36	907	3.59	2.57	1,642	13.9	53.0	3.25	2.46
Hemangioma	199	0.79	0.64	239	0.95	0.76	438	3.7	48.0	0.87	0.69
Hemangioblastoma	67	0.27	0.20	45	0.18	0.13	112	0.9	48.5	0.22	0.17
Neoplasm, unspecified	457	1.81	1.48	613	2.43	1.64	1,070	9.0	56.5	2.12	1.56
All others	12	0.05	0.05	10	0.04	0.04	22	0.2	55.0	0.01	0.04
Total	4.386	17.34	13.58	7,441	29.44	20.49	11,827	100.0	56.0	23.39	17.09

*Median age at diagnosis. CR, crude rate; ASR, age-standardized rate; NOS, not otherwise specified; CNS, central nervous system

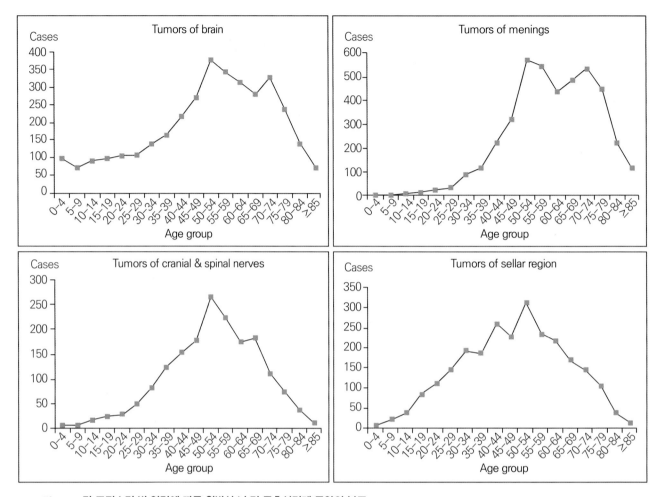

■ 그림 1-1. 각 조직소견 별 연령에 따른 원발성 뇌 및 중추신경계 종양의 분포

primitive/medulloblastoma, 9.2%)이 가장 많았다. 반면에 교모세포종은 전체의 3.3 %에 불과했다(그림 1-2).

2005년, 2010년, 그리고 2013년 세 번에 걸친 역학조사에서 원발성 뇌 및 중추신경계종양의 조발생률은 각각 10만 인년 당 11.7, 20.1, 23.4로 증가하였다. 발생률 증가의 원인은 뇌신경종양, 수막종 그리고 안장부위 종양 등 양성종양의 발생률이 증가했기 때문이며 영상의학 검사의 빈도 증가가 발생률 증가로 나타난 것으로 추정되고 있다.

2. 아교세포종의 생존기간

중앙암등록 사업의 자료를 바탕으로 보고된 우리나라 뇌종양환자의 치료 후 생존율 분석보고를 보면 1999년부터 2004년까지 수술로 확진된 4721명의 환자를 대상으로 생존율을 분석한 결과 전체 원발성 뇌종양의 5년 생존율은 37.5%였다. 교모세포종이 8.9%, 역형성별아교세포종 25.2%, 별아교세포종 51.6%, 희소돌기아교세포종 73.5%였다. 1999년부터 2007년까지 2751명의 아교모세포종 환자를 분석하였는데, 1999~2001년 18.6%이던 2년 생존율이 2002~2004년 21.3%, 2005~2007년 24.7%로 점차 연장되었으며, 성인보다 소아나 젊은 환자에서 생존기간이 더 길었다.

■ 표 1-2. 신경아교종의 조직형별 발생률

Histological group in gliomas	Total	Histology confirmed
	n (%)	n (%)
Glioblastoma	629 (41.8)	570 (46.2)
Astrocytoma, NOS	110 (7.3)	89 (7.2)
Anaplatic astrocytoma	94 (6.2)	88 (7.1)
Pilocytic astrocytoma	50 (3.3)	48 (3.9)
Ependymoma/anaplastic ependymoma/ependymoma variants	107 (7.1)	100 (8.1)
Oligodendroglioma	87 (5.8)	83 (6.7)
Anaplastic oligodendroglioma	59 (3.9)	58 (4.7)
Glioma malignant, NOS	160 (10.6)	32 (2.6)
Neuropithelial	21 (1.4)	12 (1.0)
Mixedglioma	47 (3.1)	45 (3.6)
Uniquestrocytomavariants	34 (2.3)	23 (1.9)
Protoplasmic & fibrillary astrocytoma	3 (0.2)	3 (0.2)
Non-malignant and malignantneuronal/glial, neuronal and mixed	105 (7.0)	84 (6.8)
Total	1,506 (100.0)	1,234 (100.0)

*NOS, not otherwise specified

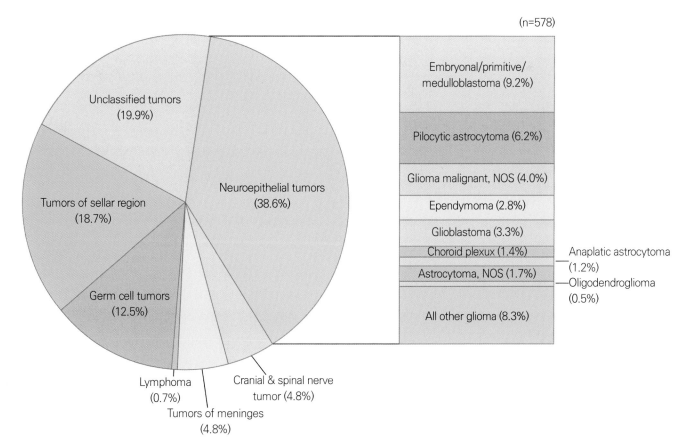

■ 그림 1-2. 소아에서 원발성 뇌 및 중추신경계 종양의 조직형별 발생률

아교세포종은 각 종양에서 발병연령이 높아지면 생존기간이 반비례하여 짧아진다. Isocitrate dehydrogenase type 1 (IDH1)의 돌연변이는 젊은 나이의 발병 및 전체적 생존기간 연장과 관계되어 있는데 이때 돌연변이 빈도가 연령대에 따라 다른 점이 예후 차이와 관계가 있을 것으로 추정되고 있다.

악성 뇌종양 환자의 생존기간이 증가한 것은 역형성별 아교세포종과 교모세포종 이외의 아교세포종으로 진단된 65세 이하의 환자들에서 생존기간이 대폭 개선되었기 때문이다. 그 내용을 보면 치료법의 발달로 사망시간을 뒤로 미룬 것이 아니라 영상기술의 발달로 진단일을 앞으로 이동시킨 시간단축편향(lead time bias)이라 할 수 있다. 교모세포종은 임상증상이 나타나기까지 기간이 짧아 전체 생존기간이 연장되지 않고 있다고 추정되고 있는데, 테모졸로미드(temozolomide) 방사선-화학 병용요법에도 불구하고 교모세포종 환자의 중앙생존기간은 약 2.5개월 연장된 것에 불과한 상태이다.

3. 예후 인자

교모세포종에서 좋은 예후를 보이는 변수들은 다음과 같다. 젊은 나이, 종양내 IDH 돌연변이가 있을 때, 높은 카르노프스키 행동점수, 절제범위가 넓고 완전 절제 여력이 클 때, 종양괴사가 적을 때, 수술전 MRI에서 종양 조영제 대조강화가 적을 때, 남은 종양 용적이 작을 때, 수술 전후의 종양크기가 작을수록, 종양의 위치가 좋을 때(뇌량팽대(splenium), 기저핵, 시상, 중뇌 등에 종양침윤이 있으면 예후가 나쁘다) 등이다. 환자의 예후에는 가족과 배우자의 지원도 중요한 역할을 하며, 미혼의 아교모세포종 환자는 생존확률이 낮고 수술과 방사선치료 모두를 잘 견뎌내지 못한다는 역학조사결과 보고도 있다.

교모세포종은 미국의 '암유전체프로젝트(the cancer genome atlas, TCGA)'에서 체계적인 분석을 시행한 최초의 암이다. 그 결과 망막아세포종유전자 신호, 종양 단백질 p53 신호, 수용기관 티로신 키나제 신호에 반복적인 변화

가 일어난 것이 확인되었으며 유전자 내 발현 프로파일에 따라 교모세포종을 고전(classic), 중간엽(mesenchymal), 신경(neural), 전신경(proneural)의 네 개의 아형으로 분류하였다. 전신경 아형은 PDGFRA의 증폭과 IDH1의 점돌연변이가 일어난 형태로 전신경 아형의 환자들에서 다른 발현형에 비해 생존기간이 더 좋았다고 한다.

IDH 이외에 1p/19q 동시결손, G-CIMP 표현형, MGMT 촉진제 메틸화 등이 좋은 예후인자로 거론되고 있으나 이들 유전자의 변화가 서로 중복되어 나타나는 경우가 많아 독립적인 예후인자로서의 역할에 대한 판단이 쉽지 않다.

교모세포종을 증진시킬 수 있는 시토카인 interleukin-6 (IL-6)의 증폭은 교모세포종 생존기간을 감소시키는 것과 관련되어 있다고 하며 아토피, IgE, 신경아교종의 예후와 관계된 시토카인 등 면역시스템에 관한 연구가 기대되고 있다.

4. 원발성뇌종양의 유전적 위험인자

신경아교종의 발생은 유전적, 후성 유전적 변화가 점차 축적되면서 세포가 정상 조절기전을 회피함으로써 면역체계에 의한 파괴를 벗어나는데 있다고 생각되고 있다.

신경아교종에 관해 가장 흔히 언급되는 것은 아교모세포종과 관계된 것으로 알려진 가족성 종양 증후군인 리-프라우메니 증후군이며, 이외에도 신경섬유종증 I, II 형, 결절성경화증, 린치 증후군 등 다양한 희귀 멘델유전질환에서 신경아교종의 위험도가 증가되어있다. 그러나 알려진 유전적 증후군에서 발생하는 신경아교종환자는 1% 미만에 불과하며 기타 가계에서 흔히 뇌종양이 발병되는 것으로 보아 유전적 영향은 미미한 것으로 추정되고 있다.

전장유전체 연관분석(genome-wide association study, GWAS)은 질환에 대한 유전적 요인을 총체적으로 탐색하는 연구 방법으로 환자와 정상인을 대상으로 DNA에 존재하는 단일 뉴클레오타이드 다형성(single nucleotide polymorphism, SNP)을 비교분석대상으로 하며 원발성 뇌종양, 특히 아교세포종의 유전적 병인을 규명하였다.

Telomerase reverse transcriptase (*TERT*), regulator of elongation helicase 1 (*RTEL1*), *EGFR*, *TP 53* 등은 모든 종류의 신경아교종의 발생에 기여하며, telomerase RNA componet (*TERC*), *CDKN2B*, plekstrin homology-like domain, family B, member 1 (*PHLDB1*), coiled-coil domain-containing protein 26 (*CCDC26*) 등은 특정 등급과 조직형 혹은 분자 아형의 발생에 기여하는 것으로 밝혀졌다.

암세포는 흔히 텔로머레이스를 활성화시켜 텔로미어 길이를 유지함으로써 세포사멸로부터 벗어난다. 텔로머레이스 활성화가 없는 종양은 대안 경로로 텔로미어를 연장한다(alternative lengthening of telomeres, ALT). 아교모세포종과 희돌기아교세포종의 약 75%에서 반복적인 체세포 *TERT* 촉진제(promoter)의 돌연변이가 확인되었다. 대부분의 II, III등급 별아교세포종을 포함, *TERT* 촉진제 돌연변이가 없는 신경아교종은 흔히 염색질 재구성에 관여하며 대안 경로를 활성화시키는 유전자 *ATRX*에 돌연변이가 있어 이를 통해 텔로머레이스 없이 텔로미어를 유지(ALT)함으로써 암세포의 불멸화가 가능하다.

5. 환경 위험 인자

천식, 습진, 음식 알레르기 등 다양한 알레르기 증상이 아교세포종과 신경초종, 수막종의 발생 위험을 낮추는 것으로 알려져 있다. 아교세포종 환자는 알레르기의 생체표지자인 IgE 레벨이 낮다고 하며 IL-4의 항염증작용과 알레르기 및 자가면역질환에 관계된 IL-13, 혹은 이로 인해 증강된 종양 면역감시체계가 원인일 수 있다.

수두, 대상포진의 병력이 있거나 항-수두 대상포진 바이러스 항체(anti-varicella zoster viurs IgG) 레벨이 높은 성인에서 아교세포종의 위험성은 반비례한다고 하며, 알레르기성이 높은 사람이 강력한 항 수두 바이러스 반응을 보이면 아교세포종의 위험성이 낮으며 효과적인 중추신경계 면역감시체계의 생체지표가 된다고 한다.

히로시마에서 원자폭탄 폭발로부터 살아남은 사람들에게서 방사선량 의존적으로 수막종의 발생빈도가 증가하였다고 한다.

아교세포종, 신경초종, 뇌하수체 종양 등도 높은 빈도로 발생했으나 태아일 때 피폭된 생존자에게는 뇌종양 발생률이 증가한 바 없다고 한다.

한때 두부백선과 피부 혈관종 유아 및 소아에게 전리방사선 치료를 시행했는데 신경초종, 수막종, 아교세포종의 발생률이 높았다고 한다. 뇌종양으로 방사선치료를 받은 환자에서는 2차 원발성뇌종양이 기대 이상으로 빈발했다고 한다. 결국 전리방사선치료를 받은 환자는 용량의존적으로 아교세포종의 위험성이 증가한다고 할수 있다. 그러나 방사선치료를 받은 환자에서 2차 원발성뇌종양의 빈도는 높지 않아 아교세포종 및 수막종 환자의 1~3%만이 뇌종양진단 전에 방사선치료에 노출된 적이 있다고 한다. 치과 방사선촬영과 같은 진단목적의 방사선은 아교세포종을 유발할 가능성은 거의 없으나 수막종으로 진단받은 사람 중 치과 방사선촬영을 연간 1회 이상 시행한 사람은 수막종이 없는 사람의 두 배 정도라고 한다. 청신경초종의 위험도 비슷하다고 하며 검사에 필요한 방사선량이 최근 급격히 줄어들었으므로 치과 방사선촬영이 뇌종양발생에 미치는 영향은 줄어들 것으로 추정된다고 한다.

휴대폰 사용과 아교세포종 발생 위험에 관해서는 여러 논란이 있었으나 2011년 Monograph Program of the International Agency for Research on Cancer (IARC)에서 무선주파수장을(radiofrequency field) '발암성의 위험이 있을 수 있다' 그러므로 '이동통신 전화' 사용의 장기적인 영향에 대한 추가 연구가 필요하다'는 의미의 IARC group 2B로 분류하였으며, 최근의 역학조사 결과에 의하면 성인에서 휴대폰 사용으로 인한 뇌종양의 위험성은 거의 없다고 한다. 그러나 이동통신은 최근 급격히 증가한 반면 종양, 특히 수막종의 발생에는 상당한 기간이 필요하므로 이동통신의 사용과 뇌종양의 발생위험에 관해서는 지속적이고 장기적인 모니터링이 필요하다.

이외에 논란이 지속되고 있는 환경요인들로는 두부 외상 및 손상, 칼슘 섭취(아교세포종 위험성), N-nitroso 화합물 섭취(신경아교종 및 수막종), 항산화제 섭취(아교세포종), 모성의 N-nitroso 화합물 섭취와 태아의 원발성뇌종양 위험성, 모성 및 신생아의 항산화제 섭취(소아 뇌종양), 모성의 엽산 보충제(원시 신경외배엽 종양), 흡연(아교세포종), 음주(아교세포종, 수막종, 소아 뇌종양), 전자기장 노출(소아 종양) 등이 있다.

6. 생식 및 호르몬 인자

아교세포종 발생률은 각 연령 그룹 내의 남성에서 더 높고 남성-여성 발병률의 비율은 나이가 많아지면서 증가하다가 40세 이후에는 정점에 이른다. 수막종 발생률은 여성에서 더 크며 30에서 54세 사이에 가장 큰 차이를 보인다.

References

1. Blettner M, Schlehofer B, Samkange-Zeeb F, et al. Medical exposure to ionising radiation and the risk of brain tumors: interphone study group, Germany. *Eur J Cancer.* 2007;43:1990-1998.

2. Braganza MZ, Kitahara CM, Berrington de Gonzalez A, et al. Ionizing radiation and the risk of brain and central nervous system tumors: a systematic review. *Neuro Oncol.* 2012;14:1316-1324.

3. Brennan CW, Verhaak RG, McKenna A, et al. The somatic genomic landscape of glioblastoma. *Cell.* 2013;155:462-477.

4. Chang SM, Barker FG 2nd. Marital status, treatment, and survival in patients with glioblastoma multiforme: a population based study. *Cancer.* 2005;104:1975-1984.

5. Claus EB, Calvocoressi L, Bondy ML, et al. Dental x-rays and risk of meningioma. *Cancer.* 2012;118:4530-4537.

6. Dho YS, Jung KW, Ha JH, et al. An updated nationwide epidemiology of primary brain tumors in republic of Korea. *Brain Tumor Res Treat.* 2017;5(1):16-23.

7. Dubrow R, Darefsky AS, Jacobs DI, et al. Time trends in glioblastoma multiforme survival: the role of temozolomide. *Neuro Oncol.* 2013;15:1750-1761.

8. Dunn GP, Bruce AT, Ikeda H, et al. Cancer immunoediting: from immunosurveillance to tumor escape. *Nat Immunol.* 2002;3:991-998.

9. Han YY, Berkowitz O, Talbott E, et al. Are frequent dental x-ray examinations associated with increased risk of vestibular schwannoma? *J Neurosurg.* 2012; 117(suppl):78-83.

10. Jeremic B, Milicic B, Grujicic D, et al. Multivariate analysis of clinical prognostic factors in patients with glioblastoma multiforme treated with a combined modality approach. *J Cancer Res Clin Oncol.* 2003;129: 477-484.

11. Jung KW, Ha J, Lee SH, et al. An updated nationwide epidemiology of primary brain tumors in republic of Korea. *Brain Tumor Res Treat.* 2013;1:16-23.

12. Jung KW, Yoo H, Kong HJ, et al. Population-based survival data for brain tumors in Korea. *J Neurooncol.* 2012 Sep;109(2):301-7. doi: 10.1007/s11060-012-0893-5. Epub 2012 Jun 4.

13. Killela PJ, Reitman ZJ, Jiao Y, et al. TERT promoter mutations occur frequently in gliomas and a subset of tumors derived from cells with low rates of self-renewal. *Proc Natl Acad Sci U S A.* 2013;110:6021-6026.

14. Lacroix M, Abi-Said D, Fourney DR, et al. A multivariate analysis of 416 patients with glioblastoma multiforme: prognosis, extent of resection, and survival. *J Neurosurg.* 2001;95:190-198.

15. Lee CH, Jung KW, Yoo H, et al. Epidemiology of primary brain and central nervous system tumors in Korea. *J Korean Neurosurg Soc.* 2010;48:145-52.

16. Lee ST, Bracci P, Zhou M, et al. Interaction of allergy history and antibodies to specific varicella-zoster virus proteins on glioma risk. *Int J Cancer.* 2014;134:2199-2210.

17. Linos E, Raine T, Alonso A, et al. Atopy and risk of brain tumors: a meta-analysis. *J Natl Cancer Inst.* 2007; 99:1544-1550.

18. Ostrom QT, Bauchet L, Davis FG, et al. The epidemiology of glioma in adults: a "state of the science" review. *Neuro Oncol.* 2014;16(7):896-913.

19. Ostrom QT, Gittleman H, Farah P, et al. CBTRUS statistical report: primary brain and central nervous system tumors diagnosed in the United States in 2006-2010. *Neuro Oncol.* 2013;15(suppl 2): ii1-ii56.

20. Parsons DW, Jin G, et al. IDH1 and IDH2 mutations in gliomas. *N Engl J Med.* 2009;360:765-773.

21. Parsons DW, Jones S, Zhang X, et al. An integrated genomic analysis of human glioblastoma multiforme. *Science.* 2008;321:1807-1812.

22. Preston-Martin S. Epidemiology of primary CNS

neoplasms. *Neurol Clin*. 1996;14:273-290.

23. Schwartzbaum JA, Fisher JL, Aldape KD, et al. Epidemiology and molecular pathology of glioma. *Nat Clin Pract Neurol*. 2006;2: 494-503.

24. Shintani T, Hayakawa N, Hoshi M, et al. High incidence of meningioma among Hiroshima atomic bomb survivors. *J Radiat Res*. 1999;40:49-57.

25. Tchirkov A, Khalil T, Chautard E, et al. Interleukin-6 gene amplification and shortened survival in glioblastoma patients. *Br J Cancer*. 2007;96:474-476.

26. Turner MC, Krewski D, Armstrong BK, et al. Allergy and brain tumors in the INTERPHONE study: pooled results from Australia, Canada, France, Israel, and New Zealand. *Cancer Causes Control*. 2013;24:949-960.

27. Walsh KM, Anderson E, Hansen HM, et al. Analysis of 60 reported glioma risk SNPs replicates published GWAS findings but fails to replicate associations from published candidate-gene studies. *Genet Epidemiol*. 2013;37:222-228.

28. Walsh KM, Rice T, Decker PA, et al. Genetic variants in telomerase-related genes are associated with an older age at diagnosis in glioma patients: evidence for distinct pathways of gliomagenesis. *Neuro Oncol*. 2013;15:1041-1047.

29. Wiemels JL, Wiencke JK, Kelsey KT, et al. Allergy-related polymorphisms influence glioma status and serum IgE levels. *Cancer Epidemiol Biomarkers Prev*. 2007;16:1229-1235.

30. Wiemels JL, Wrensch M, Sison JD, et al. Reduced allergy and immunoglobulin E among adults with intracranial meningioma compared to controls. *Int J Cancer*. 2011;129:1932-1939.

31. Wrensch M, Lee M, Miike R, et al. Familial and personal medical history of cancer and nervous system conditions among adults with glioma and controls. *Am J Epidemiol*. 1997;145:581-593.

32. Wrensch M, Weinberg A, Wiencke J, et al. History of chickenpox and shingles and prevalence of antibodies to varicella-zoster virus and three other herpesviruses among adults with glioma and controls. *Am J Epidemiol*. 2005;161:929-938.

CHAPTER 02

뇌종양의 병리

김세훈
연세대학교 병리과

1. 중추신경계 및 중추신경계 종양

중추신경계는 신경세포(neuron) 및 신경세포를 지지해주고 있는 신경아교세포(glial cells)로 이루어져 있으며, 수막으로 싸여 있다. 뇌아교세포는 별아교세포(astrocyte), 희소돌기아교세포(oligodendrocyte), 뇌실막세포(ependymal cell)로 이루어져 있다.

1) World Health Organization (WHO) 분류

신경계 종양은 1926년 Bailey와 Cushing에 의하여 정상세포와의 형태학적 유사성을 기준으로 분류되었다. 그 후 다양한 분류방법이 제시되었으나, 1980년 WHO에서 '중추신경계 종양의 조직학적 분류'라는 책이 발간된 후, 1993년, 2000년, 2007년에 개정을 거쳐, 현재는 2016년에 개정된 WHO Classification of Tumors of the Central Nervous System, Revised 4th Edition을 기준으로 분류한다. 추가적으로 이 분류에는 중추신경계 연부조직 및 안장(Sella)에 위치한 종양을 포함한다. 뇌하수체종양은 포함되어 있지 않으나, 이 책에서는 함께 다루고자 한다. 중추신경계 WHO 분류는 표 2-1과 같다.

2) WHO 등급(grade)

1980년 WHO 중추신경계 종양의 조직학적 분류에서는 WHO 등급이라는 개념을 도입하였다. 등급(grade)이라는 개념은 이전 몇몇 학자들이 별아교세포종(astrocytoma)를 조직학적 기준에 따라 4등급으로 분류한 것이 시초이며, 이러한 등급이 중추신경계 종양의 생물학적 특성을 비교적 잘 반영함에 따라, 별아교세포종뿐 아니라, 전체 중추신경계 종양의 분류에 도입되었다. WHO 등급은 로마자로 표기하며, 숫자가 높을수록 형태학적, 생물학적인 특성이 나쁜 종양이다. 최근 2016 WHO 분류에서는 단독섬유종/혈관주변세포종(Solitary fibrous tumor / haemangiopericytoma)의 경우는, 2013년 WHO 연부조직-골종양 분류에 의거하여 등급을 정하였으며, 이 경우는 아라비아 숫자로 등급을 기술한다. 대표적인 중추신경계의 WHO 등급은 표 2-2와 같다.

2. 아교세포종(gliomas)

1) 광범위별아교세포종(diffuse astrocytoma) 및 희소돌기아교세포종(oligodendroglioma)

이 종양은 신경아교세포인 별아교세포와 희소돌기아교세포에서 기원한 것으로 추정하며, 형태학적으로도 유사하다. 2007년 분류에서는 형태학적 특징만을 기준으로 분류하였으나, 2008년 Isocitrate dehydrogenase (IDH) 1/2 돌연변이가 이 종양들의 70-80%에서 발견되며, 이 유전자

■ 표 2-1. 세계국제보건기구 중추신경계 종양 분류(WHO classification of tumors of the central nervous system)

광범위별아교세포 및 희소돌기아교세포종
(Diffuse astrocytic and oligodendroglial tumor)

광범위별아교세포종, IDH-돌연변이	9400/3
(Diffuse astrocytoma, IDH-mutant)	
팽대세포별아교세포종, IDH-돌연변이	9411/3
(Gemistocytic astrocytoma, IDH-mutant)	
광범위별아교세포종, IDH-야생형	
(Diffuse astrocytoma, IDH-wildtype)	9400/3
광범위별아교세포종, NOS (Diffuse astrocytoma, NOS)	9400/3

역형성별아교세포종, IDH-돌연변이	9401/3
(Anaplastic astrocytoma, IDH-mutant)	
역형성별아교세포종, IDH-야생형	9401/3
(Anaplastic astrocytoma, IDH-wildtype)	
역형성별아교세포종, NOS (Anaplastic astrocytoma, NOS)	9401/3

교모세포종, IDH-야생형 (Glioblastoma, IDH-wildtype)	9440/3
거대세포 교모세포종 (Giant cell astrocytoma)	9441/3
교모육종 (Gilosarcoma)	9442/3
상피세포형교모세포종 (Epithelioid glioblastoma)	9440/3
교모세포종, IDH-돌연변이 (Glioblastoma, IDH-mutant)	9445/3
교모세포종, NOS (Glioblastoma, NOS)	9440/3

광범위중심선신경아교종 H3 K27M-mutant	9385/3
(Diffue midline glioma, H3 K27M-mutant)	

희소돌기아교세포종, IDH-돌연변이, 1p/19q 결손	9450/3
(Oligodendroglioma, IDH-mutant, 1p/19q-codeleted)	
희소돌기아교세포종 NOS (Oligodendroglioma, NOS)	9450/3

역형성희소돌기아교세포종, IDH-돌연변이, 1p/19q 결손	9451/3
(Anaplastic oligodendroglioma, IDH-mutant, 1p/19q-codeleted)	
역형성희소돌기아교세포종 NOS	9451/3
(Anaplastic oligodendroglioma, NOS)	

희소돌기아교별세포종, NOS (Oligoastrocytoma, NOS)	9382/3
역형성희소돌기아교별세포종, NOS	9382/3
(Anaplastic oligoastrocytoma, NOS)	

기타 별세포아교세포종 (Other astrocytictumors)

털모양별아교세포종 (Pilocytic astrocytoma)	9421/1
털점액모양별아교세포종 (Pilomyxoid astrocytoma)	9425/3
뇌실막밑거대세포별아교세포종	9384/1
(Subependymal giant cell astrocytoma)	
다형성황색별아교세포종 (Pleomorphic xanthoastrocytoma)	9424/3
역형성다형성황색별아교세포종	9424/3
(Anaplastic pleomorphic xanthoastrocytoma)	

뇌실막세포종 (Ependymal tumors)

뇌실막밑세포종 (Subependymoma)	9383/1
점액유두모양뇌실막세포종 (Myxopapillary ependymoma)	9394/1
뇌실막세포종(Ependymoma)	9391/3
유두모양뇌실막세포종 (Papillary ependymoma)	9393/3
투명세포뇌실막세포종 (Clear cell ependymoma)	9391/3
띠뇌실막세포종 (Tanycytic ependymoma)	9391/3
뇌실막세포종, RELA 융합-양성	9396/3
(Ependymoma, RELA fusion-positive)	
역형성뇌실막세포종 (Anaplastic ependymoma)	9392/3

기타아교세포종 (Other gliomas)

제3뇌실-척삭모양아교세포종	9444/1
(Chordoid glioma of the third ventricle)	
혈관중심성아교세포종 (Angiocentric glioma)	9431/1
별모세포종 (Astroblastoma)	9430/3

맥락얼기종양 (Choroid plexus tumors)

맥락얼기유두종 (Choroid plexus papilloma)	9390/0
비정형맥락얼기유두종 (Atypical choroid plexus papilloma)	9390/1
맥락얼기암 (Choroid plexus carcinoma)	9390/3

신경 및 혼합신경세포아교세포종
(Neuronal and mixed neuronal and glial tumors)

배이상신경상피종 (Dysembryoplastic neuroepithelial tumor)	9413/0
신경세포종 (Gangliocytoma)	9492/0
신경절신경아교세포종 (Ganglioglioma)	9505/1
역형성신경절신경아교세포종 (Anaplastic gangliglioma)	9505/3
이형성소뇌신경세포종	9493/0
(Dysplastic cerebellar gangliocytoma; Lhermitte-Duclos disease)	
결합조직형성유아별아교세포종 및 결합조직형성유아신경세포종	9412/1
(Desmoplastic infantile astrocytoma and ganglioglioma)	
유두상아교신경종 (Papillary glioneuronal tumor)	9509/1
로제트형성아교신경종 (Rosette-forming glioneuronal tumor)	9509/1
광범위연수막아교신경종 (Diffuse leptomeningeal glioneuronal tumor)	
중심신경세포종 (Central neurocytoma)	9506/1
뇌실밖신경세포종 (Extraventricular neurocytoma)	9506/1
소뇌지방신경세포종 (Cerebellar liponeurocytoma)	9506/1
곁신경절종 (Paraganglioma)	8693/1

솔방울샘종양 (Tumors of the pineal region)

솔방울세포종 (Pineocytoma)	9361/1
중간분화솔방울실질종	9362/3
(Pineal parenchymal tumor of intermediate differentiation)	
솔방울모세포종 (Pineoblastoma)	9362/3
솔방울샘유두종 (Papillary tumor of the pineal region)	9395/3

배아종양 (Embryonal tumors)

속질모세포종, 유전적 유형 (Medulloblastomas, genetically defined)

■ 표 2-1. 세계국제보건기구 중추신경계 종양 분류(WHO classification of tumors of the central nervous system)-계속

WNT 활성화된 속질모세포종 (Medulloblastoma, WNT-activated)	9475/3
SHH 활성화된 TP53-돌연변이속질모세포종 (Medulloblastoma, SHH-activated and TP53-mutant)	9476/3
SHH 활성화된 TP53-야생형속질모세포종 (Medulloblastoma, SHH-activated and TP53-wildtype)	9471/3
비WNT/비SHH 속질모세포종 (Medulloblastoma, non-WNT/non-SHH)	9477.3
속질모세포종, 3군 (Medulloblastoma, group 3)	
속질모세포종, 4군 (Medulloblastoma, group 4)	
속질모세포종, 조직학적 유형 (Medulloblastomas, histologically defined)	
전형적속질모세포종 (Medulloblastoma, classic)	9470/3
결합조직형/결절형 속질모세포종 (Medulloblastoma, desmoplastic/nodular)	9471/3
광범위결절형 속질모세포종 (Medulloblastoma with extensive nodularity)	9471/3
대세포/역형성 속질모세포종 (Medulloblastoma, large cell/anaplastic)	9474/3
속질모세포종, NOS (Medulloblastoma, NOS)	9470/3
C19MC이상다중로제트배아종양 (Embryonal tumor with multilayered rosettes, C19MC-altered)	9478/3
다중로제트배아종양, NOS (Embryonal tumor with multilayered rosettes, NOS)	9478/3
속질모상피종 (Medulloepithelioma)	9501/3
중추신경계 신경모세포종 (CNS neuroblastoma)	9500/3
중추신경계신경절신경모세포종 (CNS ganglioneuroblastoma)	9490/3
중추신경계배아성종양, NOS (CNS embryonal tumor, NOS)	9473/3
비전형기형모양/횡문근육종모양 종양 (Atypical teratoid/rhabdoid tumor)	9508/3
중추신경계 횡문근육종모양배아종양 (CNS embryonal tumor with rhabdoid features)	9508/3

뇌신경 및 척수옆신경의 종양
(Tumors of the cranial and paraspinal nerves)

신경집종 (Schwannoma)	9560/0
세포충실성신경집종 (Cellular schwannoma)	9560/0
얼기모양신경집종 (Plexiformschwannoma)	9560/0
멜라닌성신경집종 (Melanocytic schwannoma)	9560/1
신경섬유종 (Neurofibroma)	9540/0
비정형 신경섬유종 (Atypical neurofibroma)	9540/0
얼기모양신경섬유종 (Plexiform neurofibroma)	9550/0
신경주위종 (Perineurioma)	9571/0
혼합신경집종양 (Hybrid nerve sheath tumors)	
악성말초신경집종양 (Malignant peripheral nerve sheath tumor)	9540/3
상피형악성말초신경집종양 (Epithelioid MPNST)	9540/3
신경주위분화악성말초신경집종양 (MPNST with perineurial differentiation)	9540/3

수막종 (Meningiomas)

수막종 (Meningioma)	9530/0
수막형수막종 (Meningothelial meningioma)	9531/0
섬유형수막종 (Fibrous meningioma)	9532/0
이행형수막종 (Transitional meningioma)	9537/0
모래종수막종 (Psammomatous meningioma)	9533/0
혈관종성수막종 (Angiomatous meningioma)	9534/0
미세낭수막종 (Microcystic meningioma)	9530/0
분비형수막종 (Secretory meningioma)	9530/0
림프형질세포성수막종 (Lymphoplasmacyte-rich meningioma)	9530/0
화생형수막종 (Metaplastic meningioma)	9530/0
척삭형수막종 (Chordoid meningioma)	9538/1
투명세포수막종 (Clear cell meningioma)	9538/1
비정형수막종 (Atypical meningioma)	9539/1
유두상수막종 (Papillary meningioma)	9538/3
횡문근형수막종 (Rhabdoid meningioma)	9538/3
역형성(악성)수막종 (Anaplastic[Malignant]) meningioma)	9530/3

중간엽성, 비수막종성 종양 (Mesenchymal, non-meningothelialtumors)

단일섬유종/혈관주위종 (Solitary fibrous tumor/haemangiopericytoma)	
1등급 (Grade 1)	8815/0
2등급 (Grade 2)	8815/1
3등급 (Grade 3)	8815/3
혈관모세포종 (Haemangioblastoma)	9161/1
혈관종 (Haemangioma)	9120/0
유상피혈관내피종(Epithelioid haemangioendothelioma)	9133/3
혈관육종 (Angiosarcoma)	9120/3
카포시 육종 (Kaposi sarcoma)	9364/3
유잉육종/원시신경상피종 (Ewing sarcoma/PNET)	9364/3
지방종 (Lipoma)	8850/0
혈관지방종 (Angiolipoma)	8861/0
갈색지방종 (Hiberoma)	8880/0
지방육종 (Liposarcoma)	8850/3
데스모이드성섬유종증 (Desmoid-type fibromatosis)	8821/1
근육섬유모종 (Myofibroblastoma)	8825/0
염증성근육섬유모종 (Inflammatory myofibroblastic tumor)	8825/1
양성 섬유조직구종 (Benign fibrous histiocytoma)	8830/0
섬유육종 (Fibrosarcoma)	8810/3
미분화 다형성육종/악성 섬유조직구종 (Undifferentiated pleomorphic sarcoma/malignant fibrous histiocytoma)	8802/3
평활근종 (Leiomyoma)	8890/0
평활근육종 (Leiomyosacroma)	8890/3
횡문근종 (Rhabdomyoma)	8900/0
횡문근육종 (Rhabdomyosarcoma)	8900/3
연골종 (Chondroma)	9220/0
연골육종 (Chondrosarcoma)	9220/3
골종 (Osteoma)	9180/0

■ 표 2-1. 세계국제보건기구 중추신경계 종양 분류(WHO classification of tumors of the central nervous system)-계속

골연골종 (Osteochondroma)	9210/0
골육종 (Osteosarcoma)	9180/3

멜라닌세포종양 (Melanocytic tumors)

수막멜라닌세포종증 (Meningeal melanocytosis)	8728/0
수막멜라닌세포종 (Meningeal melanocytoma)	8728/1
수막흑색종 (Meningeal melanoma)	8720/3
수막흑색종증 (Meningeal melanomatosis)	8728/3

림프종 (Lymphomas)

중추신경계 광범위큰B세포림프종	9680/3
(Diffuse large B-cell lymphoma of the CNS)	
면역결핍과 연관된 중추신경계림프종	
(Immunodeficiency-associated CNS lymphomas)	
에이즈와 연관된 광범위큰B세포림프종	
(AIDS-related diffuse large B-cell lymphoma)	
엡스타인바바이러스-양성 광범위큰B세포림프종, NOS	
(EBV-positive diffuse large B-cell lymphoma, NOS)	
림프종모양육아종증 (Lymphomatoid granulomatosis)	9766/1
혈관내큰B세포림프종 (Intravascular large B-cell lymphoma)	9712/3
중추신경계저등급B세포림프종	
(Low-grade B-cell lymphoma of the CNS)	
중추신경계T세포 및 NK/T세포림프종	
(T-cell and NK/T-cell lymphomas of the CNS)	
역형성대세포림프종, ALK-양성	9714/3
(Anaplastic large cell lymphoma, ALK-positive)	
역형성대세포림프종, ALK-음성	9702/3
(Anaplastic large cell lymphoma, ALK-negative)	
경막에 발생한 MALT림프종 (MALT lymphoma of the dura)	9699/3

조직구성 종양 (Histiocytictumors)

랑게르한스세포조직구증 (Langerhans cell histiocytosis)	9751/3

에르드하임-케스터병 (Erdheim-Chester disease)	9750/1
로자이-돌프만병 (Rosai-Dorfman disease)	
소아성황색육아종 (Juvenile xanthogranuloma)	
조직구성육종 (Histiocytic sarcoma)	9755/3

생식세포종양 (Germ cell tumors)

종자세포종 (Germinoma)	9064/3
배아암종 (Embryonal carcinoma)	9070/3
난황종 (Yolk sac tumor)	9071/3
융모막암종 (Choriocarcinoma)	9100/3
기형종 (Teratoma)	9080/1
성숙기형종 (Mature teratoma)	9080/0
미성숙기형종 (Immature teratoma)	9080/3
악성화를 동반한 기형종 (Teratoma with malignant transformation)	9084/3
혼합생식세포종양 (Mixed germ cell tumor)	9085/3

안장종양 (Tumors of the sellar region)

머리인두종 (Craniopharyngioma)	9350/1
에나멜상피형머리인두종	9351/1
(Adamantinomatous craniopharyngioma)	
유두모양 머리인두종 (Papillary craniopharyngioma)	9352/1
안장의 과립세포종 (Granular cell tumor of the sellar region)	9582/0
뇌하수체세포종 (Pituicytoma)	9432/1
방추형호산성세포종 (Spindle cell oncocytoma)	8290/0

전이성암종 (Metastatic tumors)

1. 국제질병분류 기호(ICD)에 따르면 - /0은 양성, /1은 경계성이나 불확실한 행동양식, /2는 제자리암종 /3은 악성을 뜻한다.
2. 이탤릭체는 잠정적인 분류이다.
3. 단독섬유종/혈관주위종의 등급은 2013년 WHO 연부조직 및 골종양 등급체계를 따랐다.
4. NOS: Not Otherwise Specified

의 돌연변이가 발견되는 경우, 좋은 예후를 보인다는 것이 알려졌다. 신경아교종(glioma)에 나타나는 IDH1/2 돌연변이의 대부분은 IDH1 codon 132의 R132H 돌연변이이며, 그 밖의 돌연변이의 빈도는 매우 적다. 그러므로 2016년 새로운 WHO분류에서는 이를 통틀어 광범위별아교세포종 및 희소돌기아교세포종으로 분류하고 IDH-돌연변이 유무를 덧붙여 돌연변이의 여부까지 진단명으로 하였고 만약 돌연변이 여부를 검사할 수 없거나 염기서열분석까지 하여도 돌연변이 여부가 불명확할 때는 Not otherwise

specified (NOS)를 붙인다.

발병기전 : 별아교세포종과 희소돌기아교세포종은 같은 신경아교종형성줄기세포(glioma initiating cell)에서 종양화가 시작되어 종양이 된다고 추정되며 처음 종양화가 일어날 때 관여하는 유전자이상은 IDH의 Codon 132와 172의 점 돌연변이(point mutation)이다. 이후 별아교세포종은 1) Alpha Thalassemia/Mental Retardation Syndrome X-Linked (ATRX) 유전자돌연변이와 2) TP53 유전자돌

■ 표 2-2. 대표적인 중추신경계종양의 WHO 등급

광범위별아교세포 및 희소돌기아교세포종
(Diffuse astrocytic and oligodendroglial tumor)

광범위별아교세포종, IDH-돌연변이
(Diffuse astrocytoma, IDH-mutant) | II

역형성별아교세포종, IDH-돌연변이
(Anaplastic astrocytoma, IDH-mutant) | III

교모세포종, IDH-야생형 (Glioblastoma, IDH-wildtype) | IV

교모세포종, IDH-돌연변이 (Glioblastoma, IDH-mutant) | IV

광범위중심선아교세포종 H3 K27M-mutant
(Diffue midline glioma, H3 K27M-mutant) | IV

희소돌기아교세포종, IDH-돌연변이, 1p/19q 결손
(Oligodendroglioma, IDH-mutant, 1p/19q-codeleted) | II

역형성희소돌기아교세포종, IDH-돌연변이, 1p/19q 결손
(Anaplastic oligodendroglioma, IDH-mutant, 1p/19q-codeleted) | III

기타 별세포아교세포종 (Other astrocytictumors)

털모양별아교세포종 (Pilocytic astrocytoma) | I

뇌실막밑거대세포별아교세포종 (Subependymal giant cell astrocytoma) | I

다형성황색별아교세포종 (Pleomorphic xanthoastrocytoma) | II

역형성황색별아교세포종 (Anaplastic pleomorphic xanthoastrocytoma) | III

뇌실막세포종 (Ependymal tumors)

뇌실막밑세포종 (Subependymoma) | I

점액유두모양뇌실막세포종 (Myxopapillary ependymoma) | I

뇌실막세포종(Ependymoma) | II

뇌실막세포종, RELA 융합-양성
(Ependymoma, RELA fusion-positive) | II or III

역형성뇌실막세포종 (Anaplastic ependymoma) | III

기타아교세포종 (Other gliomas)

혈관중심성아교세포종 (Angiocentric glioma) | I

제3뇌실-척삭모양아교세포종 (Choroid glioma of the third ventricle) | II

맥락얼기종양 (Choroid plexus tumors)

맥락얼기유두종 (Choroid plexus papilloma) | I

비정형맥락얼기유두종 (Atypical choroid plexus papilloma) | II

맥락얼기암 (Choroid plexus carcinoma) | III

신경 및 혼합신경세포아교세포종
(Neuronal and mixed neuronal and glial tumors)

배이상신경상피종 (Dysembryoplastic neuroepithelial tumor) | I

신경세포종 (Gangliocytoma) | I

신경절신경아교세포종 (Ganglioglioma) | I

역형성신경절신경아교세포종 (Anaplastic gangliglioma) | III

이형성소뇌신경세포종
(Dysplastic cerebellar gangliocytoma; Lhermitte-Duclos disease) | I

결합조직형성유아별아교세포종 및 결합조직형성유아신경세포종
(Desmoplastic infantile astrocytoma and ganglioglioma) | I

유두상아교신경종 (Papillary glioneuronal tumor) | I

화환형성아교신경종 (Rosette-forming glioneuronal tumor) | I

중심신경세포종 (Central neurocytoma) | II

뇌실밖신경세포종 (Extraventricular neurocytoma) | II

소뇌지방신경세포종 (Cerebellar liponeurocytoma) | II

솔방울샘종양 (Tumors of the pineal region)

솔방울샘세포종 (Pineocytoma) | I

중간분화솔방울샘실질종
(Pineal parenchymal tumor of intermediate differentiation) | II or III

솔방울샘모세포종 (Pineoblastoma) | IV

솔방울샘유두종 (Papillary tumor of the pineal region) | II or III

배아성종양 (Embryonal tumors)

속질모세포종, 모든 유형 (Medulloblastomas, all subtypes) | IV

C19MC이상 중층로제트배아성종양
(Embryonal tumor with multilayered rosettes, C19MC-altered) | IV

속질모상피종 (Medulloepithelioma) | IV

중추신경계배아성종양, NOS (CNS embryonal tumor, NOS) | IV

비정형 기형/횡문근모양 종양 (Atypical teratoid/rhabdoid tumor) | IV

횡문근모양 중추신경계배아성종양
(CNS embryonal tumor with rhabdoid features) | IV

뇌신경 및 척수옆신경의 종양 (Tumors of the cranial and paraspinal nerves)

신경집종 (Schwannoma) | I

신경섬유종 (Neurofibroma) | I

신경주위종 (Perineurioma) | I

악성말초신경집종양
(Malignant peripheral nerve sheath tumor) | II, III or IV

수막종 (Meningiomas)

수막종 (Meningioma) | I

비정형수막종 (Atypical meningioma) | II

역형성(악성)수막종 (Anaplastic[Malignant]) meningioma) | III

중간엽성, 비수막종성 종양 (Mesenchymal, non-meningothelial tumors)

단일섬유종/혈관주위종
(Solitary fibrous tumor/haemangiopericytoma) | 1, 2, 3

혈관모세포종 (Haemangioblastoma) | I

안장종양 (Tumors of the sellar region)

머리인두종 (Craniopharyngioma) | I

과립세포종 (Granular cell tumor) | I

뇌하수체세포종 (Pituicytoma) | I

방추형호산성세포종 (Spindle cell oncocytoma) | I

연변이가 일어나서 발생하며, 희소돌기아교세포종은 1) IDH-유전자돌연변이 후 2) 1p/19q 공동 결손이 일어난다. 이는 두 염색체 팔의 완전한 전위에 의해 발생하며 나머지 대립유전자에서는 Capicua Transcriptional Repressor (CIC) 유전자와 Far Upstream Element (FUSE) Binding Protein 1 (FUBP1) 유전자의 돌연변이가 관찰된다. 또한 희소돌기아교세포종에서 Telomerase Reverse Transcriptase (TERT) 유전자의 촉진부위(promotor) 돌연변이가 거의 100%에서 관찰되는데, 이 또한 조기(early event)에 발생하는 돌연변이다.

교모세포종(glioblastoma)은 처음부터 교모세포종으로 발생하는 1차 교모세포종(IDH-wildtype)과 grade II 혹은 grade III의 종양이 선행되고 이후 악성화가 진행되어 발생하는 이차 교모세포종(IDH-mutant)이 있다. 2차 교모세포종의 경우 grade II 혹은 grade III의 종양에서와 같은 IDH-유전자돌연변이나, ATRX-유전자돌연변이, p53-유전자돌연변이가 있으며, 1차 교모세포종의 경우는 이러한 저등급의 광범위별아교세포종에서 관찰되는 유전자돌연변이 없이 Epidermal Growth Factor Receptor (EGFR) 유전자 증폭, Phosphatase and Tensin Homolog (PTEN) 동형결손(homozygous deletion), Cyclin-Dependent Kinase Inhibitor 2A (CDKN2A) 동형결손 중 하나 또는 이중 여러 유전자이상을 가지고 있다(그림 2-1).

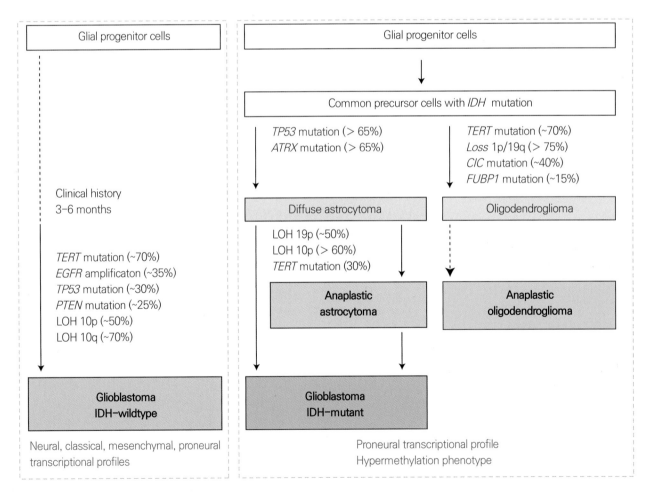

■ 그림 2-1. **일차 교모세포종과 이차 교모세포종의 비교.**

병리소견 : 과거에는 핵의 모양, 세포질의 모양에 따라, 핵이 불규칙한 모양이며(그림 2-2), 세포질이 호산성의 방추형 또는 섬유모양이거나 세포질이 풍부하여 팽대세포모양이면 별아교세포종이라 하였고, 핵이 균일하게 둥글고 세포질이 투명하여 sunny side-up의 달걀프라이모양이며 가는 혈관이 닭장모양으로 잘 발달되어 있고 칼슘침착을 흔히 보이면 희소돌기아교세포종(oligodendroglioma) (그림 2-3) 이라 하였으나, 유전자이상을 고려한 새로운 진단 체계하에서는 형태학적인 소견보다는 유전자이상 여부를 더 우선적으로 반영하여 진단한다(그림 2-4).

예를 들어 희소돌기아교세포종의 형태학적 소견을 보여도 IDH-유전자돌연변이나 1p/19q 동시결손이 없으면 별아교세포종으로 진단한다. 마찬가지로 별아교세포종의 형태를 보여도 IDH-유전자돌연변이와 1p/19q 동시결손이 있으면 희소돌기아교세포종으로 진단한다. 별아교세포종과 희소돌기아교세포종은 모두 주변의 정상 뇌조직으로 침윤성 성장을 하여 정상조직과 경계가 불분명하므로 침윤성 신경아교종(Infiltrating glioma)이라는 표현도 사용한다. 이는 주변 조직과 경계가 좋은 털모양아교

세포종(pilocytic astrocytoma)과 구분되는 소견이다. 종양의 WHO 등급은 생물학적 예후를 반영하는 지표로, 2007년 WHO 분류와 2016년 개정된 WHO 분류에서의 기준은 같다. 별아교세포종의 경우, 증가된 종양세포밀도 및 유사분열(mitoses)의 수가 있으면 III등급의 역형성별아교세포종(anaplastic astrocytoma)으로(그림 2-5), 미세혈관증식과 괴사 중 하나라도 보이는 경우 IV등급의 교모세포종로 진단한다(그림 2-6). 유사분열, 미세혈관증식, 괴사 모두 전혀 관찰되지 않고 핵의 모양이 정상을 벗어난 이형성과 세포밀도의 증가만 보일 때는 II등급 광범위별아교세포종(diffuse astrocytoma)으로 진단한다. 희소돌기아교세포종의 경우 미세혈관증식과 괴사 중 하나라도 보이는 경우 III등급이며 둘 다 보이지 않는 경우 II등급이다. 미세혈관증식과 괴사가 없더라도 종양세포의 밀도가 높고, 유사분열상이 >6/10 high power fileds (HPFs)로 많고, Ki67 지수가 6% 이상(기관마다 다를 수 있다)인 경우 III등급의 역형성희소돌기아교세포종으로 진단할 수 있다. 또한 III등급의 희소돌기아교세포종의 경우 핵의 심한 이형성을 보이기도 한다.

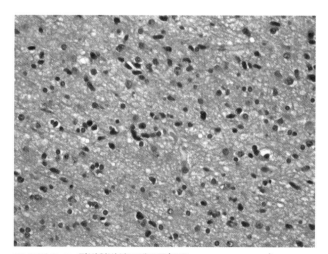

■ 그림 2-2. **광범위별아교세포종(Diffuse astrocytoma).**
섬유성 배경에 전체적으로 세포밀도가 약간 증가하였으며, 길쭉한 핵을 가진 세포들의 증식이 관찰된다(H-E ×400).

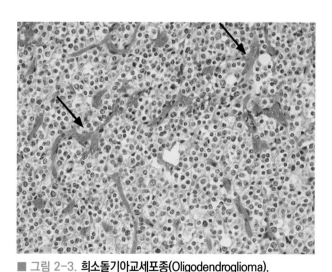

■ 그림 2-3. **희소돌기아교세포종(Oligodendroglioma).**
둥근핵과 핵 주변에 투명한 세포질이 특징적이다. 종양세포 사이사이의 닭장모양의 모세혈관(화살표)도 특징적인 소견중에 하나이다 (H-E ×200).

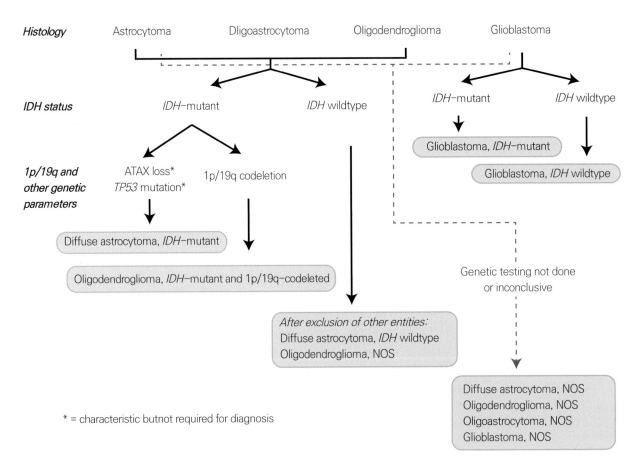

| Histology | Astrocytoma | Dligoastrocytoma | Oligodendroglioma | Glioblastoma |

IDH status

IDH-mutant   IDH wildtype   IDH-mutant   IDH wildtype

Glioblastoma, IDH-mutant

Glioblastoma, IDH wildtype

1p/19q and other genetic parameters

ATAX loss*
TP53 mutation*   1p/19q codeletion

Diffuse astrocytoma, IDH-mutant

Oligodendroglioma, IDH-mutant and 1p/19q-codeleted

Genetic testing not done or inconclusive

After exclusion of other entities:
Diffuse astrocytoma, IDH wildtype
Oligodendroglioma, NOS

Diffuse astrocytoma, NOS
Oligodendroglioma, NOS
Oligoastrocytoma, NOS
Glioblastoma, NOS

* = characteristic butnot required for diagnosis

■ 그림 2-4. **새로운 WHO 분류에 따른 아교세포종의 진단체계.**

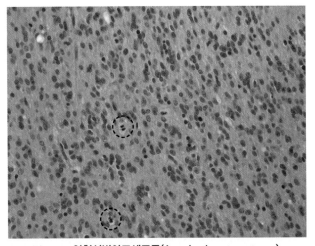

■ 그림 2-5. **역형성별아교세포종(Anaplastic astrocytoma).**
섬유성 배경에 전체적으로 세포밀도가 약간 증가하였으며, 길쭉한 핵을 가진 세포들의 길쭉한 핵을 가진 세포들의 유사분열이 관찰된다 (점선 안쪽) (H-E ×400).

임상소견 : 호발 평균 연령은 30대이며 뇌의 어디에서나 생길 수 있으나 주로 전두엽을 침범한다. 주요 증상은 뇌전증이며 언어장애, 운동장애 등의 형태로도 나타날 수 있다. 전두엽에 종양이 생긴 경우에는 인격이나 행동의 변화를 보일 수 있다. 광범위교종에서 IDH-유전자돌연변이가 흔히 일어난다는 것을 알지 못했던 pre-IDH 시대에는 중심 생존기간이 grade II의 별아교세포종의 경우 6~8년, grade III의 경우 3~5년이며 개인에 따라 다양한 생존기간을 보였으나, IDH-유전자돌연변이의 유무에 따라 비교해본다면 grade II의 별아교세포종은 10.9년, grade III의 별아교세포종은 9.3년의 훨씬 좋은 생존기간을 보인다. 교모세포종의 경우, 중심생존기간이 IDH-야생형은 11.3개월, IDH-유전자돌연변이가 있는 종양은 27.1개월로 IDH-유전자돌

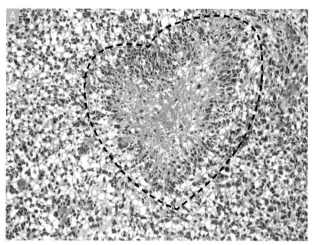
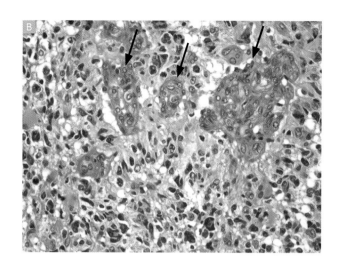

■ 그림 2-6. **교모세포종(Glioblastoma).**
세포밀도가 높고, 이형성이 심한 종양세포 이외에 괴사(**A**의 점선 안쪽)나 혈관증식(**B**의 화살표)가 관찰된다(A. H-E ×200, B. H-E ×400).

연변이가 있는 경우 2.4배 더 오래 생존한다. 따라서 IDH-유전자돌연변이가 있는 경우, 돌연변이가 없는 경우에 비해 예후가 좋다. IDH-유전자돌연변이가 없는 별아교세포종은 교모세포종에 버금가는 나쁜 예후를 보이기도 한다. 고등급의 종양의 경우 현재까지 알려진 가장 좋은 치료법은 수술로 최대한 제거한 후 방사선치료와 테모졸로미드(Temozolomide)를 병행(concurrent chemoradiotherapy, CCRT)하는 요법이다.

2) 광범위별아교세포종, IDH 야생형 (diffuse astrocytoma, IDH-wildtype)

ATRX와 p53의 돌연변이를 보이는 별아교세포종이지만 IDH 면역염색 및 염기서열분석까지 하여도 IDH의 돌연변이가 발견되지 않는 경우 이와 같이 진단하며 예후가 IDH-돌연변이형에 비하여 나쁘다.

3) 희소돌기아교세포종, IDH-돌연변이, 1p/19q 동시결손(oligodendroglioma, IDH-mutant, 1p/19q-codeleted)

발병기전 : 이 종양은 규칙적인 둥근 핵을 가진 희소돌기아교세포 기원의 종양으로 종양유전학적으로 IDH-돌연변이와 1p/19q 동시결손, 및 CIC, FUBP1 유전자의 돌연변이가 발생 원인이며 진단적 특징이다.

병리소견 : 2016년 새로 개정된 WHO 분류에 따라 종양의 형태학적 특징보다 유전자 이상에 여부에 따라 진단한다. 형태학적으로 희소돌기아교세포종에 합당하더라도 IDH 유전자의 돌연변이와 1p/19q 동시결손 중 하나라도 관찰되지 않는 경우 이 종양으로 진단하지 않는다. 또한 앞에서도 언급한 바와 같이 별아교세포 모양을 보이거나 별아교세포와 희소돌기아교세포가 섞여 있는 것과 같은 모양을 보이더라도 IDH-유전자돌연변이와 1p/19q 동시결손이 모두 있을 시에는 희소돌기아교세포종으로 진단한다. 희소돌기아교세포종도 마찬가지로 2007년 WHO 분류의 등급을 사용하며 역형성희소돌기아교세포종(grade III)은 세포밀도가 높고, 미세혈관증식이나 괴사 중 하나를 보이거나 둘 다 보인다(그림 2-7).

20대 이전에 발생하는 희소돌기아교세포종의 경우, 위의 언급된 두 가지 돌연변이가 관찰되지 않는 경우가 있으며, 이러한 경우, 형태학적 소견이 합당하다면, 희소돌기아교세포종, NOS로 진단할 수 있다.

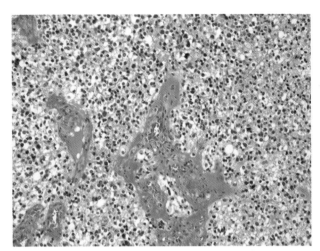

■ 그림 2-7. 역형성희소돌기아교세포종 (Anaplastic oligodendroglioma).
희소돌기아교세포종의 특징적인 핵의 특징을 갖고 있는 종양이며, 혈관의 증식이 관찰된다(H-E ×200).

임상소견 : 35~44세 정도에서 호발하며, 전두엽의 백질과 대뇌겉질을 주로 침범한다. 2/3의 환자가 뇌전증을 보이며 그 외에도 두통 등의 뇌압 상승소견, 인지장애 등의 증상을 보일 수 있다. 중심생존기간이 분자유전학적 변이를 고려하지 않았던 과거 grade II의 경우 11.6년이며 grade III의 경우 3.7년으로 grade III인 경우 예후가 나빴다. 최근 IDH-

유전자돌연변이와 1p/19q 동시결손이 있는 희소돌기아교세포종을 분석하였을 때 grade III의 경우 8.5년으로 좋은 예후를 보인다.

4) 광범위중심선아교세포, H3 K27M-돌연변이 (diffuse midline glioma, H3 K27M-mutant)

발병기전 : 과거 침윤성 뇌다리 아교세포종 교종(infiltrating pontine glioma)으로 분류되었던 종양과 시상(thalamus)에 호발하는 소아의 고등급 교종에는 성인의 교모세포종에서 흔히 발생하는 유전자의 증폭이나 동형결손이 없다는 점과 주 돌연변이가 histone H3의 K27M-돌연변이라는 점이 밝혀져 IDH-유전자돌연변이를 주로 보이는 광범위아교세포종으로부터 분리하여 이 종양을 새로운 질환으로 등록하였다.

병리소견 : 현미경으로 관찰하였을 때, 세포는 저등급 아교세포종에서 보이는 바와 같이 길쭉하거나 고등급 아교세포종에서 보이는 바와 같이 매우 다양한 이형성을 보이기도 한다(그림 2-8). 본 종양은 악성도가 높은 IV등급의 교종으로 분류하며, 조직학적으로 유사분열, 미세혈관세포

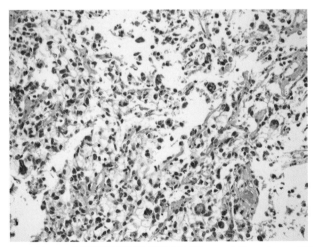
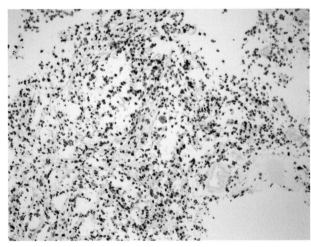

■ 그림 2-8. 광범위중심선아교세포종(Diffuse midline glioma, H3 K27M-mutant).
고등급 별아교세포종에서 보이는 소견이 관찰되며(H-E ×200), H3.3 K27M이라는 돌연변이 histone 단백질 염색에 양성이다(H3.3 K27M ×200).

증식, 괴사 등을 흔히 보이지만 이들이 관찰되지 않을 수도 있다. 특히 유사분열이 없어도 IV등급의 종양으로 진단한다.

임상소견 : 이 종양은 진단명에 있는 것과 같이 중심선 즉, 시상, 뇌다리에서 발생할 뿐 아니라, 척수에서도 발생한다. 강한 침습성장을 하여 경계가 분명하지 않다. 소아에서 호발하지만 드물게 성인에서도 보고되고 있다. 다발성 뇌신경병증, 긴신경로징후, 조화운동불능의 세 가지 증상을 특징적으로 보이며 H3 K27M-돌연변이를 가진 경우 예후가 매우 나빠서 평균 생존율이 1.5년이다.

5) 희소돌기아교세포종, NOS (oligodendroglioma, NOS)

희소돌기아교세포의 형태를 보이나 IDH-돌연변이, 1p/19q 동시결손 검사를 할 수 없는 경우, 혹은 위에 언급한 매우 젊은 연령에서 발생하여 위의 두 가지 돌연변이가 관찰되지 않는 경우에는 희소돌기아교세포종 NOS로 진단할 수 있다.

6) 혼합 희소돌기-별아교세포종, NOS (oligoastrocytoma, NOS)/혼합 역형성 희소돌기-별아교세포종, NOS (anaplastic oligoastrocytoma, NOS)

형태학적으로 별아교세포종과 희소돌기아교세포종이 섞여 있는 종양으로 보이면서(그림 2-9) 진단에 꼭 필요한 유전자검사를 할 수 없는 경우 이와 같이 혼합 희소돌기-별아교세포종에 NOS를 붙여 진단할 수 있다.

3. 기타의 별아교세포종 (other astrocytic tumors)

1) 털모양별아교세포종(pilocytic astrocytoma)
본 종양은 경계가 분명한 저등급의 교종으로 소아의 소뇌에서 호발한다.

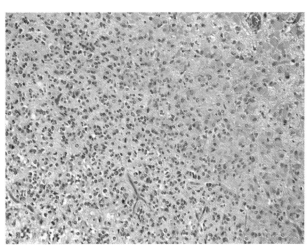

■ 그림 2-9. **혼합 역형성 희소돌기-별아교세포종 (Anaplastic oligoastrocytoma).**
왼쪽 아래는 전형적인 희소돌기세포종, 오른쪽 위는 전형적인 별아교세포종의 특징을 모두 보인다(H-E ×200).

발병기전 : 이 종양의 약 10%는 NF1 유전자의 돌연변이를 가진 가족에서 발생하며 나머지는 산발적으로 발생한다. 후자의 경우 체세포돌연변이를 획득하여 발생하는데 이는 염색체 7q34에 위치한 BRAF유전자와 KIAA1549 유전자간의 융합(fusion)에 의한 것이거나 BRAF유전자의 V600E 점 돌연변이가 주된 유전자이상이다. 이로 인하여 BRAF 신호 경로의 이상으로 하부의 MEK, ERK 유전자의 과발현에 따라 종양이 발생한다.

병리소견 : 털모양의 긴 세포질을 가진 별세포 및 투명세포로 구성되어 있는 것이 특징적이다. 전형적인 형태를 가진 경우 충실성 부위와 소낭 부위가 섞여 있으며 Rosenthal 섬유라고 불리는, 형태가 없고 반짝이는 분홍색의 섬유 및 호산성 과립구체가 흔히 보인다(그림 2-10). 미세혈관증식은 흔히 관찰되나 유사분열이나 괴사는 거의 관찰되지 않는다.

임상소견 : 본 종양은 20세 미만의 소아와 청소년에서 발생하며 남녀간 발생비에는 차이가 없다. 본 종양은 후두와에서 호발하나 그 외 시신경, 시신경교차, 시상하부에서도

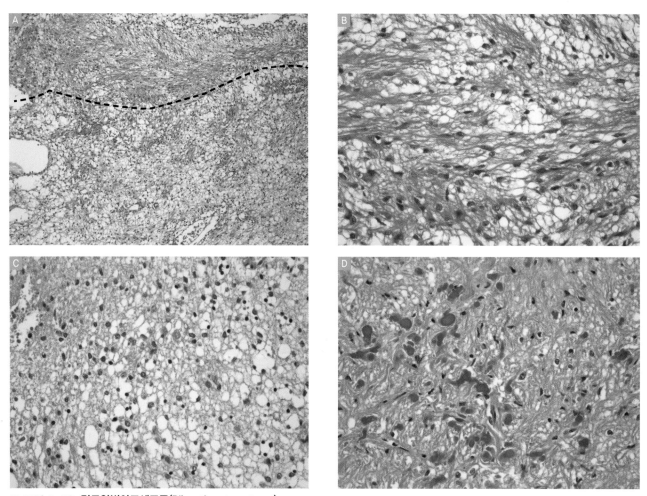

■ 그림 2-10. 털모양별아교세포종(Pilocytic astrocytoma).
A. 저배율에서 점선 위쪽 털모양세포와 아랫쪽 투명세포부위가 관찰된다(A. ×100). **B & C.** 고배율에서도 각 특징이 관찰된다(B. ×400 털모양세포, C. ×400 투명세포). **D.** 붉은색이며 불규칙한 모양을 가진 Rosenthal 섬유가 흔히 관찰된다(H-E ×400).

호발한다. 뇌줄기나 척수에서도 간혹 발생한다. 국소신경계장애와 더불어 때때로 두통이나 큰뇌증, 뇌압 상승 등의 증상을 보일 수 있다. 뇌전증은 드물며 종양의 자라는 속도가 느리기 때문에 증상 또한 점진적으로 나타난다. 영상의학적으로 매우 특징적이다. 즉, 경계가 매우 분명한 낭성병변에 낭벽에 붙은 결절(mural nodule)의 형태로 관찰된다. 예후가 좋은 편으로 완전 절제만으로 10년 생존율이 95%를 상회한다. 그러나 시신경과 같이 완전 절제가 어려운 부위에서 발생한 경우에는 예후가 좋지 않다.

2) 털점액모양별아교세포종 (pilomyxoid astrocytoma)

털모양별아교세포종의 아형으로 생각한다. 비슷한 형태학적 소견을 보이나, 주로 방추형의 세포들이 혈관주변에 배열하며, 점액질의 버팀질 배경이 특징적이다. 털모양별아교세포종에 비하여 어린나이에 주로 시상하부 및 시신경교차 부위에 발생하며, 2007년 처음 기술될 때에는 털모양별아교세포종에 비하여 나쁜 예후를 보인다고 알려져 WHO II등급으로 분류하였으나, 최근에는 그렇지 않다는 보고도 있어, 현재 분류에서는 등급을 보류하였다.

3) 뇌실막밑거대세포별아교세포종 (subependymal giant cell astrocytoma; SEGA)

주로 가측뇌실에 발생하는 매우 천천히 자라나는 경계가 비교적 분명한 종양이다(그림 2-11). WHO I등급 종양이다. 이 종양은 특히 결절성경화증과 매우 밀접한 관련이 있어 결절성경화증의 환자 중 5~15% 가량에서 발생한다. 조직학적으로는 육안 소견과 마찬가지로 경계가 분명하고, 석회화를 잘 동반하며, 풍부한 유리빛 세포질을 가지며, 핵이 한쪽으로 치우쳐 있는 종양세포가 증식하는 것이 특징이다(그림 2-11). 종양세포는 부분적으로 다형성, 이형성 등이 보일 수 있으며, 주변에 유리화를 보이는 혈관과 림프구의 침윤이 보일 수 있다. 면역조직화학 염색에서는 다양한 표지자에 양성반응을 보일 수 있으나, 주로 GFAP 및 S-100에 양성이다. 분자병리학적으로는 TSC1 및 TSC2 유전자와 연관된 mTOR 경로의 이중대립 유전자의 불활성화가 알려져 있다. 이에 치료로 mTOR 저해제가 사용되기도 한다.

4) 다형성 황색별아교세포종 및 역형성다형성 황색별아교세포종 (pleomoprhic xanthoastrocytoma and anaplastic xanthoastrocytoma)

주로 젊은 나이에, 뇌의 표면부위에서 잘 생기며, 대부분은 측두엽에서 발생하는 경계가 분명한 종양이며, 별아교세포에서 유래한 종양이다. 형태학적으로는 종양세포가 다핵세포, 방추형 및 지방이 풍부한 특징을 갖는 등, 다형성이 매우 심한 종양이다. 종양세포 사이사이에 천천히 자라는 종양에서 잘 볼 수 있는 호산성과립체(eosinophilic granular body)가 보일 수 있다. 다형성이 심한 경우가 있어, 고등급 신경아교종(high grade glioma)과의 감별이 어려울 수 있다. 각각의 종양세포 주변을 레티큘린 섬유가 둘러싸고 있는 것이 특징적이므로 이것이 감별점이 될 수 있다(그림 2-12). 아교세포에서 발현되는 GFAP뿐 아니라, 신경세포에서 발현하는 synaptophysin의 발현도 관찰되며 최근 BRAF V600E 돌연변이 및 CDKN2A의 소실도 보고되어 있다. 대부분은 낮은 증식능을 보이는 WHO II등급이나 현미경 고배율 10개 field에서 5개 이상의 유사분열이 관찰되면 WHO III등급의 역형성다형성 황색별아교세포종으로 분류한다.

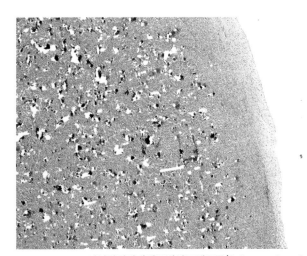
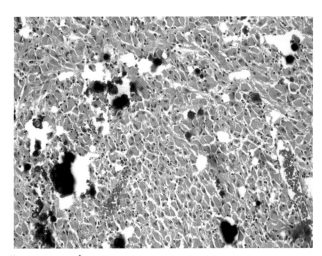

■ **그림 2-11. 뇌실막밑거대세포별아교세포종(Subependymal giant cell astrocytoma).**
저배율에서 경계가 좋고(H-E ×40), 고배율에서 풍부한 유리빛 세포질을 가지고 핵이 한쪽으로 치우쳐 있는 종양세포가 증식하고 있다(H-E ×200). 종양의 중간중간 석회화가 관찰된다.

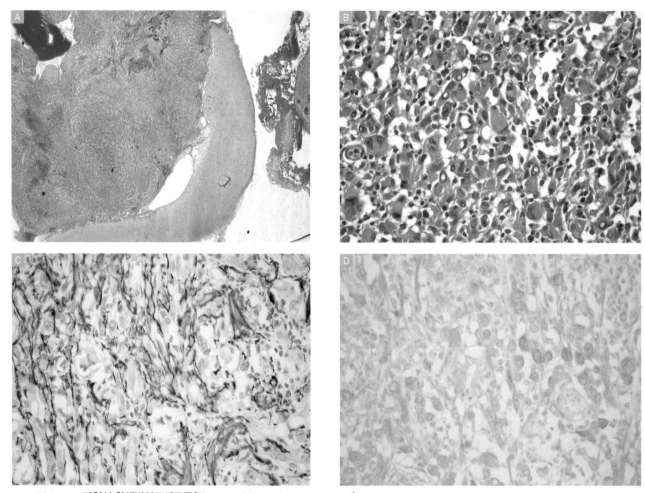

■ 그림 2-12. 다형성 황색별아교세포종(Pleomorphic xanthoastrocytoma).
A. 저배율에서 매우 경계가 분명한 종양이며(H-E ×12) 호산성 세포질 및 지방 등을 함유한 다양한 종양세포가 보인다.
B. 다형성과 이형성이 심하여, 교모세포종으로 오인되는 경우도 있다(H-E ×400).
C. 레티큘린 섬유가 종양세포 하나하나를 둘러싸는 것이 특징이며(Reticulin, ×400)
D. 상당수의 종양에서 BRAF V600E의 돌연변이가 관찰되므로 BRAF V600E 면역염색에서 양성반응을 보인다(BRAF V600E ×400).

4. 뇌실막세포종(ependymal tumors)

뇌실막세포종은 일차 뇌종양의 3~9%를 차지하며, 소아 뇌종양의 6~12%를 차지한다. 1세 미만의 유아의 뇌종양의 30%를 차지한다. 호발부위는 성인의 경우 척수, 소아의 경우 후두와(posterior fossa)이다. 증상은 종양의 위치에 따라 다르며 후두와에 생긴 경우 수두증(hydrocephalus)등을, 척수에 생긴 경우 시야장애, 조화운동 불능증 등을 보일 수 있다. 이 종양은 조직학적 소견에 따라 II와 III의 등급에 해당한다. 최근 여러 연구에 의하면, 뇌실막세포종은 발생 위치(천막위, 천막하, 척수) 및 유전적 변화에 따라 모두 9가지의 분자병리학적 유형으로 나뉘는 것으로 알려져 있다(그림 2-13). 개정된 2016년 WHO 분류에는 그 중에서 예후가 나쁜 RELA 융합-양성 뇌실막세포종이 포함되었다. YAP 융합이 있는 경우는 예후가 좋은 것으로 알려져 있으나 2016년 개정된 WHO 분류에는 반영되지 않았다. 아직까지 좋은 항암치료제가 없으며 방사선치료에도 좋은 반응을 보이지 않기 때문에 예후를 결정하는 가장 중요한 요소는 외과적 절제 가능성이 얼마나 되는가(surgical resectability)이다.

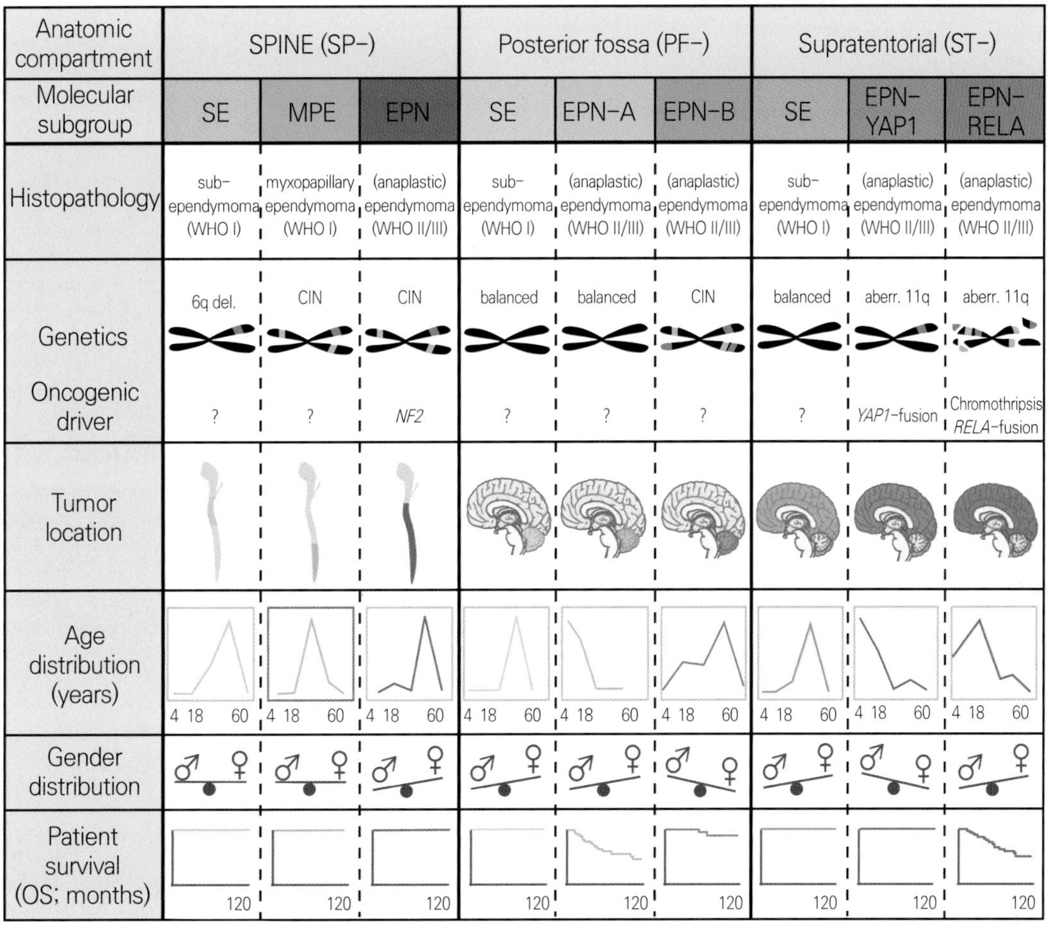

Anatomic compartment	SPINE (SP-)			Posterior fossa (PF-)			Supratentorial (ST-)		
Molecular subgroup	SE	MPE	EPN	SE	EPN-A	EPN-B	SE	EPN-YAP1	EPN-RELA
Histopathology	sub-ependymoma (WHO I)	myxopapillary ependymoma (WHO I)	(anaplastic) ependymoma (WHO II/III)	sub-ependymoma (WHO I)	(anaplastic) ependymoma (WHO II/III)	(anaplastic) ependymoma (WHO II/III)	sub-ependymoma (WHO I)	(anaplastic) ependymoma (WHO II/III)	(anaplastic) ependymoma (WHO II/III)
Genetics	6q del.	CIN	CIN	balanced	balanced	CIN	balanced	aberr. 11q	aberr. 11q
Oncogenic driver	?	?	NF2	?	?	?	?	YAP1-fusion	Chromothripsis RELA-fusion
Tumor location									
Age distribution (years)	4 18 60	4 18 60	4 18 60	4 18 60	4 18 60	4 18 60	4 18 60	4 18 60	4 18 60
Gender distribution	♂ ♀	♂ ♀	♂ ♀	♂ ♀	♂ ♀	♂ ♀	♂ ♀	♂ ♀	♂ ♀
Patient survival (OS; months)	120	120	120	120	120	120	120	120	120

■ 그림 2-13. **뇌실막세포종의 분자병리학적 분류.**

형태학적 소견 : 현미경적 소견에 있어서 뇌실막세포종은 다른 교종, 특히 별아교세포종 및 희소돌기아교세포종과 잘 감별되지 않는다. 종양을 구성하고 있는 세포는 핵이 균일하고 난원형이며 소금과 후추를 흩뿌려놓은 듯한 염색질을 보인다. 혈관주변으로 뇌실막세포종 세포가 긴 돌기를 내는 혈관주변 거짓로제트(perivascular pseudorosette)와 뇌실막세포종세포가 진짜 내강을 이루는 진성로제트(true rosette), 이 두 가지 소견이 특징적이다(그림 2-14). 핵의 이형성, 높은 종양세포밀도, 유사분열이나 괴사가 보이는 경우, WHO III등급의 역형성뇌실막세포종이라고 진단하기도 한다. 그러나 역형성뇌실막세포종에서도 일부만 핵의 다형성을 보이며, 대부분의 종양세포는 핵의 다형성이 심하지 않다.

그러나 뇌실막세포종의 WHO 등급은 신경아교종과 달리 뚜렷한 예후 차이를 보이지 못하는 것으로 알려져 있다. 뇌실막세포종의 형태학적인 아형으로는 유두모양을 취하는 유두모양뇌실막세포종, 세포질이 투명한 투명세포뇌실막세포종 그리고, 종양세포가 길쭉한 방추형이며, 척수신경 주변에 생겨서 신경집종과의 감별이 필요한 띠뇌실막세포종(tanycytic ependymoma)이 있다.

1) 뇌실막밑세포종(subependymoma)

뇌실내에서 우연히 발견되는 매우 천천히 자라는 뇌실막세포 기원의 종양이며 WHO I등급이다. 증상이 없이 우연히 발견되는 경우가 많다. 대부분은 제4뇌실과 가측뇌실

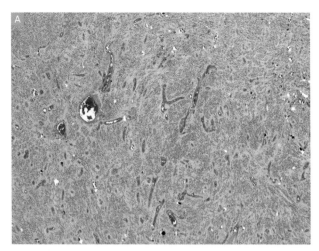

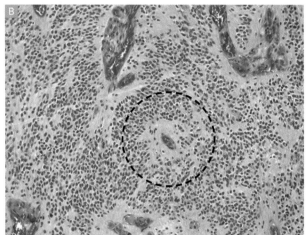

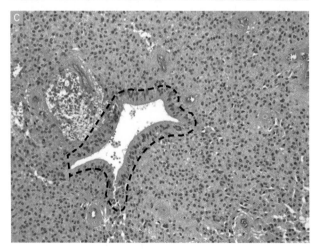

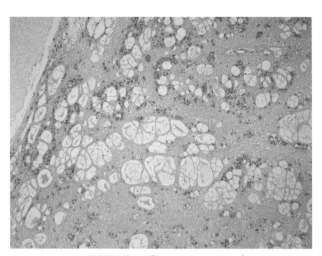

■ 그림 2-15. **뇌실막밑세포종(Subependymoma).**
경계가 좋은 종양이며, 이형성이 없는 세포들이 군집을 이루며, 군집 사이에 특징적인 낭성변화가 관찰된다(H-E ×100).

■ 그림 2-14. **뇌실막세포종(Ependymoma).**
A. 저배율에서 비교적 균일한 종양세포의 증식이 관찰되며(H-E ×40), **B.** 고배율에서 종양세포가 혈관주변으로 긴 돌기를 내어 종양세포가 존재하지 않는 부위가 관찰되는 혈관주변 거짓로제트(perivascular pseudorosette)가 관찰된다(점선 안쪽, H-E ×200). **C.** 또한 뇌실막세포종 세포가 진짜 내강을 이루는 진성로제트(true rosette)가 관찰된다(점선 안쪽, H-E ×200).

에서 생기며, 아주 드물게 제3뇌실과 척수에 생기는 경우도 있다.

종양은 뇌실쪽으로 튀어나와 있는 결절로 발견된다. 조직학적으로는 이형성이 거의 존재하지 않는 10~20개 가량의 종양세포 군집이 모여 있고, 군집 사이 사이에는 실모양의 버팀질이 관찰된다. 버팀질 사이 사이에 낭성변화가 자주 관찰된다(그림 2-15).

2) 점액유두모양뇌실막세포종 (myxopapillary ependymoma)

거의 대부분 척수원뿔(conus medullaris), 말꼬리(cauda equine), 종말끈(filume terminale) 부위에서 발생한다. 조직학적으로는 혈관 및 점액질 버팀질이 가운데 존재하는 유두모양의 형태를 취하며, 길고 실모양의 가지가 많은 종양세포가 유두모양을 따라 배열되어 있다(그림 2-16). 완전 절제를 한다면 예후는 매우 좋다.

3) RELA 융합-양성 뇌실막세포종 (ependymoma, RELA fusion-positive)

새로운 분류에서 이 종양이 추가되었다.

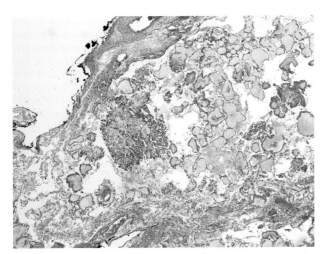 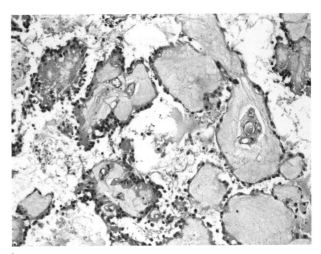

■ 그림 2-16. **점액유두모양뇌실막세포종(Myxopapillary ependymoma).**
저배율에서 유두모양의 종양이며(H-E ×40), 고배율에서 혈관과 점액질 버팀질 주변으로 종양세포가 배열하고 있다(H-E ×200).

발병기전 : C11orf95-RELA 유전자융합은 천막위 (supratentorial region)에서 발생하는 이 유전형의 뇌실막 세포종의 유전학적 특징이다. 모든 소아의 천막위 뇌실막 세포종의 약 70%에서와 소수의 성인 뇌실막세포종에서 이 돌연변이가 관찰되며, 이는 NF-kb pathway 활성화와 관련 이 있다. 본 유전자 융합은 염색체파열(chromothripsis)에 의하여 일어나며 다른 상대 유전자(partner gene)와도 융 합할 수 있다. 융합의 유무는 절단분리탐사체(break apart probe)를 이용한 FISH 검사로 확인할 수 있다. 천막하 및 척수의 뇌실막세포종은 이 유전자 융합을 보이지 않는 다. 이 유전자 변화를 가지는 종양은 형태학적으로 역형성 (anaplasia)를 보일 수 있으나 역형성이 없는 형태도 있다.

5. 기타 신경아교종

기타 아교세포에서 발생하는 종양이다.

제3뇌실-척삭모양신경아교종(chordoid glioma)은 주로 3뇌실에서 발생하는 아교세포기원의 종양이며 WHO II등 급이다. 조직학적으로는 점액성 버팀질에 상피모양 혹은 코드 모양의 종양세포가 증식한다. 이 종양세포는 GFAP에 양성이다.

혈관중심성신경아교종(angiocentric glioma)은 주로 어 린이 및 젊은이에게 발생하는 매우 천천히 자라나는 아교 세포 기원의 종양이며 WHO I등급이다. 형태학적으로 긴 가지를 가진 방추형 세포들이 혈관주위를 둥글게 배열하 는 거짓로제트를 보이는 것이 특징이다. 그러나 이 종양과 뇌실막세포종과의 관계는 아직 완전히 규명되지 않았다.

별모세포종(astroblastoma)은 매우 드문 종양으로, GFAP 에 양성소견을 보이는 종양이다. 주로 젊은 나이의 환자에 발생하며, 거의 대부분 천막상부에서 발생한다. 형태학적 으로 유리질이 침착되어 있는 혈관주변에 긴 가지를 가진 종양세포들이 로제트 혹은 유두모양으로 배열되어 있다. 이러한 소견을 별모세포종모양 로제트라고 부른다. 이 종 양은 매우 드물어서 아직 WHO 등급이 확정되지 않았으 나, 대부분의 문헌에서는 전형적인 아형과 현미경 400배의 10개 필드에서 5개 이상의 유사분열을 보이거나, 괴사, 혈 관증식을 보이는 고등급아형으로 구분하고 있다.

6. 맥락막얼기종양(choroid plexus tumors)

발병기전 : 맥락얼기종양의 발병기전이 될 만한 유전 자 이상은 아직 밝혀지지 않았다. 맥락얼기종양은 뇌실

내 맥락얼기기원의 종양으로 I등급의 맥락얼기유두종(choroid plexus papilloma), II등급의 비정형맥락얼기유두종(atypical choroid plexus papilloma), III등급의 맥락얼기암(choroid carcinoma)이 여기에 해당한다. 그 분류는 표 2-1과 같다.

병리소견 : I등급의 맥락얼기유두종의 경우 정상 맥락총과 감별이 어려울 정도로 한 층의 입방형 상피로 둘러싸인 유두상 종양이 관찰되며 핵의 비정형이나, 유사분열상이 거의 관찰되지 않는다(그림 2-17). II등급의 경우 3/10 HPFs 이상의 유사분열이 관찰되거나 Ki67 지수가 3% 이상인 경우이다. 맥락얼기암의 경우 유두상을 소실하고 핵의 다형성이 매우 심하며 유사분열상 및 Ki67 지수가 매우 높다. 이 종양은 통상적인 상피세포에 발현하는 cytokeratin 및 갑상선과 폐의 상피세포에 발현하는 TTF-1이라는 항체에 양성을 보이는 경우가 있어, 아주 드물게는 전이성 암종과의 감별이 문제가 되는 경우도 있다.

임상소견 : 소아의 경우 호발부위는 가쪽 뇌실이며, 성인의 경우 소뇌-뇌교각에서 호발한다. 종양이 자라남에 따라 뇌척수액의 통로를 막기 때문에 수두증, 두통 등의 뇌압 상승 증상이 나타날 수 있다. 예후에 있어서는 I등급과 II등급의 경우 재발도 적고 매우 예후가 좋아 5년 생존율이 100%이나, III등급의 맥락얼기암의 경우 재발을 잘하며 예후가 매우 불량한 편이다. 소아의 맥락얼기암의 경우 3년과 5년 미진행 생존율이 58%와 38%이며 3년과 5년 일반적 생존율은 83%와 62%이다.

7. 신경 및 혼합신경세포교세포종 (neuronal and mixed neuronal and glial tumors)

신경세포 기원종양은 신경세포종, 중심신경세포종 등이 있다. 이렇게 신경세포에서 유래된 세포들만으로 발생한 종양은 극히 드물며, 대부분 신경세포 기원과 아교세포 기원의 종양이 혼합된 종양이다.

1) 배이상신경상피종 (dysembryoplastic neuroepithelial tumor)

본 종양은 양성 혼합 아교-신경세포종으로 조기발생 뇌전증이 있는 유소아나 젊은 성인의 측두엽에서 호발한다.

발병기전 : 5번과 7번 염색체의 획득이 본 종양의 20-30%에서 관찰되나 발병기전은 아직 모르며 광범위 저등급교종에서 관찰되는 IDH, TP53, histone 유전자 돌연변이는 확인된 바 없다.

병리소견 : 형태학적으로 희소돌기아교세포를 닮은 세포와 작은 신경세포가 만든 아교세포신경세포 요소(glioneuronal element)가 특징적이며 이들 세포들이 점액성 배경에 떠 있는 양상으로 관찰된다(그림 2-18).

임상소견 : 보통 대뇌겉질 내에 1 cm 미만의 한 개 또는 다수의 결절로 보이거나 광범위하게 존재할 수 있다. 이 종양은 I등급의 양성종양으로 수술적 절제만으로 재발이 거

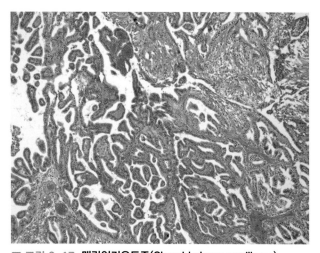

■ 그림 2-17. **맥락얼기유두종(Choroid plexus papilloma).** 한 층의 입방형 상피로 둘러싼 유두모양의 증식이 관찰된다(H-E ×100).

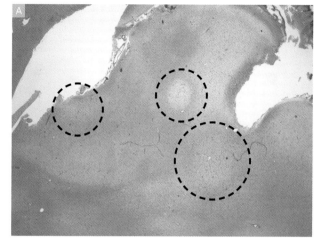

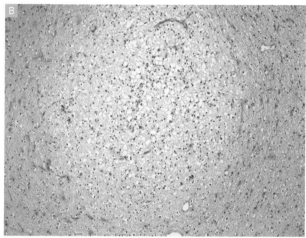

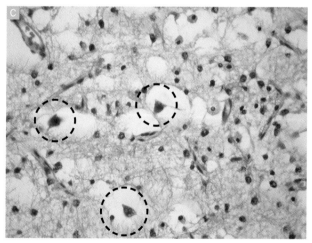

■ 그림 2-18. **배이상신경상피종**
(Dysembryoplastic neuroepithelial tumor).
A. 저배율에서 다수의 결절이 관찰된다(점선 안쪽)(H-E ×12).
B. 이 결절들은 희소돌기아교세포를 닮은 세포와 작은 신경세포가
만드는 아교세포신경세포 요소(glioneuronal element)이다(H-E
×40). **C.** 고배율에서 이러한 점액성 배경에 신경세포가 떠 있는 것이
특징적이다(점선 안쪽)(H-E ×400).

의 없는 예후가 좋은 종양이다. 이 종양을 수술로 절제하면
뇌전증등의 증상도 줄어든다.

2) 신경세포종(gangliocytoma)/신경절신경아교세포종(ganglioglioma)

발병기전 : 본 종양의 약 25%에서 BRAF V600E 돌연변이
를 보이며 아마도 이 돌연변이가 원인으로 보인다.

병리소견 : 신경절세포를 닮은 큰 신경세포만으로 구성
되었을 때는 신경세포종(그림 2-19)으로 진단하며 보통 I등
급의 양성종양이나 이는 매우 드물다. 그러나 이러한 종양
에 아교세포에서 기원한 것으로 생각되는 방추형의 아교
세포와 같이 혼합되었을 때는 신경절신경아교세포종(그림
2-19)으로 진단하여 악성도에 따라 I등급과 III등급이 있다.

임상소견 : 이 두 종양의 90%가 30세 이전의 젊은층에서
발생하며, 측두엽에서 호발한다. 뇌의 피질을 잘 침범하며
뇌전증을 잘 발현한다. 완전 절제 시 예후가 좋다.

3) 이형성소뇌신경세포종(dysplastic cerebellar gangliocytoma; Lhermitte-Duclos disease)

이 종양은 피질이 두꺼워지는 등의 발생이상과 동반된
이형성 신경절세포의 증식이 관찰되는 소뇌의 종양이다.
악성 종양성 병변이라기보다는 과오종(hamartoma)에 속
하는 양성 질환이다. 주로 PTEN 과오종 증후군이라고 불
리는 Codwen 증후군과 동반되어 발생한다.

4) 결합조직형성유아별아교세포종/신경절신경아교세포종(desmoplastic infantile astrocytoma/ganglioglioma)

발병기전 : 본 종양에서 여러 염색체의 획득과 소실이 알
려져 있으며 그중에서도 7q31의 획득이 흔히 관찰되나 아
직 확실한 발병기전은 모른다. BRAF 돌연변이나 BRAF-
KIAA1549 융합과는 상관없는 것으로 알려져 있다.

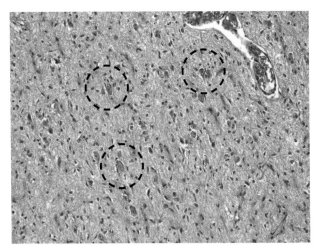

■ 그림 2-19. **신경절신경아교세포종(Ganglioglioma).**
세포질이 풍부하여 신경절세포를 닮은 신경종양세포(점선 안쪽)와
주변의 방추형의 아교세포의 증식이 관찰된다(H-E ×200).

발병기전 : 본 종양은 양성의 아교-신경세포종으로 기질에 결합조직형성을 두드러지게 보인다. 별아교세포로만 구성되어 있을 경우 결합조직형성유아별아교세포종으로 진단하며, 분화가 좋은 신경세포가 포함되어 있을 경우 결합조직형성신경절신경아교종으로 진단한다.

임상소견 : 매우 드문 종양으로 10세 미만에서 호발하며, 그 중에서도 대부분 1세 미만의 유아에서 호발한다. 머리둘레의 증가, 부풀어 오른 천문(fontanel)등의 증상을 관찰할 수 있다. 남녀간 발생비는 1.5대 1로 남아에서 좀 더 많이 발생하며, 수술로 완전 절제를 하면 예후는 매우 좋아서 수술 후 7.5년에 재발이 없는 생존율이 97%이다.

5) 유두모양아교신경세포종
(papillary glioneuronal tumor)

이 종양은 신경세포와 아교세포가 혼합된 매우 드문 종양으로 형태학적으로 거짓 유두상(pseudopapillary pattern)을 보이는 것이 특징이며, I등급의 예후가 좋은 종양이다.

6) 로제트형성신경교세포종
(rosette-forming glioneuronal tumor)

이 종양은 소뇌의 제4뇌실 주변에서 발생하며 특징적으로 호산성 세포돌기로 구성된 중심을 핵이 꽃 모양의 화환형으로 둘러싸는 현미경 소견을 가지는 혼합 신경세포-신경아교종이다. 따라서 면역조직화학 염색에서 아교세포표지자인 GFAP와 신경세포표지자인 synpatophysin을 모두 발현한다. 이 종양도 대개는 I등급으로 예후가 좋은 종양이다.

7) 광범위연수막신경교세포종
(diffuse leptomeningeal glioneuronal tumor)

본 종양은 2016년 WHO 분류에 새롭게 포함된 종양으로 연수막을 따라 희소돌기아교모양의 균일한 둥근세포로 구성된 혼합 신경아교종으로 면역조직화학염색에서 아교세포 표지자와 신경세포표지자 모두에 대해 양성이다. 이 종양은 증례 보고된 수가 적어 예후를 정확히 알 수 없고 아직 WHO 등급이 정해지지 않았다.

8) 중심신경세포종(central neurocytoma)

본 종양은 뇌실막내에서 발생하는 신경세포종으로 희소돌기아교세포를 닮은 둥근 핵과 투명한 세포질을 가진 균일한 세포로 구성된 신경세포종이다(그림 2-20). 이 종양은 20-30대의 젊은 사람에서 호발하며 남녀간 발생비율의 차이는 없다. II등급의 종양으로 예후가 좋은 편이다. 드물게 유사분열 수가 3개 이상인 이형성 신경세포종도 발생하며 이 경우 재발의 위험이 있다.

9) 뇌실밖신경세포종
(extraventricular neurocytoma)

중심세포종을 닮은 종양이 뇌실 밖의 뇌실질에서 발생한 경우 이를 뇌실밖신경세포종이라 한다.

발병기전 : 이 종양의 발병기전이나 유전자적 특성은 아

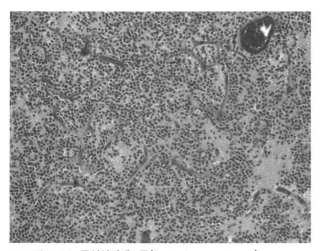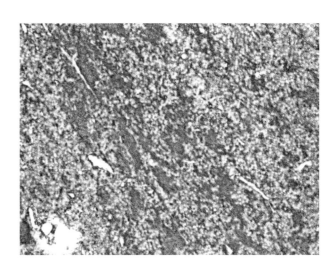

■ 그림 2-20. **중심신경세포종(Central neurocytoma).**
희소돌기아교세포종을 닮은 둥근 핵과 투명한 세포질을 가진 종양(H-E ×200)으로 아교세포 표지자에는 발현하지 않고, 신경세포 표지자를 발현한다(synaptophysin ×200).

직 특정화되지 않았다.

병리소견 : 작고 둥근 균일한 신경세포로 구성되어 있다. IDH 유전자의 돌연변이나 1p/19q 동시결손이 없는 종양으로 만약에 Olig2 면역염색을 하였을 때 종양세포들이 광범위하고 강하게 염색된다면 이 종양이 아니다. 유사분열 수가 3/10HPFs 이상으로 많고, Ki67 증식능이 3% 보다 높고, 혈관증식이나 혹은 괴사가 있으면 비정형(atypical) 뇌실밖신경세포종으로 진단하며 이 경우 재발 빈도가 높고 예후가 나쁘다.

임상소견 : 위치에 따라 다양한 증상을 보일 수 있으며 대뇌 실질을 침범한 경우 간질성 경련, 두통 등을 보인다. 이 종양은 중심신경세포종에 비해 좀 더 등급이 높을 가능성이 있으며 따라서 중심세포종보다는 예후가 좋지 않다.

10) 소뇌지방신경세포종 (cerebellar liponeurocytoma)

주로 소뇌에서 발생하는 드문 종양으로, 신경세포의 분화를 보이는 종양세포와 함께 부분적으로 지방종 형태의

변화를 보인다. 투명한 세포질을 가지는 작은 신경분화를 보이는 종양세포가 판상 혹은 소엽으로 분포되어 있고, 종양에 부분적으로 지방세포와 유사한 지방을 함유한 세포가 관찰된다. 예후는 매우 좋으나 간혹 재발할 수 있다.

11) 곁신경절종(paraganglioma)

거의 대부분은 척수, 특히 척수원뿔, 종말끈, 그리고 내목동맥 주변에서 발생하는 신경내분비성 종양이다. 형태학적으로 피막으로 싸여 있고, 신경세포분화를 보이는 크기가 균질한 으뜸세포(chief cell)이 둥지모양을 이루고(이러한 모양을 Zellballen 형태라고 한다) 주변을 버팀세포(sustentacular cell)과 모세혈관이 둘러싸고 있다. WHO I등급에 속하는 종양이다.

8. 솔방울샘 종양(pineal tumors)

1) 솔방울세포종(pineocytoma)

솔방울샘(pineal gland)에서 발생하는 종양으로 솔방울세포와 유사한 분화를 보이는 종양이며 WHO I등급이다. 조직학적으로 솔방울세포종모양의 로제트 및 신경절

종세포의 분화를 보이는 다형성 세포가 관찰될 수 있다 (그림 2-21). 종양세포는 신경세포 분화를 확인할 수 있는 synpatophysin, NSE 및 neurofilament 에 양성 반응을 보인다.

2) 중간분화솔방울실질종(pineal parenchymal tumor of intermediate differentiation) 및 솔방울모세포종(pineoblastoma)

솔방울모세포종(pineoblastoma)은 솔방울샘에서 발생하는 가장 분화가 나쁘며, 빠른 증식능을 보이는 악성종양으로 WHO IV등급이다(그림 2-22). 분화가 나쁘고 세포질이 거의 없는 높은 증식능을 보이는 종양세포가 판상으로 분포하고 있다. 소위 말하는 small round cell tumor 혹은 중추신경계배아성 종양과 유사한 모양이다.

솔방울모세포종과 솔방울세포종의 중간형태의 형태학적 소견을 보이는 종양을 중간분화솔방울실질종(pineal parenchymal tumor of intermediate differentiation) 이라고 한다. 이 종양은 WHO II 혹은 III등급에 해당하나 아직 확정되지 않았다.

3) 솔방울샘유두종 (papillary tumor of the pineal region)

솔방울샘유두종(papillary tumor of the pineal region)은 솔방울샘에서 발생하는 종양으로 CK18 양성의 상피성 종양세포가 유두모양 혹은 종괴모양으로 섞여 있는 것이 특징이다. 부분적으로 뇌실막세포종의 분화를 보일 수도 있다. 이 종양의 WHO 등급은 II혹은 III에 해당하나 아직 확정되지 않았다.

9. 배아세포종(embryonal tumors)

1) 속질모세포종(medulloblastoma)

소아의 소뇌에 호발하는 대표적인 악성 배아세포종으로 예후가 나쁜 IV등급의 종양이나 최근 수술적 절제 후 항암치료로 예후는 많이 향상되었다.

발병기전 : 본 종양의 발병기전은 유전자 발현연구를 통하여 많이 확립된 편이며 WNT 신호전달체계의 이상, Sonic Hedge Hog 신호체계의 이상과 6p gain 등 염색체의 획득과 결손이 원인이다. 이에 따라 표 2-3과 같이 WNT,

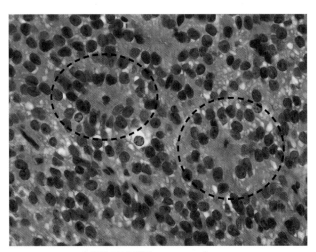

■ 그림 2-21. **솔방울세포종(Pineocytoma).**
솔방울샘세포와 닮은 종양으로 로제트(점선 안쪽)가 관찰된다(H-E ×400).

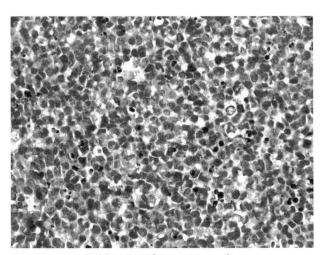

■ 그림 2-22. **솔방울모세포종(Pineoblastoma).**
분화가 매우 나쁜 종양으로 세포질이 거의 없고, 높은 증식능을 보인다(H-E ×400).

SHH, non-WNT/non SHH 형으로 분류한다. 대부분은 소뇌에서 발생하나 예외적으로 WNT 활성화 종양은 등쪽 뇌줄기(dorsal brainstem)에서 발생한다. TP53 유전자의 생식세포(germline) 혹은 체세포(somatic) 돌연변이는 WNT 활성 속질모세포종과 SHH-활성 속질모세포종에서 관찰되나 Group 3와 Group 4 속질모세포종에서는 TP53 돌연변이가 관찰되지 않는다. TP53 유전자돌연변이가 있는 SHH활성 속질모세포종은 예후가 나쁜 것으로 알려져 있어 SHH subtype은 TP53 돌연변이를 가진 경우와 갖지 않은 경우로 분류한다. 임상적 유용성을 반영하여 현재 유전체 이상에 따라 그리고 형태학적 특징에 따라 표 2-3과 같이 두 가지로 분류하며 진단 시에는 계층화하여 진단하며 유전자 이상을 반영한 진단(표 2-3)을 권하고 있다. 분자유전학적 유형 중 group 3와 group 4는 면역조직화학적으로나 분자유전학적으로 중복되는 이상을 보여 고도의 분자유전학적 검사를 충분히 하지 않는 한 둘을 구분하기 어렵다. 따라서 정확히 Group 3과 4로 분류할 수 없을 때는 non-WNT/non-SHH group으로 분류하는 것이 더 재현성이 높기 때문에 그렇게 분류한다.

아형을 밝히기 위한 유전학적 검사를 하지 않았거나 형태학적으로 분류가 어려운 경우에는 속질모세포종(medulloblastoma), NOS로 분류한다(표 2-3).

병리소견 : 전형적인 형태(classic type)는 형태학적으로 세포충실도가 높고 분화를 보이지 않는 둥근 소세포로 구성된 종양으로 보통 핵의 증등도 정도의 다형성과 높은 유사분열을 보인다. WHO IV등급으로 악성도가 높고 예후가 나쁜 종양이다(그림 2-23). 간혹 신경세포 혹은 신경절 세포로의 분화를 보여 Homer-Wright 로제트를 보이기도 한다(그림 2-24). 대세포/비정형형(large cell/anaplastic type)이 있는데 대세포형은 크고 둥글며 큰 핵인을 가진 세포로 구성되어 있고, 비정형형은 매우 크기가 다양하고 과염색성을 보이는 단핵 혹은 다핵으로 구성되어 있다. 이 대세포/비정형형은 조직학적 유형 중 예후가 가장 좋지 않

■ 표 2-3. Medulloblastoma 분류표

Genetic profile	History	Prognosis
Medulloblastoma, WNT-activated	Classic Large cell/anaplastic (very rare)	Low-risk tumor, classic morphology found in almost all WNT-activated tumors Tumor of uncertain clinicopathological significance
Medulloblastoma, SHH-activated, *TP53*-mutant	Classic Large cell/anaplastic Desmoplastic/nodular (very rare)	Uncommon high-risk tumor High-risk tumor; prevalent in children aged 7-17 years Tumor of uncertain clinicopathological significance
Medulloblastoma, SHH-activated, *TP53*-wildtype	Classic Large cell/anaplastic Desmoplastic/nodular Extensive nodularity	Standard-risk tumor Tumor of uncertain clinicopathological significance Low-risk tumor in infants; prevalent in infants and adults Low-risk tumor of infancy
Medulloblastoma, non-WNT/non-SHH, group 3	Classic Large cell/anaplastic	Standard-risk tumor High-risk tumor
Medulloblastoma, non-WNT/non-SHH, group 4	Classic Large cell/anaplastic(rare)	Standard-risk tumor; classic morphology found in almost all group 4 tumors Tumor of uncertain clinicopathological significance

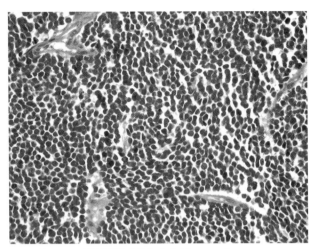

■ 그림 2-23. 속질모세포종(Medulloblastoma).
세포질이 거의 없고 핵으로만 이루어진 종양이다(H-E ×400).

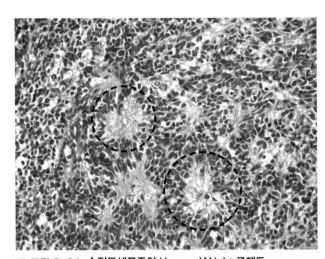

■ 그림 2-24. 속질모세포종의 Homer-Wright 로제트.
간혹 신경세포의 분화를 보여 Homer-Wright 로제트라는 구조를
형성하기도 한다(H-E ×400)(점선 안쪽).

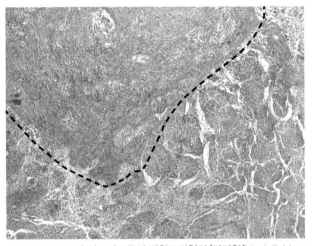

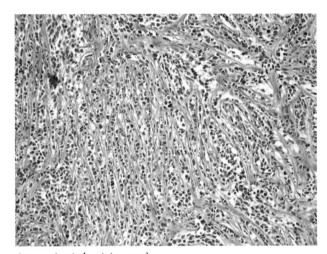

■ 그림 2-25. 속질모세포종의 결합조직형성/결정형(Medulloblastoma, desmoplastic/nodular type).
저배율에서 (점선 위쪽부위)(H-E ×40)에 종양세포 사이에 결합조직의 침착이 뚜렷하다(H-E ×200).

은 유형이다. 결합조직형성/결정형(desmoplastic nodular type)은 세포 사이에 결합조직의 침착이 많으며 그 사이 사이 결절을 가지고 있는데 이 결절내에는 결합조직의 침윤이 관찰되지 않는다(그림 2-25). 광범위결절형은 중심신경세포종을 이루는 세포와 유사한 둥근세포와 물 흐르는 듯 배열한 신경세포돌기로 구성되어 있고 이 결절은 신경세포로의 분화를 보여 synaptophysin, NeuN 등의 신경세포 표지자에 양성이다. 이들 유형의 대부분은 유전학적으로는 SHH활성형이다(그림 2-26).

임상소견 : 속질모세포종(medulloblastoma)은 중추신경계의 가장 흔한 배아성종양이다. 본 종양은 소아의 소뇌에서 발생하며, 중심발생연령은 9세이나, 3세부터 7세 사이에 정점을 이루며 호발한다. 남녀비는 2:1로 남자에서 더 호발한다. 네 번째 뇌실을 침범하며 뇌척수액의 흐름을 막기 때문에 두통, 구역 등의 뇌압상승소견을 보인다. 유전자 이상 및 형태학적 분류에 따라 예후가 다르다. 일반적으로 group 3이 제일 예후가 나쁘며, 역형성/대세포 속질모세포종과 아류에 상관없이 C-MYC, N-MYC 유전자 증폭이 있는

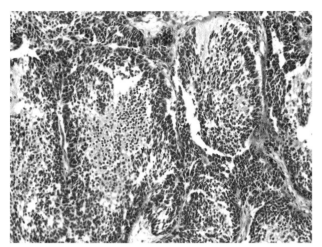

■ 그림 2-26. 속질모세포종의 광범위결절형
(Medulloblastoma with extensive nodularity).
종양의 결절사이에 신경세포의 분화가 분명하여 신경돌기 세포가 풍부한 부위가 관찰된다(H-E ×200).

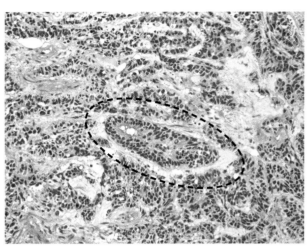

■ 그림 2-27. 다중로제트배아종양, C19MC이상(Embryonal tumor with multilayered rosettes, C19MC-altered).
다중층의 로제트(점선 안쪽)와 풍부한 신경망이 관찰된다(H-E ×200).

종양은 초기 진단 시 척수 전이가 있고, 재발을 잘 하는 등 예후가 나쁘다. 결절을 광범위하게 보이는 속질모세포종(medulloblastoma with extensive nodularity)은 예후가 좋은 편이다. 일반적인 위험률(average risk)를 가진 종양의 경우 수술적 절제 후 항암화학 및 방사선 치료로 예후가 많이 향상되어 5년 생존율이 80%에 육박한다.

2) 다중로제트배아종양, C19MC 이상(embryonal tumor with multilayered rosettes, C19MC-altered) (WHO grade IV)

IV등급의 악성 배아종양으로 매우 드물며 유소아에서 호발한다.

발병기전 : Chromosomal band 19q13.42에 있는 chromosome 19 microRNA cluster (C19MC)의 유전자증폭 혹은 TTYH1 (Tweety family member 1) 유전자와의 융합을 특징으로 하고 있으며, 이는 FISH 검사로 확인할 수 있다. 만약 형태학적으로 이 종양의 항목에 해당하나 유전자 이상 검사를 하지 않았거나 이 유전자의 이상이 없을 때에는 다중로제트배아종양, NOS로 진단한다.

병리소견 : 다중층의 로제트와 넓은 부위에 걸쳐 풍부한 신경망(broad neuropil)을 보이는 형태학적 특징을 보인다. 또한 원시 배아세포 부위도 흔히 관찰된다(그림 2-27).

본 종양은 과거 embryonal tumor with abundant neuropil and true rosettes, ependymoblastoma, medulloepithelioma 등으로 불리웠다. 이러한 종양들 중 C19MC 유전자 증폭이나 융합을 보이는 배아종양은 모두 이 종양으로 진단할 수 있다.

임상소견 : 본 종양은 배아종양의 하나로 악성도가 높은 중추신경계 배아세포종이며, 대뇌, 뇌줄기, 소뇌에서 모두 발생할 수 있는 매우 드문 종양이다. 주 증상은 뇌압 상승 소견인 두통, 구역, 구토 등이다.

본 종양은 매우 빠르게 자라는 WHO 등급 IV의 종양으로 예후가 불량하여 현재의 치료로 보고된 생존기간은 약 12개월이며 유전자 이상 여부와 예후와는 상관관계가 없다고 보고되고 있다.

3) 기타 중추신경계(CNS) 배아세포종, NOS (CNS embryonal tumor, NOS)

과거 "중추신경계 원시신경외배엽종(CNS-PNET)"로 진단되던 종양의 대부분은 "중추신경계(CNS) 배아세포종, NOS"로 진단명이 바뀌었으며 또한 중추신경계 발달과정에서 관찰되는 신경관과 유사한 형태학적 소견을 보이는 속질모상피종, 중추신경계 신경모세포종(CNS neuroblastoma), 중추신경계 신경절신경모세포종(CNS ganglioneuroblastoma) 또한 이 종양군에 속한다. 이 종양은 분화가 나쁜 신경외배엽종으로 매우 드물게 발생한다.

조직학적으로는 종양세포의 분화가 매우 나쁘고, 핵이 크며, 세포질이 거의 없는 small round cell tumor의 형태를 취한다. 각 아형마다 추가로 여러 조직학적 소견들이 관찰될 수 있다.

아직 분자유전학적 이상이 밝혀지지 않은 종양이 이 분류에 속한다. 예를 들면, 앞에서 언급한 것과 같이 과거 CNS PNET항목에 포함되어 있던 뇌실막모세포종, 다중로제트배아세포종들은 Lin28을 강하게 발현하거나 19q13 C19MC 부위의 증폭을 보이거나 두 가지 소견을 모두 보여 이제는 배아종양의 항목 밑에 새로운 진단명으로 분류되었다. 또한 형태학적으로 속질모세포종으로 분류되던 종양의 경우, C19MC 증폭을 보이는 경우는 다중로제트배아종양, C19MC 이상으로, 보이지 않는 경우는 속질모세포종으로 분류한다. 결국, "CNS 배아세포종, NOS"는 다른 뇌종양과 중복되는 조직학적 형태를 보일 수 있는데, 그들 중 다수는 특이적 생물학적 표지자가 확인되면 그에 따라 재분류할 수 있다. 현재의 "CNS 배아세포종, NOS"의 정의는 이전의 WHO 분류보다는 조금 더 명확해졌다고 볼 수 있다.

4) 비전형기형모양/횡문근육종모양종양 (atypical teratoid/rhabdoid tumor)

이 종양은 소아에 생기는 종양으로 횡문근의 발생과정에서 보이는 것과 비슷한 풍부한 호산성 세포질을 가진 종양세포에 뚜렷한 핵인을 가진 핵이 한쪽으로 치우쳐 있는 모양이 특징적이다. 이 종양의 대부분은 SMARCB1, 매우 드물게 SMARCA4의 결손을 보인다. 이 종양의 형태를 띠면서 SMARCB1 혹은 SMARCA4의 결손을 검사하지 않았거나, 검사하여 이 돌연변이를 찾지 못하였을 때는 "횡문근모양 중추신경계배아성종양, NOS (CNS embryonal tumor with rhabdoid feature, NOS)"로 진단한다.

병리소견 : 이 종양은 조직병리학적으로 특정분화를 보이지 않거나 분화를 알기 어려운 작고 미성숙한 신경상피세포가 판상형 배열을 보이며, 높은 유사분열상, 괴사 등 고등급 종양에서 보이는 소견을 가지지만, 핵의 다형성은 잘 관찰되지 않는다(그림 2-28). 면역조직화학 염색상 신경세포, 성상세포, 근육세포, 멜라닌세포 등에 대한 표지자를 다양하게 발현한다. IV등급의 악성종양으로 Ki67 지수가 매우 높다. 실제 진단영역에서는 대부분의 경우, 종양을 제외한 나머지 정상 세포는 INI-1 (SMARCB1) 염색이 핵에 양성인 반면, 종양세포에서는 발현되지 않는 것으로 진단한다. 아주 드물게 BRG1 (SMARCA4)의 발현소실이 관찰되는 경우도 있다.

임상소견 : 이 종양은 WHO 등급 IV의 매우 예후가 나쁜 종양이다.

10. 뇌신경 및 척수옆신경의 종양(tumors of the cranial and paraspinal nerves)

이전 2000년 WHO 3판 분류에서는 말초신경에서 발생한 종양도 포함하여 기술하였으나, 2007년 WHO 4판 분류에서는 삭제되었고, 개정된 2016년 WHO 분류에서는 뇌신경 및 척수옆신경의 종양이라는 제목으로 다시 기술되었다.

이 항목에 속하는 질환은 뇌신경과 척수옆신경에서 발생할 수 있는 신경집종, 멜라닌성 신경집종, 신경섬유종, 신경주위종, 혼합신경집종 및 악성말초신경집종양이 있다.

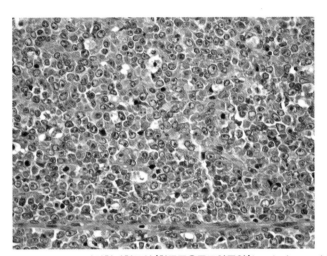
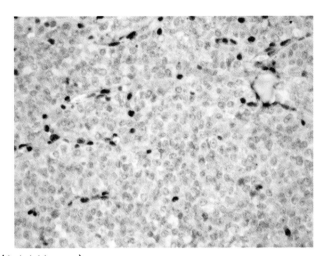

■ 그림 2-28. 비전형기형모양/횡문근육종모양종양(Atypical teratoid/rhabdoid tumor).
뚜렷한 핵인을 가진 핵이 한쪽으로 치우쳐 있는 모양의 종양세포가 특징적이다(H-E ×400). INI-1 (SMARCB1)이 혈관세포의 핵에는 발현하는데, 종양세포에는 발현하지 않는 소견이 진단적인 소견이다(INI-1 ×400).

1) 신경집종(schwannoma)

거의 대부분의 신경집종(schwannoma)은 소뇌뇌다리각에서 발생하며, 드물게 뇌신경 그리고 척수에서도 발생한다. 신경섬유종증 2형과 관련없이 발생하는 경우는 거의 대부분, 단독으로 발생하나 관련있는 경우는 양측성 혹은 다발성으로 발생한다. WHO 등급은 I등급이다.

전형적인 신경집종(schwannoma)의 경우, 피막에 잘 싸여 있고 경계가 분명하다. 종양세포는 방추형의 핵과 긴 세포질을 가지고 있다. 종양세포가 치밀하게 존재하는 Antoni A 부위와 종양세포가 느슨하게 배열되어 있고 세포밀도가 낮은 Antoni B 부위가 섞여 있으며, Antoni A 부위에 종양세포의 핵이 서로 모여 울타리 모양을 취하게 되는 Verocay body가 특징적이다. 부분적으로 낭성변화, 혈관 주변 유리질 변화등이 나타날 수 있다(그림 2-29).

종양의 거의 대부분이 Antoni A로 구성되어 있는 세포충실성 신경집종, 종양이 다발성결절 혹은 얼기모양으로 자라나는 얼기모양신경집종, 멜라닌을 함유하고 있어 흑색종과의 감별이 필요한 멜라닌성 신경집종 등이 있다.

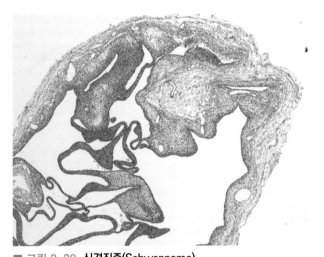

■ 그림 2-29. 신경집종(Schwannoma).
경계가 분명하고 피막에 싸여 있다. 종양세포의 밀도가 높은 곳과 낮은 곳이 분명하고, 부분적으로 낭성변화가 뚜렷하다(H-E ×40).

2) 신경섬유종(neurofibroma)

신경섬유종(neurofibroma)은 신경내부에서 발생하여 주변조직으로 침윤하는 양상의 WHO I등급의 양성 종양이다. 다발성으로 생기는 경우는 신경섬유종증 1형과 관련이 있다. 육안적으로 경계가 좋은 경우도 있으며, 얼기모양 신경섬유종과 같이 얼기 모양으로 여러 개의 신경다발

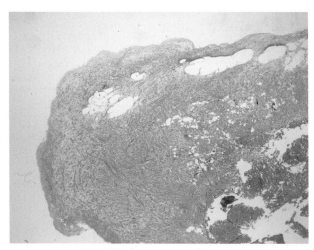

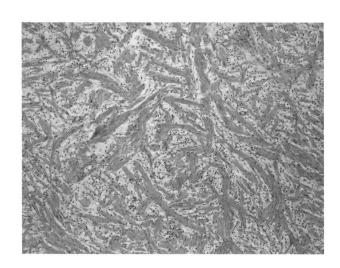

■ 그림 2-30. 신경섬유종(Neurofibroma).
신경집종에 비하여 종양세포의 밀도가 일정하고 (H-E ×12), 고배율에서 긴 핵과 세포질이 없는 슈반세포, 신경의 버팀질에서 유래한 섬유모세포와 점액질 물질로 차 있다(H-E ×100).

을 침윤하는 경우도 있다. 조직학적으로는 긴 핵과 세포질이 거의 없는 슈반세포, 신경의 버팀질에서 유래한 섬유모세포와 유사한 세포와 점액질 물질로 구성되어 있다(그림 2-30). 아주 드물게 신경섬유종증과 연관되어 악성말초신경집종양과 구분이 어렵거나 중간형태의 비정형 신경섬유종도 있다.

그 밖에 신경의 신경주위 세포에서 발생하여 신경내에 양파껍질과 유사한 동글동글한 모양을 형성하는 신경주위종(perineurioima), 신경집종과 신경섬유종의 특징이 섞여 있는 혼합신경집종양(hybrid nerve sheath tumors)이 있다.

3) 악성말초신경집종양(malignant peripheral nerve sheath tumor; MPNST)

이 종양은 말초신경 혹은 연부조직에서 발생하며, 슈반세포, 신경주위세포 등으로의 분화를 보이는 악성종양이다. 반수 가량은 신경섬유종증 1형과 연관되어 있어 기존의 신경섬유종에서 발생한다. 그러나 산발적으로 생기는 경우의 대부분은 전구병변 없이 발생한다.

조직학적으로는 다양한 모습을 분화를 보일 수 있으며,

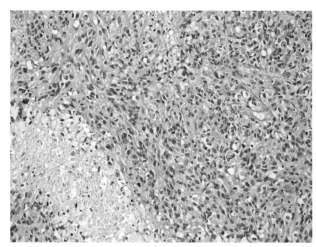

■ 그림 2-31. 악성말초신경집종양(Malignant peripheral nerve sheath tumor).
세포밀도가 높고 이형성이 심한 방추형 세포이며, 괴사도 관찰된다(H-E ×200).

방추형의 종양세포들이 다발모양으로 배열하며, 높은 세포밀도, 높은 증식능 및 괴사 등을 보일 수 있다(그림 2-31). 최근에는 이 종양에서 H3.3 K27me3라는 히스톤 관련 단백질의 소실이 보고되어 진단영역에서 활용되고 있다.

11. 수막종(meningothelial tumor)

발병기전 : 수막종(meningioma)은 수막에서 호발하는 중배엽 세포인 수막세포 기원의 종양이다. 본 종양은 영상의학적으로 수막에 기저를 두고 성장하며 종양의 가장자리가 수막쪽으로 끝이 점점 얇아지는 양상(dural tapering sign)이 특징적이다. 22번 염색체의 결손과 NF2 유전자의 돌연변이가 이 종양의 발생과 연관이 있는 것으로 알려져 있고, 수막종의 등급이 높아질수록, 즉 악성도가 높아질수록 핵형의 이상이 심해지는 것으로 알려져 있다. 그러나 아직 정확한 발병기전은 알려져 있지 않다.

병리소견 : 수막종(meningioma)은 수막(meninges)의 수막세포 유래 종양으로 조직학적으로 매우 다양한 모습을 띨 수 있어서 현재 10여개에 이르는 조직학적 소분류를 가지고 있으며 그만큼 다양한 모습으로 보일 수 있으나 조직학적 소분류와 생물학적 예후와는 상관이 없다(표 2-4)(그림 2-32~35). 대부분 I등급의 양성종양이나 만약 4/10HPFs 이상의 유사분열상을 보이거나 그 외 고등급을 시사할 만한 다음의 5가지 요소-세포밀도 증가, 핵/세포질 비율의 증가, 뚜렷한 핵소체, 일정한 모양이 없는 판상배열, 자발적 괴사 - 중 3개 이상을 가지고 있을 시, 그리고 종양이 분명한 뇌실질의 침윤을 보이면, II등급의 비정형 수막종으로 분류한다(그림 2-36, 37). 아류 분류 중 투명세포수막종과 척삭수막종은 그 아류 자체가 II등급의 종양이다. III등급의 악성 수막종은 단일 기준으로 유사분열상이 20/HPFs 이상이거나 분명히 악성이라고 할 만한 현저한 핵의 다형성, 괴사 등을 보일 경우이며(그림 2-38), 조직학적 아류 중 유두모양수막종과 횡문근모양수막종은 그 아류만으로 III등급의 역형성 수막종으로 분류한다.

임상소견 : 40~60세의 여성에 호발하며 남녀비는 1: 3.15

■ 표 2-4. Meningioma 분류표

Meningiomas with low risk of recurrence and aggressive growth:		
		ICD-O code
Meningothelial meningioma	WHO grade I	9531/0
Fibrous (fibroblastic) meningioma	WHO grade I	9532/0
Transitional (mixed) meningioma	WHO grade I	9537/0
Psammomatous meningioma	WHO grade I	9533/0
Angiomatous meningioma	WHO grade I	9534/0
Microcystic meningioma	WHO grade I	9530/0
Secretory meningioma	WHO grade I	9530/0
Lymphoplasmacyte-rich meningioma	WHO grade I	9530/0
Metaplastic meningioma	WHO grade I	9530/0
Meningiomas with greater likelihood of recurrence and/or aggressive behavior:		
Chordoid meningioma	WHO grade II	9538/1
Clear cell meningioma (intracranial)	WHO grade II	9538/1
Atypical meningioma	WHO grade II	9539/1
Papillary meningioma	WHO grade III	9538/3
Rhabdoid meningioma	WHO grade III	9538/3
Anaplastic (malignant) meningioma	WHO grade III	9530/3
Meningiomas of any suctype or grade with high proliferation index and/or brain invasion		

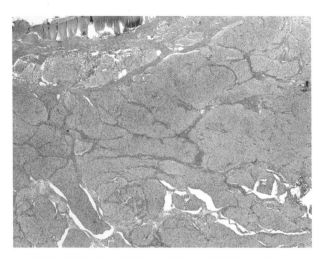

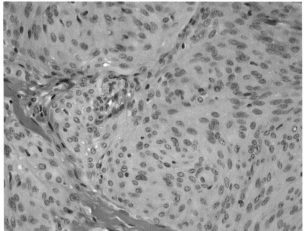

■ 그림 2-32. **수막형 수막종(Meningothelial meningioma).**
가장 전형적인 유형으로 풍부한 세포질을 가진 수막종세포가 종양세포 사이의 경계가 불분명한 형태를 취한다(syncytium) (H-E ×40, ×200).

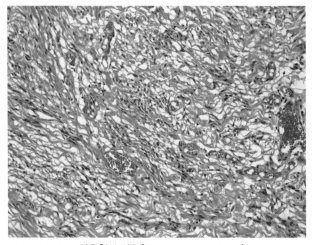

■ 그림 2-33. **섬유형 수막종(Fibrous meningioma).**
긴 방추형 모양을 가진 수막종(H-E ×200).

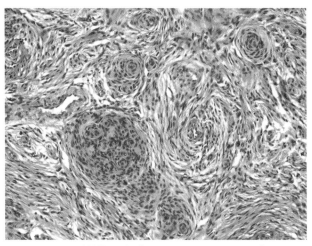

■ 그림 2-34. **이행형 수막종(Transitional meningioma).**
수막형과 섬유형의 중간형태로서 소용돌이 모양(whorl)이 특징적이다(H-E ×200).

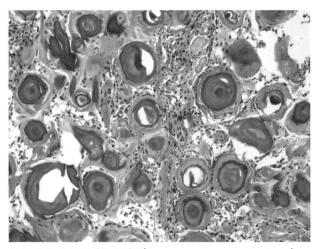

■ 그림 2-35. **모래종 수막종(Psammomatous meningioma).**

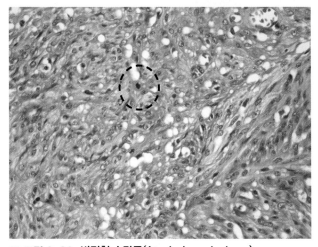

■ 그림 2-36. **비정형 수막종(Atypical meningioma).**
유사분열(점선 안쪽)이 10개의 고배율에서 4개 이상 관찰된다(H-E ×400).

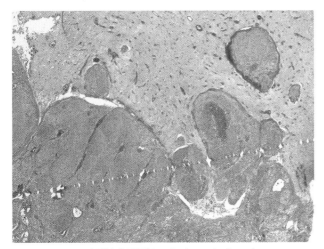

■ 그림 2-37. **비정형 수막종(Atypical meningioma).**
뇌의 실질내로의 침윤이 관찰된다(H-E ×40).

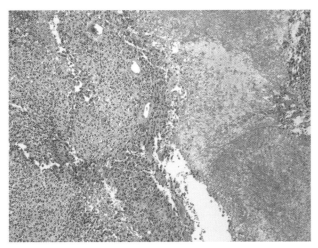

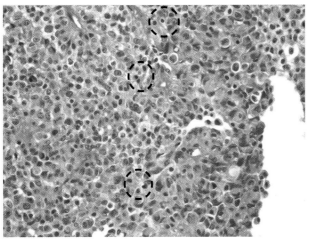

■ 그림 2-38. **역형성 수막종(Anaplastic meningioma).**
괴사(H-E ×40) 및 유사분열(점선 안쪽)이 10개의 고배율에서 20개
이상 관찰된다(H-E ×400).

로 여성에서 더 호발한다. 호발부위는 대뇌낫(falx), 볼록 대뇌 상부의 수막(cerebral convexity)이나 대뇌천막, 안장주위 수막, 척수의 수막에서도 발생한다. 일반적으로 느리게 자라는 종양으로 위치에 따라 다양한 비특이적 증상들을 보인다. 수막종은 등급에 따라 I등급의 수막종(meningioma), II등급의 비정형수막종(atypical meningioma), III등급의 역형성 수막종(anaplastic meningioma)로 분류한다. 수막종의 가장 좋은 치료 방법은 완전 절제이며 수술이 어렵거나 부분 절제 후 남은 부위는 방사선 치료를 한다.

최근 hTERT 돌연변이가 있는 수막종의 경우, 조직학적 등급에 상관없이 나쁜 예후를 보인다는 보고가 있다.

12. 중간엽성, 비수막종성 종양

중추신경계와 주변 수막, 그리고 연부조직에서 다양한 중간엽성 종양이 발생할 수 있다. 거의 대부분은 수막종이며, 여기서는 수막종 이외의 종양을 다룬다. 이에 속하는 종양은 다양하나, 여기서는 이전 혈관모세포성 수막종이라고 불리던 혈관주위종 및 혈관모세포종만 다루기로 하겠다.

1) 단일섬유종/혈관주위종(solitary fibrous tumor/haemangiopericytoma; SFT/HPC)

발병기전 : 과거 본 종양은 중추신경계에서는 혈관주위종(HPC)으로 진단되었으나, 연부조직에서 발생하는 단일섬유종(SFT)과 똑같이 STAT6-NAB2 유전자의 융합(fusion)이 관찰되어, 단일섬유종/혈관주위종이라는 질환명이 명명되었고, 다른 중추신경계 종양과는 달리 조직학적 등급은 연부조직-골종양의 분류를 차용하여 아라비아 숫자로 쓴다(1~3등급).

병리소견 : 전형적인 단일섬유종의 경우, 긴 종양핵이 특별한 모양 없이 배열되어 있고, 종양의 배경에는 많은 콜라겐이 침윤되어 있다(그림 2-39). 이러한 경우 WHO 1등급

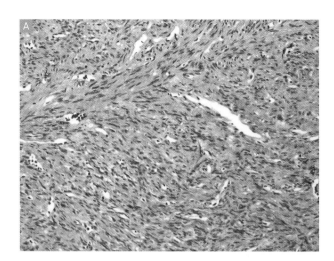

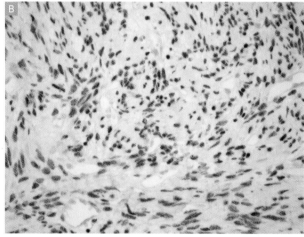

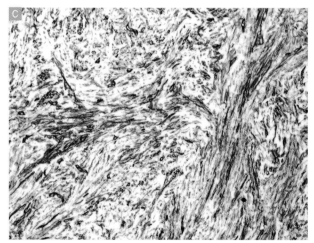

■ 그림 2-39. **단일섬유종(Solitary fibrous tumor).**
A. 긴 핵을 가진 종양세포가 특별한 패턴 없이 배열되어 있고, 사이에 콜라겐 침착이 분명하다(H-E ×200). **B.** STAT6 (H-E ×400)과 **C.** CD34(×400)에 양성이다.

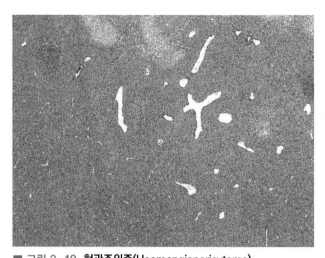

■ 그림 2-40. **혈관주위종(Haemangiopericytoma).**
저배율에서 사슴뿔모양의 혈관이 발달되어 있고, 계란형 혹은 길쭉한 모양의 종양세포가 증식하고 있다.

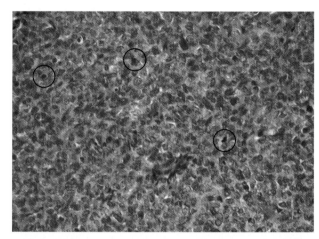

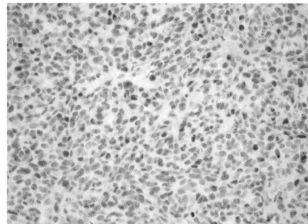

■ 그림 2-41. **혈관주위종(Anaplastic haemangiopericytoma) 3등급(Haemangiopericytoma, grade 3).**
종양세포의 밀도가 높고, 다수의 유사분열이 관찰된다(동그라미)(H-E ×400). 괴사가 관찰될 수도 있다. 이 경우도 STAT6에는 양성이다(STAT6 ×400)

이다. 사슴뿔모양으로 내강이 넓어진 가는 혈관들이 발달해 있고, 그 주위를 작고 둥글거나 계란형의 약간 길쭉한 세포들이 광범위하게 충실하게 채우고 있는 전형적인 혈관주위종의 경우는 WHO 2등급이다(그림 2-40). 핵의 이형성이나 다형성, 유사분열상이 5/10 HPFs 이상으로 관찰되며, 괴사와 출혈을 동반하면, WHO 3등급으로 진단한다(그림 2-41). 진단을 위한 양성 표지자는 STAT6로서 면역염색을 하면 핵에서 발현한다. 그 밖에 CD34, CD99 등이 진단에 도움을 주는 표지자이다.

임상소견 : 위치에 따라 다양한 임상증상을 보일 수 있다. 본 종양은 완전 절제가 되지 않았을 경우 일차 종양발생 부위에서 재발을 잘하며, 일차 종양발부위에서 완전 절제되어 재발이 없다가도 10년, 20년 후에 대뇌 밖 부위로 전이된 종양으로 재발할 수 있다. 완전 절제 이외에 특별한 항암치료제가 아직 없는 종양으로 재발을 예방하기 위하여 1차 종양발생부위에 방사선치료를 하기도 한다.

2) 혈관모세포종(haemangioblastoma)

발병기전 : 본 종양의 약 70%는 산발형이며, 나머지 30%는 유전으로 부모에게 받은 VHL 유전자돌연변이로 발생한다. 이 VHL tumor suppressor gene의 비활성화는 산발형이나 유전형 모두와 관련이 있다.

병리소견 : 형태학적으로 다형의 통통한 종양성 기질세포와 풍부한 소혈관으로 구성되어 있다. 기질세포는 특징적으로 세포질내에 작은 지방방울을 많이 가지고 있어서 세포질에 작은 방울이 많이 들어있는 것으로 보인다(그림 2-42). Inhibin-alpha를 면역염색하면 기질세포에 특징적으로 발현한다.

임상소견 : 본 종양은 소뇌에서 발생하며 성장속도가 매우 느린 양성종양으로 성인에서 호발한다. 뇌척수액의 흐름을 막기 때문에 두통이나 수뇌증 등의 여러 뇌압 상승 증

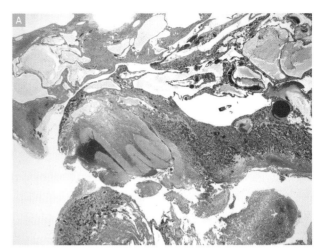
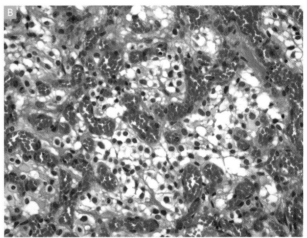
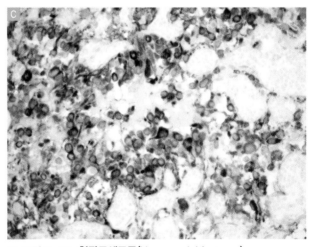

■ 그림 2-42. 혈관모세포종(Haemangioblastoma).
A, B, C. 저배율(A, ×10)과 고배율(B, ×400)에서 풍부한 소혈관과 사이에 지방방울을 가진 기질세포가 관찰된다. 이 기질세포는 inhibin-alpha에 양성이다(C, inhibin-alpha ×400).

상을 보인다. 치료의 원칙은 수술적 절제이며 절제가 성공적으로 이루어진다면 예후는 좋다.

3) 멜라닌세포종양(melanocytic tumors)

멜라닌세포종양은 정상적으로 수막내에 존재하는 멜라닌세포에서 발생한 것으로 생각한다. 종괴를 형성하지 않고, 주로 수막을 따라 광범위한 양성병변을 보이는 경우를 멜라닌세포종증(melanocytosis)라고 하며, 악성병변이 광범위하게 있는 경우를 흑색종증(melanomatosis)라고 한다. 종괴를 형성하는 경우는 각각 멜라닌세포종(melanocytoma) 및 흑색종(melanoma)이라고 명명한다.

이 질환을 진단하기 전에 반드시 다른 부위에 멜라닌세포종 혹은 흑색종이 존재하는지를 확인하여 전이성 병변을 감별해야 한다.

이 종양의 경우, S-100, HMB45, melan-A 등의 항체를 이용한 면역조직화학 염색이 진단에 많은 도움을 준다. 최근 이 종양의 경우, 피부에서 발생한 병변과 마찬가지로, BRAF V600E 돌연변이가 밝혀져서 맞춤치료의 표적으로 사용되기도 한다.

이 질환의 경우, 종괴를 형성했느냐 그렇지 않느냐에 따라 진단이 달라지며, 핵의 이형성, 뚜렷한 핵인, 다형성 증식능, 유사분열 등으로 양성병변과 악성병변을 구분하나, 실제적으로는 멜라닌 색소로 인하여 종양의 분명한 형태학적 특징을 알기 어려워 진단이 쉽지 않다.

13. 혈액형성계의 종양
(tumors of the haematopoietic system)

이전 분류와는 달리 혈액종양의 분류를 차용하여 사용한다. 거의 대부분은 B세포림프종이며, 그 중에서도 중추신경계광범위큰B세포림프종이다. 그 밖에는 면역결핍과 연관된 중추신경계림프종(immunodeficiency-associated CNS lymphomas), 에이즈와 연관된 광범위큰B세포림프종(AIDS-related diffuse large B-cell lymphoma), 엡스타인바 바이러스-양성 광범위큰B세포림프종, NOS (EBV-positive diffuse large B-cell lymphoma, NOS), 림프종모양육아종증(lymphomatoid granulomatosis), 혈관내큰B세포림프종(intravascular large B-cell lymphoma), 중추신경계 저등급B세포림프종(low-grade B-cell lymphoma of the CNS), 중추신경계 T세포 및 NK/T세포림프종(T-cell and NK/T-cell lymphomas of the CNS), 역형성대세포림프종, ALK-양성(anaplastic large cell lymphoma, ALK-positive), 역형성대세포림프종, ALK-음성(anaplastic large cell lymphoma, ALK-negative) 그리고 경막에 발생한 MALT림프종(MALT lymphoma of the dura) 등이 있다.

1) 중추신경계 광범위큰B세포림프종(diffuse large B-cell lymphoma of the CNS)

발병 당시 중추신경계와 안구에 국한된 광범위큰세포B세포림프종에 한해 일차 중추신경계 림프종으로 간주한다. 전신을 침범하였거나 중추신경계 외의 부위에 림프종이 있고 중추신경계를 침범한 경우는 일차 중추신경계 림프종으로 간주하지 않는다.

병리소견 : 보통 림프종은 절제가 아닌 항암치료를 하기 때문에 진단을 위해서도 개두술(craniotomy)이 아닌 정위생검(stereotactic biopsy)으로 진단한다. 중추신경계밖의 림프종과 같이 비교적 균일한 크기가 큰 림프구가 높은 세포밀도를 보이며 특별한 침윤형태를 띠지는 않으나 혈관벽 및 혈관 주위를 잘 침범하는 경향이 있다(그림 2-43). 높은 유사분열 수와 괴사를 흔히 보인다. B 세포 표지자인 CD20에 세포질이 양성이며 높은 Ki67 지수를 보인다.

임상소견 : 본 종양은 60세 이상의 노년층에서 호발하나 어느 연령층에서도 발생할 수 있으며 환자의 중심연령은 56세이다. 남녀비는 3:2로 남성에서 더 호발한다. 거의 모든 중추신경계를 침범할 수 있으나, 60%가 천막 상부에서 발생하며, 60~70%는 단일 종양이나 나머지는 다발성으로

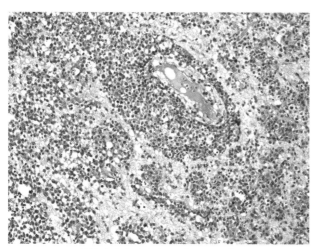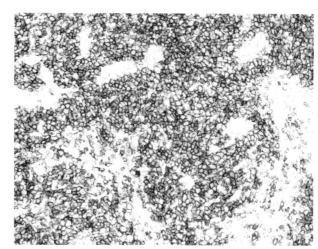

■ 그림 2-43. **중추신경계 광범위큰B세포림프종(Diffuse large B-cell lymphoma of the CNS).**
초기에는 혈관주변에 림프종 세포가 관찰되며 (H-E ×200), 병이 진행하면 주변 뇌실질로 침윤한다. B 세포 표지자에 양성이다(CD20 ×200).

나타나며, 연수막을 침범하는 경우는 있지만, 수막에서만 발생하는 경우는 매우 드물다. 환자는 인지능력 장애, 정신운동장애, 국소적 신경증상 등으로 발병하는 경우가 두통, 간질발작, 신경마비 등으로 발병하는 경우보다 흔하다. 선명하지 않은 시력이나 눈의 문제를 보이는 경우에는 안구를 침범하였을 가능성을 염두에 두어야 한다. 예후는 매우 좋지 않으며 특히 65세 이상으로 고령인 경우 나쁜 예후를 보인다. 고용량 methotrexate 기반의 항암치료가 기본 치료 방법이다.

이 종양의 경우, 스테로이드 치료에 반응을 잘 하므로, 뇌압조절을 위해 스테로이드를 투여할 경우, 생검에서 종양세포가 거의 발견되지 않는 경우도 있다.

14. 조직구성 종양(histiocytic tumors)

조직구성 종양(histiocytic tumors)은 혈액세포 중 조직구에서 기원한 종양이라고 생각하며, 랑게르한스세포조직구증(Langerhans cell histiocytosis), 에르드하임-케스터병(Erdheim-Chester disease), 로자이-돌프만병(Rosai-Dorfman disease), 소아성황색육아종(juvenile xanthogranuloma), 조직구성육종(histiocytic sarcoma) 등이 있다. 이 또한 혈액세포종양의 분류를 따른다. 침윤된 종양세포의 형태학적 특징과, 종양이 발현하는 면역표지자에 따라 분류한다. 여기서는 대표적인 질환인 랑게르한스세포조직구증을 살펴보기로 한다.

1) 랑게르한스세포조직구증 (Langerhans cell histiocytosis; LCH)

랑게르한스세포(Langerhans cell)에서 유래된 종양으로 CD1a, langerin (CD207), S-100 단백을 발현하는 질환이다. 대부분은 어린이에 생기며, 대부분 머리얼굴뼈나, 머리뼈 기저부, 수막 그리고 시상하부-뇌하수체 부위에서 발생한다. 이 질환은 이전에는 호산성 육아종증(eosinophilc granuloma) 혹은 조직구증 X (histiocytosis X)로 불리었다.

형태학적으로는 랑게르한스세포와 유사한 호산성 세포질에 핵질이 공포성이며, 구부러지거나 주름진 핵의 모양이 특징이다. 핵인은 잘 보이지 않는다(그림 2-44). 종양의 주변부에 호산구의 침윤이 특징적으로 관찰된다. CD1a, langerin, S-100 단백을 면역조직화학 염색으로 확인하는 것이 진단적이다. 전자현미경 검색에서 테니스라켓과 유사한 구조(Birbeck granule)이 관찰되는 것으로 알려져 있다.

최근에는 이 종양의 약 반수 가량에서 BRAF V600E 돌연변이가 발견되었다.

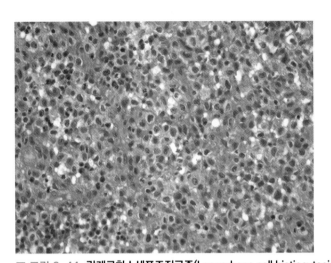
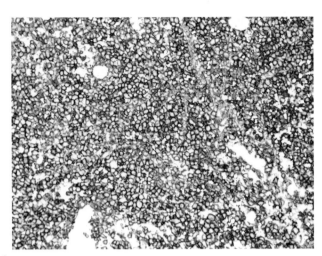

■ 그림 2-44. 랑게르한스세포조직구증(Langerhans cell histiocytosis).
종양세포는 호산성 세포질에 구부러진 핵이 특징적이며 주변에 호산구의 침윤도 동반한다(H-E ×400). CD1a (CD1a ×400) S-100, angerin 등에 양성이다.

15. 생식세포종양(germ cell tumors)

중추신경계의 생식세포종양(germ cell tumors)은 중추신경계 이외의 생식기관 및 다른 부위에서 발생한 종양과 형태학적으로 동일하다. 이 종양은 고전적으로 발생과정에서 남아 있는 생식세포에서 발생한다고 알려져 있다. 배아 혹은 신경 계통의 줄기세포에서 발생한다는 다른 가설도 있다. 형태학적으로 같은 종양을 난소에서는 이상종자종(dysgerminoma), 정소에서는 고환종(seminoma)라고 부르지만, 중추신경계에서는 종자세포종(germinoma)라고 부른다. 나머지 생식세포종양의 명칭은 동일하다.

이 종양은 서구에서는 대뇌에서 발생한 종양의 0.3~0.6%, 어린이에서 발생한 종양의 3~4% 가량이나, 일본, 중국, 한국 등의 극동아시아에서는 대뇌에서 발생하는 종양의 2~3% 그리고 어린이에서 발생하는 종양의 8~15%로 상대적으로 높은 발생률을 보인다. 여자에 비하여 남자에서 호발한다. 거의 대부분은 인체의 중심선에서 발생하여, 솔방울샘, 시상상부 등에서 호발한다.

임상적으로는 상대적으로 치료 반응이 좋은 종자세포종(germinoma)와 그렇지 않은 비종자세포성 생식세포종양(non-germinomatous germ cell tumor)으로 구분하며, 면역조직화학염색으로 감별진단에 도움을 받는다(표 2-5).

1) 종자세포종(germinoma)

발생초기의 종자세포와 유사한 형태학적 특징을 보이며, 둥근핵과 뚜렷한 핵인, 그리고 투명한 세포질이 특징이며, 주변부에 림프구의 침윤이 뚜렷하다(그림 2-45). 경우에 따라 조직학적으로 육아종을 형성하는 경우도 있다. 생식세포의 표지자인 KIT, OCT 3/4 등의 표지자에 양성이며, 다른 비종자세포성 생식세포종양에서 발현하는 cytokeratin, alpha-fetoprotein, CD30, beta-hCG 등에는 음성이다.

2) 배아암종(embryonal carcinoma)

배아의 embryonic germ disc와 유사한 상피성 세포로 이루어진 악성종양이다. 크고 이형성이 뚜렷한 종양세포는 다양한 형태(샘, 유두형, 판형 등)를 취하며, 발생과정의 양막강과 유사한 모양을 취한다. 뚜렷한 핵인과 증가된 유사분열이 특징적이며 부분적으로 괴사도 관찰된다. 면역조직화학 염색에서 CK 및 CK30에 양성이다(그림 2-46).

■ 표 2-5. 생식세포종양감별진단

	α-Fetoprotein	Human chorionic gonadotropin	Human placental lactogen	Placental alkline phosphatase	Cytokeratins (CAM 5.2, AE 1/3)	c-kit (CD117)	OCT4	CD30
Germinoma	−	−[2]	−[2]	+	−[3]	+	+	−
Teratoma	+[1]	−	−	−	+[4]	+/−[6]	−	−
Yolk sac tumor	+	−	−	+/−	+	−	−	−
Embryonal carcinoma	−	−	−	+	+	−	+	+
Choriocarcinoma	−	+	+	+/−	+[5]	−	−	−

[1] α-Fetoprotein is usually restricted to enteric-type glandular components.

[2] Syncytiotrophoblastic giant cells that may be found in otherwise pure germinomas (or in any of the other CNS GCT types) will be immunoreactive for human chorionic gonadotropin and human placental lactogen.

[3] A minority of germinomas exhibit cytokeratin reactivity that is usually distributed in patchy fashion.

[4] Cytokeratin reactivity is a feature of epithelial components.

[5] Immunoreactivity is a regular feature of syncytiotrophoblastic giant cells, while cytotrophoblast is often negative.

[6] Limited immunoexpression by some mesenchymal and epithelioid components may be seen.

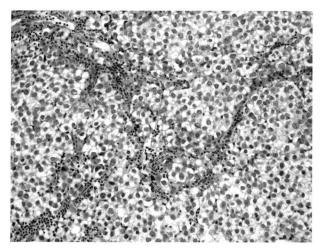
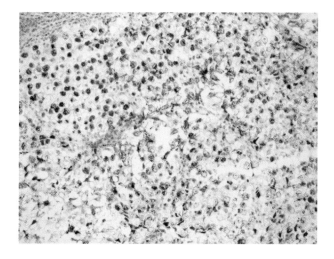

■ 그림 2-45. 종자세포종(Germinoma).
둥근핵과 뚜렷한 핵인 그리고 투명한 세포질이 특징이며 주변에 림프구의 침윤도 잘 동반한다(H-E ×200). OCT3/4 (OCT 3/4 ×200)에 양성 반응을 보인다.

3) 난황종(yolk sac tumor)

매우 초기 생식세포로 이루어진 종양이며, 다양한 형태, 특히 난황, allantois 등과 유사한 모양을 취한다. Alpha-fetoprotein을 생성한다. 종양세포가 유두상모양을 취하면서 주머니의 안쪽으로 함입되어 생기는 구조를 쉴러-두발체(Schiller-Duval body)라고 부르며, 난황종의 특이한 소견으로 생각한다. Alpha-fetoprotein 양성의 유리질체(hyaline globule)가 관찰되기도 한다(그림 2-47).

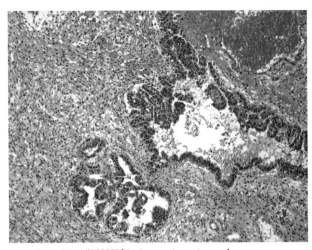
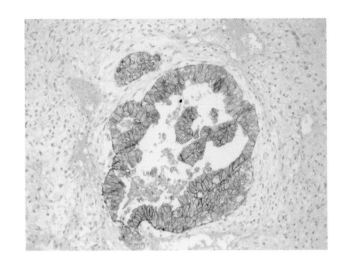

■ 그림 2-46. **배아암종(Embryonal carcinoma).**
이형성이 뚜렷한 상피세포가 샘모양 혹은 유두상 모양을 취한다(H-E ×100). CD30에 양성이다(CD30 ×200).

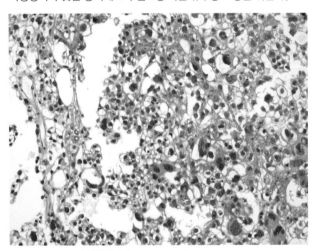
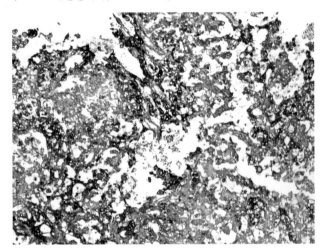

■ 그림 2-47. **난황종(Yolk sac tumor).**
난황 혹은 양막강과 유사한 모양이며, 유두상모양이다(H-E ×200). 알파태아단백을 발현한다(AFP ×100).

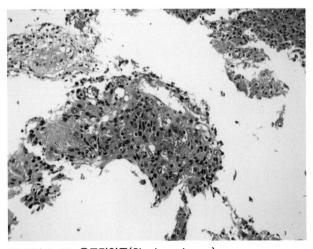
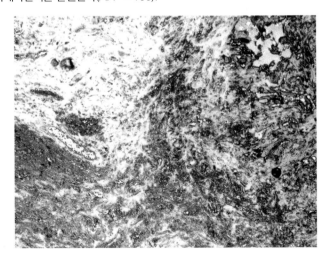

■ 그림 2-48. **융모막암종(Choriocarcinoma).**
융합영양막 (syncytiotrophoblast)와 유사한 모양이며 (H-E ×200) beta-hCG를 생성한다(beta-hCG ×200).

4) 융모막암종(choriocarcinoma)

발생과정의 융합영양막, 세포영양막과 중간형태 영양막과 유사한 형태학적 모양을 가진 악성종양이다. 괴사와 출혈이 매우 심하며, 특징적으로 혈액과 뇌척수액에서 beta-hCG가 높다(그림 2-48).

5) 기형종(teratoma)

기형종(teratoma)은 3개의 배엽(외배엽, 중배엽, 내배엽)에서 2개 이상의 배엽에서 기원한 조직으로 이루어진 종양을 말한다. 거의 대부분은 성숙된 형태의 분화가 끝난 조직으로 이루어진 성숙기형종(mature teratoma)이나(그림 2-49), 드물게 분화가 안된 태아의 조직과 유사한 형태의 조직이 섞여 있는 미성숙기형종(immature teratoma)이 있다. 미성숙기형종의 경우, 발생과정의 신경관과 유사한 형태의 신경상피 기원의 중층로제트형태가 특징적이다(그림 2-50). 미성숙기형종의 경우, 성숙기형종에 비하여 예후가 나쁘다.

그 밖에 기형종과 다른 형태의 악성종양이 섞여 관찰되는 악성화를 동반한 기형종(teratoma with malignant transformation)및 여러 형태의 생식세포종양이 섞여 있는 혼합생식세포종양(mixed germ cell tumor)이 있다.

16. 가족성 신경종양 증후군 (familial tumor syndromes)

가족성 신경종양 증후군은 여러 특징적인 유전자의 생식세포 돌연변이가 원인이 되어 발생하는 종양군이다. 여러 종류가 있으나, 대표적인 몇 가지만 살펴보도록 하겠다(표 2-6).

1) 신경섬유종증 1(neurofibromatosis type 1)

상염색체우성으로 유전하는 질환으로 17번째 염색체의 긴팔에 존재하는 NF1 유전자의 변이로 발생한다. 신경섬유종, 다발성 카페오레 모양의 반, 겨드랑이와 서혜부의 주근깨, 시신경아교종, 그리고 뼈와 홍채의 과오종 등이 특징이다. 젊은 연령층의 경우, 이 증후군에서 발생한 신경섬유종에서 악성말초신경집종양이 발생할 수 있다. 진단기준과 임상양상은 표 2-7과 표 2-8에 정리되어 있다.

2) 신경섬유종증 2(neurofibromatosis type 2)

이 질환은 상염색체우성으로 유전하는 질환으로, 양측성으로 발생하는 전정신경(vestibular nerve) 의 신경집종이 특징적이다. 또한 뇌신경, 척수신경, 피부 등의 여러 곳에서도

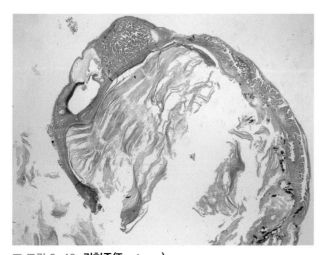

■ 그림 2-49. **기형종(Teratoma).**
피부(외배엽)과 위장관(내배엽)에서 기원한 성숙한 조직으로 이루어진 성숙기형종이다(H-E ×12).

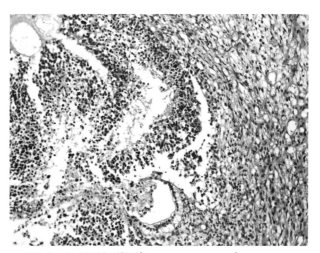

■ 그림 2-50. **미성숙기형종(Immature teratoma).**
중층로제트형태가 특징적인 미성숙 신경상피 세포가 존재한다(H-E ×200).

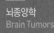
■ 표 2-6. 유전성뇌종양의 특징

Syndrome	Gene	Chromosome	Nervous system	Skin	Other tissues
Neurofibromatosis type 1	NF1	17p11	Neurofibroma, MPNST, optic nerve glioma, astrocytoma	Café-au-lait spots, axillary freckling	Iris hamartomas, osseous lesions, phaeochromocytoma, leukaemia
Neurofibromatosis type 2	NF2	22q12	Bilateral vestibular schwannoma, peripheral schwannoma, meningiomas, meningioangiomatosis, spinal ependymoma, astrocytoma, glial hamartias, cerebral calcification	–	Posterior lens opacities, retinal hamartoma
von Hippel-Lindau	VHL	3p25	Haemangioblastoma	–	Retinal haemangioblastoma, renal cell carcinoma, phaeochromocytoma, visceral cysts
Tuberous sclerosis	TSC1 TSC2	9p34 16p13	Subependymal giant cell astrocytoma, cortical tubers	Cutaneous angiofibroma ('adenoma sebaceum'), peau chagrin, subungual fibroma	Cardiac rhabdomyoma, adenomatous polyps of the duodenum and the small intestine, cysts of the lung and kidney, lymphangioleiomyomatosis, renal angiomyolipoma
Li-Fraumeni	TP53	17p13	Astrocytomas, PNET	–	Breast carcinoma, bone and soft tissue sarcoma, adrenocortical carcinoma, leukaemia
Cowden	PTEN	10q23	Dysplastic gangliocytoma of the cerebellum (Lhermitte-Duclos), megalencephaly	Multiple trichilemmoma, fibroma	Hamartomatous polyps of the colon, thyroid neoplasms, breast carcinoma
Turcot	APC hMLH1 hPSM2	5q21 3q21 7p22	Medulloblastoma Glioblastoma	Café-au-lait spots	Colorectal polyps Colorectal polyps
Naevoid basal cell carcinoma syndrome (Gorlin)	PTCH	9q31	Medulloblastoma	Multiple basal cell carcinomas, palmar and plantar pits	Jaw cysts, ovarian fibroma, skeletal abnormalities
Rhabdoid tumor Predisposition syndrome	INI1	22q11.2	AT/RT	–	Bilateral renal malignant rhabdoid tumors

■ 표 2-7. NF1의 진단기준

The presence of ≥2 of the following features is diagnostic:

Six or more café-au-lait macules more than 5 mm in greatest diameter in prepubertal individuals and more than 15 mm in greatest diameter in postpubertal individuals

Two or more neurofibromas of any type or one plexiform neurofibroma

Freckling in the axillary or inguinal regions

Optic glioma

Two or more Lisch nodules(iris hamartomas)

A distinctive osseous lesion such as sphenoid dysplasia or tibial pseudarthrosis

A first-degree relative(parent, sib, of offspring) with NF1 as defined by the above criteria

■ 표 2-8. NF1의 임상양상

Tumors

Neurofibromas
Dermal neurofibroma
Localized intraneural neurofibroma
Plexiform neurofibroma

Gliomas
Pilocytic astrocytoma, especially in the optic pathway (optic glioma)
Diffuse astrocytoma
Anaplastic astrocytoma
Glioblastoma

Sarcomas and stromal tumors
Malignant peripheral nerve sheath tumor(including malignant tritontumor)
Rhabdomyosarcoma
Gastrointestinal stromal tumor

Neuroendocrine/neuroectodermal tumors
Phaeochromocytoma
Carcinoid tumor
Medullary thyroid carcinoma
C-cell hyperplasia

Haematopoietic tumors
Juvenile chronic myeloid leukaemia
Juvenile xanthogranuloma

Other features

Osseous lesions
Scoliosis
Short stature
Macrocephaly
Pseudarthrosis
Sphenoid wing dysplasia

Eyes
Lisch nodules

Nervous system
Learning disabilities and attention deficit hyperactivity disorder
Epilepsy
Peripheral neuropathy
Hydrocephalus(aqueductal stenosis)

Vascular lesions
Fibromuscular dysplasia/hyperplasia of renal artery and other arteries

Skin
Café-au-lait spots
Freckling(axillary and/or inguinal)

■ 표 2-9. NF2의 진단기준

The presence of one or more of the following features is diagnostic:

Bilateral vestibular schwannomas

A first-degree relative with NF2 AND unilateral vestibular schwannoma OR any two of: meningioma, schwannoma, glioma, neurofibroma, posterior subcapsular lenticular opacities*

Unilateral vestibular schwannoma AND any two of: meningioma, schwannoma, glioma, neurofibroma, posterior subcapsular lenticular opacities*

Multiple meningiomas AND unilateral vestibular schwannoma OR any two of: schwannoma, glioma, neurofibroma, cataract*

*any two of = two individual tumors or cataracts.

신경집종이 발생하며, 그 밖에 뇌 및 척수의 수막종, 신경아교종 특히 척수의 뇌실막세포종이 흔히 동반된다. 이 질환은 22번째 염색체 긴팔에 존재한 NF2 유전자의 변이에 의하여 생긴다. 자세한 진단기준은 표 2-9에 정리되어 있다.

3) 폰 히펠-린다우 병 (von Hippel-Lindau disease)

상염색체우성으로 발생하는 질환으로서, 신장의 투명세포암, 중추신경계, 망막의 혈관모세포종, 부신의 갈색세포종 및 췌장과 내이의 종양이 동반된다. 이 질환은 염색체 3p25-26에 존재하는 VHL 종양억제유전자의 생식세포변이에 의하여 발생한다. 자세한 임상양상은 표 2-10에 정리되어 있다.

4) 결절성 경화증(tuberous sclerosis)

이 질환은 상염색체우성으로 발생하는 질환으로 중추신경계 및 비 신경계 조직에 다양한 과오종이 발생한다. 중추신경계에서는 피질의 과오종(tubers), 피질밑 아교신경세포 과오종, 뇌실막하아교세포 결절 및 뇌실막하거대세포 신경아교종 등이 발생할 수 있다. 비 신경계 조직에서는 피부의 혈관섬유종, peau chagrin, 손톱밑섬유종, 심장의 횡문근육종, 소화기관의 폴립, 내장기관의 cyst 그리고 폐의 림프관민무늬근육종증(lymphangioleiomatosis)이 나타난다. 이 질환은 9번째 상염색체 긴팔의 TSC1 및 16번째 짧은 팔의 TSC2 유전자의 변이로 발생한다.

신경계에 다양한 병변 중의 하나인 피질의 과오종(hamartoma)은, 피질 과오종(cortical hamartoma), 백질의 딴곳증(white matter heterotopia), 그리고 뇌실막밑과오종성 결절(subependymal hamartomatous nodule)이 특징적이다. 뇌실막밑과오종성 결절의 경우, 영상소견에서 촛농이 녹아내리는 듯한 소견(candle guttering or dripping)이라고 기술한다.

조직학적으로는 피질의 배열이 흩어져 있으면서, 크고, 이형성과 니슬체가 뚜렷한 이형성 신경세포(dysplastic

■ 표 2-10. 폰 히펠-린다우 병의 임상양상

Organ/tissue	Tumors	Non-neoplastic lesions
CNS	Haemangioblastoma	
Eye (retina)	Haemangioblastoma	
Kidney	Clear cell renal cell carcinoma	Cysts
Adrenal gland	Phaeochromocytoma	
Pancreas	Neuroendocrine islet cell tumors	Cysts
Inner ear	Endolymphatic sac tumor	
Epididymis	Papillary cystadenoma	

■ 표 2-11. 결절성 경화증의 진단기준

Major features

> 3 hypomelanotic macules > 5 mm in diameter

≥ 3 angiofibromas or fibrous cephalic plaque

≥ 2 ungual fibromas

Shagreen patch

Multiple retinal hamartomas

Cortical dysplasias (including tubers and cerebral white matter radial migration lines)

Subependymal nodules

Subependymal giant cell astrocytoma

Cardiac rhabdomyoma

Lymphangioleiomyomatosis

≥ 2 angiomyolipomas

Minor features

Confetti skin lesions

≥ 4 dental enamel pits

≥ 2 intraoral fibromas

Retinal achromic patch

Multiple renal cysts

Non-renal hamartomas

Definitive diagnosis: 2 major features or 1 major feature with ≥ 2 minor features

Possible diagnosis: 1 major feature or ≥ 2 minor features

■ 표 2-12. 결절성 경화증의 임상양상

Manifestation	Frequency
CNS	
Cortical tuber	90-100%
Subependymal nodule	90-100%
White matter hamartoma and white	90-100%
matter heterotopia	6-16%
Subependymal giant cell astrocytoma	
Skin	
Facial angiofibroma (adenoma sebaceum)	80-90%
Hypomelanotic macule	80-90%
Shagreen patch (peau chagrin)	20-40%
Forehead plaque	20-30%
Peri-and subungual fibroma	20-30%
Eye	
Retinal hamartoma	50%
Retinal giant cell astrocytoma	20-30%
Hypopingmented iris spot	10-20%
Kidney	
Multiple, bilateral angiomyolipoma	50%
Renal cell carcinoma	1.2%
Polycystic kidney disease	2-3%
Isolated renal cyst	10-20%
Heart	
Cardiac rhabdomyoma	50%
Digestive system	
Microhamartomatous rectal polyp	70-80%
Liver hamartoma	40-50%
Hepatic cyst	24%
Adenomatous polyp of the duodenum and	Rare
small intestine	
Lung	
Lymphangioleiomyomatosis	1-2.3%
Pulmonary cyst	40%
Micronodular pulmonary hyper-plasia of	Rare
type II pneumocytes	
Other	
Gingival fibroma	50-70%
Pitting of dental enamel	30%
Bone cyst	40%
Arterial aneurysm (intracranial arteries,	Rare
aorta, and axillary artery)	

neuron)과 SEGA에서 관찰되는 듯한 큰 거대세포가 관찰된다. 석회화는 흔하게 관찰된다. 뇌전증 환자에서 관찰되는 focal cortical dysplasia (FCD) type IIb와 유사한 소견이다.

결정성 경화증의 진단기준과 임상양상은 표 2-11과 2-12에 기술되어 있다.

5) 리-프라우메니 증후군 (Li-Fraumeni syndrome)

상염색체우성질환으로 종양억제 유전자인 TP53 유전자의 생식세포 돌연변이에 의하는 질환이다. 어린이와 청년 시기부터 다양한 연부조직 육종, 골육종, 유방암, 부신피질암 및 뇌종양이 나타난다. 뇌종양의 경우는 신경아교종, 교모세포종, 속질모세포종 및 맥락얼기종양 등이 나타날 수 있다.

6) 모반모양기저세포암증후군 (naevoid basal cell carcinoma syndrome)

상염색체 우성으로 전해지는 유전질환이다. 특징적인 피부의 기저세포암, 치성각질낭종, 손바닥 및 발바닥의 이상 각질홈, 대뇌 석회화, 대두증, 그리고 결합조직성/결절성 속질모세포종 발생이 특징적이다. 9q22의 PTCH1 유전자, 1p34의 PTCH2 유전자, 그리고 10q24의 SUFU 유전자의 변이에 의한다.

17. 전이성 암종(metastatic tumors)

중추신경계 이외의 장기에서 기원한 종양이 혈관 혹은 직접적으로 중추신경계를 침범하는 질환이다.

정확한 통계는 알 수 없으나, 부검 데이터에서는 전체 암으로 사망하는 환자의 25% 가량에서 뇌전이가 발견된다고 알려져 있다. 연수막전이는 전체 고형암에서 약 4~15%, 경막 전이는 전체 진행암에서 8~9%라는 보고가 있으며, 척수의 경막외 전이는 5~10%로서 척수 연수막 전이와 척수내 전이보다 높게 보고되어 있다. 점차 영상의학적 기술이 발전하면서 중추신경계로의 전이는 더욱 더 많이 발견되고 있다.

대부분 흔한 전이성 암종은, 폐암(특히 샘암종 및 소세포암), 유방암, 흑색종(서구에서), 신장암, 그리고 대장암 등이며, 척수 경막외 전이의 흔한 암종은 전립샘암, 유방암, 그리고 폐암이다.

약 80%의 뇌전이는 대뇌에서 발견되며, 15%는 소뇌, 5%는 뇌줄기에서 발견된다. 약 50% 이상은 다발성의 전이가 발견된다. 각각의 원발성 종양의 특성에 따라서 다양한 조직학적 소견을 보일 수 있다.

최근 각 원발암의 특성에 따라 특정 분자병리학적 유형(예를 들면 유방암의 ERBB2-양성, 삼중음성유방암)을 지닌 경우, 중추신경계전이를 잘 한다는 보고가 있다. 그러므로 중추신경계 전이에서 원발암의 특정 분자병리학적 표적을 이용하여 치료하려는 시도들이 있다. 그러나 상당수, 원발암과 전이암 사이에 분자병리학적 특성의 불일치가 있으므로 치료를 위해서는 전이암에서의 분자병리학적 특성을 다시 규명해야 할 필요가 있다.

18. 뇌하수체종양(pituitary tumors)

뇌하수체종양의 분류는 2017년 개정된 WHO Classification of Tumor of Endocrine Organs 4th edition에 의거한다. 이번 분류에서는 뇌하수체 전엽에서 발생하는 종양이 새롭게 분류되었고, 특히 뇌하수체 후엽에서 발생하는 종양 등은 2016년 개정된 WHO Classification of Tumors of the Central Nervous System, Revised 4th Edition의 내용을 그

■ 표 2-13. 뇌하수체 종양 분류

뇌하수체샘종 (Pituitary adenomas)	
뇌하수체샘종 (Pituitary adenoma)	8272/0
성장호르몬분비샘종 (Somatotroph adenoma)	8272/0
프로락틴샘종 (Lactotroph adenoma)	8271/0
갑상샘호르몬샘종 (Thyrotroph adenoma)	8272/0
부신피질호르몬샘종 (Corticotroph adenoma)	8272/0
생식호르몬샘종 (Gonadotroph adenoma)	8272/0
비기능성샘종 (Null cell adenoma)	8272/0
다중호르몬 및 이중호르몬샘종	
(Plurihormonal and double adenomas)	8272/0
뇌하수체암종 (Pituitary carcinoma)	8272/3
뇌하수체모종 (Pituitary blastoma)	8273/3*
신경세포 및 곁신경세포 종양 (Neuronal and paraneuronal tumors)	
신경절세포종 및 혼합신경절세포종-샘종	
(Gangliocytoma and mixed gangliocytoma-adenoma)	9492/0
신경세포종 (Neurocytoma)	9506/1
곁신경절종 (Paraganglioma)	8693/3
신경모세포종 (Neuroblastoma)	9500/3
뇌하수체후엽의 종양 (Tumors of the posterior pituitary)	
뇌하수체세포종 (Pituicytoma)	9432/1
안장의 과립세포종 (Granular cell tumor of the sellar region)	9582/0
방추형호산성세포종 (Spindle cell oncocytoma)	8290/0
안장의 뇌실막세포종 (Sellar ependymoma)	9391/1

중간엽 및 버팀질종양 (Mesenchymal and stromal tumors)	
수막종 (Meningioma)	9530/0
신경집종 (Schwannoma)	9560/0
척삭종, NOS (Chordoma, NOS)	9370/3
연골모양척삭종 (Chondroid chordoma)	9371/3
역분화척삭종 (Dedifferentiated chordoma)	9372/3
혈관주위세포종/단독섬유종	
(Haemangiopericytoma/Solitary fibrous tumor)	
1등급 (Grade 1 HPC/SFT)	8815/0
2등급 (Grade 1 HPC/SFT)	8815/1
3등급 (Grade 1 HPC/SFT)	8815/3
혈액림프종양 (Haematolymphoid tumors)	
생식세포종양 (Germ cell tumors)	
종자세포종 (Germinoma)	9064/3
난황종 (Yolk sac tumor)	9071/3
배아암종 (Embryonal carcinoma)	9070/3
융모막암종 (Choriocarcinoma)	9100/3
기형종, NOS (Teratoma, NOS)	9080/1
성숙기형종 (Mature teratoma)	9080/0
미성숙기형종 (Immature teratoma)	9080/3
악성화를 동반한 기형종 (Teratoma with malignant transformation)	9084/3
혼합생식세포종양 (Mixed germ cell tumor)	9085/3
이차성(전이성) 종양 (Secondary tumors)	

대로 도입하였다(표 2-13).

1) 뇌하수체샘종(pituitary adenomas)

뇌하수체샘종은 전엽의 양성종양으로 주로 뇌하수체호르몬을 과다 분비하여 기능항진을 일으킨다. 샘종은 대부분 한 종류의 자극호르몬을 생성하며, 샘종의 종류는 종양세포가 분비하는 호르몬에 따라 기능적으로 분류한다. 프로락틴샘종(프로락틴 분비), 성장자극세포샘종(성장호르몬 분비), 부신피질자극호르몬세포샘종(부신피질자극호르몬 분비)이 기능 종양의 70%를 차지하는 흔한 샘종들이다. 반면 뇌하수체샘종의 25%는 호르몬 분비를 하지 않는 비기능샘종(null cell adenoma)이다.

샘종(adenoma)의 대부분은 산발적으로 발생하나, 약 5%는 유전적 경향을 보인다. G단백질의 돌연변이가 샘종 발생에 기여하는 것으로 생각된다. 다발내분비종양1형(MEN 1)의 일부분으로 발생할 수 있다.

크기는 장경 1 cm 미만의 미세샘종으로부터 1 cm 이상인 거대샘종까지 다양하다. 대부분 피막은 없다. 큰 샘종은 터키안장을 확장시키고, 침대돌기를 침식하고 때때로 가로막을 파열시켜서 시신경교차나 시신경을 눌러 시력장애를 초래할 수 있다. 뇌하수체샘종은 그 기원세포 및 기능적 특성에 따라 매우 다양하나, 일반적으로는 균일한 세포가 판상, 끈, 소관의 형태로 배열되고, 사이사이에 가는 혈관이 있는 섬세한 버팀질이 있다. 정상적으로 존재하는 결합조직인 레티쿨린은 감소한다. 유사분열을 드물다. 그러나 병터가 크면 허혈괴사, 낭모양 변화, 출혈 등을 일으킬 수 있는데, 이를 뇌하수체졸중(pituitary apoplexy)이라고 한다.

샘종의 발생빈도는 남자에서 약간 높고, 35~60세에 잘 생기지만, 성별이나 연력에 제한 없이 발생한다. 샘종에 의한 내분비장애 중 고프로락틴혈증이 가장 흔하고, 말단비대증은 두 번째로 흔하다.

높은 혈중 프로락틴치와 전엽 종괴가 있을 때, 프로락틴샘종을 의심할 수 있다(그림 2-51). 고프로락틴혈증은 여자에게서 무월경증과 젖분비과다를 일으키나 남자에서는 대개 전신증상이 없기에 종양의 크기가 훨씬 더 큰 상태에서 발견된다. 생식샘자극호르몬의 작용이 방해받아 성욕감퇴나 불임증이 유발될 수 있다.

성장호르몬분비샘종(그림 2-52)이 성장호르몬을 과분비하면 사춘기 이전에 소아에게는 거인증을, 성인에게는 말단비대증을 일으킨다. 거인증은 성장호르몬의 혈중 농도가 높을 때, 소마토메딘C를 포함한 성장인자들을 간에서 많이 생산하여 뼈끝부위가 융합되기 전에 비정상 골격성

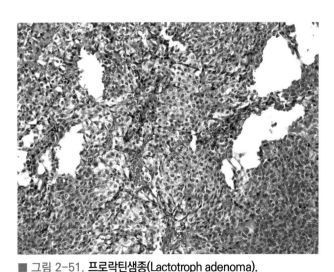

■ 그림 2-51. **프로락틴샘종(Lactotroph adenoma).**
(H-E ×200 and PRL ×100).

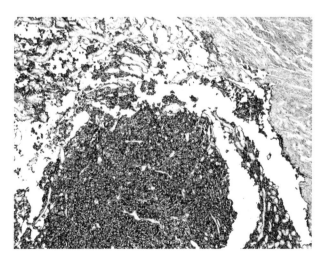

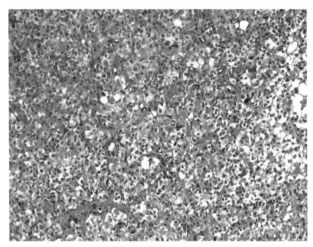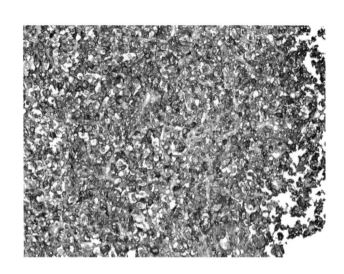

■ 그림 2-52. **성장호르몬분비샘종(Somatotroph adenoma).**
(H-E ×200 and GH ×200).

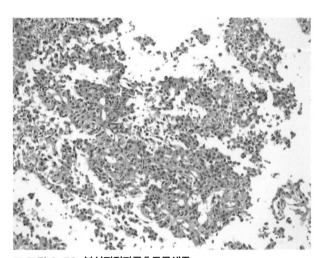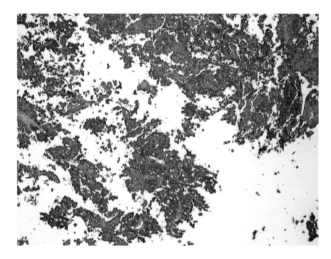

■ 그림 2-53. **부신피질자극호르몬샘종.**
(H-E ×200 and ACTH ×200).

장을 자극하여 발생한다. 얼굴, 손 및 발 등의 말단부가 커지고 거칠어진다. 턱이 튀어나오고 입술이 두껍고 혀가 크고 안와부와 이마 주름이 현저해진다. 당뇨병, 골다공증, 고혈압 등의 대사변화도 온다. 성장호르몬분비샘종은 크기가 커서 터키안장의 확장이나 시야장애도 초래한다.

부신피질자극호르몬샘종(그림 2-53)은 부신피질자극호르몬을 분비하여 부신피질의 이차 기능항진을 일으키는데 이를 뇌하수체 쿠싱병이라고 한다. 주로 미세샘종이다.

호르몬 과다분비의 증상이 없는 비기능샘종은 종양 크기가 아주 큰 상태로 종종 발견된다. 팽창형 성장을 하여 국소적 압력에 의한 증상 혹은 주위 조직을 파괴하여 뇌하수체저하증을 일으킬 수 있다.

2) 2017년 국제보건기구(WHO) 분류

이전 2004년 분류는 뇌하수체 샘종을 그 생물학적 행동 양식에 따라 전형적(typical) 샘종, 비정형(atypical) 샘종, 그리고 뇌하수체 암종(pituitary carcinoma) 으로 분류하였다. 뇌하수체암종의 진단은 전이가 있어야 한다. 암종은 뇌하수체종양의 0.1~0.2%로 매우 드물며, 대부분 부신피질자극호르몬이나 프로락틴을 분비하는 기능종양이다. 종양세포는 비정형 핵이 보이며, 유사분열과 세포증식능이 샘종에 비하여 높게 보이나, 조직학적 소견만을 가지고 그 행동양식을 예측할 수는 없다.

2017년 새로운 분류는 뇌하수체샘종을 뇌하수체샘의 기원세포에 따라서 뇌하수체샘종(pituitary adenoma), 성장호르몬분비샘종(somatotroph adenoma), 프로락틴샘종(lactotroph adenoma), 갑상샘호르몬샘종(thyrotroph adenoma), 부신피질호르몬샘종(corticotroph adenoma), 생식호르몬샘종(gonadotroph adenoma), 비기능성샘종(null cell adenoma) 및 다중호르몬 및 이중호르몬샘종(plurihormonal and double adenomas)으로 구분한다 또한 그 진단기준이 불분명했던 비정형 샘종은 삭제하였고, 대신 1세 미만에서 발생하며, 발생과정의 초기 라트케낭과 유사한 형태학적 특징을 갖는 뇌하수체모세포종(pituitary blastoma)을 추가하였다.

새로운 분류에서는 각 기원세포의 발생에 관여하는 전사인자(transcriptional factor)의 면역염색을 진단에 매우 중요

■ 표 2-14. 2017년 뇌하수체샘의 기원세포

Lineage	Main transcription factors and other cofactors	Adenohypophyseal cell
Acidophilic lineage	PIT-1	Somatotrophs
	PIT-1, ERα	Lactotrophs
	PIT-1, GATA-2	Thyrotrophs
Corticotroph lineage	T-PIT	Corticotrophs
Gonadotroph lineage	SF-1; GATA-2, ERα	Gonadotrophs

■ 표 2-15. 뇌하수체샘종의 자세한 분류

Adenoma type	Morphological variants	Pituitary hormones and other immunomarkers	Transcription factors and other co-factors
Somatotroph adenomas	Densely granulated adenoma[a]	GH ± PRL ± α-subunit	PIT-1
	Sparsely granulated adenoma	GH ± PRL, [CK]	PIT-1
	Mammosomatotroph adenoma	GH + PRL (in same cells) ± α-subunit	PIT-1, ERα
	Mixed somatotroph-lactotroph adenoma	GH + PRL (in different cells) ± α-subunit	PIT-1, ERα
Lactotroph adenomas	Sparsely granulated adenoma[a]	PRL	PIT-1, ERα
	Densely granulated adenoma	PRL	PIT-1, ERα
	Acidophilic stem cell adenoma	PRL, GH (focal and variable)	PIT-1, ERα
Thyrotroph Adenoma		β-THS, α-subunit	PIT-1
Corticotroph adenoma	Densley granulated adenoma[a]	ACTH, [CK]	T-PIT[b]
	Sparsely granulated adenoma	ACTH, [CK]	T-PIT[b]
	Crooke's cell adenoma	ACTH, [CK]	T-PIT[b]
Gonadotroph adenoma		β-FSH, β-LH, α-subunit (various combinations)	SF-1, GATA2, ERα
Null cell adenoma		None	None
Plurihormonal adenomas	Plurihormonal PIT-1 positive adenoma (Previously called silent subtype 3 adenoma)	GH, PRL, β-TSH ± α-subunit	PIT-1
	Adenomas with unusual immunohistochemical combinations	Various combinations: ACTH/GH, ACTH/PRL	N/A

한 요소로 간주하여, 성장호르몬분비샘종, 프로락틴샘종, 갑상샘호르몬샘종의 분화에 관여하는 PIT-1 (pituitary-specific POU-class homeodomain transcription factor), 생식호르몬샘종의 분화에 관여하는 SF-1 (steroidogenic factor 1), 그리고 부신피질호르몬샘종의 분화에 관여하는 T-PIT (T-box family member TBX19 transcription factor)의 염색을 확인하여 분류하도록 한다(표 2-14, 15).

이에 이전 분류에서 25%가량 차지하던 비분비성샘종이라도 위의 3가지 전사인자의 염색에서 모두 음성이어야 진정한 비분비성샘종이라고 분류한다.

또한 비정형샘종이 없어진 대신, 공격적인(aggressive) 행동양식과 침윤성(invasive) 행동양식을 대변하는 종양의 증식능(Ki-67 labeling index) (그림 2-54)과 주변조직(특히 경막등)으로 침윤성 성장(그림 2-55)은 병리보고서에 기록하여 임상의사에게 그 정보를 알려주도록 권고하고 있다. 이러한 종양들은 재발의 위험성이 높다고 다른 종양에 비하여 알려져 있기 때문이다. 그 밖에, 재발의 위험성이 비교적 높다고 알려진 드문 과립형성장호르몬분비샘종(sparsely granulated somatotroph adenoma), 남성에서 발생하는 프로락틴샘종, 무증상부신피질호르몬샘종(silent corticotroph adenoma), 크룩세포샘종(crooke cell adenoma), 다중호르몬 PIT-1 양성샘종(plurihormonal PIT-1 positive adenoma)는 따로 기술하여 임상의사에 알려주도록 권고하고 있다(표 2-16).

19. 안장종양(tumors of the sellar region)

1) 머리인두종(craniopharyngioma)

발병원인 : 머리인두종은 라트케낭(Rathke cleft)의 잔존조직(remnant)에서 기원하며 대개는 터키안장 상부에서 발생하고 일부는 터키안장에서 생긴다.

병리학적으로 유두상형과 에나멜상피(adamantinomatous)형이 있는데 유두상형(papillary)은 BRAF V600E 돌연변이를 가지며, 에나멜상피종형(adamantinomatous)은

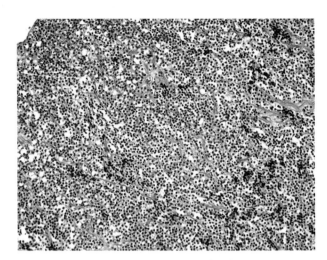

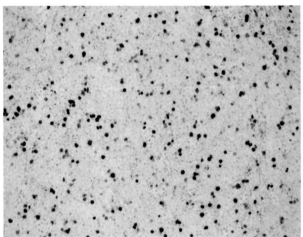

■ 그림 2-54. 높은 증식능을 보이는 뇌하수체샘종.

높은 증식능(Ki-67 labelleing index : 10%)을 보이는 뇌하수체샘종 (H-E ×200 and Ki-67 ×200).

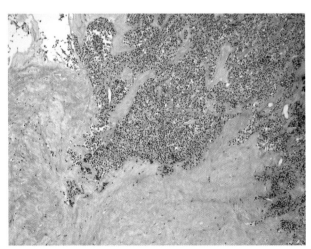

■ 그림 2-55. 경막을 침윤하는 뇌하수체샘종.
(H-E ×100).

■ 표 2-16. 뇌하수체샘종의 재발위험

Low probability for recurrence	High probability for recurrence	Malignant (metastatic) tumor
Pituitary adenoma	Adenomas with elevated proliferative activity Special subtypes(variants) of adenomas: 　Sparsley granulated somatotroph adenoma 　Lactotroph adenoma in men 　Silent corticotroph adenoma 　Crooke cell adenoma 　Plurihormonal PIT-1 positive adenoma	Pituitary carcinoma

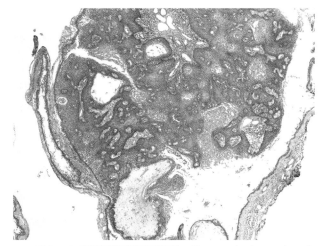

■ 그림 2-56. 유두모양머리인두종 (Papillary craniopharyngioma).
편편상피로 둘러싸인 유두모양의 종양이다(H-E ×40).

WNT 신호체계에 속하는 beta-catenin 유전자의 돌연변이로 인해 발생한다.

병리소견 : 유두모양머리인두종(papillary craniopharyngioma)은 편평상피로 둘러싸인 유두모양이 특징이며(그림 2-56), 에나멜상피종형(adamantinomatous craniopharyngioma)의 경우 편평상피 세포의 연결부위가 벌어져 있어 망상을 이루고 있으며, 젖은 케라틴과 석회화가 특징적으로 관찰된다(그림 2-57). 유사분열은 거의 관찰되지 않는 양성 종양이나 매우 드물게 악성으로 나타날 수 있다.

임상소견: 60-80%의 환자에서 시야 장애를, 50~87%의 환자에서 내분비계 이상을 동반한다. 모두 예후가 좋은 종

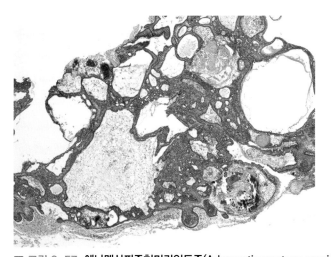
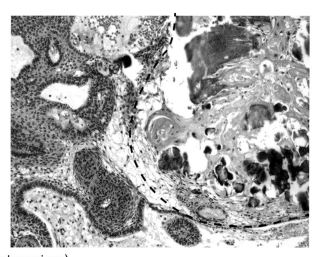

■ 그림 2-57. 에나멜상피종형머리인두종(Adamantinomatous craniopharyngioma).
저배율에서 책상배열을 하는 상피가 특징적이다(H-E ×40) 또한 주변에 젖은 케라틴과 석회화가 관찰된다(점선 우측) (H-E ×200).

양이나 에나멜상피종형은 재발을 잘 한다. 이전연구들에 의하면 10년 추적검사결과 60~93%의 환자가 재발이 없었으며 64~96%의 환자가 생존해 있었다. 암종으로의 진행은 거의 없으나, 매우 드물게 방사선치료 후 암종으로 진행되는 증례보고가 있다.

2) 안장의 과립세포종(granular cell tumor)

발병원인 : 안장의 과립세포종(granular cell tumor)은 신경뇌하수체나 누두상기관(infundibulum)에서 발생하며 뇌하수체세포종(pituicytoma), 방추형호산성세포종 (spindle cell oncocytoma) 모두 TTF-1 항체가 핵에서 발현하기 때문에 한 질병의 다른 스펙트럼이라고 생각된다.

병리소견 : 본 종양은 풍부한 과립상 호산성 세포질을 가진 다각형 세포가 밀집하고 있는 것이 특징이다(그림 2-58). 과립상 세포질은 전자 현미경으로 보면 포식리소좀 (phagolysosome)으로 가득 채워져 있다.

임상소견 : 대부분의 과립세포종은 양성이다. 점차 진행하여 크기가 커지기는 하나 침습성 성장을 하지는 않는다.

3) 뇌하수체세포종(pituicytoma)

발병원인 : 안장 및 안장 위에서 발생하며 신경뇌하수체 혹은 누두상기관 기원의 양성 종양이다. TTF-1이 핵에서 양성이다.

병리소견 : 길쭉한 양극성 방추형세포의 충실성 다발이나 소용돌이 형태를 띄고 있다(그림 2-59). 유사분열이나 괴사 등은 관찰되지 않으며 Rosenthal 섬유나 호산성과립체는 관찰되지 않으나 간혹 Herring체는 관찰된다. GFAP에는 국소적으로 양성을 띄나 S-100 단백에는 강하게 광범위로 양성을 보인다.

임상소견 : 안장 및 안장 위 부위에서 서서히 자라는 양성 종양으로 시력감소, 두통 등 그 부위의 종양에 의한 증상으로 발현한다. 악성화 혹은 원격전이에 대한 사례는 보고된 바 없다. 완전 절제로 치료 가능하며 추가 방사선 치료나 항암치료는 요구되지 않는다.

4) 방추형호산성세포종(spindle cell oncocytoma)

발병원인 : 아직 정확한 발병원인은 알려져 있지 않다.

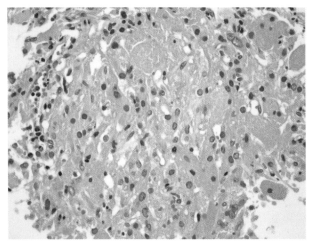
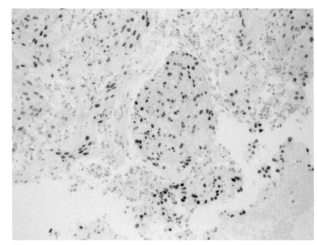

■ 그림 2-58. **과립세포종(Granular cell tumor).**
풍부한 과립상 호산성 세포질을 가진 종양이다(H-E ×400), TTF-1을 발현한다(TTF-1 ×200).

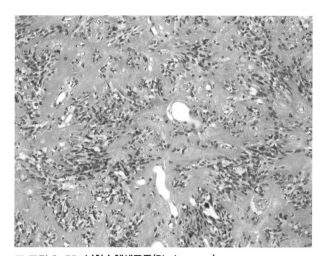

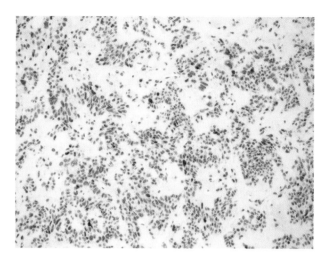

■ 그림 2-59. **뇌하수체세포종(Pituicytoma).**
길쭉한 양극성 방추형 세포가 소용돌이 형태를 띠고 있다(H-E ×200). 이 종양도 TTF-1을 발현한다(TTF-1 ×200).

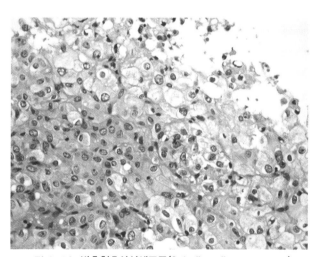

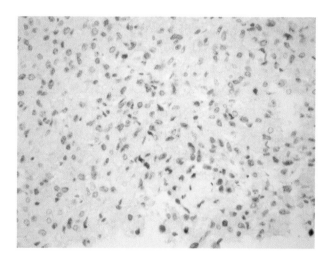

■ 그림 2-60. **방추형호산성세포종(Spindle cell oncocytoma).**
방추형 호산성세포로 이루어진 종양이다(H-E ×400). 이 종양도 TTF-1을 발현한다(TTF-1 ×400).

병리소견 : 방추형호산성세포종은 방추형 호산성세포로 구성된 다발(fascicle)로 구성되어 있다(그림 2-60). 호산성 변화는 부분적으로 나타날 수도 있고 전체에서 관찰될 수도 있다. 약한 핵의 비정형성이 보이기도 하고 간혹 심한 핵의 비정형이 나타날 수도 있다. 유사분열상은 매우 적으나 재발을 하는 종양은 유사분열상이 나타날 수 있다. 전자현미경 소견에서 다수의 사립체가 관찰된다.

임상소견 : 양성 종양이나 약 1/3 에서 3~15년 후 재발할 수 있다. 재발하는 종양은 심한 핵의 비정형, 괴사와 함께 10~20% 의 높은 Ki-67 지수를 보이며 나쁜 예후를 가진다.

과립세포종, 뇌하수체세포종, 방추형호산성세포종 모두 TTF-1이라는 항체를 모두 발현하는 것으로 보아 이 세가지 질환은 한 질환의 다양한 스펙트럼일 것이라는 추정도 있다.

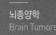

References

1. Berghoff AS, Bartsch R, Wohrer A, et al. Predictive molecular markers in metastases to the central nervous system: recent advances and future avenues. *Acta Neuropathol.* 2014;128(6):879-891.

2. Biegel JA, Zhou JY, Rorke LB, Stenstrom C, Wainwright LM, Fogelgren B. Germ-line and acquired mutations of INI1 in atypical teratoid and rhabdoid tumors. *Cancer Res.* 1999;59(1):74-79.

3. Bonnin JM, Rubinstein LJ. Astroblastomas: a pathological study of 23 tumors, with a postoperative follow-up in 13 patients. *Neurosurgery.* 1989;25(1):6-13.

4. Brat DJ, Scheithauer BW, Staugaitis SM, Cortez SC, Brecher K, Burger PC. Third ventricular chordoid glioma: a distinct clinicopathologic entity. *J Neuropathol Exp Neurol.* 1998;57(3):283-290.

5. Buczkowicz P, Bartels U, Bouffet E, Becher O, Hawkins C. Histopathological spectrum of paediatric diffuse intrinsic pontine glioma: diagnostic and therapeutic implications. *Acta Neuropathol.* 2014; 128(4):573-581.

6. Buslei R, Nolde M, Hofmann B, et al. Common mutations of beta-catenin in adamantinomatous craniopharyngiomas but not in other tumors originating from the sellar region. *Acta Neuropathol.* 2005;109(6):589-597.

7. Casadei GP, Komori T, Scheithauer BW, Miller GM, Parisi JE, Kelly PJ. Intracranial parenchymal schwannoma. A clinicopathological and neuroimaging study of nine cases. *J Neurosurg.* 1993;79(2):217-222.

8. Centre international de recherche sur le c, DeLellis RA, International academy of p. *Pathology and genetics of tumors of endocrine organs.* Lyon: IARC Press.

9. Chamberlain M, Soffietti R, Raizer J, et al. Leptomeningeal metastasis: a Response Assessment in Neuro-Oncology critical review of endpoints and response criteria of published randomized clinical trials. *Neuro Oncol.* 2014;16(9):1176-1185.

10. Chappe C, Padovani L, Scavarda D, et al. Dysembryoplastic neuroepithelial tumors share with pleomorphic xanthoastrocytomas and gangliogliomas BRAF(V600E) mutation and expression. *Brain Pathol.* 2013;23(5):574-583.

11. Coakley KJ, Huston J, 3rd, Scheithauer BW, Forbes G, Kelly PJ. Pilocytic astrocytomas: well-demarcated magnetic resonance appearance despite frequent infiltration histologically. *Mayo Clin Proc.* 1995;70(8): 747-751.

12. Crotty TB, Scheithauer BW, Young WF, Jr., et al. Papillary craniopharyngioma: a clinicopathological study of 48 cases. *J Neurosurg.* 1995;83(2):206-214.

13. Curran EK, Sainani KL, Le GM, Propp JM, Fisher PG. Gender affects survival for medulloblastoma only in older children and adults: a study from the Surveillance Epidemiology and End Results Registry. *Pediatric blood & cancer.* 2009;52(1):60-64.

14. Deckert M, Engert A, Bruck W, et al. Modern concepts in the biology, diagnosis, differential diagnosis and treatment of primary central nervous system lymphoma. *Leukemia.* 2011;25(12):1797-1807.

15. Dudley RW, Torok MR, Gallegos DR, et al. Pediatric low-grade ganglioglioma: epidemiology, treatments, and outcome analysis on 348 children from the surveillance, epidemiology, and end results database. *Neurosurgery.* 2015;76(3):313-319; discussion 319; quiz 319-320.

16. Ellison DW, Kocak M, Figarella-Branger D, et al. Histopathological grading of pediatric ependymoma: reproducibility and clinical relevance in European trial cohorts. *J Negat Results Biomed.* 2011;10:7.

17. Felix I, Becker LE. Intracranial germ cell tumors in children: an immunohistochemical and electron microscopic study. *Pediatr Neurosurg.* 1990;16(3):156-162.

18. Fernandez C, Figarella-Branger D, Girard N, et al. Pilocytic astrocytomas in children: prognostic factors--a retrospective study of 80 cases. *Neurosurgery.* 2003;53(3):544-553; discussion 554-545.

19. Fletcher CDM, Organizzazione mondiale della s, Agenzia internazionale per la ricerca sul c. *WHO classification of tumors of soft tissue and bone.* Lyon: International Agency for Research on Cancer; 2013.

20. Franz DN, Belousova E, Sparagana S, et al. Everolimus for subependymal giant cell astrocytoma in patients with tuberous sclerosis complex: 2-year open-label extension of the randomised EXIST-1 study. *Lancet Oncol.* 2014;15(13):1513-1520.

21. Gavrilovic IT, Posner JB. Brain metastases: epidemiology and pathophysiology. *J Neurooncol.* 2005;75(1):5-14.

22. Gessi M, Zur Muhlen A, Hammes J, Waha A, Denkhaus D, Pietsch T. Genome-wide DNA copy number analysis of desmoplastic infantile astrocytomas and desmoplastic infantile gangliogliomas. *J Neuropathol Exp Neurol.* 2013;72(9):807-815.

23. Ghia AJ, Chang EL, Allen PK, et al. Intracranial hemangiopericytoma: patterns of failure and the role of radiation therapy. *Neurosurgery.* 2013;73(4):624-630; discussion 630-621.

24. Ghose A, Guha G, Kundu R, Tew J, Chaudhary R. CNS Hemangiopericytoma: A Systematic Review of 523 Patients. *Am J Clin Oncol.* 2017;40(3):223-227.

25. Gielen GH, Gessi M, Buttarelli FR, et al. Genetic Analysis of Diffuse High-Grade Astrocytomas in Infancy Defines a Novel Molecular Entity. *Brain Pathol.* 2015;25(4):409-417.

26. Husain AN, Leestma JE. Cerebral astroblastoma: immunohistochemical and ultrastructural features. Case report. *J Neurosurg.* 1986;64(4):657-661.

27. Ikota H, Tanaka Y, Yokoo H, Nakazato Y. Clinico-pathological and immunohistochemical study of 20 choroid plexus tumors: their histological diversity and the expression of markers useful for differentiation

from metastatic cancer. *Brain tumor pathology.* 2011;28(3):215-221.

28. Jiao Y, Killela PJ, Reitman ZJ, et al. Frequent ATRX, CIC, FUBP1 and IDH1 mutations refine the classification of malignant gliomas. *Oncotarget.* 2012;3(7):709-722.

29. Judkins AR, Mauger J, Ht A, Rorke LB, Biegel JA. Immunohistochemical analysis of hSNF5/INI1 in pediatric CNS neoplasms. *Am J Surg Pathol.* 2004;28(5):644-650.

30. Jung KW, Ha J, Lee SH, Won YJ, Yoo H. An updated nationwide epidemiology of primary brain tumors in republic of Korea. *Brain Tumor Res Treat.* 2013;1(1):16-23.

31. Kane AJ, Sughrue ME, Rutkowski MJ, et al. Atypia predicting prognosis for intracranial extraventricular neurocytomas. *J Neurosurg.* 2012;116(2):349-354.

32. Kleinman CL, Gerges N, Papillon-Cavanagh S, et al. Fusion of TTYH1 with the C19MC microRNA cluster drives expression of a brain-specific DNMT3B isoform in the embryonal brain tumor ETMR. *Nat Genet.* 2014;46(1):39-44.

33. Kleinschmidt-DeMasters BK, Lopes MB. Update on hypophysitis and TTF-1 expressing sellar region masses. *Brain Pathol.* 2013;23(5):495-514.

34. Korshunov A, Sturm D, Ryzhova M, et al. Embryonal tumor with abundant neuropil and true rosettes (ETANTR), ependymoblastoma, and medulloepithelioma share molecular similarity and comprise a single clinicopathological entity. *Acta Neuropathol.* 2014;128(2):279-289.

35. Krishnan S, Brown PD, Scheithauer BW, Ebersold MJ, Hammack JE, Buckner JC. Choroid plexus papillomas: a single institutional experience. *J Neurooncol.* 2004;68(1):49-55.

36. Kusters-Vandevelde HV, Kusters B, van Engen-van Grunsven AC, Groenen PJ, Wesseling P, Blokx WA. Primary melanocytic tumors of the central nervous system: a review with focus on molecular aspects.

Brain Pathol. 2015;25(2):209-226.

37. Laigle-Donadey F, Taillibert S, Mokhtari K, Hildebrand J, Delattre JY. Dural metastases. *J Neurooncol.* 2005; 75(1):57-61.

38. Lassman AB, Iwamoto FM, Cloughesy TF, et al. International retrospective study of over 1000 adults with anaplastic oligodendroglial tumors. *Neuro Oncol.* 2011;13(6):649-659.

39. Lellouch-Tubiana A, Boddaert N, Bourgeois M, et al. Angiocentric neuroepithelial tumor (ANET): a new epilepsy-related clinicopathological entity with distinctive MRI. *Brain Pathol.* 2005;15(4):281-286.

40. Lin NU, Amiri-Kordestani L, Palmieri D, Liewehr DJ, Steeg PS. CNS metastases in breast cancer: old challenge, new frontiers. *Clin Cancer Res.* 2013;19(23): 6404-6418.

41. Lloyd RV. *WHO classification of tumors of endocrine organs.* 2017.

42. Louis DN, International Agency for Research on C. *WHO classification of tumors of the central nervous system.* Lyon: International Agency For Research On Cancer; 2016.

43. Louis DN, Perry A, Reifenberger G, et al. The 2016 World Health Organization Classification of Tumors of the Central Nervous System: a summary. *Acta Neuropathol.* 2016;131(6):803-820.

44. Massimino M, Antonelli M, Gandola L, et al. Histological variants of medulloblastoma are the most powerful clinical prognostic indicators. *Pediatric blood & cancer.* 2013;60(2):210-216.

45. Mathew RK, O'Kane R, Parslow R, et al. Comparison of survival between the UK and US after surgery for most common pediatric CNS tumors. *Neuro Oncol.* 2014;16(8):1137-1145.

46. Mete O, Lopes MB, Asa SL. Spindle cell oncocytomas and granular cell tumors of the pituitary are variants of pituicytoma. *Am J Surg Pathol.* 2013;37(11):1694-1699.

47. Mu Q, Yu J, Qu L, et al. Spindle cell oncocytoma of the

adenohypophysis: two case reports and a review of the literature. *Mol Med Rep.* 2015;12(1):871-876.

48. Muller C, Adroos N, Lockhat Z, Slavik T, Kruger H. Toothy craniopharyngioma: a literature review and case report of craniopharyngioma with extensive odontogenic differentiation and tooth formation. *Childs Nerv Syst.* 2011;27(2):323-326.

49. Mut M, Schiff D, Shaffrey ME. Metastasis to nervous system: spinal epidural and intramedullary metastases. *J Neurooncol.* 2005;75(1):43-56.

50. Nishioka H, Inoshita N, Mete O, et al. The Complementary Role of Transcription Factors in the Accurate Diagnosis of Clinically Nonfunctioning Pituitary Adenomas. *Endocr Pathol.* 2015;26(4):349-355.

51. Nobusawa S, Watanabe T, Kleihues P, Ohgaki H. IDH1 mutations as molecular signature and predictive factor of secondary glioblastomas. *Clin Cancer Res.* 2009; 15(19):6002-6007.

52. Northrup H, Krueger DA, International Tuberous Sclerosis Complex Consensus G. Tuberous sclerosis complex diagnostic criteria update: recommendations of the 2012 Iinternational Tuberous Sclerosis Complex Consensus Conference. *Pediatr Neurol.* 2013;49(4): 243-254.

53. Ohgaki H, Dessen P, Jourde B, et al. Genetic pathways to glioblastoma: a population-based study. *Cancer Res.* 2004;64(19):6892-6899.

54. Ohgaki H, Kleihues P. Genetic pathways to primary and secondary glioblastoma. *Am J Pathol.* 2007;170(5): 1445-1453.

55. Ohgaki H, Kleihues P. Population-based studies on incidence, survival rates, and genetic alterations in astrocytic and oligodendroglial gliomas. *J Neuropathol Exp Neurol.* 2005;64(6):479-489.

56. Ostrom QT, de Blank PM, Kruchko C, et al. Alex's Lemonade Stand Foundation Infant and Childhood Primary Brain and Central Nervous System Tumors Diagnosed in the United States in 2007-2011. *Neuro

Oncol. 2015;16 Suppl 10:x1-x36.

57. Ostrom QT, Gittleman H, Farah P, et al. CBTRUS statistical report: Primary brain and central nervous system tumors diagnosed in the United States in 2006-2010. *Neuro Oncol.* 2013;15 Suppl 2:ii1-56.

58. Ostrom QT, Gittleman H, Liao P, et al. CBTRUS statistical report: primary brain and central nervous system tumors diagnosed in the United States in 2007-2011. *Neuro Oncol.* 2014;16 Suppl 4:iv1-63.

59. Ouladan S, Trautmann M, Orouji E, et al. Differential diagnosis of solitary fibrous tumors: A study of 454 soft tissue tumors indicating the diagnostic value of nuclear STAT6 relocation and ALDH1 expression combined with in situ proximity ligation assay. *Int J Oncol.* 2015; 46(6):2595-2605.

60. Packer RJ, Gajjar A, Vezina G, et al. Phase III study of craniospinal radiation therapy followed by adjuvant chemotherapy for newly diagnosed average-risk medulloblastoma. *J Clin Oncol.* 2006;24(25):4202-4208.

61. Pajtler KW, Witt H, Sill M, et al. Molecular Classification of Ependymal Tumors across All CNS Compartments, Histopathological Grades, and Age Groups. *Cancer Cell.* 2015;27(5):728-743.

62. Parker M, Mohankumar KM, Punchihewa C, et al. C11orf95-RELA fusions drive oncogenic NF-kappaB signalling in ependymoma. *Nature.* 2014; 506(7489):451-455.

63. Pekmezci M, Perry A. Neuropathology of brain metastases. *Surg Neurol Int.* 2013;4(Suppl 4):S245-255.

64. Perry A, Scheithauer BW, Nascimento AG. The immunophenotypic spectrum of meningeal hemangiopericytoma: a comparison with fibrous meningioma and solitary fibrous tumor of meninges. *Am J Surg Pathol.* 1997;21(11):1354-1360.

65. Pfister S, Remke M, Benner A, et al. Outcome prediction in pediatric medulloblastoma based on DNA copy-number aberrations of chromosomes 6q and 17q and the MYC and MYCN loci. *J Clin Oncol.* 2009;

27(10):1627-1636.

66. Plank TL, Yeung RS, Henske EP. Hamartin, the product of the tuberous sclerosis 1 (TSC1) gene, interacts with tuberin and appears to be localized to cytoplasmic vesicles. *Cancer Res.* 1998;58(21):4766-4770.

67. Prabowo AS, van Thuijl HF, Scheinin I, et al. Landscape of chromosomal copy number aberrations in gangliogliomas and dysembryoplastic neuroepithelial tumors. *Neuropathol Appl Neurobiol.* 2015;41(6):743-755.

68. Prayson RA, Khajavi K, Comair YG. Cortical architectural abnormalities and MIB1 immunoreactivity in gangliogliomas: a study of 60 patients with intracranial tumors. *J Neuropathol Exp Neurol.* 1995; 54(4):513-520.

69. Preusser M, Capper D, Ilhan-Mutlu A, et al. Brain metastases: pathobiology and emerging targeted therapies. *Acta Neuropathol.* 2012;123(2):205-222.

70. Purdy E, Johnston DL, Bartels U, et al. Ependymoma in children under the age of 3 years: a report from the Canadian Pediatric Brain Tumor Consortium. *J Neurooncol.* 2014;117(2):359-364.

71. Reuss DE, Mamatjan Y, Schrimpf D, et al. IDH mutant diffuse and anaplastic astrocytomas have similar age at presentation and little difference in survival: a grading problem for WHO. *Acta Neuropathol.* 2015;129(6):867-873.

72. Rivera AL, Takei H, Zhai J, Shen SS, Ro JY, Powell SZ. Useful immunohistochemical markers in differentiating hemangioblastoma versus metastatic renal cell carcinoma. *Neuropathology.* 2010;30(6):580-585.

73. Roberts RO, Lynch CF, Jones MP, Hart MN. Medulloblastoma: a population-based study of 532 cases. *J Neuropathol Exp Neurol.* 1991;50(2):134-144.

74. Robinson DR, Wu YM, Kalyana-Sundaram S, et al. Identification of recurrent NAB2-STAT6 gene fusions in solitary fibrous tumor by integrative sequencing. *Nat Genet.* 2013;45(2):180-185.

75. Rodriguez FJ, Tihan T, Lin D, et al. Clinicopathologic features of pediatric oligodendrogliomas: a series of 50 patients. *Am J Surg Pathol.* 2014;38(8):1058-1070.

76. Sahm F, Schrimpf D, Olar A, et al. TERT Promoter Mutations and Risk of Recurrence in Meningioma. *J Natl Cancer Inst.* 2016;108(5).

77. Salgado CM, Basu D, Nikiforova M, et al. BRAF mutations are also associated with neurocutaneous melanocytosis and large/giant congenital melanocytic nevi. *Pediatr Dev Pathol.* 2015;18(1):1-9.

78. Sandberg DI, Ragheb J, Dunoyer C, Bhatia S, Olavarria G, Morrison G. Surgical outcomes and seizure control rates after resection of dysembryoplastic neuroepithelial tumors. *Neurosurg Focus.* 2005;18(6A):E5.

79. Satoh T, Smith A, Sarde A, et al. B-RAF mutant alleles associated with Langerhans cell histiocytosis, a granulomatous pediatric disease. *PLoS One.* 2012;7(4): e33891.

80. Schaefer IM, Fletcher CD, Hornick JL. Loss of H3K27 trimethylation distinguishes malignant peripheral nerve sheath tumors from histologic mimics. *Modern pathology : an official journal of the United States and Canadian Academy of Pathology, Inc.* 2016;29(1):4-13.

81. Schindler G, Capper D, Meyer J, et al. Analysis of BRAF V600E mutation in 1,320 nervous system tumors reveals high mutation frequencies in pleomorphic xanthoastrocytoma, ganglioglioma and extra-cerebellar pilocytic astrocytoma. *Acta Neuropathol.* 2011;121(3): 397-405.

82. Schneppenheim R, Fruhwald MC, Gesk S, et al. Germline nonsense mutation and somatic inactivation of SMARCA4/BRG1 in a family with rhabdoid tumor predisposition syndrome. *Am J Hum Genet.* 2010;86(2): 279-284.

83. Schweizer L, Capper D, Holsken A, et al. BRAF V600E analysis for the differentiation of papillary craniopharyngiomas and Rathke's cleft cysts. *Neuropathol Appl Neurobiol.* 2015;41(6):733-742.

84. Shankar GM, Taylor-Weiner A, Lelic N, et al. Sporadic hemangioblastomas are characterized by cryptic VHL inactivation. *Acta Neuropathol Commun.* 2014;2:167.

85. Sofela AA, Hettige S, Curran O, Bassi S. Malignant transformation in craniopharyngiomas. *Neurosurgery.* 2014;75(3):306-314; discussion 314.

86. Spence T, Sin-Chan P, Picard D, et al. CNS-PNETs with C19MC amplification and/or LIN28 expression comprise a distinct histogenetic diagnostic and therapeutic entity. *Acta Neuropathol.* 2014;128(2):291-303.

87. Stokland T, Liu JF, Ironside JW, et al. A multivariate analysis of factors determining tumor progression in childhood low-grade glioma: a population-based cohort study (CCLG CNS9702). *Neuro Oncol.* 2010;12(12): 1257-1268.

88. Suzuki H, Aoki K, Chiba K, et al. Mutational landscape and clonal architecture in grade II and III gliomas. *Nat Genet.* 2015;47(5):458-468.

89. Tan C, Scotting PJ. Stem cell research points the way to the cell of origin for intracranial germ cell tumors. *J Pathol.* 2013;229(1):4-11.

90. Taylor MD, Northcott PA, Korshunov A, et al. Molecular subgroups of medulloblastoma: the current consensus. *Acta Neuropathol.* 2012;123(4):465-472.

91. Teo WY, Shen J, Su JM, et al. Implications of tumor location on subtypes of medulloblastoma. *Pediatric blood & cancer.* 2013;60(9):1408-1410.

92. Tihan T, Fisher PG, Kepner JL, et al. Pediatric astrocytomas with monomorphous pilomyxoid features and a less favorable outcome. *J Neuropathol Exp Neurol.* 1999;58(10):1061-1068.

93. Villano JL, Koshy M, Shaikh H, Dolecek TA, McCarthy BJ. Age, gender, and racial differences in incidence and survival in primary CNS lymphoma. *Br J Cancer.* 2011;105(9):1414-1418.

94. Vital A, Vital C, Martin-Negrier ML, et al. Lhermitte-Duclos type cerebellum hamartoma and Cowden disease. *Clin Neuropathol.* 1994;13(4):229-231.

95. Watanabe K, Sato K, Biernat W, et al. Incidence

and timing of p53 mutations during astrocytoma progression in patients with multiple biopsies. *Clin Cancer Res.* 1997;3(4):523-530.

96. Watanabe T, Nobusawa S, Kleihues P, Ohgaki H. IDH1 mutations are early events in the development of astrocytomas and oligodendrogliomas. *Am J Pathol.* 2009;174(4):1149-1153.

97. Wellenreuther R, Kraus JA, Lenartz D, et al. Analysis of the neurofibromatosis 2 gene reveals molecular variants of meningioma. *Am J Pathol.* 1995;146(4):827-832.

98. Wiemels J, Wrensch M, Claus EB. Epidemiology and etiology of meningioma. *J Neurooncol.* 2010;99(3):307-314.

99. Woehrer A, Hackl M, Waldhor T, et al. Relative survival of patients with non-malignant central nervous system tumors: a descriptive study by the Austrian Brain Tumor Registry. *Br J Cancer.* 2014;110(2):286-296.

100. Wu G, Diaz AK, Paugh BS, et al. The genomic landscape of diffuse intrinsic pontine glioma and pediatric non-brainstem high-grade glioma. *Nat Genet.* 2014;46(5):444-450.

101. Yan H, Parsons DW, Jin G, et al. IDH1 and IDH2 mutations in gliomas. *N Engl J Med.* 2009;360(8):765-773.

102. Yip S, Butterfield YS, Morozova O, et al. Concurrent CIC mutations, IDH mutations, and 1p/19q loss distinguish oligodendrogliomas from other cancers. *J Pathol.* 2012;226(1):7-16.

103. Zaky W, Dhall G, Khatua S, et al. Choroid plexus carcinoma in children: the Head Start experience. *Pediatric blood & cancer.* 2015;62(5):784-789.

104. Zhang J, Wu G, Miller CP, et al. Whole-genome sequencing identifies genetic alterations in pediatric low-grade gliomas. *Nat Genet.* 2013;45(6):602-612.

105. Zhukova N, Ramaswamy V, Remke M, et al. Subgroup-specific prognostic implications of TP53 mutation in medulloblastoma. *J Clin Oncol.* 2013;31(23):2927-2935.

뇌종양의 유전학 – 분자 표지 및 경로
(뇌종양의 유전 증후군)

최정원, 남도현
성균관대학교 신경외과

1. 서론

세계보건기구(world health organization, WHO) 기반의 뇌종양 분류는 1979년 Zülch에 의해 처음 소개되었다. 이후 중추신경계 종양의 분류는 수차례 개정을 거쳐서, 2016년에 다섯 번째 개정판에 이르게 되었다.

2016년 WHO 분류는 각 종양의 특징적인 분자매개변수(molecular parameters)들이 분류에 사용되었다는 점에서 이전의 분류법과 가장 다른 차별점을 가진다. 종양의 공식 명칭에 주요 유전자의 특성이 직접 이용되었다는 것은 종양의 발생에는 유전적 배경(genetic background)이 매우 중요하며 이는 뇌종양의 분류뿐만 아니라 치료의 표적으로도 중요한 임상적 의의를 가진다는 것을 시사한다고 하겠다.

여러 유전자 변이(mutation)는 결국 정상적인 세포 주기(cell cycle)로부터 벗어나게 하여 비정상세포로 진화하게 되어 결국 종양이 형성되게 된다. 각각의 종양에 따라, 종양의 발생과 관련된 수많은 유전자 변이가 발견되었지만, 이들은 작용의 기전에 따라 몇몇 경로(pathway)로 분류할 수 있다. 뇌종양이 발생과 관련 있는 대표적인 경로를 소개하면 다음과 같다.

1) EGFR/RAS/NF1/PTEN/PI3K Pathway

EGFR, PDGFRA과 같은 성장수용체(growth receptor)는 EGF, TGF-a, PDGF와 같은 각각의 리간드(ligands)과 결합함으로써 활성화된다. 이 활성화는 phosphatidylinositol 3-kinase (PI3K) 을 집합시키게 한다.

(1) PI3K complex

PI3K은 phosphatidynositol-4, 5-bisphosphate (PIP2)를 3-phosphate (PIP3)로 인산화시키는 역할을 한다. 이 PIP3가 AKT (protein kinase B)와 mammalian target of rapamycin (mTOR)와 같은 하류 효과 분자(downstream effector molecules)들을 자극시킨다. 이 결과 세포 증식(cell proliferation)을 야기하거나 세포자멸사(apoptosis)를 막아 세포의 생존능을 향상시킨다. PTEN은 이러한 PIP3 신호(signal)를 막아 결과적으로 세포 증식(cell proliferation)을 막는다.

종양억제유전자 NF1은 neurofibromin을 코딩(coding)하고 있으며 이 단백질은 RAS 억제 조절자(negative regulator)로 작용한다. 이 경로로 NF1 은 AKT-mTOR 경로에 관여하게 된다(그림 3-1).

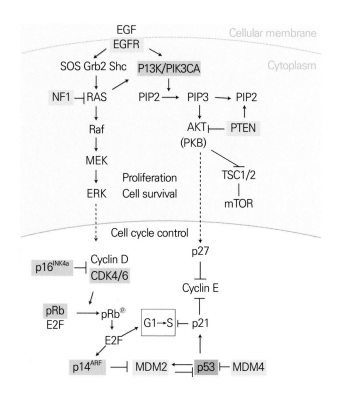

■ 그림 3-1. **EGFR/RAS/NF1/PTEN/PI3K Pathway.**

2) TP53/MDM2/MDM4/p14^{ARF} Pathway

*TP53*은 세포주기(cell cycle)뿐만 아니라 DNA 손상에 따른 세포의 반응, 세포사(cell death), 새포 분화(cell differentiation) 등 다양한 기전에 관여한다. DNA 손상이 발생하면, TP53이 활성화되고 p21과 같은 유전자의 전사(transcription)를 야기시킨다. 이 p21은 세포성장정지(cell growth arrest) 작용을 하게 된다. 또한 MDM2는 야생형(wildtype) TP53에 의해 유도되며, 이 MDM2는 돌연변이형(mutant)과 야생형(wildtype) TP53과 결합하여 TP53의 작용을 방해한다(그림 3-2). p14^{ARF}은 MDM2에 결합하여 MDM2-mediated TP53 degradation을 방해하여 trans-activational silencing 되게끔 한다. MDM4 또한 TP53의 활성을 조절한다.

3) p16^{INK4a}/CDK4/RB1 Pathway

RB1 단백질은 세포주기의 G1 phase에 있는 세포를

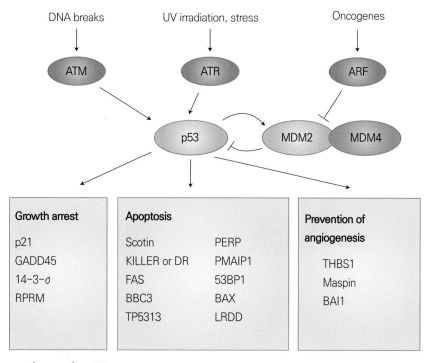

■ 그림 3-2. **TP53/MDM2/MDM4/p14^{ARF} Pathway.**

S-phase로 이끎으로써 진행(progression)을 조절한다. CDK4/cyclin D1 complex 는 RB1 단백질을 인산화시키고 이로써 E2F 전사인자(transcript factor)를 분비시킨다. 이 E2F 전사(transcript) 는 G1→S 이행과 연관된 유전자를 활성화시킨다. p16^{INK4a}는 CDK4 와 결합하여 CDK4/cyclin D1 complex 작용을 방해한다. 결국 p16^{INK4a}는 G1→S로의 이행을 억제하게 된다(그림 3-3).

2. 대표적인 뇌종양에서의 유전자 변이

1) 교모세포종(glioblastoma)

(1) 개요

교모세포종은 가장 흔한 원발성 악성 뇌종양이면서 가장 나쁜 임상경과를 보여주는 뇌종양이다. 교모세포종은

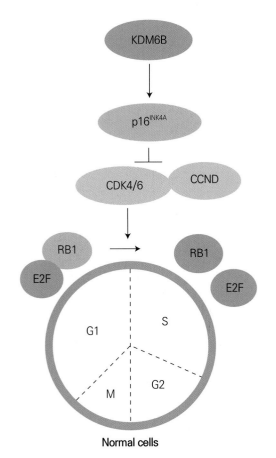

■ 그림 3-3. p16^{INK4a}/CDK4/RB1 Pathway.

다른 그 어떤 뇌종양보다도 가장 많이 연구된 분야이며 이에 따라 교모세포종의 유전자적 특성은 많이 알려진 상태이다. 특히 최근에 이뤄진 미국의 암유전체 프로젝트(the cancer genome atlas, TCGA) 와 같은 대규모 연구를 통해 교모세포종의 유전적 특징에 관한 이해하는 데 있어 괄목한 성과를 가지게 되었다. 지난 수십여 년간의 분자 생물학적인 연구를 통해 밝혀진 교모세포종에서 일어나는 핵심적인 유전자적 이상을 표 3-1에 요약하였다.

교모세포종은 WHO의 2016년 이전 분류법에 의하면, 크게 일차성(primary) 교모세포종과 이차성(secondary) 교모세포종으로 구분할 수 있다. 일차성 교모세포종은 처음부터 4등급(grade IV)의 종양으로 발생하는 경우(de novo)를 일컬으며, 교모세포 중 약 95%를 차지한다. 이차성 교모세포종은 처음에는 2 혹은 3 등급(grade II 또는 III)의 아교세포종이었으나 이후 교모세포종으로 진화된 종양을 말하며 일차성 교모세포종보다 좀 더 양호한 임상경과를 보여준다. 당연히 이들 두 종류의 교모세포종사이에는 유전자 변이(mutation)의 특징에 차이가 있다. 일차성 혹은 이차성 교모세포종에서 관찰되는 대표적인 유전자 이상과 이들과 연관된 경로(pathway)는 표 3-2에 정리하였다.

(2) IDH mutation

아교세포종(gioma)에서 genome-wide exon sequencing을 통해 가장 먼저 밝혀진 것은 isocitrate dehydrogenase 1 (IDH1) 유전자의 변이이다. Parsons et. al. 등은 교모세포종 환자의 약 12%에서 IDH1 변이(mutation)가 있음을 발견하였고, 이 변이를 가진 환자들은 좀 더 나이가 젊고(평균 나이 33세 vs. 53세 야생형(wildtype, 환자), 그리고 이러한 변이는 거의 대부분 이차성 교모세포종에서 훨씬 자주 발견되고, 좀 더 양호한 임상경과를 보여줌을 증명하였다(총 생존기간 overall survival 3.8년 vs. 1.1년 야생형(wildtype, 환자)).

IDH1 변이(mutation)는 cytoplasmic과 peroxisomal IDH1 효소 활성을 변화시켜 종양 형성에 관여한다. 이 효소는 isocitrate를 α-ketoglutarate (αKG)로 탈카르복실화

■ 표 3-1. 교모세포종에서 흔히 발견되는 mutated gene

Gene symbol	Gene name	Function of encoded protein	Point of mutation (%)
EGFR	Epidermal growth factor receptor	Regulator of cell signaling involved in cell proliferation and survival	14-15
ERBB2	V-erb-b2-erythroblastic leukemia viral oncogene homolog 2	Regulator of cell signaling involved in cell proliferation and survival	0-7
IDH1	Isocitrate dehydrogenase 1	NADPH production	12-20
NF1	Neurofibromin 1	Regulator of cell signaling involved in cell proliferation and survival	15-17
PIK3CA	Phosphoinositide-3-kinase catalytic alpha	Regulator of cell signaling involved in cell proliferation and survival	7-10
PIK3R1	Phosphoinositide-3-kinase regulatory 1	Regulator of cell signaling involved in cell proliferation and survival	7-8
PTEN	Phosphatase and tensin homolog	Regulator of cell signaling involved in cell proliferation and survival	24-37
PTPRD	Protein tyrosine phosphatase receptor type D	Regulator of cell signaling involved in cell proliferation and survival	0-6
RB1	Retinoblastoma 1	Regulator of cell cycle	8-13
TP53	Tumor protein p53	Apoptosis	31-38

(decarboxylation)시키는 데 관여하는 데, 이 유전자의 변이는 결국 α-ketoglutarate를 감소시켜 2-hydroxyglutarate를 생성하게 된다. 또한 변이형(mutant) IDH1은 histone methylation을 증가시켜 DNA와 histone의 후성적 변화(epigenetic alterations)를 야기하게 되며, 결국 유전자 발현(gene expression)의 변화를 초래하여 결국 이에 따른 종양형질변환(oncogenic transformation)을 야기하게 된다.

또한 이 IDH 변이는 일차성 교모세포종의 특이 특징(hallmark)이라 할 수 있는 epidermal growth factor receptor (EGFR)과 phosphatase and tensin homolog (PTEN) abnormality와 상호 배타적으로 나타나는 경향을 보인다.

(3) MGMT promoter methylation

O(6)-methylguanine-DNA methyltransferase (MGMT)는 DNA 수리 효소(repair enzyme)로서, DNA 복제 때 일어날 수도 있는 오류를 방지하는 역할을 한다. MGMT의 methylation은 이러한 기능을 무력화(silencing)시켜, 결국 테모졸로미드(temozolomide)와 같은 항암제에 의한 유전자 손상(DNA damage)을 수선(repair)하는 활동을 감소시킨다. 따라서 MGMT promoter의 methylation 여부는 항암방사선 치료에 있어 예후를 예측하는 생체표지자(biomarker)라 할 수 있겠다. 전체 교모세포종 환자의 약 30~60% 정도 이 MGMT promoter의 methylation을 보이는 것으로 알려져 있으며 이들 환자들은 보다 좋은 임상 경과를 보여준다.

■ 표 3-2. 일차성 및 이차성 교모세포종에 따른 여러 유전자 이상과 관련된 경로

Genetic abnormalitie	Frequency (%)	Major altered signaling pathways
Primary GBM		
TERT promoter mutation	60-80	Telomere maintenance
NF1 loss	10-18	MAPK signaling
PTEN loss	36-41	PI3K signaling
PI3K mutation	15-25	PI3K signaling
TP53 mutation	28-35	p53 pathway
EGFR vIII	25-50	RTK signaling
EGFR ampl.	36-60	RTK signaling
PDGFRA ampl.	10-13	RTK signaling
RB1 loss	14	Rb pathway
CDKN2A loss	31-78	Rb pathway
FGFR3-TACC3 fusion	3	RTK signaling
Secondary GBM		
IDH mutation	60-80	Metabolism
ATRX mutation or loss	57	Genome integrity
TP53 mutation	65	p53 pathway
RB1 loss	43	Rb pathway
CDKN2A loss	19	Rb pathway
PTEN loss	4	PI3K signaling
PTPRZ1-MET fusion	15	RTK signaling

*IDH: Isocitrate dehydrogenase; CDKN2A: Cyclin-dependent kinase inhibitor 2A; PTEN: Phosphatase and tensin homolog; NF1: Neurofibromatosis 1; RB1: Retinoblastoma 1; TERT: Telomerase reverse transcriptase; ampl.: Amplification; EGFR: Epidermal growth factor receptor; PDGFRA: Platelet-derived growth factor receptor alpha; FGFR3: Fibroblast growth factor receptor 3; TACC3: Transforming acidic coiled-coil 3; RTK: Receptor tyrosine kinase; GBM: Glioblastoma; MAPK: Mitogen-activated protein kinase.

(4) TERT promoter mutations, EGFR aberrations, PTEN alterations

Telomerase reverse transcriptase (TERT)의 돌연변이(mutation)는 telomerase의 활성을 증가시켜 종양 발생에 관계한다. 이 변이는 1p/19q co-deletion과 IDH 변이형(mutation)을 가지고 있는 환자와(98%) EGFR amplification 보이는 IDH 야생형(wildtype) 환자에게(92%) 매우 높은 비율로 발견된다.

Epidermal growth factor receptor (EGFR)의 변이는 많은 경우에 부분적 유전자 증폭(regional DNA amplification)을 동반하게 되며 이를 통하여 대립유전자빈(allelic frequency)의 변이를 야기하여 종양 형성에 관여한다. 대략 교모세포종 환자의 57%에서 EGFR 의 돌연변이, 재배열, 변형된 스플라이싱, 부분 증폭(mutation, rearrangement, altered splicing, focal amplification)이 발견된다.

PTEN 의 돌연변이는 교모세포종 환자의 31~44%에서 관찰된다. 이 PTEN은 PI3K의 억제조절자(negative regulator)로 작용한다. 앞서 말했듯이 PI3K 경로는 성장인자(growth factor)로부터 반응하여 세포증식(cell proliferation)을 자극하는 주요한 신호전달경로(signaling pathway)이다. 따라서 PTEN 유실(loss)와 삭제(deletion)는 PI3K 경로 활성화를 야기시킨다.

(5) 교모세포종의 분자생물학적 분류

2010년대에 TCGA의 교모세포종 유전자 발현(gene expression) 데이터를 분석하여 교모세포종을 4가지 분자생물학적 아형(molecular subtype)으로 분류하기 시작하였다. Proneural, neural, classical 그리고 mesenchymal type이 그 분류이다. Proneural type은 다시 G-CIMP-positive와 G-CIMP-negative의 subset으로 구분할 수 있다. 이는 IDH1 변이 상태(mutation status)와 강한 관련이 있는 특정 DNA의 염기화(methylation) 패턴에 따라 분류한다(표 3-3).

■ 표 3-3. Transcription과 methylation profile에 따른 교모세포종의 TCGA 분류

Classifications	Subgroups				
	Proneural		Neural	Classical	Mesenchymal
	G-CIMP+	G-CIMP-			
Genetic alteration	IDH/TP53/ATRX	4q ampl.		7p ampl.	NF1/RB1
Phenotype	Oligodendrocytic		Neuron	Astrocytic	Culture astroglial
Prognosis	Best	Worst	Middle		
Chemotherapy	Resistant		Response	Response	Response

*TCGA: The cancer genome atlas; GBM: Glioblastoma; G-CIMP: Glioma-CpG island methylator phenotype; ampl.: Amplification; IDH: Isocitrate dehydrogenase; NF1: Neurofibromatosis 1; RB1: Retinoblastoma 1.

2) 희소돌기아교세포종(oligodendroglioma)

염색체(chromosome) 1번과 19번의 이상 여부가 희소돌기아교세포종에 관찰되는 가장 중요한 유전학적 특성이다.

1p와 19q 결손(deletion)은 2등급(grade II) 희소돌기아교세포종의 80~90%에서 관찰되며 3등급(grade III) 희소돌기아교세포종의 50~70%에서 관찰된다. 1p/19q 동반 결손(co-deletion)을 보이는 핍지교종은 특히 PCV (procarbazine, CCNU, vincristine) 항암화화요법에 반응이 좋아 양호한 임상경과를 보여준다. 이에 대한 자세한 내용은 뒷 단원에서 다루기로 한다.

3) 수막종(meningioma)

뇌수막종에서는 NF2 gene의 돌연변이와 관련이 있는 22번 염색체의 monosomy가 가장 흔히 발견되는 유전자적 변이이다. 이외에도 AKT1, KLF4, TRAF7, SMO와 같은 유전자와 여러 염색체의 이상이 여러 경로를 통해 수막종과 관련이 있음이 밝혀졌다(표 3-4).

(1) 22번 염색체의 유전적 변형
(genetic alterations of chromosome 22)

NF2 종양억제 유전자(tumor suppressor gene)는 chromosome 22의 장완(long arm)에 (22q) 위치하고 있다. monosomy 22는 전체 뇌수막종 환자의 약 절반에서 발견되는데, 특히 제2형 신경섬유종증(neurofibromatosis type2) 환자의 뇌수막종에서는 절대 다수에게서 이 유전자의 이상이 발견된다. 산발성 수막종(sporadic meningioma)의 40~70%에서도 이 유전자의 이상이 발견된다.

NF2 gene이 생산하는 단백질은 schwannomin 혹은 merlin으로 알려진 단백질인데, 세포막 단백질들을 cytoskeleton에 연결시키는 역할을 한다. NF2 돌연변이는 adherens junction을 불안정화시켜 비정상적인 세포 성장(cell growth)와 운동성(motility)을 유발하게 된다. 또한 merlin의 기능 소실은 ErbB receptors의 level을 증가시켜 앞서 언급한 EGFR/RAS/NF1/PTEN/PI3K 경로와 같은 여러 유사분열신호전달경로(mitogenic signaling pathway)를 자극시키는 것으로 알려져 있다. 최근 연구에 따르면 수막종에서의 NF2 돌연변이는 조직병리학적 소견에도 차이가 보임이 밝혀졌다. 즉, chromosome 22q의 변형이 meningothelial meningioma보다 transitional과 fibrous meningioma에서 보다 흔히 발견됨이 알려졌다.

chromosome 22에는 NF2변이뿐만 아니라 다른 유전자의 변이도 확인되었다. 대표적인 것이 Bam22, BCR (Breakpoint cluster region), TIMP3 (Tissue inhibitors of

■ 표 3-4. 뇌수막종의 발생과 관련된것으로 알려진 여러 유전자와 이들이 코딩하고 있는 염색체

Gene	Locus	Product	Genetic alteration	Physiologic function	Role and/or impact on meningiomas
Chromosome 22					
NF2	22Q12.2	Merlin	Downregulation Several mutations	Linkage of cell membrane proteins to the cytoskeleton	Early event in tumorigenesis
BAM22	22q12.2	Beta-adaptin	Downregulation	Endocytosis	Potential early event in tumorigenesis
BCR	22q11	Bcr	Downregulation	Serine/threonine kinase, GTPase activator	Potentially involved in tumorigenesis
TIMP3	22q12	Metalloproteinase inhibitor3	Hypermethylation	Inhibits MMP-2 and MMP9activity	Associated with high grade tumors
Chromosome 1					
ALPL	1p36.1-p34	Alkaline phosphatase	Downregulation	Cell cycle control	Associated withe high grade tumors and recurrence
Chromosome 6					
HIST1H1C	6p21.1	Histone H1.2	Upregulation	Cell cycle	Assoicated with recurrence
CTGF	6q23.2	Connective tissue growth factor	Downregulation	Growth factor	Assoicated with recurrence
Chromosome 9					
CDKN2A/p16INKa	9p21.3	P16	Downregulation; Hypermethylation	Cell cycle control	Associated withe high grade tumors
CDKN2B/p15ARE	9p21.3	P15	Downregulation; Hypermethylation	Cell cycle control	Associated withe high grade tumors
CDKN2A/p1RARF	9p21.3	P14	Downregulation; Hypermethylation	Cell cycle control	Associated withe high grade tumors
KLF4	9q31	Kruppel-like factor 4	Upregulation K409Q mutation	Transcription factor which induces pluripotency	Associated withe tumorigenesis of non NF2 and secretory meningiomas
Chromosome 14					
NDRG2	14q11.2	NDRG2	Downregulation; Hypermethylation	Potentially involved in cell growth & apoptosis	Associated withe high grade tumors and recurrence
MEG3	14q32	Noncoding RNA	Downregulation; Hypermethylation	Cell cycle	Linked to tumorigenesis & high grade tumors

■ 표 3-4. 뇌수막종의 발생과 관련된것으로 알려진 여러 유전자와 이들이 코딩하고 있는 염색체-계속

Gene	Locus	Product	Genetic alteration	Physiologic function	Role and/or impact on meningiomas
AKT1	14q32	Serine/threonine–protein kinase	Upregulation E17K mutation	Cell growth, Proliferation (activation P13K pathway)	Associated withe tumorigenesis of non-NF2 meningiomas
TMEM30B	14q	Transmembrane protein 30B	Downregulation	Cell cycle	Associated withe tumor recurrence
Chromosome 17					
STAT3	17q21.2	Signal transducer and activator of transcription 3	Upregulation	Transcription factor	Associated withe high grade tumors
RPS6K	17q23	Ribosomal protein S6 kinase (p70^{S6K})	Upregulation	Cell growth, Proliferation	Potentially involved in tumorigenesis
Chromosome 18					
DAL-1	18p11.32	4.1b	Downregulation	Links cell membrane proteins to cytoskeleton	Early event in tumorigenesis / associated with progression
BCL-2	18q21.33	Bcl-2	Upregulation	Regulator of apoptosis	Associated withe high grade tumors and recurrence
Other chromosomes					
SMO	7q32.3	Smoothened, G protein–coupled receptor	Upregulation Several mutations	Cell growth, Proliferation (activation Hh pathway)	Associated withe tumorigenesis of non-NF2 meningiomas
TSLC1	11q23.2	CADM1	Downregulation	Cell adhesion	Associated withe high grade tumors
TRAF7	16p13.3	TNF receptor–associated factor 7	Several mutations	Proapoptotie E3 ubiquitin ligase	Associated withe tumorigenesis of non-NF2 meningiomas
CDH1	16q22.1	E-cadherin	Downregulation	Cell adhesion	Associated withe high grade tumors, recurrence and invasion
TIMP1	Xp11.3-p11.23	Metalloproteinase inhibitor 1	Downregulation	Inhibits MMP-9 activity	Tumor invasion

metalloproteinases3) 유전자 등이다.

이들의 역할에 대해서는 표 3-4에 간단히 요약하였다.

(2) 기타 관련 염색체 및 유전자

염색체 1p 결손(chromosome 1p deletion)이 뇌수막종에서 두 번째로 흔히 발견되는 유전적 변이이다. 특히, 이 유전자 변이는 뇌수막종의 등급에도 밀접히 관련되어 있는 바, 1등급(grade I)에서는 26%, 2등급(grade II)에서는 40~76%, 3등급(grade III)에서는 70~100%에서 염색체 1p 결손이 관찰된다. 또한 염색체 1p 결손은 종양의 재발과도 밀접한 연관이 있는 것으로 알려져 있다.

염색체 6q 결손(Chromosome 6q deletion)도 수막종에서 흔히 발견되는 유전자적 이상이다. 이 염색체 6q 결손은 등급이 높을수록 보다 빈번하게 발견되는 것으로 알려져 있는데, 1등급에서는 약 9%, 2등급에서는 25~33%, 3등급에서는 50~63% 정도 발견되는 것으로 알려져 있다.

염색체 9p 결손(Chromosome 9p deletion)의 deletion도 수막종에서 빈번하게 관찰된다. 염색체 9p21에는 $CDKN2A/p16^{INKa}$, $CDKN2A/p^{14ARF}$, $CDKN2B/p15^{ARF}$ 세 가지의 종양억제유전자(tumor suppressor gene)이 코딩되어 있다. $p16^{INKa}$와 $p15^{ARF}$는 전술하였듯이 cyclin-CDK complex를 억제하여 G1/S-phase checkpoint에서 세포주기를 조정한다. 또한 $p14^{ARF}$는 p53에 작용하여 세포자멸사(apoptosis)를 조정하게 된다(그림 3-2).

염색체 10번의 이상도 뇌수막종에서 발견되는데 이들과 관련되는 후보 유전자는 PTEN, MXI1, DMBT1, MLLT10 gene 등이 거론되고 있다.

이외에도 뇌수막종에서는 염색체 14, 17, 18에서 유전자 변형(genetic alteration)이 발견되는데 관련 유전자는 표 3-4에 정리하였다.

3) 뇌종양의 유전 증후군

가족성 뇌종양 증후군(familial brain tumor syndrome)은 여러 전신증상과(주로 피부병변) 함께 중추신경계 신생물(neoplasm)을 동반하는 것을 특징으로 하는 유전성질환(genetic disorder)이다. 대표적인 가족성 뇌종양 증후군의 특징은 표 3-5에 요약하였다.

(1) 제1형 신경섬유종증 (neurofibromatosis type 1)

제1형 신경섬유종증(NF1)은 가장 흔한 중추신경계 유전성 질환으로서, 인구 4,000명 중 한 명의 유병률을 보인다. 이 질환은 상염색체 우성(autosomal dominant)으로 유전되며 NF1 gene은 염색체 17q11.2에 위치하며 종양억제 단백질(tumor-suppressor protein)인 neurofibromin을 코딩하고 있다.

(2) 제2형 신경섬유종증(neurofibromatosis type 2)

제1형 신경섬유종증(NF2) 역시 상염색체 우성의 질환이며 인구 50,000명 중 한 명의 유병률을 보인다. NF2 gene은 염색체 22q12에 위치하며 merlin (혹은 schwannomin)의 단백질을 코딩하고 있다. 이들의 역할은 전술하였다.

(3) Von Hippel–Lindau 병

Von Hippel-Lindau (VHL) 병은 상염색체 우성의 유전 행태를 보이며, 인구 36,000명당 한 명의 유병률을 보인다. VHL 유전자는 염색체 3p25-p26에 위치한다. VHL gene의 돌연변이는 VEGF의 상향조절(upregulation을 초래하여 신생혈관형성(angiogenesis)을 촉진시킨다.

(4) 결절성 경화증(tuberous sclerosis)

결절성 경화증은 인구 10,000당 약 1명 꼴로 발생하는 상염색체 이상 질환이다. 서로 다른 곳에 위치한 두 개의 주요한 유전자가 밝혀졌다.

TS complex-1 (TSC1)은 염색체9q34에 위치하며 hamartin이라는 단백질을 코딩하고 있다. TSC2는 염색체 16p13.3에 위치하며 tuberin이라는 단백질을 코딩하고 있다. 이들 두 개의 단백질은 종양억제인자로서의 역할을 하는 것으로 추정하고 있다.

■ 표 3-5. **가족성 뇌종양 증후군의 특성**

Syndrome	Characteristic CNS Lesions	Characteristic Skin Lesions	Ophthalmologic features	Chromosome	Gene	Protein
NF-1	Optic pathway glioma	Café-au-lait spots	Lisch nodules	17q11	NF1	Neurofibromin
	Brainstem glioma	Axillary freckling				
	Neurofibromatosis bright objects					
NF-2	Bilateral acoustic schwannomas	NF-2 plaque		22q12	NF2	Merlin
	Multiple meningiomas	Subcutaneous schwannomas				
Retinoblastoma	Pineoblastoma (trilateral retinoblastoma)		Leukokoria	13q14	Rb1	Rb1
Von Hippel-Lindau	Hemangioblastoma of the cerebellum/spine		Retinal angioma (hemangioblastoma)	3p25	VHL	VHL
Tuberous sclerosis	Subependymal giant cell astrocytoma	Ash-leaf spots	Retinal astrocytoma (mulberry lesion)	9q34	TSC1	Hamartin
	Subependymal nodule	Adenoma sebaceum		16p13.3	TSC2	Tuberin
	Cortical tuber	Shagreen patch Ungual fibroma				
Sturge-Weber	Leptomeningeal angiomatosis	Port-wine nevus	Choroidal hemangioma			
	Cortical calcifications		Glaucoma			
	Hemispheric atrophy					
Turcot syndrome	Glioblastoma					DNA mismatch repair genes
	(Brain tumor polyposis type 1)					
	Medulloblastoma			5q21	APC	
	((Brain tumor polyposis type 2)					
Nevoid basal cell carcinoma (Gorlin) syndrome	Medulloblastoma	Basal cell carcinomas		9q22.3	PTCH	
Lhermitte-Duclos/ Cowden syndrome	Dysplastic gangliocytoma of the cerebullum	Facial trichilemmoma (Cowden syndrome)		10q23.3 (Cowden syndrome)	PTEN	
Li-Fraumeni	Malignant glioma			17q (between exon 5 and 9)		P53
	Primitive neuroectodermal tumor					

3. 결론

지난 십여 년간 뇌종양의 유전자적 이상에 대한 우리의 이해는 괄목할 만한 발전을 이루었다. 하지만 이에 비해, 이들 정보를 바탕으로 한 임상적 응용과 임상경과를 향상시킨 정도는 기대에 못 미치는 수준이다.

최근 차세대 시퀀싱(Next generation sequencing, NGS) 의 기술이 발전하고 관련 비용이 감소하여 다양한 종양에 대한 유전체 분석이 광범위하게 이루어지고 있어 뇌종양의 유전학에 관한 정보는 앞으로도 꾸준히 증가할 것이다. 이를 통해 종양형성과정(tumorigenesis)의 새로운 경로들이 밝혀지고 또한 이를 통하여 치료의 새로운 타겟을 알 수 있다면 뇌종양에 대한 임상경과는 획기적으로 향상될 것으로 기대하는 바이다.

References

1. Brennan CW, Verhaak RG, McKenna A, Campos B, Noushmehr H, Salama SR, et al: The somatic genomic landscape of glioblastoma. *Cell* 155:462-477, 2013.

2. Hartmann C, Sieberns J, Gehlhaar C, Simon M, Paulus W, von Deimling A: NF2 mutations in secretory and other rare variants of meningiomas. *Brain Pathol* 16:15-19, 2006.

3. Ichimura K, Pearson DM, Kocialkowski S, Backlund LM, Chan R, Jones DT, et al: IDH1 mutations are present in the majority of common adult gliomas but rare in primary glioblastomas. *Neuro Oncol.* 11:341-347, 2009.

4. Lee Y, Liu J, Patel S, Cloughesy T, Lai A, Farooqi H, et al: Genomic landscape of meningiomas. *Brain Pathol* 20:751-762, 2010.

5. Lu C, Ward PS, Kapoor GS, Rohle D, Turcan S, Abdel-Wahab O, et al: IDH mutation impairs histone demethylation and results in a block to cell differentiation. *Nature* 483:474-478, 2012.

6. Mawrin C, Perry A: Pathological classification and molecular genetics of meningiomas. *J Neurooncol* 99:379-391, 2010.

7. Nonoguchi N, Ohta T, Oh JE, Kim YH, Kleihues P, Ohgaki H: TERT promoter mutations in primary and secondary glioblastomas. *Acta Neuropathol* 126:931-937, 2013.

8. Parsons DW, Jones S, Zhang X, Lin JC, Leary RJ, Angenendt P, et al: An integrated genomic analysis of human glioblastoma multiforme. *Science* 321:1807-1812, 2008.

9. Scelsi R: [Epidemiology of cerebral gliomas]. *Minerva Med* 75:1259-1263, 1984.

10. Tabernero MD, Maillo A, Nieto AB, Diez-Tascon C, Lara M, Sousa P, et al: Delineation of commonly deleted chromosomal regions in meningiomas by high-density single nucleotide polymorphism genotyping arrays. *Genes Chromosomes Cancer* 51:606-617, 2012.

11. Verhaak RG, Hoadley KA, Purdom E, Wang V, Qi Y, Wilkerson MD, et al: Integrated genomic analysis identifies clinically relevant subtypes of glioblastoma characterized by abnormalities in PDGFRA, IDH1, EGFR, and NF1. *Cancer Cell* 17:98-110, 2010.

12. Wang SI, Puc J, Li J, Bruce JN, Cairns P, Sidransky D, et al: Somatic mutations of PTEN in glioblastoma multiforme. *Cancer Res* 57:4183-4186, 1997.

13. Weller M, Stupp R, Reifenberger G, Brandes AA, van den Bent MJ, Wick W, et al: MGMT promoter methylation in malignant gliomas: ready for personalized medicine? *Nat Rev Neurol* 6:39-51, 2010.

CHAPTER 04

뇌종양 유전학 – 뇌종양 미세환경
(뇌종양줄기세포, 혈관생성 및 침윤, 종양면역)

강석구
연세대학교 신경외과

1. 서론

뇌종양 미세환경(Brain tumor microenvironment)에 대한 내용이 기술될 본 장은, "암(cancer)"이란 덩어리를 거시적 관점에서 미시적 관점으로 그 시야를 집중하여, 종양 내 환경에 대한 요소 요소를 도해와 함께 설명해 나갈 것이다. 물론 이 장은 가장 빠르게 새로운 지식이 업데이트되고 있는 장이라 최신의 내용을 업데이트하기 어려운 것이 사실이다. 또한 모든 뇌종양에 대하여는 개별 장에서 설명될 것이니, 모든 예는 "신경아교종(glioma)" 혹은 "교모세포종(gliblastoma, GBM)"을 기준으로 설명할 것이며 다른 종류의 암이 인용될 때는 별도 표시할 것이다. 본 장은 우선 "암"의 기원 세포로 알려진 암줄기세포 이론을 확장하여 뇌종양의 기원이 되는 뇌종양줄기세포의 특징과 치료적 접근에 대하여 기술할 것이며, 이러한 뇌종양줄기세포가 살아나가는데 중요한 기질(stroma)내에서 일어나는 악성화와 매우 연관이 높은 혈관생성(angiogenesis)과 침윤(invasion)에 대한 설명을 할 것이며 마지막으로, "암"이란 비 정상적인 조직에 대한 기본적인 면역 반응과 이를 활용한 치료에 대한 내용으로 마무리할 것이다. 방대한 양의 뇌종양과 연관된 기초 지식에 대한 내용이며 문헌에 보고된 내용을 근거로 요약할 것이다.

2. 뇌종양 미세환경: 뇌종양줄기세포 (brain tumor stem cell; BTSC)

1) 줄기세포 정의

(1) 줄기세포(stem cells)

정상 줄기세포는 기관, 조직 등으로 분화(differentiation)하는 능력과 복제(self renewal)할 수 있는 능력을 가지는 세포로 정의한다. 정상 줄기세포가 무제한의 복제 가능성을 가질 수 있지만 일반적으로 천천히 또는 손상 등의 특정 자극에 반응할 때만 분열한다. 즉 정상 줄기세포는 증식 및 분화의 측면에서 좀 더 제한된 능력을 가진 세포로도 분화할 수 있고(=전구세포: progenitor cells or transient amplifying cells), 결국 최종적으로 분화된 세포로 분화된다(그림 4-1A). 요약하면 줄기세포는 자신도 분열하여 만들지만 그 아래 단계인 전구세포로 분화하며 또한 전구세포의 아래 단계인 분화된 세포로 될 수 있다. 이러한 분화의 방향을 정통분화(orthodox differentiation)라 명하며 이러한 분화의 방향과 반대로 되는 것을 비전통분화(unorthodox differentiation) 혹은 역분화(dedifferentiation)이다.

(2) 신경줄기세포(neural stem cells)

정상 줄기세포는 각각의 조직에 따라 특징이 다르며 그 명명이 다르다고 할 수 있다. 신경계의 경우 신경줄기세포라고 명하며 이는 줄기세포의 특성을 가지는 신경계세포이다. 뉴런(neuron)과 교세포(glia)는 분화의 마지막 단계인 완전 분화된 세포로 서로 다른 전구세포에서 기원할 것으로 믿어져 왔으나, 공통전구세포(common precursor)가 존재함이 밝혀졌다(그림 4-1B). 신경줄기세포가 존재하는 곳은 hippocampus dentate gyrus의 과립하 영역(subgranular zone, SGZ) 혹은 측뇌실의 뇌실하 영역(subventicular zone, SVZ)이라 보고되었다(그림 4-1C).

2) 뇌종양줄기세포

(1) 암줄기세포(cancer stem cell)와 뇌종양줄기세포의 개념

암조직에서 분리된 세포인데 줄기세포의 특성을 가지는 세포를 암줄기세포라 명할 수 있다. 이는 정상 조직과 정상적으로 완전 분화된 세포들의 기원세포가 줄기세포이며, 신경계에 이런 역할을 하는 세포를 신경줄기세포라 명하는 데서 힌트를 얻을 수 있다. 암조직에서 분리된 세포가 줄기세포가 가지는 두 가지 특징적인 능력(복제 능력, 분화 능력)이외에 종양생성능력(tumorigenic potential)을 보유하는 경우를 암줄기세포라 명할 수 있다. 만일 이러한 3가

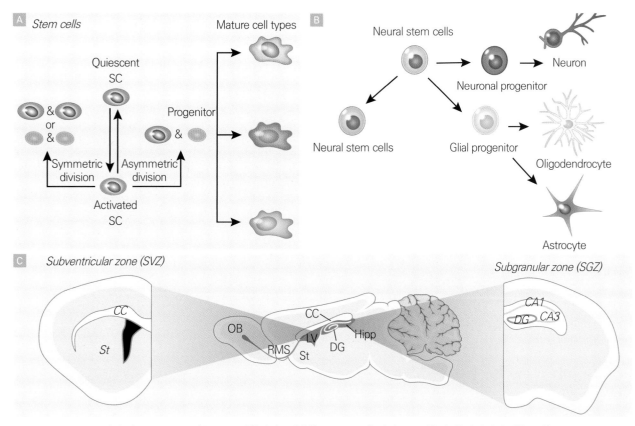

■ 그림 4-1. A. 줄기세포(stem cell; SC)는 보통 비활성의 조용한(quiescence) 상태로 존재한다. 활성화되면 대칭분열(symmetric division)로 같은 딸세포를 만들거나 비대칭분열(asymmetric division)로 줄기세포와 아래 단계의 전구세포(progenitor)를 만들기도 하며, 전구세포가 분화하여 성숙한 다양한 세로로 된다. B. 신경줄기세포도 다른 정상줄기세포처럼 조용한 상태에서 활성화되면 신경 및 교세포 분화를 한다. C. 신경줄기세포는 SVZ과 SGZ에 존재한다.

지 특징적 능력 중 하나라도 충족시키지 못한다면 암줄기
세포라 할 수 없다. 종양생성능력을 보유하였다는 것은 세
포를 면역결핍 생쥐나 쥐에 이식했을 때 종양이 생성되는
경우를 의미한다. 그러면 뇌종양줄기세포란 뇌종양조직에
서 분리한 세포가 줄기세포의 능력(복제 능력, 분화 능력)
과 종양생성능력을 보유하는 경우로 유추할 수 있다. 수많
은 뇌종양이 있는데 이러한 조직학적 진단이 서로 다른 뇌
종양에서 분리된 줄기세포를 모두 뇌종양줄기세포라고 명
할 수는 없으며 개념적으로 뇌종양줄기세포란 포괄적 의
미를 내포한다. 즉 개념적으로는 교모세포종에서 분리된
줄기세포는 교모세포종줄기세포(glioblastoma stem cell)
할 수 있고, 희소돌기아교세포종에서 분리된 줄기세포는
희소돌기아교세포종줄기세포(oligodendroglioma stem
cell)라 할 수 있다.

(2) 용어 혼동

암줄기세포에 대한 표현은 다분히 이론적 정의에 기원
하기에 같은 현상을 놓고 서로 다르게 명명하기도 한다. 그
리고 개념적으로 암줄기세포라 하려면 하나의 세포를 이
야기 하기 때문에 실험적으로 정확하게 암줄기세포라고
하려면 단일세포(single cell)에서 증명이 되어야 한다. 따
라서 이러한 암줄기세포란 용어를 단일세포에서 복제, 분
화, 종양생성능력 등이 증명되지 않았다면 암줄기세포
라 할 수 없다는 의견도 있다. 따라서 이러한 암줄기세포
의 단일 세포 증명을 용어적으로 좀 완화하여, 암유발세포
(cancer initiating cell)라고 명명하기도 한다. 개념적으로 모
두 유사한 개념이라 여길 수 있다.

(3) 종양구(tumorsphere)라는 대안적 용어 선택

앞서 설명했듯이 줄기세포의 능력을 가지는 세포가 기
원 된 조직에 따라 앞에 그 조직의 이름을 넣어 명명한다
이해할 수 있다. 즉 신경계에서 있으면 신경줄기세포, 간에
존재하면 간줄기세포, 대장에 존재하면 대장줄기세포 등
으로 명할 수 있고 포괄적으로 암에 존재하면 암줄기세포
라 할 수 있고 위암에 존재하면 위암줄기세포, 교모세포종

에서 존재하면 교모세포종줄기세포(GBM stem cell, GSC)
라 명할 수 있다. 암조직기원의 암줄기세포군은 일반적인
줄기세포의 특징 이외에 종양생성능력이 추가된다 생각하
면 개념적으로는 단순하다 할 수 있다. 단 이 모든 것은 단
일세포 수준에서 시작이 되어야 한다. 그러나 현실적으로
종양에서 일차배양으로 암줄기세포를 분리해 낼 때 암줄
기세포임을 증명하기 위해 단일세포로 이 모든 것에 대한
증명을 환자별로 해 나간다면 비용과 노력이 너무 많이 필
요하게 될 것이다. 따라서 현실적으로 단일세포 수준에서
증명만 제외한다면 종양구(tumor sphere, TS)라는 용어가
현실적 대안이 될 수 있다. 실제 수술실에서 획득된 조직에
대한 교모세포종줄기세포 혹은 교모세포종종양구의 분리
과정에 대한 내용을 그림으로 요약한다(그림 4-2).

3) 뇌종양줄기세포의 특징

(1) 교모세포종줄기세포(GSC) 혹은 교모세포종-종양구
(GBM TS) 분리

교모세포종 생검 조직에서 기계적 혹은 화학적으로 조
직을 분쇄하여 단일세포를 분리한 후에 이를 신경줄기세
포 배양법인 신경구(neurosphere) 배양 배지(무혈장, EGF,
bFGF)에서 배양을 하며, 이렇게 해 나가는 것은 신경줄기
세포가 가지는 복제능력과 분화능력을 유지하는 신경구를
배양하는 방법과 같고 교모세포종에서 교모세포종-종양구
(복제능력과 분화능력을 지닌)를 계속 선택 배양을 할 수
있게 된다(그림 4-3).

(2) 교모세포종줄기세포(GSC) 혹은 교모세포종-종양구
(GBM TS) 특성
① **복제능력** : 종양에서 분리된 단일 세포를 신경줄
기세포 배양조건으로 배양하면 수많은 신경구
가 배양이 되며, 이를 신경구어세이(neurosphere
assay)를 통하여 복제 능력을 재확인한다. 개대 배
양(serial culture)과 단일세포 분리를 반복하는 데
제한희석(limiting dilution)을 통하여(골(well)당 한

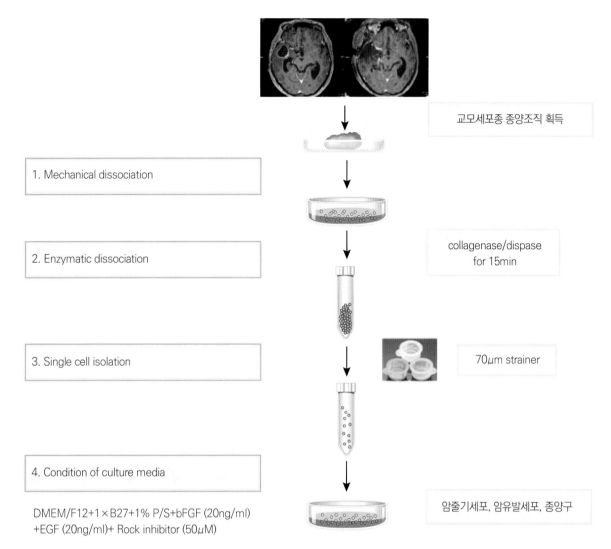

교모세포종 종양조직 획득

1. Mechanical dissociation

2. Enzymatic dissociation

collagenase/dispase
for 15min

3. Single cell isolation

70μm strainer

4. Condition of culture media

DMEM/F12+1×B27+1% P/S+bFGF (20ng/ml)
+EGF (20ng/ml)+ Rock inhibitor (50μM)

암줄기세포, 암유발세포, 종양구

■ 그림 4-2. 환자의 종양조직에서 암줄기세포(암유발세포 혹은 종양구)를 분리하는 순서이다.

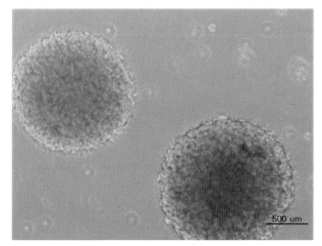

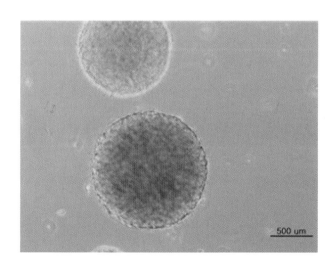

■ 그림 4-3. 실제 교모세포종 생검조직에서 분리한 종양구.

개의 세포만 배양) 신경구형성능력(neurosphere formation capabilities), 즉 복제의 능력을 수치화할 수 있다(그림 4-4).

② **분화능력** : 교모세포종줄기세포의 분화능력은 신경줄기세포와 유사한 분화능력을 보이며 신경-아교세포 분화유도배지에 배양하여 신경-아교세포 분화(neuro-glial differentiation)능력을 확인한다. 주로 면역세포염색을 이용하며 Tuj1 (뉴런), GFAP (아교세포), MBP(희소돌기아교세포), Neun 등에 대하여 분화 확인 과정을 거친다(그림 4-5).

③ **종양생성능력** : 암줄기세포의 특징 중에 가장 중요한 것으로 정상 조직에서 획득된 줄기세포들과 구분되는 특징적 능력이다. 면역 결핍 동물에 이식하였을 때 종양을 생성하며 이때 동소이식(orthotopic) 방법으로 증명하는 것이 이소이식(heterotopic) 방법으로 증명하는 것보다 이론적으로 더 타당하다 할 수 있다.

④ **교모세포종암줄기세포의 표지자(marker)** : 혈액암의 경우, 예를 들면 백혈병암줄기세포의 경우 암줄기세포, 혹은 암전구세포 등에 대한 세밀한 표지자가 잘 연구되어 있다. 그러나 뇌종양의 경우, 교모세포종을 예를 들면 CD133, Musashi, Nestin, Podoplanin 등의 가능성이 있는 표지자가 있지만 이런 표지자의 양성 혹은 음성의 여부만을 가지고 암줄기세포의 여부를 판단할 수는 없다(그림 4-6). 즉 단일 표지자로 교모세포종을 포함한 다양한 뇌종양의 경우는 암줄기세포의 진위를 판단할 수 없다. 따라서 뇌종양에서 암줄기세포를 분리하여 그 존재를 증명할 때는 기능적 특성 증명(복제능력, 분화능력, 종양생성능력)이 주된 방법이라 할 수 있다.

4) 뇌종양줄기세포 치료 개념

암줄기세포가설과 뇌종양을 포함한 다양한 고형암에서 암줄기세포의 존재를 증명하고자 현재까지의 노력은 이런 암줄기세포군이 발암의 씨앗과도 같으며 재발의 핵심이기 때문이다. 이론적으로 뇌종양줄기세포의 줄기세포능력을 차단하는 것을 말하며 복제의 차단과 분화의 차단이 바로 암줄기세포 치료 표적이라 할 수 있다(그림 4-7). Notch신호 전달체계(signal pathway)는 신경줄기세포의 유지와 확장에 중요한데, 이것을 억제하여 수모세포종(medulloblastoma) 세포의 성장과 종양생성능력이 감소되며 또한 CD133 양성 클론도 감소된다 보고되었고, 교모세포종줄기세포가 골형성단백질(bone morphogenic protein, BMP)에 노출되었을 때 복제능력과 CD133 양성 클론이 감소되며 동물 모델에서 생존기간이 연장된다 보고되었다. 이상적인 암줄기세포 표적치료는 이론적으로 암줄기세포의 복제능력을 선택적으로 공격하여 발암의 씨앗을 없애거나 혹은 분화능력을 공격하여 분화의 방향을 정상세포 분화처럼 바꾸는 것이라 할 수 있다. 다만 아직은 현재 진행형인 연구 주제이며 향후 미래의 치료 방향이라 할 수 있다.

Neurosphere formation assay

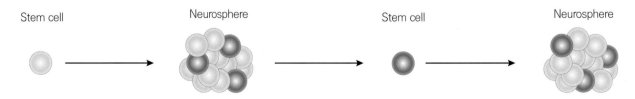

■ **그림 4-4.** 종양 조직에서 단일세포를 분리한 후에 정상신경줄기세포 배양과 같은 방법으로 배양하면 신경구와 같은 모양의 구가 형성되며 이런 신경구형성 어세이는 자가복제능력을 판단할 때 사용된다.

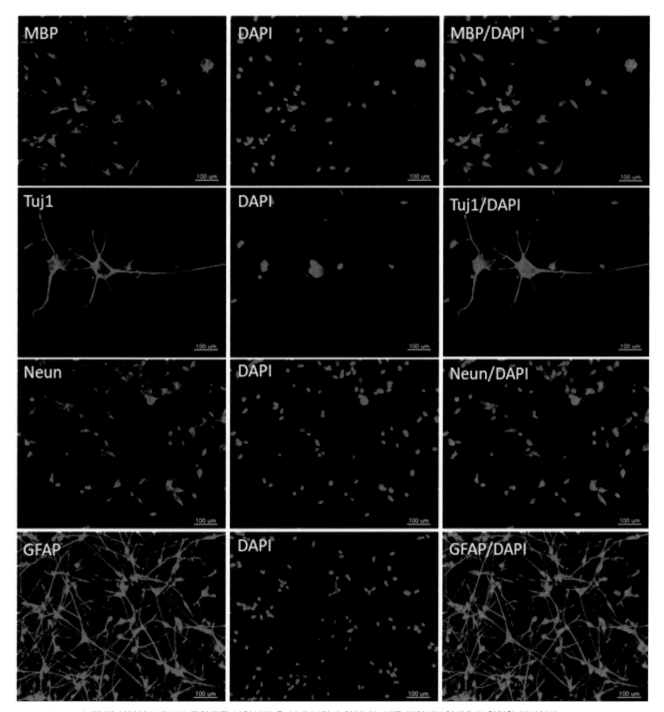

■ 그림 4-5. 뉴런 및 신경아교세포로 종양구를 분화시킨 후 실제 분화가 일어났는지를 면역세포염색으로 확인한 결과이다.

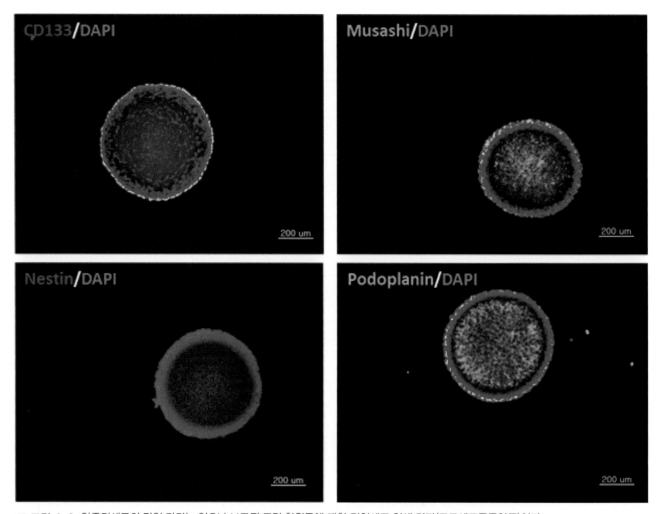

■ 그림 4-6. 암줄기세포의 단일 마커는 없으나 보고된 표면 항원들에 대한 면역세포 염색 결과(교모세포종종양구)이다.

5) 뇌종양줄기세포의 기원

앞서 기술한 것과 같이 교모세포종줄기세포와 신경줄기세포는 서로 유사한 점이 많고 신경줄기세포가 교모세포종줄기세포의 기원세포일 수 있다 생각되며 동물 수준에서는 근거가 있다. 뇌실하 영역(subventricular zone, SVZ)의 신경줄기세포가 뇌종양암줄기세포의 기원이란 보고도 있고, 생쥐 뇌실하 영역의 P53과 NF1의 비활성화가 악성교종을 야기함이 보고되었다. 다만 이런 연구결과들은 맞을 것 같다는 생각이 들고 이론적으로는 맞을 것 같지만 사람의 결과로 증명이 되지는 못한 상태이다. 단 2017년 세계신경종양학회, 2017년 북미신경종양학회에서 초록으로 발표된 바로는 교모세포종은, 사람이 나이가 들면서 우연히 뇌실하 영역의 별아교세포리본영역(astrocytic ribbon area)에 돌연변이가 생기면 이 돌연변이가 생긴 뇌실하 영역의 신경줄기세포가 대뇌의 피질로 이동하여 그곳에서 종양이 생성된다고 보고되었고, 이것이 최신의 정보라 여겨진다.

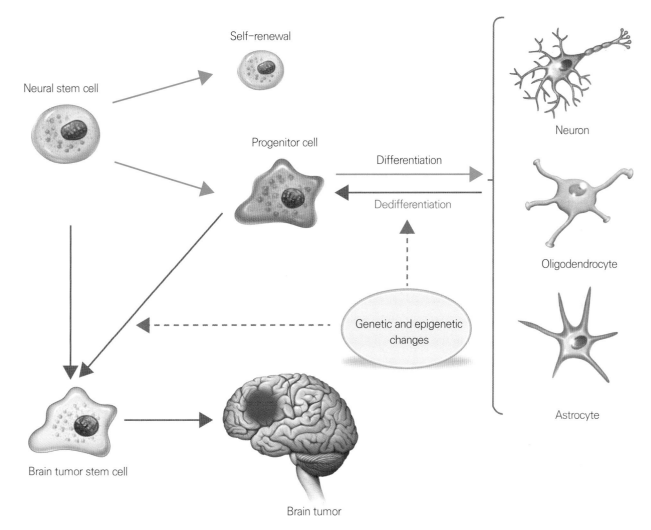

■ 그림 4-7. 신경줄기세포와 암줄기세포 사이의 발암의 기전에 대한 모식도로서 이러한 발암의 기전이 밝혀져 나감에 따라 특이적 치료 표적이 생길 수 있다.

3. 뇌종양 미세환경: 혈관생성과 침윤 (angiogenesis & invasion)

1) 혈관생성

(1) 혈관생성(angiogenesis)

혈관생성은 기존 혈관으로부터 새로운 혈관이 형성되는 것이고, 중배엽 전구체에서 혈관내피세포가 만들어진 후에 새혈관이 만들어지는 혈관형성(vasculogenesis)과는 다르다.

(2) 암과 혈관생성(cancer & angiogenesis)

암세포는 통제된 방식으로 분열하는 능력을 상실한 세포로 악성 종양은 점차적으로 돌연변이가 발생 암세포가 빠르게 분열하고 성장한다. 그러나 종양은 특정 크기(일반적으로 1~2 mm³) 이상으로 성장하기 위해 필요한 산소 및 기타 필수 영양소를 제공하기 위해 전용 혈액 공급이 필요하다. 종양은 다양한 성장 인자를 분비함으로써 혈관 성장(혈관 신생)을 유도한다. bFGF와 VEGF와 같은 성장 인자는 종양으로의 모세혈관 성장을 유도 할 수 있으며 정상 혈관과 달리 종양혈관은 불규칙하게 확장된다. 내피세포는 암세포보다 유전적으로 안정하다 여겨졌고 이 안정성은 항혈관치료법을 사용하여 내피세포를 표적 가능하게 해 주었다. 암세포를 대상으로 한 화학요법과 비교하여 치료에 대한 '약제 내성'을 빠르게 변이시키고 획득한다. 교모세포종의 경우 종양이 혈관을 만들 수 있다 보고되었다. 종양줄기세포가 자신의 혈관을 만들 수 있고 bevacizumab이 이런 혈관의 초기 분화를 억제할 수 없다는 사실을 보고하였고, 교모세포종에서 수행된 이러한 연구는 다른 암으로 확장해서 해석될 수도 있다.

(3) 교모세포종 혈관생성과 의미

종양 세포와 혈관 사이의 상호 작용은 종양 성장을 촉진하는 것으로 보이며 bevacizumab 같은 치료제는 혈관내피성장인자(vascular endothelial growth factor, VEGF)에 의존하는 혈관형성 및 고혈관성 종양에서의 혈관투과성을 억제함으로써 재발까지의 기간을 증가시킨다. 저등급 신경아교종과 구별되는 교모세포종의 특징은 미세 혈관 증식이며, 교모세포종은 혈관 형성이 매우 잘 되어 있다. 이런 이유는 내피세포증식을 통해 기존 혈관에서 모세혈관이 돋아 나며, 종양 세포로부터의 혈관 신생 인자의 방출로 인한다(그림 4-8).

2) 침윤

(1) 침윤성 신경아교종(infiltrative glioma)의 병리학적 특징

신경아교종의 침윤에 대하여 신경아교종은 이미 존재하는 어떤 구조내에서 성장하는 것이 아니라 알려져 있으며, 침윤과 성장은 신경주변성장(perineuronal growth), 연질막밑성장(subpial growth), 혈관주변성장(perivascular growth) 및 섬유속성장(intrafascicular growth)이 있다. 미만성 신경아교종에서 백질 영역에서 수초섬유(myelinated fiber)를 따라 세포가 침투하고, 종양 세포의 subpial, perivascular, perineuronal 누적이 자주 발생한다(그림 4-9). 또한 이러한 침윤을 "게릴라전"이라 표현하기도 한다. 즉 종양이 어떤 덩어리를 형성하는 것이 아니라 하나하나의 세포가 하나의 게릴라처럼 흩어지며 게릴라 소탕 때와 마찬가지로 하나하나를 소탕해 나가야 한다는 의미를 내포한다.

(2) 침윤의 특성

세포간 상호작용에 대한 특성은 국소부착인산화효소(focal adhesion kinase, FAK)의 발현이 증가되면서 외부 구조물 격인 세포골격을 재배열 시키면서 세포외기질을 스케폴드 삼아 침윤을 증가시킨다고 알려져 있다. 침윤 과

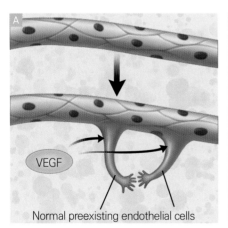
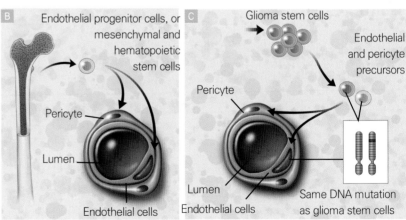

■ 그림 4-8. A. 종양내 저산소증이 VEGF 등을 방출하여 내피세포에서 새로운 혈관형성을 촉진한다. B. 골수에서 유래된 내피세포 전구세포들 혹은 간엽줄기세포 등에 의해 새로운 혈관이 생성된다. C. 종양세포가 내피세포 혹은 주변세포로 분화함도 증명되었다.

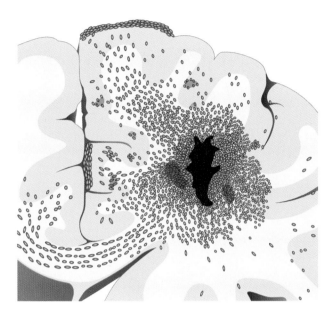

■ 그림 4-9. 교모세포종 침윤의 입체적 모식도로 혈관과 신경다발을 따라 침윤하며 연질막밑(subpial)으로 퍼지게 된다.

정을 상세하게 이해하기 위해서는 프로테아제(protease)와 세포-기질간의 반응과 이로 인하여 새로난 길을 어떻게 암세포가 타고 넘어가는지 이해하는 것이 중요하며 또한 성장인자가 침윤에도 중요한 역할을 한다. 혈관주변 침윤은 대표적인 교모세포종 침윤의 형태이다(그림 4-10).

4. 뇌종양 미세환경: 종양면역 (Immuno–oncology)

1) 면역계(immune system)

면역계는 질병을 예방하는 인체의 많은 생물학적 과정을 포함하는 숙주 방어 시스템이다. 면역 체계는 비-자기 유기체(organism) 또는 비정상 세포의 유해한 침입으로부터 신체를 보호하는 방법으로, 제대로 기능을 발휘하려면 면역계가 병원균(pathogen)으로 알려진 다양한 종류의 물질을 찾아내어 유기체의 건강한 조직과 구별하는 것이다. 면역계는 내제면역계(innate immune system; 타고난 면역 체계), 적응면역계(adaptive immune system)로 나뉘거나

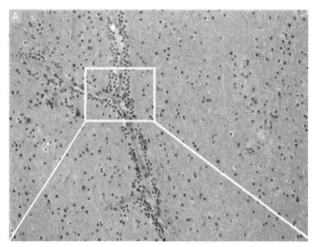

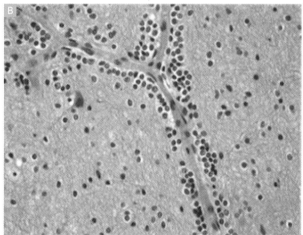

■ 그림 4-10. 교모세포종의 혈관주변 침윤을 보여주는 특징적인 사진으로, 가운데 혈관을 따라 침윤하는 양상이 관찰된다(**A**. 저배율, **B**. 고배율).

또는 체액성면역(humoral immunity), 세포매개면역(cell-mediated immunity)과 같은 하위 시스템으로 분류할 수 있다.

(1) 내제면역계 (innate immune system)

성공적으로 인체에 들어가는 미생물이나 독소는 내제면역계의 세포를 접하고, 선천적 반응은 대개 미생물이 광범위한 패턴의 미생물 군에서 보존되어 있는 것을 인지하는 패턴 인식 수용체(pattern recognition receptors) 또는 손상, 상해 또는 스트레스를 받은 세포가 경보 신호를 보낼 때 유발된다. 내제면역반응(innate immune response)

은 병원균에 대한 오래 지속되는 면역을 부여하지 않는다. 내제면역반응에 대하여 순차적으로 미생물이나 독소 혹은 암세포 등이 신체 장벽(즉, 피부)에 침투하면, 대식세포(Macrophage, MØ)와 면역 관련 세포는 리보핵산(RNA) 및 지질다당류(lipopolysaccharide)와 같은 미생물의 특정 특징을 인식하여 식균작용(phagocytosis)을 하며 동시에 면역관련세포(other related cells)을 모집(중성구, neutrophil, 자연살해세포, Natural killer cell, NK cell)한다. 자연살해세포(NK cell)는 T임파구(T lymphocyte)와 밀접하게 관련되어 있지만 CD3(T세포 수용체)가 없어서 주요조직적합유전자복합체(major histocompatibility complex, MHC)자극을 필요로 하지 않고 감염 또는 신생물의 징후를 보이는 세포를 용해시킬 수 있다. 자연살해세포는 수지상세포(dendritic cell, DC)를 모집하여, 수지상세포는 대식세포(MØ)와 항원제시세포(antigen-presenting cell, APC)로 작용하여 사이토카인과 단백질을 분비함으로써 적응면역반응(adaptive immune response)도 유도 가능하다. 중추신경계에서 미세아교세포(microglia)는 주로 대식세포의 역할을 맡고, 지속적으로 뇌의 면역 미세 환경을 샘플링하여 식균작용을 하던지 순환면역효과반응(circulating immune effector response)를 할 수 있게 항원제시하는 역할을 한다.

(2) 적응면역계(adaptive immune system)

내제면역계(Innate immune system)는 단순히 병원성을 나타내는 모든 항원의 인식에 의해 활성화되지만, 적응면역계(adaptive immune system)는 기능적으로 더 표적화되며, 비자가병원체(non-self pathogen)에 항원 특이적으로 발현하며, 일차반응(primary response)은 B세포(B-cell)와 T-세포(T-cell)인 순환임파구(circulating lymphocyte)에 의하여 만들어 지며 항원에 대한 특이도 판정을 세포들이 수행한다. B임파구(B lymphocyte)는 인식되는 항원에 결합시 그들의 표면에 있는 면역 글로블린에 의해 B-임파구는 증식하여 반응하여 병원균 항원특이적 항체를 분비한다. 대조적으로 T임파구(T lymphocyte)는 T세포수용체(T cell receptor, TCR)에 항원제시세포(APC)의 주요조직복합유전

자복합체(MHC)와 관련하여 항원 제시(Ag present)가 필요하며, T세포수용체(TCR)는 CD3로도 알려져 있으며 말초혈액단핵구(mononuclear cell, MNC) 내의 T세포 확인 표지자이다. T세포는 다시 두 개로 세분화되는데 주로 세포독성 T-세포(cytotoxic T-cell)로 분화하는 CD8+T-세포(표적 세포를 직접 용해시키는 임파구)와 면역 반응을 일으키는 사이토 카인을 정교하게 만드는 CD4+T-세포(helper T cell)가 그것이다(그림 4-11).

(3) 면역계의 억제

면역 시스템의 제한 없는 확산에 대한 감시로, 면역 체계는 forkhead box P3 (FoxP3) 양성 림프구인 CD25+ 조절T임파구(regulatory T cell, Treg)를 만든다. 이 세포들은 세포 간 접촉에 의해 그리고 면역억제성 사이토카인의 분비에 의해 면역 계통의 지속적인 활성화(자가면역질환으로 될 수 있음)로부터 보호하는 역할을 한다. TGF-β 및 IL-10과 같은 사이토 카인은 면역 반응을 조절하기 위해 이들 세포에 의해 분비된다. 종양면역 분야에 있어 현재 중요한 것은 이러한 억제 기전(treg)과 다른 면역조절기전(체크포인트, check point)은 암에 의해 선택적 활성이 되어 정상 면역반응이 일어나지 않게 할 수 있다는 점이다(그림 4-12). 따라서 조절T임파구(treg) 혹은 체크포인트를 억제하는 전략은 면역 반응 세포들의 활성을 높이게 역할을 하게 된다.

2) 교모세포종 면역학적 특징

(1) 일반적인 종양 면역(tumor immunology)

종양면역은 종양의 진행과 발달에서 면역계의 역할과 관련된 내용으로, 가장 잘 알려진 적용 분야는 암 치료에 사용되는 종양면역요법이다. 종양면역감시(tumor immunosurveillance)는 림프구가 지속적으로 발생하는 초기의 형질전환세포(transforming cell)를 인식하고 제거하는 데 있어 센티넬 역할을 한다고 주장되었고, 종양면역감시는 발암 억제와 규칙적인 세포 항상성의 유지를 통해 암 비율을 감소시키는 중요한 숙주 보호 과정인 것으로 보인다.

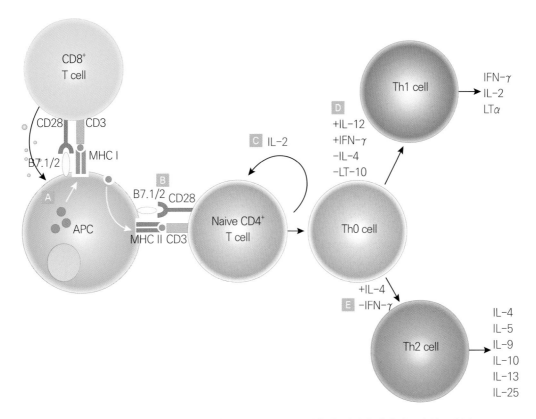

■ 그림 4-11. 적응 면역 반응의 도식도로써 T-세포가 자극을 어떻게 받고 자극받은 후 어떻게 변해 가는지 알 수 있다.

(2) 면역 특권(Immune privilege)

중추신경계는 다른 신체 부위와 달리 외래 항원을 샘플링하는 순환하는 면역 세포에 의해 순찰되지 않는다고 추정 되었으며 이를 뒷받침하는 연구가 신체의 다른 부위와 비교하여 있었고, 면역 반응이 중추신경계에서 둔화되었다는 다양한 보고가 있다. 그러나 이러한 중추신경계의 면역 특권이라는 개념이 최근에는 옳지 않다는 반박 보고가 많이 있는 것이 사실이다.

(3) 교모세포종의 면역 상태

과거부터 교모세포종에 의해서 면역 반응이 억제된다고 보고되어 왔다. 최근 체크포인트 활성과 연관된 보고에 의하면 교모세포종에서 흔히 발견되는 PTEN 유전자의 돌연변이는 PD-L1의 발현을 높이는데 이는 PD-1의 리간드이며 체크포인트 활성화로 면역 반응 억제와 연관 있다. 교모세포종환자들의 경우 뇌부종 때 사용되는 덱사메타손(dexamethasone)은 말초 혈액에서 CD14+ 단핵구의 수를 감소시켜 면역 반응의 감소와 연관이 있다는 보고도 있다.

3) 암면역치료(cancer Immunotherapy)

암면역치료는 최근 교모세포종 치료에 활용되고 있거나 임상시험 중인 방법을 주로 기술하며 기타 전통적인 암면역치료에 대하여 간략하게 소개할 것이다.

(1) 세포를 이용한 면역 치료(cellular immunotherapy)

① 입양세포전달(adoptive cell transfer)

– T-세포

면역효과를 내는 세포를 직접 전달하고자 하는 개념의 치료법이다. 입양T세포요법(adoptive t-cell therapy)은 T-세포를 넣어 주는 것으로 수동

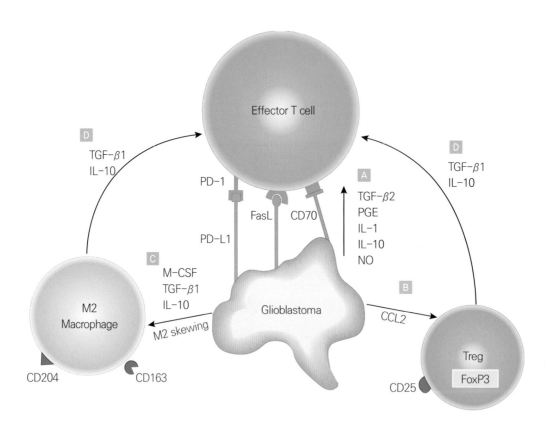

■ 그림 4-12. **종양 미세환경내 T-세포의 면역억제의 기전.**

면역(passive immunity)의 한 형태이다. T-세포들은 혈액이나 조직내에 존재하며 외래 병원균을 발견하면 활성화되는데, 특히 T-세포의 표면 수용체가 표면항원에 외래단백질의 일부를 나타내는 세포를 만날 때 활성화된다. 이러한 비자가-표면항원을 제시하는 항원제시세포(APC)에 의해 일어나며, 이런 세포들은 종양침윤림프구(tumor infiltrating lymphocytes, TIL)로 알려져 있으며 정상 조직과 종양 조직에서 발견된다. T-세포는 종양 항원을 나타내는 수지상세포와 같은 항원제시세포의 존재에 의해 활성화되며 이들 세포가 종양을 공격할 수는 있지만, 종양 내의 환경은 면역억제성이 강하기 때문에 효과적이지 못할 수 있다. 이를 극복하기 위해 종양 표적화 T-세포를 생산하고 획득하는 여러 방법이 개발되었으며, 종양 항원에 특이적인 T-

세포는 종양 샘플에서 혹은 말초혈액에서 분리된 후에 활성화 및 배양을 생체외에서 수행하여 재주입한다. T-세포 활성화는 유전자치료를 통해 또는 T-세포를 종양 항원에 노출시킴으로써 일어날 수 있고 다양한 암종에서 임상 시험이 진행중이다.

- 자연살해세포(NK cell)

또 다른 입양면역치료에 대한 세포는 자연살해세포(NK cell)이다. 건강한 공여자에게서 반수체형(haploidentical) γδT-세포 또는 자연살해세포를 분리하여 사용하는 것이다. 이 방법은 이 세포가 환자의 다른 정상세포 공격을 유발하지는 않지만 전달된 세포들의 기능이 저하되는 경우가 많은 단점이 있다.

– 키메릭항원수용체 T-세포(Chimeric antigen receptor T cell, CAR-T cell)

T-세포의 변형된 형태인 CAR-T-세포는 몸에 주입하는 효과 세포 중 하나로 유망한 방법이라 여겨진다. 세포를 직접 몸에 넣어주는 입양면역방법은 초기에는(1세대 입양면역) 종양이나 혈액에서 임파구를 추출해서 이것을 증식시켜 환자에 넣어주는 방법을 사용하였지만 이것은 단순하다는 장점이 있지만 특이도가 떨어지고 효과가 높지 않으며, 그 후 새롭게 방법을 바꿔서(2세대 입양면역) 임파구를 추출한 이후에 이를 분리한 후에 종양특이적 T-세포를 만들고 이 종양특이적인 T-세포를 증식시켜 주입하면서 종양특이도도 올라가고 효과도 향상되었다. 최근에는 더 발전시켜(3세대 입양면역) 종양이나 혈액에서 분리한 임파구에 특이 유전자를 전달하여 유전자변형 T-세포(gene-modified T cells)를 만든 후에 이를 증식시켜 환자에 주는 방법이 좀 더 종양 특이적이며 효과도 우수하다 보고되었고 이를 다른 말로 CAR-T-세포라고 한다(그림 4-13).

② 수지상세포(dendritic cell, DC)를 활용한 치료

– 수지상세포 치료

수지상세포는 항원제시세포(APC)로 종양항원을 임파구에 제시하여 항원의 활성화를 유도하여 항원이 있는 세포를 공격받게 만드는 중간 조절자 같은 역할을 하며, 종양에 있어서는 종양항원을 표적할 수 있게 해 준다(그림 4-14). 수지상세포를 직접 전달하는 방식으로 치료하는 것은 전립선암에서 시행 중이다.

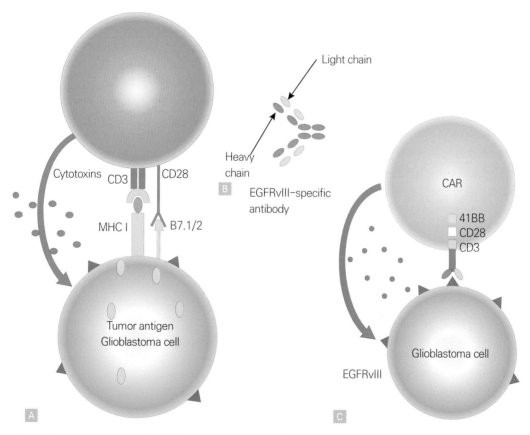

■ 그림 4-13. 특이 유전자를 표적으로 하는 CAR-T-세포의 제작 과정이다.

97

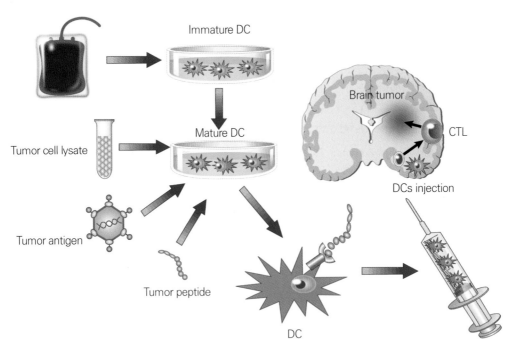

■ 그림 4-14. 수지상세포 활성화를 위한 방법들 및 그 후 모식도.

– 수지상세포 백신(vaccines)

수지상세포를 유도하여 종양항원을 제시하는 방법은 자가종양용해물 또는 암세포의 짧은 펩타이드를 백신 접종하는 것이다. 이러한 펩타이드는 면역 및 항종양 반응을 증가시키기 위해 종종 면역 보강 물질(면역원성 물질)과 함께 제공되며, 다른 보조제는 GM-CSF와 같이 수지상세포를 유인 및 활성화시키는 단백질 또는 다른 화학 물질을 포함한다. 수지상세포 백신은 오늘날 임상 시험에서 이용 가능한 교모세포종환자에게 가장 많이 연구된 면역 요법의 하나이다. 이 백신을 만들기 위해 환자에서 수지상세포를 추출한 다음 환자의 종양에서 종양 펩티드 또는 메신저-RNA(mRNA)을 추출하여 노출시키고, 면역 반응 활성화가 준비된 수지상세포를 다시 환자에서 수혈하는 것이다. 수지상세포 백신을 사용한 최초의 임상 시험 중 하나는 9명의 환자(교모세포종 7명, 역형성별아교세포종 2명)를 대상으로 한 생존 분석에서, 대조군(257일)

비하여 향상된 생존기간(455일)을 보였다. 현재 많은 임상시험이 국내외에서 시행되고 있는 중이다.

③ 펩타이드 백신

전술한 면역치료법 중에 세포를 이용한 치료는 어느 정도 실용화에 한계가 있다고 생각된다. 세포의 분리와 자극 등 모든 과정이 무균의 검증된 시스템에서 이루어져야 하기에 좀 더 약처럼 단순화하여 접근하기 위하여 펩타이드 백신의 개념으로 교모세포종에 여러 임상시험이 이루어 지고 있다. 하나의 예로, 표피성장인자수용체(epidermal growth factor receptor, EGFR)는 교모세포종의 60~90%에서 과발현되는 수용체티로신키나아제(receptor tyrosine kinase, RTK)이며, 정상 뇌 조직에는 거의 존재하지 않는다고 보고되었다. 사실 EGFR은 정상 세포에 존재하여 면역학적인 표적으로 공격한다면 자가면역반응을 유발할 수 있으나 EGFR의 활성을 전신적으로 차단하는 것이 심각한 독성을 야기하지는 않는다 보고되었다. 돌연변이 EGFR변이종 III(EGFRvIII)은 종양 특이적이며 종양의 67%까지 발생하며 증폭된 EGFR과 전체적으로 30%의 교모세포종에서 발견된다. EGFRvIII는 활성 구성이고 리간드에 의한 조절이 없으므로 종양의 발암성을 증가시키며 이것은 EGFRvIII가 면역 치료제의 표적으로 적합함을 시사하며 다양한 임상시험이 시도되고 있다.

(2) 면역체크포인트억제제
(immune check–point inhibitor)
① 체크포인트의 의미

최근에 암면역 분야의 연구와 임상시험을 선도하면서 희망적인 메시지를 지속적으로 전달해 있다. 적응면역반응에서 효과세포(effector cell)는 결국 T-세포가 되며, 이 T-세포는 2개의 시그널이 반드시 필요하다. 하나는 항원표시세포(APC)의 MHC내의 항원표시에 대한 시그널을 TCR이 받는 것이며 다른 하나는 항원표시세포(APC)의 동시자극(costimulatory) 요소를 받는 것이다. 이 동시자극은 항상 항원표시세포의 자극과 이를 받아 들이는 T-세포의 수용체가 짝을 이루는데, 동시자극 짝의 예를 들면 CD80 (B7-1)-CD28, CD86 (B7-2)-CTLA-4 등과 같이 자극과 수용체가 짝을 이룬다. T-세포의 활성화는 이런 2개의 시그널에 의해 이루어지고 이렇게 활성화되면 나이브 T-세포(naïve T cell)의 증식이 발생된다. 이와는 반대로 동시억제(co-inhibitory) 요소도 있는데 항원표시세포의 PD-L1과 이 리간드와 결합하는 T-세포의 PD-1이 가장 대표적인 동시억제 커플링이다(그림 4-15).

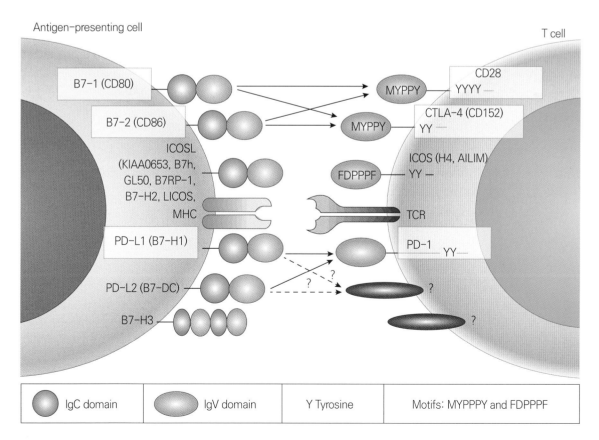

■ **그림 4-15.** 항원제시세포와 T-세포간의 동시자극 및 동시억제에 대한 리간드와 수용체 조합이다. 붉은 박스가 최근 활발하게 진행되고 있는 임상시험들의 표적이다.

T-세포 피로(exhaustion)는 동시억제 요소에 의해 이루어 지며 이런 동시억제 요소를 check point라 하며 이로 인하여 T-세포가 비활성화된다.

② 항암기전

암의 경우 T-세포 피로에 의해 T-세포의 비활성화가 유지되는데 이 T-세포의 비활성화가 동시억제 요소에 의해 이루어지는 것이다. 따라서 이러한 T-세포 동시억제요소(co-inhibitory factor)를 억제하면 다시 T-세포가 활성화되는데 이러한 동시억제에 대한 억제가 바로 체크포인트 억제라 한다. 흑색종암, 폐암에서 사용되고 있으며 현재 교모세포종에 대해선 20여 가지가 넘는 임상시험이 이루어지고 있다. 활성화된 T세포에 존재하는 표면 수용체인 CTLA-4는 T세포에 억제 신호를 보내어 면역 반응을 유발하는 CD28(= B72)의 결합에 반응하며, 이 수용체는 구성적으로 조절 T-세포(Treg)에서 활성화되고 교모세포종 미세환경에 있어서 면역 억제 메커니즘에 관여할 수 있다. PD-1과 그 리간드인 PD-L1(= B7-H1)은 CD4+ 및 CD8+ T-세포를 억제하는 음성동시활성수용체(negative costimulatory receptor)시스템을 구성하며, T-세포의 세포 사멸을 유도하며 PD-L1은 종양 미세 환경 내에서 올라가 있고 신경아교종과 교모세포종에서 면역 인식 및 파괴를 피하는 다른 메커니즘으로 이것이 치료에 활용되고 있는 것이다. 단클론 항체로 PD-L1을 차단하면 T-세포가 활성화되어 종양 성장을 억제하며 이러한 유형의 체크포인트 억제 전략은 단일요법 뿐만 아니라 입양 T-세포 요법(adoptive T cell transfer)과 수지상세포 매개 면역 요법과 같은 다른 유형의 면역 요법을 향상시킬 수 있다.

③ 최신 경향

T-세포 쪽의 PD-1과 항원제시세포 혹은 종양 쪽의 PD-L1이 대표적인 표적으로 PD1 차단의 경우 pembrolizumab(Ketruda: Merck [MSD]), nivolumab (Opdivo, BMS)이 대표적이며 PD-L1 차단의 경우 atezolizumab(MPDL32800: Roche Genetech)이 현재 임상시험 중이고, CTLA-4 차단의 경우는 ipilimumab (Yorvoy, BMS)가 대표적 약물이다. Pembrolizumab의 경우 "KEYNOTE XXX"라는 이름으로 각종 암종에 임상시험이 현재 진행 중이며 nivolumab의 경우 "CHECHMATE XXX"라는 이름의 임상시험이 각종 암종에서 이루어지고 있고 교모세포종에 대한 임상시험도 현재 시행되고 있으며 그 결과에 시선이 집중되고 있다. 기타 암면역치료로 싸이토카인과 항체 등이 사용된다.

References

1. Alcantara Llaguno S, Chen J, Kwon CH, et al. Malignant astrocytomas originate from neural stem/progenitor cells in a somatic tumor suppressor mouse model. *Cancer Cell.* 2009;15(1):45-56.

2. Androutsellis-Theotokis A, Leker RR, Soldner F, et al. Notch signalling regulates stem cell numbers in vitro and in vivo. *Nature.* 2006;442(7104):823-826.

3. Binda E, Reynolds BA, Vescovi AL. Glioma stem cells: turpis omen in nomen? (The evil in the name?). *J Intern Med.* 2014;276(1):25-40.

4. Birbrair A, Zhang T, Wang ZM, et al. Type-2 pericytes participate in normal and tumoral angiogenesis. *Am J Physiol Cell Physiol.* 2014;307(1):C25-38.

5. Cameron HA, Woolley CS, McEwen BS, Gould E. Differentiation of newly born neurons and glia in the dentate gyrus of the adult rat. *Neuroscience.* 1993;56(2):337-344.

6. Chaplain MA, McDougall SR, Anderson AR. Mathematical modeling of tumor-induced angiogenesis. *Annu Rev Biomed Eng.* 2006;8:233-257.

7. Claes A, Idema AJ, Wesseling P. Diffuse glioma growth: a guerilla war. *Acta Neuropathol.* 2007;114(5):443-458.

8. Das S, Marsden PA. Angiogenesis in glioblastoma. *N Engl J Med.* 2013;369(16):1561-1563.

9. Doe CQ, Fuerstenberg S, Peng CY. Neural stem cells: from fly to vertebrates. *J Neurobiol.* 1998;36(2):111-127.

10. Fan X, Matsui W, Khaki L, et al. Notch pathway inhibition depletes stem-like cells and blocks engraftment in embryonal brain tumors. *Cancer Res.* 2006;66(15):7445-7452.

11. Geschwind DH, Ou J, Easterday MC, et al. A genetic analysis of neural progenitor differentiation. *Neuron.* 2001;29(2):325-339.

12. Giese A, Kluwe L, Laube B, Meissner H, Berens ME, Westphal M. Migration of human glioma cells on myelin. *Neurosurgery.* 1996;38(4):755-764.

13. Giese A, Westphal M. Glioma invasion in the central nervous system. *Neurosurgery.* 1996;39(2):235-250; discussion 250-232.

14. Kang SG, Cheong JH, Huh YM, Kim EH, Kim SH, Chang JH. Potential use of glioblastoma tumorsphere: clinical credentialing. *Arch Pharm Res.* 2015;38(3):402-407.

15. Kaplan MS, Bell DH. Mitotic neuroblasts in the 9-day-old and 11-month-old rodent hippocampus. *J Neurosci.* 1984;4(6):1429-1441.

16. Kong BH, Park NR, Shim JK, et al. Isolation of glioma cancer stem cells in relation to histological grades in glioma specimens. *Childs Nerv Syst.* 2013;29(2):217-229.

17. Kwak J, Shim JK, Kim DS, et al. Isolation and characterization of tumorspheres from a recurrent pineoblastoma patient: Feasibility of a patient-derived xenograft. *Int J Oncol.* 2016;49(2):569-578.

18. Kwak J, Shin HJ, Kim SH, et al. Isolation of tumor spheres and mesenchymal stem-like cells from a single primitive neuroectodermal tumor specimen. *Childs Nerv Syst.* 2013;29(12):2229-2239.

19. McDougall SR, Anderson AR, Chaplain MA. Mathematical modelling of dynamic adaptive tumor-induced angiogenesis: clinical implications and therapeutic targeting strategies. *J Theor Biol.* 2006;241(3):564-589.

20. Medzhitov R. Recognition of microorganisms and activation of the immune response. *Nature.* 2007;449(7164):819-826.

21. Medzhitov R. TLR-mediated innate immune recognition. *Semin Immunol.* 2007;19(1):1-2.

22. Perez-Garcia A, Carrion-Navarro J, Bosch-Fortea M, Lazaro-Ibanez E, Prat-Acin R, Ayuso-Sacido A. Genomic instability of surgical sample and cancer-

initiating cell lines from human glioblastoma. *Front Biosci (Landmark Ed).* 2012;17:1469-1479.

23. Piccirillo SG, Binda E, Fiocco R, Vescovi AL, Shah K. Brain cancer stem cells. *J Mol Med (Berl).* 2009;87(11):1087-1095.

24. Piccirillo SG, Reynolds BA, Zanetti N, et al. Bone morphogenetic proteins inhibit the tumorigenic potential of human brain tumor-initiating cells. *Nature.* 2006;444(7120):761-765.

25. Ricci-Vitiani L, Pallini R, Biffoni M, et al. Tumor vascularization via endothelial differentiation of glioblastoma stem-like cells. *Nature.* 2010;468(7325): 824-828.

26. Romaguera-Ros M, Peris-Celda M, Oliver-De La Cruz J, et al. Cancer-initiating enriched cell lines from human glioblastoma: preparing for drug discovery assays. *Stem Cell Rev.* 2012;8(1):288-298.

27. Singec I, Knoth R, Meyer RP, et al. Defining the actual sensitivity and specificity of the neurosphere assay in stem cell biology. *Nat Methods.* 2006;3(10):801-806.

28. Singh SK, Clarke ID, Terasaki M, et al. Identification of a cancer stem cell in human brain tumors. *Cancer Res.* 2003;63(18):5821-5828.

29. Singh SK, Hawkins C, Clarke ID, et al. Identification of human brain tumor initiating cells. *Nature.* 2004;432(7015):396-401.

30. Sundar SJ, Hsieh JK, Manjila S, Lathia JD, Sloan A. The role of cancer stem cells in glioblastoma. *Neurosurg Focus.* 2014;37(6):E6.

31. Thurston G. Role of Angiopoietins and Tie receptor tyrosine kinases in angiogenesis and lymphangiogenesis. *Cell Tissue Res.* 2003;314(1):61-68.

32. Wang R, Chadalavada K, Wilshire J, et al. Glioblastoma stem-like cells give rise to tumor endothelium. *Nature.* 2010;468(7325):829-833.

33. Weissman IL, Anderson DJ, Gage F. Stem and progenitor cells: origins, phenotypes, lineage commitments, and transdifferentiations. *Annu Rev Cell Dev Biol.* 2001;17:387-403.

34. Yuan X, Curtin J, Xiong Y, et al. Isolation of cancer stem cells from adult glioblastoma multiforme. *Oncogene.* 2004;23(58):9392-9400.

뇌종양의 진단 및 수술, 환자 관리

뇌종양학 Brain Tumors

CHAPTER 01

뇌종양의 영상의학적 특징
(해부학적, 생리적, 및 기능적 영상)

최승홍
서울대학교 영상의학과

컴퓨터 단층 촬영(CT) 및 자기공명영상(MRI)을 포함한 다양한 영상기법의 발전에 따라 영상의학적 평가는 뇌종양 초기 진단에 중요한 역할을 하고 있다. 또한, 비침습적으로 뇌종양을 평가하는 영상기법은 치료 계획에도 많은 도움을 준다. 이 장에서는 영상의학이 다양한 뇌종양 환자의 진단 및 치료에 어떠한 역할을 하고 어떠한 도움을 줄 수 있는지 보여주고, 뇌종양 평가에 있어 체계적인 영상의학적 접근법을 제시하고자 한다. 이를 위하여, 자주 접하게 되는 뇌종양의 영상의학적 특징을 진단, 예후 및 치료적인 관점 등과 관련하여 기술하고자 한다.

1. 중추 신경계 종양의 영상 진단

정확한 뇌종양의 수술 전 진단을 위해서는 다양한 종양 유형 및 비종양 질환의 임상적 및 영상의학적 특징 모두를 고려해야 한다. 환자의 나이, 성별, 증상 및 징후와 과거 병력은 진단에 중요한 초기 단서를 제공한다. 또한, 역학 및 환자의 과거력 등의 임상정보는 영상 결과만을 기반으로 한 것보다 진단 정확도를 향상시킬 수 있다. 뇌종양이 의심되는 환자의 초기 검사로 사용될 영상 기법은 임상 병력과 영상기기의 가용성에 따라 크게 좌우된다. 예를 들어 발작으로 응급실에 내원한 환자에게는 응급 상황에서 전형적으로 CT 검사를 하지만, 두통으로 외래에 방문한 환자에게는 초기에 MRI 검사를 하고, CT는 석회화나 뼈의 병변과 관련된 소견의 추가 검사를 위해 사용한다.

CT와 MRI의 차이는 검사 비용과 접근성뿐 아니라, 뇌 실질 및 뼈 병변에 대한 민감도와 안전성 문제(방사선, 자기장 및 조영제 사용)에 대한 관점 등 매우 복잡하여, 하나의 검사 방법이 다른 하나에 대해 확실히 우수하다고 일반화하여 말하기는 어렵다. 적절한 검사 방법을 선택하기 위해서 임상의는 이 두 영상 방법 간의 차이점을 알고 있어야 하며, 어려운 증례들의 경우에는 반드시 영상의학과와의 협진을 통해 결정해야 한다. 앞에서 언급한 복잡한 사안들이 없다면, 정교한 연조직 대비도를 보이면서도 전리 방사선을 사용하지 않는 MRI가 중추 신경계 종양의 평가에 적합한 영상 진단법이다. 비조영증강 MRI도 조직 고유의 자기 완화 특성뿐만 아니라 주변 조직의 부종으로 작은 뇌 병변들을 발견하고 특징지을 수 있고, 조영증강 MRI를 이용하여 임상적 결정에 중요한 영향을 줄 수 있는 1~2 mm 크기의 매우 작은 뇌 실질이나 뇌수막 병변을 발견할 수 있다. 예를 들어, 하나 이상의 작은 뇌전이성 병변이 발견되면, 수술이 도움이 되는 환자로부터 그렇지 않은 환자로 적응증이 변할 수 있다. 또한 관류자기공명영상(perfusion MRI) 및 확산강조영상(diffusion-weighted imaging, DWI)과 같은 영상 기법을 적절하게 사용하면 병변과 정상 조직의 차이를 보다 정확하게 볼 수 있는 기능적 정보를 얻을 수 있다. 마지막으로 뇌활성화 기능영상(functional MRI, fMRI)과 확산텐서영상(diffusion tensor imaging, DTI)과 같은 기술은, 각각 뇌기능연구 및 뇌신경섬유지도(tractography) 연구의 기초로서, 수술 전 계획에 도움이 된다.

뇌종양과 정상 뇌조직 사이의 영상학적 대조도가 유사하기 때문에, 확연한 대조도를 보이는 주변 조직의 부종이나, 해부학적 변형을 유발하는 종괴 효과가 없는 경우 작은 뇌 병변들은 CT에서 발견되지 않을 수도 있다. 그러나 뼈 병변일 경우, CT가 MRI보다 우수한 진단능을 보일 수 있다. 뼈바탕질(bone matrix)의 CT 영상은 기본 병리를 확인할 수 있는 여러 소견을 보여줄 수 있다. 예를 들어, 양성 종양은 종종 천천히 자라면서, 피질 경계가 매끄럽게 보이고, 뼈재형성(bone remodeling)을 동반할 수 있다. 희소돌기아교세포종(oligodendroglioma), 수막종(meningioma), 배아세포종양(germ cell neoplasm), 두개인두종(cranipharyngioma)과 같은 뇌종양들에서 자주 발견되는 석회화는 CT에서 발견이 용이하다. CT는 접근성이 좋고, 빠른 검사법이므로 응급 상황에서 더욱 중요한 선별검사 방법이 될 수 있고, 특히 출혈이나 허혈성 질환과 같은 비슷한 신경학적 증상을 유발하는 다른 응급 상황에도 많은 도움을 준다. 마지막으로 CT는 심장 박동기, 강자성 이물, 임플란트나 제거 또는 교체할 수 없는 수술 장치 등의 MRI 금기증을 가진 환자들에서 거의 유일한 영상법이다.

뇌종양 환자에 대한 일반적인 영상 접근법은 다음과 같은 단계로 구성된다: (가) 종괴 효과의 확인, (나) 뇌의 특정 해부학적 영역으로 종양의 국소화, (다) 병변 및 주변의 영상소견의 분석 순이다.

1) 종괴 효과

종괴 효과의 분석은 종양을 다른 질환으로부터의 감별뿐만 아니라, 치료지침을 제공하는 데도 도움이 된다. 뇌종양의 대부분은 발현 당시 경계가 좋은 측정 가능한 종괴로 나타나지만, 다수의 종양, 특히 축내종양은 명확한 경계가

없는 불규칙한 모양을 가지는 경우가 많다. 종괴 효과의 영상 소견에는 뇌, 수막, 신경 또는 두개골의 직접적인 확장뿐만 아니라 대뇌 고랑, 뇌실 또는 수조의 소실, 혈관 또는 뇌신경의 변위, 폐쇄성 수두증 및 뇌탈출(herniation) 등의 간접적인 소견도 포함한다. 종괴 효과에 대한 평가는 병변의 크기와 비교하여 종괴 효과의 정도를 평가하는 것에서 출발한다. 뇌병변이 인접한 뇌 구조에 미치는 영향을 토대로 "종괴 효과 정도에 비례하지 않는 크기"를 보이는 소견은 종종 비종양성 병인의 가능성을 시사하는 단서가 된다. 예를 들어, 아급성 경색도 신호강도 이상과 조영증강을 나타낼 수 있지만, 종괴 효과는 매우 적거나 거의 없고, 시간이 지나면서 감소한다. 진행다초점백색질뇌증(progressive multifocal leukoencephalopathy), 종양성 다발성 경화증(tumefactive multiple sclerosis)과 같은 염증성 병변은 뇌종양으로 오인될 수 있지만, 신호강도 이상 정도에 비례한 종괴 효과를 보이지는 않는다.

2) 종양 위치: 축내종양 vs 축외종양

종괴의 위치를 축내(뇌에서 유래함) 또는 축외(뇌밖에서 유래함)로 판단하는 것은 영상 진단 및 수술 계획에 중요하다. 성인에서 발생하는 축외종양의 대다수(> 80%)는 수막종과 신경집종(schwannoma)을 포함하여 양성이지만, 축내종양의 대다수는 악성이며, 예후가 나쁜 전이암과 고등급 신경아교종(glioma)을 포함한다.

축외종양은 다음과 같은 특성을 나타낼 수 있다.
- 인접 피질의 변위 또는 압축
- 종괴와 뇌사이의 뇌척수액 또는 대뇌 피질 혈관의 존재
- 경질막, 연수막 또는 뇌신경의 조영증강 및 비후

축내종양의 소견은 다음과 같다.
- 병변의 모든 변연이 뇌실질 안으로 제한됨
- 피질의 확장

대부분의 경우 축내종양과 축외종양은 쉽게 구분되

지만, 소수의 종양에서는 두 위치의 영상 소견을 보이고 있어, 감별이 어려운 경우가 있다. 특히, 신경아교육종(gliosarcoma)뿐만 아니라 다른 육종성 종양은 축내와 축외 구역에 모두 나타날 수 있다.

3) 뇌종양의 병변과 병변 주변의 영상 소견

(1) 종양 혈관 투과성(vascular permeability)

혈관 투과성은 종양에 의해 영향을 받을 수 있는데, 이는 혈액뇌장벽(blood-brain barrier, BBB)의 직접적인 파괴 또는 종양에서 유래한 혈관작용 분비물에 의한 간접적인 영향에서 기인한다. 이러한 생리적 변화는 조영제 투여 후 얻은 CT 스캔 또는 T1 강조 MR 영상에서 조영증강을 유발하게 되고, 이는 조영제의 혈관외 누출 때문이다. 동일한 기본 현상은 역동적조영증강영상(dynamic contrast-enhanced MRI, DCE-MRI)를 사용하여 종양의 투과성을 정량화하는 데 이용될 수 있다. 또한, 종양의 재발/진행으로 인한 조영증강과 치료 후 이차적으로 발생한 방사선괴사(radiation necrosis)에서도 비슷하게 보이는 조영증강을 구별하기 위해 이러한 정량화가 이용될 수 있다. 축내 종양 중에서 전이암, 고등급 별아교세포종(astrocytomas), 다중화환배아성종양(embryonal tumor with multilayered rosettes) 및 림프종을 포함한 악성 종양들은 조영증강이 잘 된다. 반면, 저등급 별아교세포종(astrocytomas)과 뇌실막밑세포종(subependymoma)과 같은 저등급 종양에서는 조영증강이 잘 되지 않는 경향이 있다. 또한 수막종 및 신경집종과 같은 다수의 축외종양과 털모양 별아교세포종(pilocytic astrocytoma), 아교신경세포종(glioneuronal tumor) 및 저등급 신경아교종의 일부를 포함하는 축내종양을 비롯한 저등급 종양이 조영증강 될 수 있다. 조영 증강은 뇌종양에만 국한된 것이 아니다. 경색, 염증 및 감염을 비롯한 다른 병리학 변화 또한 뇌혈관장벽에 영향을 주어 간질 공간으로 조영제의 누출이 생길 수 있다. 마지막으로, 많은 고등급 신경아교종은 유전적 이질성으로, 조영증강 부분과 비조영증강 부분으로 이루어진, 다양한 조영증

강을 보인다. 조영증강 되는 부분은 전형적으로 좀 더 공격적인 고등급의 종양 부분과 관계있기 때문에, 치료 계획을 최적화하고 최상의 치료 결과를 얻기 위해서는 생검이나 종양 절제를 위한 표적이 되어야 한다.

(2) 국소부종(perilesional edema)

간질 부종은 혈관 투과성 증가의 한 결과이며, 영향을 받은 뇌 조직은 CT에서 음영이 감소되어 보이고, T2 강조 MR 영상에서는 고신호 강도로 나타난다. 뇌 병변 주변의 부종 패턴을 평가하는 것은 진단에도 매우 도움이 될 수 있는데, 이는 종양 주위 부종에서 혈관투과성 증가가 흔히 관찰되기 때문이다. 혈관성 부종은 회색질-백색질 접합부에서 경계를 넘지 않는 것이 특징이고, 회색질과 백색질 사이의 영상 대조도 차이가 CT 및 MRI 모두에서 더 크기 때문에, 쉽게 식별할 수 있다. 이것은 허혈성 경색에서와 같이 회색질도 영향을 받아 회색질-백색질 접합부에서 대조도가 감소(blurring)하는 세포독성 부종 패턴과 대조적이다. 주로 수막종과 신경집종 등의 축외종양은 인접한 뇌 실질의 부종과는 관련이 없지만, 이들의 일부에서도 부종이 발생할 수 있는데, 이는 아마도 종괴 효과로 인해 정맥 유출이 방해를 받거나 모세혈관 투과성에 직접적인 영향을 주기 때문으로 추측된다. 종양내 출혈 또한 종양의 부피를 급격히 증가시켜, 주변 조직에 대한 압박 효과로 인해 이차적인 부종을 일으킬 수 있다. 원발성 축내종양 중에서, 전형적으로 부종은 교모세포종(glioblastoma)에서 나타나지만, 저등급 별아교세포종, 희소돌기아교세포종, 신경절아교종(ganglioglioma), 뇌실막세포종(ependymoma) 및 혈관모세포종(hemangioblastoma)에서는 보이지 않는다. 낮은 등급의 신경아교종은 전형적으로 주변 부종이 없지만, 이들 종양 조직은 부종과 T2 이완 시간이 유사하므로, 기존의 MR 영상에서는 구별하기가 어려울 수 있다. 또한, 침윤성 종양과 부종이 동일한 이미지 픽셀 안에 공존할 수도 있기 때문에, T2 고신호 강도가 부종 때문인지, 종양 세포의 침윤으로 인한 것인지를 판단하기가 어려울 때가 많다. 그럼에도 불구하고, 저등급의 침윤성 종양은 느린 임상 경과와

추적관찰 MRI 검사에서 천천히 변화하는 영상소견을 보이는 경향이 있다. 더 높은 등급의 축내종양과 관계된 부종은 종종 급속히 진행하고, 관련 임상 증상을 일으키며, 스테로이드 투여 등에 의해 조절될 수 있다. 축내 전이암은 거의 항상 종양 주위 부종을 나타내며, 그 정도는 실제 종양 크기보다 훨씬 크다. 동반된 부종이 없는 치료받지 않은 뇌 전이암이 있을 때는, 축외 공간(예, 연수막)의 침범을 의심해야 한다. 마지막으로, 방사선 요법에 의해 유발된 부종은 종양에 의해 유발된 부종과 구별이 불가능한 경우가 많다.

(3) 종양 혈관분포도(tumor vascularity)

다수의 뇌종양에서 관찰되는 혈관 투과성의 증가 이외에도, 혈관내 혈액량 또는 종양 혈관분포도는 종양 유발성 혈관신생때문에 증가될 수 있다. 이는 종양 조직의 미세혈관 밀도(microvessel density, MVD)를 증가시키고, 이는 관류 영상에서 증가된 국소뇌혈류량(regional cerebral blood volume, rCBV)에 상응하게 된다. 종양의 혈관내 용적을 추정하기 위해서는 역동적 조영증강영상, 역동적 자화율대조조영증강 MRI(dynamic susceptibility contrast MRI, DSC-MRI) 및 동적 조영증강 CT와 같은 역동적 촬영 방법이 필요하다. rCBV와 종양의 조직학적 등급 간의 상관관계는 별아교세포 종양에서 증명되었으며, 혈관분포도 자체가 예후 인자이기도 하다.

측정된 rCBV 지도를 구조적 이미지에 중첩시키면, 특히 조영증강이 되지 않는 종양에서, 생검을 위한 뇌종양 영역을 정할 수 있다. 종양의 혈관분포도는 종양의 진단에 도움을 줄 수 있다. 특히, 증가된 투과성에도 불구하고 전형적으로 낮은 혈액량을 보이는 종양성 다발성 경화증과 같은 염증성 질환으로부터 고등급 신경아교종을 감별하는 데 도움이 된다. 반면에, 동정맥기형(arteriovenous malformation)이나 정맥류와 같은 혈관성 병변은 증가된 혈류량으로 종양으로 오인할 수 있기 때문에 주의를 해야하나, 보통 형태학적 특성으로 감별할 수 있다. 콩팥세포암, 융모막암 및 갑상선암과 같은 과혈관성 원발암으로부터 전이된 경우, 종양내 혈류량 증가가 나타날 수 있다. 축외종양 중에서, 수막종은 전형적으로 매우 증가된 혈류량를 보인다.

(4) 종양 세포조밀도(tumor cellularity)

종양 세포조밀도 또는 단위 체적당 종양 세포의 밀도는 예후와 관련이 있는 조직학적 지표이다. 예를 들어, 신경아교종에서 높은 등급의 종양은 전형적으로 고세포조밀도를 나타내며 나쁜 예후를 보인다. 또한, 종양의 세포조밀도는 병변 종류의 감별, 생검 부위 선택 및 치료 반응 평가에서 진단적 가치가 있다. 예를 들어, 뇌신경계 림프종은 다른 일반적인 뇌신경계종양보다 높은 세포조밀도를 가지는 것으로 잘 알려져 있다. 더구나 뇌신경계 림프종은 기본적으로 화학 방사선 요법을 통한 비외과적 치료를 하게 되는데, 수술 전 종양의 세포조밀도 평가는 생검이냐, 절제냐의 수술 목표 결정뿐만 아니라, 생검 위치를 세포조밀도가 높은 부분으로 결정하는 데 도움을 준다. 종자세포종(germinoma) 및 속질모세포종(medulloblastoma) 또한 세포조밀도가 높아서, 환자 역학 및 종양 위치를 고려하여 진단을 하는 데 도움을 받을 수 있다.

종양 세포조밀도는 CT 감쇠값과 직접적인 상관관계가 있으며, 높은 세포조밀도의 영역은 고음영을 보이게 된다. MRI에서는 확산강조영상(diffusion-weighted imaging, DWI)에서 측정된 겉보기확산계수(apparent diffusion coeffcient, ADC) 값이 세포 밀도와 상관관계가 있다. 높은 세포밀도는 전형적으로 ADC 지도에서 감소된 확산계수로 나타난다. 그러나 세포조밀도의 영상 지표에는 한계가 있음을 인식하는 것이 중요하다. 즉, 급성기 종양내 출혈은 CT 에서 고음영으로 나타날 수 있으며, 출혈의 시기에 따라 감쇠값이 고세포밀도 종양과 겹칠 수 있다. 조영증강이 되지 않는 점이 그 두 가지를 감별하는 유용하다. 석회화 또한 종양 내에서 높은 음영으로 나타날 수 있으나, 대부분의 경우 석회화는 거칠거나 국소적으로 보이고, 쉽게 고세포조밀도 종양과 구별이 된다. 또한, 종양의 ADC 값은 혈액 생성물에 의해 감소될 수 있으며, 농양 및 경색과 같은 몇몇 비종양 병변에서도 감소될 수 있어, 임상 양상 및 증상뿐만 아니라 다른 영상소견을 고려하여 판단해야 한다.

(5) 종양 괴사(tumor necrosis)

조직 표본에서 관찰된 괴사가 영상에서는 분명하게 나타나지 않을 수도 있지만, 괴사는 고등급 신경아교종, 특히 교모세포종에서 흔한 영상 소견이다. 전이암은 괴사를 자주 동반하며, 단발성으로 나타날 경우는 신경아교종과 비슷하게 보인다. 정상 면역 환자에서 림프종의 괴사는 흔하지 않다. 면역 저하 환자에서의 림프종의 종양 괴사가 자주 나타나며, 톡소포자충증(toxoplasmosis)과 같은 다른 뇌의 병변으로 오인될 수 있다. 화학 요법 또는 방사선 치료 후에 괴사는 종양 조직 내부와 주변에서 흔히 발생하며, 때로는 전체 종양 크기의 증가까지 동반되어, 치료의 지속 여부를 결정하기 위해, 영상 추적 검사가 필요한 경우도 있다.

(6) 종양 관련 낭종(tumor-associated cyst)

종양 관련 낭종은 괴사와 유사하게 보일 수 있지만, 후자는 경계가 좋지 않고 불규칙한 모양으로 나타나며, 주변 부종의 정도가 더 크다. 낭종은 혈관모세포종, 털모양별교세포종, 결합조직형성 유아 신경절아교세포종(desmoplastic infantile ganglioglioma, DIG), 배아형성장애 신경상피종양 (dysembryoplastic neuroepithelial tumor, DNET) 및 두개인두종을 포함하는 다수의 원발성 뇌종양에서 빈번히 관찰된다. 낭종의 감별을 위하여 환자의 연령, 종양의 위치 및 발현 증상을 함께 고려하여, 위에 언급된 종양들을 감별 진단에 포함하도록 한다. 낭성 병변을 발견했을 때, 특히 낭종 내부 물질이 DWI에서 낮은 확산계수(높은 신호강도)를 보일 때, 뇌 농양과 같은 감염성 병인을 고려하는 것이 중요하다. 화학 요법이나 방사선 치료 후 치료 반응으로 나타나는 괴사와 달리, 낭종의 크기 증가는 종종 종양의 진행 및 치료 저항성의 징후이다.

(7) 석회화(calcifications)

종양 내 석회화는 여러 두개 내 종양, 흔히 희소돌기아교세포종, 신경세포종(neurocytoma) 및 두개인두종에서 흔히 발견된다. 희소돌기아교세포종의 석회화는 거친 경향이 있으며, 전형적인 피질 침범을 보일 때, 높은 특이도로 이 종양을 진단할 수 있다. 뇌전이암 중, 비뇨 생식기 또는 위장관 기원의 점액성 선암종, 골육종 및 연골육종은 일반적으로 종양 내 석회화와 관련이 있다. 치료받지 않은 림프종은 거의 석회화가 없지만, 많은 다른 종양들과 마찬가지로, 치료 후에는 석회화가 자주 발생한다.

2. 자기공명분광법(magnetic resonance spectroscopy, MRS)에 의한 종양의 대사 영상

자기공명분광법은 조직내 대사물 농도를 비침습적으로 측정할 수 있어, 뇌종양의 진단, 등급 설정, 치료 전 계획 수립 및 치료 후 반응평가 등의 뇌종양 평가에 유용한 MR 기법이다. 자기공명분광은 기존의 T1 또는 T2 강조 영상을 바탕으로 병변을 검사자가 선택하는 단일복셀기법(single-voxel spectroscopy, SVS)을 사용하여 얻을 수 있다. 또는, 다중복셀기법(multivoxel spectroscopy, MVS)을 이용하여 종양의 다양성이나 치료 후의 종양에서 특정 부분의 대사 변화를 평가하기 위해, 종양 및 종양 주변 지역의 2 차원 또는 3 차원 공간 맵을 만들 수 있다.

화학변위영상(chemical shift imaging, CSI)은 MVS 데이터를 사용하여 회색 또는 컬러 스케일로 복셀 내 특정 대사물의 지역적 변화를 표시하는 방법이다. 뇌와 뇌 병변에서 가장 일반적으로 분석되는 대사물은 N-acetyl aspartate (NAA), choline (Cho), creatine (Cr), myoinositol (mI), lactate (Lac), 및 lipid가 있다. NAA는 종양, 염증 및 감염을 포함하여 신경세포를 손상시키는 뇌의 병리학적 상태에서 농도가 감소하는 신경세포 지표이다. 뇌 실질이 전이암, 낭종 및 농양과 같은 비신경세포 조직으로 완전히 대체되면, 정상적인 NAA peak이 없어질 수 있다. Cho은 세포 분열의 지표이며 일반적으로 신생물에서는 세포 증식이 증가하기 때문에 전형적으로 증가한다. 교모세포종과 같은 일부 특정 종양 유형에서, Cho 수치가 정상 뇌 조직

보다 몇 배나 더 높을 수 있다(그림 1-1). 종양 주변부에서 Cho:NAA 비의 상승은 종양에 의한 부종보다 종양 침윤의 소견일 수 있으며, 이러한 소견은 교모세포종과 전이암을 감별하는 데 도움을 준다. 높은 mI 농도는 저등급 별아교세포종에서 관찰된다. Lipid와 Lac 수치는 짧은 에코 시간 (TE) (35 msec)을 사용하면 잘 측정된다. 이들 대사물들은 저산소증과 괴사의 결과로, 일반적으로 종양 등급이 높을수록 증가하며, 낮은 생존율과 관련이 있다. 자기공명분광법이 기존의 영상 진단과 같이 이용될 경우, 종양 등급 예측 정확도를 향상시킨다. 다중지표 방식으로 기존의 MR 시퀀스와 확산 및 관류 영상과 함께 사용하면, 자기공명분광법은 고등급 신경아교종과 전이암뿐만 아니라, 저등급과 고등급의 종양도 구분할 수 있다. 또한, 자기공명분광법은 2-hydroxyglutarate 농도의 증가를 측정하여 isocitrate dehydrogenase-1 (IDH1) 돌연변이를 갖는 신경아교종의 아형을 검출할 수 있다.

뇌 신생물에서 관찰되는 다른 대사물에는 원시신경외배엽종양의 taurine, 수막종의 alanine 및 고등급 소아 종양의 glycine이 있다. 농양 및 결핵과 같은 비종양성 병변은 종종 아미노산과 지질의 상승을 보인다. 탈수초 과정을 동반하는 염증성 질환 또한 세포 증식이 증가하고 Cho이 증가할 수 있어 감별이 필요하다.

자기공명분광법은 수술 중 영상 유도뿐만 아니라, 수술 전과 방사선 치료 전 계획 수립에 중요한 역할을 수행할 수 있다. Cho:NAA 비율은 또한 생검 표적을 선택할 때, 부종으로부터 가장 높은 세포 밀도를 갖는 종양 부위를 구별하는 데 도움을 줄 수 있다. 자기공명분광법에서 Cho:NAA 비율이 2보다 크고, lactate:NAA 비율이 0.25보다 크며, lipid 피크(peak)가 있으면, 종양에 의해 침윤된 뇌 실질의 경계로 판정할 수 있다. 한 연구에서 종양이 의심되는 경우의 절반 이상에서 Cho:Cr 비율이 높고 lactate 피크가 있다는 것으로 밝혀졌는데, 이를 근거로 수술 중 자기공명분광법은 비종양에 의한 이상 소견과 종양을 구별하는 데 도움을 줄 수 있다.

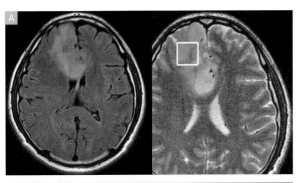
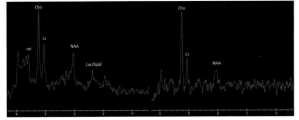
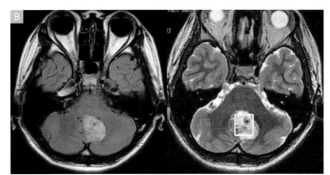
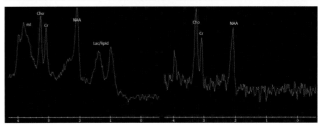

■ 그림 1-1. A. 우측 전두엽에 발생한 교모세포종 환자의 자기공명분광스펙트럼이다. 짧은 TE (35 msec, 좌측 하단)를 이용하면 긴 TE (144 msec, 우측 하단)에서 더욱더 다양한 대사체 스펙트럼들이 관찰된다. 각각의 대사체들이 관찰되는 위치는 다음과 같다: mI (3.5 ppm), Cho (3.2 ppm), Cr (3.0 ppm), NAA (2.0 ppm), Lac/lipid (1.3 ppm). Cho의 농도가 Cr의 농도에 비해 현저히 높게 보이고 이는 악성 종양에서 자주 보이는 소견이다. B. 좌측 소뇌에 발생한 이배엽성 신경상피종양 환자의 자기공명분광스펙트럼이다. 저등급 종양에서는 고등급 종양에서와 달리 Cho의 농도가 상대적으로 낮게 관찰되는 경향이 있다.

3. 양전자방출 단층촬영
(positron emission tomography, PET)

정상적인 뇌 조직과 비교하여 종양은 대사 활성이 더 커지고 방사성 표지된 포도당 유사체인 fluorodeoxy glucose-F18 (18F-FDG)의 섭취가 증가되므로, 양전자방출 단층촬영에서 발견될 수 있다. 원발성 뇌암에서 18F-FDG 섭취 정도는 종양 등급 및 환자 생존율과 상관관계가 있다. 그러나 18F-FDG의 섭취 증가는 종양에 특이적이지 않아서, 감염성 및 염증성 질환에서도 나타날 수 있다. 따라서 이 방사성추적자를 사용하는 FDG-PET은 면역 저하 환자에서 톡소포자충증과 림프종을 감별하는 것을 제외하고는, 뇌종양의 진단에 있어서는 제한적으로 사용된다. 림프종은 전형적으로 톡소포자충증보다 FDG 섭취량이 많다. 새로운 종양에 민감한 다양한 방사성추적자가 연구되고 있다. 악성 뇌종양에서 암세포의 증식 활성이 높아서 아미노산 대사가 증가하는 현상을 이용하여, 방사성 표지된 아미노산을 뇌종양 양전자방출 단층촬영에 이용할 수 있다.

4. 해부학적 위치에 따른 뇌종양의 영상소견

1) 축외종양(extra-axial mass)

(1) 수막종(meningioma)

수막종은 성인에서 가장 흔한 두개 내 축외 신생물이며, 성인의 두개 내 신생물의 약 25%를 차지한다. 수막종은 전형적으로 CT에서 정상적인 뇌 실질보다 높은 밀도를 나타내지만 그 차이가 작으며, 비조영증강 검사에서 인접한 피질과 구별하기 어려울 수 있다. MRI에서 수막종은 전형적으로 회백질에 비해 T1 강조 영상에서 동일 신호, T2 강조 영상에서 약간 고신호강도이며, 강한 조영증강을 나타낸다. 그러나 수막종의 신호 특성은 매우 다양 할 수 있으며, 때로는 낭성 또는 괴사 성분 및 지방 변성을 나타낼 수 있다. 일부 보고에 따르면 syncytial, transitional 및 angioimmunoblastic meningiomas는 내부 조직에 따라 다른 신호 강도 특성을 보일 수 있다. 수막종은 석회화를 보

일 수 있으며, 이는 수막종을 전이암 및 림프종과 같은 다른 악성 축외 병변과 구별하는 중요한 진단 단서가 될 수 있다(그림 1-2).

수막종의 잘 알려진 영상 소견은 경막 꼬리이며, 이것은 경막 변연을 따라 퍼지는 조영 증강을 가리킨다. 경막 꼬리의 조직학적 구성은 명확하지 않으며, 수막종의 직접적인 침범이나 반응성 경막의 비후로 생각된다. 그러나 경막 꼬리는 수막종에만 특이적인 것은 아니기 때문에, 감별 진단 시 유의해야 한다. 경막 전이암 및 림프종과 같은 다른 신생물뿐만 아니라, 사르코이드증을 포함한 비종양성 병인에서도 이러한 소견을 발견할 수 있다.

과골증(bony hyperostosis)은 수막종이 있는 환자의 약 30%에서 동반되며, 그 변화는 CT 스캔에서 가장 잘 보이고, 두개골 피질의 비후, 뼈의 내판과 외판의 확장, 뼈돌출증 또는 통기성 부비동의 확대로 나타난다. 이 영역은 대개 종양에 대한 골아세포의 반응을 나타내지만, 일부의 수막종은 직접 인접한 뼈에 침윤하고 확장시킬 수 있다. 주로 용해성 또는 파괴적 뼈의 변화는 수막종과 함께 발생할 수 있지만, 이러한 특징은 혈관주위종양(hemangiopericytoma) 및 전이암과 같은 다른 축외 신생물에서 더 자주 나타난다. 수막종이 뇌 실질을 직접 침범하는 경우는 드물다. 수막종과 연관된 혈관성부종은 경막 정맥 구조물의 침범 정도뿐만 아니라 병변 크기와 관련이 있다.

수막종의 양성자 자기공명분광법 소견은 NAA 피크 소실 및 Cho 피크 상승을 포함한다. Alanine이 수막종에 대한 특이 지표로 제안되기도 했지만, 보고에 따라 다양한 민감도를 보인다. 역동적 관류 MR 영상에서 수막종은 전형적으로 조영제의 느린 섭취와 지연된 제거를 보인다. 이러한 현상은 rCBV 값을 증가시켜, 수막종을 경막 전이와 구별하는 데 도움을 줄 수 있다.

수막종의 혈액 공급은 수술 전 계획 중에 카테터 혈관 조영술로 평가할 수 있다. 수막종은 전형적으로 중간 뇌막 동맥 및 후두 동맥의 붓꼭지(stylomastoid) 분지를 포함하는 외경동맥의 분지에 의해 혈액이 공급된다. 특정 위치의 수막종은 연질막 혈관에서 추가적인 혈액 공급을 받을 수

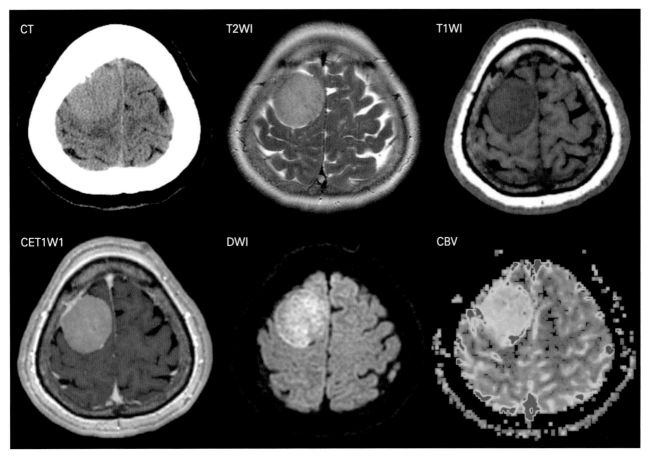

■ 그림 1-2. 우측 전두엽 부위에 발생한 수막종 환자의 CT 및 MRI이다.

세포조밀도가 높아 CT에서 고음영을 보이며, 확산강조영상에서도 고신호 강도를 보인다. 조영증강영상에서는 조영증강이 잘 되는 특징을 보이며, 인접한 경막이 두꺼워지는 "경막 꼬리" 소견이 자주 관찰된다. 축외종양이기 때문에 뇌실질과 종양 사이에 뇌척수액이 보이는 경우가 자주 동반된다. 뇌관류영상에서는 CBV가 높게 측정되는 고혈관성 종양으로 보인다.

있다. 예를 들어, 추체내경동맥의 소뇌천막 분지는 추체사대부(petroclival) 수막종에 혈액을 공급할 수도 있다. 해면정맥동에 인접한 수막종은 해면정맥동부 내경동맥의 분지로부터 직접적인 혈액 공급을 받을 수 있는 반면에, 대공(foramen magnum)에 있는 수막종은 추골 동맥 또는 후하소뇌동맥의 분지에 의해 공급받을 수 있다.

(2) 신경집종(schwannoma)

신경집종은 두 번째로 흔한 두개 내 축외종양이다. 대부분의 두개 내 신경집종은 내이도 (IAC) 근처의 소뇌다리뇌각(cerebellopontine angle)에서 발생하며, 이는 8번째 뇌

신경에서 가장 흔하게 발생한다. 이 위치에서 수막종은 경막 꼬리(dural tail)의 존재로 구별될 수 있지만, 전정신경집종(vestibular schwannoma)과 유사한 MR 신호 특성을 가질 수 있으며, 때때로 내이도로 확장될 수 있다. 전정신경집종은 전형적으로 내이도의 내부와 외부에 걸쳐있으며 때로는 내이도를 부드럽게 확장시킨다(그림 1-3). 또한 전정신경집종은 낭종, 괴사 또는 출혈을 포함할 수 있으며, 때때로 인접한 뇌 조직에 부종을 일으킬 수 있다. 전정신경집종은 내이도 내에서 작은 조영증강이 되는 결절로 우연히 발견될 수 있으며, 이런 경우 신경염, 뇌막염 및 연수막전이와 같은 신경주위 조영증강(perineural enhancement)

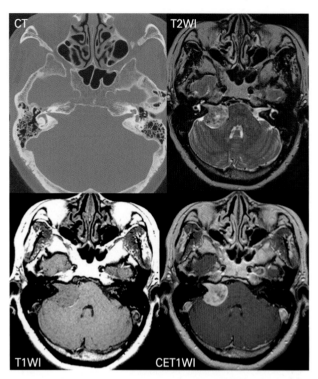

■ 그림 1-3. 우측 내이도와 소뇌교뇌각에 발생한 전정신경초종 환자의 CT 및 MRI이다.

CT 상에서 보이는 석회화는 없으며, T2강조영상에서는 내부에 낭종 혹은 괴사 변화가 보인다. 종양의 종괴부위는 균질한 조영증강을 보인다.

을 보이는 다른 원인과 구별하기가 어렵고, 임상적인 고려와 종종 추적 검사가 필요하다. 때때로 저해상도 영상에서는 내이도 내에서 전하소뇌동맥에 의해 형성된 혈관 루프 또는 동맥류가 전정신경집종과 비슷하게 보일 수 있으나, 고해상도 MR 또는 CT 혈관조영술로 구별할 수 있다.

다른 뇌신경의 신경집종은 전정신경집종과 유사한 영상학적 특성을 가지고 있지만, 위치와 종양의 성장 방향에 따라 구별할 수 있다. 예를 들어, 삼차신경집종은 교뇌의 외측에서 해면정맥굴의 아래외측에 위치한 Meckel 동굴로 향하는 수평적인 경로를 따라 위치한다. 이 종양이 타원 구멍(foramen ovale)을 통해 두개골 외로 확장되면 뼈의 구멍이 부드럽게 넓어지는 것으로 진단할 수 있다. 세 번째, 네 번째 및 여섯 번째 뇌신경의 신경집종은 뇌바닥수조(basal cistern) 또는 해면정맥굴 내에서 보일 수 있다. 해

면정맥굴에 국한될 때, 신경집종은 해면정맥굴 수막종과 구별하기 어려울 수 있다. 일곱 번째 뇌신경 신경집종은 소뇌다리뇌각 수조, 내이도, 또는 측두골에서 발생할 수 있으며, 붓꼭지구멍(stylomastoid foramen) 부위 또는 귀밑샘에서도 드물게 보일 수 있다. 아홉, 열, 열한 번째 뇌신경의 신경집종은 두개골 내에서 거의 보이지 않지만, 발생하면 보통 목정맥구멍(jugular foramen)의 일부를 침식한다. 특히 아홉 번째 뇌신경 신경집종은 두경부보다 두개골 내에서 더 자주 발생한다. 열두 번째 뇌신경 신경집종은 혀밑신경관(hypoglossal canal)을 확장시킬 수 있으며 임상적으로 혀의 움직임이 약화되고 영상소견으로 혀의 위축이 보일 수 있다. 두개강 내 다수의 신경집종이 있으면, 신경섬유종증 2형을 강하게 의심해야 하고, 뇌막종이나 뇌실막종 같은 잠재적으로 동반이 가능한 다른 두개내 종양을 찾는 노력이 필요하다. 이 질환은 MISME (multiple inherited schwannomas, meningiomas, and ependymomas) 증후군이라고도 한다.

2) 송과선 종양(pineal region tumor)

(1) 종자세포 기원 종양(tumor of germ cell origin)

종자세포종(germinoma)은 일반적으로 CT에서 회색질과 비교하여 밀도가 유사하거나 더 높다. 이 종양은 T1 강조 및 T2 강조 영상에서 회색질과 동등신호강도 또는 저신호강도를 보이며, 종종 강한 균일한 조영증강을 보인다. 낭성 변화는 송과선 부위에 발생한 종자생포종의 약 1/3에서 발생하며, 이 종양의 약 절반에서 뇌척수액 파종을 보이기 때문에 치료 전에 추가적인 척추 영상이 필요하다. 종자세포종은 일반적으로 석회화 변성을 보이지 않지만, 정상 송과선의 생리적 석회화를 포함할 수 있다(그림 1-4).

종자세포종은 일반적으로 방사선 치료에 잘 반응하고, 흔히 치료 완료 2주 이내에 영상에서 빠르게 소실된다. 경우에 따라 방사선 조사 후 6개월 동안 완전한 소실이 안 될 수도 있다. 치료 시 종양은 CT에서 밀도가 감소하고, T2 강조 및 FLAIR 영상에서 신호강도가 증가할 수 있다. 낭포성

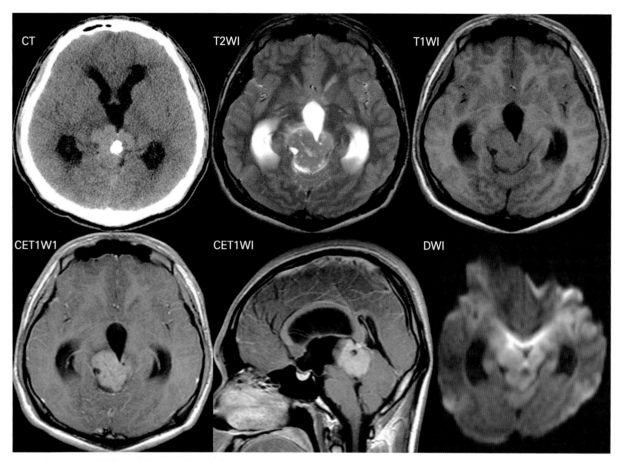

■ 그림 1-4. 송과선에 종자세포종이 발생한 환자의 CT 및 MRI이다.

CT에서 회색질과 유사한 정도의 음영을 보이며, 내부에 정상 송과선의 석회화를 내포하고 있다. T1 강조 및 T2 강조 영상에서 회색질과 같거나 낮은 신호강도를 보이며, 일부 낭성 변화를 동반하고 있다. 종종 강한 균일한 조영증강을 보이며, 확산강조영상에서 고신호 강도를 나타낸다.

변화의 존재는 방사선 요법에 대한 반응이 더 나쁘다는 것을 의미한다(낭성 변화가 있을 경우 33%, 그렇지 않은 경우에는 90 %에서 완전한 소실을 보인다).

기형종(teratoma), 융모막암종(choriocarcinoma), 내배엽굴종양(endodermal sinus tumor) 및 배아세포종양(embryonal cell tumor)도 송과선 주위에 발생하는 종자 세포 종양들이다. 기형 종과 유피종(dermoid tumor)은 지방을 함유하고 있으며 CT에서의 낮은 밀도와 T1 강조 영상에서 고신호강도를 보일 수 있다. 융모막암종은 원발 부위와 전이 부위에서 높은 출혈 빈도를 보인다. 이러한 종양들은 혈청학 및 호르몬 표지자로도 구별할 수 있다.

(2) 송과 세포 종양(pineal cell tumor)

송과선의 일차 종양은 송과체종(pineocytoma)과 송과체모세포종(pineoblastoma)를 포함한다(그림 1-5, 6). 송과체모세포종은 송과체종보다 빠르게 성장하고 지주막하 파종 등보다 공격적인 임상 경과를 보이나, 영상으로는 구별할 수 없다. 또한, 중등도의 분화를 보이는 송과선 종양의 임상적 예후와 조직학적 특징은 송과체종과 송과체모세포종의 중간 정도이다. 송과체종과 송과체모세포종 모두 보통 강한 조영증강을 보이며, 석회화 및 낭종을 포함할 수 있다. 경우에 따라 낭성 성분을 가지는 송과체종은 양성 선천성 송과선 낭종처럼 보일 수 있다. 송과선이나 그 근처에서 발생하는 큰 종양은 전형적으로 내측대뇌정맥(internal

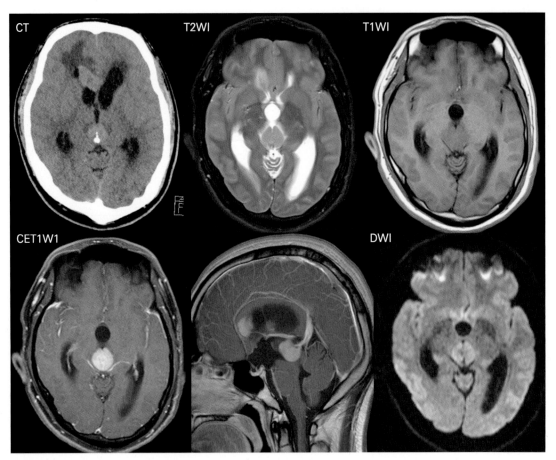

■ 그림 1-5. 송과선과 오른쪽 측내실의 이마뿔에 종자세포종이 발생한 환자의 CT 및 MRI이다.

CT에서 회색질보다 약간 높은 정도의 음영을 보이며, 내부에 정상 송과선의 석회화를 내포하고 있다. T1 강조 및 T2 강조
영상에서 회색질과 같거나 낮은 신호강도를 보인다. 종종 강하고 균일한 조영증강을 보이며, 확산강조영상에서 고신호 강
도를 나타낸다.

cerebral vein)을 위쪽으로, 중뇌덮개(tectum)를 아래쪽으로, 소뇌를 아래쪽과 뒤쪽으로 미는 소견을 보인다. 대뇌낫(falx)의 가장자리에서 발생하는 수막종은 내측대뇌정맥을 아래쪽으로 미는 경향이 있다. 송과체 근처에 발견 되는 다른 병변에는 전이, 다중화환배아성종양(embryonal tumor with multilayered rosettes) 및 삼측성 망막모세포종(trilateral retinoblastoma)과 같은 종양성 병변뿐만 아니라, 지방종, 표피유사낭(epidermoid), 거미막낭 (arachnoid cyst)과 같은 비종양성 병변도 있다.

3) 터키안 병변(sellar lesion)

뇌하수체 샘종은 흔히 전방 뇌하수체에서 발생한다. 미세선종(<10 mm)은 인접 뼈의 이상을 나타내지 않고 뇌하수체 내의 비정상적인 밀도 또는 신호 강도 부분으로만 보일 수 있지만, 거대샘종은 일반적으로 터키안의 바닥을 침식하거나 위쪽으로는 안장위수조 (suprasellar cistern)로 확장을 보인다. 미세샘종과 거대샘종 모두 T1 강조 영상에서 고신호를 보이는 출혈이나 단백성 물질을 함유할 수 있다. 급성 종양 내 출혈 또는 뇌하수체졸중의 경우 두통 및 시야장애와 같은 임상 소견과 함께 혈액·액체 층을 발견할 수 있다.

대부분의 뇌하수체 미세샘종은 강한 조영 증강을 보이는 뇌하수체보다 상대적으로 낮은 정도의 조영 증강을 보인다. 역동적 조영 증강 MRI에서 전형적인 샘종은 정상적

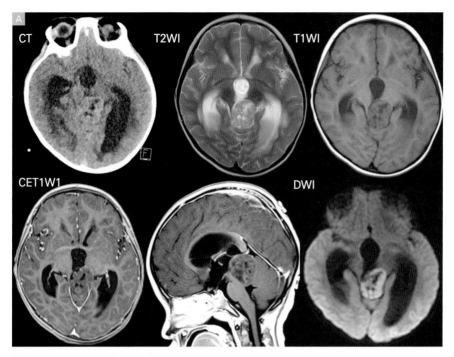

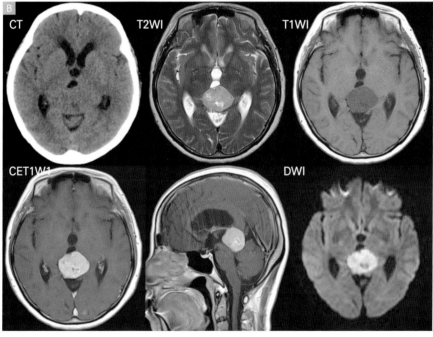

■ 그림 1-6. **A.** 송과선에 송과체모세포종 (pineoblastoma)이 발생한 환자의 CT 및 MRI이다. CT에서 종괴는 낭종을 포함하고 있으며, 고형 성분은 고음영을 보인다. T2 및 T1 강조 영상에서 비균질한 신호 강도를 나타내며, 다양한 정도의 조영증강을 보인다. 조영증강 시상면 영상에서, 종괴는 내측대뇌정맥(internal cerebral vein)과 중뇌덮개(tectum) 사이에 위치하며, 소뇌를 아래쪽과 뒤쪽으로 미는 전형적인 소견을 보인다. 확산강조영상에서 종종 고신호강도를 보인다.
B. 송과선에 송과체종(pineocytoma)이 발생한 환자의 CT와 MRI이다. CT에서 회색질과 같거나, 약간 낮은 음영을 보이며, T2 및 T1 강조 영상에서 비균질한 신호 강도를 나타낸다. 강한 조영증강이 전형적인 특징이다. 확산강조영상에서 종종 고신호강도를 보인다.

인 뇌하수체와 비교하여 지연된 wash-in을 보인다(그림 1-7). 그러나 일부 샘종은 조기에 조영 증강될 수 있으며 이는 직접적인 동맥 공급에 의한 것으로 생각된다. 때때로 뇌하수체 샘종은 낭성변화를 보이며 이럴 경우 라스케 낭종 (Rathke's cleft cyst) 같은 낭종성 뇌하수체 병변과 감별이 어렵다.

거대샘종은 전형적으로 광범위하게 균일하거나 불균일한 조영 증강을 나타낸다. 안장위 수조(suprasellar cistern)로 확장 할 때 시신경, 시신경 교차, 시각로를 압박 또는 이동시켜서, 시야 장애를 종종 동반한다. 종양의 측면 확장

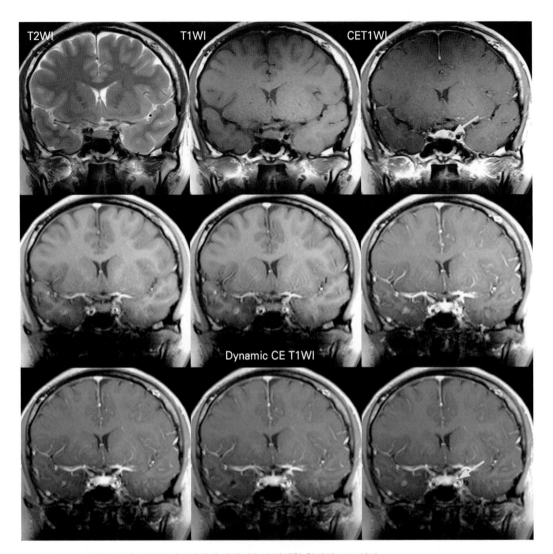

■ 그림 1-7. 뇌하수체의 오른쪽 가장자리에 미세선종이 발생한 환자의 MRI이다.
T2 강조 영상에서 비균질한 고신호강도를 보이며, T1 강조 영상에서 낮은 신호강도를 보이며(화살표), 강한 조영 증강을 나타내는 뇌하수체보다 상대적으로 낮은 정도의 조영 증강을 보인다. 역동적 조영 증강에서 전형적으로 미세선종은 정상적인 뇌하수체와 비교하여 지연된 wash-in을 보인다(화살표).

은 해면정맥동의 침범을 야기하지만, 해면정맥동이나 ICA와의 접촉이 침범을 평가하는 데 있어서 특이적인 소견은 아니다. 해면정맥동 침범의 구체적인 징후로는 ICA를 2/3 이상 둘러싸거나, intercarotid line (intracavernous와 supracavernous ICA로 정의됨)의 외측 경계를 넘어서는 종양 확장, 또는 carotid sulcus venous compartment의 포함 등 있다. 안장옆 부위(parasellar region)을 포함할 때, 뇌하수체 샘종은 안장옆 수막종(parasellar meningioma)과 유사하게 나타날 수 있는데, 두 종양 모두 ICA를 둘러쌀 수 있기 때문이다. 수막종과 달리 뇌하수체 샘종은 보통 둘러싸인 동맥의 직경을 감소시키지 않는다. 뇌하수체 샘종이 아래쪽으로 확장하면, 경사대(clivus)의 중심에도 보일 수 있기 때문에 경사대 기원 종양과 비슷하게 보일 수 있다(그림 1-8).

다른 터키안 및 상부 터키안 신생물로는 두개인두종, 수막종, 종자세포종양, 신경아교종, 전이, 림프종 및 랑게르한스 세포조직구증을 포함한다. 두개인두종은 완전히 고체이거나 낭종을 포함할 수 있다. 석회화는 두개인두종의 90% 이상에서 발생하며, 일반적으로 MRI에는 나타나지 않지만 CT에서는 쉽게 보일 수 있다. 두개 인두종의 낭종은 출혈이나 고단백성 물질에 의해 T1 강조 영상에서 고신호 강도를 나타낼 수 있다. 라스케낭종은 낭성 공간 내에서 다양한 신호 강도를 가질 수 있으며, 결절성 조영 증강을 동반하진 않는 점에서 두개인두종과 구별된다. 기형종과 유피종은 지방을 함유하고 있으며 T1 강조 MRI에서 고신호 강도 및 CT에서 저밀도로 검출될 수 있다. 파열된 유피낭종은 지방 함유 입자의 지주막하 파종을 보일 수 있는데, 뇌척수액보다 밀도가 낮기 때문에 중력과 반대되는 위치에 보인다.

시상 하부 및 시신경교차 신경아교종은 축내종양이고 터키안 상부 축외종양과 비슷하게 보일 수 있지만, 시각로 같은 다른 축내 구조물과 다른 신호강도 보일 경우에는 구별이 가능하다. 별아교세포종의 하위 유형인 척삭모양아교세포종(chordoid glioma)은 제3뇌실의 바닥을 따라 발생할 수 있으며 강한 조영 증강을 동반하는 고밀도 종괴로 보인다. 종자세포종양, 림프종, 랑게르한스 조직구증, 유육종증, 베게너 육아종증, 그리고 림프구성 뇌하수체염(lymphocytic hypophysitis)은 종종 뇌하수체 줄기에 중심

을 두고 나타나며, 뇌하수체 병변은 포함할 수도 안 할 수도 있다. 전이성 병변은 지주막 경로를 통해 제3뇌실의 바닥으로 퍼져 뇌하수체 줄기를 따라 확장할 수 있지만, 혈행성 파종을 통해 뇌하수체로 직접 파급될 수 있다.

4) 뇌실종양(intraventricular tumor)

(1) 맥락얼기 유두종(choroid plexus papilloma)

맥락얼기 유두종은 엽상체 유사 모양(frond-like borders)의 강한 조영 증강, 측뇌실의 특징적인 위치(소아 맥락얼기 유두종의 80%)에서 발생한다. 이 종양은 과혈관성 종양으로 유동신호소실(flow void)나 석회화에 의한 저신호강도를 보일 수 있다. 맥락얼기 유두종은 일반적으로 뇌척수액 과다 생성, 종괴 효과에 의한 출구 폐쇄 및 고단백질 또는 출혈에 의한 거미막 유착으로 인해 흔히 뇌수종을 동반한다. 맥락얼기 유두종은 조영 전 CT에서 고밀도이며, 약 25%에서 석회화를 동반한다. 제4뇌실 맥락얼기 유두종도 발생할 수 있으며 일반적으로 측뇌실 종양보다 고령층에서 관찰된다. 악성 변이인 맥락얼기 암은 어린 환자에서 발생하며, 자기공명분광법에서 높은 Cho과 lactate 수치 및 높은 mI 수치를 보이지만, 유두종과 영상에서 구분이 안 될 수 있다(그림 1-9).

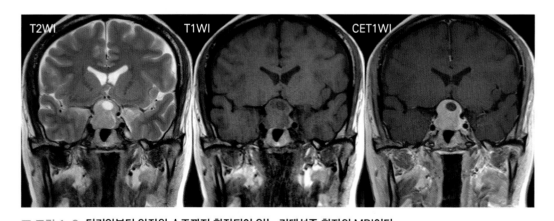

■ 그림 1-8. **터키안부터 안장위 수조까지 확장되어 있는 거대선종 환자의 MRI이다.**
T2 및 T1 강조 영상에서 회색질과 동일한 신호강도를 보이고, 일부 낭성 변화를 동반하고 있다. 전형적으로 광범위하게 균일하거나 불균일한 조영 증강을 나타낸다.

(2) 뇌실막종(ependymoma)

뇌실막종은 뇌실계의 뇌실막에서 발생한다. 소아 환자에서 뇌실막종은 제4뇌실 부근에서 자주 발생하며, 제4뇌실의 특징적인 확장뿐만 아니라 루시카공과 마장디공도 확장시킨다(그림 1-10). 대조적으로, 속질모세포종은 제4뇌실을 이동시키고 잘 안 보이게 하는 경향이 있다. 또한 뇌실막종은 뇌실의 출구를 통해 소뇌다리각이나 대공(foramen magnum)으로 성장할 수 있으며, 이러한 소견은 속질모세포종에서는 드물다. 나이가 많은 어린이 및 젊은 성인의 경우, 뇌실막종은 일반적으로 천막 위에서 발생하고 낭성부분과 조영 증강되는 고형부분을 모두 포함할 수 있다. 이러한 천막상부 종양은 뇌실 주변으로 확장되는 경향이 있지만 대개 축내 종괴로 나타난다.

소아 환자에서 40%의 뇌실막종이 석회화를 보인다. 종양의 비석회화 부분은 대개 CT에서 뇌조직과 비슷한 밀도를 보이지만 미세석회화에 의해 고밀도로 보일 수 있다. 또한 낭성 변화는 드물지만, 종양 내 출혈을 보일 수 있으며, 조영 증강은 대개 경미하다. 뇌실막종은 별아교세포종보다 NAA:Cho 비율이 낮지만, 별아교세포종 및 다중화환배아성 종양(embryonal tumor with multilayered rosettes)보다 Cr:Cho 비율은 더 높았다. 뇌실막종에서 lactate 수치가 상승하는 경우는 흔하지 않다.

(3) 뇌실막밑세포종(subependymomas)

뇌실막밑세포종은 양성 종양(world health organization [WHO] 등급 I)으로 노인 환자에서 가장 흔하게 볼 수 있다. 전형적으로 뇌실계 근처에서 발생하며, 특징적으로 제4뇌실의 바닥, 투명 중격(septum pellucidum) 및 측뇌실의 뇌실막을 따라서 위치한다. 뇌실막밑세포종의 신호 강도와 밀도는 회색질과 유사할 수 있으며, 뇌실막세포종과는

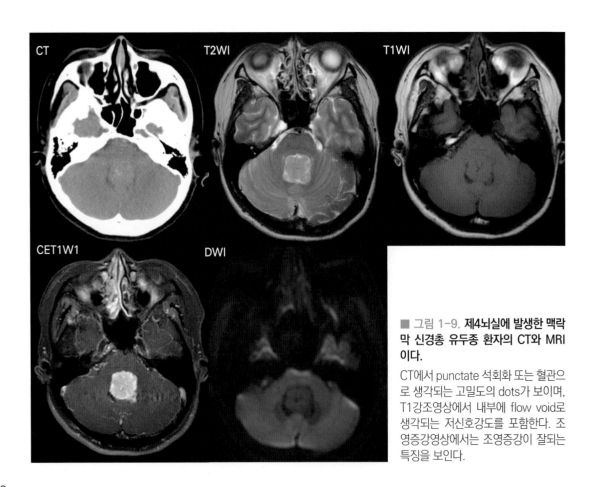

■ 그림 1-9. **제4뇌실에 발생한 맥락막 신경총 유두종 환자의 CT와 MRI이다.**

CT에서 punctate 석회화 또는 혈관으로 생각되는 고밀도의 dots가 보이며, T1강조영상에서 내부에 flow void로 생각되는 저신호강도를 포함한다. 조영증강영상에서는 조영증강이 잘되는 특징을 보인다.

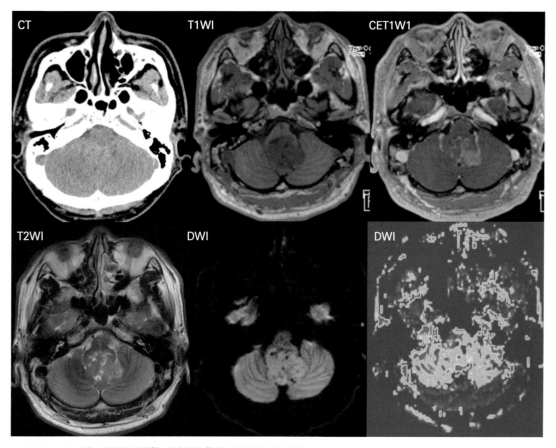

■ 그림 1-10. **제4뇌실에 발생한 뇌실막종 환자의 CT와 MRI이다.**
CT에서 고음영을 보이며, 조영증강영상에서는 조영증강이 잘 되고, 양쪽 루시카공으로의 확장이 보인다. T2강조 영상에서
종괴는 낭성 부분을 포함하고, 확산강조영상에서 고형부분은 경도의 고신호강도를 보인다. 뇌관류영상에서는 CBV가 높게
측정되는 과혈관성 종양으로 보인다.

달리, 조영 증강을 잘 보이지 않는다. 국소적인 종괴 효과
가 있을 수 있지만 일반적으로 혈관성 부종을 유발하지 않
으며 석회화를 거의 포함하지 않는다.

(4) 신경세포종(neurocytomas)

신경세포종은 일반적으로 투명 중격을 따라 측뇌실
중 하나의 중심에 위치하며, 과거에는 이 종양이 종종 뇌
실 내 희소돌기아교세포종으로 잘못 분류되었다. 상당수
의 신경세포종이 석회화 및 다양한 조영 증강을 나타낸다
(그림 1-11). 예후는 좋으며, 특히 완전 절제술에 우수한 예
후를 보인다. 드물게 뇌실 외 신경세포종이 측두엽에서 보
고되었다.

(5) 기타 뇌실내 병변(other intraventricular lesions)

수막종, 혈관종, 뇌실내 신경아교종, 전이 및 림프종과
같은 병변이 뇌실 또는 투명 중격을 따라 발생할 수 있다.
뇌실 주위 수막종은 전형적으로 측뇌실의 공동(atrium)에
위치하며 보통 균일한 조영 증강을 보인다. 콜로이드 낭종
은 전형적으로 몬로공 근처에서 고밀도 낭종으로 발생하
며 T1 및 T2 강조 영상에서 다양한 신호 강도를 보이고, 폐
쇄성 수두증을 일으킬 수 있다.

5) 축내종양(intra-axial neoplasms)

(1) 별아교세포종(astrocytomas)

WHO 중추신경 종양 분류는 별아교세포종을 국소적(양

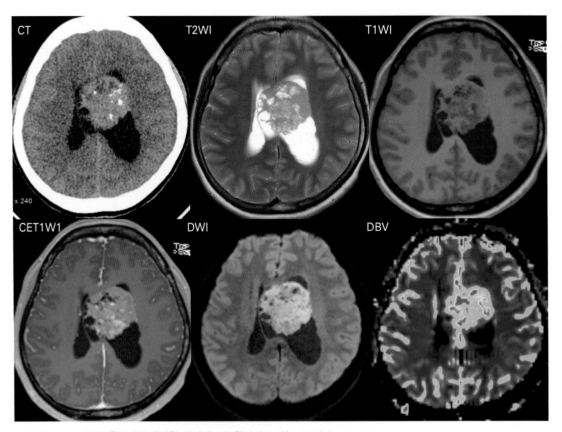

■ 그림 1-11. 왼쪽 측뇌실에 발생한 신경세포종 환자의 CT와 MRI이다.
CT에서 석회화와 낭성변화를 포함한다. 조영증강영상에서 비균질한 조영증강을 보이고, 확산강조영상에서는 고신호강도
를 보이며, 뇌관류영상에서는 CBV가 높게 측정되는 과혈관성 종양으로 보인다.

성) 별아교세포종, 비국소적 별아교세포종, 역형성별아교
세포종 및 교모세포종으로 나눈다. 이러한 조직학적 분류
의 명확한 감별이 가능한 영상 기준은 없지만, 다양한 영상
학적 특징과 특히 환자 연령 및 종양 위치와 같은 임상정보
를 종합하면, 저등급 종양(등급 II)과 고등급 종양(등급 III
과 IV)을 분류하는 데 도움이 된다.

① 교모세포종(glioblastoma)

교모세포종은 불규칙한 침윤성 경계, 광범위한 부종, 괴
사, 혈관투과성 증과 및 다양한 형태의 조영 증강(불규칙,
결절성 또는 링 모양)과 과혈관성(유동신호소실이나 관류
영상에서 증가된 CBV)을 특징으로 한다. 종양 내 출혈 또
한 흔하며 T2* 강조 영상에서 쉽게 발견 될 수 있다(그림

1-12). 교모세포종의 침윤은 뇌들보(corpus callosum)을 포
함한 백색질을 따라 발생하는 경향이 있고, 이러한 소견은
FLAIR 영상에서 잘 보이지만, 영상에서 보이는 부분 너머
에도 종양세포가 있을 수 있다. 종양의 뇌실막 및 지주막하
침윤 또한 드문 일이 아니다. 성인에서 생기는 종양 중 림
프종과 단발성 전이가 교모세포종과 유사하게 보일 수 있
다. 종양 내 출혈은 치료받지 않은 림프종에서는 매우 드물
며, 일반적으로 교모세포종보다 더 균일한 조영 증강을 보
이며, 특징적으로 높은 세포조밀도(CT에서 고밀도 및 DWI
에서 낮은 확산성)를 보인다. 뇌 전이는 대뇌 피질의 침윤
보다는 종양 주위 영역에 혈관성 부종을 나타내는 경향이
있다. 또한, 교모세포종은 림프종 또는 전이보다 관류 영상
에서 더욱 rCBV증가를 보이고, 종양성 탈수초성 질병과 같

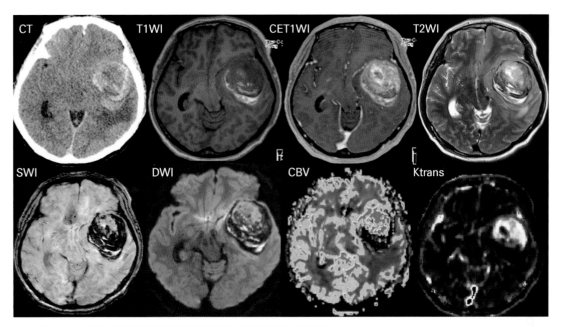

■ 그림 1-12. **왼쪽 측두엽에 발생한 교모세포종 환자의 CT와 MRI이다.**
여러 시기의 출혈과 괴사에 의해 다양한 음영과 신호강도를 보이며, 조영증강영상에서 비균질한 조영증강을 보인다. 뇌관류
영상에서는 CBV가 높게 측정되는 과혈관성 및 Ktrans가 높게 측정되는 과투과성을 보인다.

은 비종양 질환과 비교해서도 더 높은 rCBV증가를 보인다.

뇌농양은 괴사성 교모세포종과 유사하게 나타날 수 있는데, 이는 두 병변이 주변부 조영 증강과 병변 주변 부종을 자주 나타내기 때문이다. 그러나 교모세포종의 조영 증강벽은 조금 더 두껍고 불규칙한 경향이 있고, 종종 부종 부위에 피질 침윤을 동반한다. 화농성 농양이 확산 제한을 시사하는 DWI에서 고신호강도와 낮은 ADC 소견을 보이는 반면, 종양의 낭종과 괴사는 DWI에서는 저신호강도와 높은 ADC 소견을 보여서 DWI는 두 가지를 구별하는 데 특히 유용하다. 종양 내 출혈은 괴사성 종양 내에서 낮은 확산성을 나타낼 수 있지만 농양에서는 혈액의 존재가 드물며 MRI에 의해 쉽게 확인 될 수 있음을 기억하는 것이 중요하다(그림 1-13).

대뇌교종증(gliomatosis cerebri)의 MRI 소견은 여러 엽들을 침범하고, 조영증강이 잘 안되고, 대뇌 피질과 심부 회색질의 팽대가 동반되는 침윤적인 양상의 소견(FLAIR 영상에서 가장 잘 보임)을 특징으로 한다. 뇌간 및 경부 척

수로의 확장이 있을 수 있으며, 괴사, 부종, 출혈은 흔하지 않다.

② 역형성 별아교세포종과 저등급 별아교세포종
(anaplastic (WHO 등급 III) astrocytoma와 low grade (WHO 등급 II) astrocytoma)

종양의 침윤성 경계는 등급 II와 III 별아교세포종에서도 관찰되지만, 조영 증강, 낮은 확산성, rCBV의 증가 및 종양의 이질성은 등급 III 별아교세포종에서 더 흔히 관찰된다. 등급 II 별아교세포종의 10% 미만이 조영 증강을 보이고, 증강의 패턴은 종종 미약하게 나타나는 정도이다. 또한 등급 II 종양은 매우 느리게 성장하는 경향이 있으며, 종양 성장률의 변화는 악성화를 시사하는 소견이 될 수 있다(그림 1-14, 15).

뇌간에 침윤하는 별아교세포종(즉, 뇌간신경아교종, brainstem glioma)은 전형적으로 세포 조밀도가 낮다. MRI는 뇌간신경아교종을 확인하는 데 있어서 CT보다 우월한

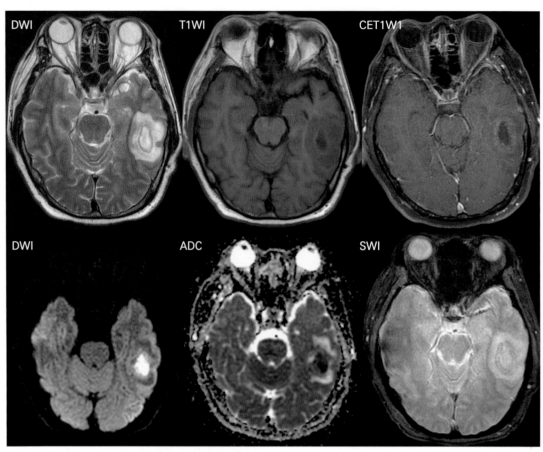

■ 그림 1-13. **왼쪽 측두엽에 발생한 뇌농양 환자의 MRI이다.**
종괴는 T2강조영상에서 병변 주변 부종을 보이며, 조영증강영상에서 주변부 조영증강을 보인다. 확산강조영상에서 종괴의
내부는 확산제한을 시사하는 높은 DWI 신호강도 및 낮은 ADC를 보인다.

데, 이 위치는 종종 두개저에서 발생하는 선 경화 인공물 (beam-hardening artifacts)이 지나는 부위이기 때문이다. 이 종양은 악성전환을 일으키지 않는 이상 조영 증강 되지 않고, 침윤성 T2 고신호강도와 관련된 뇌간 용적 확장으로 잘 보일 수 있다. 수술 이환율이 높기 때문에 뇌간신경아교종이 의심되는 환자에게는 생검이 수행되지 않는 경우가 많고, 영상과 임상 경과를 기반으로 진단되는 경우가 많다. 탈수초, 중추 신경 용해 및 바이러스성 뇌염과 같은 또 다른 뇌간의 병적 상태 또한 뇌간에 신호 이상을 나타낼 수 있지만, 임상적으로 뇌간신경아교종과 구별될 수 있으며 뇌간 용적의 유의한 확장은 흔하지 않다.

별아교세포종의 등급을 평가하기 위해 역동적 자화율대조조영증강 MRI(DSC-MRI) 기술을 이용한 관류영상이 사용된다. 교모세포종의 rCBV는 종종 저등급 별아교세포종보다 3~5배 정도 높다. 종양 내에서 CBV이 가장 높은 영역이 생검을 위한 최상의 표적이 될 수 있다. 자기공명분광법에서는 더 높은 등급의 별아교세포종이 때때로 저산소 및 혐기성 신진 대사를 시사하는 lactate의 상승을 나타내지만, 일부 낭성 저등급 종양의 낭종 내에도 lactate의 상승이 있을 수 있다. NAA 농도는 감소하며, 특히 고등급 종양의 경우 Cho 농도가 현저히 상승한다.

IDH1 유전자의 돌연변이는 종양 발병에 중요한 역할을 하고, 조직학적 등급과는 별개로 예후 정보를 전달하는 것으로 나타났다. 한 연구에서 IDH1 돌연변이를 가진 저등급

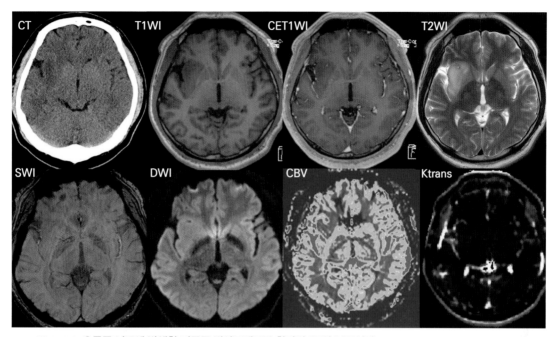

■ 그림 1-14. **오른쪽 뇌도에 발생한 저등급 별아교세포종 환자의 CT와 MRI이다.**

CT에서 저밀도로 보이며, 조영강조영상에서 조영증강을 보이지 않는다. SWI에서 출혈을 보이지 않으며, 확산강조영상에서 고신호강도는 뚜렷하지 않다. 뇌관류영상에서 CBV가 높게 측정되는 과혈관성 및 Ktrans가 높게 측정되는 과투과성은 보이지 않는다.

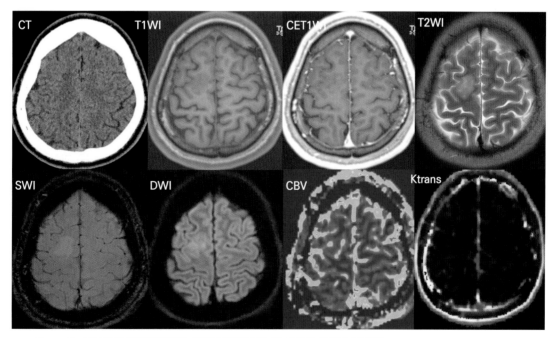

■ 그림 1-15. **오른쪽 전두엽에 발생한 역형성 별아교세포종 환자의 CT와 MRI이다.**

CT에서 저밀도로 보이며, 조영강조영상에서 약하게 조영증강이 의심된다. SWI에서 출혈은 보이지 않으며, 확산강조영상에서 일부 고신호강도를 보인다. 뇌관류영상에서 CBV가 높게 측정되는 과혈관성 및 Ktrans가 높게 측정되는 과투과성은 저명하지 않다.

별아교세포종은 전두엽에서, 특히 측뇌실의 앞쪽 확장 주변 영역에서 가장 빈번하게 발생하는 것으로 나타났다. 또 다른 연구에서 등급 II 및 III의 별아교세포종은 IDH1 또는 IDH2 돌연변이가 있는 별아교세포종이 돌연변이가 없는 별아교세포종보다 편측성의 성장 패턴, 분명한 경계, 균질한 신호 강도 및 조영 증강이 덜 되는 경향이 있는 것으로 나타났다.

③ 다형성 황색별아교세포종
(pleomorphic xanthoastrocytomas)

다형성 황색별아교세포종은 일반적으로 전두엽 및 측두엽의 피질에 위치하고 있으며 낭종이나 종양 내 출혈을 포함할 수 있다. 조영 증강 패턴은 다양 할 수 있지만 가끔 연막의 조영 증강이 이러한 병변에 특징적이며 경막 꼬리로 오인되어서는 안된다(그림 1-16). 대부분의 다형성 황색별아교세포종은 느리게 성장하며(WHO 등급 II) 인접한 두개

골 재형성을 일으킬 수 있다.

④ 털모양별아교세포종(pilocytic astrocytomas)

주로 소아 인구에서 발견되는 털모양별아교세포종은 소뇌에서 가장 흔히 발생하는 조영 증강 벽결절이 있는 낭성 종괴이다. 천막 상부에서는 시상 근처, 시상 하부, 그리고 시신경 경로를 따라 발견된다. 침윤성 신경아교종과 달리, 털모양별아교세포종은 대부분 뚜렷한 경계를 보인다(그림 1-17). 이러한 양성 소견에도 불구하고, 자기공명분광법에서는 항상 lactate 피크를 나타낸다. 털모양 별아교세포종의 변형으로 새로이 기술된 털점액모양 별아교세포종(pilomyxoid astrocytoma)은 시상 하부 및 시신경 교차 부위에서 보다 흔하게 발생하며 털모양별아교세포종과 비교하여 조영 증강되는 고형성분을 보인다. 털점액모양 별아교세포종은 또한 연수막 파종을 하는 경향이 있다.

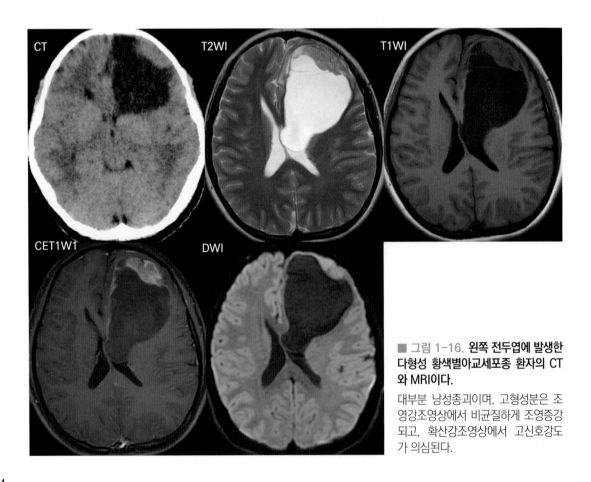

■ 그림 1-16. **왼쪽 전두엽에 발생한 다형성 황색별아교세포종 환자의 CT와 MRI이다.**

대부분 낭성종괴이며, 고형성분은 조영강조영상에서 비균질하게 조영증강되고, 확산강조영상에서 고신호강도가 의심된다.

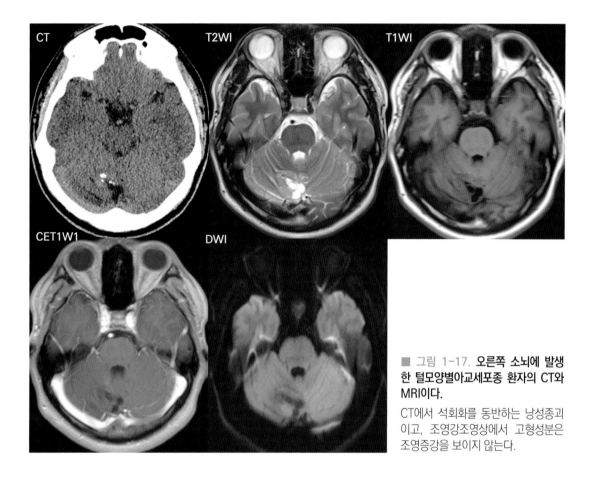

■ 그림 1-17. **오른쪽 소뇌에 발생한 털모양별아교세포종 환자의 CT와 MRI이다.**
CT에서 석회화를 동반하는 낭성종괴이고, 조영강조영상에서 고형성분은 조영증강을 보이지 않는다.

⑤ 뇌실막밑거대세포별아교세포종
(subependymal giant cell astocytoma)

뇌실막밑거대세포별아교세포종은 대부분 결절성 경화증 환자에서 발생하고, 뇌실막밑 결절(subependymal nodules) 및 피질 융기(cortical tuber)와 함께 발견된다. 몬로공에 발생하여 종종 석회화 및 조영 증강을 보여준다. 결절 경화증의 뇌실막밑 결절이 드물게 조영증강을 보일 수 있지만, 청소년기 이후에는 잘 성장하지 않는 점이 이 종양과 구별된다. 또한 이 종양은 절제 후 좋은 예후를 보이는 양성 병변 (WHO 등급 I)으로 분류된다.

⑥ 희소돌기아교세포종(oligodendrogliomas)

희소돌기아교세포종은 보통 전두엽 및 측두엽에 위치하며, 별아교세포종보다 석회화를 흔히 동반하고 대뇌 피질을 잘 침범한다(그림 1-18, 19). 조영 증강은 다양하며 더욱 저등급(grade II)의 희소돌기아교세포종에서도 보일 수 있다. 낭종과 출혈이 종양 내에서 보일 수 있으며, 이로 인해 영상에서 불균질한 모양을 보일 수 있다. 관류 영상에서 1p19q 동시결손(codeletion)이 있는 등급 II 희소돌기아교세포종의 CBV는 결손이 없는 등급 II 종양보다 높지만 등급 III 희소돌기아교세포종의 CBV보다는 낮다. 종양의 등급 결정은 기존의 영상에 확산, 관류 및 자기공명분광법을 추가하면 더 수월하게 할 수 있다.

희소돌기아교세포종의 조직학적 특징을 포함하는 뇌종양의 상당 부분은 별아교세포종의 특징을 함께 나타내기 때문에, 이러한 종양들은 조직학적 분류에서 다양성을 보인다. 또한 이 혼합형 종양의 영상 소견은 2가지 조직학적 유형 사이의 스펙트럼에 있는 경향이 있다.

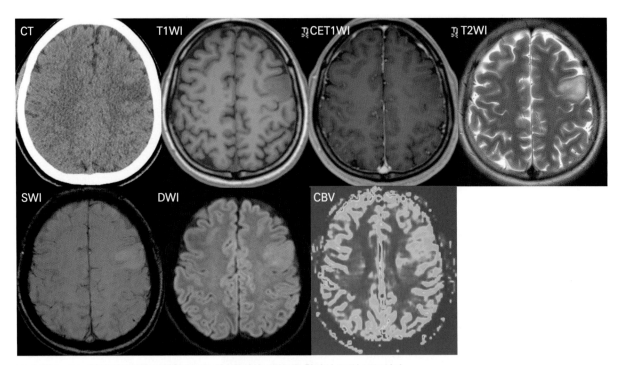

■ 그림 1-18. **왼쪽 전두엽에 발생한 2등급 희소돌기아교세포종 환자의 CT와 MRI이다.**

CT에서 저밀도로 보이며, 조영강조영상에서 조영증강을 보이지 않는다. SWI에서 출혈을 보이지 않으며, 확산강조영상에서 고신호강도는 뚜렷하지 않다. 뇌관류영상에서 CBV가 높게 측정되는 과혈관성이 의심된다.

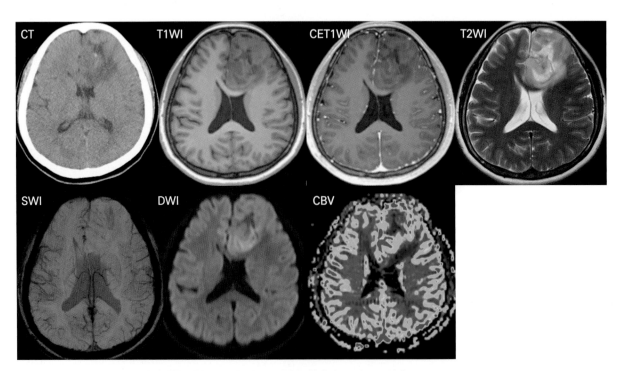

■ 그림 1-19. **왼쪽 전두엽에 발생한 역형성 희소돌기아교세포종 환자의 CT와 MRI이다.**

CT에서 비균질한 음영으로 보이며, 내부에 석회화가 동반된다. 조영강조영상에서 일부 조영증강이 의심되고 T2강조영상에서 낭종 변화를 포함한다. 확산강조영상에서 일부 고신호강도를 보이며, 뇌관류영상에서 종괴의 주변부에 CBV가 높게 측정되는 과혈관성이 보인다.

(2) 신경 및 혼합신경세포아교세포종

(neuronal and mixed neuronal and glial tumors)

① 아교신경세포종(glioneuronal tumor)

신경절신경종(ganglioneuroma), 신경절세포종(gangliocy-toma), 신경절신경아교종(ganglioglioma)을 포함하는 아교신경세포종(glioneuronal tumor)은 신경세포 기원의 종양이며 내부에 다양한 정도의 교세포 분화를 포함하고 있다. 신경절신경종과 신경절세포종은 서서히 자라는 양성종양으로서 병리학적으로 이형성 병변(dysplasia)과 구분이 어려운 경우도 종종 있으며 이 중 일부는 이형성 병변으로 분류되기도 한다. 신경절신경아교종은 대개 뇌피질에 위치하며 전두엽과 측두엽에 호발하나 때때로 소뇌에 생기는 경우도 있다. 이 종양은 종종 낭성 변성과 석회화를 동반하며 조영증강의 정도는 다양할 수 있다(그림 1-20). 신경절신경아교종은 뇌피질에서 서서히 자라는 종양이지만 주변 두개골에 골재형성(bone remodeling)을 일으킬 수 있다. 이러한 종양들은 일부에서 침습적일 수 있고, 특히 종양 주위 조직에 부종이 있는 경우에 악성전환을 일으킬 수 있다.

② 배이상 신경상피종양

(dysembryoplastic neuroepithelial tumor)

배이상 신경상피종양은 CT 저밀도음영, T1 강조 영상에서의 저강도신호 및 T2 강조 영상에서의 고강도신호를 보인다(그림 1-21). 이 종양은 가끔 뇌피질에 침습하여 뇌회색질을 팽창시키기도 하며, 대부분에서(> 80%) 낭성변화를 보인다. 다낭성 또는 기포성 모양은 배이상 신경상피종양의 특징이며 신경절신경아교종 및 뇌회색질 기형에서는 드물어 이러한 병변과의 감별에 도움이 된다. 이 종양의 조영증강의 정도와 종양주변의 부종은 다양하게 나타난다. 이 종양의 일부에서는 T1 및 T2 강조영상에서 뇌척수액의 신호강도와 비슷하며, 석회화가 동반할 수 있고, 두개골의 골재형성을 유발하기도 한다. 배이상 신경상피종양은 또한 높은 확산도(높은 ADC), 관류 영상에서 낮은 rCBV, 자기공명분광법에서 경미하게 상승 된 mI : Cr 비율을 보인다.

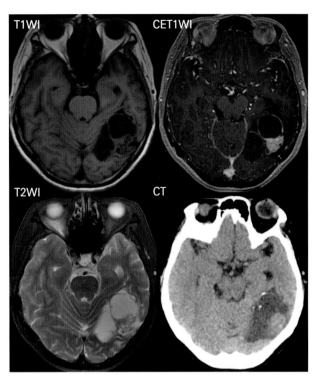

■ 그림 1-20. **좌측 측두엽에 발생한 신경절교종 환자의 CT와 MRI 이다.**
CT에서 낭성 변성과 석회화를 동반하고 있다. MRI에서 다방성의 낭성변화를 보이는 종괴이며, 조영강조영상에서 내부의 고형성분과 낭벽이 조영증강이 되고 있다.

③ 결합조직형성 유아 신경절신경아교종

(desmoplastic infantile ganglioglioma)

결합조직형성 유아 신경절신경아교종은 일반적으로 2세까지의 영아에서 발현하는 종양이다. 종양은 전두엽 및 두정엽에서 발생하며 수막에 인접한 기저부위가 있는 것이 특징이다. 낭성 변성과 석회화가 흔하며 주변부의 조영증강이 있으며 종종 주변부 석회화도 보일 수 있다. 결합조직형성 유아 신경절신경아교종은 불균일한 모습과 종종 큰 종양으로 발현하지만 일반적으로 수술 후 좋은 예후를 보인다. 결합조직형성 유아 별아교세포종(desmoplastic infantile astrocytoma, DIA)은 조직학적 차이가 있지만, 결합조직형성 유아 신경절신경아교종와 비슷한 나이의 어린 이에게서 비슷한 영상소견으로 나타난다.

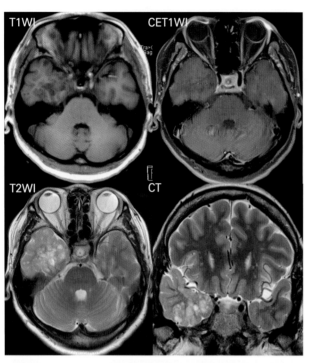

■ 그림 1-21. **우측 측두엽에 발생한 이배엽성 신경상피종양 MRI 이다.**
이 종양은 T1 강조 영상에서 저강도 신호 및 T2 강조 영상에서의 고강도 신호를 보이며 특히 특징적인 다낭성, 기포성 모양을 보이고 있다.

(3) 배아성 종양(embryonal tumors)

① 다중환환배아성종양
(embryonal tumor with multilayered rosettes, 이전의 primitive neuroectodermal tumor)

다중환환배아성종양은 대개 세포밀집도가 높아서 이로 인해 조영전 CT에서 고밀도음영으로 보이며 MRI의 T2강조영상에서는 뇌회백질와 비슷한 신호강도를 보인다. 이 종양들의 10~20%는 석회화 또는 낭성 변화를 보인다. 대부분 약간의 균질한 조영증강을 보이나, 조영증강이 경미하거나 안되는 경우도 있다(그림 1-22). 따라서 다중환환배아성종양 환자의 치료 후 평가에서 확산강조영상은 조영증강 영상에서는 매우 경미하거나 보이지 않을 수 있는 작은 재발이나 멀리 떨어진 지주막하 파종을 발견하는 데 유용하다.

다중환환배아성종양은 조직학적 양상이나 임상 병

기보다 예후에 더 높은 상관관계가 있는 분자 아유형인 wingless variant (WNT), sonic hedgehog (SHH), 3그룹 및 4그룹으로 분류되었다. 이 하위유형의 영상학적 특징과 예후와의 관계를 조사한 연구에서는 종양 위치가 가장 중요한 예후인자로 보고되었다. 이 연구에서, 대뇌다리와 소뇌다리뇌각에 위치한 종양(WNT)이 가장 좋은 예후를 보였고, 소뇌 반구(SHH)에 위치한 종양은 중간 정도의 예후를 보이며, 뇌실과 인접한 정중선 종양(그룹 3 및 4)은 가장 나쁜 예후를 보였다. 조영증강이 뚜렷한 경우, 치료에도 불구하고 나쁜 예후를 보일 것으로 예측할 수 있으며 이러한 조영증강과 예후와의 상관관계는 group 3에서 더욱 잘 예측할 수 있다고 보고되었다.

② 비정형 기형/횡문근모양종양
(atypical teratoid/rhabdoid tumor)

비정형 기형/횡문근모양종양은 주로 어린 소아(취학 전 연령)에서 발생하지만 청소년 후기에서도 생길 수 있다. 이 종양은 천막상부보다 천막하부에서 더 흔히 발생하며, 낭성변화를 포함하는 급속하게 자라는 큰 고밀도의 종괴로 발현한다. 중앙의 낭성변화를 둘러싸고 있는 두껍고 물결모양의 불균일하게 조영증강되는 벽이 특징적인 영상소견이다. 자기공명분광법에서 비정형 기형성 막대모양종양은 NAA와 mI 피크가 없으며, Cho과 lactate/lipid 피크가 뚜렷한 것이 특징이다.

(4) 혈관모세포종(hemangioblastoma)

혈관모세포종은 성인에서 천막하부 후두개와 종양 중, 전이암 다음으로 발생빈도가 높은 종양이다. 이 종양은 주로 소뇌에서 발생하며 매우 강한 조영증강을 보이는 결절 또는 낭성 종괴 내부에 강한 조영증강을 보이는 벽결절로 보인다. 낭성 종괴의 벽은 전형적으로 조영증강되지 않는다. 혈관모세포종은 특징적인 영상 소견으로 낭성 종괴 내부에 조영증강을 보이는 벽결절을 보이는 털모양 별아교세포종과 유사하게 보이나, 두 종양은 서로 다른 연령층에서 발생하며, 혈관모세포종은 폰 히펠-린다우 증후군(von

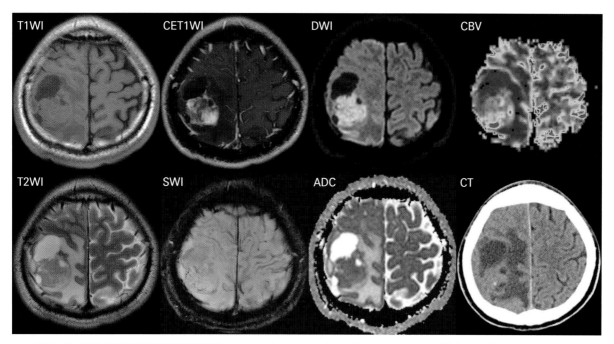

■ 그림 1-22. **우측 전두엽과 두정엽에 발생한 embryonal tumor with multilayered rosettes 환자의 CT와 MRI이다.**
이 종양은 세포밀집도가 높아서 조영전 CT에서 고밀도 음영으로 보이고 있으며, 조영증강영상의 T2 강조 영상에서 뇌회백질과 비슷한 신호강도를 보이고 있다. 이 종양내부에 낭성 변성과 일부 석회화가 동반되어 있다. 조영강조영상에서 내부의 고형성분이 약간 균질한 조영증강을 보이고 있으나 일부 고형성분은 조영증강이 경미하다. 확산강조영상에서 높은 세포밀집도로 인하여 높은 신호강도를 보이고 있으며 뇌관류영상에서 종괴의 주변부에 CBV가 높게 측정되는 과혈관성이 보인다.

Hippel-Lindau (VHL) syndrome)의 경우를 제외하고는 고령 환자에서 발견된다. 소뇌에서 발생하는 혈관모세포종의 40~45% 정도에서는 낭성 종괴가 아닌 고형종괴이다. 조영증강되는 결절에는 혈관에 의한 유동신호소실이 있을 수 있고, 이는 높은 혈관성 종괴임을 나타내며, 종양의 rCBV가 뇌백질에 비해 약 10 배정도로 현저하게 상승한 소견을 보인다(그림 1-23). 혈관모세포종 환자의 4~40%가 폰 히펠-린다우 증후군이며, 폰 히펠-린다우 증후군 환자의 45~83%가 소뇌 혈관모세포종을 가지고 있다. 비교적 젊은 연령에서 여러개의 혈관모세포종이 있다면 폰 히펠-린다우 증후군의 가능성이 높음을 시사하며, 이 증후군을 갖는 환자에서 혈관모세포종은 환자의 대뇌, 뇌간 또는 척수에서도 발현할 수 있다. 이 병변은 연질막에서 기원하여 척수의 뒷부분 표면을 따라 발생하는 경향이 있다. 폰 히펠-린다우 증후군 환자에서는 소뇌 혈관종 뿐만 아니라 측두골에 병발할 수 있는 내림프낭 종양(endolymphatic sac tumor)의 유무에 대해서도 평가하는 것이 중요하다.

(5) 림프종(lymphoma)

림프종의 발생 빈도가 높아짐에 따라, 원발성 중추신경계 림프종은 신경영상에서 흔하게 볼 수 있다. 다른 대부분의 두개내 종양과 달리 림프종 치료는 일차적으로 비수술적이다. 따라서, 뇌실 주위 위치, 균일한 조영증강과 높은 세포밀도(조영전 CT의 고밀도의 종괴 및 ADC영상에서 낮은 확산성)와 같은 특징적인 영상 소견이 있다면 림프종의 가능성을 생각해야 한다. 또한 관류 영상에서 강한 조영증강에 비해 증가하지 않는 rCBV가 특징적인 소견이다(그림 1-24). 대부분의(> 90%) 림프종은 조영증강 되지만 일부 종양은 조영증강이 되지 않으며 조영증강이 되지 않는 종양의 일부는 이전의 스테로이드 치료로 인한 것일 수 있다.

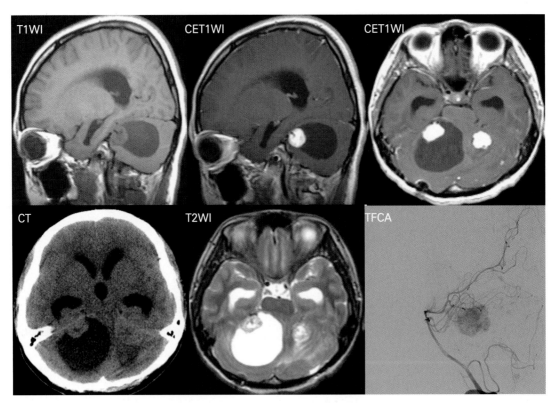

■ **그림 1-23. 양측 소뇌에서 발생한 혈관모세포종 환자의 CT, MRI와 혈관조영술 영상이다.**
좌측 소뇌에서 발생한 종양은 매우 강한 조영증강을 보이는 결절성 종괴이며 우측 소뇌에서 발생한 종양은 낭성 종괴 내부에 강한 조영증강을 보이는 벽결절이 있는 형태이다. 우측 소뇌의 벽결절 내부에 T1, T2 강조 영상에서 매우 낮은 신호 강도를 보이는 신호소실(flow void)가 보인다. 혈관조영술 추골동맥조영술상에서 양측 소뇌에 MRI 소견과 부합되는 위치에 과혈관성 종괴들이 잘 보인다.

T2 강조 MR영상에서, 대부분의 경우 림프종은 동등신호강도 혹은 저신호신호강도를 보인다. 뇌량을 가로질러 자라나는 양상은 림프종에서 드물지 않게 볼 수 있다. 다발성으로 발생하며 뇌실막밑, 지주막하 전파가 흔하지만, 영상에서 지주막하 전파는 뚜렷하지 않을 수 있어 진단을 위해 뇌척수액 검사가 필요하다. 원발성 중추신경계 림프종에서 볼 수 있는 전형적인 뇌실 주위 위치와는 달리 전신성 림프종으로부터의 전이는 연수막이나 경막에 나타나며 경막이 조영증강이 되는 영상소견으로 나타난다. 림프종은 자기공명분광법에서 Cr 및 NAA는 감소되고 Cho 피크가 상승하며, lipid 피크가 매우 상승하는 것이 또 다른 특징이다.

면역 저하 환자에서 발생한 뇌 림프종은 림프종 내부의 괴사와 세포밀집도가 낮은 뚜렷한 영상 특징을 가지고 있다. 이러한 임상적 맥락에서, 고등급 별아교세포종과 톡소포자충증과 림프종이 MR 영상에서 잘 구별되지 않을 수 있다. 치료전 림프종 내부에 출혈이 없는 소견은 미세 출혈을 잘 동반하는 교모세포종과 구별되는 유용한 특징이다. 또한, 림프종과는 달리, 교모세포종은 thallium SPECT 영상에서 뚜렷한 신호강도를 보이지 않는다. FDG-PET에서 고등급 림프종이 높은 SUV(standardized uptake value)값을 보이기 때문에 톡소포자충증과 림프종을 식별하는 데도 유용하다.

(6) 전이암(metastasis)

두개내 전이는 신경축내(intra-axial) 전이 또는 신경축외 전이로 나눌 수 있으며, 종종 두 구획을 모두 침범하기도 한다. 두개골과 두개골 기저 전이는 골용해성(osteolytic), 골형성(osteoblastic) 또는 혼합 형태로 나타날 수 있으며,

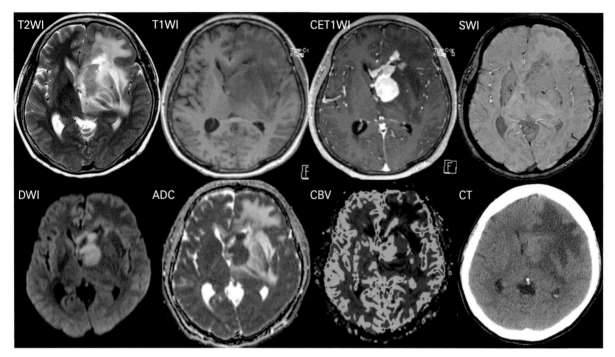

■ 그림 1-24. 양측 뇌실 주위 위치하며 뇌실막밑 전파와 뇌량을 가로질러 자라난 양상을 보이는 원발성 중추신경계 림프종 환자의 CT, MRI이다.
균일한 조영증강, 높은 세포밀도(조영전 CT의 고밀도의 종괴 및 ADC 영상에서 낮은 확산성)와, 관류영상에서 강한 조영증강에 비해 뚜렷이 증가하지 않은 rCBV와 같은 특징적인 영상소견을 보이고 있다. T2 강조 MR영상에서는 동등신호강도를 보이고 있다.

폐암과 유방암이 가장 흔한 원발암이다. 전이암은 경막 종괴, 지주막하 파종 및 뇌실 내 병변으로 발현하기도 한다. 뇌 실질에서 발생하는 경우, 전이암은 혈행성 색전 과정과 같이 회백질과 회색질의 경계에서 시작되는 경향이 있다. 전이암은 인접한 뇌 실질과의 뚜렷한 경계를 보이는 조영증강을 보이는 경우가 대부분이며 거의 항상 종양 주변에 혈관성 부종을 동반한다(그림 1-25). 다발성이 진단을 내리는 데 도움이 될 수 있지만 단발성 전이가 흔하기 때문에 원발성 교세포종 및 림프종과 같은 다른 축내종양과 구별하기가 어려울 수 있다.

출혈성 전이는 흑색종, 신세포암 및 갑상선암 환자에서 더 흔하게 볼 수 있다. 자기화율 강조 영상(susceptibility-weighted imaging, SWI)은 종양 내 미세 출혈에 민감하여 작은 전이성 병변을 확인하는 데 도움이 된다. 전이가 괴사되거나 낭성 변화를 겪게 되면 기본 영상기법에서 뇌 농양과 구별하기 어려운 고리모양의 조영증강을 보이는 병변으로 나타날 수 있다. 이러한 경우에, 확산강조영상에서 뇌 농양은 낮은 확산성을 보이므로 확산강조영상이 특히 유용하게 쓰일 수 있다. 그러나, 일부 위장관 또는 비뇨생식기 기원의 점액을 함유한 낭성 전이암에서도 낮은 확산성를 가질 수 있다. 전이암은 자기공명분광법에서 NAA와 Cr이 크게 감소하는 소견을 보인다. Lipid와 lactate 증가도 전이암의 자기공명분광법에서 자주 보이는 소견이다.

5. 수술전 치료계획

fMRI와 DTI는 기능적으로 중요한 피질뿐만 아니라 병변 자체에 인접하거나 뇌 표면에서 표적 병변에 이르는 외과적 경로를 따라 백질 섬유다발도 선택적으로 나타나게 할 수 있다. 따라서 이러한 기술은 수술 전 치료 계획 수립의 중요한 부분으로 점점 더 많이 사용되고 있다. 이에 따라 두 영상과 관련된 몇 가지 기술적 요인을 고려할 필요가 있다.

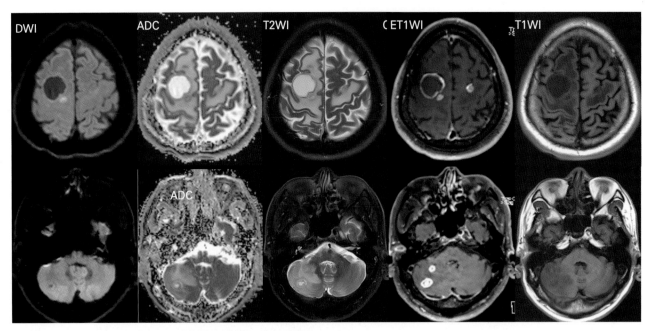

■ 그림 1-25. **뇌전이를 보이고 있는 폐암환자의(NSCLC) MRI이다.**
양측 대뇌반구와 우측 소뇌반구에 여러 개의 인접한 뇌 실질과 뚜렷한 경계를 보이는 조영증강을 나타내는 병변들이 보인다. 병변의 위치는 혈행성 색전 과정과 같이 회백질과 회색질의 경계이다. 우측 전두엽 병변은 낭성변화를 보여 고리모양의 조영증강을 보이고 있다.

1) 혈중 산소농도 기법에 기초한 뇌활성화 기능영상 (blood oxygen-level dependent functional magnetic resonance imaging)

1990년대 초반에 혈류과 혈액 산소 추출의 역동적인 변화를 통해 국소적 뇌신경 활동을 분석할 수 있는 영상 기술이 개발되었다. fMRI로 알려진 이러한 기술은 신경 활성화와 그에 따른 혈류 변화로 인한 혈액내 디옥시헤모글로빈(deoxyhemoglobin) 농도의 국소적 변화를 측정함으로써 가능하다. 뇌의 디옥시헤모글로빈(deoxyhemoglobin) 농도는 역동적 $T2^*$ 신호에 민감한 MR영상 기법으로 측정할 수 있다. 모든 뇌활성화 기능영상(fMRI)기법은 특정한 뇌기능 활성화 전과 후로 시간차를 두고 측정된 뇌 국소영역의 신호강도의 비교를 통해서 얻어진다.

몇몇 연구자들은 fMRI이 도입된 지 얼마 지나지 않아서 fMRI를 수술 전 계획 수립의 도구로 제안했으며 전기생리학적 기법과 비교할 때 뛰어난 1차 감각 운동 피질의 위치를 국소화하는 기법을 개발하였다. 신경외과적 관점에서 fMRI의 가장 초기 적용은 일차 감각 운동 영역내에서 상지에 해당하는 부위를 국소화 하는 것이었다. 그 뒤에, 언어와 시각을 포함한 다른 중요 뇌기능을 조사하기 위해 추가적인 기법이 개발되고 최적화되었다. 이러한 기법은 수술 중 대뇌 피질 자극 지도작성(intraoperative cortical stimulation mapping) 및 와다 테스트에 의해 검증되었으며, 대부분 좋은 상관관계를 보여주었다(그림 1-26).

수술 전 fMRI의 목표는 1) 수술 전에 신경학적 결손의 위험을 평가하는 것, 2) 수술 중 뇌기능 지도(mapping)를 결정하는 것, 그리고 3) 수술 경로를 선택하는 데 도움을 주는 것이다. 하지만, 아직까지 fMRI가 수술 결과에 미치는 임상적 이점을 입증하는 무작위 임상 시험 연구와 같은 확실한 증거는 없다. 그럼에도 불구하고 뇌종양 절제에 대한 관찰 연구에 따르면 fMRI가 대뇌 피질 자극지도 작성기법에 비해 일차 운동 피질을 더욱 잘 감지할 수 있으며 치료계획을 변경하고 수술 시간을 단축시킬 수 있다는 사실이 밝혀졌다.

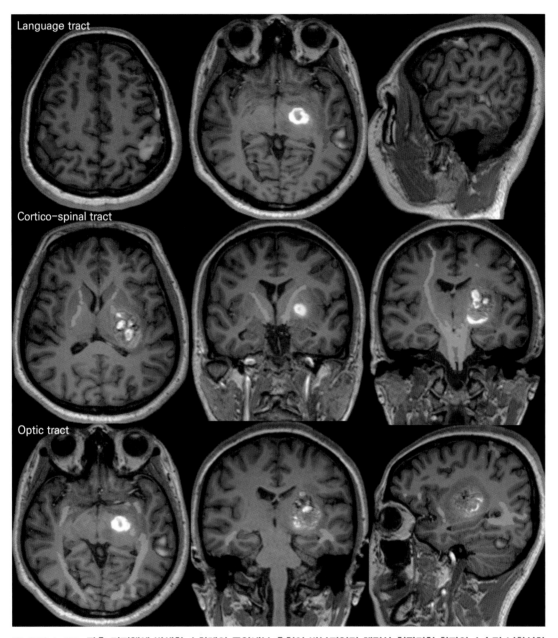

■ 그림 1-26. **좌측 기저핵에 발생한 수차례의 종양내부 출혈이 반복되었던 해면상 혈관기형 환자의 수술전 뇌활성화 기능영상(fMRI)이다.**

뇌활성화 기능영상으로 언어기능영역(주황색), 일차운동영역(피질척수로; 녹색), 시각로(optic tract; 하늘색)가 국소화되고 있다. 왼쪽 시각로와 왼쪽 피질척수로의 앞내측부위가 종양과 인접해 있으며 이러한 주요 뇌기능 부위들의 위치관계가 잘 시각화 되고 있다.

fMRI가 수술 전 평가에 점점 많이 사용되고 있지만, 여러 가지 요소가 영상 품질을 저하시킬 수 있으므로 영상 획득 시 고려해야 한다. 건강한 사람과 달리 신경 병변이 있는 환자는 질병 상태가 각성상태, 주의력, 운동 능력, 시력 또는

종합 기능에 영향을 미치기 때문에 규정된 과제를 수행하는 것이 더 어려워진다. 이러한 결점으로 인해 낮은 신호 대 잡음 fMRI 영상뿐만 아니라 움직임 허상(motion artifact)의 빈도가 높아질 수 있다. fMRI 결과의 해석에서, 이전의 외

과적 삽입물 또는 종양 내 출혈과 관련된 susceptibility artifacts가 생길 수 있으므로 원본(source) 영상을 평가하는 것이 중요하다. 종양 혈관 신생에 의한 국소 뇌 혈류 역학의 변화와 종양에서 유래한 혈류 유도성의 생화학적 매개체 등으로 인해 뇌 혈류의 변화가 인접한 신경 세포 활동으로부터 분리되는 현상인 신경혈관 탈결합(neurovascular uncoupling)이 고등급 뇌종양에서 빈번하게 관찰된다. fMRI 신호 시간에 따른 변화는 종양 등급, 종양 부피 및 활성화된 장소까지의 거리와 밀접한 관련이 있다.

2) 확산텐서영상(diffusion tensor Imaging and tractography, DTI)

확산텐서영상에서 얻어진 뇌신경섬유지도(tractography)는 축삭(axons) 내의 물 분자가 축삭의 길이를 따라 종 방향으로 상대적으로 움직임이 제약받지 않는 생물리학적 특징에 기반을 두고 있다. 각각의 작은 영상 화적소(voxel)에서 물 확산 계수의 방향성을 평가한 다음, 화적소들에서의 최대 확산도(maximal diffusivity)의 끝과 끝을 연결하면 뇌백질의 궤적을 식별할 수 있다. 뇌신경섬유지도에서는 개별 복셀에서 측정한 방향성을 그래픽으로 표현하여 뇌 및 표적 병변과 이상적으로 중첩시킴으로써, 뇌백질의 경로와 병변과의 해부학적인 관련성을 시각화할 수 있다. 이러학 해부학적 지식은 표적 병변 근처 또는 외과적 접근 경로를 따라 잠재적으로 중요한 뇌백질부위를 인지 할 수 있도록 하여 수술 전 계획에 도움을 준다(그림 1-27). fMRI와 마찬가지로 수술 전 계획에 대한 뇌신경섬유지도의 확실한 이점이 대규모 무작위 임상 시험에서 확인되지 않았으나 지금까지 여러 연구에서 피질척수로 및 언어관련 뇌백질에 대한 검출에 있어서 수술 중 대뇌 피질하 자극 부위(intraoperative subcortical stimulation sites)와 비교하여 높은 민감도를 보였다. 뇌신경섬유지도와 수술 중 피질하 자극기법을 함께 사용하면 수술 시간, 환자 피로 및 수술 중 발작의 발생률을 줄일 수 있다.

6. 수술 후 영상 검사

수술 직후에 잔존 종양의 여부는 수술 후 24 시간에서 72 시간 이내에 수술 부위 변연에서 조영증강되는 결절성 병변의 유무로 판단할 수 있다. 이 시간이 지나면 외과적 절제 변연부로 조영증강이 되기 시작하여 잔존 종양이나 진행된 종양과 유사하게 보일 수 있다. 수술과 관련된 조영증강은 두껍거나 결절형 조영증강이 아닌 절제 변연을 따라 얇고 매끄러운 조영증강을 보인다. 수술과 관련된 조영증강은 몇 주 후에 안정화되거나 감소되어야 한다. 수술 전 영상에서 조영증강이 없는 종양이었다면 수술 후 부종이 잔류 종양과 구별이 되지 않을 수 있으나 추적 영상에서 수술 후 부종은 소실되나 종양은 커지는 양상을 보이므로 구분할 수 있다. 수술 후 조기 영상을 얻는 중요한 이유 중 하나는 확산 강조 영상을 이용한 뇌경색의 확인이다. 경색이 진행되면 7 일 후에 확산강조영상에서 신호강도 이상이 사라질 수 있으며 경색된 뇌 조직은 보통 3 일에서 수개월 동안 지속될 수 있는 조영증강을 보이기 시작하며 이는 잔존 종양처럼 보일 수 있다. 수술 후 감염 또한 수술 변연 또는 개두술 주위 조영 증강으로 나타날 수 있으며, 정상적인 수술 후 육아조직 형성과 구별하기 어려울 수 있다. 확산강조영상에서 확산도가 낮은 병변의 발생과 크기 증가, 뇌실질의 부종, 그리고 감염을 의심할 수 있는 임상 증상 및 징후 등으로 감별에 도움을 받을 수 있다. 종양 절제술, 단락술 또는 간질 수술 후에도 대부분의 수술 후 부위에서도 경막의 조영증강이 발생하기 때문에 경막의 조영증강은 잔존 또는 재발성 종양을 항상 의미하지 않는다. 수술 후 약간의 국소적 또는 미만성 경막의 조영증강이나 경막의 조영 증강이 없는 경우 모두 수술 후의 정상적인 소견으로 간주된다. 결절성 경막, 연질막, 또는 뇌실막의 조영 증강은 재발성 국소 종양, 연수막(leptomeningeal) 전이 또는 활동성 감염을 시사하는 소견이다.

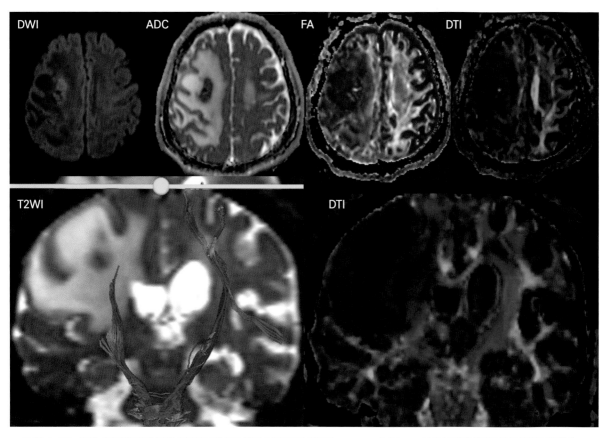

■ 그림 1-27. 우측 전두엽에 발생한 원발성 림프종 환자 뇌정위적 생검(stereotactic biopsy) 전 시행한 확산텐서영상(DTI)이다.
우측 전두엽에 림프종 병변은 높은 세포밀집도를 보이며(확산강조영상에서 높은 신호강도와 ADC 영상에서 낮은 확산성) 주위 뇌 실질에 넓은 범위에 걸쳐 부종을 보이고 있다. 림프종병변과 부종으로 인해서 우측 전두엽의 FA map에서 신호감소를 보이고 있으며, 림프종과 인접한 백질 섬유다발의 관계가 DTI를 이용하여 만든 tractography를 통해 시각화 되고 있다.

1) 치료반응의 평가

영상 검사는 치료 반응을 평가하고 종양의 진행 또는 재발을 발견하는 데 중요한 역할을 한다. 환자의 임상적인 상태를 근거로 한 평가는 치료 후 뇌종양 상태와 대부분 잘 상관되지만, 임상 증상 및 징후는 실제 종양 성장 또는 수축보다 뒤늦게 발현될 수 있으며 그 원인이 종양의 진행인지 치료에 의한 부작용인지를 잘 감별해내기 어려운 경우도 있기 때문이다. 또한 영상검사는 치료 효과에 대한 객관적인 측정치를 제공하여 임상시험에서 환자의 생존에 관련하여 유용한 대리종점(surrogate end point)이 될 수 있다. 수많은 뇌종양의 치료법이 발전하고 있으므로 다양한

치료 환경에서 영상 검사를 도구로써 사용하는 방법을 이해하는 것이 중요하다.

2) 방사선 손상

방사선 요법이 대부분의 뇌종양에서 생존 또는 기능상의 이점을 제공하지만, 일부 환자에서 종양 진행 또는 재발과 유사한 임상 및 영상 소견을 동반한 방사선 유발 뇌 손상이 발생한다. 따라서 불필요한 수술 및 생검을 피하기 위해 방사선 치료 후 생길 수 있는 서로 다른 뇌손상의 종류뿐만 아니라 방사선 유발 뇌손상의 시간에 따른 변화를 인식하는 것이 중요하다. 또한, 동시 화학 요법 치료는 괴사

의 발생률과 시간 경과를 변화시킬 수 있으며 이러한 변화를 인식하면 효과적인 치료의 조기 종료를 피할 수 있다.

조사의 영향은 발생 시간에 따라 급성기(몇 주안에), 아급성기(3~4개월내) 및 후기(4개월에서 수년 후)로 구분할 수 있다. 급성 및 아급성 방사선 부상은 일시적이며 부종이 증가하고(종양과 관련된 부종 이상으로) 조영 증강을 나타낼 수 있다. 조기 지연 손상(early delayed injury)도 또한 일시적인 효과이며, 치료 직후에 생길 수 있는 변화이며 거의 대부분 가역적 변화이므로 종양의 성장이 아니라는 것으로 인지할 필요가 있다. 후기 손상은 일반적으로 비가역적이며, 회백질보다 백질을 훨씬 더 많이 호발하며, 국소적이거나 미만성 병변으로 나타날 수 있다. 국소적 후기 손상의 70%는 치료 후 2년 이내에 발생한다.

몇 가지 요인이 방사선 괴사의 형성에 영향을 미친다. 이러한 요인에는 총 조사량, 총 조사시간, 각 조사량의 크기, 조사 당 분획 수, 환자 나이 및 환자의 생존 시간이 포함된다. 일반적으로 후기 방사선 손상이 늦게 나타나기 때문에 환자가 보다 효과적인 치료로 오래 살아남을수록, 방사선 괴사의 발생률이 높아지게 된다.

미만성 후기 방사선 손상은 특히 뇌실 주위 백질 및 뒤쪽 반란원중심(posterior centrum semiovale) 영역에서 백질의 심한 탈수초형태를 보인다. CT는 백질 저밀도 음영을 보여 줄 수 있지만, T2 강조 MR영상이 보다 민감하여 백질에서 높은 신호 강도를 나타낸다. 점진적 뇌실 확대는 백질 용적 손실의 징후가 될 수 있지만 교통수두증(communicating hydrocephalus)과 구별하기가 어려울 수 있다. 방사선에 의한 모세 혈관 확장증 및 해면상 혈관 기형이 치료 후반기의 변화로 보고되었다. 이러한 병변들은 주위 부종이 없는 hemosiderin 침착(T2 강조 및 T2* 영상에서 신호 강도가 낮음)을 특징으로 한다.

3) 종양의 진행 및 가성진행
(tumor progression vs pseudoprogression)

고등급 별아교세포종 환자에서 최근의 표준 치료에는 방사선 치료와 테모졸로마이드(temozolomide) 화학 요법

이 포함된다. 조영증강, 부종 및 종괴 효과의 일시적인 증가는 환자의 약 20~30%에서 발생하며 방사선 요법이 끝난 후 3개월 이내에 가장 흔하게 발생한다. 가성진행이라고 하는 이 가역적인 현상은 정확한 기전은 아직 불분명하지만 아급성 방사선 손상과 유사하다고 생각되고 있다(그림 1-28).

CT 및 기본 MR영상에서 방사선 괴사 및 가성진행은 병변의 크기 증가, 새로 생긴 조영증강, 부종, 그리고 종괴 효과 등으로 나타나기 때문에 종양의 진행과 구별하기 어려운 경우가 많다. 방사선 조사 궤적을 아는 것은 방사선 괴사가 조사 된 지역으로부터 멀리 떨어져서 생기지 않기 때문에 감별에 매우 유용하다. 조영 증강되는 병변 내에서 T2 강조 영상에서 높은 강도를 보이는 기포(bubbly) 모양이 방사선 괴사의 소견으로 기술된 연구가 있으나, 이러한 결과는 특이도가 제한적이다.

역동적 자화율대조조영증강 MRI(DSC-MRI)를 이용한 관류영상은 rCBV 측정함으로써, 종양과의 방사선괴사를 구분하는 정확도를 향상시키는 것으로 보고되었다. 전형적으로, 방사성괴사는 rCBV를 증가되어있지 않다. 확산강조 영상 기법도 유용한데, 종양은 낮은 ADC값을 방사선괴사는 상대적으로 높은 ADC값을 보인다. 자기공명분광법도 또한 종양의 진행/재발과 방사선괴사를 구별하는 데 사용되어왔다. 정상 뇌 또는 치료 괴사 부위보다 재발된 종양에서 더 높은 Cho:Cr과 Cho:NAA 비율이 관찰되며, 종양과 괴사된 조직이 섞여있는 조직의 분류는 다중화적소 획득 방식으로 개선될 수 있다.

방사선 치료 후 뇌종양과 방사선 괴사를 구별하는 데 있어 FDG-PET를 이용한 여러 가지 연구에서 다양한 정도의 민감성과 특이도 값이 보고되었다. FDG-PET를 이용한 방사선 손상에 대한 평가는 정상적인 두뇌 피질에서의 본질적으로 높은 대사로 인해 제한되며, 회백질근처의 병변 내에서 FDG 섭취를 측정하기가 어렵다. 또한, FDG-PET은 뇌종양이 FDG를 많이 섭취하는 과잉대사를 보일 때만 유용하다. 저등급 신경아교종 또는 신진 대사가 변화된 재발성 고등급 신경아교종은 FDG 섭취량이 낮을 수 있다. 방사

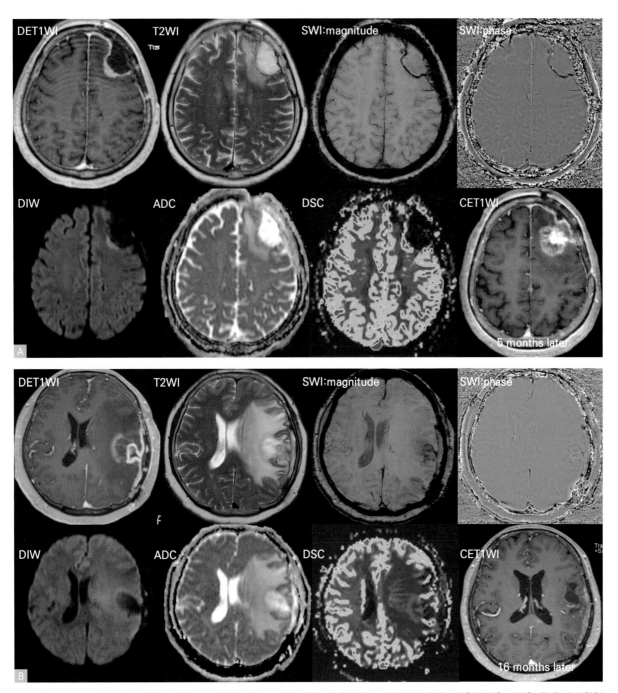

■ 그림 1-28. **A.** 좌측 전두엽에 발생한 교모세포종으로 수술적 절제, 방사선 치료, 테모졸로마이드 화학요법을 시행한 후 추적 관찰한 MRI이다. 좌측 전두엽 수술부위에 조영증강을 보이는 부위가 새로 보이며 확산강조영상에서 세포밀집도가 높아져 있고, 관류영상에서 rCBV가 증가된 과혈관성을 보인다. 이 병변을 5개월 후 추적관찰하였을 때 조영증강되는 부위의 크기 증가가 뚜렷하였고 수술로 국소재발이 확인되었던 진행(progression) 증례이다. **B.** 좌측 두정엽에 발생한 교모세포종으로 수술적 절제, 방사선 치료, 테모졸로마이드 화학요법을 시행하고 추적 관찰한 MRI이다. 좌측 두정엽 수술부위에 조영증강과 부종, 종괴효과를 보이는 부위가 새로 보였으나, 확산강조영상에서 세포밀집도가 높지 않았고, 관류영상에서 rCBV가 증가가 보이지 않았다. 이 병변을 16개월 동안 추적관찰하였을 때 조영증강, 부종, 종괴효과가 모두 소실되었던 가성진행(pseudoprogression) 증례이다.

선 괴사에서도 증가된 포도당 대사를 수반하는 염증 과정이 동반될 수 있어서, 종양에서의 FDG 섭취의 증가와 비슷하게 보일 수 있다.

7. 결론

뇌종양의 정확한 진단을 위해서는 임상소견 및 영상 소견을 종합적으로 분석해야 한다. 확산강조영상, 관류영상, 및 자기공명분광법과 같은 최신 영상기술은 종양 생물학 관련 정보를 제공할 수 있고 감별진단에 도움을 주기 때문에, 기존의 MRI 방법을 보완할 수 있다. fMRI와 DTI는 수술 전 계획 동안 유용한 도구이지만 병변의 해부학적 위치, 뇌 주요부위 및 최적의 외과적 접근을 결정하기 위해 영상의학과 전문의와 신경외과 의사와의 긴밀한 의사소통이 필요하다. 치료 후에 영상검사는 치료 반응을 결정하고 종양의 진행/재발을 확인하는 데 도움을 줄 수 있으며, 이를 위해 종양과 치료에 따른 변화간의 유사점과 차이점에 대해서 숙지해야 한다.

References

1. Al-Okaili RN, Krejza J, Woo JH, et al. Intraaxial brain masses: MR imaging-based diagnostic strategy—initial experience. *Radiology*. 2007;243(2):539-550.

2. Andronesi OC, Rapalino O, Gerstner E, et al. Detection of oncogenic IDH1 mutations using magnetic resonance spectroscopy of 2-hydroxyglutarate. *J Clin Invest*. 2013;123(9):3659-3663.

3. Au Yong KJ, Jaremko JL, Jans L, et al. How specific is the MRI appearance of supratentorial atypical teratoid rhabdoid tumors? *Pediatr Radiol*. 2013;43(3):347-354.

4. Bruggers CS, Moore K. Magnetic resonance imaging spectroscopy in pediatric atypical teratoid rhabdoid tumors of the brain. *J Pediatr Hematol Oncol*. 2014; 36(6):e341-e345.

5. Cannon DM, Mohindra P, Gondi V, et al. Choroid plexus tumor epidemiology and outcomes: implications for surgical and radiotherapeutic management. *J Neurooncol*. 2015;121(1):151-157.

6. Choi C, Ganji SK, DeBerardinis RJ, et al. 2-Hydroxyglutarate detection by magnetic resonance spectroscopy in IDH-mutated patients with gliomas. *Nat Med*. 2012;18(4):624-629.

7. Chu HH, Choi SH, et al. Differentiation of true progression from pseudoprogression in glioblastoma treated with radiation therapy and concomitant temozolomide: comparison study of standard and high-b-value diffusion-weighted imaging. *Radiology*. 2013; 269(3):831-840.

8. Delbeke D, Meyerowitz C, Lapidus RL, et al. Optimal cutoff levels of F-18 fluorodeoxyglucose uptake in the differentiation of lowgrade from high-grade brain tumors with PET. *Radiology*. 1995;195(1):47-52.

9. Di Chiro G. Positron emission tomography using [18F] fluorodeoxyglucose in brain tumors. A powerful diagnostic and prognostic tool. *Invest Radiol*. 1987; 22(5):360-371.

10. Fellah S, Caudal D, De Paula AM, et al. Multimodal MR imaging (diffusion, perfusion, and spectroscopy): is it possible to distinguish oligodendroglial tumor grade and 1p/19q codeletion in the pretherapeutic diagnosis? *AJNR Am J Neuroradiol*. 2013;34(7):1326-1333.

11. Guo AC, Cummings TJ, Dash RC, et al. Lymphomas and highgrade astrocytomas: comparison of water diffusibility and histologic characteristics. *Radiology*. 2002;224(1):177-183.

12. Hu LS, Eschbacher JM, Dueck AC, et al. Correlations between perfusion MR imaging cerebral blood volume, microvessel quantification, and clinical outcome using stereotactic analysis in recurrent high-grade glioma. *AJNR Am J Neuroradiol*. 2012;33(1):69-76.

13. Jain R, Poisson LM, Gutman D, et al. Outcome prediction in patients with glioblastoma by using imaging, clinical, and genomic biomarkers: focus on the nonenhancing component of the tumor. *Radiology*. 2014;272(2):484-493

14. Kang Y, Choi SH, Kim YJ, Kim KG, Sohn CH, Kim JH, Yun TJ, Chang KH. Histogram analysis of the apparent diffusion coefficient map of standard and high b-value diffusion MR imaging of gliomas: A correlation study with tumor grade. *Radiology*. 2011;261(3):882-890.

15. Kincaid PK, El-Saden SM, Park SH, et al. Cerebral gangliogliomas: preoperative grading using FDG-PET and 201Tl-SPECT. *AJNR Am J Neuroradiol*. 1998; 19(5):801-806.

16. Morita N, Wang S, Chawla S, et al. Dynamic susceptibility contrast perfusion weighted imaging in grading of nonenhancing astrocytomas. *J Magn Reson Imaging*. 2010;32(4):803-808.

17. Ogawa S, Tank DW, Menon R, et al. Intrinsic signal changes accompanying sensory stimulation: functional brain mapping with magnetic resonance imaging. *Proc*

Natl Acad Sci U S A. 1992;89(13):5951-5955.

18. Oz G, Alger JR, Barker PB, et al. Clinical proton MR spectroscopy in central nervous system disorders. *Radiology*. 2014;270(3):658-679.

19. Perreault S, Ramaswamy V, Achrol AS, et al. MRI surrogates for molecular subgroups of medulloblastoma. *AJNR Am J Neuroradiol*. 2014;35(7):1263-1269.

20. Qi S, Yu L, Li H, et al. Isocitrate dehydrogenase mutation is associated with tumor location and magnetic resonance imaging characteristics in astrocytic neoplasms. *Oncol Lett*. 2014;7(6):1895-1902.

21. Rutten EH, Doesburg WH, Slooff JL. Histologic factors in the grading and prognosis of astrocytoma grade I-IV. *J Neurooncol*. 1992;13(3):223-230.

22. Schäfer M-L, Maurer MH, Synowitz M, et al. Low-grade (WHOII) and anaplastic (WHO III) gliomas: differences in morphology and MRI signal intensities. *Eur Radiol*. 2013;23(10):2846-2853.

23. Stadnik TW, Chaskis C, Michotte A, et al. Diffusion-weighted MR imaging of intracerebral masses: comparison with conventional MR imaging and histologic findings. *AJNR Am J Neuroradiol*. 2001; 22(5):969-976.

24. Tofts PS, Kermode AG. Measurement of the blood-brain barrier permeability and leakage space using dynamic MR imaging. 1. Fundamental concepts. *Magn Reson Med*. 1991;17(2):357-367.

25. Wang L, Chen D, Olson J, et al. Re-examine tumor-induced alterations in hemodynamic responses of BOLD fMRI: implications in presurgical brain mapping. *Acta Radiol*. 2012;53(7):802-811.

26. Wang Y, Zhang T, Li S, et al. Anatomical localization of isocitrate dehydrogenase 1 mutation: a voxel-based radiographic study of 146 low-grade gliomas. *Eur J Neurol*. 2015;22(2):348-354.

27. Yoo RE, Choi SH, Kim TM, Park CK, Park SH, Won JK, Kim IH, Lee ST, Choi HJ, You SH, Kang KM, Yun TJ, Kim JH, Sohn CH. Dynamic contrast-enhanced MR imaging in predicting progression of enhancing lesions persisting after standard treatment in glioblastoma patients: a prospective study. *Eur Radiol*. 2017;27(8):3156-3166.

28. Yoo RE, Choi SH, Kim TM, Lee SH, Park CK, Park SH, Kim IH, Yun TJ, Kim JH, Sohn CH. Independent Poor Prognostic Factors for True Progression after Radiation Therapy and Concomitant Temozolomide in Patients with Glioblastoma: Subependymal Enhancement and Low ADC Value. *AJNR Am J Neuroradiol*. 2015;36(10):1846-1852.

29. Yun TJ, Park CK, Kim TM, Lee SH, Kim JH, Sohn CH, Park SH, Kim IH, Choi SH. Glioblastoma Treated with Concurrent Radiation Therapy and Temozolomide Chemotherapy: Differentiation of True Progression from Pseudoprogression with Quantitative Dynamic Contrast-enhanced MR Imaging. *Radiology*. 2015;274(3):830-840.

30. Zhang H, Ma L, Wang Q, et al. Role of magnetic resonance spectroscopy for the differentiation of recurrent glioma from radiation necrosis: a systematic review and meta-analysis. *Eur J Radiol*. 2014;83(12): 2181-2189.

CHAPTER 02

뇌종양 진단 및 평가를 위한 핵의학 영상

이호영
서울대학교 핵의학과

1. F-18 Deoxy glucose (FDG) 양전자방출 단층촬영(positron emission tomography, PET)

악성 뇌종양은 대부분의 악성 종양과 유사하게 증가된 포도당 수송체 발현 및 당분해(glycolysis)로 인해 FDG 섭취량이 정상조직과 비교하여 높다. 그러나 FDG PET 영상은 정상 뇌 회색질에서도 포도당 대사가 높게 나오기도 하여 종양과 감별하기가 어려운 경우도 있다. 또한, 교모세포종과 같이 매우 악성도 높은 종양에서도 회색질과 유사한 FDG 섭취로 인해 주위 정상 뇌조직과 잘 구분되지 않을 수 있다. 따라서 FDG PET과 조영 증강 MR영상을 결합하여 종양의 위치를 국소화(localization)하는 연구가 많이 진행되었고, 현재 임상적으로 적용되고 있다. PET 및 MR 영상 데이터 세트의 삼차원적 구조적 정합을 위해 정확한 스캐닝 및 소프트웨어 기술을 활용하고 있으며, 특히 하이브리드 PET/MR 장비를 사용하여 더욱 편리하게 2종류의 서로 다른 특성의 영상을 구조적으로 일치시킬 수 있다. 그러나 하이브리드 PET/MR은 CT 기반 감쇠 보정을 제공할 수 없어서, 수술 후 두개골의 변형이 있는 환자처럼 특정한 임상 상황에선 정확한 정량 평가에 어려움을 야기하기도 한다.

초기 FDG PET임상 연구에서 FDG섭취 정도가 환자의 예후를 예측할 수 있는 주요 지표로 알려졌고, 이러한 사실은 최근에 재발성 악성 신경아교종에서, bevacizumab 및 irinotecan치료 와 공동내 방사선 치료 후 예후를 평가하는 연구에서도 다시 확인되었다. 이 연구를 통해 MR에서 조영증강이 되는 병변에서 관찰되는 높은 FDG 축적이 나쁜 예후와 낮은 FDG 축적은 상대적으로 좋은 예후와 관련이 있음을 확인할 수 있었다. 신경아교종에서 FDG 축적 및 섭취의 정도는 보통 정상 뇌 조직을 참조 조직으로 비교하여 SUVr (standardized uptake value ratio)을 계산하여 평가하였다. 그러나 SUVr 값은 참조 조직의 정의에 따라 값이 달라진다. 참조 조직으로 정상 회질, 백질, 대칭 영역 또는 반대쪽 반구 중 어느 것을 적용하느냐에 따라 SUVr의 값의 차이가 발생한다. 예를 들어, Delbekeetal 등의 연구에 있어서 저등급 신경아교종(low grade glioma)과 고등급 신경아교종(high grade glioma)을 구분하는 기준은 반대측 전두엽과 두정엽을 참조 조직으로 적용할 경우는 0.6, 반대측 난형중심(centrum semiovale)을 참조 조직으로 이용한 경우는 1.5이었다(그림 2-1).

포도당 대사가 활성화 되어 있는 악성 뇌종양만을 평가할 때, 종양의 최대SUV와 반대편 회색질의 최대 SUV를 이용한 SUVr은 교모세포종(glioblastoma) 및 전이암에서 림프종을 구별하는 데 성공적으로 사용되었다. SUVr의 한계를 극복하기 위해 대안적인 정량화 방법을 여러 연구에서 제안했다. FDG 섭취가 혈장 포도당과는 반비례 관계에 있

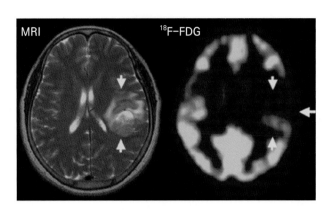

■ 그림 2-1. 저등급 신경아교종의 FDG PET 영상 소견.
MR 영상에서 좌측 전두엽과 두정엽을 침범하고 있는 종양이 관찰된다. 같은 종양의 FDG PET 영상에서 정상 대뇌피질의 FDG 섭취보다 감소되어 있는 소견이 관찰되고 있다. 수술 결과 저등급 신경아교종으로 확인된 예이다.

지만, 이러한 관계는 뇌종양에서는 상대적으로 약한 것으로 알려져 있으며, SUV 는 일반적으로 종양학에서 혈장 포도당으로 교정하지 않는다. 그러나 최근의 연구에서 혈중 포도당 농도로 보정된 SUV는 고등급의 신경아교종과 치료 후 변화를 보정하지 않은 SUVr보다 더 잘 반영하였다. 종양의 포도당 대사를 정밀하게 정량하려면 동적검사를 통하여 구할 수 있는 순 유입 속도 계수 Ki의 계산에 달려 있다. 이러한 연구는 동맥혈 채혈과 최소 40분 동안의 동적 검사를 통해 이를 수행 할 수 있지만, 일상적인 임상 상태에서는 실용적이지 않다. 악성 신경아교종은 몇 시간 동안 FDG를 계속 축적하는 반면, 정상적인 뇌에서는 약 2시간 후 부터 FDG 섭취량이 감소한다. 이러한 현상은 글루코오스 -6- 포스파타제의 활성도 때문이며, 2시간 이후 획득한 영상을 이용한 여러 연구에서 악성 뇌종양과 뇌간의 대조가 개선되었고 주사 후 3시간 이상 지연된 스캔 시간에 저등급과 고등급 신경아교종 사이의 구별이 보다 분명하게 되었다. 그러나, 지연 스캔은 악성 종양과 염증성 병변과의 감별에는 도움을 주지 못하였다.

여러 연구에서 FDG PET와 혈류 추적자 13N- 암모니아의 조합이 악성 종양과 염증성 병변을 구별하는 데 유용함을 보고하였다. 뇌와 종양으로의 13N- 암모니아의 일차 뇌

섭취는 확산으로 이루어지며, 종양에서는 이차적으로 증가되어 있는 글루타민 신테타제에 의해 종양세포 내에 섭취된다. 고등급 신경아 교종과 뇌농양을 95%의 정확도로 구별할 수 있게 되었다. 신경아교종에서 13N- 암모니아와 FDG의 섭취는 높은 상관 관계가 있으며, 13N- 암모니아의 섭취가 일련의 연구에서 FDG보다 더 정확한 종양의 악성 도를 반영하는 것으로 보고되었다. 13N- 암모니아 축적은 FDG 섭취량이 낮은 저등급의 뇌 종양에서도 관찰되었다. 이 결과는 13N- 암모니아의 포집이 혈류뿐만 아니라 악성도 높은 신경아교종에서 증가되어 있는 글루타민 합성 효소의 영향도 받음을 알 수 있다.

2. MGMT Methylation과 PET 영상의 관계

메틸 - 구아닌 메틸 전이 효소(MGMT) 프로모터의 메틸화는 고등급 신경아교종에서의 분자 예후 지표이다. 흥미롭게도, 고등급 신경아교종 환자 23명을 대상으로 한 연구에서 MGMT 메틸화를 가진 사람들은 메틸화되지 않은 MGMT를 가진 사람들보다 더 높은 FDG 섭취를 보였다. 메틸화 된 MGMT를 가진 신경아교종은 DNA 알킬화제에 더 잘 반응하는 경향이 있다. 이 효과는 방사선 화학 요법 후에 재발을 평가하기 위해 FET PET (Fluoroethyl-L-tyrosine PET)를 사용한 연구에서도 관찰되었다. 따라서 높은 FDG 섭취는 일반적으로 더 나쁜 예후와 관련이 있지만, 화학 요법에 대한 보다 나은 반응을 예측할 수도 있다.

3. 아미노산 추적자(amino acid tracers)의 양전자단층촬영(PET)

임상적으로 신경아교종 연구에 가장 많이 사용되는 Large Neutral Amino Acide (LNAA) PET 추적자 그룹에는 11C-MET, 11C-AMT, 18F-FET 및 18F-FDOPA가 포함되어 있으며 123I-methyl-tyrosine (IMT)은 SPECT용 방사성의약품이다. 각각의 방사성의약품의 대사 경로는 다르지만 혈액 뇌 장벽 (Blood-Brain Barrie, BBB)을 운반체를 통하여

통과하는 기전은 동일하다. 따라서 FDG와 유사하게 낮은 자유 경쟁 LNAA를 유지하기 위해 주사 전에 공복(약 3~4시간)이 필요하다. 최근 연구에서 모든 등급의 신경아교종의 영상화에 있어서 LNAA를 이용한 PET 검사가 FDG를 이용한 PET 에 비해 우수한 결과를 보였다. LNAA PET의 높은 민감도는 MRI 에서 조영증강이 되지 않는 저등급 신경아교종에서 특히 효과적이며, 이는 간질과 다른 종양의 감별진단에 효과적이다.

LNAA PET는 MRI 에서 종양의 재발과 치료 후 변화를 잘 구분할 수 없을 때 치료 후 잔여 종양 또는 종양 재발을 탐지하는 데에도 유용하다. LNAA 섭취의 범위는 일반적으로 조영증강 MRI에서 관찰되는 BBB 손상 정도보다 크게 관찰된다. FDG와 비교하여 LNAA PET는 염증성 병변과 신경아교종의 구별에 있어서 완벽하지는 않으나 유의하게 더 나은 결과를 보인다. 여러 연구에 따르면 아미노산 추적자는 신경아교종 등급 및 예후를 예측하는 좋은 예측 인지이며, 따라서 치료 계획 수립에 도움이 될 수 있다. 일부 연구에서 MET PET 가 FDG와 비교하여 뇌종양의 악성도를 평가하는 데 유의하다는 보고가 있으나, 다른 연구들과 메타 분석의 결과에 의하면 MET PET와 FDG PET 사이에 악성도를 평가하는 데 있어서 유의한 차이가 없었다.

예후 예측은 희소돌기아교세포종(oligodendroglioma)의 추적자 섭취가 동일한 등급의 별아교세포종보다 높은 특성이 있어서 이러한 뇌종양별 기본 특성을 고려하여 분석해야 한다. 희소돌기아교세포종을 제외하는 경우 대사성 종양 부피(metabolic tumor volume)와 전체 병변의 MET 섭취 정도가 예후의 중요한 예측 인자임을 발견했다. 예후와 관련성이 있는 또 다른 측면은 종양의 이질성이다. 질감 분석(texture analysis)을 사용하여 종양의 이질성에 대한 최근 연구가 진행되고 있다

활동성 염증성 병변과 같은 비 종양 병변에서도 LNAA 섭취가 있다. 이러한 섭취는 전형적으로 악성 신경아교종보다 현저히 적으며 BBB가 손상되지 않은 저등급 신경아교종과 유사하거나 낮은 정도의 섭취를 보인다. 초기 LNAA PET 영상에서 질환의 진행을 높은 민감도와 특이도

로 평가가 가능하였다. 이러한 결과는 특히 MET PET에서 섭취가 낮은 저등급 신경아교종에서 조기에 질환의 진행을 평가할 수 있게 해준다.

1) 18F-fluoroethyl-L-tyrosine (FET)와 18F-fluorodopa (FDOPA)

11C-methionine (MET)가 가장 많이 연구되고 있는 아미노산 추적자이지만, 임상적으론 18F 표지 추적자가 훨씬 유용하다. 그 중 임상적용이 가능하고 유효한 결과를 보이는 방사성의약품에 18F-FET와 18F-FDOPA가 있다. MET와 마찬가지로 LNAA 수송체 LAT1/4F2hc의 기질이며, 이 수송체는 신경아교종의 증식 및 혈관 신생과 관련하여 종양과 내피 세포에서 발현이 증가되어 있다. 18F-FET와 18F-FDOPA 는 MET와는 달리 단백질과 결합하지는 않지만 신경아교종에선 LNAA 전달체(transporters)의 활성이 증가되어 있기 때문에 진단적 가치는 11C-MET PET와 유사한 임상적 결과를 보이고 있다. 신경아교종 또는 뇌 전이가 있는 42명의 환자에서 FET와 MET PET영상을 비교한 연구에서, 반대측 피질을 참조 조직으로 평가한 SUVr과 총 종양 부피 사이에 강한 선형 상관 관계가 있었다. MET PET와 비교하여 FET PET의 경우 별아교세포에서의 섭취는 더 낮지만, 종양의 크기를 과대평가할 수 있다. 대부분의 다른 추적자와 달리 FET는 PET 영상을 획득하는 동안 체내에서 대사되지 않아서 순수한 LNAA 전달체의 발현 및 활성도만을 반영하기 때문에 영상의 해석이 용이하다.

FET 스캔의 영상획득 최적 시점은 여전히 연구 중이다. 일반적으로 고등급 신경아교종은 저 등급 신경아교종보다 높은 혈관성을 나타낸다. 따라서 혈류와의 상관 관계가 높은 FET 섭취의 초기 단계는 악성도 및 예후를 평가하는 데 가장 유용한 것으로 보인다. 이와 반대로 저등급 신경아교종의 추적자 섭취 속도는 느리기 때문에 주사 후 늦은 시점에서 얻은 영상이 가장 좋은 대조를 제공한다. 초기 및 후기 스캔을 포함함으로써 동적 FET PET 영상획득은 정적 영상획득과 비교하여 악성도 평가와 감별 진단에 매우 유

용하다. 높은 초기 섭취에 이은 후기 섭취의 감소하는 양상은 높은 악성도와 좋지 않은 예후를 반영하는 패턴으로 확인되었다. 이러한 양상은 저등급 신경아교종으로 의심되는 병변에서 고등급 변형의 검출을 가능하게 한다. 따라서 동적 FET PET 영상획득은 IDH1/2 돌연변이 및 1p/19q 동시결손(co-deletion) 이상인 신경아교종 치료의 잠재력을 극대화 할 수 있다.

2) FDOPA

방향족 아미노산 디카르 복실라제 활성으로 인해 생리적으로 높은 섭취가 기저핵에 존재한다. 그러나, 신경아교종이 발생하는 위치가 기저핵에 완벽히 일치하는 경우는 매우 드물기 때문에 생리학적 섭취 영역과 병리학적 섭취 영역을 구분하는 것이 가능하다. 선조체 종양 침윤이 있는 스캔의 모양은 소아 신경아교종 환자에서 연구되어 왔으며, 대부분의 경우 PET-MRI 융합에 의해 기저핵 침범의 평가가 가능하다고 알려졌다. 고등급 신경아교종에서 FDOPA와 FET를 직접 비교한 시각적 분석 결과, 섭취 패턴에는 유의한 차이가 없었으나 평균SUV와 정상조직 대비 뇌종양 비율에서 FET가 FDOPA보다 10~15% 이상 높았다. 다른 LNAA와 마찬가지로, FDOPA 영상의 결과는 신경아교종의 악성도, 무진행 생존율 및 전반적 생존율과의 연관성을 입증했다. 저등급 신경아교종에서 높은 흡수율(SUVr)은 종양의 진행을 예측하는 데 유용하다. 재발성 신경아교종에서 FDOPA PET와 조영증강MRI를 비교한 연구에서 FDOPA는 높은 특이성을 보였으나 전반적인 정확도는 비슷하였다. 재발성 종양이 의심되는 유사한 임상 연구에서 99 mTc glucoheptonate SPECT와 비교하여 진단 성능은 비슷했다.

3) 순환성 아미노산(cyclic amino acids)

trans-1- amino -3 - [18 F] fluorocyclobutanecarboxylic acid (anti-[18F] FACBC, [18 F] fluciclovine)와 같은 cyclic amino acid를 이용한 연구도 있다. 이들은 주로 전립선 암

영상 진단용으로 개발되었으나 뇌종양 영상 진단 연구에도 적용되었다. LNAA와는 달리, 이들 아미노산은 Na+의존성 전달체(Na+ dependent transporters)에 의해 운반되며 정상적인 뇌에서는 흡수가 거의 없다. 따라서 5명의 악성 신경아교종 환자에서 [18 F] fluciclovine의 2상 연구에서 좋은 영상 대조도가 관찰되었다. LNAA 추적자의 전형적인 영상 소견과 유사하게 추적자가 섭취된 병변의 부피는 조영증강MRI에서 측정한 병변의 부피보다 크게 측정되었지만 영상의 대비도는 훨씬 더 컸다. 그러나 BBB 손상이 없는 저등급 신경아교종에서는 아직 연구가 이루어지지 않았다.

4. 수술 조직내 소견과 PET영상의 상관관계

LNAA PET와 수술 중 alpha levulinic acid (ALA) 형광 영상의 일치성에 대한 연구가 보고되었다. 높은 FET 섭취는 형광 영상의 결과를 예측했으며, MRI 조영증강 정도와 종양 크기도 예측할 수 있었다. MET PET 검사에서 MET 및 ALA 양성 반응은 고등급 신경아교종의 생검에서 70.6%까지 발견되었지만 LNAA 운반자의 기질이 아닌 ALA의 민감도가 더 낮기 때문에 저등급 신경아교종에서는 7.7%에서만 나타났다. FET와 ALA에서도 비슷한 결과가 관찰되었다. MET과 ALA의 강도는 세포 밀도와 상관 관계가 있었지만 상호 간에는 상관 관계가 없었다. 희미한 ALA 형광을 보이는 신경 아교종 수술 후 잔류 병변의 위치는 수술 후 증가된 FET 흡수 및 MRI조영증강과 상관관계가 있으나, 잔류 ALA 형광 영역이 보다 광범위하게 관찰되었다.

5. 세포분열 지표

11C-thymidine과 유사체, 및 30-deoxy-30- [18 F] -fluorothymidine (FLT)은 뉴클레오 사이드 합성 경로에 관여하는 것을 근거로하여 세포 증식 표지자로 개발되었다. 충분한 용량의 전달 인자가 없기 때문에 뇌에서 FLT의 흡수는 BBB 투과성에 의존하기 때문에 FLT는 손상된 BBB가 있

는 종양에서 매우 높은 섭취도 및 세포분열에 관한 정보를 제공하지만 손상되지 않은 BBB를 가진 저등급 신경아교종에서는 사용할 수 없다. BBB (K1)에서의 이동과 인산화 속도 (k3)는 궁극적인 섭취의 강도를 결정하며, 동적인 영상획득은 그것들의 분리 및 획득에 필요하다. MET 및 FET PET와 비교할 때, 모든 등급의 종양 진단에 대한 FLT의 민감도는 일반적으로 낮다. 대부분의 저등급 신경아교종에는 증가된 FLT 흡수가 없다. 그러나 41명의 환자의 추적 조사에서 저등급 신경아교종 추적 관찰 중 증가된 섭취가 전반적인 생존의 강력한 부정적 예측 인자라는 사실이 입증되었다. 그러나 아직 등급이 낮고 FLT 음성인 종양의 크기 증가로 인한 증상으로 인해 치료가 필요할 수 있으므로 무사고 생존의 예측 인자는 아니다.

수술 전 신경아교종의 연구에서 FLT는 종양 등급 III과 IV의 차별화를 위해 시행한 MRI와 MRS보다 우월했다. 분명히 종양 크기는 중요한 예후 지표이며 FLT에 의해 결정된 종양 부피 및 섭취 강도는 전반적인 생존을 예측할 수 있는 인자이다. FLT PET에서 발견된 절제술 후 잔여 종양 부피는 조영증강MRI와 비슷하지만 T2 강조 MR에서의 이상 소견보다 작다. 재발성 종양 연구에 대한 메타 분석에서 F-18 FLT는 F-18 FDG보다 신경아교종 재발을 진단하는 데 우수한 정확성을 보였다. 추적자 섭취량과 강도는 모두 재발성 악성 종양 환자의 생존 예측 인자이다. 증식하는 종양 세포는 세포막의 콜린 전환율이 증가한다. 이러한 특성을 이용하여 11C- 콜린 (CHO)과 18F- 플루오로 콜린 (FCH)이 주로 전립선 암에서 사용하기 위해 개발되었지만 신경아교종에서도 유용한 것으로 밝혀지고 있다. BBB에는 콜린 운반자가 있지만 실제 뇌 정상 조직과 저등급 종양에서는 실제 전달율이 낮다. 고등급 신경아교종에서는 빠른 종양 흡수가 있었고 정상조직과 종양의 좋은 대조도를 제공한다. 뇌하수체와 맥락총과 같은 BBB가 결핍된 뇌 구조에서는 정상적인 높은 섭취가 관찰된다. FCH PET는 저등급 신경아교종의 추적 관찰에서 질환의 진행을 탐지하는 데 유용하다는 것이 밝혀졌다. CHO PET를 사용한 예비 연구는

종양의 재발을 감지하는 데 민감하고 생존을 예측할 수 있다고 보고했다. MET PET은 신경 괴사 (Radiation Necrosis, RN)와 신경아교종의 재발을 구별하는 진단 정확도를 위해 CHO 및 FDG PET보다 우수했다.

6. 그 외 임상적 적용

1) 희소돌기아교세포종(oligodendroglioma)

희소돌기아교세포종은 1p/19q 동시결손과 같은 명백한 병리학적 및 유전적 특징을 나타내며, 별아교세포종과 비교하여 등급II에서도 혈관 형성이 더 조밀해진다. 희소돌기아교세포종 은 같은 등급의 별아교세포종보다 FDG 및 LNAA 추적자의 섭취가 더 많이 관찰된다. 이 차이점은 LNAA 추적자에서 가장 두드러진 부분이다(그림 2-2). 희소돌기아교세포종은 MRI에서 구조적인 특징을 나타내는 경향이 있으므로 multimodal imaging으로 보다 정확한 종양의 종류를 구분할 수 있다. 또한 종양 등급이 알려져 있다면 LNAA PET가 별아교세포종과 희소돌기아교세포종을 구분하는 데 활용할 수 있다.

2) 생검 조직 결정

신경아교종은 종종 악성도가 이질적인 부분들로 구성되어 있으며, 악성도 정도가 종양의 예후를 결정한다. 악성도 등급 평가는 종종 종양 생검을 기반으로 하므로 정확한 종양 등급을 부여하기 위해 가장 악성인 부분에서 조직을 획득하여야 한다. 특히 조영증강이 없는 신경아교종에서는 기존의 MR 및 CT로 악성 부분을 국한시키는 것은 불가능하다. 아미노산 PET가 성인뿐만 아니라 소아에서 생검 수율을 향상시킬 수 있음이 입증되었다. LNAA PET는 저등급 신경아교종에서 우수한 위치 정보를 제공한다. MRI에서 ADC 감소와 세포 밀도 사이에는 어느 정도 상관 관계는 있지만, LNAA PET 검사에서 LNAA 섭취 증가 영역은 신경아교종 내 ADC의 국소 집중 감소와 정확하게 일치한다.

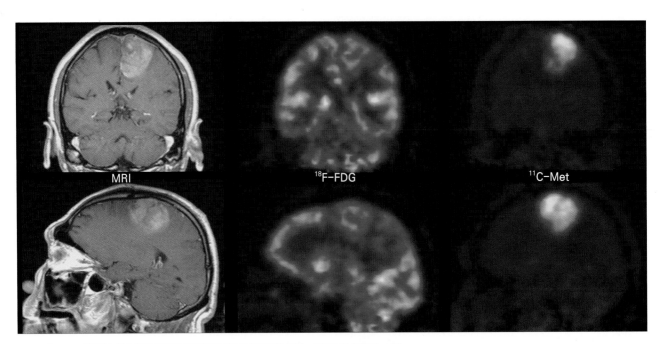

■ 그림 2-2. 역형성 희소성돌기아교세포종의 FDG PET 및 C11- MET PET영상 소견.

MR 영상에서 좌측 대뇌반구에 뇌종양이 관찰되고 있다. FDG PET 영상에서는 정상대뇌피질과 구별되지 않는 정도의 FDG 섭취가 관찰되었으나, C-11 MET PET 영상에서 유의하게 증가되어 있는 소견이 관찰되어 악성 뇌종양임을 확인할 수 있다. 수술 결과 역형성 희소성돌기아교세포종으로 확인되었다.

3) 방사선 치료 계획

PET는 전신 종양 뿐아니라 신경계 종양에서 방사선 치료 계획을 세우는데 매우 중요한 정보를 제공한다. 적정 방사선 조사량은 방사선 치료를 계획하는 데 있어서 중요하며, 한편으로는 종양에 최대 허용 선량을 조사하여 성장을 제어해야 한다. 반면에 병변을 제외한 중요한 뇌 구조는 보호해야 한다. 현재 MRI는 주로 전체 종양부피를 식별하는 데 사용됩니다. MRI가 신경아교종 경계를 정확하게 정의할 수 없기 때문에 종종 조영증강된 종양의 부피에 2 cm의 여백이 추가된다. 따라서 수술 후 잔여 종양에 대한 종양의 범위와 침범의 명확한 정의를 위해 PET를 사용하는 것이 매우 효과적이다. MET PET에 근거한 표적 묘사는 방사선 요법 치료 계획에 대해 실행 가능한 것으로 입증되었다. 후향적 연구는 MET PET이 침윤성 종양 세포의 정확한 정보를 제공할 뿐만 아니라 표적 부위를 제어하기 위해 필요한 방사선량을 예측할 수 있다고 한다.

아미노산 PET가 치료 계획을 향상시킬 수 있다는 개념을 입증하기 위한 몇 가지 전향적 연구가 진행 중이다. 아미노산 PET는 재발성 종양에 대한 2차 치료 계획으로도 사용될 수 있다. 전체 종양부피의 정의를 위한 MET PET에 근거한 강도 변조 방사선 치료(총 25~35Gy)에 의한 저분할 정위 방사선 치료(hypofractionated streotactic radiotherapy) 치료로 11개월 중앙 생존 기간을 가진 좋은 결과가 얻어졌다. 조직의 저산소증은 악성 신경아교종에서 자주 발생하며 혈액 공급을 초과하여 종양이 자라면 조직 괴사가 발생하게 된다. 이러한 종양의 진행에서 발생되는 조직 저산소증은 방사선 조사에 대한 종양 감수성을 실질적으로 감소시키므로 저산소증의 검출은 치료 계획에 중요하다. 저산소증은 대개 종양에서 HIF-1α와 혈관 내피 세포 성장 인자의 발현을 유도하므로 항 혈관 형성 치료의 잠재적 표지자이다. 혈관 내피 성장 인자는 또한 BBB 투과성을 증가시켜 궁극적으로 MRI에서 조영증강으로 이어진다. 저산소증 영상을 위해 여러 PET 추적자가 개발되었는데, 18 F - fluoromisonidazole이 가장 많이 사용되어지고 있으며, 종양 증식의 수학적 모델링에 중요한 매개 변수로 나타났다.

4) 치료 반응 평가
(therapeutic response monitoring)

뇌종양의 임상 시험에서 이미징 기술은 영상바이오 마커로서 중요한 역할을 한다. 신경 종양학(Responsne Assessment in Neuro-Oncology, RANO) 실무 그룹의 반응 평가에서 널리 사용되는 기준은 주로 MR을 기반으로하며 특히 의사 반응(pseudoresponse, 종양 진행의 감소없이 BBB 파괴의 감소) 및 가성 진행(pseudoprogression)을 평가하는 데 한계가 있다. PET는 분명히 이러한 문제를 극복할 수 있는 잠재력을 가지고 있지만, 모든 문제를 해결할 수 있는 단일 추적자는 없다. FDG 섭취량은 BBB의 변화와는 독립적이지만, 대식세포의 FDG 섭취와 대식세포의 괴사조직에 존재와 적극적인 면역 요법 부위의 존재는 FDG PET의 특이성을 제한하고 있다. FLT는 증식을 평가하는 데 가장 특이적이지만 섭취는 또한 BBB 붕괴에 크게 의존적이다. IMT SPECT를 비롯한 FET 및 기타 아미노산 추적자는 BBB 파괴 및 염증 세포의 흡수가 거의 없어서 뇌종양의 진행 및 반응에 관한 정보를 제공한다. 따라서 방사성 화학요법 및 방사선 치료 후 치료반응 평가 및 모니터링이 가능하다. 또한 조영증강 MRI가 유용한 정보를 제공하지 못하는 저등급 신경아교종의 임상 시험에서도 유용하게 사용되어 질 수 있다.

LNAA와 FLT PET가 치료 반응의 신뢰성 있는 평가를 제공 할 수 있다는 실험적 증거가 있다. FDG가 치료 반응을 평가하는 데 있어서 부족한 면이 있는 반면 FET 및 FDOPA PET는 치료에 대한 반응을 예측 및 평가하는 데 유용하다. FLT 영상에서의 섭취는 보다 더 나은 생존 예측능을 제공한다. FET는 또한 bevacizumab 와 분할 방사선치료의 조합의 효과를 분석하는 데 사용되었으며, 초기 진행을 검출하기 위해 MRI보다 민감했다. 치료반응 평가에 있어서 PET가 비용 효과적이라는 결과가 있다. 초기 수술과

방사선 화학 요법이 완료된 후 재발성 신경아교종을 치료하기 위해 표적 및 대체 치료법을 사용할 수 있다. 이러한 유형 중 하나는 레이저 유발성 간질 온열 요법(interstitial thermotherapy)이다. MET PET에서 섭취의 감소는 레이저 유도성 간질 온열 요법 의 단기적인 치료 효과를 모니터하는 데 유용할 것으로 보인다. Stereotactic I-125 근접 치료 동안 FET 흡수의 일시적인 증가가 관찰되었는데, 이는 종양 진행과는 관련이 없었다. MET PET 영상 또한 면역요법의 치료효과를 평가하는 데에도 적용되고 있다.

5) 뇌종양 재발과 방사선 괴사

종양 재발과 방사선 괴사의 구별은 치료 결과 평가 및 추가 치료 계획에 중요하다. 최근 아미노산 추적자를 이용한 연구 결과들은 우수한 성능을 보였다. 70명의 환자에서 73개의 뇌 병변(신경아교종/뇌전이)에 대한 연구에서 MET-PET의 시각 및 반 정량 평가가 높은 정확도(AUC : 0.85~0.89)를 보였다. 다른 연구에서 MET 및 FET PET는 분화된 종양 조직 및 치료 관련 변화를 잘 반영해주고 있다(특이도 100%, 민감도 91%). 또한 방사선 괴사와 신경아교종 재발을 구별하는 정확도가 MET PET이 FCH 및 FDG PET보다 탁월하였다.

6) 소아 뇌종양

소아 대상 연구에서의 영상 문제는 대체로 성인과 유사하나, 종양 스펙트럼에 있어서 저등급 신경아교종 및 Grade I 종양의 빈도가 성인에 비하여 높다. 성인에서 드문 뇌줄기 신경아교종(brainstem glioma)은 일반적으로 수술 할 수 없으며 생검도 상당한 위험이 있기 때문에 치료가 매우 어렵다. 낮은 FDG와 낮은 MET 섭취는 약간 더 양호한 예후와 연관이 있는 경향이 있다. 반면, MR에서의 높은 관류는 나쁜 예후와 관련이 있다(그림 2-3). 전반적으로, 뇌줄기 신경아교종에 있어서 PET의 기여는 종양이 종종 저등급이기 때문에 상당히 제한적이지만 종양의 등급을 평가할 수 있으나, 종양의 위치 때문에 예후는 좋지 않다. 모

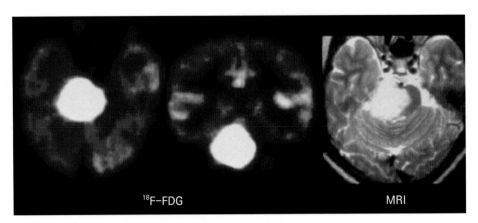

¹⁸F-FDG

MRI

■ 그림 2-3. 뇌교에 위치한 역형성 성상세포종 영상 소견.
뇌교에 관찰된 역형성 성상세포종의 FDG PET 영상소견으로 유의하게 증가된 FDG 섭취가 관찰되고
있다.

든 위치의 신경아교종 연구에서 진단, 재발 탐지, 치료 모니터링 및 생검부위 선택에 있어서, MET, FET 및 FDOPA PET 는 성인과 비슷한 결과가 얻어졌다. 또한 PET/MR에서 FCH 및 MET PET을 이용한 치료효과 모니터링의 타당성은 입증되었다. PET/MR은 선조체와 종양 간의 FDOPA 섭취를 구분 하는 데 있어서 몇 가지 장점을 제공 할 수 있으며, 특히 FDOPA PET에서 구별하기 어려운 혈관 이상을 종양 섭취와 구별할 수 있었다.

References

1. Andersen FL, Ladefoged CN, Beyer T, et al: Combined PET/MR imaging in neurology: MR-based attenuation correction implies a strong spatial bias when ignoring bone. *Neuroimage* 2014;84:206-216.

2. Bell C, Dowson N, Fay M, et al: Hypoxia imaging in gliomas with 18F- fluoromisonidazole PET: Toward clinical translation. *Semin Nucl Med* 2015;45:136-150

3. BisdasS, RitzR, BenderB, et al: Metabolic mapping of gliomas using hybridMR-PET imaging: Feasibility of the method and spatial distribution of metabolic changes. *Invest Radiol* 2013;48:295-301.

4. Choi H, Bang JI, Cheon GJ,et al: (18)F-fluorodeoxy-glucose and(11) C-methionine positron emission tomography in relation to methyl-guanine methyltransferase promoter methylation in high-grade gliomas. *Nucl Med Commun* 2015;36:211-218.

5. Colavolpe C, Chinot O, Metellus P, et al: FDG-PET predicts survival in recurrent high-grade gliomas treated with bevacizumab and irinotecan. *Neuro Oncol* 2012;14:649-657.

6. Colavolpe C, Metellus P, Mancini J, et al: Independent prognostic value of pre-treatment18-FDG-PET in high-grade gliomas. *J Neurooncol* 2012;107:527-535.

7. Delbeke D, Meyerowitz C, Lapidus RL, et al: Optimal cut off levels of F-18 fluorodeoxyglucose uptake in the differentiation of low-grade from high-grade brain tumors with PET. *Radiology* 1995;195:47-52.

8. Dunkl V, Cleff C, Stoffels G, et al: The usefulness of dynamic O-(2–18F-fluoroethyl)-L-tyrosine PET in the clinical evaluation of brain tumors in children and adolescents. *J Nucl Med* 2015;56:88-92.

9. Ertl-Wagner B, Ingrisch M, Niyazi M, et al: PET-MR in patients with glioblastoma multiforme. *Radiologe* 2013;53:682-690.

10. Galldiks N,Rapp M, Stoffels G,et al: Earlier diagnosis of progressive disease during bevacizumab treatment

using O-(2–18F-fluorethyl)-L-tyrosine positron emission tomography in comparison with magnetic resonance imaging. *Mol Imaging* 2013;12:273-276.

11. Garibotto V, Heinzer S,Vulliemoz S, et al: Clinical applications of hybrid PET/MRI in neuroimaging. *Clin Nucl Med* 2013;38:e13-e18.

12. Gulyas B, HalldinC: New PET radiopharmaceuticals beyond FDG for brain tumor imaging. *Q J Nucl Med Mol Imaging* 2012;56:173-190.

13. Hatakeyama T, Kawai N, Nishiyama Y, et al: 11C-methionine(MET)and 18F-fluorothymidine(FLT) PET in patients with newly diagnosed glioma. *Eur J Nucl Med Mol Imaging* 2008;35:2009-2017.

14. Herholz K, LangenKJ, SchiepersC, et al: Braintumors. *Semin Nucl Med* 2012;42:356-370.

15. Horky LL, Hsiao EM, Weiss SE, et al: Dual phase FDG-PETimagingof brainmetastasesprovidessuperiora ssessmentofrecurrenceversuspost- treatmentnecrosis. *J Neurooncol* 2011;103:137-146.

16. Imani F, Boada FE, Lieberman FS, et al: Comparison of proton magnetic resonance spectroscopy with fluorine-18 2-fluoro-deoxyglucose positron emission tomography for assessment of brain tumor progression. *J Neuroimaging* 2012;22:184-190.

17. Ishizu K, Nishizawa S, YonekuraY,et al: Effects of hyperglycemia on FDG uptake in human brain and glioma. *J Nucl Med* 1994;35:1104-1109.

18. Khangembam BC, Sharma P, Karunanithi S, et al: 13N-Ammonia PET/CT for detection of recurrent glioma: A prospective comparison with contrast-enhanced MRI. *Nucl Med Commun* 2013;34: 1046-1054.

19. Kreisl TN, Zhang W, Odia Y, et al: A phase II trial of single-agent bevacizumab in patients with recurrent anaplastic glioma. *Neuro Oncol* 2011;13:1143-1150.

20. Matsuo M, Miwa K, Tanaka O, et al: Impact of [11C]

methionine positron emission tomography for target definition of glioblastoma multiforme in radiation therapy planning. *Int J Radiat Oncol Biol Phys* 2012;82:83-89.

21. Meric K, Killeen RP, Abi-Ghanem AS,et al: The use of 18F-FDG PET ratios in the differential diagnosis of common malignant brain tumors. *Clin Imaging* 2015; 39:970-974.

22. Mertens K, Acou M, Van Hauwe J, et al: Validation of 18F-FDG PET at conventional and delayed intervals for the discrimination of high-grade from low-gradegliomas: A stereotactic PET and MRI study. *Clin Nucl Med* 2013;38:495-500.

23. Mertens K, Ham H, Deblaere K, et al: Distribution patterns of 18F-labelled fluoromethyl choline in normal structures and tumors of the head: A PET/MRI evaluation. *Clin Nucl Med* 2012;37:e196-e203.

24. Monden T, Kudomi N, Sasakawa Y,et al: Shortening the duration of [18F] FDG PET brain examination for diagnosis of brain glioma. *Mol Imaging Biol* 2011;13: 754-758.

25. Morana G, Piccardo A, Garre ML, et al: 18F-DOPA uptake of developmental venous anomalies in children with brain tumors. *Clin Nucl Med* 2016;41:e351-e352.

26. Neuner I, Kaffanke JB, Langen KJ,et al: Multimodal imaging utilising integrated MR-PET for human brain tumor assessment. *Eur Radiol* 2012;22:2568-2580.

27. Nishiyama Y, Sasaki H, Nagahisa S, et al: Radiological features of supratentorial gliomas are associated with their genetic aberrations. *Neurosurg Rev* 2014;37:291-300.

28. Niyazi M, Schnell O, Suchorska B,et al: FET-PET assessed recurrence pattern after radio-chemotherapy in newly diagnosed patients with glioblastoma is influenced by MGMT methylation status. *Radio ther Oncol* 2012;104:78-82.

29. Nozawa A, Rivandi AH, Kanematsu M, et al: Glucose-corrected standardized uptake value in the differentiation of high-grade glioma versus post-treatment changes. *Nucl Med Commun* 2015;36:573-581.

30. Paldino MJ, Wong TZ, Reardon DA, et al: Prognostic significance of parameters derived from co-registered 18F-fluorodeoxyglucose PET and contrast-enhanced MRI in patients with high-grade glioma. *Br J Radiol* 2011;84:327-333.

31. Prieto E, Marti-Climent JM, Dominguez-PradoI,et al: Voxel-based analysis of dual-time-point 18F-FDG PET images for brain tumor identification and delineation. *J Nucl Med* 2011;52:865-872.

32. Roelcke U, Blasberg RG, von Ammon K, et al: Dexamethasone treatment and plasma glucose levels: Relevance for fluorine-18- fluorodeoxyglucose uptake measurements in gliomas. *J Nucl Med* 1998;39:879-884.

33. Sacconi B, Raad RA, Lee J, et al: Concurrent functional and metabolic assessment of brain tumors using hybrid PET/MR imaging. *J Neurooncol* 2016;127:287-293.

34. Saito T, Maruyama T, Muragaki Y, et al: 11C-methionine uptake correlates with combined 1p and 19q loss of heterozygosity in oligodendroglial tumors. *AJNR Am J Neuroradiol* 2013;34:85-91.

35. Santra A,KumarR,SharmaP,et al: F-18FDG PET-CT for predicting survival in patients with recurrent glioma: A prospective study. *Neuro radiology* 2011;53:1017-1024.

36. Sari H, Erlandsson K, Law I, et al: Estimation of an image derived input function with MR-defined carotid arteries in FDG-PET human studies using a novel PVC method. *J Nucl Med* 2015;56:1734.

37. Spence AM, Muzi M, Mankoff DA, et al: 18F-FDG PET of gliomas at delayed intervals: Improved distinction between tumor and normal gray matter. *J Nucl Med* 2004;45:1653-1659.

38. Su Z, Roncaroli F, Durrenberger PF, et al: The 18-kDa mitochondrial translocator protein in human gliomas: An 11C-(R)PK11195 PET imaging and neuropathology study. *J Nucl Med* 2015;56:512-517.

39. Wardak M, Schiepers C, Dahlbom M, et al: Discrimi-

nant analysis of (18) F-fluorothymidine kinetic parameters to predict survival in patients with recurrent high-grade glioma. *Clin Cancer Res* 2011;17:6553-6562.

40. Wong TZ, Turkington TG, Hawk TC, et al: PET and brain tumor image fusion. *Cancer J* 2004; 10:234-242.

41. Wray R, Solnes L, Mena E, et al: (18)F-flourodeoxy-glucose PET/computed tomography in brain tumors: Value to patient management and survival outcomes. *PET Clin.* 2015;10:423-430.

42. Xiangsong Z, Weian C, Dianchao Y, et al: Usefulness of (13)N-NH3 PET in the evaluation of brain lesions that are hypometabolic on (18) F-FDG PET. *J Neurooncol* 2011;105:103-107.

43. Yamaguchi S, Kobayashi H, Hirata K, et al: Detection of histological anaplasia in gliomas with oligodendroglial components using positron emission tomography with (18)F-FDGand (11)C-methionine: Report of two cases. *J Neurooncol* 2011;101:335-341.

44. Yoon JH, Kim JH, Kang WJ, et al: Grading of cerebral glioma with multiparametric MR imaging and 18F-FDG-PET: Concordance and accuracy. *Eur Radiol.* 2014;24:380-389.

뇌종양 환자의 수술전후 평가

김용휘
서울대학교 신경외과

뇌종양에 대한 다양한 치료방법 중 개두술, 경접형동 접근술, 정위적 접근술 등 다양한 수술기법을 이용한 질환의 제거 또는 조직검사는 가장 기본적이고 중요한 진단 및 치료 수단이다. 안전하면서도 만족스러운 수술 결과는 수술 전에 임상적으로 진단된 질환에 대한 깊이 있는 이해와 일련의 숙련되고 정교한 수술 과정뿐만 아니라 수술 전 환자의 전신 및 신경학적 상태에 대한 정확한 파악을 바탕으로 한 수술 계획의 수립과 합병증 예방을 위한 전 처치, 수술 후 환자 상태에 대한 정확한 평가와 적극적인 처치를 통해서 얻을 수 있다. 또한 뇌종양은 환자 별로 다양한 증상과 징후를 유발하기 때문에 수술 전후의 시기에 개인별 임상적 특성을 객관적으로 평가 및 이해하고 그에 따른 적절한 처치의 계획 및 수행은 단지 수술 자체뿐만 아니라 질환의 전체적인 치료방침을 결정하는 중요한 인자일 뿐만 아니라 치료의 결과, 질환의 예후를 결정하는 중요한 부문이다.

1. 전신 상태

수술이라는 일련의 처치 과정은 마취와 수술 중 비정상적인 자세, 수술 자체의 관혈성(invasiveness), 수술 후 통증, 정신적인 스트레스 등을 동반할 수 밖에 없다. 따라서 수술 전 환자의 병력 및 과거력에 대한 깊이 있는 청취는 다른 모든 진단과 치료의 기초이다. 환자의 전신 상태를 객관적으로 평가하는 수단으로는 미국 마취의학회(American Society of Anesthesiologists, ASA)를 가장 보편적으로 사용한다(표 3-1). ASA 분류방법은 수술 자체의 위험도와 결과를 반영하지는 못하지만 수술 전후의 이환율(morbidity)과 사망률(mortality)과는 잘 연관되는데, 특히 3-5등급은 수술 전후 심혈관계 질환의 합병증과 전체적인 사망률과 깊이 관계된다.

1) 호흡기계

수술 후 호흡기계 합병증을 높이는 위험인자는 고령, ASA 분류 2등급 이상, 만성폐쇄성 폐질환, 울혈심부전증, 기능적 의존여부(functional dependence)이다.

수술 전 후 폐 질환은 수술 전후 호흡기계 합병증을 증가시키는데, 이 기간 동안 발생하는 저산소증과 고탄산혈증 호흡기계 합병증을 더욱 악화시킬 뿐만 아니라 발생 빈도를 높이게 된다.

반응성 기도 질환(reactive airway disease)는 기도 조작이나 발관 후 기관지연축의 위험도를 올리게 되므로 기관지 확장을 위한 처치가 필요하다. 수술 전 혈중 이산화탄소분압이 높거나 산소분압이 낮은 경우 수술 후 호흡기계 합병증이 높기 때문에 수술 후 적절한 기계호흡(mechanical ventilation)이 필요하며, 수면 무호흡증으로 인하여 지속성기도양압(continuous positive airway pressure, CPAP)

■ 표 3-1. 미국 마취의학회 분류(ASA classification)

ASA physical status classification	Definition	Examples, including, but not limited to:
I	A normal healthy patient	Healthy, non-smoking, no or minimal alcohol use
II	A patient with mild systemic disease	Mild diseases only without substantive functional limitations. Examples include (but not limited to): current smoker, social alcohol drinker, pregnancy, obesity (30 < BMI < 40), well-controlled DM/HTN, mild lung disease
III	A patient with severe systemic disease	Substantive functional limitations; One or more moderate to severe diseases. Examples include (but not limited to): poorly controlled DM or HTN, COPD, morbid obesity (BMI ≥ 40), active hepatitis, alcohol dependence or abuse, implanted pacemaker, moderate reduction of ejection fraction, ESRD undergoing regularly scheduled dialysis, premature infant PCA < 60 weeks, history (> 3 months) of MI, CVA, TIA, or CAD/stents.
IV	A patient with severe systemic disease that is a constant threat to life	Examples include (but not limited to): recent (< 3 months) MI, CVA, TIA, or CAD/stents, ongoing cardiac ischemia or severe valve dysfunction, severe reduction of ejection fraction, sepsis, DIC, ARD or ESRD not undergoing regularly scheduled dialysis
V	A moribund patient who is not expected to survive without the operation	Examples include (but not limited to): ruptured abdominal/thoracic aneurysm, massive trauma, intracranial bleed with mass effect, ischemic bowel in the face of significant cardiac pathology or multiple organ/system dysfunction
VI	A declared brain-dead patient whose organs are being removed for donor purposes	

기를 사용해 온 환자에선 수술 후에도 사용이 추천된다. 수술 전 상부기도감염(upper respiratory tract infection)은 임상적인 증상의 종료 후에도 2~4주 동안 지속되어 호흡기계 합병증을 높인다. 평소 잘 조절되는 천식은 호흡기계 합병증의 위험인자는 아닌 것으로 보고되고 있다. 수술 전 의식 저하나 하부뇌신경 마비와 같은 신경학적 결손으로 인하여 무기폐(atelectasis)가 있는 경우에는 수술 후 기계호흡을 사용할 가능성이 높다. 흡연은 호흡기계 및 심혈관계의 위험도를 3배 정도 높이는데, 점액섬모청소율(mucociliary clearance) 회복을 위해 수술 전 6~8주 정도의 금연을 추천하며, 24시간 정도만 금연을 하여도 일산화탄소혈색소(carboxyhemoglobin)가 감소하고 산소화(oxygenation)가 증가한다.

2) 심혈관계

혈류역학의 안정성은 신경외과 환자들에서 신경학적 악화 예방에 매우 중요한 인자이다. 수술 전 심혈관계 질환은 마취 자체뿐만 아니라 수술 후 합병증을 높이는데, 심혈관계 질환 중에서는 관상동맥 질환이 가장 흔하다. 심혈관계 질환의 기왕력이 있는 환자들이 심혈관계 이외의 수술을 할 때 발생할 수 있는 심혈관계에 대한 위험도는 RCRI (revised cardiac risk idex)로 평가하는 데 1) 고위험 수술 2) 허혈성 심장질환의 병력 3) 울혈성 심장질환의 병력 4) 심혈관계질환의 병력 5) 수술 전 인슐린 치료 6) 수술 전 혈청 크레아티닌 2.0 mg/dl 초과 중에서 3개 이상이 있을 경우 주요 심장질환의 발생률은 11%로 보고된다.

심근경색증의 과거력이 있을 경우, 수술 후 발생할 수 있는 심혈관계 합병증은 심근경색 치료 후 기간과 안정도에 의해 결정되는데 심근경색과 수술 시점의 기간이 길수록 위험도는 감소되는 것으로 보고되고 있으며 일반적으로 60일 이상이 지난 시기에 수술을 진행할 것을 권고하고 있다. 관상동맥 질환에 대한 시술 후 수술 가능 시기는 시술 방법에 따라 다른데, 풍선혈관성형술(balloon angioplasty)은 14일, 금속스텐트 삽입은 30일, 약물방출 스텐트는 1년 후에 시술을 하는 것이 권고된다. 하지만 임상적으로 긴급한 상황일 경우 스텐트 종류와 상관없이 이중 항응고제 치료를 유지하면서 4~6주 후에 수술을 진행할 수 있다.

고혈압이 있는 환자는 종종 혈장량이 감소되어 있는 경우가 종종 있어, 마취약제들의 혈관확장효과에 의해 수술 중 혈류역학이 불안정해질 수 있으며, 만성 고혈압에 의한 심혈관계의 저항성(cardiovascular resistance) 증가는 뇌혈류자동조절능력(cerebral blood flow autoregulation)에 변화를 유발하여 급성 저혈압 상태에 매우 취약해 지게한다. 좌심실부전(left ventricular dysfunction)이 있을 경우에는 심장박출량(cardiac output)이 감소하게 되어 수술 후 사망률과 심방세동 또는 관상동맥 질환 발생률을 높이는데, 이러한 환자들에서 만니톨을 사용할 때는 매우 조심해야 한다. 베타차단제(β-blocker)를 장기간 사용한 경우에는 수술 전후에도 복용을 유지해야 하며, 복용을 중단할 경우에는 심혈관계 모니터링에 유의해야 한다. 수술 전 평가에서 관상동맥질환의 위험도가 중증도 이상일 경우에는 베타차단제를 미리 투여할 수 있으나 수술 당일부터 투여하는 것은 위험하다.

3) 콩팥계

콩팥질환이 있는 환자의 경우에는 자율신경계 이상, 울혈성 심부전이나 복수와 같은 체액 과다, 혈관내 순환량(intravascular circulating volume) 부족, 고혈압, 대사성 산증, 빈혈, 전해질이상 등 다양한 전신적 이상이 동반될 수 있다. 따라서 이러한 이상에 대해 혈액검사, 가슴방사선 검사, 심전도 등을 통해 수술 전 평가와 수술 후 모니터링이 반드시 필요하며 약물 복용력에 대해 살펴보아야 하고, 수

술 후 처방할 약물들도 콩팥 기능에 따라 용량을 조절해야 한다.

수술 후 신부전은 높은 사망률을 유발하기 때문에 예방에 유념해야 한다. 혈량저하증, 조영제 투여, 아미노글라이코사이드계 항생제, 안지오텐신전환효소 억제제, 비스테로이드성 진통제 등은 콩팥기능의 급격한 악화를 초래할 수 있으므로 신중하게 투여해야 한다. 소변량이 없을 경우 만니톨 투여는 금기이다. 특히 혈량저하증은 수술 후 급성 신부전의 중요한 원인이므로 유의해야 한다. 심한 대사성 산증이나 심한 과다혈량, 고칼륨혈증, 대사성 뇌병증 등이 있을 경우에는 혈액투석이 필요하다.

2. 신경안과학적 평가

1) 병력

여타의 다른 병력청취와 같이 시력저하를 호소하는 환자의 병력 역시 진단적 접근에 매우 중요하다. 양측성 또는 편측성, 지속성 또는 단발성, 진행형 또는 유지형, 진행 속도 등은 질환의 위치와 성격을 알 수 있는 주요 정보이다. 뇌종양 등 중추신경계 질환이 원인이 되는 경우는 대부분의 경우, 양측성 시력저하를 호소하는 경우가 많지만 종양이 시신경교차 앞쪽의 한쪽 시신경에만 영향을 준 경우에는 편측성으로 증상이 발현된다.

2) 시력 측정

시력 측정만으로는 시각능력을 모두 알 수는 없으나 가장 즉각적으로 시각능력을 평가할 수 있는 수단이다. 보편적으로 시력 측정은 스넬렌시력표(Snellen chart)를 이용하며 나안시력과 최대 교정시력을 측정하는 데 45세 이상에서 작은 시력표를 이용하여 시력을 측정할 경우에는 원시 교정용 안경을 이용하기도 한다.

3) 안구바닥 검사

안저경을 통한 안구바닥 검사는 시력저하를 호소하는

환자에서 많은 정보를 제공한다(그림 3-1). 시신경유두부종을 포함한 시신경유두의 모양과 색깔 및 망막혈관의 이상유무는 시력저하의 원인을 파악하는 기초적인 자료이다.

시신경유두부종은 머리뼈안 압력증가를 유발하는 다양한 질환에 의해 초래될 수 있다. 시신경유두가 상승(elevated)되어 있고 시신경유두와 주변 망막에 출혈이 있을 수 있다. 유두부종이 있어도 시야에 장애가 있는 경우는 흔치 않으며 생리적 맹점이 조금 커져 있거나 주변시야의 장애가 있을 수 있다. 시력 역시 시신경유두부종이 매우 심한 경우에 저하되기 때문에 일반적인 머리뼈안 압력증가에서는 드물다. 따라서 시력 저하가 동반된 시신경유두부종의 경우 양측성 시신경염이나 허혈성 시신경병증을 감별해야 한다.

4) 시야

정상시야는 각 안구 별로 코쪽 60도, 귀쪽 90도 범위이다. 시야의 측정은 검사자와 피검사자가 마주보고 현장에서 실시할 수도 있는데 민감도를 높이기 위해서는 피검사자의 손가락 움직임을 이용하는 것보다는 붉은 색 물체를 이용하여 시행한다. 객관적인 평가와 기록을 위해서는 시야측정기계를 이용하는 데, 동적인 빛의 움직임을 이용하는 방법으로는 골드만방법(Goldmann perimeter)

이 대표적이며 정적인 빛의 감지를 이용하는 정적자동측정방법(static automated perimetry)은 험프리(Humphery perimeter)가 대표적인 방법이 있다. 동적인 측정방법은 측정하는 시야가 넓고, 인지기능이 저하되거나 시력이 매우 저하된 환자들에서는 더 유용하다는 장점이 있지만 측정 시 검사자가 동반 되어야 된다는 단점이 있다. 정적인 측정방법 중 흔히 사용되는 험프리측정방법은 시야 전체를 검사할 수는 없으며 시야 중 30도 또는 60도를 선택하여 검사할 수 있다.

5) 종양의 위치에 따른 시야 장애

시각 기능은 안구부터 시각겉질에 이르는 긴 신경 경로로 구성되고 경로의 각 부위별로 3차원적인 시신경의 교차와 회전이 있어 병변의 위치에 따라 특징적인 시야장애가 발생한다(그림 3-2).

종양에 의한 편측성 시각 기능 장애는 주로 안구와 시신경교차를 연결하는 시신경에 병변이 발생할 경우 발생하며 대표적인 질환으로 시신경막 수막종, 시신경 교종, 림프종 등이 있다. 시신경수막종은 눈확(orbit) 안에서 발생하는 종양의 2%를 차지하며 수막종 전체에서는 1~2%에 해당한다. 주로 중년의 여자에서 발생하며 시신경 위축과 시력저하, 시신경유두에 시신경섬모체 단락혈관들(opticociliary shunt vessels)이 나타나는 것이 특징이다. 시신경막 수막종을 수술적으로 제거할 경우 시신경을 공급하는 혈관이 제거되어 시력소실을 유발할 수 있으므로 수술의 적응증을 정확히 이해해야 한다. 나비뼈 날개 수막종(sphenoidal wing meningioma)이나 안장결절 수막종(tuberculum sellae meningioma)의 경우에도 편측 시신경관을 침범할 경우 편측 시력저하가 발생할 수 있다. 시신경교종은 75%가 20세 이하에서 발생하며, 전체 환자의 50%에서 제 1형 신경섬유종증과 동반된다. 시신경교종 전체의 절반이 눈확 안에서 발생하고, 나머지는 절반은 머리뼈 안에서 발생한다. 눈확내 구조물에서 발생하는 림프종은 눈확 내부에서만 국한되기도 하지만 일차성 중추신경계 림

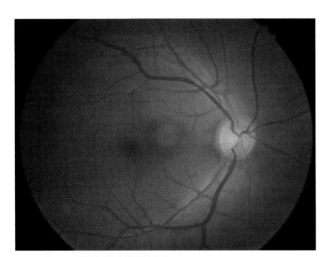

■ 그림 3-1. **정상 안구 바닥 사진.**

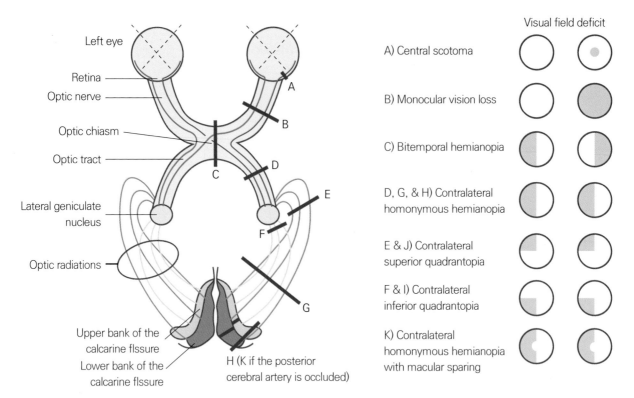

Visual field deficit

A) Central scotoma

B) Monocular vision loss

C) Bitemporal hemianopia

D, G, & H) Contralateral homonymous hemianopia

E & J) Contralateral superior quadrantopia

F & I) Contralateral inferior quadrantopia

K) Contralateral homonymous hemianopia with macular sparing

■ 그림 3-2. 위치에 따른 시야 장애의 특징.

프종에서 망막에 림프종이 동반될 수도 있다.

시신경교차에 병변이 발생할 경우에는 전형적으로 양측 귀쪽 반맹(bilateral temporal hemianopsia)가 발생하는데 시신경 교차의 아래쪽에서 병변이 발생하여 시신경 교차를 위쪽으로 압박할 때는 양측 위귀쪽 사분맹(bilateral superior temporal quadrantanopsia)가 먼저 발생하고 점차 양측 귀쪽 반맹으로 진행한다. 시신경교차에 영향을 주는 대부분의 질환들은 시신경유두부종을 유발하지 않으나 역행축삭위축(retrograde axonal atrophy)이 발생하여 시신경유두창백과 시신경수의 감소가 발생할 수 있다. 대표적인 질환으로는 안장 주변에서 발생하는 뇌하수체선종, 두개인두종, 라츠케씨 낭종, 안장결절 수막종 등이 있다.

병변이 시신경 교차의 뒤쪽인 시각로(optic tract)을 침범할 경우에는 병변의 반대쪽 시야의 같은 쪽 반맹(contralateral homonymous hemianopsia)가 발생하는데 양측 시야가 다른 정도로 영향을 받을 수 있다.

시각로는 가쪽무릎체(lateral geniculate body)로 이어진 뒤에 위, 아래무릎체후방섬유(superior & inferior retrogeniculate fiber)로 나누어져 각각 마루엽(parietal lobe)과 관자엽(temporal lobe)으로 주행하게 된다. 위무릎체후방섬유는 망막의 위쪽에서 기원하는 신경섬유로 구성되어 주로 아래쪽 시야정보를 전달하기 때문에 마루엽에 병변이 발생할 경우에는 같은 쪽 반맹이면서도 아래쪽 시야가 더 심하게 저하되고, 관자엽에 병변이 발생할 경우에는 같은 쪽 반맹이면서도 위쪽 시야가 더 심하게 저하되는데 관자엽 수술 후 관자뿔(temporal horn) 주변의 메이어 고리(Meyer's loop)가 손상될 경우 수술 반대쪽 시야에서 같은 쪽 위귀쪽 사분맹(contralateral superior temporal quadrantanopsia)가 발생한다.

시각겉질의 병변에 의한 시야장애는 시각로의 장애로 발생하는 시야장애와 같이 병변의 반대쪽 시야에 같은 쪽 반맹이 발생하는데, 시각로 장애로 발생하는 시야장애는 양측의 정도 차이가 다른(incongruous) 경우가 많은 반면 시각겉질의 장애로 인한 시야장애는 양측 시야의 장애 정도가 비슷(congruous)하고 시력 장애를 동반하지 않는다.

6) 안구 운동 장애

안구 운동 장애는 제3, 4, 6번 뇌신경의 핵이 위치하는 부위부터 안구에 이르는 신경경로 중 어느 곳에나 병변이 발생하여 유발될 수 있다. 따라서 안구운동의 장애를 통해 병변의 위치를 유추하고자 할 때에는 장애가 발생한 뇌신경뿐만 아니라 동반되는 신경학적 장애가 있는지 세밀히 검진해야만 질환의 위치를 유추할 수 있다(표 3-2, 3, 4).

3. 신경이과학적 평가

1) 청력

청력 저하를 평가하기 위한 가장 기본검사인 청력검사는 순음청력검사와 언어청력검사로 나누어진다. 소리는 공기와 뼈를 통해 청각계로 전도(conduction)되기 때문에 순음청력검사 역시 각각 공기전도와 뼈전도를 측정하게 되는데, 순음뼈전도청력검사는 순음공기전도청력검사와 검사방식은 같지만 청각자극에 이어폰 등이 아닌 진동자극기를 이용한다는 차이점이 있다. 청력 저하의 정도는 순음청력검사에서 50 dB이하, 언어청력검사에서 50% 이상이면 일상생활이 가능한 것으로 간주한다(표 3-5).

청력 저하의 유무를 객관적으로 파악에는 순음공기전도청력검사가 가장 먼저 추천된다. 이는 공기전도청력검사는 전도성와 감각신경성 청력을 모두 측정하는 반면 뼈전도청력검사는 주로 감각신경성 청력을 측정하고 외이도와 중이도의 기능적 상태에 크게 영향을 받지 않기 때문이다. 즉 공기전도와 뼈전도청력검사에서 차이가 있을 경우에는 청력저하의 원인이 외이도나 중이도일 가능성이 높다. 좌우의 청력 차이가 있을 것으로 예상이 되는 경우에는 청력이 좋은 쪽이 저하된 쪽에 영향을 주어 저하된 쪽의 청력이 실제보다 높게 측정되는 것을 방지하기 위하여 엄폐

■ 표 3-2. 눈돌림신경 마비의 해부학적 위치와 동반 가능한 증상

위치	동반 가능한 증상
뇌간	
위둔덕 수준의 수도관회색질의 신경핵	양측 눈꺼풀처짐, 반대쪽 위곧은근 마비
붉은핵과 안대뇌다리를 통과하는 다발	실조(ataxia), 반대쪽 떨림(tremor), 반대쪽 반신마비
거미막밑공간	
해면정맥굴	CN IV, V, V1과 교감신경계, 시신경교차, 뇌하수체 이상
눈확꼭지(orbital apex)	CN II, III, IV, V1 이상
눈확 (orbit)	눈돌출, 눈울혈, CN III ~ VI 장애

■ 표 3-3. 도르래신경 마비의 해부학적 위치와 동반 가능한 증상

위치	동반 가능한 증상
뇌간	반대측 호너 증후군
해면정맥굴	CN III, V, V1과 교감신경계, 시신경교차, 뇌하수체 이상
눈확꼭지	CN II, III, IV, V1 이상
눈확	눈돌출, 눈울혈, CN III ~ VI 장애

■ 표 3-4. 갓돌림신경 마비의 해부학적 위치와 동반 가능한 증상

위치	동반 가능한 증상
뇌간	
제4뇌실 바닥의 신경핵	제5, 7, 8번 뇌신경 마비, 호너 증후군, 반대측 실조
다리뇌-숨뇌 경계의 신경출구	반대쪽 반신마비, 제 7 뇌신경마비
거미막밑공간	뇌압 증가 혹은 저하의 징후, 청력 저하, 소뇌 기능 증상
바위끝(petrous apex)	Deafness (VIII), facial pain (V), paresis of VI and VII
해면정맥굴	CN III, IV, V, V1, V2과 교감신경계, 시신경교차, 뇌하수체 이상
눈확꼭지	CN II, III, IV, V1 이상
눈확	눈돌출, 눈울혈, CN III ~ V 장애

■ 표 3-5. 청력검사에 따른 분류

〈Gardner-Robertson 분류〉

등급	순음청력검사(dB)	언어청력검사 (%)
I: Good-excellent	0-30	70-100
II: Serviceable	31-50	50-69
III: Nonserviceable	51-90	5-49
IV: Poor	91-최대치	1-4
V: None	감지되지 않음	0

〈미국이비인후과학회 분류〉

등급	순음청력검사(dB)	언어청력검사 (%)
A: Useful	≤30 and	≥70
B: Useful	>30 and ≥50 and	≥50
C: Capable of aid	>50 and	≥50
D: Nonfunctional	Any level	< 50

(masking)기법을 이용한다. 하지만 엄폐 자극이 공기전도를 통해 전해지기 때문에 검사하지 하지 않으려는 쪽의 공기전도성 청력을 충분히 상쇄할 수 있을 정도의 엄폐자극을 주어야 하고 이러한 자극이 뼈전도를 통하여 실제로 검사하고자 하는 쪽으로 전달될 수 있어 양측이 모두 전도성 청력저하가 있을 경우에는 임상적으로 다양한 방법을 같이 적용해야 한다.

환자의 주관적인 감각에 의존한 검사가 아닌 객관적 평가 중에 달팽이(cochlear)와 달팽이후방(retrocochlear)의 병변을 감별하는 가장 유용한 검사는 청성뇌간반응(auditory brainstem response, ABR) 검사가 있다. 짧고 강한 청각 자극을 주었을 때 ABR에서 5개의 최고점(peak)이 나오는데, 일반적으로 이 중 I, III, V파(wave)가 높게 확인되는데 정상 청력일 경우 2msce간격으로 나타난다. I파는 속귀신경(vestibulocochlear nerve)의 일차신경세포(first-order neuron)에 의한 것이며, III파는 위올리브복합체(superior olivary complex), V파는 아래둔덕(inferior

colliculus)에 의한 것이다. 자극의 강도가 감소함에 따라 모든 최고점의 진폭은 감소하면서 최고점간의 잠복기(latency)는 증가하는 데, I파와 III파는 점점 확인하기가 어려운 반면 5파는 역치(threshold)까지 나타난다(그림 3-3).

2) 전정계(vestibular system)

전정계는 전정(vestibule)과 세 개의 반고리뼈관으로 구성되어 있다(그림 3-4). 전정계 이상의 증상과 징후는 현기증(vertigo)과 눈떨림(nystagmus)이다. 현기증은 어떤 방향이나 평면으로 움직이는 듯한 착각 또는 환각(illusion or hallucination)으로 정의되며 경험자에 따라 다양하게 표현된다. 눈떨림은 전정계만의 징후이지만 전체 눈떨림환자의 5~10%에서는 전정계 이상이 발견되지 않는다.

현기증의 원인은 매우 다양한데, 크게 말초성과 중추성으로 분류한다(표 3-6). 증상의 기간, 빈도, 강도, 반복성, 유발 요인, 동반 증상 등의 특성이 서로 다르기 때문이지만 증상만으로 완벽히 감별진단을 하기는 어렵다.

눈떨림이 있을 경우에는 검사자 육안으로 확인할 수 있지만 렌즈를 이용하여 피검사자의 눈동자를 확대하여 관찰하면 좀 더 용이하게 눈떨림의 양상을 관찰할 수 있다. 또한 피검사자의 자세를 급격히 변화시키면서(Hallpike maneuver) 눈떨림을 유발하여 관찰하기도 한다(그림 3-5). 눈떨림을 객관적으로 기록하기 위해서는 전기눈떨림검사

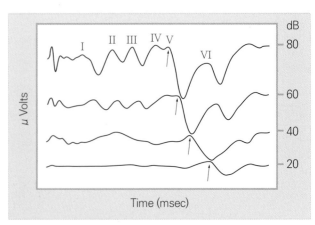

■ 그림 3-3. 청성뇌간반응(auditory brainstem response).

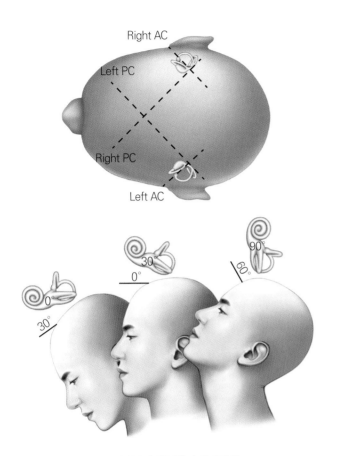

■ 그림 3-4. 세반고리뼈관의 해부학적 상관관계.

■ 표 3-6. 조직소견 및 성별에 따른 원발성 뇌 및 중추신경계 종양의 발생률

말초성	중추성
Benign positional vertigo	Posterior fossa lesion
Meniere's disease	Arteriovenous malformation
Perilymph fistula	Tumor
Superior canal dehiscence	Trauma
Trauma	Demyelinating disease
Vestibular neuronitis	Infarction, ischemia or insufficiency
Drug-induced toxicity	Migraine
Bacterial labyrinthitis	Hereditary disorders
Tumors	
Otosclerosis	
Vasculitis	

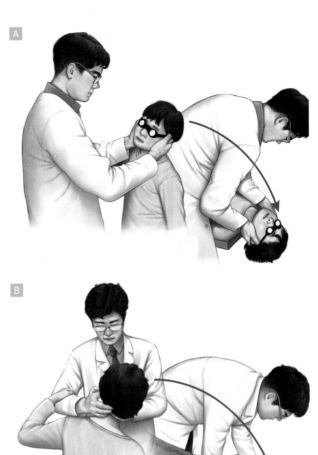

■ 그림 3-5. Hallpike 방법.

(electronystagmography)를 시행하는 데 일차적으로 온수 안진검사, 주시검사, 자세검사, Hallpike 방법을 이용하여 검사하고 미세신속운동(sacadde), 추적운동(tracking), 시선이동(optokinetic)검사를 통해 눈떨림의 유발 원인과 병변의 위치를 유추한다.

4. 신경내분비적 평가

수술 전 신경내분비적 평가와 장기적인 치료 방법은 뇌하수체 선종에서 자세히 기술하고 있으므로 본 장에서는 수술 직후 처치가 필요한 요붕증(diabetes insipidus)과 항

이뇨호르몬부적절분비증후군(syndrome of inappropriate antidiuretic hormone secretion, SIADH)에 대해서 국한하여 기술한다.

1) 요붕증

요붕증은 항이뇨호르몬 저하에 의한 중추성 요붕증과 콩팥의 항이뇨호르몬에 대한 반응의 저하에 따른 콩팥성 요붕증으로 나뉘며 뇌종양환자에서는 대부분 시상하부와 뇌하수체줄기, 뇌하수체의 이상으로 발생하는 중추성 요붕증이다.

요붕증은 저중량오스몰농도(hypoosmolarity)를 보이는 다뇨(polyuria)와 갈증(craving for water)을 호소하는 데, 특히 얼음물을 찾게 되며 항이뇨호르몬 분비기능의 85%를 소실할 때 증상적으로 나타난다. 성인의 경우 시간당 소변량이 250 ml이상일 경우 의심하게 되는데, 소변 오스몰 농도는 200 mOsm/L보다 낮고 소변 비중은 1.003보다 낮으며 혈청 나트륨 농도는 정상 범위 내에서 높거나 정상보다 높다.

요붕증의 치료는 섭취량과 배설량의 균형과 정상 혈청 나트륨 수준의 유지가 목표이며 항이뇨호르몬제를 경주 또는 경구, 경비강으로 투여한다. 상업적으로 다양한 약제가 투약가능하며 1회 투여의 용량을 증량하더라도 약제의 역가(potency)가 증가하지는 않고 작용시간(duration of action)만이 길어진다. 성인의 경우 desmopressin 0.5 mcg을 복용할 경우 약 8시간 정도의 효과를 볼 수 있는데, 1.0 mcg을 복용하면 작용시간은 약 12시간 정도로 길어진다. 따라서 요붕증이 진단되어 처음 복용을 하는 경우에는 desmopressin 0.5 mcg을 12시간 간격으로 투여하고 환자의 섭취 및 배설량 일지와 혈청 나트륨 수치, 주관적인 갈증을 확인하면서 용량을 조절한다.

뇌종양 환자에서는 안장주변부(parasellar area)에 발생하는 뇌하수체선종, 두개인두종, 배아세포종, 라츠케씨 낭종 등을 수술 한 후에 주로 발생하는 데, 뇌하수체선종과 두개인두종의 경우 수술 전에 요붕증이 나타나는 경우는 드물고 배아세포종과 라츠케씨 낭종, 뇌하수체염은

상대적으로 흔하며 부신겉질호르몬 저하와 항이뇨호르몬 저하가 동반될 경우에는 요붕증의 증상이 없는데 이는 콩팥에서 소변을 생산하는 과정에 광물부신겉질호르몬(mineralocorticoid)가 반드시 필요하기 때문이다. 따라서 이러한 경우 부신겉질호르몬을 투여한 이후 요붕증이 발생한다. 종양의 위치와 상관없이 심한 뇌압 상승이나 뇌부종으로 인한 뇌 탈출이 있을 경우에도 요붕증이 발생할 수 있다.

뇌하수체선종 수술 후 발생하는 요붕증은 수술 전 요붕증이 없을 경우 대부분 일시적인데, 말단비대증 환자는 수술 후 혈중 성장호르몬 수치가 저하되면서 이뇨현상이 발생하기 때문에 요붕증과 감별이 필요하다. 두개인두종의 경우 뇌하수체 줄기를 보전하더라도 조금 더 장기간 요붕증이 지속되며, 종양침범으로 인해 뇌하수체 줄기를 제거한 경우에는 영구적으로 요붕증이 지속된다. 배아세포종은 질환의 발견 당시 요붕증이 있을 경우에는 영구적으로 지속되는 경우가 많은데, 뇌자기공명영상에서 뇌하수체후엽이 고신호강도로 보일 경우 회복의 가능성이 높다.

수술 전에 정상적인 항이뇨호르몬 분비 기능을 유지하고 있었으나 뇌하수체 줄기가 영구적으로 손상된 경우에는 항이뇨호르몬의 분비가 삼상반응(triphasic response)을 보인다. 수술 후 첫 4~5일은 항이뇨호르몬 분비 저하로 인한 요붕증이 나타나며 이후 2~5일간은 항이뇨호르몬부적절분비증후군이 나타나는데 이는 이미 생성되어 세포 과립 내에 저장되어 있던 항이뇨호르몬이 세포 괴사 및 조절능력 소실로 인한 과립분해로 혈중으로 과다 분비되었기 때문이다. 이후에는 영구적인 요붕증을 보인다. 따라서 수술 후 항이뇨호르몬부적절 증후군이 완전히 소멸되는 시기까지는 소변 배설량과 혈청 나트륨의 정기적인 감시를 통해 급격한 전해질 변화로 인한 뇌부종이나 중심다리뇌말이집용해(central pontine myelinolysis)와 같은 합병증이 발생하지 않도록 유의해야 한다. 2~4시간 간격으로 혈청 나트륨을 측정하여 변화의 속도를 1 mEq/L/hr를 초과하지 않도록 하고, 24시간 동안 8 mEq/L 또는 18 mEq/L 내의 속도로 나트륨 농도의 변화를 조절하여야 한다.

2) 항이뇨호르몬부적절분비증후군

항이뇨호르몬부적절분비증후군은 생리적인 요구가 없는데도 지속적으로 항이뇨호르몬이 분비되어 저나트륨혈증을 동반한 혈량과다증(hypervolemia)와 높은 오스몰 농도의 소변이 배설되는 경우를 지칭한다. 뇌종양에 의한 경우도 있지만 신생물딸림증후군(paraneoplastic syndrome)의 일환으로 나타나기도 하고 갑상선기능저하나 부신겉질호르몬분비저하와 함께 나타나기도 한다. 치료의 원칙은 원인이 되는 질환을 찾아 이를 치료하는 것이며 이와 동시에 저나트륨혈증을 교정하여야 하는 것이다. 뇌종양 환자에서는 일시적인 경우가 많아 저나트륨혈증의 치료에 중점을 두게 되는데 하루 수분 섭취량을 0.5~1 L로 제한하는 것만으로도 상당한 효과가 있으며 심한 저나트륨혈증이나 저나트륨혈증과 동반된 증상이 있을 경우에는 경구 소금을 복용하거나 고나트륨농도의 수액을 투여하기도 한다. 이 때에도 지속적으로 혈중 나트륨농도를 확인하여 교정속도를 조절하여야 한다. 항이뇨호르몬부적절분비증후군이 지속적일 경우에는 항이뇨호르몬 길항제인 demeclocycline을 투여하여 항이뇨호르몬이 콩팥에 작용하는 것을 억제하거나 바소프레신(vasopressin) 수용체 길항제인 conivaptan을 투여한다.

References

1. Cohen MM, Cameron CB. Should you cancel the operation when a child has an upper respiratory tract infection? *Anesthesia and analgesia.* 1991;72(3):282-288.

2. Fleisher LA, Fleischmann KE, Auerbach AD, et al. 2014 ACC/AHA guideline on perioperative cardiovascular evaluation and management of patients undergoing noncardiac surgery: a report of the American College of Cardiology/American Heart Association Task Force on practice guidelines. *J Am Coll Cardiol.* 2014;64(22):e77-137.

3. Hurwitz EE, Simon M, Vinta SR, et al. Adding Examples to the ASA-Physical Status Classification Improves Correct Assignment to Patients. *Anesthesiology.* 2017;126(4):614-622.

4. Jewett DL, Williston JS. Auditory-evoked far fields averaged from the scalp of humans. *Brain.* 1971;94(4):681-696.

5. Kilday JP, Laughlin S, Urbach S, Bouffet E, Bartels U. Diabetes insipidus in pediatric germinomas of the suprasellar region: characteristic features and significance of the pituitary bright spot. *Journal of neuro-oncology.* 2015;121(1):167-175.

6. Kim JH, Lee JH, Lee JH, Hong AR, Kim YJ, Kim YH. Endoscopic Transsphenoidal Surgery Outcomes in 331 Nonfunctioning Pituitary Adenoma Cases After a Single Surgeon Learning Curve. *World neurosurgery.* 2018;109:e409-e416.

7. Lee TH, Marcantonio ER, Mangione CM, et al. Derivation and prospective validation of a simple index for prediction of cardiac risk of major noncardiac surgery. *Circulation.* 1999;100(10):1043-1049.

8. Menke H, Klein A, John KD, Junginger T. Predictive value of ASA classification for the assessment of the perioperative risk. *Int Surg.* 1993; 78(3):266-270.

9. Smetana GW, Lawrence VA, Cornell JE. Preoperative pulmonary risk stratification for noncardiothoracic surgery: systematic review for the American College of Physicians. *Annals of internal medicine.* 2006;144(8):581-595.

CHAPTER 04

뇌종양 환자의 신경학적 임상양상 및 고려사항

이순태
서울대학교 신경과

1. 뇌종양의 임상양상

일차성 뇌종양은 다양한 중추신경계 증상을 모두 일으킬 수 있다. 국소적으로는 경련발작(seizure), 실어증, 시야장애, 마비, 어지럼증을, 전반적으로는 두통, 인지기능저하, 의식저하, 피로, 삶의 질 저하를 일으킬 수 있다. 이런 증상들은 종양 자체가 정상 뇌조직을 압박하거나 손상시키면서 발생하기도 하고, 종양 주변부의 부종이 원인이 되기도 한다. 고등급뇌교종(high grade glioma)이나 전이암은 빠른 성장속도로 인해 국소적 증상이나 인지기능 장애가 좀 더 흔하고, 저등급뇌교종(low grade glioma)은 주변 뇌조직이 적응할 시간을 줌으로써 종양 크기에 비해 증상이 경미하거나, 경련회로 형성을 통한 경련발작을 유발하는 경우가 많다.

뇌전이암의 증상은 두통, 국소신경학적결손, 인지기능장애와 발작이 흔하다. 비특이적인 경우가 많아 전신암이 있는 환자가 두통을 포함한 새로운 신경학적 증상을 호소하는 경우에는 MRI촬영 등 정확한 평가가 필요하다. 전이는 혈행성으로 일어나는 경우가 많아, 분수계영역(water shed zone)이나 회질백질경계부(gray-white matter junction)에 종괴를 형성하는 경우가 흔하다. 연수막 전이에 의한 증상으로는 두통, 의식변화, 보행장애, 뇌신경마비, 척추신경뿌리(spinal nerve roots) 침범에 의한 통증, 말총증후군(cauda equina syndrome)이 흔하다. 언어장애, 반신마비, 발작은 빈도가 낮으므로, 이러한 뇌의 국소 증상이 동반된 경우에는 뇌전이를 배제하여야 한다.

2. 뇌전증(epilepsy) 및 경련발작(seizure)

1) 뇌전증의 유병률 및 병리기전

뇌전증은 뇌종양의 주요한 이환(morbidity)의 원인으로서 뇌종양의 30~70% 환자가 경련발작을 경험한다. 저등급뇌교종(low grade glioma, 60~85%), 고등급뇌교종(high grade glioma, 20~40%), 뇌전이암(15~20%)에서 흔히 동반되며, 대뇌피질에 위치한 종양이나 측두엽 종양이 경련발작을 더 잘 일으킨다.

뇌종양환자가 경련발작을 일으키는 기전은 모두 규명된 것은 아니지만, 기본적으로는 흥분성 신경회로와 억제성 신경회로의 균형이 깨지는 현상이며, 종양주변에 경련성 신경회로가 만들어지거나, 손상된 뇌조직에서 발생하는 억제성 신호가 충분하지 못해 주변 조직이 흥분하는 현상으로 설명한다. 그럼에도 가장 중요한 기전 중 하나는 부종(edema) 자체인데, 뇌내로 흘러 들어온 알부민이 뇌신경의 이온수용체를 직접 자극하기 때문에 경련발작이 발생할 수 있다. 뇌전이암에 의한 경련발작이나, 일차성 뇌종양이 진행(progression)하면서 부종이 발생할 때 경련발작이 일어나곤 하는 데, 이런 경우가 부종 자체에 의한 경련의 대표적인 예이다.

2) 수술전 예방적 항경련제의 사용

이전에 경련발작이 없었던 종양환자에서는 항경련제를 예방적으로 사용할 필요가 없다. 다만 수술하는 환자에서는 경련발작의 병력이 없더라도 예방적으로 수술 후 1주일까지는 항경련제를 사용할 수는 있는데, 그 이상은 사용하더라도 발작예방효과가 없기 때문에 중단하는 것이 권고된다. 뇌종양환자에서 예방적 항경련제 사용에 대한 메타연구 결과들에서도 페노바르비탈(phenobarbital), 밸프로산(valproic acid), 페니토인(phenytoin)은 경련발작이 없는 경우 미리 사용해도 첫 경련 발생을 막지 못하는 것으로 확인되었으며, 천막상부 종양을 수술하는 환자에서는 페니토인이 수술기주위(peri-operative period)에만 경련발작 빈도를 줄이는 것으로 확인되었다.

이러한 근거로 미국신경과학회(american academy of neurology) 임상지침에서는 경련발작이 없는 뇌종양환자에게는 항경련제를 사용하지 않는 것이 원칙이며, 수술 기간에 사용한 환자는 수술 1주일 후에는 감량하여 중단하도록 권고하고 있다. 항경련제는 피로감, 골수기능저하, 인지기능저하, 두드러기, 간독성, 손떨림 등 다양한 부작용을 갖고 있기 때문에, 항경련제 자체가 환자의 수술 후 회복 및 퇴원, 방사선 치료과정에 방해요인이 될 수 있음을 고려해야 한다. 그럼에도 실제 환자의 개별 조건, 병력과 임상의사의 판단에 따라 항경련제의 사용을 결정할 수는 있다.

3) 경련 발작 치료를 위한 항경련제의 사용

뇌종양환자가 경련발작을 하면, 재발의 위험이 높기 때문에 장기간의 항경련제(anti-epileptic drug, AED) 사용이 필요하다. 항경련제 선택에는 약물 상호작용, 약물의 작용기전, 부작용을 고려해야 한다. 특히 항암제와의 약물상호작용은 중요한 고려사항이다. 페니토인, 카르바마제핀(carbamazepine), 옥스카르바제핀(oxcarbazepine), 페노바르비탈은 간효소유도항경련제(hepatic enzyme-inducing AED)로서 간에서 CYP450(cytochrome P450) 효소를 증가시켜서 대부분의 항암제 및 스테로이드의 간분해를 빠르게 하므로, 결국 항암제와 스테로이드의 혈중농도를 떨어뜨린다. 밸프로산은 반대로 CYP450 효소를 억제하여 항암제의 혈중 농도가 증가되고, 항암제의 여러 독성이 증가한다. 밸프로산은 특히 이리노테칸(irinotecan)의 활성 대사물질인 SN-38의 분해과정(glucuronidation)을 억제하여 이리노테칸의 혈중농도를 증가시킴으로써 항암제 독성반응을 증가시키므로, 베바시주맵-이리노테칸(bevacizumab-irinotecan)항암요법을 사용할 경우에는 밸프로산(valproic acid)을 다른 항경련제로 바꿔야 한다. 비록 테모졸로마이드(temozolomide)는 CYP450 효소 변화에 따른 영향을 받지 않지만, 뇌종양에서 자주 사용하는 다른 항암제들(cisplatin, irinotecan, procarbazine, lomustine/CCNU, vincristine, methotrexate, tyrosine kinase inhibitor 등)은 항경련제에의한 CYP450 효소 변화에 따른 약물 상호작용이 있음을 주의해야 한다. 따라서 뇌종양환자가 경련을 한 경우에는 현재는 비록 약물 상호작용이 없는 항암제를 사용하고 있다고 하더라도(예: 테모졸로마이드), 장기적 관점에서 레비티라세탐(levetiracetam), 조니사미드(zonisamide), 토피라메이트(topiramate), 라모트리진(lamotrigine), 라코사미드(lacosamide), 프레가발린(pregabalin), 페람판넬(perampanel)과 같은 비간효소유도항뇌전증약(non-enzyme-inducing AED)를 사용하는 것이 권장된다. 이런 이유와 더불어 레비티라세탐은 경구 및 주사제가 모두 사용 가능하고, 용량 적정(titration)이 빠르고, 안전성이 우수하여 첫 항경련제로 흔히 사용하게 된다.

항경련제 약물은 가급적 단일제제로, 경련이 조절되는 최저 용량으로 사용하는 것이 원칙이다. 한가지 약물을 사용하다가 경련발작이 일어난 경우, 그 약물을 최대 용량까지 올리는 것이 우선이며, 그럼에도 경련발작이 일어날 경우 추가 약제를 사용한다. 항경련제를 여러 개 사용할 경우 그에 따라 부작용의 종류도 증가하기 때문이다. 각각

■ 표 4-1. 뇌종양 환자에서 간효소 비유도 항경련제의 용량과 부작용

약물	용량	작용기전	대사	유의한 부작용
Levetiracetam	250 mg bid~1500 mg bid (Loading이 필요할 경우 30 mg/kg)	SV2 시냅스 뇌소포 결합	신장배설	이상행동, 노인에서의 의식저하
Zonisamide	50 mg bid~200 mg bid	전압의존성 나트륨통로	간대사	졸림, 어지럼증
Topiramate	50 mg bid~200 mg bid	전압의존성 나트륨통로, GABA, NMDA 수용체 불활성화	신장배설	체중감소, 대사성 산증, 밸프로산과 같이 사용시 암모니아 상승
Lacosamide	50 mg bid~200 mg bid	느린 전압의존성 나트륨통로 불활성화	간대사 (60%), 대사없이 신장배설 (40%)	어지럼증, 졸림
Perampanel	2 mg qd~8 mg qd	비경쟁성 AMPA 수용체 억제	간대사	어지럼증, 이상행동
Pregabalin	75 mg bid~300 mg bid	전압작동칼슘통로 및 기타	신장배설	어지럼증, 졸림, 하지부종
Lamotrigine	25 mg bid~200 mg bid	전압의존성 나트륨통로 불활성화 및 기타	간대사	발진

의 항경련제와 사용 용량 및 부작용은 표 4-1에 정리하였다. 항경련제는 다양한 부작용을 갖고 있는데, 특히 뇌종양 환자에서 중요한 부작용으로는, 레비티라세탐은 정신계 부작용 (망상, 공격, 짜증)을 유발할 수 있고, 토피라메이트와 밸프로산은 인지기능저하를 유발할 수 있다. 토피라메이트와 조니사마이드는 체중감소를 유발할 수 있으며, 밸프로산은 체중증가, 손떨림, 탈모를 유발할 수 있다. 밸프로산이나 라모트리진은 반대로 심리적 안정효과 (mood stabilizing effect)를 주기도 한다. 고전적인 항경련제(phenytoin, phenobarbital, carbamazepine, valproic acid, oxcarbazepine)는 혈구감소의 원인이 될 수 있고, 최근 개발된 다른 항경련제들은 혈구 감소의 위험도가 많이 낮아 졌으나, 모든 약이 가능성이 전혀 없지는 않다. 고전적인 항경련제(phenytoin, phenobarbital, carbamazepine, valproic acid, oxcarbazepine) 및 라모트리진은 발진을 유발할 수 있는데, 약을 시작하고 나서 2~6주 경에 잘 발생하지만 언제든 발생할 수는 있다. 항암치료 중에는 인지장애, 혈구수 감소, 피부발진이 자주 동반되는데 항경련제의 부작용과 겹칠 경우 항암제 사용이 어려워지는 경우가 있으므로, 항경련제 선택에 고려해야 한다.

4) 난치성 경련발작의 치료

뇌종양 환자에서 항경련제의 효과를 분석한 연구는 제한적이나, 레비트라세탐 사용의 연구들에서는 약 90%에서 발작의 50% 이상 감소, 70%에서는 발작의 완전 소실 (seizure-free)이 얻어지는 것으로 판단된다. 밸프로산 등 다른 약제의 효과도 유사하며 약제간 약효의 차이는 확인되지 않았다. 그럼에도 경련발작이 2종류의 항경련제를 사용해도 조절되지 않으면 난치성 뇌전증으로 분류한다. 부종의 증가에 의한 난치성 경련은 스테로이드를 사용하여 부종을 조절하는 것이 경련조절의 효과적인 방법이다. 케톤체생성식이(Ketogenic diet)에 반응하는 난치성 경련발작이 있으므로, 시판되는 경구제품을 사용해 볼 수 있다. 난치성 뇌전증에서는 발작 조절목적으로 수술적 치료를 고려할 수도 있다. 수술로 병변 및 주변부의 뇌전증유발병소(epileptogenic loci)가 모두 제거되어야 좋은 결과를 얻을 수 있다.

5) 항경련제에 의한 뇌종양 치료 효과

2011년 이후 테모졸로마이드 임상시험의 분석 과정에서 레비티라세탐이나 밸프로산을 사용한 환자들의 생존기간이 사용하지 않은 사람들 보다 유의하게 길게 나오면서 항경련제 자체가 종양 억제 효과가 있거나, 항암방사선 치료 효과를 증대 시켜주는지 연구된바 있다. 레비티라세탐은 MGMT 발현을 억제하는 효과가 있다거나, 밸프로산은 HDAC 억제 효과를 통해 암세포 증식을 억제한다는 실험 결과들이 그러하다. 그러나 2016년 보고된 메타분석 결과에서, 레비티라세탐이나 밸프로산을 사용한 그룹에서 생존기간 연장효과가 확인되지 않았다. 따라서, 종양 조절 목적으로 항경련제를 처방하거나, 항경련제를 사용하면서 생존연장 효과가 있을 것으로 기대하는 것은 권장되지 않는다.

6) 항경련제의 중단 및 운전

뇌종양환자는 종양이 완전 절제되었더라도 경련재발의 가능성이 높기 때문에 2년 이상 항경련제를 복용해야한다. 그럼에도 임상적 판단에 따라 경련재발의 위험성이 제거되었다고 판단되면 중단해 볼 수 있다. 항경련제를 중단했을 때 경련이 재발할 위험이 높은 사람은, 두 가지 이상의 항경련제를 사용해서 경련이 조절되었던 경우, 경련이 조절되는데 까지 시간이 오래 걸린 경우, 종양 절제 후에도 부분발작이 있었던 경우, 종양이 부분 절제된 상태로 남아있거나, 뇌파검사에서 현재도 경련파가 보이는 경우이다. 이런 경우에는 항경련제를 중단하지 않고 계속 유지하는 것이 안전하다. 직업적 특성상 근무 중 경련이 발생하면 위험해 지거나, 직업을 잃을 가능성이 있는 경우에도 약물 유지가 권장된다. 약물을 중단하기로 결정했다면, 용량을 매달 25~50%씩 서서히 감량하여 경련이 재발하지 않는지 관찰한 뒤 최종 중단하는 것이 좋다.

항경련제를 복용중인 환자가 운전을 언제부터 해도 되는지에 대해서는 통일된 의견은 없으나, 미국은 각 주별로 법에 따라 6개월이나 1년동안 경련발작이 없는 경우 운전을 허락하고 있다. 국내에는 법규정은 없고, 대한뇌전증학회 권고 사항으로, 최근 1년 이상 경련이 없는 경우 운전 면허 발급 진단서를 작성하도록 해주고 있다. 시야장애, 운동실조증, 인지기능 저하에 따른 반응속도 느림 등도 운전 안전에 영향을 주므로, 경련 외의 다른 요소도 고려해야 한다.

3. 뇌부종

1) 뇌부종의 병태생리

종양 주변의 혈관성부종(vasogenic edema)은 뇌종양 증상을 유발하는 주요 원인이다. 혈관성부종은 혈액뇌장벽(blood-brain barrier)의 손상으로 혈장 단백질이 뇌의 세포외질로 유입되면서 발생하는 데, 다양한 종양유래 물질들(vascular endothelial growth factor, basic fibroblast growth factor, glutamate, leukotriens, matrix metalloprotenase, angiopoietin 등)이 복합적으로 작용하여 발생한다. 뇌의 회백질 보다는 백질에 더 부종이 잘 생긴다. 부종은 시냅스 신호전달을 방해해서 국소 신경학적 증상을 일으키거나, 부종을 따라 유입된 알부민은 뇌의 이온채널에 영향을 주어 직접 경련발작을 유발하며, 부종으로 두통, 뇌탈출(brain herniation)이 될 수 있다.

2) 뇌부종의 치료

증상을 유발하는 뇌부종에 대해서는 스테로이드를 쓸 수 있다. 덱사메타손(dexamethasone)이 다른 스테로이드보다 무기질코티코이드(mineralocorticoid)효과가 덜하여 체내 수분 저류(fluid retension)를 덜 유발하고, 감염증 유발 위험도도 낮으며, 인지기능 악화의 위해도가 낮아 흔히 선택된다. 덱사메타손은 VEGF를 감소시고, 부종의 뇌척수액으로의 흡수를 촉진하는 효과가 있는 것으로 생각되고 있다.

뇌부종 증상이 심한 환자들은, 덱사메타손 10mg 부하용량을 정맥주사 한 후에 4mg 을 하루 4번 사용하는 방식이 보편적이다. 그러나 더 낮은 용량(1~2mg을 하루 4번)도 비슷한 효과가 있는 것으로 생각되고, 부작용 측면을 고려할 때는 최소의 용량을 사용하는 것이 좋다. 또한 덱사메타손은 반감기가 24~72시간으로 길기 때문에 하루에 4번 투약할 필요 없이 하루 필요 용량을 1~2회로 분할하여 투여하는 것이 야간의 수면장애와 복약 편의성을 높이는데 용이하다. 경구 투여 용량은 거의 대부분 흡수되므로, 약을 먹을 수 있는 경우는 정맥 투여가 필요하지 않다. 스테로이드의 감량은 예상되는 부종의 지속기간, 스테로이드 복용 후 증상의 지속 기간을 고려하여 결정한다. 보통 3~5일 간격으로 25%씩 감량한다. 고용량 스테로이드(예, 덱사메타손으로 하루 2 mg 이상)를 2주 이상 사용한 경우에는 갑작스런 스테로이드 중단으로 부신피질기능 저하의 가능성이 있음을 고려하여, 서서히 감량한다.

스테로이드 투여후 부종은 수시간내에 감소하기 시작하고 MRI 에서는 2-3일 후 부종감소가 보이기 시작한다. 그럼에도 스테로이드를 감량할 수 있을 만큼의 임상적 효과는 수일이 더 걸린다. 뇌압상승 자체의 치료를 위해서는 머리를 올리거나, 수분제한, 과호흡 등 작용시간이 짧은 비약물적 치료나, 만니톨(mannitol), 고장식염수(hypertonic saline), 이뇨제(diuretics)와 같은 약물 치료를 적용해 볼 수 있다. 그러나 이들 치료는 전체 뇌압 감소 효과가 있으나, 종양 주변 부종을 선택적으로 줄여 주지는 못하는 점을 고려해야 한다. VEGF가 부종의 발생에 기여하기 때문에, 베바시주맵을 사용하는 경우 부종 감소효과가 있다.

3) 스테로이드 부작용

스테로이드는 위궤양의 위험도를 높인다. 특히 NSAIDs나 aspirin과 같이 사용하거나, 과거에 위궤양 병력이 있는 경우 더 잘 발생한다. 베바시주맵과 스테로이드를 같이 쓸 경우에는 위장관 천공의 위험성이 높아지며, 변비가 있는 경우 더 잘 발생할 수 있다. 위궤양 합병증을 예방하기 위한 H2차단제(H2 blocker)나 프로톤펌프억제제(Proton pump inhibitor) 사용의 효과는 검증되어 있지 않으나, 같이 사용하는 것이 일반적이다.

스테로이드 사용으로 근육병증(myopathy)이 생길 수 있는데, 뇌종양 환자에서 최대 20%까지 보고되고 있다. 이 경우 아급성으로 서서히 진행하는 근위부 위약감(proximal weakness)을 보이는데, 혈중 CK (creatine kinasee) 수치는 대부분 정상이기 때문에 임상적인 의심을 통해 진단해야 한다. 환자별로 취약성이 다르기 때문에 스테로이드 경우에 따라 저용량에서도 발생 가능하다. 치료는 스테로이드를 중단하는 것이 우선이고, 스테로이드를 끊을 수 없는 경우에는 최소 용량으로 감량한다. 스테로이드 중단 후 회복에는 2~3개월이 걸린다.

스테로이드 사용중에는 Pneumocystis jiroveci 폐렴(PJP)에 대해 주의해야 한다. 뇌종양 환자에서 PJP의 빈도는 높지 않으나, 발생할 경우에는 치명적이다. PJP는 고열과 호흡곤란으로 발현하는 데, 초기에는 특이 증상이 없다가 악화된 채로 발견되는 경우가 많다. 특히 고용량 스테로이드(prednisolone으로 하루 16 mg 이상, dexamethasone으로 하루 2.5 mg 이상)를 한 달 이상 사용하는 환자들에서는 예방적 목적으로 Trimethoprim-sulfamethoxazole 2배 용량(960mg)을 월, 수, 금으로 혹은 480 mg을 매일 투여하는 것이 필요하다. 스테로이드 감량 후에도 발생 가능하므로, 스테로이드 중단 후 1개월까지 유지한다.

스테로이드를 복용하면 혈당이 상승하기 때문에 혈당을 측정하고, 필요 시 당뇨병 약물을 사용해야 한다. 스테로이드는 골다공증을 유발하여 척추나 대퇴골 골절의 위험성을 높이므로, 비타민 D와 칼슘복합제로 보충해주는 것이 좋다. 스테로이드 사용중에는 불안, 불면이 발생할 수 있으며, 심할 경우 도파민억제제(quetiapine, risperidone, olanzapine, aripiprazole)를 사용하여 조절할 수 있다. 그 외에 스테로이드는 대퇴골두 무혈성 괴사, 안압상승, 손떨림, 딸꾹질을 유발할 수 있다. 딸꾹질에는 metoclopramide, chlorpromazine, baclofen, gabapentin 등을 저용량으로 사용해 볼 수 있다.

4. 정맥 혈전색전증

정맥혈전색전증(venous thromboembolism, VTE)은 암환자 사망의 주요 원인으로, 뇌종양 환자에서도 각별히 주의해야 한다. 고등급 뇌종양에서 심부정맥혈전증(deep vein thrombosis, DVT)이나 폐색전증(pulmonary embolism)의 빈도는 약 20~30% 정도로 추정된다. 수술직후 누워있는 동안이나, 60세이상 연령, 마비가 있는 환자, 교모세포종 환자, 종양크기가 큰 환자, 항암치료중인 환자에서 더 빈발하는 것으로 알려져 있다. 증상이 있는 심부정맥혈전증(symptomatic DVT)를 그냥 놔둘경우에는 50%에서 폐색전증으로 진행하고, 이경우 사망률이 10~34% 수준으로 높기 때문에 조기 발견과 치료가 중요하다.

정맥혈전색전증의 발생하는 기전으로는 종양에서 분비되는 인자(tissue factor, cancer procoagulant)가 주요 원인으로 생각된다. 특히 암응고성인자(cancer procoagulant)는 혈액응고인자 Factor X을 직접 활성화 시킴으로써, 혈전을 생성하기 때문에, Factor X 억제제가 치료에 효과적이다.

정맥혈전색전증의 진단에는 d-dimer, 듀플렉스 초음파(duplex ultrasonography), CT 혈관조영술(CT angiography)를 사용할 수 있다. D-dimer는 민감도가 95% 이상으로 높기 때문에 검사하여 정상일 경우 VTE을 배제할 수 있다. 듀플렉스 초음파(duplex ultrasonography)는 근위부 DVT에서 더 민감도가 높으며, 종아리부위 DVT나 무증상 DVT에는 민감도가 낮다. CT 혈관조영술은 폐색전증이 의심될 경우 촬영하게 된다.

수술기간동안에는 VTE위험도가 더 높기 때문에, 이를 예방하기 위해서는 간헐공기다리압박(intermittent pneumatic compression), 저분자량헤파린(low molecular weight heparin, LMWH), NOAC (novel oral anticoagulant)를 고려할 수 있다. LMWH을 사용한 임상연구에서는 VTE 예방효과는 검증되었으나, 주요출혈위험도가 2% 정도 있고, 수술기간동안 LMWH 사용에 대한 거부감으로 기계적 예방법을 사용하는 것이 일반적이다.

VTE가 발생한 환자에서 치료를 위해서는, LMWH혹은 NOAC을 사용한다. 초기 치료용량으로는 Dalteparin 200 IU/kg q24 h, Enoxaparin 1.5 mg/kg q12 h, 혹은 Rivaroxaban 15 mg bid를 사용하고, 3주후부터는 유지용량으로 Dalteparin 150 IU/kg q24 h, Enoxaparin 1.5 mg/kg q24 h, 혹은 Rivaroxaban 20 mg qd를 사용한다. 3개월 이상 유지하고, 위험인자(남아 있는 종양, 하지 마비 등)가 소실되었다고 판단할 때까지 유지한다. 와파린은 LMWH이나, NOAC 보다 암환자에서의 효과가 떨어지고 정확한 투약이 어려워 권장되지 않는다. 약물 투여의 금기 조건(출혈질환 등)이 있는 경우는 하대정맥필터(inferior vena cava, IVC filter)삽입을 고려할 수 있으나, 부작용(감염, 혈관손상, 이동, 출혈)이 드물지 않음을 고려해야 한다.

5. 인지기능장애

1) 인지기능 저하의 임상 양상

뇌종양 환자의 인지기능 저하는 가장 흔한 증상 중 하나이며, 치료 후 안정기에 접은 환자들이 가장 자주 불편을 호소하는 증상이기도 하다. 뇌종양 환자에서 인지기능 저하의 패턴은 집행기능 저하(executive dysfunction), 정신운동 완서증(psychomotor slowing), 집중력 저하(attention deficit), 성격변화(personality change)로 발현한다. 이에 반해 알츠하이머병에 의한 치매는 내측두엽(medial temporal lobe)의 위축으로 시작해서 진행하기 때문에 기억력 소실(memory decline)이 주된 증상이다. 뇌종양 환자들도 흔히 기억력이 저하되었다고 호소하지만, 집중력저하에 의한 건망증이거나 정신운동 완서증에 의해 대답이 느린 경우를 기억력이 저하되었다고 말하는 경우들이 많다. 물론, 종양이 내측두엽에 있거나, 기억력을 담당하는 Papez 회로(Hippocampus, entorhinal cortex, subiculum, fornix, mammillary body, anterior thalamus, cingulate gyrus) 구조물이 손상된 경우에는 기억력의 손실로 이어진다. 예를 들어 뇌들보(corpus callosum)를 침범한 종양이 위치로는 설명되기 어려운 기억력 손상을 주는 경우가 있는데, 그 옆을 지나는 뇌궁(fornix)을 건드리는 경우에 가능하다. 또한 시상(thalamus)를 침범하는 뇌심부종양에서도 앞쪽시상(anterior thalamus)를 침범할 경우 이런 이유로 기억력소실이 나타나기도 한다.

따라서 뇌종양환자에서 인지기능을 평가하기 위해서는 알츠하이머병에 맞춰진 인지기능 검사도구들(MMSE 등)로는 적합하지 않고, 집중력, 집행기능, 정신운동 속도를 측정하기 위한 별도의 인지기능 측정 도구(verbal fluency test, trail making test, digit span test 등)를 사용하는 것이 적합하다.

인지기능저하의 가장 중요 원인은 종양 자체이며, 그 다음으로 방사선 치료, 항암치료, 약물(항경련제 등)이 원인이다. 따라서 많은 경우 인지기능의 호전도 종양 자체의 호전이 있어야 기대할 수 있다. 또한 치료도 중 인지기능의 악화가 생기는 경우에는 종양의 악화가 뒤 따르는 경우가 흔하므로, 종양의 진행여부를 확인해야 한다. 진단초기 인지기능이 나쁘거나, 표준치료 전후 측정한 인지기능이 나쁜 환자들은 생존기간이 짧은 나쁜 예후를 갖는 것으로 알려져 있어서 인지기능은 예후인자로서의 가치도 있다.

전뇌 방사선 치료나 림프종에서 고용량 메토트렉세이트(methotrexate)를 사용한 뒤에는 전반적 백질 변성(diffuse leukoencephalopathy)가 발생할 수 있으며, 정신운동 완서증(psychomotor slowing), 무감동(apathy), 보행장애를 유발한다. 전뇌방사선치료를 받은 환자는 약 4개월 즈음에 아급성 인지장애가 발생하고, 이후 수 개월에서 수 년 이후에 지연성 인지장애가 진행한다. 지연성 인지장애는 비가역적이고 환자의 일상생활에 장애를 초래한다

2) 인지기능저하의 치료

도네페질(donepezil)은 알츠하이머병에서 사용하는 기억력저하 완화제인데, 뇌종양(뇌교종, 전이성 뇌종양, 수막종) 환자에서 사용한 임상 2상 시험에서 집중력, 기억력, 언어 유창성, 삶의 질 지수를 호전시키는 것으로 나타났다. 용량은 5 mg qd (hs)로 시작하여, 10 mg qd(hs)로 증량해 볼 수 있다.

메만틴(memantine)은 진행한 알츠하이머병에 사용하는 증상 완화제인데, 전뇌방사선 치료(whole brain radiation)을 받는 뇌전이 환자들을 대상으로 방사선치료와 함께 사용을 시작하여 6개월간 투약한 결과 인지기능저하 발생률을 감소시키는 것으로 확인되었다. 이 때 한명에서의 효과를 위해 치료가 필요 환자수(number needed to treat, NNT)는 10정도이다. 따라서 전뇌방사선치료를 받는 환자 중에 생존기간이 우수할 것으로 예상되고 인지기능저하를 예방하고자 하는 경우, 사용을 고려할 수 있다. 초기 5 mg qd로 시작하여 5 mg bid, 10 mg bid 등으로 서서히 증량한다.

환자가 전두엽 기능장애로 인한 무감동(apathy), 집중력저하(attention deficit), 무운동함구증(akinetic mutism)의 증상이 있는 경우에는 도파민작용제(dopamine agonist)나 메칠페니데이트(methylphenidate), 세로토닌-노르아드레날린재흡수억제제(serotonin-norepinephrine reuptake inhibitor), 선택적 세로토닌재흡수저해제(selective serotonin reuptake inhibitor)를 사용해 볼 수 있다. 메틸페니데이트는 10 mg bid 혹은 18 mg 서방형제제 qd를 사용하는 데, 집행능력, 주의집중력을 증가시키는 효과가 있다. 도파민 작용제는 시냅스후 피질 신경세포에 직접 작용하여 각성, 집중력증가효과가 있는데, 예를 들어 pramipexole 0.5 mg tid 부터 시작하여 1.5 mg tid까지 증량해 볼 수 있다. Atomoxetine은 세로토닌-노르아드레날린재흡수억제제로서 무운동함구증에 효과가 있다는 보고가 있다. 무운동함구증이 매우 심한 경우에는 전기충격요법(electroconvulsive therapy)를 시도하여 호전을 보인 예가 있다.

6. 피로

고등급뇌교종에서 피로는 가장 힘든 증상 중 하나이다. 특히 방사선 치료기간에 심하며, 빈혈, 항경련제, 항암치료, 우울감, 스테로이드 사용 중이나 중단으로 악화되기도 한다. 피로를 호소하는 환자는 갑상선기능저하증, 부신

피질기능저하증이 있는지 확인해야하며, 특히 과거에 뇌 방사선 치료를 받았던 환자는 뇌하수체기능저하가 있는 지 확인이 필요하다. 항경련제를 사용중인 환자는 가능할 경우 감량을 고려하고, 빈혈과 우울증은 치료하도록 한다. Modafinil과 같은 정신자극약물(psychostimulant)를 사용하려는 초기 임상연구에서는 일부 피로감소의 효과가 있었으나, 큰 규모의 연구에서는 효과가 없는 것으로 나왔다. 그럼에도 피로감이 심하여 표준치료의 진행이 어려운 경우에는 methylphenidate, modafinil 등의 약물을 시도해 볼 수는 있다.

7. 어지럼증과 현기증

어지럼증(dizziness)와 현기증(vertigo)은 전정기능(vestibular function)에 관여하는 뇌부위를 침범하는 뇌종양에서 발생하는 증상으로, 일시적인 경우도 흔하지만, 뇌손상 후유증으로 고착화되는 경우에는 난치성으로 일상생활에 장애를 주는 경우가 있다. 평형기능에 관여하는 뇌부위는 전정신경(vestibular nerve), 후방 교뇌와 외측연수(dorsal pons, lateral medullar), 소뇌의 충부(cerebellar vermis) 및 편엽(flocculus)과 결절(nodulus), 대뇌의 섬피질(insular cortex)등이다. 특히 소뇌 충부를 침범하는 수모세포종(medulloblastoma)이나 교모세포종의 치료과정에서 제4뇌실과 인접한 충부(vermis)가 손상될 경우에는 자세변화에 따른 심한 현기증을 느끼며, 치료에 잘 반응하지도 않고 영구적으로 증상이 지속될 수 있다. 대뇌의 섬피질(insular cortex)은 뇌간과 소뇌에서 오는 평형신호를 받아 어지럼증을 인식하는 대뇌 영역으로서, 이곳에 손상이 생기거나 경련발작이 발생하는 경우, 천막상부 종양임에도 불구하고 환자가 어지럼증을 느끼는 경우가 있다.

어지럼증의 병소가 말초 전정기관인지, 중추신경계 뇌병변 때문인지를 감별하고자 한다면, 전정계 신경학적 검진의 경험이 필요하다. 감별에 가장 중요한 검진은 두부충동검사(head-thrust test), 주시유발 안진의 확인(gaze-evoked nystagmus), 스큐편위(skew deviation)의 확인이다. 또한

뇌영상을 통해 중추성 유발병소가 있는지 종합하여 판단한다.

심한 어지럼증은 증상에 따라 벤조다이아제핀(diazepam 등), 디멘히드리네이트(dimenhydrinate)를 사용해 볼 수 있다. 심하지 않은 경우에는 약물을 사용하지 않는 것이 빠른 적응에 유리하다. 앉았다가 일어날 때, 혹은 서서 활동할 때 잘 발생하는 기립성 저혈압은 어지럼증의 흔한 원인이므로 감별해야 하며, 원인 유발 조건(칼슘길항제 고혈압약, 알파 차단제 전립선약, 만성 당뇨에 의한 자율신경병증)을 고려하여 교정한다.

8. 삶의 질

삶의 질(quality of life)은 치료 목표에 있어서 전체생존기간(overall survival)이 갖는 한계를 보완하는 지표로서, 환자와 가족이 궁극적으로 호전되기를 바라는 임상 결과이면서, 전체 임상 이득(net clinical benefit)을 반영하는 지표이다. 이런 점에서 최근의 3상 임상시험에서는 건강관련 삶의 질(health-related quality of life, HRQOL) 측정치를 이차 결과치(secondary outcome)에 포함시키고 있다. 뇌종양환자에서 HRQOL를 측정하기 위한 몇 개의 스케일이 존재하는 데, EORTC에서 개발된 QLQ-C30과 QLQ-BN20 스케일을 활용하는 경우가 대표적이며, FACT-Br 지표나, 기관별로 개발한 삶의 질 스케일을 사용할 수도 있다.

HRQOL의 측정은 임상시험의 결과치(outcome)로 활용하는 것뿐만 아니라, 진료를 최적화 하고, 환자의 증상변화를 정량화하여 판단한다는 점에서, 임상현장에서의 가치도 높다. 특히 HRQOL 지표는 뇌교종의 예후와 관련이 있어서, 진단 초기의 HRQOL가 좋으면 전체생존 기간도 우수하다. 수술전 인지기능이 좋거나 KPS가 우수한 환자들, 종양이 완전 절제된 환자들은 HRQOL도 우수한 반면에, 고등급 종양이거나, 치료도중 종양이 진행하거나, 우울증이 발생하거나, 고령의 환자에서는 HRQOL가 나쁘거나 악화된다.

References

1. Brown PD, Pugh S, Laack NN, Wefel JS, Khuntia D, Meyers C, Choucair A, Fox S, Suh JH, Roberge D, Kavadi V, Bentzen SM, Mehta MP, Watkins-Bruner D; Radiation Therapy Oncology Group (RTOG). Memantine for the prevention of cognitive dysfunction in patients receiving whole-brain radiotherapy: a randomized, double-blind, placebo-controlled trial. *Neuro Oncol*. 2013 Oct;15(10):1429-37.

2. DeAngelis L, Posner J. Neurologic Complications of Cancer, 2nd ed. Oxford University Press, New York, USA, 2008

3. Drappatz J. Medical care of patients with brain tumors. Continuum (Minneap Minn). 2012 Apr;18(2):275-94.

4. Happold C, Gorlia T, Chinot O, Gilbert MR, Nabors LB, Wick W, Pugh SL, Hegi M, Cloughesy T, Roth P, Reardon DA, Perry JR, Mehta MP, Stupp R, Weller M. Does Valproic Acid or Levetiracetam Improve Survival in Glioblastoma? A Pooled Analysis of Prospective Clinical Trials in Newly Diagnosed Glioblastoma. *J Clin Oncol*. 2016 Mar 1;34(7):731-9.

5. Pruitt AA. Medical management of patients with brain tumors. Continuum (Minneap Minn). 2015 Apr;21(2 Neuro-oncology):314-31.

6. Shaw EG, Rosdhal R, D'Agostino RB Jr, Lovato J, Naughton MJ, Robbins ME, Rapp SR. Phase II study of donepezil in irradiated brain tumor patients: effect on cognitive function, mood, and quality of life. *J Clin Oncol*. 2006 Mar 20;24(9):1415-20.

CHAPTER 05

뇌종양 수술의 위험성과 합병증의 방지

한명훈, 김충현
한양대학교 신경외과

1. 서론

원발성 뇌종양 수술은 1884년 Rickman J. Godlee에 의해 처음 시행 된 것으로 알려져 있으며 현재까지 뇌종양의 병리학적 확진, 신경학적 증상의 개선 및 생존율 증가를 위해서 뇌종양의 외과적 절제가 시행 되고 있다. 뇌종양 수술을 통한 종양의 전제거 혹은 최대한 종양의 용적을 줄이는 것이 단발성 전이를 포함한 대부분의 악성 뇌종양 환자의 생존율을 증가 시킨다는 것은 현재 정설로 받아 지고 있다.

기능성 MRI, 수술 중 MRI 등을 포함한 신경영상 기법과 뇌정위 기술의 발전으로 정확하게 종양에 접근하여 비교적 안전하게 광범위한 뇌종양 절제가 가능하게 되었다. 그러나 의료 기술의 발전에도 불구하고 광범위하게 종양을 절제하는 경우에 수술로 인한 뇌신경의 비가역적인 손상을 포함한 다양한 합병증을 가져올 위험성이 높다. 따라서 뇌종양 수술로 발생할 수 있는 여러 합병증들에 대하여 이해하고 파악하는 것이 중요하다. 이는 뇌종양 환자에서 최적의 안전한 수술 범위를 정하는 데 도움이 되며 환자와 가족에게 수술 후 발생할 수 있는 결과들에 대해 상담을 할 수 있기 때문이다. 또한 예상되는 합병증 발생 시 빠른 대처 및 치료가 가능할 것이다.

이번 장에서는 뇌종양의 수술로 인해 발생할 수 있는 합병증들에 대해 다룰 것이며 이런 위험을 피할 수 있는 방법들에 대해 알아보고자 한다.

2. 뇌종양 수술 후 합병증의 정의

수술 후 합병증을 어느 정도 범위로 정의 할지에 대해서는 논란이 있어 왔다. 일부 신경외과 의사들은 수술 후 원하지 않거나 예상하지 못한 수술 후 결과들에 대해서만 수술의 합병증으로 정의하자고 주장하고 있다. 그러나 이와 같은 정의는 신경외과 의사마다 예상하지 못하거나 원하지 않는 합병증의 범위가 다르기 때문에 모호할 수밖에 없다. 그러므로 예상을 했든 하지 못했든 뇌종양의 수술 후 발생된 모든 부정적인 결과들을 합병증으로 분류하는 것이 타당하다.

3. 뇌종양 수술 후 합병증의 분류

뇌종양 수술 후 주요 합병증은 크게 수술과 직접적으로 관련이 있는 합병증과 간접적으로 관련이 있는 합병증이 있겠다(그림 5-1).

수술과 관련된 의료 행위와 직접적으로 관련 있는 합병증에는 뇌부종, 정상 뇌조직 손상, 혈관 손상, 혈종과 감염 등이 있다. 이런 합병증의 결과로 직접적인 신경학적 장애(운동 및 언어 장애 등)가 급성으로 나타날 수 있고, 또한

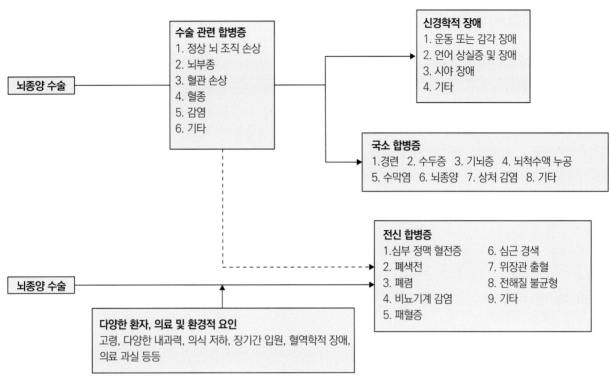

신경학적 장애
1. 운동 또는 감각 장애
2. 언어 상실증 및 장애
3. 시야 장애
4. 기타

수술 관련 합병증
1. 정상 뇌 조직 손상
2. 뇌부종
3. 혈관 손상
4. 혈종
5. 감염
6. 기타

뇌종양 수술

국소 합병증
1.경련 2. 수두증 3. 기뇌증 4. 뇌척수액 누공
5. 수막염 6. 뇌종양 7. 상처 감염 8. 기타

전신 합병증
1.심부 정맥 혈전증   6. 심근 경색
2. 폐색전   7. 위장관 출혈
3. 폐렴   8. 전해질 불균형
4. 비뇨기계 감염   9. 기타
5. 패혈증

뇌종양 수술

다양한 환자, 의료 및 환경적 요인
고령, 다양한 내과력, 의식 저하, 장기간 입원, 혈역학적 장애,
의료 과실 등등

■ 그림 5-1. **뇌종양 수술 후 합병증의 종류 및 분류.**

국소 합병증(경련, 수두증, 뇌척수액 누공 및 감염 관련 증상 등)들이 동반 될 수 있다. 그리고 환자마다 미리 알고 있거나 예상하지 못한 다양한 내과적 또는 유전적 병력이 있을 수 있고, 의료 환경 또는 원인을 알 수 없는 여러 복잡한 이유 등으로 인해 수술 후 다양한 전신 합병증이 동반 될 수도 있다.

이런 주요 합병증들은 또한 중증도에 따라 분류할 수 있다. 중증도가 높은 합병증으로는 영구적인 장애와 관련 있어 삶의 질에 지속적인 영향을 미치는 경우가 있겠고, 일시적으로 있다가 사라지거나 회복 되는 경우는 경미한 합병증으로 분류할 수 있다.

4. 합병증을 줄이거나 피하기 위한 환자 선택

합병증을 줄이기 위해서는 모든 발생 가능한 합병증들에 대해서 숙지하고 수술 전 이런 합병증들을 최소화 하거나 피하기 위해서 철저한 계획을 세워야 한다. 또한, 성공적인 수술을 위한 가장 중요한 요인은 수술로 인한 이득이 예상되는 합병증보다 클 것으로 생각되는 환자의 올바른 선택이다. 이를 위하여 세심하고 적극적인 환자 과거력 청취 및 정보의 조사가 필요하며, 수술 전 정확한 환자의 신경학적 상태 파악, 세심한 신경 또는 전신의 영상의학적 진단이 중요하다. 뇌종양 수술 후 합병증의 발생 가능성이 높은 위험 인자들은 고령(60세 이상), 낮은 카노후스키 운동 수행 척도 점수(karnofsky performance scale score), 뇌 주요기능 영역(eloquent area)이나 근처에 종양이 위치한 경우, 후두와 영역의 종양, 흡연, 장시간 수술 등이 있다.

종합해 볼 때 이런 위험 인자들이 있는 경우에 환자 선택을 신중히 해야 할 것이며 다양한 환자들에서 각각의 환자에게 맞는 맞춤수술 방법을 선택해야 한다. 또한 수술 집도의들은 정상 또는 종양으로 인해 변형이 있는 뇌의 정확한 구조적 및 기능적 해부학에 대한 지식을 충분히 습득해야 하며, 경험 많은 선배 의사의 자문을 구할 필요도 있다.

5. 신경학적 합병증

신경학적 합병증들은 정상 뇌조직의 직접적 손상, 뇌부종, 혈관 손상과 혈종 등으로 인해 발생할 수 있다. 이전 연구들에 의하면 뇌종양의 개두술로 인해 새로 발생할 수 있는 모든 신경학적 결손의 위험성은 2~25% 로 보고되어 있다. 뇌종양 수술 후 영구적인 손상 등을 유발한 중대한 합병증의 발생률은 13%, 사망률은 1.7% 정도로 보고되어 있다. 또한 중대한 합병증을 일으킨 신경학적 합병증은 약 8.5%, 국소적 합병증은 3%, 전신 합병증은 2.75% 정도로 알려져 있다. 경미한 합병증으로 발생된 신경학적 합병증은 약 20.75%, 국소적 합병증은 7%, 전신 합병증은 7.75% 로 보고 되어 있다.

1) 정상 뇌조직의 직접적 손상

종양부위의 부정확한 위치 선정이나 종양의 경계를 명확하게 구분하지 못한 경우, 주변의 정상 뇌조직 손상으로 신경학적 결손을 초래할 수 있다. 특히, 뇌의 운동영역이나 언어영역 등을 포함한 중요 부위에 위치한 종양의 수술 중 정상 뇌조직에 손상이 가해지는 경우 비가역적인 신경학적 결손을 유발할 수도 있다. 이와 같은 합병증을 피하려면 수술 시야에서 뇌의 정상 구조 및 기능적 해부 구조를 잘 파악하여 주변의 중요한 뇌구조물과 종양을 구별할 수 있어야 한다. 최근에는 수술 전 뇌신경섬유지도(tractography)를 포함한 기능적 MRI의 활성화로 종양 주위의 중요한 뇌구조와 백질의 경로를 구분할 수 있다 (그림 5-2).

이런 정보들은 수술 중 신경항법장치(neuronavigation)에 연동 시켜 뇌의 운동 피질 근처나 중요 뇌구조 근처의 종양절제 등에 유용하게 사용할 수 있다. 또한 피질 또는 피질하 뇌지도(cortical or subcortical mapping) 기술을 이용하여 언어 영역의 종양절제도 비교적 안전하게 시행할 수 있다. 종양이 우성 대뇌반구나 뇌의 중요영역에 위치한 경우 전기피질자극술(electrocorticography)을 이용한 각성 수술을 시행하여 언어, 운동 및 시각을 담당하는 피질 또는 피질하 구조에 최소한의 손상을 주며 최대한의 종양절제를 달성 할 수도 있다. 또한, 수술 중 MRI를 활용하여 종양의 절제정도를 실시간으로 확인할 수도 있다. 최근 메타 연구에 의하면 고가의 수술실 설계 비용 및 환자 부담의 증가에도 불구하고 수술 중 MRI를 이용한 신경교종 수술로 종양을 완전 절제하여 재발까지의 기간을 연장할 수 있었다는 보고도 있다. 또한 각성 수술 및 수술 중 MRI 감시를 동

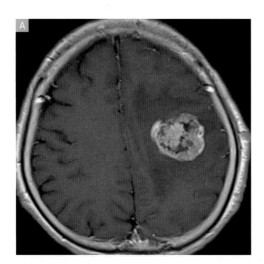
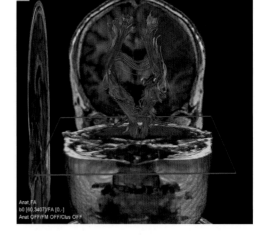

■ 그림 5-2. **좌측 전두측두엽 악성 뇌종양.**
A. 수술 전 MRI, **B.**수술 전 뇌 신경경로 영상으로 좌측 뇌종양으로 인해 신경 섬유들이 우측으로 밀려 있음을 확인할 수 있다.

시에 사용하여 뇌의 중요부위에 위치한 신경교종을 수술하여 좋은 결과를 얻었다는 보고도 있다.

그러므로, 이상적으로는 수술 중 종양의 절제범위가 어느 정도인지 영상으로 실시간 모니터링을 하고 각성 수술을 통해 환자와 대화하면서 종양을 절제하는 것이 정상 뇌조직 손상을 최소화 하는 좋은 방법이 될 수 있다. 그러나 현실적으로는 높은 의료수가로 인하여 제한이 많다. 따라서 각 병원마다 현실적인 여건을 확인하고 위에 제시한 여러 방법들 중 동원할 수 있는 가능한 것들을 활용하여 뇌종양 절제 시, 특히 종양이 뇌의 중요부위에 위치한 경우 정상 뇌조직의 손상을 최소화 하는 것이 무엇보다 중요하다고 하겠다. 다만 주의할 점은 수술 전 영상을 활용한 신경항법장치를 이용하여 수술할 경우 수술 중에는 뇌의 이동이 생기기 때문에 영상에 너무 의존하면 안 된다. 동원할 수 있는 여러 방법들을 이용하고 수술시야에서 직접 눈으로 확인하여 상호 보완적으로 종양의 경계를 확인하고 제거하면서 또한 주변의 정상 구조물들을 확인하고 참고하여 정상 뇌조직의 손상을 최대한 피하여 합병증을 최소화하여야 할 것이다.

2) 뇌부종

치명적인 신경학적 합병증으로 뇌부종이 있을 수 있다. 수술 후 뇌부종을 일으키는 원인들로는 장시간 또는 과도한 뇌의 견인이나 악성 신경교종 등에서 전절제를 못하는 경우에 발생될 수 있다. 뇌의 과도한 견인으로 인한 수술 후 뇌부종을 예방할 수 있는 방법으로는 적절한 환자 자세, 과호흡 유지, 스테로이드 사용, 이뇨제 투여 및 수술중 간헐적으로 견인기를 풀어주는 방법 등이 있다. 또한 악성 신경교종은 가능한 전절제를 목표로 해야 한다. 부분절제를 하는 경우 혈관이 풍부한 잔존종양 주변에 부종이 발생하고 종양내 출혈로 부종이 가속화되기도 한다. 또한 여러 문헌에서도 악성 뇌교종에서 전절제 또는 최대한 많이 절제한 그룹이 부분절제 또는 부적절한 절제그룹보다 신경학적 합병증도 적고 생존율도 길었다고 한다.

상기 원인들 외에 악성 뇌교종 수술 후 뇌부종이 생기는 정확한 원인은 아직 명확하게 밝혀지지 않았다. 종양의 전절제를 하지 못 한 경우에도 뇌부종이 생기지 않는 경우가 많이 있다. 최근에는 델타 리간드 4 (delta-like ligand 4)와 아쿠아포린 4 (aquaporin 4) 등이 악성 뇌교종에서 뇌부종과 관련이 있다는 보고들이 있다. 상기 요인들 또는 다른 요인 등이 활성화 되어 있는 악성 교종의 경우 수술 후 뇌부종과 연관이 있는지 향후 추가 연구들이 필요할 것으로 보인다.

3) 혈관 손상

(1) 정맥 및 정맥동 손상

뇌종양 수술 중 생길 수 있는 혈관 손상은 치명적인 신경학적 장애를 남길 수 있다. 정맥은 동맥에 비해 약하여 손상이 잘 된다. 특히, 주요 정맥 및 정맥동의 손상이 생기면 지연성으로 출혈성 뇌경색이 생길 수 있다. 뇌종양 수술 시 상시상정맥동(superior sagittal sinus)의 조작, 실비우스 열구의 박리, 대뇌반구 사이 접근시 연결정맥(bridging vein)의 박리, 그리고 뇌피질 부분의 라베정맥(vein of Labbe) 확인 등 신중하고 조심스럽게 수술을 진행하여야 한다. 유출정맥의 희생이 불가피한 경우 주의해서 희생시키고, 뇌견인 시 정맥을 솜이나 거즈 등으로 보호하며 견인기는 간헐적으로 풀어서 정맥 손상을 최소화 해야 한다.

한편, 수술 중 ICG (indocyanine green)혈관조영술을 이용하는 경우 종양절제 전 종양 주변의 혈관, 특히 정맥의 주행 및 분포를 확인할 수 있고 종양의 절제 중 또는 절제 후 혈관 손상 유무를 확인할 수도 있다. 만약 수술 중 혈관 손상이 의심된다면 정맥이 완전히 막히는 것을 방지하기 위하여 지속적인 혈관내 만니톨(10~20 mL/hr) 주입 및 수액공급을 고려해 볼 수도 있다.

(2) 동맥 손상

동맥의 손상은 정맥의 손상과 다르게 수술 중 혈압강하와 같은 위험상황이 일어날 수 있으며 급성으로 영구적 신경학적 장애를 초래할 수도 있다. 따라서 집도자는 주요혈관의 해부학적 구조를 잘 숙지하고 있어야 하며, 수술 전 조영증강 영상으로 종양주변의 동맥주행 및 위치를 잘 파악하고 있어야 한다. 수술 전 뇌혈관조영술로 종양 또는 주변혈관의 위치를 정확히 파악하는 것도 도움이 될 수 있겠다.

동맥손상을 방지 하기 위해서 자주 사용되는 방법은 종양 제거 시 연막하(subpial) 박리를 이어가는 것이 있지만, 종양이 연막을 침범한 경우 종양이 주요 동맥을 감싸고 있을 수 있으므로 세심한 주의가 필요하다. 초음파흡인기를 사용하여 조심스럽게 혈관손상을 피해 종양을 제거하다가 동맥이 보이는 경우 종양의 공급동맥인지 또는 지나가는 동맥인지 확인이 꼭 필요하다. 초음파를 이용한 영상유도하 항법장치를 통해 종양근처 동맥을 확인하고 손상을 피해서 수술 하는 방법도 있다. 그러나 아직 흔히 이용하지 못하는 실정이며 추후 기술 보완 및 광범위한 임상적용 등을 통해 유용하게 사용될 수 있길 기대한다.

4) 수술 후 혈종

개두술 후 혈종의 발생은 수술 후 치사율에 가장 큰 비중을 차지한다. 종양을 제거한 후 빈 공간이 생기게 되고 그 공간에 혈액이 축적될 수 있다. 술후 두개강내 혈종은 수술 중 부적절한 지혈, 환자의 혈역학적 장애 또는 항혈전제의 복용 등 여러가지 원인들에 의해 생길 수 있다.

혈종이 생기는 경우에는 갑자기 또는 점진적 의식의 변화, 국소적인 신경학적 결손이나 경련 등이 있을 수 있다. 이러한 경우 신속하게 영상학적 검사를 시행하여 수술 후 혈종으로 진단되면 재수술을 시행하거나 경미한 경우 약물치료를 하며 집중관찰을 할 수도 있다. 최근의 보고에 의하면 다양한 종류의 뇌종양 수술을 시행한 총 1149명의 환자들 중 2.1%에서 뇌종양 수술 후 혈종으로 재수술이 필요했고 혈종의 75%는 뇌실질내 출혈이었다고 한다(경막상 출혈 20.8%, 경막하 출혈 4.2%). 이러한 뇌실질내 혈종은 보통 종양에 지혈이 충분치 않거나 혈관성 종양의 불충분

한 절제로 종양이 잔존하는 경우에 생긴다(그림 5-3).

또한 10시간 이상의 장시간 수술 후 혈종의 발생이 많았다고 한다. 수술 시간이 오래 걸린다는 것은 종양이 크거나 절제가 어려운 위치에 있었다는 것을 의미할 수 있으며, 수술 중 혈관손상이나 예상치 못한 합병증 등으로 수술시간이 오래 걸렸다는 것을 의미할 수도 있다. 결국 수술 시간이 오래 걸림으로 출혈량이 많았을 것이고 그에 따른 수혈 등이 동반되어 혈액응고 수치의 변화로 수술 후 혈종 발생의 비율이 상대적으로 높았을 수도 있다.

혈종으로 인한 합병증은 수술 전 세심하게 환자의 약물 복용력을 포함한 과거력 및 혈액응고와 관련된 검사 결과를 조사하고, 수술 중 철저한 지혈을 하며 주변 조직은 최소한의 조작만 하고, 수술 후 환자 상태를 면밀히 관찰하는 것으로 예방하거나 줄일 수 있다. 최근에는 스텐트 시술 증가로 항혈전제제의 사용이 증가하고 있어 수술 전 혈액응고 검사결과를 세심하게 확인할 필요가 있다. 이전 연구에 의하면 항혈소판제제를 복용하는 경우 수술 후 혈종이 생기는 경우가 현저하게 증가된다고 한다. 뇌종양 수술의들에게 스텐트 삽입을 하였거나 다른 이유들로 항혈전제를 복용하고 있는 환자들은 큰 장애물이 될 수도 있다. 왜냐하면 수술 전에는 항혈전제를 중단하여 수술 후 혈종 발생의 확률을 줄여야 하겠지만 항혈전제를 수술 후 언제 다시 복용해야 하는지는 아직 믿을 만한 연구들이 미비한 실정이기 때문이다. 그러므로 환자 개개인의 특성에 맞춰 항혈전제의 사용이 꼭 필요한 환자의 경우 수술 후 혈종이 생길 가능성이 적으면서 최대한 빠른 적절한 시기에 항혈전제를 다시 사용하여야 할 것이다. 일반적으로 항혈소판제는 수술 1주전 투약을 중지하고, 수술 2주 후 투약을 재개한다. 항혈소판제의 투약을 빨리 시행해야 하는 고위험군에서는 저용량 아스피린부터 시행해 볼 수도 있다.

악성 교종에서 불충분한 절제를 할 경우 종양내 출혈이 생기고 이는 뇌부종으로 진행될 수 있다. 그러므로 혈관이 풍부한 종양의 경우 전절제를 목표로 수술을 해야 하고 불가능 할 경우 전기 소작술을 통한 세심한 지혈이 요구 된다. 최근에는 다양한 지혈제가 도입되어 일차 지혈 후 종

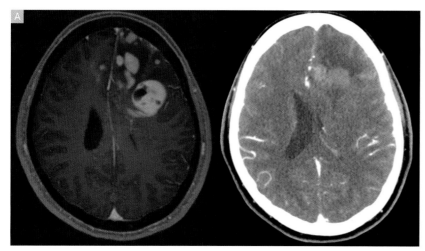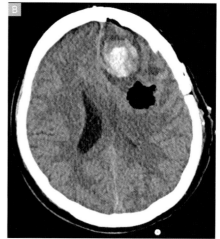

■ 그림 5-3. **악성 뇌종양 수술 후 병발된 뇌실질내 혈종.**
A. 수술 전 MRI 와 CT사진, **B.** 수술 후 CT사진

양 절제 경계를 따라 부가적으로 사용하는 것도 도움이 될 수 있다. 마지막으로 수술 부위를 닫기 전에 발살바 조작 (valsalva maneuver)과 일시적 혈압상승 요법을 통해 수술 부위에 혈액유출이 생기는지 확인해 보는 것도 도움이 될 수 있다.

뇌경막하 혈종은 수술 중 뇌의 이동으로 인하여 수술 중이나 수술 후에 연결정맥의 손상으로 발생한다. 뇌용적이 감소 되어 있는 노인이나 종양의 크기가 큰 경우, 수술 중 지속적인 만니톨 사용이나, 뇌실벽의 손상으로 뇌척수액이 유출되는 경우에 뇌의 이동이 심하며 뇌경막하 혈종의 발생이 증가할 수 있다. 그러므로 수술 중 뇌의 이동이 심할 것으로 판단되면 수술 침대의 머리를 낮추거나 이산화탄소 분압을 정상화시키고 적절히 수액을 공급하여 뇌의 팽창을 유도하는 것이 도움이 된다. 뇌종양 수술에 따른 급성 뇌경막하 출혈이 생기는 이외에 특히, 노인에서는 만성 경막하 출혈이 발생할 수도 있으므로 수술 후 지속적인 외래 진료를 통한 관찰이 필요하다.

뇌경막상 출혈도 뇌종양 수술 후 간혹 발생되는데, 뇌종양의 제거 후 경막을 덮었을 때 두개골과 경막 사이의 공간이 넓어지게 되고 그 안으로 혈액이 고일 수 있다. 두개골 절제부분에서 혈액이 새어 나오는 경우 또는 경막에서

의 출혈 등으로 발생한다. 두개골 절제부위를 세심히 관찰하고 혈액이 새어 나오는 부분은 본왁스(bone wax)로 밀봉하고, 경막의 출혈부위는 전기 소작술로 지혈하며 다양한 지혈제들을 사용해 볼 수 있다. 그 후에 두개골과 경막 사이에 배액관을 삽입하여 수술 후 혈액이 배액 될 수 있게 해주는 것도 도움이 된다. 또한 경막상 출혈을 예방하기 위하여 두개골을 덮기 전에 두개골 절제경계와 두개골 가운데 부분에 봉합사로 경막과 두개골 사이를 밀착시켜 공간이 덜 생기게 봉합해 줘야 한다.

6. 국소 합병증

국소 합병증은 뇌종양 수술 후 발생하며 신경학적 장애와 직접적인 연관이 없고 전신 증상을 동반하지 않는 모든 협병증을 말한다. 여기에는 뇌와 관련된(경련, 수두증 등) 합병증과 수술부위 또는 신경계감염(뇌수막염 및 수술 부위 감염 등)이 포함된다(그림 5-1). 국소 합병증은 개두술을 통해 축내 뇌종양의 수술 후 1~5%에서 발생한다고 알려져 있고 고령 환자에서 더 흔하다. 또한, 후두와 종양 수술 후 뇌척수액 유출, 감염 및 수두증 등이 더 잘 발생할 수 있다. 그러나, 이전에 수술을 받았던 경우 또는 방사선 치

료의 기왕력이 있는 경우에 국소 합병증이 더 잘 생기는지는 아직 논란이 있다.

1) 경련

최근 연구에 의하면 자발성 병변으로 인한 개두술을 시행 후 15~20%에서 경련이 발생 한다고 한다. 뇌종양 수술 후 즉각적인 경련의 가장 큰 위험인자는 수술 전 경련의 기왕력이 있는 경우와 종양이 운동피질에 가까이 위치한 경우이다. 또한 주변 정상조직의 손상이 심한 경우, 뇌의 견인이 심했거나 오래 지속 된 경우, 수술 후 뇌부종이 발생했거나 또는 출혈이 동반된 경우, 전해질 불균형 등에서도 수술 후 경련의 가능성이 증가된다. 수술 후 경련을 할 경우 뇌부종 및 두개강내 혈종 또는 뇌의 기질적 문제가 있는지 뇌CT를 찍어 확인해 봐야 한다.

뇌종양 수술 후 항경련제 사용은 논란이 있다. 경련 과거력이 없는 축내종양을 수술한 123명의 환자들을 대상으로 시행한 전향적 무작위 연구에 의하면, 수술 후 예방적 항경련제(페니토인)를 투여하지 않은 환자군은 18%에서 수술 후 경련이 있었고 예방적 항경련제를 투여한 환자군에서는 24%에서 수술 후 경련이 발생되었다고 한다. 또한 예방적 항경련제를 투여하지 않은 환자군에서 임상적으로 의미 있는 경련은 3%에서만 발생하였으나 예방적 항경련제를 투여한 군에서는 오히려 항경련제로 인한 부작용들이 더 흔하게 발생하였다. 최근에는 부작용을 개선하고 약물 혈중 농도를 모니터링 할 필요도 없으며 약물의 복용량을 정하기 편한 새로운 항경련제들(예, levetiracetam)이 사용되고 있다. 뇌종양 환자에서 levetiracetam의 단독 투여가 경련 예방에 도움이 되고 부작용도 심하지 않으며 항암화학제의 효과를 증가시킨다고 한다. 물론 아직 논란이 있지만 요즘에는 대부분의 뇌종양 환자들에게 수술 전 정맥주사로 levetiracetam 1 g을 투여하고 수술 후 보통 1주일까지 하루 두번씩 투약한다. 또한 수술 전 경련이 있었고 종양이 운동피질 근처에 위치한 경우 levetiracetam에 추가적으로 수술 후 24~48시간 동안 로라제팜(ativan®, 0.5 ~1 mg)을

6시간 간격으로 투여하며 환자 의식 및 체중에 따라 조절해 간다.

2) 수두증

뇌종양 수술 후 드물게 수두증이 동반될 수 있으며 아직 관련된 연구는 미비한 실정이다. 최근연구에 의하면 뇌종양으로 개두술을 4401번 시행받은 환자군에서 뇌실복강간 단락술을 추가로 시행 하게 된 환자는 약 1%였다고 한다. 또한 수술 전 수두증이 없었던 환자에서 단락술이 필요한 경우는 0.2~0.5%로 보고되어 있다. 수술 후 수두증이 생기거나 악화되는 위험인자는 수술 중 뇌실이 열리는 경우, 맥락총(choroid plexus) 종양이나 두개인두종(craniopharyngioma) 등이 있고, 환자의 나이와 성별, 종양의 위치, 재수술 여부. 방사선 치료 등과는 관계가 없다.

3) 감염

수술 후 감염의 범위는 표재성의 창상 감염에서 모상건막하(subgaleal), 근육, 두개골, 수막 및 뇌까지 포함된다. 미국의 통계에 따르면 연 10만 건 이상의 개두술 및 두개골 절제술이 시행 되는데 그 중 수술부위 감염은 2.2~4.7%에서 발생된다고 한다. 개두술에 따른 감염위험이 높은 원인은 수술 전 입원기간이 길 경우, 수술 후 뇌척수액 유출이나 글리아델웨이퍼(gliadel wafer®)를 사용한 경우 등이 있다.

개두술 후 감염의 흔한 원인균으로는 약 70%에서 두피 상재균인 *Staphylococcus aureus*, *Staphylococcus epidermidis* 및 *Propionibacterium acnes*이며 그람음성(gram negative)균들도 발견된다. 수술 전 항생제의 사용은 보통 두피 상재균을 대상으로 사용하며 혈액뇌장벽(blood-brain-barrier)을 통과하는 항생제를 써야 될 필요는 없다. 개두술을 시행하는 환자에서 수술 전,후에 일차 항생제는 cloxacillin 또는 cefazolin (1~2 g/day)을 사용하며, amoxicillin-clavulanate (2 g/day)는 전두엽이나 부비동 등과 같은 오염될 수 있는 부분이 수술에 포함된 경우 사용

하고, 페니실린 과민 환자에서는 clindamycin (600~1200 mg/day)을 사용할 수도 있다. 수술방에서 알코올과 베타딘(betadine)으로 두피를 깨끗하게 닦고 수술 중 움직임을 최소화 하여 추가 오염을 막아야 하며 수술 부위를 깨끗하게 세척 하고 상처부위를 닫을 때 주의해서 닫아야 한다.

7. 전신 합병증

뇌종양 수술 후 전신 합병증은 5~10%이며 다른 합병증들과 비슷하게 대부분 노인과 수술 전 전신병력이 있는 경우, 낮은 카노후스키 운동수행 점수를 보인 환자들에서 호발한다. 전신 합병증의 종류에는 심부정맥 혈전증, 폐색전, 폐렴, 위장관 출혈, 전해질 불균형 등 다양하게 발생된다 (그림 5-1).

가장 흔한 전신 합병증은 정맥혈전 색전증으로 심부정맥 혈전증과 폐색전증 등이 포함된다. 폐색전증은 약 90% 이상이 하지 심부정맥 혈전에서 기원된다. 개두술 후 첫 한 달 이내에 심부정맥 혈전증의 발생률은 1~10% 정도이며, 수술 후 12개월까지 발병률은 20%로 증가한다고 한다. 수술 후 심부정맥 혈전증의 위험인자는 교모세포종이나 전신의 악성종양, 고령, 수술 전 낮은 카노후스키 운동수행 점수, 장시간의 수술, 수술 중 혈액 손실이 많았던 경우, 하지마비, 장기간 침상생활 등이 있다. 따라서 수술 후 가능하면 빠른 시간내 보행을 장려하고 장기간 누워 있는 경우 의료용 탄력스타킹을 착용하는 것이 도움이 될 수 있다. 또한 고위험군의 경우 수술 후 24~48시간 이내에 저용량 헤파린을 투여해 보는 것도 심부정맥 혈전증을 예방하는 데 효과가 있을 수 있다.

수술 부위 외의 감염(폐렴, 비뇨 기계 감염 등)을 예방하기 위하여 환자가 열이 나는지 세심히 확인하여야 하며 혈액 염증수치를 꼼꼼히 확인하고, 도뇨관의 장기 유치가 필요한 경우 도뇨관 삽입부위를 지속적으로 소독해 주고 적절한 시기에 도뇨관을 바꿔줘야 한다. 또한 위장관 출혈의 예방을 위하여 양성자 펌프억제제(proton pump inhibitor)를 예방적으로 사용하는 것이 도움이 될 수 있으며, 위장관

출혈이 의심되면 대변 잠혈 검사를 하여야 한다. 뇌압 강하제인 만니톨을 사용하는 경우 전해질 불균형이 있는지 주기적으로 확인해야 하며 결핍 시 바로 보충을 해주어야 한다. 특히 고령의 환자에서 뇌종양 수술을 하였다고 수술부위만 신경 쓰다가 환자 전신 상태가 악화되는 일은 막아야 하며, 전신적인 문제가 의심될 때에는 해당과의 자문을 요청하여 도움을 받는 것이 중요하다.

8. 뇌종양 수술과 관련된 치사율

뇌종양 수술 후 사망률은 약 2.2%로 보고되어 있으나 수술 기법의 발전과 언급한 여러 진단장비와 수술에 도움을 주는 장비의 발전으로 사망률은 현저히 줄어들고 있다. 그러나 낮은 카노후스키 운동수행 점수를 보이는 고령의 환자에서는 수술 후 사망률이 높은 편이다. 고령의 환자들은 수술과 관련된 신경학적 합병증인 수술 후 뇌부종이나 혈종 등으로 사망하기도 하지만 전신 합병증(폐색전, 심근경색, 패혈증)으로 대부분 사망하게 된다.

뇌종양 수술 후 사망과 관련된 위험 인자로는 고령, 악성도가 높은 종양, 관상동맥 심장병을 동반한 경우 등이 있다. 그러나 이러한 사망과 관련된 위험 인자들도 염두에 두어야 하겠지만 환자마다 나이 및 특성이 다르고 환자 개개인에 맞는 적절한 치료가 필요하겠다.

뇌종양 수술 후 사망률을 낮추기 위한 중요 요소는 수술에 적절한 환자를 선택해야 하고 수술 전 치밀한 계획이 필요하며, 가능한 종양의 전절제를 목표로 하고 수술 중 철저하게 지혈하며 주변 정상 뇌조직에 손상을 주지 말아야 한다. 수술 후에는 수술부위를 포함하여 환자 전신을 돌보아야 하며, 세심한 관찰과 문제가 있는 부분의 즉각적인 교정이 필요하다. 마지막으로 뇌종양 집도의들은 뇌종양 수술 후 합병증이 발생한 경우 무엇이 잘 못 되었는지 확인하고, 환자기록을 치밀히 하여 향후 합병증을 줄일 수 있게 하여야겠다.

9. 결론

뇌종양 수술 후 합병증은 크게 다음과 같이 나눌 수 있겠다: (1) 급성으로 신경학적 장애를 유발하는 수술과 관련된 직접적인 합병증(정상 뇌조직 손상, 뇌부종, 혈종 등), (2) 국소 합병증(경련, 수두증, 뇌척수액 누공 및 감염 관련 증상 등), (3) 전신 합병증(심부정맥 혈전증, 위장관 출혈, 전해질 불균형 등). 합병증을 줄이기 위하여 수술 하기 전 합병증의 위험성 보다 수술의 이득이 클 만한 환자들을 선택하고 수술 계획을 잘 세워야 한다. 수술 전이나 수술 중에 이용 가능한 도움을 줄 수 있는 여러 장비들(신경항법장치, 뇌신경섬유지도, 피질하 뇌지도, 수술 중 MRI 등)을 사용하는 것이 도움이 될 수 있다. 수술 하기 전 항생제를 사용하고 철저한 소독으로 감염발생을 예방해야 한다. 가능하면 수술은 전절제를 목표로 하여야 하며 수술 중 주변 정상 뇌조직 및 혈관의 손상을 최소화해야 하며 장시간 과도한 뇌견인은 삼가 해야 한다. 수술 후에는 정해진 프로토콜에 따르기 보다는 환자 개개인의 특성을 고려하여 치료해야 하며 경련이나 감염의 징후가 있는지 세심한 관찰이 필요하고 특히 고령의 환자에서 머리 뿐만 아니라 전신 상태를 주의 깊게 돌보아야 한다. 뇌종양 집도의들은 수술 후 합병증이 발생한 경우 원인 분석을 하고, 향후 같은 잘못이 반복되지 않도록 조심하고 학습하는 것이 필요하겠다.

References

1. Agnelli G, Piovella F, Buoncristiani P, et al. Enoxaparin plus compression stockings compared with compression stockings alone in the prevention of venous thromboembolism after elective neurosurgery. *N Engl J Med*. 1998;339(2):80-85.

2. Antoni D, Clavier J-B, Pop M, Schumacher C, Lefebvre F, Noël G. Institutional, retrospective analysis of 777 patients with brain metastases: treatment outcomes and diagnosis-specific prognostic factors. *Int J Radiat Oncol Biol Phys*. 2013;86(4):630-637.

3. Asano K, Nakano T, Takeda T, Ohkuma H. Risk factors for postoperative systemic complications in elderly patients with brain tumors. Clinical article. *J Neurosurg*. 2009;111(2):258-264.

4. Bai AD, Showler A, Burry L, et al. Comparative effectiveness of cefazolin versus cloxacillin as definitive antibiotic therapy for MSSA bacteraemia: results from a large multicentre cohort study. *J Antimicrob Chemother*. 2015;70(5):1539-1546.

5. Bello L, Gambini A, Castellano A, et al. Motor and language DTI Fiber Tracking combined with intraoperative subcortical mapping for surgical removal of gliomas. *NeuroImage*. 2008;39(1):369-382.

6. Bello L, Gallucci M, Fava M, et al. Intraoperative subcortical language tract mapping guides surgical removal of gliomas involving speech areas. *Neurosurgery*. 2007;60(1):67-80.

7. Benveniste RJ, Ferraro N, Tsimpas A. Yield and utility of routine postoperative imaging after resection of brain metastases. *J Neurooncol*. 2014;118(2):363-367.

8. Bloch O, Han SJ, Cha S, et al. Impact of extent of resection for recurrent glioblastoma on overall survival: clinical article. *J Neurosurg*. 2012;117(6):1032-1038.

9. Burger W, Chemnitius J-M, Kneissl GD, Rücker G. Low-dose aspirin for secondary cardiovascular prevention - cardiovascular risks after its perioperative withdrawal versus bleeding risks with its continuation - review and meta-analysis. *J Intern Med*. 2005;257(5):399-414.

10. Chiang H-Y, Kamath AS, Pottinger JM, et al. Risk factors and outcomes associated with surgical site infections after craniotomy or craniectomy. *J Neurosurg*. 2014;120(2):509-521.

11. Cho JM, Kim EH, Kim J, et al. Clinical use of diffusion tensor image-merged functional neuronavigation for brain tumor surgeries: review of preoperative, intraoperative, and postoperative data for 123 cases. *Yonsei Med J*. 2014;55(5):1303-1309.

12. Danish SF, Burnett MG, Stein SC. Prophylaxis for deep venous thrombosis in patients with craniotomies: a review. *Neurosurg Focus*. 2004;17(4):E2.

13. De la Garza-Ramos R, Kerezoudis P, Tamargo RJ, Brem H, Huang J, Bydon M. Surgical complications following malignant brain tumor surgery: An analysis of 2002–2011 data. *Clin Neurol Neurosurg*. 2016;140:6-10.

14. Edwards JR, Peterson KD, Mu Y, et al. National Healthcare Safety Network (NHSN) report: data summary for 2006 through 2008, issued December 2009. *Am J Infect Control*. 2009;37(10):783-805.

15. Grabowski MM, Recinos PF, Nowacki AS, et al. Residual tumor volume versus extent of resection: predictors of survival after surgery for glioblastoma. *J Neurosurg*. 2014;121(5):1115-1123.

16. Gras-Combe G, Moritz-Gasser S, Herbet G, Duffau H. Intraoperative subcortical electrical mapping of optic radiations in awake surgery for glioma involving visual pathways. *J Neurosurg*. 2012;117(3):466-473.

17. Golebiowski A, Drewes C, Gulati S, Jakola AS, Solheim O. Is duration of surgery a risk factor for extracranial complications and surgical site infections after intracranial tumor operations? *Acta Neurochir*

(Wien). 2015;157(2):235-240.

18. Hosainey SAM, Lassen B, Hald JK, Helseth E, Meling TR. Risk factors for new-onset shunt-dependency after craniotomies for intracranial tumors in adult patients. *Neurosurg Rev*. July 2017.

19. Kageji T, Nagahiro S, Mizobuchi Y, Nakajima K. Postoperative Hematoma Requiring Recraniotomy in 1149 Consecutive Patients With Intracranial Tumors. *Oper Neurosurg Hagerstown Md*. 2017;13(3):392-397.

20. Kalfas IH, Little JR. Postoperative hemorrhage: a survey of 4992 intracranial procedures. *Neurosurgery*. 1988;23(3):343-347.

21. Khaldi A, Helo N, Schneck MJ, Origitano TC. Venous thromboembolism: deep venous thrombosis and pulmonary embolism in a neurosurgical population. *J Neurosurg*. 2011;114(1):40-46.

22. Kim EH, Cho JM, Chang JH, Kim SH, Lee KS. Application of intraoperative indocyanine green videoangiography to brain tumor surgery. *Acta Neurochir (Wien)*. 2011;153(7):1487-1495; discussion 1494-1495.

23. Kirkpatrick DB. The first primary brain-tumor operation. *J Neurosurg*. 1984;61(5):809-813.

24. Korinek A-M, Golmard J-L, Elcheick A, et al. Risk factors for neurosurgical site infections after craniotomy: a critical reappraisal of antibiotic prophylaxis on 4,578 patients. *Br J Neurosurg*. 2005; 19(2):155-162.

25. Korinek AM. Risk factors for neurosurgical site infections after craniotomy: a prospective multicenter study of 2944 patients. The French Study Group of Neurosurgical Infections, the SEHP, and the C-CLIN Paris-Nord. Service Epidémiologie Hygiène et Prévention. *Neurosurgery*. 1997;41(5):1073-1079.

26. Lau D, Ziewacz JE, Siddiqi HK, Pelly A, Sullivan SE, El-Sayed AM. Cigarette smoking: a risk factor for postoperative morbidity and 1-year mortality following craniotomy for tumor resection. *J Neurosurg*. 2012; 116(6):1204-1214.

27. Li P, Qian R, Niu C, Fu X. Impact of intraoperative MRI-guided resection on resection and survival in patient with gliomas: a meta-analysis. *Curr Med Res Opin*. 2017;33(4):621-630.

28. Lonjaret L, Guyonnet M, Berard E, et al. Postoperative complications after craniotomy for brain tumor surgery. *Anaesth Crit Care Pain Med*. 2017;36(4):213-218.

29. McGirt MJ, Chaichana KL, Attenello FJ, et al. Extent of surgical resection is independently associated with survival in patients with hemispheric infiltrating low-grade gliomas. *Neurosurgery*. 2008;63(4):700-707; author reply 707-708.

30. McGirt MJ, Chaichana KL, Gathinji M, et al. Independent association of extent of resection with survival in patients with malignant brain astrocytoma. *J Neurosurg*. 2009;110(1):156-162.

31. Montano N, D'Alessandris QG, Bianchi F, et al. Communicating hydrocephalus following surgery and adjuvant radiochemotherapy for glioblastoma. *J Neurosurg*. 2011;115(6):1126-1130.

32. Motomura K, Natsume A, Iijima K, et al. Surgical benefits of combined awake craniotomy and intraoperative magnetic resonance imaging for gliomas associated with eloquent areas. *J Neurosurg*. 2017; 127(4):790-797.

33. Ogawa H, Kamada K, Kapeller C, Hiroshima S, Prueckl R, Guger C. Rapid and minimum invasive functional brain mapping by real-time visualization of high gamma activity during awake craniotomy. *World Neurosurg*. 2014;82(5):912.e1-10.

34. Oppenlander ME, Wolf AB, Snyder LA, et al. An extent of resection threshold for recurrent glioblastoma and its risk for neurological morbidity. *J Neurosurg*. 2014; 120(4):846-853.

35. Palmer JD, Sparrow OC, Iannotti F. Postoperative hematoma: a 5-year survey and identification of avoidable risk factors. *Neurosurgery*. 1994;35(6):1061-1064.

36. Patel AP, Koltz MT, Sansur CA, Gulati M, Hamilton

DK. An analysis of deep vein thrombosis in 1277 consecutive neurosurgical patients undergoing routine weekly ultrasonography. *J Neurosurg.* 2013;118(3):505-509.

37. Patel AJ, Suki D, Hatiboglu MA, Rao VY, Fox BD, Sawaya R. Impact of surgical methodology on the complication rate and functional outcome of patients with a single brain metastasis. *J Neurosurg.* 2015; 122(5):1132-1143.

38. Prada F, Bene MD, Casali C, et al. Intraoperative Navigated Angiosonography for Skull Base Tumor Surgery. *World Neurosurg.* 2015;84(6):1699-1707.

39. Qiu X, Chen L, Wang C, et al. High delta-like ligand 4 (DLL4) is correlated with peritumoral brain edema and predicts poor prognosis in primary glioblastoma. *Medicine (Baltimore).* 2014;93(8):e57.

40. Qiu X-X, Wang C-H, Lin Z-X, et al. Correlation of high delta-like ligand 4 expression with peritumoral brain edema and its prediction of poor prognosis in patients with primary high-grade gliomas. *J Neurosurg.* 2015; 123(6):1578-1585.

41. Rossetti AO, Jeckelmann S, Novy J, Roth P, Weller M, Stupp R. Levetiracetam and pregabalin for antiepileptic monotherapy in patients with primary brain tumors. A phase II randomized study. *Neuro-Oncol.* 2014;16(4): 584-588.

42. Rygh OM, Nagelhus Hernes TA, Lindseth F, Selbekk T, Brostrup Müller T, Unsgaard G. Intraoperative navigated 3-dimensional ultrasound angiography in tumor surgery. *Surg Neurol.* 2006;66(6):581-592.

43. Sanai N, Berger MS. Glioma extent of resection and its impact on patient outcome. *Neurosurgery.* 2008; 62(4):753-764.

44. Sawaya R, Hammoud M, Schoppa D, et al. Neurosurgical outcomes in a modern series of 400 craniotomies for treatment of parenchymal tumors. *Neurosurgery.* 1998;42(5):1044-1055.

45. Seidel C, Hentschel B, Simon M, et al. A comprehensive analysis of vascular complications in 3,889 glioma patients from the German Glioma Network. *J Neurol.* 2013;260(3):847-855.

46. Seifman MA, Lewis PM, Rosenfeld JV, Hwang PYK. Postoperative intracranial haemorrhage: a review. *Neurosurg Rev.* 2011;34(4):393-407.

47. Shinoura N, Takahashi M, Yamada R. Accurate characterization of the main trunk of the anterior cerebral artery by means of intraoperative sononavigation with Doppler sonography: implications for brain tumor surgery. *J Ultrasound Med Off J Am Inst Ultrasound Med.* 2005;24(11):1527-1532.

48. Solheim O, Jakola AS, Gulati S, Johannesen TB. Incidence and causes of perioperative mortality after primary surgery for intracranial tumors: a national, population-based study. *J Neurosurg.* 2012;116(4):825-834.

49. Takahashi Y, Ohkura A, Sugita Y, Sugita S, Miyagi J, Shigemori M. Postoperative chronic subdural hematoma following craniotomy-four case reports. *Neurol Med Chir (Tokyo).* 1995;35(2):78-81.

50. Tamura Y, Hirota Y, Miyata S, Yamada Y, Tucker A, Kuroiwa T. The use of intraoperative near-infrared indocyanine green videoangiography in the microscopic resection of hemangioblastomas. *Acta Neurochir (Wien).* 2012;154(8):1407-1412.

51. Warnick RE, Harwell DM. Risks of Intrinsic Brain Tumor Surgery and Avoidance of Complications, Risks of Intrinsic Brain Tumor Surgery and Avoidance of Complications. In: *Youmans and Winn Neurological Surgery.* 7th ed. Philadelphia, PA: Elsevier; 2017:966-972.e1.

52. Weston J, Greenhalgh J, Marson AG. Antiepileptic drugs as prophylaxis for post-craniotomy seizures. *Cochrane Database Syst Rev.* 2015;(3):CD007286.

53. Wu AS, Trinh VT, Suki D, et al. A prospective randomized trial of perioperative seizure prophylaxis in patients with intraparenchymal brain tumors. *J Neurosurg.* 2013;118(4):873-883.

54. Yang L, Wang X, Zhen S, Zhang S, Kang D, Lin Z.

Aquaporin-4 upregulated expression in glioma tissue is a reaction to glioma-associated edema induced by vascular endothelial growth factor. *Oncol Rep.* 2012; 28(5):1633-1638.

55. Yang W-C, Zhou L-J, Zhang R, et al. Effects of propofol and sevoflurane on aquaporin-4 and aquaporin-9 expression in patients performed gliomas resection. *Brain Res.* 2015;1622:1-6.

CHAPTER 06

영상 유도 수술

박봉진
경희대학교 신경외과

1. 서론

　과학 기술의 급속한 발전으로 인해 다양한 영상 장비들이 개발되면서 질병의 진단 및 치료에도 많은 변화를 가져왔다. 1980년대부터 뇌종양의 진단에 뇌전산화단층촬영(brain CT)과 뇌자기공명영상(brain MRI)이 활용되면서, 뇌종양의 진단과 치료 등에 획기적인 변화를 가져왔다. 또한, 뇌종양 수술 중에 사용할 수 있는 영상 보조 장비가 개발되고 영상 합성 기술이 발전됨으로써 영상 유도 뇌종양 수술 또한 가능하게 되었다. 특히, 기능자기공명영상법(functional MRI, fMRI)이 발달하면서 기존의 뇌 MRI로 확인하기 어려웠던 뇌의 기능적 영상이 가능하게 되었다. 즉, 확산텐서영상(diffusion tensor image)과 뇌신경섬유지도(tractography)를 이용하여 뇌의 기능적 신경로를 영상으로 확인할 수 있게 됨으로써 운동신경로(motor tract)와 감각신경로(sensory tract), 그리고 시신경로(visual tract) 등을 삼차원으로 재건(3-dimensional reconstruction)하여 수술 전 MRI에서 뇌종양과 신경로와의 연관성을 확인할 수 있으며, 언어중추(language center) 및 운동 및 감각중추와 시각중추 등과 같은 주요기능구역(eloquent area)에 대한 정보를 얻을 수 있게 되었다. 이와 같은 영상 정보를 기반으로 수술 중 신경로 및 주요기능구역의 손상을 최소화할 수 있게 되었다. 그러나 이러한 영상 기법들은 주로 수술

전 진단적인 기능과 치료 계획을 결정할 때 역할을 하는 것으로 수술 중에는 큰 도움이 되지는 못하였다. 이러한 영상 기법을 활용하여 수술 중에 실질적인 도움을 줄 수 있는 영상 유도 수술 기법은 다음과 같다.

2. 영상 유도 수술 기법 (the technique of image guided surgery)

1) 초음파 유도 수술(ultrasound guided surgery)

　초기의 영상 유도 수술은 초음파(ultrasound)를 사용하여 피질 및 피질하 뇌종양 수술에 적용하는 기법이었다. 영상의 질이 떨어지고, 뇌종양의 위치에 따라 적용 상의 한계점이 있어 활용범위가 넓지 못하였다.

2) 정위 유도 수술(stereotactic guided surgery)

　정위 유도 수술은 피질하 병변 뿐만 아니라 뇌 심부에 발생된 뇌종양 수술에 적용할 수 있었다. 그러나, 정위 유도 뇌종양 수술은 정위 틀(stereotactic frame)을 고정하고 수술을 해야 하기 때문에 고정 틀에 의해 수술 부위에 제한이 있고, 인공음영(artifact)이 생길 수 있어 일부 뇌종양 수술에만 적용되었다.

3) 신경네비게이션 유도 수술
(neuronavigation guided surgery)

1990년대 중반 뇌종양 수술에 신경네비게이션이 도입되었다. 즉, 수술 전 시행한 뇌 CT나 뇌 MRI를 이용하여 신경네비게이션 유도 수술을 할 수 있게 되어 본격적인 영상 유도 뇌종양 수술이 시행되었다. 이는 수술 전 뇌 CT나 MRI를 통해 알게 된 해부학적인 정보에 근거하여 수술을 시행하는 것으로, 신경외과 수술의 특성상 뇌의 조작으로 인해 환자의 의식 상태와 신경학적 소견에 직접적으로 영향을 미칠 수 있으므로, 뇌종양 수술은 최소한의 신경학적 결손으로 최대한의 효과를 얻기 위해 신경네비게이션의 도입은 필수적인 과정이었다. 수술 전 신경네비게이션을 위한 준비 과정으로는 수술 전날 수술 부위의 두피에 기준표식자(fiducial marker)를 부착하고 2 mm 간격의 네비게이션 용 CT 또는 MRI를 촬영하고, 이 영상을 신경네비게이션 내에 장착된 컴퓨터에 입력하여 타켓을 등록한 후 수술 전 영상을 수술 부위 내에서의 연동이 가능하게 한다. 탐색자(probe)를 이용하여 수술 전 영상으로 수술 부위를 확인하고 피부 절개 및 두개골 절제와 함께 수술을 시행한다(그림 6-1). 신경네비게이션 유도 뇌종양 수술의 장점은 다음과 같다. 첫째, 최소침습수술이 가능하다는 것이다. 신경

네비게이션 수술은 가상의 축(virtual tract)을 통해 수술 접근로에 인접한 내부의 해부학적인 구조물을 관찰할 수 있으며, 이러한 영상 정보들은 수술 시 최소한의 뇌손상으로 뇌종양을 제거할 수 있게 해준다. 뿐만 아니라 뇌종양에 효율적이고 안전하게 접근할 수 있는 정보를 제공하여 최소한의 개두술로 인한 실혈의 감소 및 인위적인 조작의 최소화, 그리고 뇌 견인 등을 감소시켜 수술 후 뇌 부종의 위험도나 출혈 등의 위험성을 감소하게 해준다. 둘째, 경험이 적은 외과 의사에게 수술에 대한 자신감을 증가시켜 준다는 것이다. 뇌종양 수술은 수술 중 외과 의사는 많은 결정을 하게 되는데, 이로 인해 많은 압박을 받을 수가 있고 고도의 집중력 또한 필요하다. 수술 중에 신경네비게이션을 사용하여 여러 각도의 영상을 확보함으로써 이를 이용하여 실시간으로 최적의 수술을 할 수 있게 하기 때문에 경험이 부족한 외과의사에게 자신감을 가지고 수술에 임할 수 있게 해준다. 특히 뇌 심부에 있는 병변에 대해 수술시 신경네비게이션을 이용하여 확실한 주위 구조물과의 관계를 충분히 이해하고 정확한 접근법으로 수술을 시행할 수 있기 때문에 외과 의사에게 자신감과 환자의 안전에 대한 확신을 줄 수 있다. 셋째, 환자의 수술 결과를 향상시켜준다는 것이다. 뇌종양 환자에서 종양을 최대한 제거하고 잔존

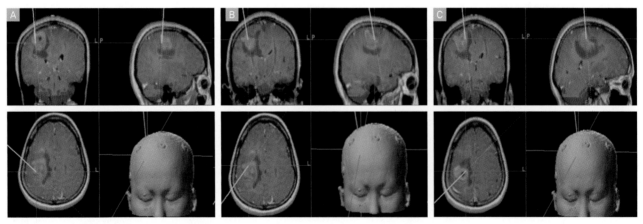

■ 그림 6-1. **54세 남자 환자의 신경네비게이션 유도 수술 사진.**
좌측 편마비를 주소로 내원한 환자로 우측 전두엽 교모세포종 수술중 신경네비게이션 영상으로 종양의 후외측부(**A**), 전내측부(**B**), 중내측부(**C**)를 확인하고 있는 사진.

종양을 최소화하면서 재발을 감소시키기 위해서 신경네비게이션은 긍정적인 역할을 하고 있다는 많은 문헌 보고가 발표되고 있다.

뇌종양 수술 시 뇌의 기능을 최대한 보존하고 보호할 수 있어야 한다. 뇌종양 수술의 목표는 종양을 가능한 많이 절제하면서 수술 후 신경학적 기능을 보존하여 환자의 삶의 질을 향상시키는 데에 있다. 특히 수술로 완치가 가능한 양성 종양 환자의 경우에는 수술 후, 수술 전의 신경학적 상태와 동일하거나 호전되려면 신경 기능의 보존은 매우 중요하다. 그렇지만 신경네비게이션은 수술 중 위치에 대한 정보를 수술 시야 밖에서 관찰해야 한다는 것과 수술 전에 시행한 영상 정보들은 수술 중에 두개골 절제와 경막 절개, 그리고 뇌척수액의 유출이나 종양의 제거 중에 발생되는 뇌압의 변화에 의한 뇌 이동(brain shifting)이 발생되었을 때 이를 반영해 주지 못한다. 이러한 수술 중 발생되는 뇌 이동 때문에 수술 전에 평가한 영상 정보에 의존한 해부학적인 구조나 기능적인 부분의 정확도가 감소하는 문제점을 가지고 있다.

4) 기능신경네비게이션 유도 수술
(functional neuronavigation guided surgery)

영상 합성 기술의 발전은 기능자기공명영상법과 확산텐서영상을 뇌종양 수술에 활용할 수 있게 하였다. 우선, 수술전 신경네비게이션 용 CT나 MRI 영상에 기능자기공명영상을 합성(fusion)하여 수술 중에 신경네비게이션 영상 내에서 주요기능구역과 신경로에 대한 영상 정보까지 제공할 수 있게 되었다. 이로 인해 뇌종양 수술 시 위험도를 낮춰줄 뿐만 아니라 종양에 접근하거나 제거할 때 뇌의 중요한 구조물을 안전하게 피하고 기능을 보존할 수 있게 되었다. 이러한 신경네비게이션에 기능자기공명영상법을 결합하여 뇌 피질의 기능적 해부학에 대한 이해가 가능하게 해주는 반면, 확산텐서영상는 피질 하 해부학의 이해에 도움을 준다. 확산텐서영상의 신경네비게이션과 연동으로 뇌종양에 대한 접근이나 절제 계획을 세울 때 백질의 신경 경로에 대하여 회피하거나 손상을 최소할 수 있다 (그림 6-2). 최근 문헌에 의하면 뇌종양 수술을 받은 238명의 환자를 대상으로 추체로(pyramidal tract)에 대한 확산텐서영상을 신경네비게이션과의 합성하여 수술을 시행하였는지 여부에 따른 수술 결과를 조사한 결과, 확산텐서영상

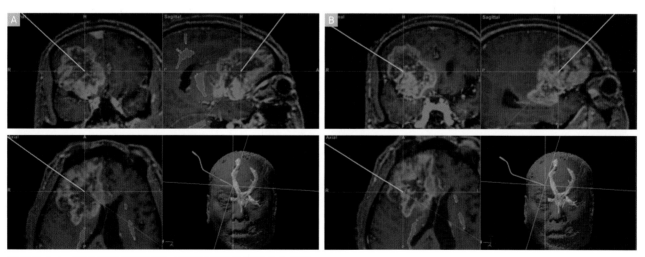

■ 그림 6-2. **71세 여자 환자의 기능신경네비게이션 유도 수술 사진.**
A. 편마비를 주소로 내원한 환자로, **B.** 전두엽 교모세포종 수술중 기능신경네비게이션 영상으로 운동 신경의 주행 경로를 영상에 합성한 후 운동 신경로와 종양의 관계를 확인하면서 수술하고 있는 사진.

을 연동시켜 수술 한 그룹에서 수술 시 더 많은 절제를 할 수 있었고 수술 후 신경학적 결손이 덜 한 것으로 보고하였다.

5) 수술중 전산화단층촬영/자기공명영상 유도 수술 (intraoperative CT/MRI guided surgery)

수술 중 뇌 CT/MRI 장비의 도입은 수술 중 영상 검사를 환자의 수술 전 영상 검사 결과와 비교하여 뇌종양의 정확한 위치나 주요 구조물을 파악할 수 있게 하고 수술로 인해 발생되는 뇌종양의 변형까지도 교정할 수 있게 하고 수술에 의한 뇌종양의 제거 정도까지 수술 중 확인 할 수 있게 해 준다. 수술 중 발생되는 뇌 이동의 문제점을 극복하기 위하여 신경네비게이션에 실시간으로 영상 정보를 적용하려는 노력이 시도되었고, 이에 대한 결실로 수술 중 뇌 CT/MRI 검사를 시행하고, 이때 획득된 영상 정보를 바로 신경네비게이션에 합성하여 적용하게 되면서, 종양의 제거 정도와 수술 중 발생한 뇌내 출혈이나 예기치 않았던 합병증의 발생 유무에 대한 정보 들을 제공할 수 있게 되었다

(그림 6-3). 1990년대에 Kubben 등은 처음으로 수술중 MRI를 활용하여 수술을 시도한 이래로, 뇌종양 수술 중 종양 절제를 최대한으로 하게 하고 환자의 삶의 질을 높여주며 생존율까지도 높여주었다고 보고하였고, Claus 등은, 58명의 뇌종양 수술 중 영상검사를 시행한 환자 군과 시행하지 않은 환자 군에서 수술 후 영상의학적 검사에서 수술 중 검사를 시행한 환자 군에서 완전 절제(gross total resection) 비율이 높았다고 보고하였다. 그러나 수술 중 MRI 검사는 널리 이용하기에는 많은 문제점들이 있었는데, 저급 MRI 장비로 인한 영상 질의 저하, MRI 설치를 위한 고비용의 시설 투자, 자력에 영향을 받지 않는 수술실 장비와 수술 기구의 설치, 그리고 MRI 검사에 소요되는 수술 시간의 증가 등이 그것이다. 이러한 문제점들로 인해 비용효과적인 측면에서 수술 중 MRI 검사는 외과 의사들에게 있어 적극적인 호응을 얻지 못하였다. 그러나 수술 중 영상 검사에 대한 매력적인 장점과 CT 영상의 질 향상으로 인해 수술 중에 활용할 수 있는 CT 검사가 개발되었다. CT 검사는 MRI에 비해 검사 시간이 짧고, 이동성이 우수하며, 사용상의

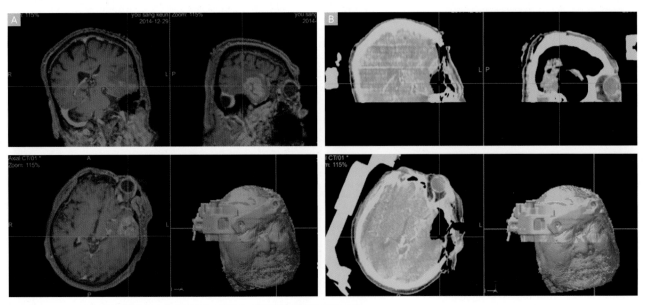

■ 그림 6-3. 65세 남자 환자의 수술 중 뇌 CT 시행후 신경네비게이션 합성 사진.
두통을 주소로 내원하여 시행한 뇌 MRI 에서 좌측 측두엽에 조영 증강되는 교모세포종이 관찰되며, 수술 전 MRI 사진(**A**)과 수술 중 시행한 뇌 CT에서 종양은 완전 제거된 것을 보여 주고 있는 사진(**B**).

편리성과 신경네비게이션과의 연동 가능성 등으로 인해 수술 중 CT 검사가 많이 사용 되어지고 있다. 수술 중 신경네비게이션과 수술 중 CT 검사는 방사선 위해성을 제외하고는 수술의 정확성이 높아지고, 재수술에 대한 필요가 줄어들게 되어 결과적으로는 의료 비용을 감소할 수 있기 때문에 향후 수술 중에 널리 이용 될 것이다.

6) 형광 유도 수술(fluorescene guided surgery)

5-ALA (aminolevulinic acid)가 악성 뇌종양 세포에 강한 형광을 띄는 포르피린(porphyrin)으로 침착되는 성질을 이용하여 악성 뇌종양의 완전 절제를 시도하는 형관 유도 수술이다. 수술 3시간전 5-ALA를 경구 투여하면 악성 뇌종양 조직 안에서 포르피린 IX의 생성과 축적이 증가되어, 수술현미경의 백색조명에서는 구별되지 않았던 악성 종양 조직이 파란색(blue) 조명하에서는 붉은 형광을 발현하는데, 이를 이용하여 악성 뇌종양을 제거하는 수술 방법이다(그림 6-4). 악성 뇌종양 환자의 생존율을 높이기 위해서는 완전 절제를 시행하는 것만이 매우 중요한 요인이므로, 5-ALA를 이용하여 완전 절제를 시도한다. 최대 형광은 복용 후 6시간에서 나타나며, 12시간이내에 소실된다. 5-ALA의 광과민성은 24시간 정도에서 발생할 수 있으므로 수술 후 24시간 정도는 직사광선이나 강한 실내등의 노출을 피하는 것이 중요하다.

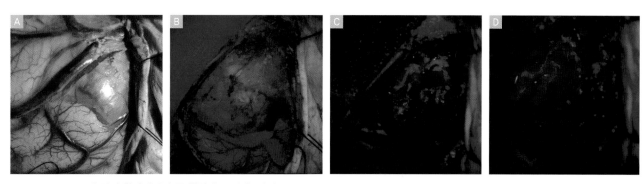

■ 그림 6-4. **64세 여자 환자의 수술중 형광 유도 수술 사진.**
우측 편마비를 주소로 내원하여 시행한 뇌 MRI에서 좌측 전두엽 교모세포종으로 수술중 시행한 현미경 사진(**A**)과 5-ALA 발현 사진(**B**), 종양 제거후 확인 영상에서 붉은 빛을 발현하는 종양이 남아 있는 영상(**C**)과 완전 제거된 사진(**D**).

References

1. Claus EB, Horlacher A, Hsu L, et al. Survival rates in patients with low-grade glioma after intraoperative magnetic resonance image guidance. *Cancer* 2005;103: 1–33.

2. Ferroli P, Tringali G, Acerbi F, et al. Advanced 3-dimensional planning in neurosurgery. *Neurosurg Suppl* 2013;1:A54–A62.

3. Jung TY, Jung S, Kim IY, et al. Application of neuronavigation system to brain tumor surgery with clinical experience of 420 cases. *Minim Invasive Neurosurg* 2006;49:210–5.

4. Kubben PL, Meulen KJ, Schijns OE, et al. Intraoperative MRI-guided resection of glioblastoma multiforme: a systematic review. *Lancet Oncol* 2011; 12:1062–70.

5. Kurimoto M, Hayashi N, Kamiyama H, et al. Impact of neuronavigation and image-guided extensive resection for adult patients with supratentorial malignant astrocytomas: a single-institution retrospective study. *Minim Invasive Neurosurg* 2004;47:278–83.

6. Lau D, Hervey-Jumper SL, Han SG, et al. Intraoperative perception and estimates on extent of resection during awake glioma surgery: overcoming the learning curve *J Neurosurg* 2017: 127 :1-9.

7. Maciuanas RJ. Computer assisted neurosurgery. *Clin Neurosurg* 2006;53:267–71.

8. Makary M, Chiocca EA, Erminy N, et al. Clinical and economic outcomes of low-field intraoperative MRI-guided tumor resection neurosurgery. *J Magn Reson Imaging* 2011;34:1022–30.

9. Mansouri A, Mansouri S, Hachem LD, et al. The Role of 5-Aminolevulinic Acid in Enhancing Surgery for High-Grade Glioma, its Current Boundaries, and Future Perspectives: *A Systematic Review Cancer* 2016; 122: 2469-78.

10. Omay SB, Barnett GH. Surgical navigation for meningioma surgery. *J Neurooncol* 2010;99:357–64.

11. Paleologos TS, Wadley JP, Kitchen ND, et al. Clinical utility and cost-effectiveness of interactive image-guided craniotomy: clinical comparison between conventional and image-guided meningioma surgery. *Neurosug* 2000;47:40–8.

12. Sanai N, Berger MS. Glioma extent of resection and its impact on patient outcome. *Neurosurg* 2008;62:753–66.

13. Teixidor P, Arraez MA, Villalba G, et al. Safety and Efficacy of 5-Aminolevulinic Acid for High Grade Glioma in Usual Clinical Practice: *A Prospective Cohort Study Plos one* 2016:1-12.

14. Wirtz CR, Albert FK, Schwaderer M, et al. The benefit of neuronavigation for neurosurgery analyzed by its impact on glioblastoma surgery. *Neurol Res* 2000;22: 354–60.

15. Wu JS, Zhou LF, Tang WJ, et al. Clinical evaluation and follow-up outcome of diffusion tensor imaging-based functional neuronavigation: a prospective, controlled study in patients with gliomas involving pyramidal tracts. *Neurosurgery* 2007;61:935–48.

CHAPTER 07

뇌종양에 대한 내시경 접근법

공두식
성균관대학교 신경외과

1. 서론

"기술은 예술을 필요로 하지 않는다. 그러나 예술은 기술을 필요로 한다"는 현대 건축의 거장 Walter Gropius의 말처럼 내시경 수술만큼 기술적 발전에 크게 의존하는 수술 분야는 많지 않을 것이다. 내시경 수술은 20세기 초에 뇌 수두증 치료에 처음으로 사용된 이래 100년 이상의 오랜 역사를 가지고 있다. 뇌실 단락 수술이나 미세 현미경 수술보다 더 오랜 역사를 가지고 있다는 사실은 매우 놀랍다. 그럼에도 불구하고 내시경 카메라 기술과 관련 장비의 기술적인 한계로 사실상 내시경 수술은 매우 한정된 분야에만 국한되어 온 것이 사실이다. 2000년대 이후로, 카메라 기술의 혁신적인 발전에 힘입어 두개 내시경 수술은 물론이고 이를 바탕으로 두개저외과 수술에 대한 관심이 다시 커지기 시작했다. 내시경 수술의 르네상스를 연 계기는 비중격 피판(pedicled nasoseptal flaps)을 사용하여 새로운 재건 기술(reconstructive method)이 도입되면서 각종 두개저 병변에 내시경 수술을 적용하기 시작하면서 부터이다.

2. 내시경 수술의 역사

내시경이 최초로 두개부에 적용된 수술은 Hirschman이 1901년 방광경을 사용하여 상악동을 검사함으로써, 부비동 내시경 수술의 선구자로 알려졌다. 그러나 뇌신경분야에서는 1910년 비뇨기과 의사인 Lespinasse이 수두증 치료를 위해 방광경을 이용하여 최초의 내시경 수술 및 맥락얼기(choroid plexus) 응고술을 시행했다고 보고되고 있다. 20 세기 초, 의료 기술의 발전에 힘입어 다양한 전문 분야에서 내시경을 적용하기 시작했다. 1922년 누구보다도 Dandy는 이 기술을 보다 광범위하게 사용하여 신경 내시경 수술의 아버지로 알려졌다. 1923년 Mixter는 첫 번째 내시경적 제3뇌실 천자술(third ventriculostomy)을 보고함으로써 내시경 수술은 맥락얼기의 제거에서 제3뇌실 천자술로 진화했다. 이렇듯 초창기 내시경 수술은 주로 수두증에 대한 치료법에서 시작되었다.

3. 현대적 의미의 내시경의 발전

수학자이자 물리학자인 Hopkins는 1948년 줌 렌즈를 개발하여 로드 렌즈 시스템을 특허화 했다. 로드 렌즈 시스템은 공기 대신에 중성 가스를 분산시킴으로써 이전의 유리 렌즈 트레인의 Nitze 시스템을 개선했다. Hopkins의 로드 렌즈는 기존의 렌즈에 비해 큰 용량의 광 전송과 함께 더 넓은 시야를 제공함으로써 더 나은 이미지 품질과 동시에 더 작은 직경의 시스템을 제공한다는 점에서 분명한 장점이 있었다. 그 결과 수술의는 카메라와 비디오 시스템을 통해 내시경 소견을 효과적으로 기록할 수 있었다. Storz는 시각 정보를 전송하는 것 외에도 유리 섬유가 광 투과를 목적으로 사용될 수 있음을 보여주었으며, 그는 1965년에 로드 렌즈 광학 시스템과 결합된 광섬유 아이디어를 내어 진일보한 내시경을 개발했다.

4. 내시경 기구와 기본 원칙

내시경은 일반적으로 사용되는 기술에 따라 로드 렌즈 내시경 또는 광섬유 내시경으로 분류된다. 로드 렌즈 내시경은 일련의 렌즈를 통해 이미지를 전송하며 이름과 같이 견고하다. 로드 렌즈 내시경은 광섬유 내시경보다 더 선명한 이미지와 조명을 제공하므로, 우수한 품질의 이미지로 두개 내시경 수술에서 압도적으로 많이 사용되어진다. 특징적으로 다양한 시야각을 사용할 수 있는데, 0도 및 30, 45도 내시경이 가장 널리 사용된다(그림 7-1A). 0도 내시경

은 가장 큰 광각을 제공하며, 방향 감각의 소실을 최소화하지만 여전히 사각 지역이 남아 있을 수 있다. 30, 45도 내시경은 간단한 회전만으로 0도 내시경과 비교하여 보고자 하는 부위의 2배 이상의 더 큰 시야각을 제공할 수 있다(그림 7-1B). 내시경을 최적으로 사용하려면 카메라와 모니터가 결합된 할로겐, 수은 증기 및 제논 광원을 사용해야 한다. 카메라는 어댑터를 통해 내시경에 연결되어 있으며 수술 모니터 팀의 나머지 일원이 볼 수 있도록 이미지를 비디오 모니터로 전송한다(그림 7-2). 카메라는 단일 칩 CCD (charged coupled device) 또는 3칩 CCD로 제공된다. 최근 매우 정교한 형태의 내시경 홀더가 소개되고 있는데, 수술 조수의 힘을 빌리지 않아 편리하며, 유격이 작아 수술의가 원하는 부위에 고정하고 보다 안정된 자세에서 수술을 시행할 수 있다. 그러나, 기구 사용에 제한을 줄 수 있고, 내시경 수술 특성상 원근감 조절에 어려움이 있을 수 있으므로 사용시에 장단점을 고려해야 한다.

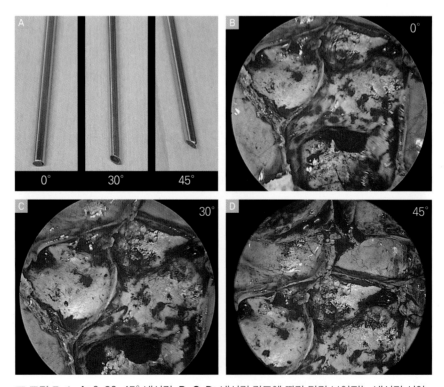

■ **그림 7-1. A:** 0, 30, 45° 내시경, **B, C, D:** 내시경 각도에 따라 달리 보여지는 내시경 시야.

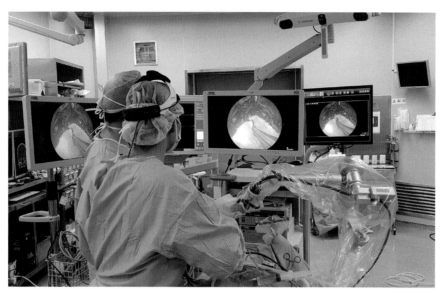

■ 그림 7-2. 내시경 비강 접근술을 위한 멀티 모니터와 자동항법 장치가 구비된 수술방 전경.

5. 수두증의 내시경 수술

뇌내시경 수술은 먼저 뇌실 단락 수술(shunt surgery)이 도입되기 이전에 수두증의 치료에 적용되어졌다. 이후 뇌실 단락 수술이 보편화 된 이후에도 션트 사용과 관련된 오작동 및 감염과 같은 합병증으로 인해 내시경 수술에 대한 관심이 재개되었다. 내시경적 제3뇌실 천자술(endoscopic third ventriculostomy)은 수두증의 치료에 매우 중요한 역할을 하는 데, 단락 수술과 달리 기구를 인체에 삽입할 필요가 없으며, 폐쇄성 수두증의 경우, 뇌실 단락 수술과 비교하여 절대 뒤지지 않는 수술 성적을 보인다. 대부분의 장기간 연구에서 수두증 치료에 제3뇌실 천자술의 성공률은 65~75%로 나타났다. 내시경은 뇌실 단락 수술에 보조적으로 사용될 수도 있는데, 뇌실 단락 수술 시에 뇌실 도관이 제대로 된 위치에 도달 하였는지를 수술 중에 내시경을 이용하여 확인할 수도 있다. 또한 내시경은 다발성 수두증(multi-loculated hydrocephalus)의 경우 폐쇄막 천자술(fenestration)을 동시에 시행함으로써 결과적으로 뇌실 단락 수술의 실패율을 낮출 수 있다. 그 밖에도 격리된 측방 뇌실을 치료하기 위해 내시경을 사용하여 중격(septum pellucidum)의 천자를 수행 할 수 있다. 그 밖에도 제4뇌실 출구 폐색의 경우 뇌수도관성형술(aqueductoplasty) 또는 스텐트 삽입을 시도할 수 있다.

6. 비강내 내시경 수술

카메라 해상도와 광원의 조명이 향상되면서 두개내 신경 외과 분야에서 본격적으로 내시경을 적용할 수 있게 되었다. 비강내 내시경 수술의 선구자로서 Guiot는 결과적으로 내시경 수술을 포기 했음에도 불구하고 경접형동 접근법에서 내시경을 사용하는 최초의 신경외과의사로 인정받고 있다. 이후 Fukushima 등이 다양한 신경외과 수술에 내시경 수술을 시도하면서 그 적용 범위가 점차 확대되었다. 내시경 검사는 처음에는 미세 현미경 수술을 보완하기 위해 사용되었으며, 시야 밖으로 벗어난 구조를 볼 수 있었던 거울 수술(mirror surgery)을 대치 했다. 특히 Perneczky는 내시경 수술을 적용하여 미세 현미경으로는 잘 보이지 않는 미세 해부학을 발전시켰으며, 최소 침습적 수술(minimally invasive surgery) 개념을 도입했다. Bushe 등이 1978년 최초로 뇌하수체 종양의 제거에 내시경 수술을 이용하였으나, 당시 내시경 기술의 한계로 더 이상의 진척을 보지는 못했다.

1990년대 초반에 내시경 경접형동 수술은 신경외과 및 이비인후과 의사 간의 협력의 결과로 한층 발전되었다. Jho와 Carrau는 뇌하수체 선종 치료를 위한 본격적인 내시경 비강 내 접근법의 개척자로 인정 받고 있다. 그들이 내시경 수술의 르네상스를 연 것으로 인정 받은 데에는 비강 내 해부학적 지식을 바탕으로 처음으로 내시경만으로 수술을 진행했기 때문이다. 그러나 최초의 내시경만을 이용한 경접형동 접근술은 밝은 조명과 광범위한 시야를 제공받을 수 있다는 장점에도 불구하고, 수술 기구와 내시경간의 충돌이 발생하여 수술이 어렵다는 단점이 있었다. 이후 Kassam과 Cappabianca와 Divitiis 같은 도전적인 신경외과 및 이비인후과 의사를 중심으로 양측 콧구멍을 이용한 4-hand 테크닉이 소개되어 두개저 병변의 다양한 병리학적 질환에 적용되어 지금까지의 내시경 수술의 적용 범위를 넓혀주었다. 내시경의 역사는 기술 진보가 의학에 어떻게 영향을 미치는지 보여주는 전형적인 예이다.

7. 두개저 종양의 내시경 수술

내시경은 1970년대부터 두개저 종양의 수술에 사용되어져 왔다. 내시경 수술은 특히 수술 초기에 접형동(sphenoid sinus)까지 도달하는 데 매우 유용하게 사용되어질 수 있다. 예를 들면, 이 위치까지는 비과적인 관점에서 수술이 진행되어질 수 있으며, 이 후 단계는 신경외과의 미세 현미경으로 전환하여 수술을 진행할 수 있다. 이와는 달리 완전한 내시경 비강 접근법(pure endoscopic endonasal surgery)은 비검경(nasal speculum)을 사용하지 않으며, 현재 널리 보편화 되고 있다. 이 접근법은 수술 기구와 내시경의 충돌을 피하고 넓은 공간 확보를 위해 2명의 외과 의사가 양측 콧구멍을 통해 진행(binostril approach)한다. 물론 수술 집도의 선호도에 따라 한쪽 콧구멍만을 이용할 수도 있다. 원활한 수술을 위해서는 접형동의 입구를 최대한 크게 개방하고(그림 7-3A), 필요 시 후방 사골

동 절제술(posterior ethmoidectomy)를 시행하며, 상하좌우의 해면상 정맥동(cavernous sinus)의 경계부위가 노출되도록 터키안골(sellae turcica)을 제거하는 것이 중요하다. 이는 종양의 위치에 따라 두개저 뼈의 제거 범위가 결정된다(그림 7-3B). 이러한 방식으로 내시경 수술은 주로 두개저 중앙부에 위치한 종양에 적용될 수 있는데 전두동에서 시작된 수막종, 결절성 터키안 수막종(tuberculum sella meningioma), 두개인두종, 뇌하수체 선종, 척삭종, 연골 육종 등 다양한 병변에 적용될 수 있다. 이중에서 결절성 터키안 수막종의 경우는 70% 이상에서 시신경관(optic canal)을 침범하는 데, 이 경우에 시신경관의 감압술에 있어서 내시경을 이용한 비강내 접근법은 기존의 두개내 접근법에 비교하여 많은 장점이 있다(그림 7-3C~G). 또한 두개인두종의 경우 주로 뇌하수체 줄기(pituitary stalk)에서 기원하므로, 시신경 교차로(optic chiasm) 아래로 접근하는 내시경 수술이 매우 유용하며, 특히 주변부 혈관을 직접 관찰할 수 있으므로 혈관 손상을 최소화하며 완전 적출술이 가능하다. 마지막으로 사대부(clivus)를 침범하는 사대 척삭종(clival chordoma)이나 연골 육종(chondrosarcoma)과 같은 골 기원 종양에서 내시경 수술은 광범위한 수술 시야를 제공함으로써, 유효한 종양 절제가 가능해졌다. 이 밖에 최근에는 중앙 부위의 병변 이외에 해면상 정맥동을 침범한 신경 초종, 수막종 및 측두하와(infratemporal fossa)의 병변에도 다양하게 적용된다. 이를 위해서는 관련 부위의 해부학적 지식의 숙지가 중요하며, 사체 실습을 통해 반복 연습하는 것이 매우 중요하다.

8. 내시경 수술의 장단점

무엇보다 내시경 수술의 최대 장점은 광범위한 수술 시야를 고화질의 영상으로 확보할 수 있다는 점이다. 내시경은 수술의에게 광범위한(wide panoramic view) 시야를 제공하기 때문에 미세 현미경 수술 시야에서는 볼 수 없었던 구석 구석의 해부 구조를 볼 수 있게 되었다. 미세 수술 현미경의 경우 고정된 비검경(nasal speculum) 안의 터널 시

야만을 제공하는 반면, 내시경 수술은 추가적인 수술 부위의 절개 없이 기존의 수술 범위에서 확대된 수술 시야를 제공하기 때문에 수술의에게 매우 유리한 정보를 줄 수 있다. 그러나 입체경(binocular stereoscopic view)이 아니므로 왜곡된 원근감을 주고, 수술 시야에 내시경이 차지하는 공간이 필요하기 때문에 기구 사용에 제한이 발생할 수 있다는 점 등은 단점이 될 수 있다. 또한 비록 시야에서는 보이지만 수술 기구가 원하는 부위에 도달하지 않을 수 있다는 사실을 명심해야 하므로 적절한 수술 공간 확보가 매우 중요하다고 할 수 있다. 특히 내시경 시야에서는 중앙 부위

가 크게 보이고, 주변부는 실제보다 작게 보이는 배럴 효과(barrel effect)가 있음을 명심해야 한다. 이는 내시경 시야에서 주변부에 위치한 구조물이 실제보다 가깝게 보이는 결과를 초래하여, 심부 구조물에 더 쉽게 접근하게 하는 장점이 있지만, 자칫하면, 불필요한 작업을 초래하여 혈관 손상으로 인한 출혈이나 신경 손상을 일으킬 수도 있다. 물론 이러한 단점은 축적된 경험으로 극복 할 수 있으나, 처음 수술을 시작하는 초보자의 입장에서는 미세현미경 수술보다는 적응하는 데 분명히 많은 어려움이 있다.

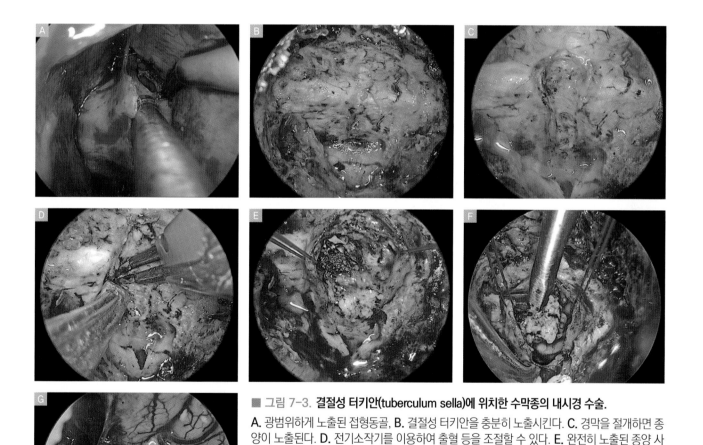

■ 그림 7-3. **결절성 터키안(tuberculum sella)에 위치한 수막종의 내시경 수술.**
A. 광범위하게 노출된 접형동골, B. 결절성 터키안을 충분히 노출시킨다. C. 경막을 절개하면 종양이 노출된다. D. 전기소작기를 이용하여 출혈 등을 조절할 수 있다. E. 완전히 노출된 종양 사진, F. 우측 시신경관 방향으로 경막을 절개함으로써 우측 시신경관을 노출한다 G. 종양을 완전 절제 후 시신경과 전 대뇌 동맥이 보인다.

9. 내시경 수술의 문제점

초기 내시경 수술은 무엇보다 수술 후 뇌척수액 유출이라는 심각한 합병증으로 보편화 되기에는 많은 제한이 있어 왔다. 사실상 내시경 수술의 역사가 거의 100년이 넘었음에도 불구하고, 두개저수술에 본격적으로 도입된 지는 불과 20년이 채 안되는 이유에는 아마도 이러한 치명적인 합병증을 극복하지 못했기 때문인지 모른다. 따라서 두개저 심부에 위치한 종양의 치료로 내시경 수술을 고려할 때는 수술 후 뇌척수액 유출을 막기 위한 충분한 고려와 대책이 있은 후에 수술을 시행해야만 한다. 다행히, 비중격 피판법(nasoseptal flap)의 개발 이후 뇌척수액 유출의 빈도는 급격하게 감소되고 있어 내시경 수술의 적응증은 다시 한번 넓혀지는 계기가 되었다. 뇌척수액 유출은 원발 병소의 종류에 따라 그 빈도가 달라지며, 제3뇌실이 수술 중 개방되거나, 원발 병소의 위치가 전두부 혹은 사대(clivus)일 경우에 빈도가 증가하며, 결손 부위가 클수록 재건 수술에 어려움이 많다고 알려져 있다. 최근 내시경 비강 접근술은 기존의 현미경 수술의 대안을 넘어서, 과거 현미경 수술로는 접근 하기 힘들었던, 경추부, 혹은 측두하와 부위와 같은 매우 깊은 두개저 수술을 가능케 하고 있다. 이러한 내시경 비강 접근술은 기존의 다양한 두개저 접근법과 조합하여 수술이 시행 되어짐으로써, 추가적인 안면 절개나 두피 절개의 필요성을 감소시키면서 효과적으로 종양을 제거할 수 있게 되었다.

10. 결론

내시경은 뇌수두증의 치료를 위해 20세기 초반에 신경외과 수술에 도입된 이래로, 전용 수술 기구의 한계와 열악한 이미징 시스템으로 1990년대까지 그 사용이 제한되어 왔다. 그러나, 카메라 기술과 새로운 재건 방법의 발달에 힘입어, 뇌종양 분야에서 내시경 수술은 다시 한번 르네상스를 맞게 되었다. 내시경 수술은 현미경 수술과 비교하여 탁월한 광학적 장점을 제공하며, 기존의 개두술을 대치할 수 있는 다양한 접근법이 가능하게 하였다. 따라서 이를 잘 사용하기 위해서는 적절한 적응증과 뇌척수액 유출과 같은 합병증 예방에 대해 면밀한 대처 방안 등이 필요할 것이다. 향후 내시경 수술은 로봇 기술의 발달과 더불어 더욱 발전될 것으로 기대된다.

References

1. Aldana PR, Kestle JR, Brockmeyer DL, Walker ML. Results of endoscopic septal fenestration in the treatment of isolated ventricular hydrocephalus. Pediatr Neurosurg. 2003;38(6):286-294.

2. Bushe KA, Halves E. [Modified technique in transsphenoidal operations of pituitary adenomas. Technical note (author's transl)]. *Acta Neurochir* (*Wien*). 1978;41(1-3):163-175.

3. Cinalli G, Sainte-Rose C, Chumas P, et al. Failure of third ventriculostomy in the treatment of aqueductal stenosis in children. *Neurosurg Focus*. 1999;6(4):e3.

4. Doglietto F, Prevedello DM, Jane JA, Jr., Han J, Laws ER, Jr. Brief history of endoscopic transsphenoidal surgery--from Philipp Bozzini to the First World Congress of Endoscopic Skull Base Surgery. *Neurosurg Focus*. 2005;19(6):E3.

5. Fukushima T, Sano K. Sublabial rhinoseptoplastic technique for transsphenoidal pituitary surgery by a hinged-septum method. Technical note. *J Neurosurg*. 1980;52(6):867-870.

6. Fukuhara T, Vorster SJ, Luciano MG. Risk factors for failure of endoscopic third ventriculostomy for obstructive hydrocephalus. *Neurosurgery*. 2000;46(5):1100-1109; discussion 1109-1111.

7. Guiot G. [An operation for symptomatic empty sella: extradural packing of the sella turcica by transsphenoidal approach]. *Rev Esp Otoneurooftalmol Neurocir*. 1973;31(180):97-106.

8. Guiot G, Bouche J, Hertzog E, Demailly P. [2 atypical forms of hypophysial adenomas. Ideal indications for the transsphenoidal approach]. *Gaz Med Fr*. 1962;69:13-33.

9. Guiot G, Cheibani G. [Risks and problems and transsphenoidal exeresis of pituitary adenomas]. *Nouv Presse Med*. 1972;1(32):2117-2119.

10. Halves E, Bushe KA. Transsphenoidal operation on craniopharyngiomas with extrasellar extensions. The advantage of the operating endoscope [proceedings]. *Acta Neurochir Suppl* (*Wien*). 1979;28(2):362.

11. Hopf NJ, Perneczky A. Endoscopic neurosurgery and endoscope-assisted microneurosurgery for the treatment of intracranial cysts. *Neurosurgery*. 1998;43(6):1330-1336; discussion 1336-1337.

12. Jennings CR. Harold Hopkins. Arch Otolaryngol Head Neck Surg. 1998;124(9):1042.

13. Jho HD. Endoscopic microscopic transpedicular thoracic discectomy. Technical note. *J Neurosurg*. 1997;87(1):125-129.

14. Jho HD, Carrau RL. Endoscopic endonasal transsphenoidal surgery: experience with 50 patients. *J Neurosurg*. 1997;87(1):44-51.

15. Jho HD, Carrau RL, Ko Y, Daly MA. Endoscopic pituitary surgery: an early experience. *Surg Neurol*. 1997;47(3):213-222; discussion 222-213.

16. Jho HD, Carrau RL, McLaughlin ML, Somaza SC. Endoscopic transsphenoidal resection of a large chordoma in the posterior fossa. Case report. *Neurosurg Focus*. 1996;1(1):e3; discussion 1p following e3.

17. Lee S, Hong SH, Cho YH, Kim JH, Kim CJ. Anatomical Origin of Tuberculum Sellae Meningioma: Off-Midline Location and Its Clinical Implications. *World Neurosurg*. 2016;89:552-561.

18. Liu JK, Das K, Weiss MH, Laws ER, Jr., Couldwell WT. The history and evolution of transsphenoidal surgery. *J Neurosurg*. 2001;95(6):1083-1096.

19. Olson DR, Guiot G, Derome P. The symptomatic empty sella. Prevention and correction via the transsphenoidal approach. *J Neurosurg*. 1972;37(5):533-537.

20. Resch KD, Perneczky A, Tschabitscher M, Kindel S. Endoscopic anatomy of the ventricles. *Acta Neurochir Suppl*. 1994;61:57-61.

21. Teo C, Burson T, Misra S. Endoscopic treatment of the trapped fourth ventricle. *Neurosurgery*. 1999;44(6):1257-1261; discussion 1261-1252.

뇌종양의 각성수술과 수술 중 감시

황정현
경북대학교 신경외과

1. 각성개두술(awake craniotomy)과 뇌 지도화 (brain mapping)

각성개두술은 개두술을 시행하는 동안은 마취를 시행하고, 뇌병변을 수술하는 중에는 의식을 회복시켜 환자가 의식이 있는 상태로 진행하는 수술법이다. 일반적으로 뇌피질 혹은 피질하 뇌 부위에 전기 자극을 주어 특정 기능을 억제하거나 유발시킴으로써, 해당 뇌 기능의 위치를 정확하게 파악하여 뇌 지도화하는 것으로 뇌 지도화 방법 중에서 실시간으로 알 수 있는 가장 좋은 방법으로 여겨진다. 흔히 운동, 감각 기능과 언어 기능 중추의 지도화에 사용되어지며, 특히 언어 기능의 뇌 지도화에는 각성개두술이 필수적이다.

1) 각성수술의 유용성

뇌종양 특히 신경교종의 수술에서 최대한 종양을 제거하는 것은 환자의 치료 성적에 상당한 영향을 미친다. 최근의 많은 연구에 근거하면 저등급 및 고등급 신경교종에서 종양의 수술적 제거 정도는 치료후 여명, 신경학적 증상의 호전 및 악성 변이(malignant transformation)의 위험성에 직접적인 요인으로 작용하고 있다. 따라서 뇌교종의 수술은 가능한 최대한 종양을 절제하면서도 수술로 인한 위험성을 최소화하는 최대안전절제(maximal safe resection)가

수술의 목표이다. 그러나 신경교종 자체가 주변 뇌조직에 넓은 침윤을 일으키며 경계가 불분명한 경우가 많고, 흔히 기능적으로 중요 부위(eloquent area) 혹은 그 인접 부위에 발생하여 안전한 광범위한 절제를 어렵게 함으로써 수술 후 신경학적 장애를 유발하게 된다. 따라서 수술중 실시간으로 언어, 운동 및 감각 등의 중요 기능 부위를 찾아가면서 병변을 제거하여 수술 후 신경학적 장애를 최소화하는 것은 필수적이라 할 수 있다. 최근의 메타분석에서는 뇌 지도화 방법을 이용할 경우 수술로 인한 신경학적 장애의 감소 뿐만 아니라 종양의 제거 정도도 증가되었다고 한다.

또한 기존에 알려진 중요 부위의 해부학적 위치와 개개인의 실제 기능 부위에 대부분 차이가 있고(geographic variation), 특히 종양이 있는 경우 기존의 주요 기능이 뇌의 다른 부위로 이동하는 재조직화(reorganization)도 있음을 고려하면 수술중 뇌 지도화의 중요성은 한층 높다고 할 것이다.

환자를 완전히 각성시키지 않고 시행하는 수면 뇌지도화(asleep mapping)를 통해서도 운동 중추를 확인할 수 있으나, 언어 및 감각 중추를 지도화하는 것은 각성수술에서만 가능하며, 각성수술에서는 상대적으로 낮은 세기의 전기 자극을 이용함으로써 전기자극으로 인한 간질발작의 위험성을 낮출 수 있고, 지속적인 감시(monitoring)를 통해 집중, 판단 등의 고급 뇌기능을 얻는 데 도움을 받을 수

있으며, 수면 뇌 지도화에 비해 운동 중추의 공간적인 위치 파악을 더 세밀히 할 수 있는 장점이 있다.

2) 각성수술의 적응증 및 환자 선택

일반적인 각성 수술의 적응은 언어 혹은 운동, 감각 중추에 위치하거나 인접한, 천막 상부의 축내성(intra-axial) 뇌종양 수술이다. 특히 우성 반구에 언어 중추와 인접하여 뇌종양이 위치한 경우 각성수술의 좋은 적응이 될 수 있다. 그러나 각성수술로써 공간적으로 세밀하게 운동 중추를 지도화 할 수 있고 오른 손잡이에서 우측 대뇌에 언어 중추가 발견될 수 있음을 고려한다면, 좌-우 손잡이 혹은 병변의 좌우 대뇌 반구 위치와 무관하게 중요부위에 위치한 천막 상부의 모든 축내성 종양에 시행하는 것이 추천되기도 한다.

각성수술은 적용할 환자의 선택이 매우 중요하다. 일반적으로 수술중 각성 상태 혹은 약간의 기면 상태에서도 의사 소통이 가능하고 수술 중의 검사(task)를 수행할 수 있는 조건을 갖추어야 한다. 따라서 수술전에 이미 신경학적 결손이 심해 각성수술 중 확인이 불가능한 상태는 각성수술이 어렵다. 즉 중력을 이겨 낼 수 없는 심한 사지의 운동마비(0~2/5 이하)가 있거나 수술전 언어검사에서 25% 이상의 이름 말하기(object naming)오류가 있는 심한 언어 장애는 각성 수술이 추천되지 않는다. 또한 2 cm 이상의 중심선 변화(midline shift)를 초래하는 종괴 효과(mass effect)가 큰 종양은 수술전 스테로이드제제 등으로 충분히 종괴 효과를 낮추어야 하며, 심한 부종이 있거나 종양이 클 경우 경막 개방후 뇌탈출 등으로 각성 수술이 불가능할 수 있다. 나이가 절대적인 기준은 아니나 어린 소아나 노인에서는 수술 중 의사 소통 및 협조가 어려우므로 적용되지 않는다. 약물로 조절되지 않는 간질발작, 수면중 무호흡, 조절되지 않는 기침이 있는 경우도 각성수술이 어려우며, 전체 과정을 잘 견딜 수 있는 전신 상태를 갖추어야 한다.

체질량지수(body mass index, BMI) 30을 초과하는 비만인 경우 후두 마스크(laryngeal mask)가 도움이 될 수

있고, 정신과적 병력, 불안장애, 감정불안정(emotional instability) 등이 있는 환자는 수술전 충분한 약물치료가 필요하며, 간질발작의 병력이 있는 경우에도 수술전 충분한 약물 조절이 필요하다. 또한 심한 운동마비 혹은 언어 장애가 있더라도 3~5일간 충분한 스테로이드제제, 삼투압성 이뇨제 등으로 환자가 호전된다면 각성수술이 가능할 수 있다.

적절한 환자가 선택되면, 각성수술 전에 각성 수술의 필요성, 전체 수술의 과정을 설명하여 이해시키고, 수술중 환자의 협조가 필요한 부분, 수행해야 할 검사 등에 대해 환자에게 잘 설명하고 충분히 교육하는 것이 매우 중요하다.

3) 수술전 검사

자기공명영상(MRI), 확산텐서영상(diffusion tensor image)을 이용한 뇌신경섬유지도(tractography) 등의 영상 검사와 마취 평가 등을 시행하고 수술 24~48시간 전에 기저 언어 평가(baseline language assessment)를 하여 환자의 전반적인 언어 능력을 검사한다. 이 검사에서 환자는 각 슬라이드에 나타나는 사물의 이름에 대해 25% 미만의 오류를 보여야 수술중 언어 능력을 평가할 수 있다고 여겨지며, 이 언어 능력 검사를 토대로 수술 중에는 환자가 쉽게 이해하고 답할 수 있는 그림과 단어를 사용하는 것이 좋다.

성공적인 각성수술과 향후 환자의 치료, 재활을 위해서는 모든 환자에서 가능하다면 신경심리 검사(neuropsycological test)를 시행하는 것이 추천된다. 특히 각성수술에는 환자의 협조가 절대적이므로 뇌병변으로 인한 심한 인지기능의 장애가 있는지 수술전 확인이 필요하며, 일반적인 신경학적 검사에서 발견하지 못한 경우에도 신경심리검사를 통해 신경학적 장애가 발견되기도 한다. 또한 신경심리검사는 수술 후의 치료 과정에서의 환자의 변화를 측정하기 위한 기저선(baseline)을 마련하는 데도 도움이 되며, 추가적으로 삶의 질(quality-of-life) 평가도 수술전에 시행하는 것이 향후 환자의 호전, 악화 여부의 판정과 재활치료의 기준이 될 수 있다.

4) 각성수술의 단계별 진행

각성수술의 진행 및 성공적인 결과를 얻기 위해서는 수술자와 마취과 의사의 소통 및 협조가 필수적이다. 또한 환자가 각성 상태에서 수술이 이루어지므로 수술실 내의 의사, 간호사 및 신경생리검사 요원 등의 유기적인 협조가 필요하며, 수술 기구에서 발생하는 소리 뿐만 아니라 수술실 내의 소음을 가급적 줄여 환자가 안정된 상태를 유지할 수 있게 해야 한다. 수술실 내의 온도는 미리 조절하여 환자가 떨지(shivering) 않게 해야 하고, 열담요(heating blanket) 등으로 환자의 체온을 유지하도록 한다. 일반적으로 환자의 체온이 35℃ 이하로 떨어질 경우에는 전신마취하에서 성공적인 뇌지도화는 어렵다.

(1) 마취

환자의 체위는 대개 측와위로 하여 수술중 언어기능 검사가 가능하도록 하며, 환자가 힘들지 않도록 수술방석으로 잘 받쳐주는 등 수술전 체위를 잘 준비하는 것이 좋다. 종양 반대편의 운동, 감각을 관찰할 팔, 다리는 혈관주사, 테이핑, 혈압계 커프 등이 없도록 해서 움직임에 제한이 없도록 유의한다. 마취유도는 지속시간이 짧은 lorazepam, midazolam 혹은 fentanyl 등의 약물로 시작하고 propofol 혹은 dexmedetomidine과 remifentanil 등으로 진정을 유지한다. 얕은 진정 상태가 시작되면 도뇨관을 삽입하고, 두개골 고정기(head holder)를 고정한다. 두개골 고정기의 핀 고정 부위에도 두피절개선과 마찬가지로 국소마취를 하는 것이 좋다.

(2) 두피절개 및 개두술

뇌항법장치를 이용하여 종양의 위치, 개두술의 범위를 확인하고 두피절개선을 따라 lidocaine, epinephrine, bupivacaine 등을 혼합한 마취제로 국소신경차단술을 시행한다. 환자의 진정은 propofol과 remifentanil로 유지하며, 무호흡이 있는 경우 dexmedetomidine으로 propofol을 대체할 수 있다. 환자의 각성 수준은 propofol의 주입 속도보다는 이중분광지수(bispectral index)를 이용하여 실시간

으로 감시하는 것이 좋다.

개두술의 범위는 병변의 크기보다 약 2~3 cm 큰 크기로 시행하고, 골편을 제거한 후 경막(dura mater)을 개방하기 전 단계에서 마취제의 주입을 중단하여 환자가 수면 상태에서 의식을 회복하도록 한다. 뇌경막을 절개할 때도 중뇌막동맥과 횡정맥동 주변에서는 통증을 느낄 수 있으므로 30게이지 주사바늘을 이용하여 lidocaine으로 경막 마취를 하는 것이 좋다. 정맥 마취제 주입을 중단하면 대부분 5~10분 내에 환자는 의식을 회복하게 되며 숨을 천천히 깊게 쉬도록 한후 경막을 절개하고 필요에 따라 삼투성 이뇨제를 주입할 수 있다. 가급적 경막을 개방하기 전에 환자가 충분히 의식을 회복하도록 하고, 뇌지도화 중에 유발될 수 있는 간질발작에 대비하여 차가운 링거액(iced Ringer's solution) 혹은 생리식염수를 항상 즉시 사용할 수 있도록 준비해야 하며, propofol, diazepam, 혹은 lorazepam 등도 간질에 대비해 신속히 주사할 수 있도록 준비한다. 운동감각기능과 언어기능의 뇌지도화가 모두 필요한 경우에는 운동감각 중추의 뇌지도화를 먼저 시행하고 언어 중추를 이어서 하도록 한다.

(3) 피질 및 피질하 뇌지도화

뇌피질의 전기 자극은 양극간 거리가 5 mm인 뇌피질자극기(cortical stimulator)로 양극성 자극(biphasic square wave, 60 Hz, 1-ms duration, current range of 1~8 mA)을 뇌피질에 준다. 자극의 세기는 2 mA로 시작하며 0.5 mA씩 증가시켜 불수의적인 움직임이 나타나거나 근전도에 반응이 나타날 때까지 증가시킨다. 특히, 근전도를 이용하는 방법이 불수의적인 움직임을 관찰하는 방법보다 민감하므로 전기 자극의 세기를 낮출 수 있는 장점이 있다. 일단 노출된 뇌피질 영역을 3~4초 간격으로, 2~4초간 자극하여 중요부위를 지도화하고, 절제가 예상되는 영역을 더 세밀하게 검사한다. 동시에 피질뇌파검사(electrocorticography)를 시행하여 뇌피질 자극에 의한 후방전 전위(after-discharge potentials)를 찾아내어 간질발작이 일어나지 않도록 하여야 한다. 전기 자극으로 인한 간질발작은 차가운 링거

액(iced Ringer's solution) 혹은 생리식염수로 뇌표면을 세척하면 진행을 막을 수 있으나, 간질발작이 진행하면 propofol을 정주한다. 전기 자극은 최대 6~8 mA까지 올리거나, 후방전 전위가 나타나는 세기보다 1 mA 낮게 유지하는 데, 대부분 2.5~6 mA에서 후방전전위가 관찰되며 3~4 mA 값이 가장 흔히 사용되는 전기 자극 세기이다.

① 운동-감각 중추 뇌지도화

운동 중추의 양성 반응은 얼굴, 상지, 하지에 해당하는 뇌피질을 자극했을 때 해당 부위의 불수의적인 운동이 나타나거나, 손가락을 움직이는(finger tapping) 등의 수의적인 움직임이 전기 자극으로 인해 장애를 보일 때이다. 양성 반응을 보이는 뇌피질 부위를 찾으면 숫자가 표시된 작은 종이 조각으로 표시를 하고 인접 부위의 뇌지도화를 계속한다. 운동 중추에 대한 지도화를 마쳤으면 중심뒤이랑(postcentral gyrus)에 운동 중추에 시행했던 것과 동일한 전기 자극 세기로 감각 중추의 지도화를 시행한다. 감각 중추의 양성 반응은 얼굴, 체간, 상하지 등에 해당하는 뇌표면을 전기 자극했을 때 해당 신체 영역에 국소 감각이상(focal paresthesia)이 나타나는 것이다.

운동-감각 중추에 대한 지도화 결과를 고려하여 뇌표면에 개방창을 만들고 종양 제거를 시작한다. 피질하 부위의 종양을 제거할 때에도 종양이 운동피질척수로에 인접해 있는 경우에는 뇌피질 전기 자극에서 시행한 동일한 세기의 전기 자극으로 피질하 자극을 반복적으로 시행하면서 종양 절제를 시행한다. 마찬가지로 중심뒤이랑의 감각 중추 하부의 종양제거시에는 피질하 전기 자극으로 이상감각을 유발하여 시상피질 체성감각로(thalamocortical somatosensory pathways)의 위치를 알아낼 수 있다.

양극성자극의 전기 방전은 뇌피질하에서 약 2~3 mm 거리로 주변에 확산되므로 중요 기능 영역의 피질하 부위의 종양제거시에는 피질하 전기자극을 반복적으로 시행하면서 조심스럽게 수술을 진행한다.

② 언어 중추 뇌지도화

언어 중추의 뇌지도화는 한명의 신경생리검사원이 전담하여 환자에게 미리 준비한 사물의 그림 등을 슬라이드나 컴퓨터 화면을 통해 보여주면서, 종양을 제거하는 동안 지속적으로 반복해서 진행한다. 가급적 수술실 내의 소음을 최소화하여 환자가 말하는 것을 수술자 및 검사자가 모두 잘 들을 수 있는 것이 중요하다. 환자의 의식이 회복된 것을 확인하고, 간단한 숫자세기에서 시작하여 사물의 이름 말하기를 진행하면서 전기 자극을 주어 뇌지도화를 시행한다.

실비안열 주위 언어 중추의 전기 자극은 약 1 cm 간격으로 반복적으로 시행하며, 언어 중추의 양성 반응은 최소 3회의 전기 자극에서 2회 이상 명칭실어증(anomia), 실독증(alexia) 혹은 언어정지(speech arrest)가 간질발작 혹은 구강의 운동 반응을 동반하지 않고 나타날 때이다. 언어정지는 숫자세기 중에 갑작스럽게 중단되는 것이고, 명칭실어증은 연속해서 보여주는 사물 그림의 이름을 말하지 못하며, 실독증은 단어를 읽지 못하는 것으로 정의한다.

뇌지도화후 영구적인 언어 장애를 남기지 않는 종양 절제의 범위에는 이견이 있으나, 일반적으로 언어 중추로 확인된 전기 자극 부위로부터 약 1 cm 거리를 절제 경계로 유지하도록 한다.

(4) 경막봉합 및 마취

종양 절제를 마친 후에는 철저히 지혈 조작을 하고 마지막으로 뇌피질의 전기 자극으로 통해 전체적인 운동 기능에 대한 평가를 하고, 다시 마취 약제를 주입하여 진정을 시작하고 경막 봉합을 한다.

2. 뇌종양 수술 중 신경계감시 (intraoperative neuromonitoring)

수술중 신경생리감시(neurophysiological monitoring)는 다양한 뇌, 척추 수술에서 이용되고 있으며, 최근 뇌종양수술에서 특히 그 중요성이 증가되고 있다. 신경생리감시는 1930년대에 처음 시도되었으며, 뇌전증 환자의 운동 피질을 확인하기 위해서 직접 뇌피질을 전기 자극한 것이 시초이다. 그러나, 상업적으로 수술 중 신경생리감시 장치를 개발하기 시작한 것은 1980년대부터이고, 이후 뇌수술에 널리 보급되어 1990년대에 피질 척수로(corticospinal tract)를 감시하기 위한 방법으로 경두개 운동유발전위(transcranial motor evoked potential)를 측정하였으며, 지금도 기술적 진보는 계속되고 있다.

현재 뇌종양 수술중 혹은 수술 후 신경 손상을 최소화 하고, 수술 시야에서 중요 뇌 구조물을 확인하기 위해 사용되는 수술중 신경생리감시 방법은 운동유발전위(motor evoked potentials, MEP), 체성감각유발전위(somatosensory evoked potentials, SSEP), 뇌파(electroencephalography, EEG), 근전도(electromyography, EMG), 뇌간청각유발전위(brainstem auditory evoked potentials, BAEP), 시각유발전위(visual evoked potentials, VEP) 등이 있다.

1) 운동유발전위 검사

운동유발전위는 자기장 혹은 전기자극으로 운동 피질을 흥분시키고, 사지의 근육에서 운동 활동전위를 기록하여 운동 경로의 이상 유무를 검사하는 방법이다. 뇌 운동 피질을 직접 노출하지 않고도 검사가 가능하며, 자기장을 이용하는 경두개자기자극술(transcranial magnetic stimulation)보다 두피에 전기 자극을 가하는 경두개전기자극술이 일반적으로 많이 사용되는데, 이는 마취에 영향을 덜 받기 때문이다. 현재 가장 많이 사용하는 방법은 좌우 대뇌 운동피질 부위의 두피에 전기자극을 하고 팔, 다리의 근육에 바늘 전극을 삽입하여 복합운동전위를 기록하는 방법으로 200 Hz 이상 고주파의 5~7개 전기 자극을 짧게 반복하는 것이다. 이 방법은 마취된 환자에서 단일 자극보다 흥분성 자극의 합을 유도함으로써 보다 쉽게 활동전위를 생성할 수 있다.

운동 유발전위는 직접 척수 경막외에 전극을 설치하고 D파를 기록하는 것보다 팔, 다리의 근육에서 기록하는 것이 보다 쉽고 간단하기 때문에 널리 사용되고 있으며, 손의 짧은엄지벌림근(abductor pollicis brevis, APB) 또는 짧은손가락벌림근(abductor digiti quinti, ADQ)과 다리의 앞정강이뼈근(tibialis anterior, TA)과 엄지발가락벌림근(abductor hallucis, AH)에서 기록한다(그림 8-1).

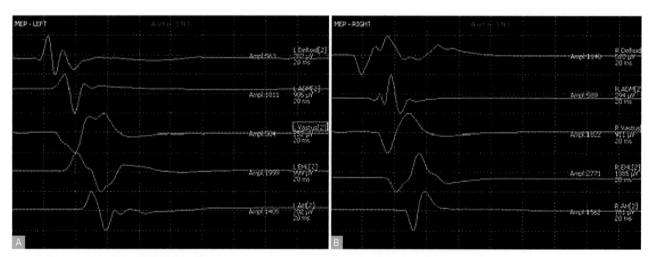

■ 그림 8-1. **수술중 경두개 운동유발전위검사.**
두피를 통한 전기자극으로 양측 대뇌의 운동피질을 흥분시키고, 좌측(**A**) 및 우측(**B**) 상하지의 세모근(deltoid), 짧은손가락벌림근(abductor digiti quinti), 가쪽넓은근(vastus lateralis), 긴엄지발가락폄근(extensor hallucis longus)과 엄지발가락벌림근(abductor hallucis)에서 복합근육활동전위를 기록한다.

이러한 운동유발전위는 완전 정맥마취(total intravenous anesthesia)에서는 추적감시가 비교적 잘 되지만 흡입마취에는 취약하며, 또한 근육에서의 유발전위의 기록은 신경근 접합부를 통한 신경 신호의 전달이 필요하므로 수술 중 사용하는 근육 이완제(신경근 차단제)의 사용은 운동유발전위 파형의 진폭에 유의한 영향을 미칠 수 있다.

운동 유발전위의 진폭은 동작간 가변성이 높기 때문에 신경 손상을 의미하는 파형 변화에 대한 명확한 컷오프 값을 설정하기가 쉽지 않아 이상 소견에 대한 다양한 기준이 있기는 하나, 일반적으로 수술에서 유발전위의 진폭이 50% 이상 감소하였을 때 경보 징후(alarm sign)로 본다(그림 8-2).

2) 체성감각유발전위 검사

체성감각유발전위 검사는 말초 감각신경을 자극하여 감각 중추까지 흥분이 전달되게 하고, 그 전달 통로 부위에서 유발전위를 기록하는 검사이다. 전위의 기록은 Erb점(Erb's point), 척수, 뇌간부, 대뇌피질 체성감각 영역 또는 이 모두를 포함하는 것이 권유되나, 일반적으로 수술중 시행하는 체성감각유발전위 검사는 손목 부위의 정중 신경(median nerve)과 발목 부위의 후경골 신경(posterior tibial nerve)을 자극한 후 뇌 피질하 혹은 피질에서 형성되는 파형을 기록하게 된다(그림 8-3).

체성감각유발전위 검사는 수술 중에 검사로 인한 환자의 움직임을 유발하지 않고, 운동유발전위에 비해 동작간 가변성이 상대적으로 낮으며, 보다 쉽게 수치화 할 수 있는 장점이 있으나, 본질적으로 척수의 등쪽 기둥(dorsal column)을 따라 올라오는 감각 경로에 대한 신호에 근거하므로 수술중 운동 경로의 손상이 감지되지 않을 위험이 있어 운동 기능의 추적감시에 대해서는 보완적 의미로 사용되는 경우가 많다.

일반적으로 50% 이상 유발전위 진폭 감소 또는 기준선의 10% 이상의 대기시간(latency) 증가는 수술 중 신경 손상 경보 기준(alarm criteria)으로 받아 들여진다.

3) 뇌파 검사

뇌파는 신경세포, 교세포, 혈뇌장벽에 의해 발생하는 뇌의 전기적 활동을 반영하며, 주로 신경세포에 의해 결정된다. 뇌파검사는 1920년대 시작되어 수술 중 사용은 경동맥 내막절제술의 안전한 수행을 위해 1960년대에 최초로 적용되었다. 뇌파 검사 방법은 크게 침습형과 비침습형 뇌파 측정으로 나눌 수 있다. 비침습형 뇌파 검사는 전기가 잘 통하는 젤을 두피 위에 바르고 특정 위치에 전극을 부착해 신호를 받는다. 보통 20개 정도의 전극이 기본이지만, 정밀도를 높이기 위해서 256개의 전극을 붙이기도 한다. 비침습형 뇌파 검사는 특별한 수술이 필요 없다는 장점이 있지만, 두피 위에 붙이기 때문에 뇌에 직접 부착하는 방법보다 정밀성이 떨어진다. 반면에, 침습형 뇌파 검사는 수술로 두개골을 열고 전극을 뇌에 부착하는 방법으로 피질뇌파 검사(electrocorticography, ECoG)라고 한다. 이 방법은 피부 저항이 없어 훨씬 더 정밀하게 뇌의 전기적 신호를 측정할 수 있다. 특히, 뇌종양 수술에서는 경련을 동반한 종양의 절제술에서 피질뇌파검사를 이용하는 데, 경련 발생 부위를 경계 지을 수 있어 절제 범위를 결정하는 데 유용하다. 특히, 경련을 동반하는 이상배아형성신경상피종양(dysembryoplastic neuroepithelial tumor)에서 국소 피질 발육이상(cortical dysplasia) 부위는 MRI검사에서도 정확히 경계 짓기 힘든 경우가 많아 수술 중 피질뇌파검사가 수술 절제 범위 결정하는 데 도움이 된다. 하지만, 피질 뇌파 검사가 발작 영역에서 멀리 떨어진 곳에서의 경련파를 기록할 수 있기 때문에, 이런 경우 두개내에 전극과 그리드를 위치시킨 뒤 비디오 뇌파검사를 시행하면, 경련 유발 부위를 보다 정밀하게 지도화할 수 있다.

4) 뇌간 청각유발전위 검사

청각유발전위 검사는 소리 자극에 의해 달팽이관으로부터 대뇌피질의 청각영역에 이르는 청각성 전도로 또는 이와 관련된 부위에서 일어나는 청각성 유발전위를 측정하는 검사 방법이다. 이명, 난청, 뇌간 및 소뇌종양 등의 진단

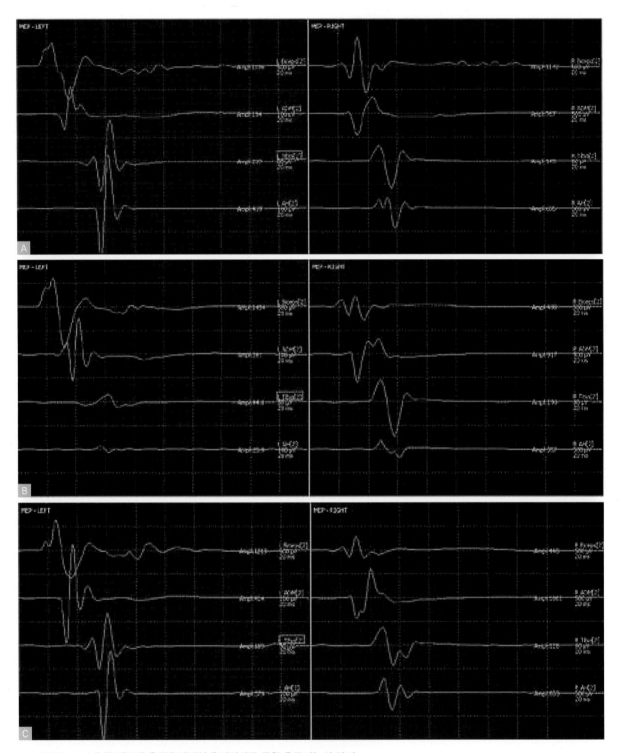

■ 그림 8-2. **수술중 경두개 운동유발전위 추적검사를 통한 운동기능의 감시.**

우측 운동피질을 침범한 뇌종양수술에서 종양제거시점(**A**)의 파형이 종양제거중(**B**) 좌측 하지에서 감소, 소실되었으며, 종양제거를 중단한 후(**C**) 다시 호전되었다. 수술중 일시적인 운동유발전위의 변화를 보였던 경우이다.

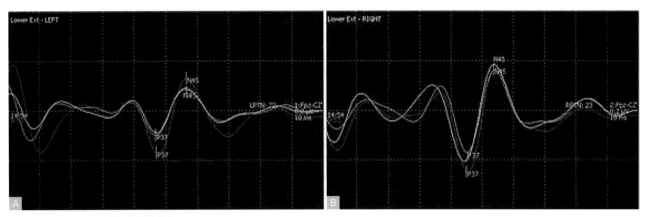

■ 그림 8-3. 체성감각유발전위검사.
양측 발목 부위의 후경골신경(posterior tibial nerve)을 전기자극하고 좌(**A**), 우측(**B**) 대뇌 체성감각영역위의 두피(Cz')에서 유발전위를 기록한 것이다. 추적검사에서 기저치(붉은 실선)에 비해 추적검사한 실제 파형(흰 실선)의 유의미한 차이는 없다.

에 주로 이용된다. 임상에서 주로 사용하는 청각유발전위는 소리 자극 후 10 msec까지의 파형을 기록하는 것으로 말단기관(end organ), 청신경(cochlear nerve), 하부뇌간 및 상부뇌간에서 얻을 수 있는 파형을 기록하며, 판독에 이용되는 것은 처음에 나타나는 I~V의 다섯 개의 파형이다. 청각 자극을 가하고 뇌간에서 만들어지는 파형을 두피에서 잡아 기록하는 방법을 취하며, 이 전위는 마취에 상대적으로 영향을 덜 받아 청력을 감시하는 데 유용하다. 그러나 고막이 손상되었거나 이미 청각 손상이 심한 경우에는 청각유발전위를 시행하기는 어렵다.

뇌간 청각유발전위 검사의 해석은 I~V 파의 대기시간 또는 진폭의 변화를 이용하는 데, 대기시간의 1msec 이상 연장 혹은 50% 이상의 진폭 감소는 수술 중 신경 손상 및 수술 후 난청의 경보 기준으로 고려된다. 그러나 일부 연구들에서 수술 중 V 파의 영구적인 소실만이 소뇌교각부 종양에서 수술 후 난청과 관련이 있다는 주장도 있기 때문에 수술 중 청각유발전위 변화의 명확한 경보 기준의 결정에는 아직 더 많은 연구가 필요한 실정이다(그림 8-4).

6) 시각유발전위 검사

시각유발전위는 짧은 시각 자극으로 유발된 전위를 시각 피질을 통해 두피에서 기록하는 방법이다. 시신경 경로의 수술중 감시는 외상수술, 후부순환계의 뇌동맥류 결찰술 및 시각부챗살(optic radiation)에 인접한 종양절제술을 포함한 다양한 수술에서 시도되고 있다. 그러나 수술중 시각유발전위의 유용성은 제한된 수의 연구에서만 입증되었으며, 수술중 시각유발전위 변화와 수술 후 시각 결과의 상관 관계는 아직 논란이 있다.

7) 수술중 신경생리감시의 유의 사항

(1) 마취

수술중의 마취는 신경생리감시에 영향을 미칠 수 있으며, 특히 운동유발전위 검사가 가장 영향을 많이 받는다. 현재 수술 중 신경생리 검사에서 가장 일반적으로 사용되는 마취 방법은 완전 정맥 마취이며 propofol과 opioid제제를 같이 사용한다. GABA 수용체에 작용하는 propofol은 신속하게 대사되며, 운동유발전위 검사가 가능한 수준으로 쉽게 적정(titration)할 수 있어 신경생리검사에서 유용성이 높으나 고용량에서는 운동유발전위의 생성을 방해할 수 있고 뇌파를 용량 의존적으로 억제하므로 사용에 있어 주의가 요구된다. 반면 할로탄 흡입마취제는 운동유발전위를 쉽게 저해할 수 있으므로 운동유발전위 감시에는

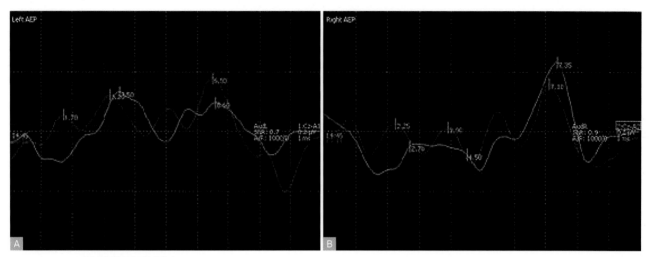

■ 그림 8-4. **뇌간 청각유발전위검사.**
좌측 소뇌교각부 종양수술 중 좌측(**A**) V파의 진폭이 기저치(붉은 실선)에 비해 50%이상 감소하여 청신경에 영향이 있음을 보여준다(**B**).

일반적으로 권장되지 않는다. 많이 사용하지 않는 정맥마취제인 케타민은 유발 전위의 진폭을 증가시키는 경향이 있다. 또한 수술 중 사용되는 rocuronium이나 vecuronium과 같은 근육이완제는 신경근 접합부에 영향을 미치므로 운동유발전위 또는 근전도의 진폭을 줄이거나 없앨 수 있어 가급적 사용을 하지 않거나 용량을 낮게 유지하는 것이 추천된다.

(2) 신경생리검사 파형 변화시 고려 사항

실제로 수술중 신경생리감시 동안 발생하는 모든 파형의 변화가 신경 손상을 의미하는 것은 아니다. 오히려 신경생리감시 장치의 오작동, 부적절한 설정, 수술로 인한 인공오류(artifact), 마취 및 혈류의 변화와도 관련될 수 있다. 인공오류는 전기소작술, 망치질, 전기 자극, 심장의 전기적 인공삽입물 (심박조율기), 환자의 호흡근육 운동, 수술대와 케이블 접촉, 전기 전력선의 영향 또는 플러그(plug)에 의해 발생할 수 있다. 이러한 인공오류를 막기 위해 자동화된 필터 및 제거 프로그램은 인공오류를 감소시키는 데 부분적으로 유용할 수 있지만, 실제로 그러한 인공오류를 구별하고 감소시키는 임상 신경생리학자의 역할이 매우 중요하다. 이러한 이유로 임상 신경생리학자가 기초 전기생리학 원리에 대한 교육을 받고 수술 중 신경감시에 대한 많은 경험을 얻는 것이 필수적이다.

References

1. Berger MS, Hadjipanayis CG. Surgery of intrinsic cerebral tumors. *Neurosurgery*. 2007;61(suppl 1):279-304

2. Calancie B, Molano MR. Alarm criteria for motor-evoked potentials: what's wrong with the "presence-or-absence" approach? *Spine* (Phila Pa 1976). 2008;33(4): 406-414.

3. Capelle L, Fontaine D, Mandonnet E, et al. Spontaneous and therapeutic prognostic factors I adult hemispheric World Health Organization Grade II gliomas: a series of 1097 cases: clinical article. *J Neurosurg*. 2013;118(6):1157-1168

4. Chung SB, Park CW, Seo DW, Kong DS, Park SK. Intraoperative visual evoked potential has no association with postoperative visual outcomes in transsphenoidal surgery. *Acta Neurochir*. 2012;154(8):1505-1510.

5. Conte V, Magni L, Songa V, et al. Analysis of propofol/remifentanil infusion protocol for tumor surgery with intraoperative brain mapping. *J Neurosurg Anesthesiol*. 2010;22(2):119-127

6. De Witt Hamer PC, Robies SG, Zwinderman AH, Duffau H, Berger MS. Impact of intraoperative stimulation brain mapping on glioma surgery outcome: a meta-analysis. *J Clin Oncol*. 2012;30(20):2559-2565

7. Dinner DS, Luders H, Lesser RP, Morris HH, Barnett G, Klem G. Intraoperative spinal somatosensory evoked potential monitoring. *J Neurosurg*. 1986;65(6):807-814.

8. Duffau H, Capelle L, Denvil D, et al. Usefulness of intraoperative electrical subcortical mapping during surgery for low-grade gliomas located within eloquent brain regions: functional results in a consecutive series of 103 patients. *J Neurosurg*. 2003;98(4):764-778

9. Hervey-Jumper SL, Berger SL. Technical nuances of awake brain tumor surgery and the role of maximum safe resection. *J Neurosurg Sci*. 2015;59(4):351-360

10. Hervey-Jumper SL, Li J, Lau D, et al. Awake craniotomy to maximize glioma resection: methods and technical nuances over a 27-year period. *J Neurosurg*. 2015; 123(2):325-339

11. James ML, Husain AM. Brainstem auditory evoked potential monitoring: when is change in wave V significant? *Neurology*. 2005;65(10):1551-1555.

12. Kagawa K, Iida K, Kakita A, et al. Electrocortico-graphic-histopathologic correlations implying epileptogenicity of dysembryoplastic neuroepithelial tumor. *Neurol Med Chir* (*Tokyo*). 2013;53(10):676-687.

13. Kim SM, Kim SH, Seo DW, Lee KW. Intraoperative neurophysiologic monitoring: basic principles and recent update. *J Korean Med Sci*. 2013;28(9):1261-1269.

14. Murphy MA, O'Brien TJ, Cook MJ. Insertion of depth electrodes with or without subdural grids using frameless stereotactic guidance systems--technique and outcome. *British journal of neurosurgery*. 2002; 16(2):119-125.

15. Nuwer MR, Dawson EG, Carlson LG, Kanim LE, Sherman JE. Somatosensory evoked potential spinal cord monitoring reduces neurologic deficits after scoliosis surgery: results of a large multicenter survey. *Electroencephalogr Clin Neurophysiol*. 1995;96(1):6-11.

16. Penfield W BE. Somatic motor and sensory representation in the cerebral cortex of man as studied by electrical stimulation Brain 1937;60(4):389-443.

17. Rohde V, Krombach GA, Baumert JH, Kreitschmann-Andermahr I, Weinzierl M, Gilsbach JM. Measurement of motor evoked potentials following repetitive magnetic motor cortex stimulation during isoflurane or propofol anaesthesia. *Br J Anaesth*. 2003;91(4):487-492.

18. Sanai N, Mirzadeh Z, Berger MS. Functional outcome after language mapping for glioma resection. *N Eng J*

Med. 2008;358(1):18-27

19. Schubert A, Licina MG, Lineberry PJ. The effect of ketamine on human somatosensory evoked potentials and its modification by nitrous oxide. *Anesthesiology.* 1990;72(1):33-39.

20. Sloan TB, Heyer EJ. Anesthesia for intraoperative neurophysiologic monitoring of the spinal cord. *J Clin Neurophysiol.* 2002;19(5):430-443.

21. Southwell DG, Hervey-Jumper SL, Perry DW, Berger MS. Intraoperative mapping during repeat awake craniotomy reveals functional plasticity of adult cortex. *J Neurosurg.* 2016;124(5):1460-1469

22. Szelenyi A, Hattingen E, Weidauer S, Seifert V, Ziemann U. Intraoperative motor evoked potential alteration in intracranial tumor surgery and its relation to signal alteration in postoperative magnetic resonance imaging. *Neurosurgery.* 2010;67(2):302-313.

23. Tate MC, Duffau H. Awake craniotomy and intraoperative mapping. In: Winn HR eds. Youmans Neurological Surgery. 7th ed. *Elsevier Saunders* 2016. p.987-992

24. Tate MC, Herbet G, Moritz-Gasser S, Tate JE, Duffau H. Probabilistic map of critical functional regions of the human cerebral cortex: Broca's area revisited. *Brain.* 2014;137(Pt 10):2773-2782

25. Taylor MD. Bernstein M. Awake craniotomy with brain mapping as the routine surgical approach to treating patients with supratentorial intraaxial tumors: A prospective trial of 200 cases. *J Neurosurg.* 1999;90(1):35-41

26. Thompson JE. Surgery for cerebrovascular insufficiency: current status. *Bull Soc Int Chir.* 1973;32(1):92-96.

27. Torres CV, Pastor J, Rocio E, Sola RG. [Continuous monitoring of cortical visual evoked potentials by means of subdural electrodes in surgery on the posterior optic pathway. A case report and review of the literature]. *Rev Neurol.* 2012;55(6):343-348.

28. Tran TA, Spencer SS, Javidan M, Pacia S, Marks D, Spencer DD. Significance of spikes recorded on intraoperative electrocorticography in patients with brain tumor and epilepsy. *Epilepsia.* 1997;38(10):1132-1139.

29. Vassal M, Le Bars E, Moritz-Gasser S, Menjot N, Duffau H. Crossed aphasia elicited by intraoperative cortical and subcortical stimulation in awake patients. *J Neurosurg.* 2010;113(6):1251-1258

30. Watanabe E, Schramm J, Strauss C, Fahlbusch R. Neurophysiologic monitoring in posterior fossa surgery. II. BAEP-waves I and V and preservation of hearing. *Acta Neurochir (Wien).* 1989;98(3-4):118-128.

31. Yingling CD, Ojemann S, Dodson B, Harrington MJ, Berger MS. Identificatin of motor pathways during tumor surgery facilitated by multichannel electromyographic recording. *J Neurosurg.* 1999;91(6):922-927

뇌종양의 방사선치료

뇌종양학 Brain Tumors

CHAPTER 01

중추신경계 방사선생물학

김성환, 이시원
가톨릭대학교 방사선종양학과

방사선생물학은 방사선이 인체 및 생태계 전체에 미치는 영향을 연구하는 학문이다. 그 중에서도 전리방사선이 중추신경계에 미치는 영향을 살펴보고자 한다.

1. 일반방사선치료의 방사선생물학

방사선은 DNA 이중가닥손상을 일으킴으로써 세포를 죽인다. 방사선이 세포에 미치는 영향은 Withers와 Peacock에 의하여 '5 R'로 정리되어 있고, 다음과 같다(그림 1-1).

- 복구(Repair): 준치사손상의 회복
- 재산소화(Reoxygenation): 종양세포의 재산소화
- 재분류 및 재분포(Reassortment or Redistribution): 세포주기의 재분포
- 재증식(Repopulation): 생존한 정상 및 종양세포의 증식
- 방사선민감성(Radiosensitivity)

방사선치료의 효과는 위의 다섯 가지 원리가 상호작용함으로써 일어난다. 일반방사선치료는 방사선치료횟수를 분할함으로써 치료와 치료 사이에 정상세포가 준치사손상으로부터 회복할 수 있는 시간을 허용하며, 종양세포가 다시 산소화되어 방사선에 민감한 상태가 되도록 돕는다. 또한 종양세포가 방사선에 민감한 주기(G2와 M 주기)로 재분포 되도록 한다. 반면, 이는 정상세포뿐 아니라 종양세포가 증식할 수 있는 기회이기도 하여 분할 방사선치료의 단점으로 작용하기도 한다. 마지막으로 방사선민감성은 세포의 종류마다 다르기 때문에, 방사선량 처방에 앞서 고려가 필요하다.

2. 방사선수술의 방사선생물학

방사선수술은 정위적으로 영상유도 하에 고용량의 방사선을 정해진 표적용적에 정확하게 주는 방사선치료의 일종이다. 방사선수술은 대개 단회치료이기 때문에 방사선치료의 효과를 높이는 재산소화와 재분류, 그리고 정상세포의 회복이라는 분할치료의 장점이 결여되어 있다. 대신 분할치료기간 동안 일어날 수 있는 재증식의 기회가 없고, 방사선저항성이 높은 종양에도 효과가 좋다. 또한 방사선수술은 혈관을 손상시켜 혈류가 줄어들게 만듦으로써 간접적으로 종양세포를 죽인다. 방사선수술의 또 다른 작용기전으로 항종양면역이 있는데, 이는 타부위 효과(abscopal effect)라는 현상으로 잘 알려져 있다. 타부위 효과란 방사선조사 후, 조사면 바깥에 멀리 떨어져 있던 다른 전이성 종양이 줄어들거나 사라지는 것을 말한다. 그 기전으로는, 방사선으로 인하여 한꺼번에 많은 종양세포가 깨져 그 안에 있던 항원이 다량으로 유출되면서 면역세포가 감작됨으로써 항종양면역이 향상되어 인체 내 다른 부위

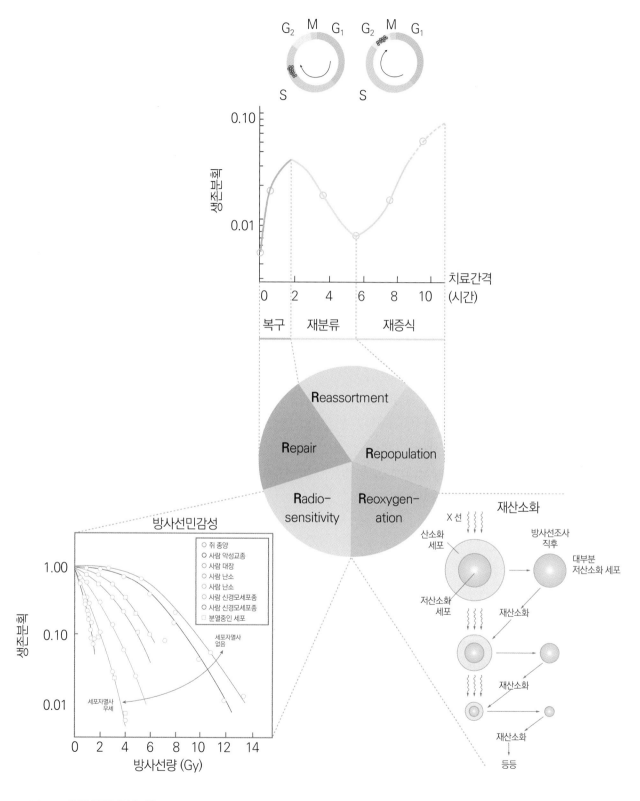

■ 그림 1-1. **방사선치료의 '5 R'.**

의 종양이 면역세포의 공격을 받아 줄어드는 것으로 제시된 바 있다.

3. 방사선요법 별 영향

방사선은 회당 조사하는 분할선량과 횟수에 따라 총 선량이 같을지라도 인체에 미치는 영향은 다르다. 따라서 방사선수술부터 분할방사선치료까지 다양한 방사선치료요법에서 각기 조사되는 방사선량이 인체에 미치는 영향을 비교하기 위해서는 등효과선량(isoeffective dose)의 계산이 필요하다. 이때 가장 많이 사용되는 모델이 선형방형모델(linear-quadratic [LQ] model)이다. 방사선은 선량에 비례하여 DNA 이중가닥손상을 일으키는데, 이러한 이중가닥손상이 일어나는 속도가 일차 함수(선형)를 따르는 부분과 이차 함수(방형)를 따르는 부분이 공존한다는 것이 선형방형모델의 전제이다. 간소화하면, 방사선이 단일 경로로 치사손상을 일으키는 경우 방사선량과 선형적으로 비례하게 세포가 죽을 것이다. 이와 관련된 상수를 α라고 하자. 반면 DNA 이중가닥이 각기 다른 방사선 경로로 인해 치사손상을 받는다면, 방사선량과 방형적으로 비례하여 세포가 죽게 된다. 이와 관련된 상수를 β라고 한다. 이를 이용하여 α/β 비율을 구할 수 있는데, 중추신경계는 α/β 비율이 약 2 정도로 알려져 있고, 빨리 분열하는 세포 즉 종양세포는 10, 그리고 늦게 반응하는 세포는 3 정도로 생각된다. 기존의 선형방형모델을 이용하여 등효과선량 계산 시 α/β 비율 및 분할선량과 치료횟수만 입력하면 되기 때문에 간단해서 임상적인 적용이 편리하다는 장점이 있다. 그리고 다양한 시험관내 및 생체내 실험 결과 통상분할선량(1.8~2 Gy)부터 분할선량 8 Gy 이하에서는 선형방형모델이 적합하다는 것이 입증되었다. 그러나 8 Gy를 초과하는 분할선량에서는 정확하지 않다는 의견도 있는데, 선형방형모델 이론이 방사선수술의 종양제어를 과소평가하고 방사선수술시에 작용하는 세포사멸기전을 충분히 반영하지 못했기 때문이라고 한다. 따라서 최근에는 방사선치료기간 동안의 선량률 변화 및 손상수복속도, 그리고 시간인자를 고려하여 수정된 계산식이 나오기도 했다(그림 1-2).

4. 방사선과 전신치료제

항암방사선동시치료에서 항암제의 역할은(항암제 단독치료에서 종양세포를 죽이는 것과 달리) 종양세포의 방사선민감성을 향상시키는 것이다. 따라서 항암방사선동시치료 시 항암제 농도가 전신에, 특히 방사선치료부위에 충분히 도달할 수 있도록 항암제 투여 후 항암제 별로 적정시간이 지난 후 방사선치료를 시행해야 한다. 중추신경계의 항암방사선동시치료 시 가장 흔하게 사용되는 약물은 테모졸로마이드(temozolomide)이며, 이 약물은 경구 복용 1시간 후 혈액 내 용량이 제일 높기 때문에 방사선치료 1시간 전에 복용하는 것이 좋다.

뇌종양에서 사용되는 항암제들은 기본적으로 혈액뇌장벽을 잘 통과하는 약물들이다. 악성교종에 주로 사용되는 테모졸로마이드는 물론 PCV 항암으로도 익숙한 procarbazine 또한 여기에 해당된다. 카르무스틴(carmustine, bischloro-nitorsourea, BCNU)도 마찬가지로 혈액뇌장벽을 잘 통과하며, 방사선과는 약한 상승작용이 있다. 로무스틴(lomustine, CeeNU, CCNU)은 카르무스틴과 비슷한 특성을 가진 약물로서 경구 약물이다. 중추신경계 림프종 치료제인 메토트렉세이트(methotrexate)는 고용량 정주시 혈액뇌장벽을 통과하며, 방사선과 약한 상승작용이 있다. 메토트렉세이트를 고용량이나 경막내투여, 그리고 방사선과 동시에 투여 시 뇌병증이 드물지 않게 발생할 수 있다. 이러한 뇌병증은 중증이면서 영구적일 가능성이 높다. 따라서 약물투여는 방사선치료와 동시에 및 그 이후보다는 방사선치료 이전에 이루어져야 백색질뇌병증 발생위험을 최소화할 수 있다. 하이드록시유레아(hydroxyurea) 또한 방사선과 약한 상승작용이 있다.

5. 방사선이 중추신경계에 미치는 영향

이제까지 방사선이 종양세포에 미치는 영향을 살펴봤다

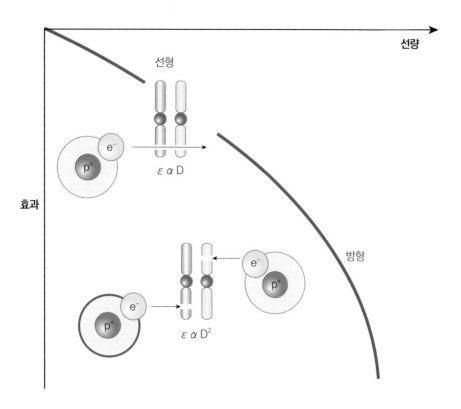

■ 그림 1-2. **선형방형모델(linear-quadratic [LQ] model)의 개념.**

면, 지금부터는 방사선이 중추신경계의 정상세포에 미치는 영향을 보고자 한다. 이것이 중요한 이유는, 방사선이 심부에 위치한 종양에 도달하기까지 일부 정상조직을 반드시 통과해야 하기 때문에 방사선치료의 부작용과 불가분의 관계에 있기 때문이다. 방사선치료 시 발생하는 부작용은 방사선의 나쁜 작용이라기 보다는 방사선 조사 시 부수적으로 딸려오는 작용으로 이해하는 것이 좋다. 중추신경계 방사선치료 시 대표적으로 고려해야 하는 정상장기 다섯 가지를 살펴보자.

1) 뇌

뇌에 방사선치료를 할 경우 급성 및 만성 부작용이 흔히 발생하며 특히 종양 때문에 신경인지장애가 있었던 경우에는 이환율이 더욱 높다. 방사선의 급성 부작용으로는 구역, 구토 및 두통이 있으며 이환부에 따라 경련이나 시각장애 및 현기증도 생길 수 있다. 이러한 증상은 대개 일시적이며 약물에 잘 반응한다. 반면 만성 부작용으로는 방사선에 의한 괴사가 있다. 자기공명영상에서 보이는 영상학적인 변화만 있는 경우에는 추적관찰 해볼 수 있고, 증상이 있는 경우에는 약물을 사용할 수 있다. 증상이 약물로도 조절되지 않으며 점점 악화되는 경우에는 수술까지 고려해야 할 수도 있다.

뇌의 일부에 방사선을 통상분할선량으로 조사할 경우, QUANTEC (Quantitative Analyses of Normal Tissue Effects in the Clinic, 진료를 위한 정상조직효과의 정량분석)에 의하면 증상을 동반한 방사선 괴사가 발생할 확률이 총 선량 72 Gy에서 5%, 90 Gy에서 10% 정도라고 한다. 반면 에마미(Emami)는 뇌 용적의 1/3에 60 Gy를 조사할 때 괴사가 발생할 확률을 5% 정도로 예측한다. 뇌는 통상분할선량을 넘어선 분할선량에 특히 민감한 것으로 보인다. 방

213

사선수술의 경우, 분할 당 12 Gy가 넘게 들어가는 정상 뇌 조직의 용적을 줄여야 하며 표적의 크기와 위치를 고려하여 방사선을 처방해야 한다.

2) 시신경계(optic apparatus)

표적이 시신경계에 가까이 위치할 경우, 시신경계가 방사선량제한의 주요원인이 된다. 드물긴 하지만 시신경계에 부작용이 발생하는 경우 비가역적인 시각장애가 발생기도 한다. 방사선에 의해 발생한 시신경병증 이외에도 백내장(수정체), 망막염, 안구건조증(눈물기관 및 삼차신경) 등에 의해서도 시력이 떨어질 수 있다. 특히 시신경병증이 의심되는 경우에는 종합적인 안과 검사를 시행하는 것이 중요하다. 통상분할선량으로 조사 시 60 Gy를 넘어갈 경우 시신경병증이 발생할 확률이 급격히 증가한다. 시신경병증은 분할선량과 깊은 관련이 있어 보이며, < 1.9 Gy인 경우 더 안전하다는 보고가 있다. QUANTEC은 분할선량 < 2 Gy인 경우 시신경계의 최대선량이 < 55 Gy일 때 시신경병증의 위험이 < 2%라고 보고한다. 최대선량이 55~60 Gy인 경우 그 위험은 3~7%로 증가하고 > 60 Gy에서는 7%를 넘어 20% 정도까지로 보고한다. 방사선수술의 경우 시신경계에 조사되는 최대선량이 8 Gy 미만일 때 시신경병증이 발생할 확률은 미미하다. 그러나 최대선량이 12 Gy를 넘어가면 그 확률은 > 10%로 급격히 증가한다.

3) 뇌줄기(brain stem)

뇌줄기에 방사선 부작용이 발생하면 증상이 특정 뇌신경 기능의 결손으로 나타날 수도 있고 전기능장애(global dysfunction)로 나타나기도 한다. 뇌줄기의 방사선 부작용에 대한 보고는 드문데, 그 이유는 보고율 자체가 매우 낮고, 이러한 환자들의 여명이 매우 짧으며, 뇌줄기의 기능장애를 평가하기가 난해하고, 방사선 부작용과 병의 진행을 구분하기가 어렵기 때문이다. QUANTEC에 의하면 뇌줄기 전체를 통상분할선량으로 54 Gy까지 치료해도 중증 및 영구적인 장애는 드물다고 한다. 성인 뇌줄기의 전체 용적은 35 ± 8 mL로 알려져 있는데, 약 1~10 mL 정도의 일부 용적은 통상분할선량으로 치료 시 59 Gy까지도 가능하다. 방사선수술 시 뇌줄기의 최대선량이 12.5~13 Gy일 때 뇌신경병증이 발생할 확률이 < 5%라는 보고가 있다. 표적용적이 4 mL를 넘어가고 경계처방선량이 > 15 Gy인 경우 그 위험이 급격히 증가하나, 여명이 얼마 남지 않은 뇌줄기 전이암 환자에서는 15~20 Gy까지 치료한 경우에도 보고된 부작용 발생률이 높지는 않다.

4) 청신경계(auditory apparatus)

달팽이와 청신경이 방사선에 손상된 경우 감각신경난청이 발생하여 삶의 질이 크게 저하될 수 있으므로 방사선치료 전에 양측 귀에 청력측정검사를 하는 것이 중요하다. 방사선치료 이후에도 정기적으로 청력검사를 해야 하며, 임상적으로 의미 있는 난청은 방사선치료 후 뼈전도역치(bone conduction threshold)에 10 dB 이상 변화가 있거나 말소리명료도검사(speech discrimination test) 결과 10% 감소했을 때로 정의한다. 한 전향적 연구에서는 통상분할선량으로 치료 시 달팽이의 평균선량이 45 Gy를 초과했을 때 뼈전도역치에 > 10 dB의 변화가 있었다고 한다. 방사선수술 시에는 소관내(intracanalicular) 종양용적이 100 mm³ 이상이거나 종양 크기가 > 3 cm일 때 난청의 위험이 높다는 보고가 있다. 그 외에도 방사선치료 중 혹은 이후에 시스플라틴 항암제를 사용하면 난청을 악화시킬 수 있다. 결론적으로, 통상분할선량으로 치료 시 달팽이의 평균선량을 45 Gy 이하로 유지하도록 하며, 더 안전하게는 35 Gy 이하를 지향하는 것이 감각신경난청의 위험을 최소화할 수 있다. QUANTEC에서는 안뜰신경집종(vestibular schwannoma)에 방사선수술 시 경계선량을 12~14 Gy 정도로 할 것을 권고하고 있다. 소분할조사 시의 자료는 흔치 않으나, 총 선량이 21~30 Gy일 때 7 Gy는 세 번, 5 Gy는 다섯 번, 3 Gy는 10번에 나눠서 줄 것을 제시하는 보고도 있다.

5) 척수(spinal cord)

척수는 중추신경계뿐 아니라 경부, 흉부, 복부 및 골반 치료 시에도 그 일부가 방사선에 노출되는 경우가 많다. 또한 모든 암환자의 약 40%에 척추뼈전이가 발생하여 방사선치료를 요구하게 된다. 방사선에 의한 척수손상은 흔치는 않으나 일단 발생하면 매우 심각할 수 있고, 통증, 감각이상, 감각결손, 마비, 브라운-세카르(Brown-Sequard) 증후군 및 요실금과 변실금을 동반할 수 있다. 방사선척수병증은 바빈스키 징후(Babinski sign)나 레미떼 증후군(Lhermitte's syndrome) 같은 가벼운 증상이 아닌, 국소 감각 혹은 운동결손과 기능손실, 통증 등이 자기공명영상과 같은 영상으로 확인된 경우로 정의한다. 이는 방사선치료 6개월 이내에는 드물고, 만약 발생하게 되면 대개 3년 이내에 생긴다.

통상분할선량으로 치료 시 총 선량 50 Gy 미만에서 방사선척수병증의 위험은 낮다. 현재까지 발표된 문헌을 통틀어 약 1400예를 종합해 보면, 방사선수술 후 척수병증의 발생률은 0.8% 정도이다. 그러나 이러한 환자들은 대개 생존 기간이 짧기 대문에 실제 손상률보다 과소평가되었을 가능성이 크다. 소아의 경우는 중추신경계와 척추뼈 전부 발달 단계이기 때문에 방사선에 대한 민감도가 더욱 크므로 더욱 주의를 요한다. 예전에 치료한 적 있는 부위의 척수에 다시 방사선치료를 해야 하는 경우, 최소한 6개월 이상의 기간이 지난 후에 시도해야 하며 통상분할선량으로 치료 시 누적선량이 60 Gy 미만인 경우에는 척수병증의 위험이 거의 없다.

통상분할선량으로 척수단면 전체를 치료하는 경우 총 선량이 50 Gy일 때는 척수병증의 위험이 0.2%, 60 Gy일 때 6%, 그리고 69 Gy일 때 50%이다. 그러나 임상적인 상황에 따라 받아들일 수 있는 척수병증 발생률의 수준은 다르다. 예를 들어 척수종양의 치료 시 척수병증의 위험이 5%라면 용인할 만하지만 폐암 치료 시에는 너무 높다. 방사선수술 시에는 척수의 최대용량이 13 Gy 미만, 3회에 나눠서 치료할 경우 20 Gy 미만인 경우 척수병증의 위험이 1% 미만이다.

References

1. Abbatucci JS, Delozier T, Quint R, et al. Radiation myelopathy of the cervical spinal cord: time, dose and volume factors. *Int J Radiat Oncol Biol Phys* 1978;4(3-4):239-248.

2. Brenner DJ. The linear-Quadratic Model Is an Appropriate Methodlogy for Determining Isoeffective Doses at Large Doses Per Fraction. *Semin Radiat Oncol.* 2008;18:234-239.

3. Chen WC, Jackson A, Budnick AS, et al. Sensorineural hearing loss in combined modality treatment of nasopharyngeal carcinoma. *Cancer* 2006;106(4):820-829.

4. Dale RG. The application of the linear-quadratic dose-effect equation to fractionated and protracted radiotherapy. *Br J Radiol.* 1985;58:515-528.

5. Emami B, Lyman J, Brown A, et al. Tolerance of normal tissue to therapeutic irradiation. *Int J Radiat Oncol Biol Phys* 1991;21(1): 109-122.

6. Foote KD, Friedman WA, Buatti JM, et al. Analysis of risk factors associated with radiosurgery for vestibular schwannoma. *J Neurosurg* 2001;95(3):440-449.

7. Hall EJ, Giaccia AJ. Radiobiology for the Radiologist. 7th ed. Philadelphia: Lippincott Williams & Wilkins; 2012;448-489.

8. Kirkpatrick JP, Milano MT, Constine LS, et al. In: Halperin EC, Wazer DE, Perez CA, Brady LW, eds, Perez and Brady's Principles and Practice of Radiation Oncology. 6th ed. Philadelphia: Lippincott Williams & Wilkins, a Wolters Kluwer business; 2013;306.

9. Kirkpatrick JP, Milano MT, Constine LS, et al. In: Halperin EC, Wazer DE, Perez CA, Brady LW, eds, Perez and Brady's Principles and Practice of Radiation Oncology. 6th ed. Philadelphia: Lippincott Williams & Wilkins, a Wolters Kluwer business; 2013;308-311.

10. Klimo P Jr, Thompson CJ, Kestle JRW et al. A meta-analysis of surgery versus conventional radiotherapy for the treatment of metastatic spinal epidural disease. *Neuro Oncol* 2005;7(1):64-76.

11. Marks LB, Yorke ED, Jackson A, et al. Use of Normal Tissue Complication Probability Models in the Clinic. *Int J Radiat Oncol Biol Phys.* 2010;76(3 Suppl):S10-19.

12. Massager N, Nissim O, Delbrouck C, et al. Role of intracanalicular volumetric and dosimetric parameters on hearing preservation after vestibular schwannoma radiosurgery. *Int J Radiat Oncol Biol Phys* 2006; 64(5):1331-1340.

13. Mayo C, Yorke E, Merchante TE. Radiation associated brainstem injury. *Int J Radiat Oncol Biol Phys* 2010;76 (3 Suppl):S36-S41.

14. Pan CC, Eisbruch A, Lee JS, et al. Prospective study of inner ear radiation dose and hearing loss in head-and-neck cancer patients. *Int J Radiat Oncol Biol Phys* 2005;61(5):1393-1402.

15. Parsons JT, Bova FJ, Fitzgerald CR, et al. Radiation optic neuropathy after megavoltage external-beam irradiation: analysis of time-dose factors. *Int J Radiat Oncol Biol Phys* 1994;30(4): 755-763.

16. Pollock BE, Lunsford LD, Kondziolka D, et al. Outcome analysis of acoustic neuroma management: a comparison of microsurgery and stereotactic radiosurgery. *Neurosurgery* 1995;36(1):215-224.

17. Postow MA, Callahan MK, Barker CA, et al. Immunologic correlates of the absocopal effect in a patient with melanoma. *N Engl J Med.* 2012;366(10): 925-931.

18. Program, C.T.E. Common Terminology Criteria for Adverse Events (CTCAE) Version 4.0. Available at: http://evs.nci.nih.gov/ftp1/CTCAE. Accessed 21, November 2017.

19. Sheehan JP, Williams BJ, Yen CP. Stereotactic radiosurgery for WHO grade I meningiomas. *J Neurooncol.* 2010;99(3);407-416.

20. Steel GG, McMillan TJ, Peacock JH. The 5Rs of radiobiology. *Int J Radiat Biol Phys*. 1989;56(6):1045-1048.

21. Withers HR. In: Adler H, Lett JT, Zelle M, eds, Advances in Radiation Biology. Vol 5. New York: *Academic Press*; 1975;241-247.

분할방사선치료

조재호
연세대학교 방사선종양학과

뇌종양에 대한 방사선치료는 과거 2차원치료에서부터 최근에는 3차원입체조형치료, 세기변조방사선치료, 영상유도방사선치료, 사이버나이프 혹은 감마나이프 기반 방사선수술 등 다양한 형태로 이루어질 수가 있다. 원발성 뇌종양에서 현재 가장 대표적인 방사선치료는 세기조절방사선치료 혹은 3차원입체조형치료기법으로 분할조사하는 것이다. 통상적인 분할 선량은 1.8~2 Gy 이며, 종양의 종류에 따라 누적선량이 적게는 30 Gy부터 많게는 60 Gy를 넘는 선량까지 다양하게 처방되고 있다. 1.8~2 Gy씩 매일 치료하는 것을 통상분할방사선치료(conventionally fractionated radiotherapy)라고 하는 데, 이는 방사선생물학의 4R (Repair, Reoxygenation, Redistribution, Repopulation) 원칙에 근거해 종양에 대한 치료효과는 높게 유지하면서, 주변 정상조직의 손상을 최소화시키기 위한 목적을 가진다. 통상방사선분할선량은 과거 2차원 방사선치료 시대에 정해진 수치로 최근에는 방사선치료 기술이 한층 발달되어, 특히 세기조절방사선치료의 경우, 같은 방사선치료 1회를 하더라도 종양에는 조금 더 높은 선량을 처방하고, 주변정상조직에는 보다 낮은 선량이 투여되게 하는 기법 등을 적용할 수 있어 표적체적 및 치료처방선량 설정이 보다 복잡해지고, 다양해지고 있다고 할 수 있겠다. 본 장에서는 뇌종양 방사선치료 시 설정하는 표적체적, 그리고 이들 표적에 대한 처방 방사선선량, 그리고 뇌종양에 적용되는 최신 방사선치료 기법들을 정리해 보고자 한다.

1. 표적체적의 정의 및 설정

1) 표적체적의 정의

일반적으로 방사선치료의 표적은 육안종양 및 육안종양 수술절제연을 아우르는 GTV (gross target volume), 주변 미세침윤종양 영역을 포함하는 CTV (clinical target volume), 그리고 GTV 혹은 CTV에 매일 치료 간 셋업 오차 및 반음영(penumbra)을 반영하여 최종 방사선치료 처방 표적이 되는 PTV (planning target volume) 세 가지로 구분한다.

(1) 육안표적체적(gross target volume, GTV)

육안표적체적(GTV)은 문자 그대로 MRI상 눈에 확인이 되는 종양을 의미하기도 하지만, 수술을 시행한 경우는 종양이 있던 위치의 수술절제연까지를 GTV로 정의한다. 배아세포종이나 중추신경계 림프종처럼 수술적 절제를 하지 않고 방사선치료를 하는 경우 진단 시 영상에서 확인되는 종양 그 자체가 GTV이며, 수술을 시행하고 남아있는 잔류종양이 있으면, 그 잔류종양과 더불어 수술절제연을 포함하는 영역이 GTV가 된다.

(2) 임상표적체적(clinical target volume, CTV)

통상적으로 원발암에서 주변으로 침윤된 미세종양의 범위와 주변 미세림프절 전이 영역을 포함한다. 하지만 뇌종양의 경우 림프절 전이가 일반적으로 없으므로, 원발종양 혹은 육안뇌종양에 대한 인접 미세종양침윤만 표적체적으로 고려하면 된다. 조직병리학적 소견 및 임상 재발 양상을 참고하여 설정이 되는 이 표적체적은 종양의 종류에 따라 차이가 나며, 두개내 해부학적 구조물이 미세침윤의 장벽이 되는지 여부에 따라 그 포함 범위를 달리 설정할 수 있다. 예를 들어, 교모세포종(glioblastoma)의 경우 육안종양의 가장자리로부터 최대 2~3 cm 정도까지 미세침윤이 있어서 수술절제연으로부터 2~3 cm 까지를 CTV로 잡는다. 그런데 이 CTV가 대뇌겸(falx cerebri)이나 수막(meninges), 혹은 두개골(skull) 등 미세침윤에 장벽이 될 만한 해부학적 구조를 넘어서게 되면 이 부분은 제외한다.

(3) 계획표적체적(planning target volume, PTV)

계획표적체적(PTV)은 GTV 혹은 CTV에 실제 방사선을 매일 조사할 때, 환자의 치료 자세 셋업 과정에서 발생할 수 있는 1~3 mm 의 일간 오차 및 방사선조사면의 가장자리에서의 반음영 영역을 감안한 오차를 포함한 추가 치료 범위이다. 뇌종양에서는 두부고정장치가 잘 발달되어 있고, 최근 장비의 정확성이 높아져 PTV를 GTV 혹은 CTV에 2~3 mm 이내의 오차범위 여유를 두고 설정한다. PTV는 최종적으로 방사선을 처방하는 표적체적이다.

2) 고등급 신경교종(high grade glioma)

고등급 신경교종에서 GTV는 수술하지 않은 경우 원발종양 혹은 수술을 한 경우 잔류종양을 포함하는 수술절제연이다. 수술 후 잔류 종양은 수술 후 48~72시간 이내에 MRI를 촬영하여 수술 후 발생한 출혈성 병변과의 감별이 필요하다. CTV 설정은 기관이나 방사선종양학 전문의의 판단에 따라 조금씩 다르게 설정이 되기도 한다. 하지만 크게 두 가지 형태로 대별된다. 하나는 RTOG (radiation therapy oncology group) 에서 권고하는 방식으로 종양주변 부종도 포함하면서 GTV에 2~3 cm 여유를 두고 설정하는 방식이고, EORTC (european organisation for research and treatment of cancer) 의 경우 종양주변 부종은 고려하지 않고, 잔류종양 및 수술절제연에서만 2~3 cm 여유를 두고 설정하는 방식이다. RTOG는 과거 보고에서 종양주변 부종에서 종양세포의 침윤이 있다라는 보고에 근거하고, EORTC의 경우는 대부분의 종양재발이 육안종양 및 수술절제연 2~3 cm 이내라는 점과 종양주변 부종을 포함할 경우 치료범위가 커져 부작용의 우려가 커진다는 점에 근거하고 있다.

GTV (+/- 종양주변 부종) 에 3차원적으로 2~3 cm를 확장시키다 보면, 미세종양이 침범하기 어려운 해부학적 장벽(anatomical barrier)을 흔히 만나게 되는데, 이에는 대뇌겸(falx cerebri), 뇌수막(meninges), 두개골(skull) 등이 있다. 특히 GTV에 2~3 cm 확장을 한 CTV가 두개골에 닿을 경우에는 두개골의 내측 경계부위에 최대한 밀착시켜서 CTV를 제한하여 PTV에 두피가 최대한 적게 들어가도록 세밀한 조정을 하게 되면 방사선치료 후 탈모의 정도도 경감시킬 수 있으므로 유의해서 설정해야 한다. 이는 치료 후 환자의 삶의 질에 큰 영향을 미친다. 이뿐 아니라 GTV에 단순 2~3 cm 확장 시 CTV에 심각한 부작용을 야기시킬 수 있는 주요 신경구조물, 즉 예를 들면, 시신경교차, 시신경, 뇌하수체, 뇌간 등이 포함될 수 있는데, 이 부위 처방선량이 해당 구조물의 허용선량을 넘게 될 경우 이 또한 표적체적에서 제외시켜 방사선치료 부작용 확률을 최소로 낮추도록 유의해야 한다. 그 밖의 능변두뇌지역(eloquent brain area)도 가능한 최소로 포함될 수 있도록 주의해야 한다.

3) 저등급 신경교종(low grade glioma)

저등급 신경교종의 경우 종양의 침윤성은 고등급 교종과 비슷하므로, 기본적으로 GTV, CTV, PTV 적용은 같다고 할 수 있다. 단, 저등급 신경교종의 경우 원발종양 및 수술 후 잔류 종양이 T1 조영증강 MRI에서 대부분 조영증강이 없기 때문에 GTV를 설정하는 데 있어서 T2 MRI 혹은 T2 Flair MRI 영상을 기반으로 설정하는 것이 다르다.

4) 수막종(meningioma)

수막종의 경우도 GTV는 수술 전 육안 종양 혹은 수술 후 잔류 종양을 포함한 수술절제연으로 정하면 되며, CTV의 경우는 수막종이 뇌실질로의 침윤이 교종보다는 적어서 통상적으로 수술절제연으로부터 0.5~1.0 cm 정도 범위를 확장하여 설정한다. 그리고 수막에서 발생한 종양인만큼 수막쪽으로의 여유는 1~2.0 cm 정도 설정을 한다. 수막종이 대뇌피질 바깥쪽에 생기는 만큼 두피 모근에 매우 가까우며, CTV 설정 시 두개골에 내측면에 경계를 세밀하게 잘 설정함으로써 두피에 방사선이 최소로 들어갈 수 있도록 해야 추후 장기적 탈모의 부작용 확률을 더욱 낮출 수 있다.

5) 전이성 뇌종양(brain metastases)

전이성뇌종양에서 방사선치료 표적체적은 우선 전이개수가 적어서 정위방사선수술을 하느냐 혹은 나머지 뇌의 미세전이까지 예방치료를 하느냐에 따라 다르게 정의할 수 있다.

정위방사선수술은 MRI 상 조영증강이 되는 종양부분만을 한번에 고선량의 방사선을 조사함으로써 치료하는 방식으로 조영증강이 되는 종양 그 자체가 GTV이고, 이 종양의 인접주변 미세암침윤을 고려하여 CTV 범위를 설정해야 하는 데, 전이성 뇌종양의 경우 보통 2~5 mm 정도로 정하며, 여기에 1~2 mm 의 셋업오차를 반영하여 PTV를 설정한다.

다발성 뇌전이로 전뇌를 치료하는 경우 과거에는 2차원 치료 방식으로 우측/좌측 양쪽에서 한 방향씩 단지 2개의 방사선빔으로써 전체 뇌를 치료하여 조영증강되는 육안 종양부위와 전체 나머지 뇌에도 똑 같은 30 Gy의 방사선을 조사했었다. 하지만 이 치료법은 뇌인지기능과 밀접하다고 알려진 해마 부위도 다 포함되고, 양쪽 외이도, 내이

도가 포함되어 청력 저하도 유발할 수 있는 한계를 가지고 있었다. 최근에는 세기변조방사선치료가 상용화되고 보편화되었는데, 이는 GTV에 보다 많은 선량을, 전뇌에는 보다 더 적은 선량을, 그리고 해마와 내이, 외이와 같이 부작용 발생이 심한 부위에는 그보다 훨씬 더 적은 선량이 들어가도록 할 수 있게 된 것을 의미한다. 특히 뇌인지기능 감소가 생기지 않도록 하기 위해 해마를 제외하는 세기변조 전뇌방사선치료는 거의 표준치료가 되어가고 있다. 다발성 뇌전이가 있는 경우 GTV는 MRI상 조영증강되는 종양이며, CTV는 해마를 제외한 나머지 뇌가 되며, 여기에 1~2 mm 셋업 오차 여유를 둔 PTV를 둘 수 있다. 전이병변 개수와 상관없이 뇌압상승으로 인한 증상 등이 있을 경우 뇌압상승을 일으키는 주 병변을 수술적으로 제거하고 방사선치료를 하는 경우가 있는데, 수술을 했을 경우는 통상적으로 전체 뇌를 CTV로 설정할 것을 권고하고 있다.

6) 뇌척수조사(craniospinal Irradiation)

뇌종양 중에서 수막내파종(leptomeningeal seeding) 혹은 뇌척수액파종(cerebrospinal fluid seeding)이 발생할 가능성이 매우 높거나, 이미 육안적으로 파종이 일어난 환자에서 뇌척수액이 흐르는 전체 뇌와 척수를 따라 한번에 방사선조사를 해야 하는 경우가 있다. 뇌척수조사의 경우 전체 치료범위가 머리부터 천골관까지로 그 길이가 1 미터가 넘는데, 통상적인 선형가속기의 1회 방사선치료면의 Y-축 길이는 약 40 cm 정도이므로, 성인의 경우 세 부위로 나누어 그 치료설계를 해야 한다. 세 개의 치료면이 만나는 지점은 방사선치료빔이 벌어지는 형태로 조사되는 특성에 맞추어 정확히 일치하도록 유의해서 설계를 해야 한다. 접면이 정확히 일치하지 않으면, 척수에 부분적으로 고선량이 들어가거나 지나치게 낮은 선량이 들어갈 수 있다. 한편 나선형으로 방사선을 조사함으로써 Y-축 길이에 큰 제한이 없는 토모테라피 같은 경우는 여러 개의 치료범위로 나누지 않고 한번에 전체 치료범위를 조사할 수 있다. 뇌척수조사를 하는 경우는 불가피하게 우리 몸에서 골수분율이

높은 전체 척추뼈가 함께 방사선조사되므로 환자들은 일시적으로 혈구감소가 생길 수 있으며, 그 밖에 오심, 구토, 식욕감퇴 등의 부작용이 치료 중에 생길 수 있다.

뇌척수조사를 시행해야 하는 질환의 경우는 수모세포종, 배아세포종, 송과체모세포종 등 원발암의 발생과 함께 뇌척수전이를 잘 하는 질환에서 예방적으로 치료하는 경우도 있고, 이외의 뇌종양에서 수막내파종 혹은 뇌척수액파종이 발생하여 척추관도 치료를 해야 하는 모든 경우에 이 치료범위를 적용할 수 있다.

2. 처방선량 및 치료기간

1) 분할 방사선치료 및 처방선량의 역사

종양에 대한 방사선치료의 역사는 100년을 훌쩍 넘기고 있다. 그 방사선치료가 현대의 가이드라인으로 정립될 때까지는 많은 시행 착오와 경험이 축적되어 이루어진 것이다. 방사선치료의 여러 원칙 가운데서 가장 먼저 정립된 것이 분할치료(fractionation)이다. 분할치료의 개념은 1910년부터 1930년 사이에 프랑스에서 이루어진 방사선생물학 연구에서 정립되었다. 그 중 가장 유명한 연구 중 하나로, 클라우디스 레가드(claudius regaud, 프랑스, 1870~1940)는 숫양의 고환을 거세하는 데, 일회의 방사선조사로는 피부 부작용을 피할 수가 없었는데, 분할하여 조사하였을 때는 피부부작용 없이 고환을 거세할 수 있었다고 보고함으로써, 방사선 분할치료는 일반 정상조직은 상대적으로 덜 손상을 일으키면서도 고환세포나 종양처럼 빨리 증식하는 세포들은 효과적으로 손상을 유도할 수 있다는 것을 알게 되었다. 그래서 상용전압(orthovoltage)의 방사선을 사용하여 1930년대 초에 하루에 두 번 이상씩 방사선치료를 하기도 했다. 하지만 이후 방사선 에너지가 높아지면서, 피부 부작용도 줄어들고(skin sparing effect), 하루에 두 번 치료하는 데 따르는 번거로움이 커서 점차 하루 한 차례 치료를 하게 되었으며, 또한 일주일에 매일 치료를 해서 일곱 번 치료하던 단계에서 병원 근무자가 주말에 쉴 수 있도록 주 5회, 하루에 1회 방사선치료를 하는 것이 분할치료의 표준방식으로 정립이 되었다.

회당 1.8~2 Gy로 정립된 통상분할선량은 임상 경험과 반복적인 시행착오를 통해서 확립된 것으로 생각되고 있다. 이는 뇌종양을 포함한 대부분의 암종의 성장을 억제시킬 수 있는 최소한의 분할 선량이라고 할 수 있다. 이는 일주일에 5회, 하루 1회 조사시에 적용되는 분할선량이며, 과분할방사선치료(hyperfractionated radiotherapy)나 근접치료(brachytherapy) 같은 경우에는 적용이 되지 않는다. 여기서 "최소한"의 분할 선량이라고 함은 정상조직을 보호하기 위한 설정이다. 방사선치료의 역사는 매우 오래되었고, 1.8~2 Gy의 통상분할치료 선량은 2차원 치료시대에 정립된 개념이며, 3차원 입체조형치료기법까지는 대체적으로 따르는 원칙이지만, 동시통합추가 치료(SIB, simultaneous integrated boost)가 가능한 세기변조방사선치료기법부터는 고위험 표적은 통상분할선량보다 높게, 저위험표적 및 정상조직은 보다 낮게 분할방사선량이 들어가게 달리 처방할 수 있기 때문에 통상분할방사선치료 분할선량의 개념도 변하고 있다고 보아야 할 것이다.

2) 질병 별 처방선량 – 분할선량 및 누적 총선량

(1) 저등급 침윤성 성상세포종 및 핍지교종(low-grade infiltrative astrocytoma and oligodendroglioma)

통상분할선량으로 45~54 Gy 정도를 처방한다. Radiation Therapy Oncology Group (RTOG) 9802 연구는 고위험군 저등급 교종 (18세~39세이며 불완전 절제, 혹은 40세 이상)에서 1.8 Gy 씩 30회 54 Gy 조사와 함께 PCV 항암화학보조요법을 썼을 때 생존기간의 증가를 밝혔다.

(2) 고등급 신경교종(역형성 신경교종 및 교모세포종, anaplastic glioma and glioblastoma)

전형적 처방선량은 통상분할선량으로 60 Gy 정도 처방한다. 최근 방사선치료 기법의 발달로 세기변조방사선치료와 같은 정밀치료를 통해서는 주변 정상조직에 방사선

선량을 더 낮추고, 고재발위험 영역이나 잔류종양에는 분할선량을 높여서 방사선선량을 다양하게 처방하는 동시통합추가(SIB, simultaneous integrated boost) 방사선치료를 시행할 수 있다. 고령이면서, 전신수행도가 떨어지는 환자에서는 40 Gy를 15회 소분할조사(Hypofractionated irradiation)를 시행하기도 한다.

(3) 수막종(meningioma)

WHO 조직학적 등급에 따라 Grade I인 경우 약 50 Gy, Grade III인 경우 약 60 Gy 정도까지 통상분할 방사선치료로 처방하고 있다.

(4) 뇌하수체종양

통상분할선량으로 45~54 Gy 까지 처방한다. 주변 시신경 및 시신경 교차에 과다선량이 들어가지 않도록 세심한 주의를 기울여야 한다.

(5) 중추신경계 림프종

중추신경계 림프종의 경우 다발성(multifocal nature)이 있기 때문에 전뇌방사선 치료를 주로 시행하며, 과거에 비해 현재는 전뇌방사선치료 처방 선량을 낮게 처방할 것을 권장하고 있다. 전뇌에는 24~30 Gy 정도를 처방하고, 육안종양 부분에 9~10 Gy 정도를 부분적으로 추가조사 할 수 있다. 최근 전뇌방사선치료가 생존기간 증가에 통계적으로 유의한 도움을 주지 못한다는 보고가 나와서 진단 후 초기 치료로서의 그 역할이 불분명해진 상태이다. 하지만, 독한 항암화학요법을 견디지 못하거나, 항암약물치료 후 재발한 환자에서는 효과적인 대안치료가 될 수 있다.

(6) 수모세포종 및 천막상부 원시신경외배엽종양
(medulloblastoma and supratentorial PNET)

수술 후 보조방사선치료 요법이 표준치료법이며, 뇌척수조사는 통상분할선량으로 30~36 Gy를 시행하고, 수술을 시행한 원발종양부위는 54~55.8 Gy 까지 추가조사를 시행한다. 저위험군 (Average-risk patients) 환자들의 경우 항

암화학요법과 함께 시행하면서 뇌척수조사를 23.4 Gy까지 총 선량을 낮추어 처방할 수 있다. 하지만, 수술부위는 여전히 총선량을 54~55.8 Gy까지 추가 조사하는 것이 권장되고 있다.

(7) 전이성 뇌종양

4개 이하의 전이성 뇌종양은 방사선수술치료를 권장하고 있지만, 5개를 초과하는 전이병소를 가진 환자에서는 전뇌방사선치료를 시행함으로써 재발률을 떨어뜨릴 수 있다. 전뇌방사선치료가 일부 환자에서 뇌인지기능을 떨어뜨릴 수 있다고 보고되고 있지만, 전이성 뇌종양의 반복적인 재발이 뇌인지기능에 보다 악영향 미칠 수 있으므로 적절한 고려가 필요하다.

전뇌방사선치료를 위해 가장 흔히 처방하는 선량은 3 Gy 분할선량으로 10회 조사하여 총 30 Gy를 처방하는 것이다. 하지만, 이 치료기법은 과거의 전통적인 치료기법으로 조사할 때부터 적용되던 선량기준으로, 현재는 뇌인지기능에 영향을 미칠 수 있다고 알려진 해마(Hippocampus)는 보호하며, 나머지 뇌 부위에 통상방사선치료를 시행하고, 육안종양부위는 한번에 보다 높은 선량을 처방할 수 있어서 정상조직의 부작용은 보다 낮추고, 육안종양 국소제어는 보다 향상된 결과를 얻고 있다.

해마 부위는 통상 10~15 Gy 이하로 제한하고, 정상 뇌는 25~30 Gy를 처방하며, 육안종양은 30~40 Gy까지 10회로 처방할 수 있다. 세부적인 선량은 환자의 전신수행도, 개별 육안종양의 크기, 개별 육안종양 사이의 거리, 전이 종양의 개수, 방사선치료 장비의 정밀도 등에 따라 조금씩 다르게 처방할 수 있다.

3. 대표적 분할 방사선치료기법

1) 2차원 치료(2D-radiotherapy)

2차원 치료는 환자의 3차원적 영상의 도움 없이 정면 혹은 측면에서 바라본 평면적 이미지상에서 종양의 위치를

추정하여 표적체적을 설정하고, 방사선조사를 하는 기법이다. 통상적으로 일반 X-ray 상에서 쉽게 관찰되는 뼈를 기준으로 진단용 CT나 MRI 등에서 종양의 위치를 뼈와의 거리를 확인하여 표적체적을 설정한다. 1990년대 중반까지 이 기법으로 치료할 수 밖에 없었으나, 이후로는 방사선치료계획용 CT가 상용화되어 일상적으로 쓰이게 되어 이제는 거의 사용되지 않는 기법이다.

2) 3차원 입체조형치료
(3D-conformal radiotherapy)

3차원 입체조형치료는 치료계획용 CT가 상용화되고 널리 보급되면서 대표적인 뇌종양치료법으로 자리매김했다. 방사선치료는 크게 치료계획단계와 방사선조사단계의 두 단계로 나누는데, 3차원 입체조형치료의 치료계획단계는 우선 치료계획용 CT를 촬영하여 환자의 3차원적 뇌영상을 얻고, 각각의 횡단면에서 표적을 설정하고, 이를 누적해서 합하면 3차원적 종양체적을 얻는다. 그리고 이 체적에 대해서 방사선조사 방향을 치료계획자의 의도에 따라 설정을 하는 데, 통상적으로 뇌종양의 경우 대략 세 방향 ~ 일곱 방향 정도까지 설정해서 분산조사를 시행한다. CT를 사용하는 이유는 CT의 하운스필드(HU) 단위를 방사선 흡수선량 계산에 매우 중요한 정보를 제공하기 때문이며, 최근에는 치료계획용으로 얻어진 CT 영상에 MRI 영상을 위치좌표를 일치시켜서 영상간 융합을 시켜 CT에서 명확하지 않은 뇌종양의 경계를 융합된 MRI 영상의 도움을 받아 보다 뚜렷한 위치와 경계 정보로 정확한 표적체적을 설정할 수가 있다. 치료단계에서는 환자의 침대와 방사선치료장비 두부 갠트리(head gantry)가 동시에 회전할 수 있어서 다양한 각도에서 환자의 종양을 치료할 수가 있다. 요즘은 대부분의 방사선치료 장비에 Cone-Beam CT 영상장비가 함께 장착되어 있어서 환자는 치료테이블에 누운 상태에서 치료직전에 표적 및 환자의 위치가 치료계획좌표와 일치하는지를 용이하고 정확하게 검증할 수가 있다. 치료계획단계에서 MRI 영상융합 및 치료단계에서 Cone-Beam CT를

통해서 종양 및 환자 치료 좌표를 보다 정확히 하는 것을 영상유도정밀방사선치료(image-guide radiotherapy) 라고 한다. 3차원 입체조형치료는 컴퓨터 및 기계공학의 발달로 수 많은 횡단면에서의 체내 방사선선량분포를 해 낼 수 있는 계산 속도의 증가, 3차원적 위치좌표 구현능력, 영상 융합기법 등이 가능함으로써 실현된 치료기법이다.

3) 세기변조방사선치료
(intensity-modulated radiotherapy)

세기변조방사선치료는 방사선조사 방향 및 각각의 방향에서의 방사선 세기조절을 컴퓨터가 보다 빠르고 정확하게 해 줌으로써 다양한 굴곡면 및 가운데 정상조직이 있는 오목한 형태의 종양 등에도 보다 정확하고 정밀하게 방사선조사를 할 수 있고, 표적 중에서도 육안종양 혹은 수술절제연 등 잔류종양세포가 상대적으로 많다고 판단되는 곳에 선택적으로 차등 고선량조사를 할 수 있는 기법으로 광자선기반 방사선치료의 가장 진보된 형태의 치료법이라 할 수 있다. 이는 당연히 3차원적 영상기반 치료계획으로 치료계획용 CT를 촬영하고, 그것에 기반하여 설계가 이루어지는데, 세기변조방사선치료에서 핵심은 복잡한 방사선선량에 대한 빠른 컴퓨터 계산 능력, 섬세하고 다양한 세기의 방사선을 조사할 수 있는 다엽 콜리메이터(multileaf collimator, MLC) 장치, 그리고 이 장치의 방사선치료 범위 조절 속도 및 정확성 향상의 기계공학적 발달에 기인한다. 표적체적에 같은 선량을 조사하더라도, 2차원 및 3차원 입체조형치료보다 주변 정상조직에 보다 적은 양의 방사선이 조사되며, 주변 정상조직에 같은 양의 방사선이 조사되면, 표적체적에 보다 많은 방사선을 투여할 수 있어서 가장 진보된 표준치료법이라 할 수 있다.

4. 방사선치료 부작용

뇌종양에 대한 방사선치료 부작용은 증상발현 시기에 따라 세 가지로 구분할 수 있다. 방사선치료 기간 및 치료 후

6주 이내에 발생하는 것을 급성(acute), 방사선치료 종료 후 6주부터 6개월 이내에 발생하는 것을 아급성(subacute), 그리고 6개월 이후부터 약 2년 정도까지 발생하는 것을 만성(chronic) 부작용으로 분류한다.

1) 급성 부작용

방사선치료를 시작하면서 일부 환자에서 초기 1~2주 정도에 일시적으로 부종이 악화되어 치료 전 결손증상이 나빠지는 경우가 있다. 이 경우는 스테로이드를 일시적으로 투여함으로써 조절할 수 있다.

넓은 부위의 뇌가 조사되거나 뇌척수조사가 시행될 경우, 피로감, 두통 등의 증상이 생길 수 있다. 뇌척수조사의 경우는 척추뼈의 상당부분이 치료범위에 포함되기 때문에 혈구감소가 일시적으로 발생할 수 있다.

두피에 일정 정도 이상의 방사선선량이 들어가게 되면 탈모가 일어나게 된다. 탈모는 방사선치료 시작 후 2~3주 후부터 진행되며, 방사선치료 종료 약 3~4개월 정도 지나서 다시 자라기 시작한다. 측두엽이나 두정엽, 후두엽 등 종양이 두피에 가까운 쪽에 있는 경우 40~50 Gy 이상 투여되게 되면 탈모가 장기적으로 진행되거나 빈모가 올 수 있다. 세기변조방사선치료를 사용 할 경우 두피에 조사되는 선량을 30 Gy 이하로 제한한다면 장기적인 탈모는 대부분 막을 수 있다.

2) 아급성 부작용

모세혈관투과성 변화나 핍지세포(oligodendrocyte) 손상으로 인한 일시적 수초탈락(demyelinization) 현상에 기인한다. 졸림(somnolence), 두통, 피로감, 기존 결손 증상의 심화 등의 증상으로 나타나며, 스테로이드 투여에 반응을 한다. 가성 진행(pseudoprogression)은 발생시간 분류상 아급성부작용에 속한다고 할 수 있겠다.

3) 만성부작용

방사선괴사(radiation necrosis)가 가장 흔한 만성부작용이다. 이는 재발과 구별이 어려운 경우가 있으며, Multi-parametric MRI 를 통해서 감별 진단에 도움을 얻을 수 있다. 수술동공(surgical cavity) 인접 주변에 생길 경우 압력이 분산되어 뇌압증가가 덜하여 증상을 일으키지 않을 수도 있지만, 증상을 일으키는 경우 스테로이드 투여 혹은 수술적 제거가 필요할 수도 있다. 최근에는 방사선괴사의 주 원인이 모세혈관투과성 증가로 인한 것과 연관하여 VEGF (vascular endothelial growth factor) 억제제를 투여하여 효과적인 증상 완화를 얻을 수 있다고 보고되고 있다. 통상 60 Gy 정도의 방사선치료로 10~20% 정도까지 발생할 수 있으며, 항암제 동시 투여로 빈도가 다소 증가될 수 있다.

방사선치료 범위에 내이, 렌즈, 시신경 등이 포함되어 역치선량(threshold dose) 이상의 고선량방사선이 조사되면, 청력감소, 백내장, 시력감소 등의 만성부작용도 각각 나타날 수 있으므로, 방사선치료 설계 시 각 영역의 부작용 역치선량을 넘지 않도록 유의해야 한다.

References

1. Choi WH, Cho J. Evolving Clinical Cancer Radiotherapy: Concerns Regarding Normal Tissue Protection and Quality Assurance. *J Korean Med Sci.* 2016;31 Suppl 1:S75-87.

2. Colman H, Berkey BA, Maor MH, et al. Phase II Radiation Therapy Oncology Group trial of conventional radiation therapy followed by treatment with recombinant interferon-beta for supratentorial glioblastoma: results of RTOG 9710. *Int J Radiat Oncol Biol Phys.* 2006;66(3):818-824.

3. Delishaj D, Ursino S, Pasqualetti F, et al. Bevacizumab for the Treatment of Radiation-Induced Cerebral Necrosis: A Systematic Review of the Literature. *J Clin Med Res.* 2017;9(4):273-280.

4. Farzin M, Molls M, Astner S, Rondak IC, Oechsner M. Simultaneous integrated vs. sequential boost in VMAT radiotherapy of high-grade gliomas. *Strahlenther Onkol.* 2015;191(12):945-952.

5. Giaj Levra N, Sicignano G, Fiorentino A, et al. Whole brain radiotherapy with hippocampal avoidance and simultaneous integrated boost for brain metastases: a dosimetric volumetric-modulated arc therapy study. *Radiol Med.* 2016;121(1):60-69.

6. Hall EJ, Giaccia AJ. Radiobiology for the radiologist. 6th ed. Philadelphia: Lippincott Williams & Wilkins; 2006.

7. Halperin EC, Perez CA, Brady LW. Perez and Brady's principles and practice of radiation oncology. 5th ed. Philadelphia: Wolters Kluwer Health/Lippincott Williams & Wilkins; 2008.

8. Kazda T, Jancalek R, Pospisil P, et al. Why and how to spare the hippocampus during brain radiotherapy: the developing role of hippocampal avoidance in cranial radiotherapy. *Radiat Oncol.* 2014;9:139.

9. Khan FM, Gibbons JP. Khan's the physics of radiation therapy. Fifth edition. ed. Philadelphia, PA: Lippincott Williams & Wilkins/Wolters Kluwer; 2014.

10. Kim KH, Cho BC, Lee CG, et al. Hippocampus-Sparing Whole-Brain Radiotherapy and Simultaneous Integrated Boost for Multiple Brain Metastases From Lung Adenocarcinoma: Early Response and Dosimetric Evaluation. *Technol Cancer Res Treat.* 2016;15(1):122-129.

11. McPherson CM, Suki D, Feiz-Erfan I, et al. Adjuvant whole-brain radiation therapy after surgical resection of single brain metastases. *Neuro Oncol.* 2010;12(7):711-719.

12. Nakamura K, Sasaki T, Ohga S, et al. Recent advances in radiation oncology: intensity-modulated radiotherapy, a clinical perspective. *Int J Clin Oncol.* 2014;19(4):564-569.

13. Stupp R, Mason WP, van den Bent MJ, et al. Radiotherapy plus concomitant and adjuvant temozolomide for glioblastoma. *N Engl J Med.* 2005;352(10):987-996.

14. Zhao F, Li M, Kong L, Zhang G, Yu J. Delineation of radiation therapy target volumes for patients with postoperative glioblastoma: a review. *Onco Targets Ther.* 2016;9:3197-3204.

정위방사선수술: 역사 및 개요

이선일
인제대학교 신경외과

정위방사선수술은 신경외과 의사가 고안하고 개발한 신경외과적 기술이다. 라스 렉셀(lars leksell)은 1951년 "방사선수술"의 개념과 용어를 만들었다. 그는 피부절개 없이 정확하게 조절된 방사선을 초점을 맞춰서 인체내 깊은 조직에 전달하여 병변을 제거하는 것을 목표로 했다.

빔이 교차하는 곳을 교차점(isocenter)이라고 하는 데, 방사선선량은 교차점에서 교차점 바깥보다 높다. 교차점 바깥에서는 선량이 급격히 감소하므로 주변 조직은 개별 빔에서 최소의 방사선만 받는다. 방사선수술은 고선량의 빔을 두개내 표적에 조준할 수 있는 장비(정위 프레임 시스템과 3차원 영상시스템)를 이용해 정위적으로 위치를 결정(localization)하여 표적을 치료한다. 정위 프레임 시스템으로 3차원의 공간을 등록(registration)할 수 있고, 3차원 영상 시스템으로 각각의 교차점의 상호작용과 동적 회전 호(dynamic rotational arc)의 기여 정도를 빠르고 정확하게 연산할 수 있다.

처음에는 기능장애 질환(functional disorder)에서 특정 핵이나 경로의 괴사성 병변을 만들기 위해 방사선수술을 개발하였다. 이후 준괴사선량(subnecrotic dose)이 종양과 혈관의 세포반응을 유발하여 종양이 위축(shrinkage)되거나 혈관기형이 소멸(obliteration)될 수 있다고 증명되었다.

정위방사선수술은 과거에는 고선량으로 1회의 치료로 끝나는 방사선치료를 의미했지만, 2007년 미국 신경외과 의사 협회(american association of neurologic surgeon, AANS), 캐나다 신경과학 협회(canadian association for Neuroscience, CAN), 미국 치료방사선학종양학 협회(american society for therapeutic radiology and ocology, ASTRO)는 "고정식 정위 유도장치와 정위 영상유도 시스템을 이용하는, 최대 5회까지 진행하는 방사선수술"로 의미를 확대하였다.

1. 정위방사선수술의 종류

정위방사선수술은 방사선원(radiation source)의 종류에 따라 크게 3가지 종류로 나눌 수 있다. 감마나이프(gamma Knife), 선형가속기를 이용한 정위방사선수술, 중하전입자 정위방사선수술 등이 그것이다.

1) 감마나이프

1951년 방사선수술의 개념을 정의한 렉셀은 1967년 감마나이프 시제품을 처음으로 임상에서 사용했다. 초기의 감마나이프는 201개의 코발트-60(60Co)이 붕괴하면서 발생하는 감마선을 방사선원으로 개발되었다. 치료대(treatment couch)에는 헬멧 장착 자리가 있었는데, 헬멧에는 4 mm, 8 mm, 14 mm, 18 mm 직경의 빔 조리개(aperture)가 있어서 헬멧의 조리개를 통해 외부에서 빔을 조준했다. 환자의 머리에 부착된 정위 프레임은 헬멧 안에 위치했고, 그 중첩 부위가 치료영역이었다.

1984년 감마나이프 U모델에 이어 1990년 후반에 B모델과 C모델이 개발되었고, 2006년 퍼펙션(perfexion) 모델이 개발되었다. 퍼펙션 모델은 192개의 코발트-60(60Co)방사선원이 8개의 섹터에 분산되어 있는데, 각 섹터는 모터가 있어서 방사선원을 움직일 수 있다. 4 mm, 8 mm, 16 mm 조준기를 통해 서로 다른 직경의 빔을 복합적으로 사용하여 선량 분포를 최적화할 수 있다(그림 3-1). 감마나이프는 머리와 상부 경추부 병변에 적합하게 설계되었고, 작은 병변(3cm이하)에서 가장 적합하다. 코발트-60(60Co)방사선원이 오래되면 빔 출력이 감소해서 치료 시간이 길어지며, 결국 방사선원을 교체해야 한다.

2) 선형가속기를 이용한 정위방사선수술

1943년 영국에서 최초의 치료용 선형가속기(linear accelerator, LINAC)가 만들어졌다. 이전 방사선 생성장치들은 진공관 또는 동위원소를 기반으로 X선을 발생시켰는데, 선형가속기는 전자를 가속시켜 원자번호가 높은 물질과 부딪치게 만들어 X선을 생성한다(그림 3-2). 이전의 장치들과는 달리 선형가속기는 방사선원이 붕괴되지 않고, 고에너지 X선(코발트-60(60Co)의 1.25 MV와 비교하여 선형가속기는 최대 24 MV)을 생성할 수 있어서 침투력이 좋다.

1980년대에 치료계획과 하드웨어 기술이 발전함에 따라 최초의 선형가속기를 이용한 정위방사선수술 시제품이 개발되었다. 처음에는 이동형 테이블 또는 이동형 선형가속기 방사선원을 이용했으며, 회전하는 호(arc)를 통해서 원하는 형상을 만들었으며, 1992년에 최초로 상용화되었다. 선형가속기 정위방사선수술은 로봇팔을 이용해 선형가속기의 위치결정(positioning)을 자동화했고, 조리개 원뿔(aperture cone)이나 다엽 콜리메이터(multileaf collimator, MLC)를 통해 빔을 조준할 수 있게 되었고, 로봇식 치료대(couch)로 환자의 위치보정이 가능해졌다. 다엽 콜리메이터는 X선 방사선원과 표적 사이에 위치하며, 잎(leaf)의 이동을 조절해서 방사선을 조준해서 특이 선량분포(dose distribution)를 만들 수 있다. 선형가속기를 이용한 정위방사선수술의 종류로는 사이버나이프(cyberKnife), 노발리스(novalis), 트루빔(true beam)이 있다(그림 3-3).

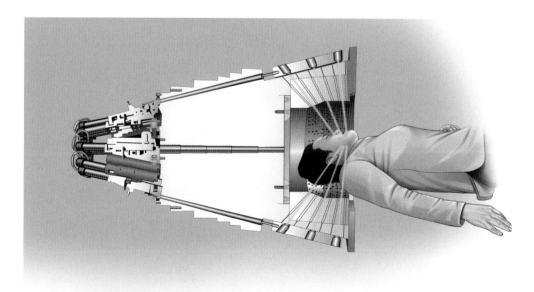

■ 그림 3-1. 감마나이프.
감마나이프 퍼팩션 모델은 192개의 코발트-60(60Co) 소스를 8개의 움직이는 섹터와 4 mm, 8 mm, 16 mm 조준기를 통해 서로 다른 직경의 빔을 복합적으로 사용하여 선량 분포를 최적화한다.

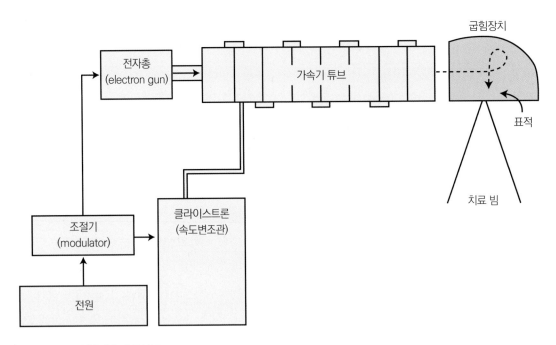

■ 그림 3-2. **선형가속기 모식도.**
클라이스트론(klystron)에 발생한 마이크로파가 가속기 튜브(accelerate tube)안의 전자를 가속화한다. 굽힘장치(bending machine)를 통해 표적으로 방향조절을 해서 치료빔을 보낸다.

3) 중하전입자 정위방사선수술
(heavy charged particle radiosurgery)

1950년대 초 어니스트 로렌스(ernest lawrence)는 헬륨이온을 통해, 제이콥 파브리칸트(jacob fabrikant)는 양성자를 통해 브래그 피크 효과(bragg peak effect)를 이용하여 하전입자(charged particle) 정위방사선수술을 개발했다. 브래그 피크 효과는 양성자가 인체를 투과할 때 특이지점에서 체내 에너지 흡수가 최고치(peak)를 보이는 것을 말한다. 감마선이나 X선 같은 고에너지 광자는 인체에 침투하고 곧 에너지의 대부분이 흡수되고 체내를 지나면서 남은 에너지가 서서히 흡수된다. 반면 중하전입자 빔은 인체에 침투할 때 에너지가 적게 흡수되고 암조직에서 특이적으로 에너지가 많이 흡수되는 브래그 피크 효과를 보인다. 중하전입자 정위방사선수술은 주로 양성자 기반으로 이루어지며, 현재 양성자치료는 척삭종(chordoma)나 연골육종(chondrosarcoma) 같은 악성 난치성 두개저종양의 치료에 흔히 이용된다. 중하전입자 발생기는 사이클로트론(cyclotron) 기반의 시스템이며 정교하고 복잡한 기술이 필요하고 매우 비싸기 때문에 전 세계적으로 제한된 수의 센터에서만 가능하다.

2. 정위방사선수술의 적응증

정위방사선수술의 적응증으로 전이성 뇌종양, 신경초종, 수막종, 뇌하수체선종, 신경교종, 두개인두종 등 악성 및 양성 뇌종양, 동정맥기형(arteriovenous malformation), 경막 동정맥류(dural arteriovenous fistula) 등 뇌혈관 질환, 삼차신경통, 불인성만성통증, 파킨슨병, 진전(tremor), 강박장애(obsessive compulsive disorder), 뇌전증 등 기능성 질환 등이 포함된다.

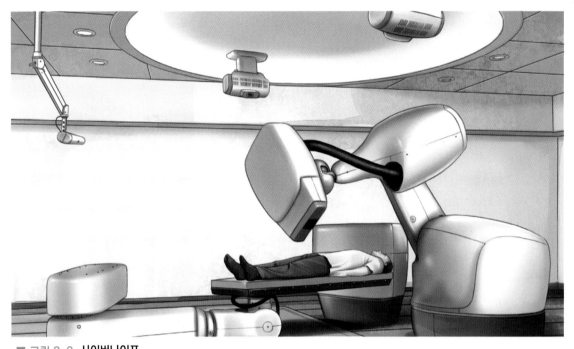

■ 그림 3-3. **사이버나이프.**
사이버나이프는 소형가속기를 위치조정 로봇팔에 장착하여 방사선을 전달한다.

3. 정위방사선수술의 치료과정

치료과정은 정위 프레임의 배치, 정위 영상의 획득, 표적
설정, 치료계획수립, 치료실행으로 이루어진다.

1) 표적의 위치결정(localization)

표적의 위치결정은 MRI, CT, 혈관조영술(angiography)
등을 통해 병소의 위치, 모양, 크기를 측정한다. MRI는 연
조직(soft tissue)과 종양의 대비가 좋기 때문에 정위방사선
수술시 주로 사용된다. CT는 MRI가 금기인 경우나 MRI의
왜곡이 심한 경우 이용되며, 정위 CT영상을 비정위 MRI영
상과 병합하여 치료계획을 세우기도 한다. 정위 혈관조영
술은 동정맥기형의 병소(nidus)와 동맥공급과 정맥배출을
측정하는 데 가장 좋은 방법이다.

2) 치료계획 수립(planning)

치료계획 수립은 정상 주변 구조물을 보존하면서 표적
영역을 적절하게 치료하는 것을 목표로 방사선이 분포하
도록 하는 과정이다. 감마나이프에서는 하나 또는 여러 개
의 교차점을 정해서 원하는 선량분포를 만든다. 다양한 직
경의 빔을 사용할 수 있고, 표적이 불규칙한 경우 원하는
선량분포를 형성하기 위해서 또는 인접한 중요 구조물을
보호하기 위해서 하나 또는 여러 개의 빔을 차단해 빔을 조
절할 수 있다. 선형가속기를 이용한 정위방사선수술의 경
우 컴퓨터 시뮬레이션 프로그램을 이용하게 치료계획을
수립하여 특정 방향으로 호(arc)나 빔의 수를 선택할 수 있
으며 정적(static) 또는 동적(dynamic) 조준기로 빔을 조절
할 수 있다.

4. 두개외 방사선수술
(extracranial radiosurgery)

두개내 병변에 대한 방사선수술이 성공하자, 1990년대 초반에 척추와 다른 부위에 대해서 방사선수술을 시도하기 시작했다. 두개외 부위는 장기의 움직임이 크고 정위를 위한 고정이 쉽지 않기 때문에 방사선수술의 시행에 어려움이 있다. 호흡에 따라 움직이는 흉복부 내의 장기를 표적으로 방사선수술을 진행하기 위해 창(chang)과 티머만(timmerman)은 2가지 방법을 제시했다. 첫 번째는 흉골과 복부의 압박 또는 호흡 중단법(breath hold technique)으로 표적의 움직임을 최소화하는 것이고, 두 번째는 실시간 추적(real-time tracking) 또는 호흡 입구법(respiratory gating technique)으로 표적의 움직임을 보상하는 것이다. 호흡 중단법은 호흡주기의 특정 단계에서 환자가 호흡을 멈추도록 해서 멈춘 동안 방사선 조사를 한다. 호흡 입구법은

외부의 호흡조절 기술을 통해 환자가 규칙적으로 호흡하도록 하고 호흡 주기의 특정 단계에 방사선조사를 하도록 동기화시킨다.

흉복부내 장기보다 척추가 호흡운동의 영향이 적었으므로 두개외 부위 중에서 처음으로 방사선수술로 치료한 장기는 척추였다. 1990년대 초반에 해밀턴(hamilton)과 동료들은 두개내 표적에 대한 정위 프레임과 유사한 척추 표적에 대한 정위 프레임을 개발했다. 블롬그렌(blomgren)과 동료들은 비침습적인 프레임을 이용하여 척추를 포함한 두개외 부위에 대해 정위방사선수술을 했다. 원발성폐암, 폐 전이, 간 전이 같은 중추신경계외 병변에도 적용되기 시작했다. 2011년 1600명의 미국 방사선 종양학자를 대상으로 실시한 조사에서 63.9%의 응답자가 정위방사선수술을 중추신경계외 부위에서 시행하는 것으로 나타났으며, 치료 대상부위는 폐(89.3%), 척추(67.5%), 간(54.5%)이었다.

References

1. Backlund EO. The history and development of radiosurgery. In:Lunsford LD, ed. Stereotactic Radiosurgery Update. New York: *Elsevier*;1992:3-9.

2. Barnett GH, Linskey ME, Adler JR, et al. Stereotactic radiosurgery: an organized neurosurgery-sanctioned definition. *J Neurosurg.* 2007;106:1-5.

3. Blomgren H, Lax I, Naslund I, Svanström R. Stereotactic high dose fraction radiation therapy of extracranial tumors using an accelerator. *Acta Oncol (Madr).* 1995;34:861-870.

4. Chang BK, Timmerman RD. Stereotactic body radiation therapy: a comprehensive review. *Am J Clin Oncol.* 2007;30:637-644.

5. Daly ME, Perks JR, Chen AM. Patterns-of-care for thoracic stereotactic body radiotherapy among practicing radiation oncologists in the United States. *J Thorac Oncol.* 2013;8:202-207.

6. Fabrikant JI, Lyman JT, Frankel KA. Heavy charged-particle Bragg peak radiosurgery for intracranial vascular disorders. *Radiat Res Suppl.* 1985;104:8244-8258.

7. Fry DW, Harvie RB, Mullet LB, Walkinsha W. Travelling wave linear accelerator for electrons. *Nature.* 1947;160:351.

8. Fry DW, Harvie RB, Mullet LB, Walkinsha W. A travelling wave linear accelerator for 4MeV electrons. *Nature.* 1948;162:859.

9. Hitchcock ER. An apparatus for stereotactic spinal surgery. Lancet. 1969;1:705-706.

10. Hug EB, Loredo LN, Slater JD, et al. Proton radiation therapy for chordomas and chondrosarcomas of the skull base. *J Neurosurg.* 1999;91:432-439.

11. Leksell L. The stereotaxic method and radiosurgery of the brain. *Acta Chir Scand.* 1951;102:316-319.

12. Munzenrider JE, Leibsch NJ. Proton therapy for tumors of the skull base. *Strahlenther Onkol.* 1999;175(suppl 2):57-63.

13. Noël G, Habrand JL, Jauffret E, et al. Radiation therapy for chordoma and chondrosarcoma of the skull base and the cervical spine. Prognostic factors and patterns of failure. *Strahlenther Onkol.* 2003;179:241-248.

14. Pan H1, Simpson DR, Mell LK, Mundt AJ, Lawson JD. A survey of stereotactic body radiotherapy use in the United States. *Cancer.* 2011;117:4566-4572.

15. Regis J, Manabu T, Guillot C, et al. Radiosurgery of the head and neck with the world's fully robotized 192 Cobalt-60 source Leksell Gamma Knife Perfexion in clinical use. <http://www.elekta.com/healthcare_international_leksell_gamma_knife_perfexion.php>; Accessed January 7, 2008.

16. Steiner L, Leksell L, Greitz T, Forster DM, Backlund EO. Stereotaxic radiosurgery for cerebral arteriovenous malformations. Report of a case. *Acta Chir Scand.* 1972;138:459-464.

17. Sterzing F, Streblow J, Scherer K, et al. SBRT for lung metastases: a pooled analysis of 651 patients and 868 lesions of the German Working Group Stereotactic Radiotherapy. *Int J Radiat Oncol Biol Phys.* 2014;90 (suppl):S31.

18. Timmerman RD, Herman J, Cho LC. Emergence of stereotactic body radiation therapy and its impact on current and future clinical practice. *J Clin Oncol.* 2014;32:2347-2854.

CHAPTER 04

정위방사선수술: 양성 뇌종양의 치료

김선환
충남대학교 신경외과

1. 수막종

전통적으로 양성 수막종은 개두술로 적출을 통해 완치가 가능하므로 수술이 표준 치료방침이지만 두개저에 위치하거나 중요한 신경 및 혈관을 침범하였을 경우에는 종양의 완전한 적출이 곤란하여 방사선수술이 대안적 치료가 된다.

수막종이 방사선수술을 시행하기에 몇 가지 적합한 이유가 있다. 먼저 방사선 생물학적 데이터를 통하여 고용량의 단일분획 방사선에 잘 반응하는 것으로 알려져 있다. 또한 종양이 영상적으로 잘 경계되어 있으며 주변 조직의 침윤 등이 없어 정확한 표적 설정이 용이하고 주변조직의 가파른 선량 감소(fall-off)에 의한 방사선 손상의 최소화가 가능하다.

종양의 크기와 성장 정도, 환자의 나이와 신경학적 증상 정도가 수막종의 치료를 결정하는 데 중요한 요인이 된다. 일반적으로 큰 종양으로 신경학적 결손 증상이 있다면 미세현미경 수술을 결정하여야 하나 고령으로 우연히 발견된 수막종은 일단 경과 관찰하는 것이 원칙이다. 방사선수술은 이 두 그룹 사이에서 환자 개개인의 상태에 따라 선택될 수 있는 치료이다. 현재까지 보고된 여러 문헌을 종합하여 보면 대략 50~70%의 환자에서 일차치료의 방법으로서 방사선수술이 시행되었다. 또한 수술 후의 재발이나 잔여

종양도 좋은 적응증이 된다.

1) 치료방법

영상은 고해상도의 조영증강 MRI가 필요하다. 하지만 3.0T이상의 높은 자장을 이용한 MRI는 영상의 왜곡에 의한 오차가 발생할 수 있기 때문에 현재 일반적으로 1.5T의 MRI를 가장 많이 이용한다. 안와나 측두개와 등의 병변에 대하여는 지방억제(fat suppression) MRI가 도움이 된다. 뇌 CT는 MRI의 영상 오차를 보정해주고, 종양으로부터 두개저 뼈나 가느다란 혈관을 구분하기에 용이하다. 가급적 종양부위의 정상 혈관과 뇌신경에 대한 방사선조사는 최소로 하는 것이 좋다.

종양의 높은 치료 성공률을 위해서는 가급적 높은 방사선 에너지를 조사하는 것이 필요하나 이와 함께 주변 정상 조직에 대한 방사선 합병증을 고려해야 한다. 치료를 위한 최적의 방사선량에 대하여는 여전히 논란의 여지가 있으나 12 Gy 이하의 낮은 방사선량은 종양 조절률에서 만족스럽지 못 하며, 15 Gy 이상의 높은 방사선량은 종양 조절률 대비 합병증 발생가능성이 높다. 따라서 종양의 크기에 따라 이 범주 내에서 주변부의 중요 구조물들을 고려하여 적절한 방사선 용량을 선택한다. 많은 감마나이프센터에서는 대략 13~14 Gy의 50% 주변 선량(marginal isodose)을 선택하고 사이버나이프와 같이 LINAC 방사선수술인 경우

에는 좀더 높은 처방선량(예, 16 Gy, 70~80%)을 선택한다.

시신경부위는 뇌신경가운데서도 예민한 부위로 선량이 10 Gy를 넘지 않아야 하며 가급적 8 Gy이하로 방사선조사가 이루어져야 시신경 기능을 유지할 수 있다. 동안신경을 포함한 운동신경은 보다 방사선에 저항성이 있어 20 Gy정도 까지도 견딜 수 있다고 보고되나 가급적 18 Gy 이하로 조사하는것이 좋다.

2) 치료결과와 합병증

수막종의 감마나이프 결과는 보고에 따라 100%까지 높은 치료 성공률을 보고하지만, 양성 종양의 특성상 5년 이상의 오랜 관찰 기간이 필요하며 그 기간이 길어질수록 종양 조절률도 저하되어 대략 90~95%의 조절률을 보인다. 그 가운데 약 60%는 종양의 크기가 줄어들고 40%는 크기의 변화 없이 더 이상 성장이 관찰되지 않는다. 종양 치료의 가장 중요한 실패요인은 종양의 크기이다. 종양의 크기가 10cc 이상이면 실패율이 올라가게 된다. 크기가 큰 종양에 대하여는 방사선조사 회수를 늘리는 분할치료 방법이나 중요 부분에만 방사선 조사를 하는 방법 등이 있다. 하지만 가장 이상적인 것은 결국 미세수술적 종양 제거 또는 감압과 함께 이차적으로 방사선수술을 선택하는 것이 종양의 크기가 커질수록 선택 가능한 치료일 것이다. 조직학적으로는 WHO 1등급의 일반 수막종이 90% 이상의 높은 조절률을 보이는 반면 WHO 2등급은 약50%, 3급 종양은 약 17% 정도로 보고되어 있다.

방사선수술의 합병증으로 가장 흔한 것은 종양 주변의 부종이다. 약 5~10%의 환자에서 발생하는 데 치료후 대략 1년 이내 발생한다. 원인으로는 치료 전 부종이 있는 경우, 종양의 크기가 10 ml 이상, 최대 방사선 조사량이 30 Gy이상, 60세 이하의 연령, 시상정맥동 주변부와 대뇌궁륭부 종양, 뇌실내 종양, 뇌와 접하는 면적이 넓을수록 잘 발생하는 것으로 알려져 있다. 뇌신경 마비는 흔치 않은데 대부분 방사선조사량이 많으면 발생할 수 있다. 그 외의 합병증으로 뇌간 손상, 뇌하수체 기능저하, 해면정맥동 종양에서의 내경동맥 폐쇄, 경련 등이 드물게 발생한다.

2. 청신경초종

청신경초종은 전체 뇌종양의 10%이내로 청력감소와 어지럼증 등으로 발견되지만 최근에는 영상검사를 통하여 우연히 발견하는 경우도 많다. 치료는 크게 미세현미경 수술과 방사선수술, 그리고 경과 관찰 세가지로 나눌 수 있다. 종양이 크고 소뇌압박증상이나 뇌간증상 등이 있다면 우선적으로 수술적 치료를 선택하여야 하며 우연히 발견된 청력 소실이 없는 내이도내의 종양에 대하여는 경과관찰을 선택할 수 있다. 방사선수술은 이 두 치료의 선택 가운데서 적절히 선택한다. 넓은 범위로 볼 때 방사선수술의 치료 선택은 크기가 3 cm이내로서 뇌압항진증상이 없는 환자이다. 최근에는 내이도내에 관찰되는 무증상 종양에 대하여도 장기간 경과 관찰에 따른 종양의 성장과 청력 보존율이 방사선수술의 결과와 비교하여 볼 때 더 나은 점이 없다는 보고도 있어 조기에 방사선수술을 선택하기도 한다.

1) 치료방법

감마나이프를 이용한 방사선수술은 종양의 경계부 방사선 조사량을 과거 20 Gy 이상까지도 시행하였으나 합병증을 최소화하고 종양 조절률을 최대화하는 범주로서 대부분의 기관에서 12~13 Gy의 치료선량을 사용한다. 사이버나이프 등의 선형가속기 분할치료는 보통 18 Gy를 3회로 나누어 70~85% isodose로 치료한다.

2) 치료결과와 합병증

방사선수술 후 종양은 크기의 변화가 없거나 약간 증가한 후 점차 크기가 감소하는 양상을 보인다. 보통 6개월~1년 사이에 수술전보다 약 20% 전후로 크기가 커진 후 차차 줄어들게 된다(그림 4-1). 감마나이프 방사선수술의 종양 조절률은 90~95% 정도로 보고된다. 하지만 방사선수술 후 재발한 경우의 2차 방사선수술은 90%이하, 3 cm 이상의 큰 종양의 경우에는 80%까지 조절률이 낮아진다. 낭성종양의 경우에는 치료 후 경과가 다양하여 종양내 작은 다포

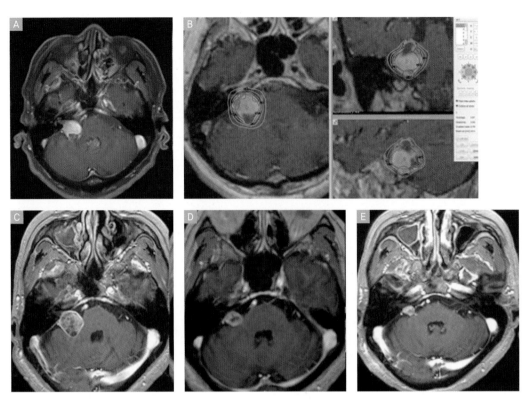

■ 그림 4-1. **청신경초종의 감마나이프 방사선수술.**
68세 남자환자로 우측 청신경 종양에 대하여 치료선량 12 Gy로 치료하였다. 치료 전 종양의 크기는 5 cc이었으며 치료 후 3개월에 일시적으로 부피가 조금씩 커지면서 종양 내부의 조영증강이 준 후 차차 크기가 줄어 최종 추적관찰시 1cc 미만으로 잘 조절되고 있다. **A.** 방사선수술 전 청신경종양, **B.** 감마나이프 치료계획, **C.** 치료 후 3개월, **D.** 치료 후 12개월, **E.** 치료 후 36개월 MRI

성 종양은 고형종양과 큰 차이를 보이지 않으나 순수 낭성 종양은 조절이 잘 되지 않거나 급격히 크기가 커지기도 하여 방사선수술보다는 미세현미경적 수술이 필요하다.

치료후의 청력 보존은 30~90%로 보고되나 이는 수술 후 추적관찰 기간에 따라 큰 차이를 보인다. 방사선수술 후 시간이 지남에 따라 차차 기능이 저하되는데 수술 후 5년 청력보존율은 60% 전후, 10년 청력보존율은 40% 전후로 보고된다. 수술 후 청력보존에 영향을 보이는 요인으로는 종양의 크기나 나이, 방사선조사가 이루어지는 청신경의 길이, 방사선량 등이 있으며 특히 달팽이관(cochlea)이 받는 방사선량은 평균 4 Gy를 넘지 않아야 청력보존에 유리하다(그림 4-2).

방사선수술의 합병증으로는 뇌신경 기능 장애와 부종에 따른 종괴효과, 수두증 등이 있다. 안면신경 마비는 드물어서 1% 미만으로 나타나나 안면감각이상 등의 삼차신경 기능장애는 5% 전후로 나타난다. 수술 후 종양주변의 부종이 발생하기도 하며 스테로이드가 증상 완화에 도움이 되고 18~24개월까지 지속되기도 한다. 정상압 수두증은 5~20%까지 발생하며 크기가 큰 신경초종에 대한 방사선수술 후 좀 더 흔히 발생한다. 증상의 진행 시 뇌실-복강 단락 수술이 필요하다.

3. 뇌하수체선종

뇌하수체선종은 뇌종양 가운데 약 10~20%를 차지하는 양성 종양이다. 대부분 종괴효과와 호르몬 분비증상으로

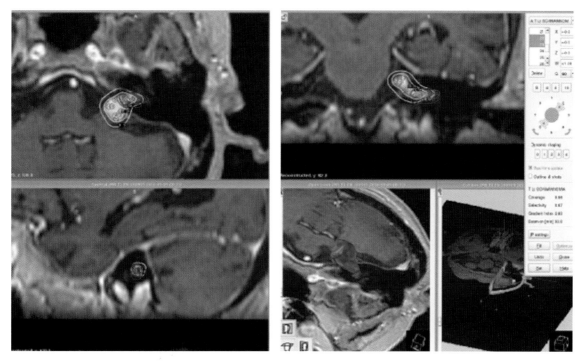

■ 그림 4-2. **청신경초종에 대한 감마나이프 방사선수술.**
달팽이관에 조사되는 평균 방사선량은 4 Gy 이하로 하는 것이 청력 유지에 도움이 된다. 감마나이프 Perfexion의 경우에는
Dynamic shaping 기능을 이용하여 달팽이관으로 조사되는 선량을 최소화할 수 있다.

발견되지만 최근 영상 검사를 통하여 우연히 발견되는 경우도 늘고 있다. 종괴효과로는 시교차부를 압박하여 발생하는 시야 장애가 특징적이며 호르몬 과다 분비증상으로는 성장호르몬 과다 분비에 따른 말단비대증, 부신피질 호르몬 과다 분비에 따른 쿠싱병, 프로락틴 과다분비에 따른 유즙 분비와 무월경증 등이 대표적인 증상이다. 치료의 방향과 목표는 이러한 압박증상의 완화와 호르몬 과다 분비의 조절로 대별될 수 있다. 대부분의 호르몬 과다 분비 증상은 프로락틴 분비 종양을 제외하고는 경접형동 접근에 의한 수술적 제거가 기본 치료이나 항상 완전한 조절을 기대할 수는 없어 추가적인 보조치료가 필요하게 된다. 약물적 치료는 그 효과가 때때로 제한적이고 방사선치료는 효과가 좋지만 전뇌하수체 기능저하의 위험이 높아 방사선수술의 역할이 중요하다.

1) 치료방법

뇌하수체선종의 기본 치료는 프로락틴 종양을 제외하고는 수술적 제거가 먼저이다. 하지만 수술적 전적출이 이루어 지지 못하였거나 재발한 경우 방사선수술을 선택하게 되며 때로 수술적 치료의 부적응증에서 차선책으로서 방사선수술을 진행한다. 기능성선종에서 비기능성선종에 비하여 더 높은 방사선량이 필요하게 된다. 일반적인 비기능성 선종은 대략 13 Gy 또는 그 이상의 50% 경계부 선량(marginal dose)을 선택하며, 기능성 선종은 20 Gy 이상의 경계부 선량을 투여하여야 호르몬분비기능의 조절이 가능하다. 표적크기에 따라 치료선량은 가감해야 한다.

종양이 해면정맥동을 침범하는 등 치료의 범위가 넓어지는 경우 분할 치료를 통하여 분할선량을 줄이기도 한다. 세포생존곡선의 Linear-quadratic 모델을 적용하게 되면 생물학적으로 동등 투여량은 1회 투여량이 15 Gy에 대하여 5

번 분할 치료 시 27 Gy(5.4 Gy x5)이다. 하지만 이 모델이 정상 조직과 종양에 그대로 반영되는 것은 아니기 때문에 용량 계산에 단순 참조하는 것이 좋다.

방사선수술전의 호르몬 조절 약물치료는 방사선수술의 효과를 경감할 수 있다는 보고도 있어 치료 전후 6~8주 정도 약물 사용을 중단하기도 한다.

2) 치료결과

(1) 비기능성 선종의 종괴 감소효과

방사선수술 후 70~100%의 종양에서 치료 후 크기가 감소하는 것으로 알려져 있다. 때로는 종양 치료 직후 종괴가 일시적으로 커질 수 있는데 이는 염증성 부종에 의한 것으로 추정한다. 이는 특히 비기능성 선종에서 종괴 감소를 목표로 치료하는 경우에 중요하다. 한 보고에 따르면 62례의 비기능성 선종에 대한 수술 후 잔존 종양 치료 결과로 64개월 중간값 추적 관찰의 결과를 정리하였을 때 60%의 환자에서 크기가 감소하였고 37%에서 크기의 변화가 없었으며 2례에서만이 크기가 증가하였다. 이는 수술 후 잔존종양에 대하여 방사선수술이 중요한 보조치료임을 보여준다.

(2) 기능성 선종의 호로몬 조절

① 말단비대증

말단비대증의 일차 치료는 수술이지만 수술의의 경험이나 종양의 크기 및 해면정맥동 침범 여부, 수술 전 성장호르몬 수치에 따라 수술 후 완전 관해는 44~74% 정도를 보인다. 관해의 정의는 일반적으로 혈액내 IGF-1이 정상화되고 GH 수치가 1 ng/mL 이하로 되는 것이다. 현재까지 알려진 방사선수술에 따른 관해율은 17~100%로 다양하게 보고되며 이는 아마도 완전 관해에 대한 정의가 다양하기 때문인 것으로 보인다. 방사선수술은 경접형동수술을 시행할 수 없는 환자에서 일차치료로도 중요한 역할을 한다.

방사선수술 후 성장호르몬은 12~60개월에 걸쳐 관해에 이르게 된다. 때문에 이 기간 중에 somatostatin계 약물의

보조적 치료가 필요하다. 치료 성공에 관여하는 요인으로는 종양에 대한 방사선량, 치료 전 GH과 IGF-1의 혈중농도, 표적크기 등이 있으나 체계적인 인자분석은 아직 부족하다. Somatostatin 약물의 방사선저항효과에 대하여는 논란의 여지는 있지만 방사선수술의 효과를 감소시키는 가능성과 치료 전 호르몬 수치의 적절한 평가를 위하여서도 방사선수술 전 잠시 약물치료를 중지하고 진행하기도 한다.

② 쿠싱병(cushing's disease)

ACTH분비 종양의 표준 치료는 수술이며 치료자의 경험과 종양 종류에 따라 50~80%의 관해율을 보인다. 관해는 24시간 UFC (urine free cortisol)로 정의한다. 한 보고에 따르면 5년 이상 장기간 추적관찰 시 재발률은 25% 이상까지 증가한다. 쿠싱병의 방사선수술 효과에 대하여는 많은 보고가 있진 않지만 40~50% 조절률이 알려져 있다. 방사선수술 후의 종양 조절과정은 말단비대증과 유사한 양상을 보여 호르몬의 관해는 24~36개월에 걸쳐 서서히 나타난다. 때문에 그 기간 동안의 호르몬 과다 분비에 따른 약물 치료가 동반되어야 된다.

말단비대증처럼 방사선수술 후 관해에 영향을 미치는 요인으로 방사선량과 종괴의 크기가 중요하다. 한 보고에 따르면 방사선수술과 함께 ketoconazole을 치료한 환자군이 그렇지 않은 환자군에 비하여 낮은 관해율을 보이는 것으로 나타났다. 치료전 호르몬 수치와 방사선수술 치료 결과의 관련성에 대하여는 아직 정확한 연관성은 알려져 있지 않다.

③ 프로락틴선종

프로락틴선종의 일차치료는 도파민 길항 약물 치료이다. 하지만 거대선종에 대하여는 수술적 치료가 필요하기도 하다. 약물이나 수술을 통해 미세선종은 약 90%에서 관해에 이르나 거대선종에 대한 수술적 치료결과는 50%를 넘지 못한다. 도파민 길항제의 치료가 곤란하고 수술적 치료가 불가능한 환자에서 방사선수술이 보조적으로 이용된다.

방사선수술의 성적은 치료 후 평균 30개월에 20~80% (평균 50%)의 관해율을 가진다. 치료효과에 대한 예후인자로는 종양의 크기와 방사선량이 중요하지만 다른 기능성 선종에 비하여 방사선수술이 많이 이루어지지 않아 치료 결과에 대한 보고 또한 충분하지 않다. 말단비대증에서와 유사하게 도파민 길항제에 대한 방사선 저항성의 가능성이 일부 보고되어 치료 전 약물치료를 중단하는 것도 고려해야 한다.

(3) 합병증

① 뇌하수체기능 저하증

방사선수술 후 뇌하수체기능 저하증은 보고에 따라 0~66%로 다양하다. 이는 뇌하수체 및 뇌하수체 줄기가 받는 방사선량, 표적 설정에 대한 정확성, 방사선수술전의 치료력으로서 기존의 방사선치료 또는 방사선수술의 정도 등에 따라 매우 다양할 수 있다. 또한 뇌하수체기능 저하에 대한 호르몬 기준이 분명치 않은 점도 있다. 이론적으로는 방사선조사를 받는 모든 환자는 정도의 차이가 있으나 약간이라도 뇌하수체기능이 떨어진다고 볼 수 있다. 장기간 추적을 통한 근래의 치료 결과를 종합하여 보면 약 20~30% 정도에서 최소 한 가지 이상의 뇌하수체 기능저하가 나타나며 이는 치료 후 5~8년에 최고조에 달한다고 알려져 있다. 전체 안장부위에 대한 광범위 방사선조사는 범뇌하수체기능저하증이 발생할 수 있음도 인지하고 정확한 치료범위의 설정이 중요하다.

② 시신경손상

방사선수술 후 발생하는 시신경 손상은 2% 이하로 보고된다. 표적과 시신경 교차부와의 거리가 5 mm 이하이고 방사선 조사선량이 8~10 Gy 이상이 될 때 시신경손상의 가능성은 올라간다. 때문에 종양이 시신경에 접하고 있다면 방사선수술은 추천되지 않으며 시신경에 조사되는 방사선량은 최대 10 Gy이하로 제한하여야 시력 보존이 가능하다 (그림 4-3).

③ 기타합병증

일시적 두통이 방사선수술 후 며칠 동안 나타날 수 있다. 다른 심각한 합병증으로는 가능성은 매우 희박하지만 방사선에 의한 악성 종양 발생과 인지기능 장애 등이 있다. 악성 종양과 달리 뇌하수체선종과 같은 양성 종양은 환자가 오랜 기간 생존하여 방사선의 장기효과를 감안하여야 하기 때문에 드물더라도 심각한 합병증의 발생 가능성을 고려하여 치료 선택에 신중을 기해야 한다.

4. 기타 양성 뇌종양

1) 기타 신경초종

삼차신경이나 경정맥구 주변에 발생하는 신경초종에 대하여도 방사선수술은 효과적인 치료방법이다. 방사선수술에 부적절한 큰 크기의 종양이나 젊은 연령의 환자에서는 수술적 치료를 먼저 시행하고 보조적 치료로서 선택할 수도 있다.

2) 두개인두종

두개인두종의 표준치료는 수술을 통한 완전한 종양절제이다. 하지만 근치적 절제를 시도하는 과정에 나타나는 심각한 합병증의 위험성과 수술 후 남게 되는 악성비만, 성장장애, 요붕증, 성문제, 갑상선 및 부신피질 기능저하증 등의 문제를 고려할 때 조금 덜 제거하고 2차적 보조 치료를 선택하는 방안도 합리적 대안이다. 두개인두종에 대한 분할 방사선치료의 경우 약 6~18%에서 방사선괴사, 시신경손상, 발암, 인지기능장애와 같은 심각한 합병증이 발생할 수 있다. 17년 중간값 기간 추적검사를 시행한 두개인두종의 방사선치료결과를 보면 58%의 어린이와 46%의 어른에서 방사선과 관련된 합병증이 발생하였고 특히 최대 선량이 61 Gy 이상일 때 급증하였다. 방사선수술은 이러한 관점에서 도움이 된다.

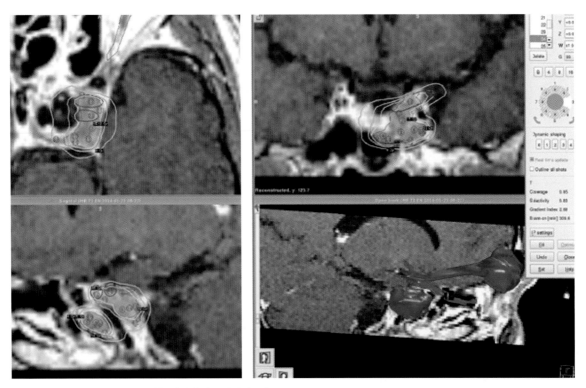

■ 그림 4-3. **뇌하수체선종에 대한 감마나이프 방사선수술.**
감마나이프 Perfexion의 Dynamic shaping기능으로 시신경교차부에 대한 방사선 조사를 최소화하여 시신경합병증을 줄일 수 있다.

3) 신경교종

경계가 좋은 WHO 1등급의 양성 신경교종은 방사선수술의 적응증이 될 수 있다. 대표적인 예로 모양세포성 성상세포종(pilocytic astrocytoma)은 크기가 작고 종양이 잘 경계지어지고 깊은 곳에 위치하여 제거가 용이하지 않을 때 방사선수술이 적절한 치료법이 된다.

4) 혈관아세포종

혈관아세포종의 치료로 다발성이거나 재발 또는 수술적 치료가 곤란할 때 방사선수술이 고려된다. 한 보고에 의하면 2년 및 5년 종양 조절률이 각각 84.5%와 75.2%를 보였으며 종양의 크기가 작고 최소 18 Gy 이상의 선량을 투여한 환자에서 더 좋은 결과를 보였다.

References

1. Bowden G, Cavaleri J, III EM, Niranjan A, Flickinger J, Lunsford LD. Cystic Vestibular Schwannomas Respond Best to Radiosurgery. *Neurosurgery*. 2017:nyx027.

2. Cai R, Barnett GH, Novak E, Chao ST, Suh JH. Principal risk of peritumoral edema after stereotactic radiosurgery for intracranial meningioma is tumor-brain contact interface area. *Neurosurgery*. Mar 2010; 66(3):513-522.

3. Casentini L, Fornezza U, Perini Z, Perissinotto E, Colombo F. Multisession stereotactic radiosurgery for large vestibular schwannomas. *Journal of neurosurgery*. 2015;122(4):818-824.

4. Chang JH, Chang JW, Choi JY, Park YG, Chung SS. Complications after gamma knife radiosurgery for benign meningiomas. *Journal of neurology, neurosurgery, and psychiatry*. Feb 2003;74(2):226-230.

5. Conti A, Pontoriero A, Siddi F, et al. Post-Treatment Edema after Meningioma Radiosurgery is a Predictable Complication. *Cureus*. May 09 2016;8(5):e605.

6. Davidson L, Fishback D, Russin JJ, et al. Postoperative Gamma Knife surgery for benign meningiomas of the cranial base. *Neurosurgical focus*. 2007;23(4):E6.

7. DiBiase SJ, Kwok Y, Yovino S, et al. Factors predicting local tumor control after gamma knife stereotactic radiosurgery for benign intracranial meningiomas. *International journal of radiation oncology, biology, physics*. Dec 01 2004;60(5):1515-1519.

8. Duma CM, Lunsford LD, Kondziolka D, Harsh GRt, Flickinger JC. Stereotactic radiosurgery of cavernous sinus meningiomas as an addition or alternative to microsurgery. *Neurosurgery*. May 1993;32(5):699-704; discussion 704-695.

9. Hoe Y, Choi YJ, Kim JH, Kwon DH, Kim CJ, Cho YH. Peritumoral Brain Edema after Stereotactic Radiosurgery for Asymptomatic Intracranial Meningiomas: Risks and Pattern of Evolution. *Journal of Korean Neurosurgical Society*. Oct 2015;58(4):379-384.

10. Huang CW, Tu HT, Chuang CY, et al. Gamma Knife radiosurgery for large vestibular schwannomas greater than 3 cm in diameter. *J Neurosurg*. Jul 14 2017:1-8.

11. Jawahar A, Kondziolka D, Garces YI, Flickinger JC, Pollock BE, Lunsford LD. Stereotactic radiosurgery for hemangioblastomas of the brain. *Acta neurochirurgica*. 2000;142(6):641-644; discussion 644-645.

12. Jezkova J, Marek J, Hana V, et al. Gamma knife radiosurgery for acromegaly--long-term experience. *Clinical endocrinology*. May 2006;64(5):588-595.

13. Kollova A, Liscak R, Novotny J, Jr., Vladyka V, Simonova G, Janouskova L. Gamma Knife surgery for benign meningioma. *Journal of neurosurgery*. Aug 2007;107(2):325-336.

14. Kondziolka D, Levy EI, Niranjan A, Flickinger JC, Lunsford LD. Long-term outcomes after meningioma radiosurgery: physician and patient perspectives. *Journal of neurosurgery*. Jul 1999;91(1):44-50.

15. Kondziolka D, Mathieu D, Lunsford LD, et al. Radiosurgery as definitive management of intracranial meningiomas. *Neurosurgery*. Jan 2008;62(1):53-58; discussion 58-60.

16. Lee S, Seo SW, Hwang J, et al. Analysis of risk factors to predict communicating hydrocephalus following gamma knife radiosurgery for intracranial schwannoma. *Cancer medicine*. Dec 2016;5(12):3615-3621.

17. Maniakas A, Saliba I. Conservative management versus stereotactic radiation for vestibular schwannomas: a meta-analysis of patients with more than 5 years' follow-up. *Otology & neurotology : official publication of the American Otological Society, American Neurotology Society [and] European Academy of Otology and Neurotology*. Feb 2012;33(2):230-238.

18. Regine WF, Mohiuddin M, Kramer S. Long-term

results of pediatric and adult craniopharyngiomas treated with combined surgery and radiation. *Radiotherapy and oncology : journal of the European Society for Therapeutic Radiology and Oncology.* Apr 1993;27(1):13-21.

19. Regis J, Carron R, Park MC, et al. Wait-and-see strategy compared with proactive Gamma Knife surgery in patients with intracanalicular vestibular schwannomas. *J Neurosurg.* Dec 2010;113 Suppl:105-111.

20. Regis J, Spatola G, Castinetti F, Roche P-H. *Radosurgery for Benign Intracranial Tumors.* 7th edition ed: Elseview; 2017. Winn HR, ed. Youmans & Winn Neurological Surgery; No. 4.

21. Rykaczewski B, Zabek M. A meta-analysis of treatment of vestibular schwannoma using Gamma Knife radiosurgery. *Contemporary Oncology.* 2014;18(1):60.

22. Vermeulen S, Kim E. The stereotactic radiosurgical treatment of common benign brain tumors: pituitary adenomas, vestibular schwannoma and meningiomas. *Translational Cancer Research.* 2014;3(4):391-398.

23. Watanabe S, Yamamoto M, Kawabe T, et al. Stereotactic radiosurgery for vestibular schwannomas: average 10-year follow-up results focusing on long-term hearing preservation. *Journal of neurosurgery.* 2016;125(Supplement 1):64-72.

24. Yang I, Sughrue ME, Han SJ, et al. A comprehensive analysis of hearing preservation after radiosurgery for vestibular schwannoma. *J Neurosurg.* Apr 2010; 112(4):851-859.

정위방사선수술: 악성 뇌종양의 치료

조영현
울산대학교 신경외과

1. 전이성 뇌종양

전이성 뇌종양은 전신암 환자의 약 20~40%에서 발생하며 환자의 생존뿐 아니라 신경학적 악화를 유발함으로써 환자의 삶의 질에 악영향을 끼치는 중요한 합병증이다. 특히 근래 들어 암에 대한 전신치료 성적이 향상되고 MRI 등 뇌영상 진단기법이 보편화됨에 따라 전이성 뇌종양의 유병률은 증가 추세에 있다. 뇌로 전이가 빈발하는 주요 원발암으로는 폐암, 유방암, 위장관계암, 신장암, 흑색종 등이 있다.

전이성 뇌종양의 예후는 매우 불량하여 치료를 하지 않을 경우 환자의 생존기간은 수개월 이내로 알려져 있으며 스테로이드 투약을 통해 약간의 수명연장 효과를 기대할 수 있다. 지난 반세기 동안 전이성 뇌종양에 대한 전통적인 치료법으로서 전뇌방사선치료가 그 역할을 수행해왔으며 이를 통해 환자의 신경학적 증상의 개선, 종양의 국소조절, 환자 생존연장의 효과를 얻을 수 있다. 하지만, 모든 전이성 뇌종양 환자에서 전뇌방사선치료의 일괄적인 적용은 그 효과와 안전성 측면에서 의문점이 제기되었고 뇌영상 기법 및 정위방사선수술의 개념과 기술이 발전함에 따라 최근 수십년 동안 기존 전뇌방사선치료의 역할은 상당 부분 정위방사선수술로 대체되었다. 이와 함께 개별환자들의 상태와 관련된 여러 가지 요인들을 감안하여 방사선수

술, 수술적 절제, 표적치료제 등 전신 항암치료, 보존적 치료 등을 단독 혹은 복합 적용함으로써 최적의 부작용 대비 치료 효과를 얻을 수 있다.

1) 예후인자 및 적응증

전이성 뇌종양에 대한 치료방침은 그 예후에 영향을 미치는 다양한 요인들을 고려하여 결정하여야 한다. 대표적인 예후 예측 체계로서 RTOG (Radiation Therapy Oncology Group) RPA (recursive partitioning analysis)에서는 환자의 수행도, 나이, 원발암의 조절 여부, 두개강외 전이 여부 등을 환자의 생존에 영향을 미치는 예후인자들로 제시하였으며 이러한 인자들의 조합에 따라 나뉜 세 개의 환자군 간에 명확한 생존기간의 차이를 보고하였다. 이러한 시도의 연장선 상에서 근래에 다양한 전이성 뇌종양의 이질적인 특성을 반영하여 조직학적 진단에 따른 예후 예측 체계로서 DS-GPA (diagnosis-specific graded prognostic assessment) 점수 체계가 고안되어 보다 더 세밀하고 정확한 예후 예측 정보를 제공하고 있다.

이러한 전이성 뇌종양의 예후에 대한 이해를 바탕으로 상대적으로 양호한 예후가 예측되는 환자군(RPA class 1 혹은 DS-GPA 점수 3.5~4.0)에서 적극적인 정위방사선수술이나 수술적 절제 등을 시행함으로써 환자의 생존연장이나 신경학적 증상의 개선, 치료 관련 부작용 최소화 등 치

료적 이득을 최대화할 수 있다. 일반적으로 수술적 절제는 종양의 크기가 3~4 cm 이상으로 크고 위치가 수술적 접근이 가능한 경우에 고려되고 이외의 경우나 다발성 병변의 경우에는 방사선수술이 선호된다. 제한된 개수(5개 미만)의 전이성 뇌종양 환자들에 있어 최근 여러 임상자료들을 통해 정위방사선수술이 전뇌방사선치료에 비해 종양의 국소조절 및 환자의 생존율 향상에 더 효과적임이 제시되고 전뇌방사선치료를 병행한 경우에 그 부작용으로서 환자의 인지기능 및 삶의 질이 현저히 감소함에 따라 방사선수술 단독 치료가 선호된다. 전이성 병변의 개수가 5개를 넘는 경우에는 전뇌방사선치료가 현재까지 표준요법으로 받아들여지고 있으나 최근 들어 정위방사선수술의 효과와 안전성에 대한 연구가 보고되고 있다.

2) 치료 효과 및 부작용

전이성 뇌종양은 뇌조직 내에서 대부분 경계가 명확하고 비침윤적 성장 양상을 보이므로 정위방사선수술의 좋은 적응증으로 간주되며 기존의 방사선치료에 잘 반응하지 않는 종류의 종양에서도 종양의 국소조절과 생존율에서 더 나은 효과를 보인다. 크기가 3 cm 미만인 단일 병변인 경우 방사선수술은 수술적 절제와 유사한 국소조절 및 생존율을 보이며 이러한 효과는 초치료 이후 재발한 종양에서도 유사하다. 5개 미만의 제한된 개수의 다발성 병변에 대한 치료에 있어서 전술한 바와 같이 정위방사선수술의 효과가 입증되었으나 더 많은 수의 다발성 병변에 대한 연구들은 현재 진행중에 있다. 제한된 개수의 병변에 대한 치료에서 방사선수술에 병행한 보조적 전뇌방사선치료는 다른 뇌 부위의 전이성 병변의 조절에 있어 방사선수술 단독 치료에 비해 더 우수한 결과를 보이지만, 이러한 효과가 환자의 생존에 유의한 영향을 미치지 않으며 이와 더불어 전뇌방사선치료의 인지기능과 삶의 질에 관련한 부작용을 감안하여 현재에는 그 시행이 권고되지 않는 추세에 있다.

정위방사선수술 이후 급성기 신경학적 증상으로 경미한 오심, 어지럼증, 두통 등이 있을 수 있으며 이는 치료 후 수일 이내 시작하는 일시적인 염증성 반응에 기인한다. 이의 예방을 위해 방사선수술 이후 단기간의 스테로이드 복용이 도움이 될 수 있다. 전이성 뇌종양에 대한 방사선수술의 가장 중요한 부작용은 방사선괴사다. 이는 치료한 종양의 약 10%에서 치료 이후 수개월에서 수년 사이에 발생하며 이의 위험인자로서 동일 병변에 대한 방사선치료 혹은 방사선수술의 기왕력, 종양의 크기, 처방 선량 등이 포함된다. 방사선괴사는 뇌영상에서 전형적으로 방사선수술 부위의 불규칙한 조영증강과 이에 동반된 주위 부종의 증가 소견을 보이고 환자들의 반수 정도에서 국소 신경학적 증상이나 징후를 동반한다. 치료로서 대부분의 경우 스테로이드 제제를 투여함으로써 증상의 완화효과를 얻을 수 있으나, 스테로이드 치료가 효과가 없거나 부작용이 심한 경우 혹은 심한 종괴효과가 동반된 경우에는 수술적 절제를 고려할 수 있다.

2. 악성 신경교종

악성 신경교종의 치료에 있어 정위방사선수술은 주로 표준치료 이후 재발한 종양에서 재방사선치료의 수단으로 고려된다. 대부분 재발은 원격전이를 동반하지 않고 원발성 종양에 인접한 국소부위에 국한되므로 방사선수술은 이러한 경우에 단독 혹은 수술적 절제나 항암치료와 병행해서 적용할 수 있다. 현재까지 재발성 악성 신경교종에 대한 방사선수술의 치료효과는 후향적 임상연구들에 의해 보고되고 있으며 최근의 한 메타분석에 의하면 재발성 질환에 대한 방사선수술 이후 중간 생존기간이 약 20개월로 치료를 하지 않는 경우 6개월 이내의 생존기간과 비교했을 때 효과가 있음을 짐작할 수 있다. 하지만, 이러한 결과는 후향적 연구의 단점(여러 가지 혼란변수들 및 환자 선별 바이어스)을 감안하여 신중한 해석을 요한다. 상대적으로 젊은 나이, 양호한 수행도, 제한된 종양의 크기 등이 양호한 예후 인자로 알려져 있다.

References

1. Aoyama H, Shirato H, Tago M, et al. Stereotactic radiosurgery plus whole-brain radiation therapy vs stereotactic radiosurgery alone for treatment of brain metastases: a randomized controlled trial. *Jama.* 2006; 295(21):2483-2491.

2. Brown PD, Jaeckle K, Ballman KV, et al. Effect of Radiosurgery Alone vs Radiosurgery With Whole Brain Radiation Therapy on Cognitive Function in Patients With 1 to 3 Brain Metastases: A Randomized Clinical Trial.*Jama.* 2016;316(4):401-409.

3. Chang EL, Wefel JS, Hess KR, et al. Neurocognition in patients with brain metastases treated with radiosurgery or radiosurgery plus whole-brain irradiation: a randomised controlled trial. *The Lancet Oncology.* 2009;10(11):1037-1044.

4. Fetcko K, Lukas RV, Watson GA, Zhang L, Dey M. Survival and complications of stereotactic radiosurgery: A systematic review of stereotactic radiosurgery for newly diagnosed and recurrent high-grade gliomas. *Medicine.* 2017;96(43):e8293.

5. Gaspar L, Scott C, Rotman M, et al. Recursive partitioning analysis (RPA) of prognostic factors in three Radiation Therapy Oncology Group (RTOG) brain metastases trials. *International journal of radiation oncology, biology, physics.* 1997;37(4):745-751.

6. Halasz LM, Uno H, Hughes M, et al. Comparative effectiveness of stereotactic radiosurgery versus whole-brain radiation therapy for patients with brain metastases from breast or non-small cell lung cancer. *Cancer.* 2016;122(13):2091-2100.

7. Kocher M, Soffietti R, Abacioglu U, et al. Adjuvant Whole-Brain Radiotherapy Versus Observation After Radiosurgery or Surgical Resection of One to Three Cerebral Metastases: Results of the EORTC 22952-26001 Study. *Journal of Clinical Oncology.* 2011;29(2): 134-141.

8. Kocher M, Wittig A, Piroth MD, et al. Stereotactic radiosurgery for treatment of brain metastases. *Strahlentherapie und Onkologie.* 2014;190(6):521-532.

9. Linskey ME, Andrews DW, Asher AL, et al. The role of stereotactic radiosurgery in the management of patients with newly diagnosed brain metastases: a systematic review and evidence-based clinical practice guideline. *Journal of Neuro-Oncology.* 2010;96(1):45-68.

10. Muacevic A, Wowra B, Siefert A, Tonn J-C, Steiger H-J, Kreth FW. Microsurgery plus whole brain irradiation versus Gamma Knife surgery alone for treatment of single metastases to the brain: a randomized controlled multicentre phase III trial. *Journal of Neuro-Oncology.* 2008;87(3):299-307.

11. Nabors LB, Portnow J, Ammirati M, et al. Central nervous system cancers, version 2.2014. Featured updates to the NCCN Guidelines. *Journal of the National Comprehensive Cancer Network : JNCCN.* 2014;12(11):1517-1523.

12. Sahgal A, Aoyama H, Kocher M, et al. Phase 3 trials of stereotactic radiosurgery with or without whole-brain radiation therapy for 1 to 4 brain metastases: individual patient data meta-analysis. *International journal of radiation oncology, biology, physics.* 2015;91(4):710-717.

13. Sneed PK, Mendez J, Vemer-van den Hoek JG, et al. Adverse radiation effect after stereotactic radiosurgery for brain metastases: incidence, time course, and risk factors. *J Neurosurg.* 2015;123(2):373-386.

14. Sperduto PW, Kased N, Roberge D, et al. Summary report on the graded prognostic assessment: an accurate and facile diagnosis-specific tool to estimate survival for patients with brain metastases. *Journal of clinical oncology : official journal of the American Society of Clinical Oncology.* 2012;30(4):419-425.

15. Sturm V, Kober B, Hover K-H, et al. Stereotactic percutaneous single dose irradiation of brain metastases with a linear accelerator. *International Journal of Radiation Oncology*Biology*Physics*. 1987;13(2):279-282.

16. Vincenzo Mingione, Marcelo Oliveira, Dheerendra Prasad, Melita Steiner, Ladislau Steiner. Gamma surgery for melanoma metastases in the brain. *Journal of Neurosurgery*. 2002;96(3):544-551.

17. Yamamoto M, Serizawa T, Shuto T, et al. Stereotactic radiosurgery for patients with multiple brain metastases (JLGK0901): a multi-institutional prospective observational study. *The Lancet Oncology*. 2014;15(4): 387-395.

기타 방사선치료

김미숙
한국원자력의학원 방사선종양학과

1. 입자치료(particle therapy)

일반적인 방사선치료는 전자(electron)를 가속하여 고에너지의 광자(photon) 즉, X-선을 생성하여 암세포를 파괴한다. 입자치료란 기존의 X-선을 이용한 방사선치료와 달리, 양성자(proton) 혹은 탄소(carbon)와 같은 양전하를 띤 이온입자(energetic ionizing particles)를 가속하여 의료에 이용하는 방사선치료의 한 형태이다.

1) 방법

그림 6-1은 다양한 종류 및 에너지(MeV)의 방사선이 인체를 통과하면서 에너지를 어떻게 전달하는지를 보여주고 있다. 전자는 에너지 전달범위가 아주 짧으므로 피부에 가까운 종양을 치료하는 데 주로 이용된다. X-선은 좀 더 깊은 부위까지 도달이 가능하지만, X-선이 지나가는 다양한 깊이에서 광범위하게 주변조직으로의 에너지 흡수가 일어난다. 즉, 정상조직에 불필요한 방사선피폭이 있을 수 있다. 반면, 양성자와 같은 입자치료에서는 입자가 인체를 통과할 때 지속적으로 적은 양의 에너지를 전달하다가 특정 깊이에 도달하였을 때 급격하게 많은 에너지를 전달하고 사라지는 브래그 피크(bragg peak)라는 독특한 현상을 보이게 된다. 브래그 피크 후방에서는 에너지가 거의 0에 가깝게 떨어지므로, X-선과 같이 주변 정상조직으로의 불필

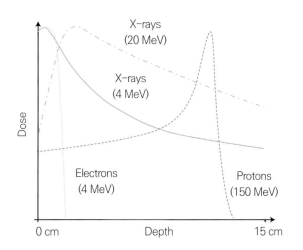

■ 그림 6-1. **방사선의 종류에 따른 체내 방사선 흡수선량의 변화.**
전자선이나 X-선과 달리, 입자선인 양성자는 최대 에너지를 마지막 수 mm에서 집중적으로 전달하고 있다.

요한 방사선피폭을 줄일 수 있는 장점이 있다.

입자는 사이클로트론(cyclotron)이나 싱크로트론(synchrotron)과 같은 거대한 가속기를 이용하여 가속하게 된다. 가속기의 말단에서 나오는 입자의 에너지를 조절하면 입자선의 인체 투과 깊이를 조절할 수 있게 되며, 최대 에너지를 전달할 깊이, 즉 브래그 피크를 발생시킬 깊이를 결정할 수 있게 된다.

입자선이 도달하는 깊이는 에너지를 변화시킴으로써 조절할 수 있으며, 상하좌우의 횡방향은 전자기장(electromagnets)을 이용하여 조절할 수 있다. 브라운관 TV의 주사선과 같은 방식으로 입자선이 진행하는 방향에 전자기장을 구성하여 입자를 원하는 방향으로 휘어지게 할 수 있으므로 그림을 그리듯 종양을 스캔할 수 있다(그림 6-2). 이러한 스캐닝 방식의 입자치료는 기존의 X-선을 이용한 방사선치료보다 세밀하게 치료할 수 있다.

(1) 양성자치료(proton therapy)

양성자치료는 양성자를 가속시켜 목표물인 종양을 타격하도록 하는 치료방법이다. 양성자선은 에너지에 따라 고유의 투과 깊이를 가지며, 특정 깊이의 수 mm 범위 내에서 폭발적으로 에너지를 전달하는 브래그 피크 현상이 나타나게 된다(그림 6-3). 임상에서는 이러한 브래그 피크 범위를 종양의 넓이만큼 넓게 확장하여 사용하는 데, 이를 SOBP (spread-out Bragg peak)라 부른다.

몸 속 깊은 곳에 위치한 종양을 치료하기 위해서는 양성자를 높은 에너지로 가속시켜야 하며 치료에 사용되는 에너지는 보통 70~250 MeV이다. 종양의 위치에 따라 살상효과가 최대가 되도록 양성자선의 에너지를 적절하게 조절할 수 있다. 이렇게 하여 종양보다 피부에 가까운 위치에 있는 정상조직은 종양조직보다 방사선을 적게 받게 되며, 종양보다 깊은 곳에 위치한 조직은 거의 0에 가까운 방사선에 노출되게 된다. 따라서 양성자치료는 기존의 방사선치료에 비해 합병증을 줄일 수 있다

(2) 탄소이온치료(carbon ion therapy)

탄소이온치료는 양성자보다 무거운 탄소이온을 이용한 방사선치료로, 최근 기술적인 발전 및 임상적 성과를 바탕으로 많은 관심을 받고 있다. 특히, 두경부암, 폐암, 간암, 뼈 및 근육암, 국소재발한 직장암, 췌장암 및 전립선암에서 좋은 효과를 보이고 있다. 또한 일반 방사선치료에 저항성이 높은 종양이지만 탄소이온치료에 좋은 성적을 내는 가장 대표적인 예로 척삭종(chordoma) 및 연골육종(chondrosarcoma)이 있다(그림 6-4). 두개기저부(skull base)에 발생하는 척색종은 매우 드문 암이다. 두개기저부

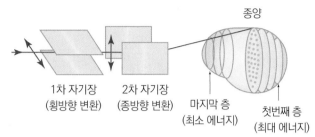

■ 그림 6-2. **입자선의 3차원 스캐닝.**
입자의 에너지를 변화시켜 깊이를 조절해 가며 스캔 작업을 진행하면, 종양의 전체 체적을 3차원적으로 스캔할 수 있다.

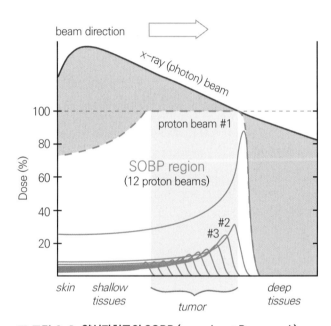

■ 그림 6-3. **양성자치료의 SOBP (spread-out Bragg peak).**
전형적인 양성자 치료에서는 SOBP(초록색 점선)가 이용된다. 12가지 다양한 에너지의 양성자선의 브래그 피크가 초록색의 가는 실선으로 표시되어 있다. 따라서 SOBP는 개개의 브래그 피크가 모여 특정 깊이에서 브래그 피크 영역을 만든다. SOBP를 활용하여 일정 부피를 가지는 종양을 효과적으로 치료할 수 있다. 동일한 종양을 X-선(보라색 실선)을 이용하여 치료한다고 가정하면, 분홍색 영역만큼 추가적으로 정상조직에 방사선이 피폭되므로 양성자 치료에 비하여 정상조직에서의 합병증을 높일 수 있다.

라는 위치의 특성상 수술적 접근이 힘들고 일반 방사선치료로는 심각한 합병증이 발생할 위험이 높아 충분한 양의 방사선치료를 시행할 수 없어 치료효과가 저조하다. 그런데, 독일의 Schulz-Ertner와 일본 Mizoe 등은 60 GyE 이상의 중입자치료를 시행한 경우 5년 국소제어율이 100%에

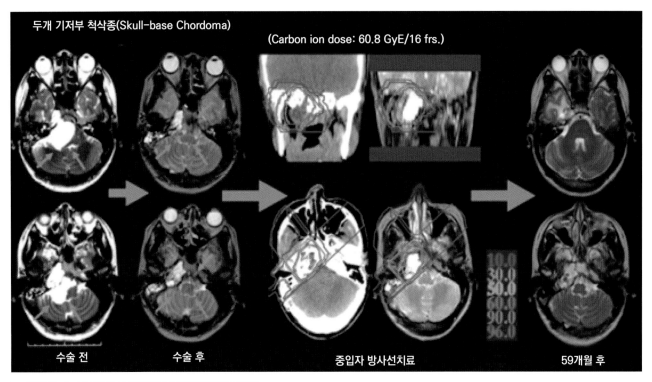

두개 기저부 척삭종(Skull-base Chordoma)

(Carbon ion dose: 60.8 GyE/16 frs.)

수술 전   수술 후   중입자 방사선치료   59개월 후

■ 그림 6-4. **두개기저부 척삭종을 가진 25세 여성환자.**
수술시 완전 절제를 하지 못하고 종양이 남아있어 중입자 방사선치료를 시행하였다. 치료 후 약 5년 동안 병의 재발 없이 생존하고 있다.

이르는 놀라운 성과를 보고하였다. 저산소상태로 일반적인 방사선에 저항성을 가지는 암종에서도 탄소이온치료는 좋은 치료성적을 보이고 있으며, 치료횟수를 줄여서 치료하는 소분할방사선치료(hypo-fractionated radiotherapy)도 가능하여 전반적인 치료기간도 단축하고 있다.

물리학적 측면에서 양성자와 탄소이온은 인체를 통과하면서 브래그 피크를 형성하여 최대 에너지를 종양에 국한하여 주위 조직의 방사선양을 줄일 수 있다. 이로써 주변 정상조직의 피해를 최소화할 수 있다. 방사선생물학적 관점에서 양성자치료와 일반 방사선치료는 비슷한 성격을 가진다. 그러나 입자치료로써 탄소이온치료는 양성자치료 및 일반 방사선치료와 비교하여 몇몇 장점이 있다. 탄소이온은 양성자보다 무거운 입자로 양성자보다 높은 생물학적 효과 (radiobiological effectiveness, RBE)를 나타내는 장점이 있다. 이는 현재 탄소이온이 임상적으로 이용하는 방사선 중 가장 높은 선형에너지전달(linear energy transfer,

LET)를 가지기 때문이다. 방사선이 인체를 통과하면서 조직에 에너지를 전달하게 되는데, 이를 LET라 부른다(그림6-5). 저 LET의 방사선은 단위길이당 전달되는 에너지량이 적고, 고 LET의 방사선은 단위길이당 전달되는 에너지량이 많다. X-선은 저 LET의 방사선을 생성하며, 탄소이온은 고 LET의 방사선을 생성하다. 이러한 고 LET의 탄소이온 방사선은 DNA이중나선 구조의 손상(double-strand break)를 많이 일으키며, 이는 회복하기 힘든 영구적인 DNA파괴로 이어져 암세포의 사멸 가능성이 높아지므로 암 치료의 효과를 높인다. 또한 고LET방사선은 저산소 상태의 종양에서도 효과가 높아 저LET의 일반 방사선치료에는 저항성을 가지는 종양을 효과적으로 치료할 가능성이 높다. 최근 탄소이온치료로 암세포가 파괴되는 과정에서 암세포의 항원이 면역체계 노출되게 되고, 이것이 체내 면역체계를 활성화하는 신호가 될 수도 있어 면역치료와 같이 치료하는 가능성도 열어두고 있다.

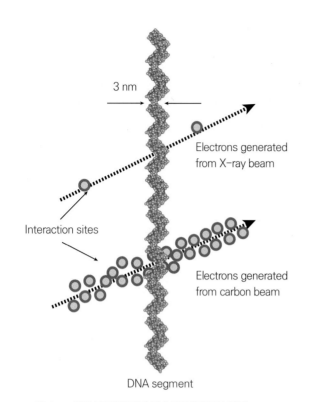

3 nm

Electrons generated
from X-ray beam

Interaction sites

Electrons generated
from carbon beam

DNA segment

■ **그림 6-5. 저 LET 방사선과 고 LET 방사선의 비교.**
고 LET의 탄소이온 방사선은 DNA 이중나선 구조의 손상(DNA double-strand break)을 많이 일으키며, 이는 회복하기 힘든 영구적인 DNA파괴로 이어져 암세포의 사멸 가능성이 높아지므로 암 치료의 효과를 높인다.

2. 붕소중성자포획치료
(BNCT, boron neutron capture therapy)

붕소중성자포획치료는 방사선치료방법 중 하나이다. 간략히 요약하면, BNCT는 두 개의 단계로 나뉜다. 첫째 단계는 비-방사성(non-radioactive) 물질인 붕소-10(boron-10)를 환자에게 주입하면, 붕소를 많이 포획하는 암세포의 특성으로 인해 암세포 내에 많은 붕소-10이 축적된다. 둘째 단계, 환자에게 고온열중성자(epithermal neutron)를 조사하면, 고온열중성자와 붕소-10이 반응하여 고에너지의 입자방사선인 알파입자가 분출하여 암세포를 파괴하게 된다(그림 6-6). BNCT는 악성 뇌종양 및 재발성, 국소진행성 두경부암에서 임상적으로 좋은 성적을 보이고 있어, 고전적인 방사선치료의 대안으로 고려되고 있다.

1) 방법

BNCT는 두 개의 분리된 요소를 이용하여 암을 치료하는 이분법적인 치료방법이다. 각각의 요소 그 자체로는 암세포에 대한 살상효과가 없지만, 두 개의 요소가 합쳐지는 경우 아주 높은 살상효과를 내어 암세포를 파괴할 수 있다. BNCT는 비-방사성의 붕소-10이 적절한 에너지의 중성자와 만났을 때 여기된 (excited) 붕소-11을 생성하는 핵 포획과 융합반응을 기반으로 하고 있다. 여기된 붕소-11은 즉시 고에너지의 알파입자(^{4}He nuclei)와 리튬-7(^{7}Li nuclei)을 생성하는 핵융합 반응을 일으킨다.

$$^{10}B + n_{th} \rightarrow [^{11}B]^{*} \rightarrow \alpha + {^{7}}Li + 2.31\ MeV$$

알파입자와 리튬이온의 생성은 1개의 세포의 크기에 해당하는5~9 μm 의 매우 한정된 공간에서 발생한다. 즉, 포획반응에 의한 살상효과는 붕소를 함유한 암세포 내로 한정될 수 있다. 만약, 정상세포가 붕소-10을 흡수하지 않는다면, 핵 포획과 융합반응이 일어나지 않아 방사선에 노출되지 않을 것이다. 따라서, BNCT의 성공여부는 충분한 양의 붕소-10을 암세포에 선택적으로 전달하고, 주변 정상세포에는 최소한의 붕소-10만을 전달할 수 있는지가 관건이다.

여러 가지 붕소 전달물질이 합성되었으나, 현재 2가지 종류의 물질이 임상시험에 이용되고 있다. 첫째는 BSH (Na2B12H11SH)이고, 둘째는 BPA (boronophenylalanine)이다. BSH 또는 BPA를 혈관으로 주입한 후 중성자선을 조사하게 된다. 중성자는 대부분 특별히 제작된 원자로에서 생성하였지만 최근의 연구 경향은 선형 가속기를 이용하여 고온 열중성자선을 생산하는 것으로 바뀌고 있다.

2) 임상적 이용

악성 뇌종양, 특히 교모세포종에서 BNCT에 거는 기대가 크다. 일본의 Kageji 등은 23명의 교모세포종 환자들에서 BNCT 단독치료로 중앙생존기간을 20개월로 늘린 치료성적을 보고하였다. 이는 교모세포종에 효과적인 항암제인

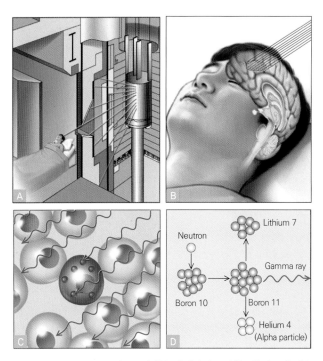

■ 그림 6-6. **A.** BNCT는 중성자를 발생시킬 수 있는 원자로나 가속기가 구비되어 있는 시설에서 치료 가능하다. **B.** 고온열중성자를 뇌종양에 조사한다. **C, D.** 고온열중성자가 사전에 체내에 주입된 붕소-10에 포획되면 붕소-11을 형성하고 알파입자 방사선을 방출하여 암세포를 파괴한다.

temozolomide를 사용하지 않은 성적으로서, 향후 항암제와 BNCT를 병용할 경우 더 좋은 성적을 기대할 수 있겠다 (그림 6-7).

3. 근접치료(brachytherapy)

근접치료란 밀봉된 방사선원(radiation source)을 치료하고자 하는 부위의 내부 또는 인접한 위치에 배치하여 치료하는 방사선치료의 한 형태이다. 근접치료는 일반적으로 자궁경부암, 전립선암, 유방암, 그리고 피부암에 대해 효과적으로 치료가 가능하며, 또한 많은 다른 신체 부위의 종양을 치료하는 데 사용될 수 있다. 근접치료의 암 완치율은 수술이나 외부방사선치료(external beam radiotherapy, EBRT)에 필적하거나, 또는 이들 방법들과 함께 사용될 때 향상된 치료 결과를 보였다. 근접치료는 단독으로 또는 수

술, 외부방사선치료 및 항암화학요법 등 다른 치료와 함께 사용할 수 있다.

근접치료는 치료용 방사성핵종(방사성동위원소)을 체내에 주입하여 파괴하고자 하는 조직에 화학적으로 국소화시키는 개방방사성선원(unsealed source)을 이용한 치료와는 다르다. 또한 체외로부터 종양에 조사하는 외부방사선치료와 달리 근접치료는 종양 부위에 정확하게 단거리 방사선원(방사성동위원소)을 위치시킨다. 이 선원들은 보호 캡슐 또는 와이어 안에 있기 때문에 전리방사선이 주변 조직의 세포를 죽이고 치료하는 것은 가능하지만 방사선 동위원소 자체가 이동하거나 체액으로 흡수되는 것을 막는다. 캡슐은 나중에 제거할 수도 있고, 그 위치에 그대로 남겨둘 수도 있다. 근접치료의 가장 큰 특징은 조사된 방사선이 선원 주위의 매우 국소적인 영역에만 영향을 미치므로 선원으로부터 멀리 떨어진 정상 조직에 대한 방사선 노출은 감소한다. 또한 치료 중에 환자가 움직이거나 종양의 체내 움직임이 있다면, 방사선원은 종양과의 정확한 위치 관계를 유지한 채 움직이게 된다. 근접치료의 이러한 특성들이 외부방사선치료와 비교하였을 때, 주변 정상 조직의 불필요한 손상 가능성은 줄이면서 종양에는 국소적으로 매우 높은 방사선량을 조사할 수 있는 장점으로 작용한다.

1) 방법

근접치료는 먼저 종양의 모양과 크기 및 주위 조직 또는 장기와의 관계를 확인하기 위해 X선, 초음파, CT, MRI 등의 영상데이터를 바탕으로 종양 및 주변 조직을 3 차원적으로 시각화한다. 이 정보를 이용하여 최적화된 방사선원의 배치를 계획할 수 있다. 여기에는 치료 부위에 방사선을 전달하는 데 사용되는 선원 운반자인 장착기(applicator)가 어디에 어떻게 위치해야 하는지 등이 포함된다. 장착기는 방사성을 띄지 않으며, 일반적으로 바늘 또는 플라스틱 카테터이다. 치료하는 암의 종류와 치료 대상 종양의 특성에 따라 사용하는 장착기의 종류가 달라진다. 치료계획은 치료 실패를 초래할 수 있는 '냉점(cold spot)'과 부작용을 초

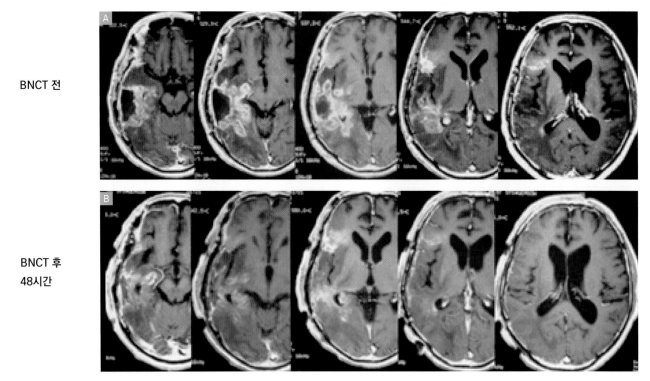

■ 그림 6-7. 교모세포종에서 BNCT의 효과.
61세의 남자환자로 우측 측두엽에 교모세포종 발생하여 수술 시행 후 방사선치료(60 Gy/30회) 시행하였으나, 1년 후 동일 부위에 암이 재발하였다. **A.** BNCT 직전, 우측 뇌에 거대한 교모세포종이 위치하고 있다. **B.** BNCT 치료 직후 48시간 후, 조영증강되던 종양의 70% 정도가 사라진 것을 확인할 수 있다.

래할 수 있는 '열점(hot spot)'이 가능한 한 생기지 않도록 해야 한다. 일단 의료진이 장착기를 환자 몸 안에 정확하게 위치시키게 되면, 일련의 가이드 튜브를 통해(방사성선원이 보관되어 있는) '후장진(afterloader)' 장치가 연결되고 치료계획을 시행한 것이 후장진 장치로 전송되어 선원이 가이드 튜브를 따라 장착기 내의 지정된 위치에 전송된다(그림 6-8). 선원은 미리 지정된 시간 동안 종양이 있는 자리에 위치한 후 다시 튜브를 따라 후장진 장치로 돌아가게 된다. 방사성 선원의 전달이 완료된 후에, 조심스럽게 장착기를 몸에서 제거한다.

2) 임상적 이용

근접치료는 일반적으로 자궁경부암, 전립선암, 유방암, 그리고 피부암을 치료하는 데 사용된다. 또한 뇌, 눈, 두경부(입술, 구강저, 혀, 비인두 및 구인두), 호흡기(기관 및 기관지), 소화기(식도, 담낭, 담관, 직장, 항문), 비뇨기(방광, 요도, 음경), 여성 생식기(자궁, 질, 외음부), 그리고 연조직 부위의 암을 치료하는 데 사용된다. 또한 뇌종양에서 외부 방사선치료만으로 최적의 방사선량분포를 보장하기에는 종양의 크기가 너무 큰 경우 또는 수술만으로 완전 제거가 힘든 경우 등에서 외부방사선 치료 또는 수술과 같이 병용하여 근접치료를 시행할 수 있다(그림 6-9).

4. 방사선 민감물질(radiosensitizer)

방사선치료를 시행할 때 방사선치료의 효과를 증진시키고 치료의 부작용을 줄일 수 있는 화학물질 또는 약물 제제는 오랫동안 관심의 대상이었고 현재도 많은 연구가 진

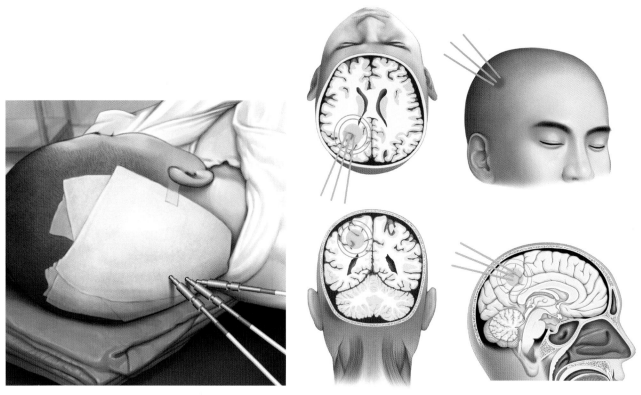

■ 그림 6-8. **장착기 위치선정 및 치료 계획.**

수술실에서 정위적 위치선정(stereotactic localization)으로 뇌종양의 위치에 장착기를 삽입한다. CT를 이용한 모의치료(simulation)를 통해 장착기의 위치 및 방사선원의 위치를 확인하여 종양을 포함하도록 하는 방사선량분포(dose distribution)를 만든다. 후장진 장치를 연결하여 치료 계획대로 치료를 시행한다.

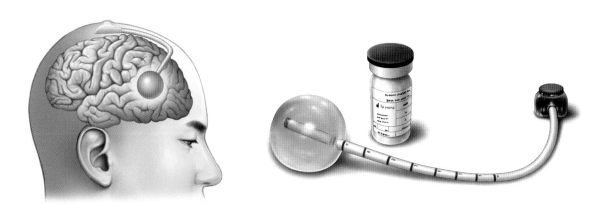

■ 그림 6-9. **뇌종양 제거 수술 후 사용하도록 고안된 GliaSite®.**

GliaSite® 풍선 카테터를 불지 않은 상태로 수술 후 종양을 제거한 공간에 위치시키고, 카테터의 반대쪽 끝은 연장시켜 환자의 두피 아래쪽에 위치시킨다. 환자가 수술에서 회복되면, 풍선을 액상의 방사선원인 Iotrex로 채운다. Iotrex는 종양 공동의 가장자리에 남아 있을 수도 있는 암세포에 직접적으로 방사선을 전달한다. 적절한 방사선량이 전달되도록 Iotrex를 카테터 안에 3~7일간 유지한다. 그 후 Iotrex 를 제거하고 간단한 수술을 통해 카테터를 제거한다.

행되고 있다. 엄격한 의미에서 방사선 민감물질은 단독으로 사용시 무독성이며 방사선과 같이 사용 시 시너지 효과를 발생하여 암독성의 증강제로서만 작용하여야 하지만 이와 같은 약물제제는 아직 시판되지 않았다. 일반적으로 항암제 및 표적치료제는 단독으로 사용 시 암 자체에 독성을 유발하면서 방사선치료와 같이 사용 시 방사선 반응성을 더 좋게 만들지만, 그 메커니즘이 반드시 시너지 효과를 일으키는 것도 아니고 부작용의 면에서 더 증가하는 경향이 있기 때문에 임상적으로 유용한 방사선 민감물질은 아직도 많은 연구가 필요하다. 현재까지 유용하다고 판단되는 민감제로서는 종양의 저산소증을 타겟으로 하는 것들이 대부분이다. 산소가 존재할 때 세포의 방사선민감성이 증가하는 것은 생체 분자의 이온화에 의해 생성되는 전자에 대한 산소의 친화력에 의한 것으로 여겨진다. 산소 이외의 분자 또한 "전자 친화도(electron affinity)"라 불리는 이러한 화학적 특성을 갖는데, 이러한 전자 친화적인 화합물을 종양에 효율적으로 도달하게 한다면 산소 모방 방식으로 작용하여 저산소세포(hypoxic cell)를 방사선에 민감하게 만든다. 이러한 화합물의 한 부류로 나이트로이미다졸(nitroimidazole)이 있으며, 여기에는 메트로니다졸(metronidazole), 미소니다졸(misonidazole), 에타니다졸(etanidazole), 피모니다졸(pimonidazole), 니모라졸(nimorazole) 같은 약물이 포함된다. 미소니다졸 및 에카니다졸은 세포 및 동물 모델 시스템에서 광범위하게 실험되었고, 임상시험에서 궁극적으로 사용할 수 있게 되었지만 미소니다졸은 예기치 않은 심각한 부작용인 말초신경병증을 유발함으로 임상적으로 사용되지 않고 있고, 에타니다졸은 신경 독성을 감소시키고자 하는 희망을 갖고 친유성이 덜하도록 설계되었으나 임상 결과에서 심한 구토 등의 부작용이 발생되어 현재 거의 사용되지 않고 있다.

References

1. Amaldi U, Kraft G. Radiotherapy with beams of carbon ions. *Rep Prog Phys*. 2005;68(8):1861–1882.

2. Ando K, Koike S, Uzawa A, et al. Biological gain of carbon-ion radiotherapy for the early response of tumor growth delay and against early response of skin reaction in mice. *J Radiat Res*. 2005;46(1):51–57.

3. Barth RF, Coderre JA, Vicente MG, Blue TE. Boron neutron capture therapy of cancer: current status and future prospects. *Clin Cancer Res*. 2005;11(11):3987–4002.

4. Barth RF, Soloway AH, Fairchild RG. Boron neutron capture therapy for cancer. *Sci Am*. 1990;263(4):100–103,106–107.

5. Barth RF, Vicente MG, Harling OK, et al. Current status of boron neutron capture therapy of high grade gliomas and recurrent head and neck cancer. *Radiat Oncol*. 2012;7:146.

6. Brown JM. Clinical trials of radiosensitizers: what should we expect. *Int J Radiat Oncol Biol Phys*. 1984; 10(3):425–429.

7. Brown JM, Yu NY, Brown DM, Lee WW. SR-2508: a 2-nitroimidazole amide which should be superior to misonidazole as a radiosensitizer for clinical use. *Int J Radiat Oncol Biol Phys*. 1981;7(6):695–703.

8. Busse PM, Harling OK, Palmer MR, et al. A critical examination of the results from the Harvard-MIT NCT program phase I clinical trial of neutron capture therapy for intracranial disease. *J Neurooncol*. 2003;62(1–2): 111–121.

9. Camphausen KA, Lawrence RC. Principles of radiation therapy. In: Pazdur R, Wagman LD, Camphausen, KA, Hoskins WJ, eds. Cancer Management: A Multidisciplinary Approach. 11th ed. *Cmp United Business Media*; 2008.

10. Cormack RA, Holloway CL, Stewart AJ, eds. Brachytherapy: Applications and Techniques. 2nd ed. *Demos Medical*; 2007.

11. Diaz AZ. Assessment of the results from the phase I/II boron neutron capture therapy trials at the Brookhaven National Laboratory from a clinician's point of view. *J Neurooncol*. 2003;62(1–2):101–109.

12. Dische S. Chemical sensitizers for hypoxic cells: a decade of experience in clinical radiotherapy. *Radiother Oncol*. 1985;3(2):97–115.

13. Dvorák J, Jandik P, Melichar B, et al. Intraluminal high dose rate brachytherapy in the treatment of bile duct and gallbladder carcinomas. *Hepatogastroenterology*. 2002;49(46):916–917.

14. Ebner DK, Kamada T. The emerging role of carbon-ion radiotherapy. *Front Oncol*. 2016;6:140.

15. Gerbaulet A, Pötter R, Mazeron JJ, Meertens H, Limbergen E, eds. The GEC ESTRO Handbook of Brachytherapy. Leuven, Belgium: *European Society for Therapeutic Radiology and Oncology*; 2002.

16. Jäkel O. State of the art in hadron therapy. *AIP Conf Proc*. 2007;958(1):70–77.

17. Kageji T, Mizobuchi Y, Nagahiro S, Nakagawa Y, Kumada H. Clinical results of boron neutron capture therapy (BNCT) for glioblastoma. *Appl Radiat Isot*. 2011;69(12):1823–1825.

18. Kankaanranta L, Seppälä T, Koivunoro H, et al. Boron neutron capture therapy in the treatment of locally recurred head-and-neck cancer: final analysis of a phase I/II trial. *Int J Radiat Oncol Biol Phys*. 2012;82(1):e67–75.

19. Kankaanranta L, Seppälä T, Koivunoro H, et al. L-boronophenylalanine-mediated boron neutron capture therapy for malignant glioma progressing after external beam radiation therapy: a phase I study. *Int J Radiat Oncol Biol Phys*. 2011;80(2):369–376.

20. Kawabata S, Miyatake S, Kuroiwa T, et al. Boron neutron capture therapy for newly diagnosed glioblastoma.

J Radiat Res. 2009;50(1):51–60.

21. Kuroiwa T, Miyatake SI, Kajimoto Y, et al. Experience of modified boron neutron capture therapy to a glioblastoma patient. *International Congress Series*. 2004;1259:39–44.

22. Lee DJ, Cosmatos D, Marcial VA, et al. Results of an RTOG phase III trial (RTOG 85-27) comparing radiotherapy plus etanidazole with radiotherapy alone for locally advanced head and neck carcinomas. *Int J Radiat Oncol Biol Phys*. 1995;32(3):567–576.

23. Lee LJ, Damato AL, Viswanathan AN. Gynecologic brachytherapy. In: Devlin P, Cormack RA, Holloway CL, Stewart AJ, eds. Brachytherapy: Applications and Techniques. 2nd ed. *Demos Medical*; 2007.

24. Mazeron JJ, Ardiet JM, Haie-Méder C, et al. GEC-ESTRO recommendations for brachytherapy for head and neck squamous cell carcinomas. *Radiother Oncol*. 2009;91(2):150–156.

25. Miyatake S, Kawabata S, Yokoyama K, et al. Survival benefit of boron neutron capture therapy for recurrent malignant gliomas. *J Neurooncol*. 2009;91(2):199–206.

26. Mizoe JE, Hasegawa A, Takagi R, Bessho H, Onda T, Tsujii H. Carbon ion radiotherapy for skull base chordoma. *Skull Base*. 2009;19(3):219–224.

27. Moss RL. Critical review, with an optimistic outlook, on boron neutron capture therapy (BNCT). *Appl Radiat Isot*. 2014;88: 2–11.

28. Nakagawa Y, Pooh K, Kobayashi T, et al. Clinical review of the Japanese experience with boron neutron capture therapy and a proposed strategy using epithermal neutron beams. *J Neurooncol*. 2003;62(1–2):87–99.

29. Pieters BR, de Back DZ, Koning CC, Zwinderman AH. Comparison of three radiotherapy modalities on biochemical control and overall survival for the treatment of prostate cancer: a systematic review. *Radiother Oncol*. 2009;93(2):168–173.

30. Schulz-Ertner D, Karger C, Feuerhake A, et al. Effectiveness of carbon ion radiotherapy in the treatment of skull-base chordomas. *Int J Radiat Oncol Biol Phys*. 2007;68(2):449–457.

31. Stewart AJ, Cormack RA, Held KD. Radiobiological concepts for brachytherapy. In: Devlin P, Nag S. High dose rate brachytherapy: its clinical applications and treatment guidelines. *Technol Cancer Res Treat*. 2004;3(3):269–287.

32. Vicente MGH. Boron in medicinal chemistry. *Anticancer Agents Med Chem*. 2006;6(2):73.

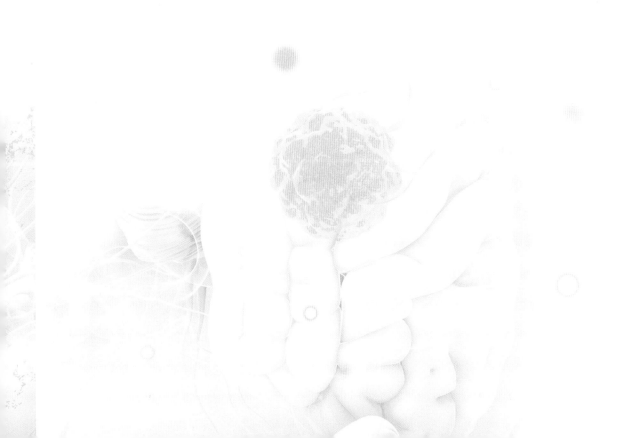

SECTION 04

뇌종양의 약물치료

CHAPTER 01   뇌종양의 항암화학요법과 생물학제제 치료

뇌종양의 항암화학요법과 생물학제제 치료

윤환중
충남대학교 혈액종양내과

신경아교종은 항암 약제의 혈액-뇌 장벽 통과의 어려움, 신경아교종 세포 자체의 항암제에 대한 내성 등의 이유로 인해 다른 암종에 비해 항암제의 역할이 미미한 것으로 알려져 왔다. 근래에 여러 약제의 개발로 치료 방법의 개선이 이루어지고 있으나 아직 만족할 만한 수준에는 이르지는 못하고 있다. 유전자 정보의 발전 등을 통하여 표적치료, 유전자치료, 면역치료 등 새로운 치료법의 발달로 신경아교종도 맞춤치료 시대로 진입될 것을 기대하여 본다.

1. 저등급 신경아교종(low grade glioma)

전통적으로 미만성 2,3도 신경아교종은 조직학적으로 희소돌기아교세포종(oligodendroglioma)과 별아교세포종(astrocytoma), 혼합성 희소돌기별아교세포종(mixed oligoastrocytoma)의 3가지로 분류된다. 그러나 이 방법은 병리학자 간에 진단에 차이가 많고 같은 조직형내에서도 예후가 달라 많은 한계점을 지니고 있었다. 2016년에 WHO에서 새로운 신경아교종 분류법을 분자적 특징에 근거하여 개정하였으며 IDH 변이, 염색체 1p/19q 소실 여부가 저등급 신경아교종 진단에 주요한 분자적 척도로 사용 되었다. 저등급 신경아교종은 전체 신경아교종의 약 15%를 차지하며 주로 30~40대에 호발한다. 발작이 주증상으로 나타나며 초기

치료는 비교연구가 진행되지는 않았지만 많은 연구에서 병변의 가능한 최대 절제가 수명의 연장을 가져옴을 보고하고 있다.

1) 저위험도 저등급 신경아교종의 항암제 치료의 시기

상반된 연구결과들이 보고되고 있지만 수술 후 조기에 시행한 방사선치료의 후기 독성(특히 인지장애)의 증가가 환자의 삶의 질에 영향을 미칠 수가 있으며 3상 연구는 없지만 많은 후향적 연구에서 최대 절제가 무병생존율, 생존기간의 증가를 가져 온다는 보고들이 있어 저위험도인 경우는 최대 절제 후 관찰이 표준치료로 되어 있다. 따라서 이 경우 항암제 치료는 아직 역할이 없는 것으로 보인다.

2) 고위험도 저등급 신경아교종의 항암제 치료의 시기

수술 후 방사선치료의 후기 인지장애 증가를 고려하여 방사선치료 대신에 항암제 치료를 하는 여러 후향적 연구들이 진행되었다. 이를 확인하기 위하여 EORTC 22033-26033 3상 연구가 진행되었으며 이는 고위험도, 1p/19q 소실이 없는 저등급 신경아교종 환자를 대상으로 수술 후 방사선치료와 Temozolomide (TMZ) 항암요법을 비

교한 연구로 무병생존율에 차이를 보이지 않았으며 전체 생존율은 중앙값에 도달하지 않았다. 최근에 고위험도(40세 미만, 아전절제술), 저등급 신경아교종 환자를 대상으로 수술 후 순차적 방사선, PCV (procarbazine, carmustine, vincristine) 치료와 방사선치료 단독을 비교한 RTOG 9802 3상 연구에서 중앙 추적기간 11.9년에 전체 생존율이 단독 치료군보다 순차 치료군이 통계적으로 의미 있는 연장을 보였다(7.8 vs. 13.3년; HR, 0.59; p = 0.003). 10년 무병생존율 역시 순차 치료군에서 높았으며(21% vs. 51%) 이 연구 결과로 수술 후 방사선치료, PCV 순차 치료가 고위험도, 저등급 신경아교종의 표준치료로 자리 매김하였다. 그러나 고위험도에 대한 정의는 각각의 연구마다 조금씩 다르며 일반적으로 40세 이상, KPS 활동도 70 이하, 크기 6 cm 이상, 중앙선 침범, 수술 전 신경학적 소실 유무 등이 꼽히고 있으나 단일한 표준이 되는 기준은 아직 정해지지 않았으며 정확한 정의를 규정하기 위한 노력들이 필요할 것이다. 2016년 개정판 이전의 조직형을 기반으로 진단한 WHO 분류는 병리학자 간에 진단에 많은 차이를 있고 한 연구에 의하면 40%까지 차이가 있음을 보고하고 있다. 최근에 분자병리의 발전으로 인해 저등급 신경아교종의 예후와 관계되는 여러 생물학적 표지자가 발견되었고 그 중 빈도가 높은 표지자들은 IDH1/2 변이, G-CIMP (glioma-CpG island methylation phenotype), 1p/19q 소실, ATRX (alpha thalassemia mental retardation X-linked), MGMT (methylguanine methyltransferase) 메틸화, TERT (telomerase reverse transcriptase) 변이 등이다. 2016년에 개정된 WHO 분류법은 조직형과 관계없이 1p/19q 소실과 IDH 변이여부를 가지고 저등급 신경아교종의 진단을 하고 있으며 앞으로 임상연구를 계획할 때 이들 생물학적 표지자의 유무를 포함시킴으로써 좀 더 명확한 결과를 얻을 수 있을 것이며 그에 따라 각각의 환자에 맞는 맞춤치료를 발전시켜 나갈 수 있을 것이다. 최근에 TMZ가 PCV 요법보다 사용하기 편리하고 부작용이 적음으로서 대체되어 지고 있으나 실제로 효과 면에서 차이가 있는지는 아직 까지는 결과가 없다. 최근에 1p/19q 소실이 없는 역형성 신경

아교종(anaplastic glioma) 환자를 대상으로 한 CATNON (EORTC 26053-22054) 3상 연구의 중간 발표에서 보조적 TMZ 사용한 군이 사용하지 않은 군에 비해 5년 생존율 55.9% vs. 44.1% 로 통계적으로 의미 있는 생존기간의 연장을 보고하였다. 실제로 PCV 요법과 TMZ 사이의 우월성을 비교하는 3상 연구(CODEL 연구)가 진행 중이며 향후 이 연구의 결과가 이에 대한 답을 줄 것으로 기대한다. 결론적으로 저위험도 환자는 최대 절제술 후 관찰하는 것이 현재까지의 표준치료이며 고위험도 환자는 최대 절제 후 방사선, PCV요법의 순차적 치료가 표준치료이다. 향후 고위험군에 대한 정확한 정의, 분자생물학적 표지자를 이용한 최적의 치료법 개발, 가장 효과적인 항암제의 결정 등은 앞으로 연구를 통하여 해결되어야 할 문제들이다.

재발한 경우 효과적인 치료는 제한적이다. 전에 방사선 치료를 받지 않은 경우는 수술이 가능하면 수술 후 방사선 치료나 항암제 치료를 해볼 수 있고 전에 방사선 치료를 받은 경우는 수술이 가능한 경우 수술 후 항암제 치료를 고려할 수 있다. 그 이후에 진행한 경우 방사선 재치료, 다른 항암제 사용, 고식적 치료 등을 고려할 수 있다.

2. 역형성 신경아교종(anaplastic glioma) 및 교모세포종(glioblastoma)

역형성 별아교세포종(astrocytoma)과 교모세포종은 어른 뇌암의 다수를 차지하며 예후가 좋지 않다. 교모세포종은 5년 생존율이 5% 내외이며 역형성 별아교세포종은 5년 생존율이 20~30% 정도이다.

이들 암종에서 항암치료의 효과는 그동안 미미했으나 최근에 항암제-방사선 동시치료가 생존기간을 증가시킴으로써 표준치료로 자리 잡고 있다. 2개의 고등급 신경아교종(high grade glioma)을 분석한 메타분석에서 수술 후 방사선치료에 항암제를 추가한 요법에서 미미한 생존기간의 연장을 보고하였다. 12개의 3상 연구에 포함된 3,004명의 환자를 분석한 메타분석에서는 수술 후 방사선치료에 항암제 치료를 추가한 경우 생존위험율(hazard ratio)은 0.85

(95% CI 0.78 – 0.91, P < 0.0001)였고 6%의 1년 생존율 증가를 보였다. 또 다른 메타분석에서는 16개의 3상 연구에 포함된 3,000명의 환자를 분석하였는데 1년에 10.1%, 2년에 8.6%의 생존율의 증가를 보고하였다.

1) 역형성 신경아교종

291명의 역형성 희소돌기아교세포종(Anaplastic oligo-dendroglioma), 역형성 희소돌기별아교세포종(anaplastic oligoastrocytoma) 환자를 대상으로 수술 후 보조요법으로 PCV 항암치료 후 방사선치료를 한 군과 방사선치료 단독군을 비교한 RTOG 9402 연구에서 두 군 간에 중앙 생존기간에 차이가 없었지만(4.6년 vs. 4.7년, p = .1) 1p/19q 동시소실이 있는 환자에서는 통계적으로 의미 있는 중앙 생존기간의 연장을 보고 하였다(14.7 vs. 7.3년, p = 0.03). 반면 소실이 없는 환자에서는 생존기간의 차이(2.6 vs. 2.7년, p=.39)가 없었다. 또 다른 3상 연구인 EORTC 26951은 368명의 역형성 희소돌기아교세포종(Anaplastic oligodendroglioma) 환자를 대상으로 수술 후 59.4 Gy의 방사선 요법을 시행하고 6회의 PCV 치료를 한 군과 방사선치료 단독군을 비교하였다. 140개월의 중앙 추적기간 동안 방사선/PCV군에서 통계적으로 의미 있는 생존기간의 연장(42.3 vs. 30.6개월, HR 0.75; 95% CI, 0.60 to 0.95)을 보였으며 1p/19q 동시소실이 있는 80명의 환자군에서도 생존기간의 연장(중앙생존값에 도달 않음 vs. 112개월; HR 0.56; 95% CI, 0.31 to 1.03)을 보고하였다. 반면에 소실이 없는 환자에서는 생존기간의 차이를 보이지 않았다. 위의 두 연구 결과를 토대로 역형성 신경아교종 환자에서 수술 후 방사선/PCV 요법이 표준치료로 자리 잡았다.

2) 교모세포종

Stupp R의 연구가 발표되기 전 교모세포종의 표준치료는 최대 절제술 후 방사선 치료였다. 2005년에 Stupp R 등이 573명의 교모세포종 환자를 대상으로 수술 후 60 Gy 방사선치료 단독군과 방사선/TMZ(75 mg/m² daily) 동시 치료후 TMZ 6회의 보조요법군을 비교한 결과를 발표하였다. 28개월 중앙 추적기간에 중앙 생존기간은 복합 치료군에서 14.6개월로 방사선 치료 단독군 12.1개월(p < 0.001)보다 의미 있게 연장되었다. 2년 생존율 역시 복합 치료군 26.5%로 단독군 10.4%보다 높음을 보고하였다. 2009년에 위의 연구를 5년 이상 추적 관찰한 결과를 발표하였으며 5년 생존율 역시 의미 있게 복합 치료군이 높았으며(10.9% vs. 1.9%, p < 0.0001) MGMT 메틸화가 TMZ 치료의 강력한 예측 인자임을 밝혔다. 위 연구의 결과로 최대 절제 후 방사선/TMZ 복합요법 후 6개월 간 TMZ 보조요법이 교모세포종의 표준치료가 되었으며 현재 임상에서 사용 중이다. Stupp 연구의 디자인 중 TMZ 보조요법의 스케줄을 5/28일에서 21/28일로 강화시킨 요법을 비교한 RTOG 0525 연구에서는 두 군 간에 생존기간의 차이를 보이지 않았다. 교모세포종 환자에서 고령은 나쁜 예후인자로 분류되며 보통 70세 이상을 기준으로 삼는다. 2개의 3상 연구에서 고령 환자에서 TMZ 단독요법과, 분할 방사선치료(fractionated radiotherapy)가 표준 방사선 치료와 대등한 치료 효과를 보고하였다. Bevacizumab이 재발한 교모세포종 환자에서 높은 반응률을 보인 이후 초치료로 기존의 표준치료에 Bevacizumab을 추가한 군을 비교한 2개의 3상 연구에서 모두 무진행 생존은 증가되었으나 전체 생존율의 차이는 없었고 Bevacizumab 군에서 부작용이 증가함을 보고하였다. 또한 국소 치료요법으로 분해 가능한 생물학적 중합체(wafer)에 항암제를 결합하여 수술 시 투입하는 치료가 연구되었으며 처음 진단받은 240명의 환자를 대상으로 BCNU-wafer를 사용한 3상 연구에서 생존기간이 11.6~13.9개월로 증가된 통계적으로 유의한 결과를 발표하였으며 이 결과로 초기치료 환자를 대상으로 FDA 승인을 획득하였다. 최근에 695명의 교모세포종 환자를 대상으로 세포의 유사분열을 방해하는 저강도 전환 전기장(TTF, tumor-treating fields)을 표준치료에 추가하여 표준치료와 비교한 3상 연구가 발표되었다. 무진행 생존기간(4.0 vs. 6.7개월, p < .001) 및 전체 생존기간(16.0 vs. 20.9개월, p < .001)이 유의하게 연장되었고 부작용의 차이는

없었다. 대부분의 교모세포종 환자는 재발을 하게 되고 재발 시 효과적인 약제는 없는 실정이다. 한 2상 연구에서 재발 시 bevacizumab 단독군과 bevacizumab/irinotecan 복합군의 6개월-무진행 생존율은 각각 42%, 50.3%였으며 반응율은 28.2%, 37.8%였으며, 이 연구 결과를 토대로 재발된 교모세포종 환자에서 bevacizumab 사용이 FDA로부터 승인되었다. 이 외에도 temozolomide, nitrosourea, PCV, platinum 복합체, irinotecan, etoposide 등이 사용되고 있다. 최근 여러 암종에서 다양한 면역치료가 효과를 나타내고 있으며 뇌암에서도 면역 검문 억제제(immune checkpoint inhibitor), 백신, 세포치료, 키메라항원수용체(chimeric antigen receptor, CAR) T세포 치료 등이 연구 중이며 앞으로 가까운 미래에 연구 결과들이 발표될 것으로 기대된다.

References

1. Aldape K, Burger PC, Perry A. Clinicopathologic aspects of 1p/19q loss and the diagnosis of oligodendroglioma. *Arch Pathol Lab Med*. 2007;131:242–251.

2. Baumert BG, Hegi ME, van den Bent MJ, et al: Temozolomide chemotherapy versus radiotherapy in high-risk low-grade glioma (EORTC 22033-26033): A randomised, open-label, phase 3 intergroup study. *Lancet Oncol* 2016 17:1521-1532.

3. Blaes J, Weiler M, Sahm F, Hentschel B, Osswald M, Czabanka M, et al. NDRG1 prognosticates the natural course of disease in WHO grade II glioma. *J Neurooncol*. 2014;117:25–32.

4. Brandes AA, Basso U, Vastola F, et al. Carboplatin and teniposide as third-line chemotherapy in patients with recurrent oligodendroglioma or oligoastrocytoma: a phase II study. *Ann Oncol*. 2003 Dec;14(12):1727-1731.

5. Bruner JM, Inouye L, Fuller GN, Langford LA. Diagnostic discrep- ancies and their clinical impact in a neuropathology referral prac- tice. *Cancer*. 1997;79: 796–803.

6. Buckner JC, Gesme D, O'Fallon JR, Hammack JE, Stafford S, Brown PD, et al. Phase II trial of procarbazine, lomustine, and vincristine as initial therapy for patients with low-grade oligodendroglioma or oligoastrocytoma: efficacy and associations with chromosomal abnormalities. *J Clin Oncol Off J Am Soc Clin Oncol*. 2003;21:251–255.

7. Buckner JC, Shaw EG, Pugh SL, et al: Radi- ation plus procarbazine, CCNU, and vincristine in low- grade glioma. *N Engl J Med* 2016 374:1344-1355.

8. Cairncross G, Wang M, Shaw E, et al.Phase III trial of chemoradiotherapy for anaplastic oligodendroglioma: long-term results of RTOG 9402. *J Clin Oncol*. 2013 Jan 20;31(3):337-343.

9. Cancer Genome Atlas Research Network, Brat DJ, Verhaak RGW, Aldape KD, Yung WKA, Salama SR, et al. Comprehensive, inte- grative genomic analysis of diffuse lower-grade gliomas. *N Engl J Med*. 2015;372:2481–2498. Proposal for a new classification of grade II and III gliomas.

10. Chamberlain MC, Wei-Tsao DD, Blumenthal DT et al. Salvage chemotherapy with CPT-11 for recurrent temozolomide-refractory anaplastic astrocytoma. *Cancer*. 2008 May 1;112(9):2038-2045.

11. Chinot OL, Wick W, Mason W, et al: Bev- acizumab plus radiotherapy-temozolomide for newly diagnosed glioblastoma. *N Engl J Med* 2014; 370:709-722.

12. Coons SW, Johnson PC, Scheithauer BW, Yates AJ, Pearl DK. Improving diagnostic accuracy and interobserver concordance in the classification and grading of primary gliomas. *Cancer*. 1997;79:1381–1393.

13. Daniels TB, Brown PD, Felten SJ, Wu W, Buckner JC, Arusell RM, et al. Validation of EORTC prognostic factors for adults with low- grade glioma: a report using intergroup 86-72-51. *Int J Radiat Oncol Biol Phys*. 2011;81:218–224.

14. Douw L, Klein M, Fagel SS, et al: Cognitive and radiological effects of radiotherapy in patients with low-grade glioma: Long-term follow-up. *Lancet Neurol* 2009;8:810-818.

15. Dubbink HJ, Taal W, van Marion R, Kros JM, van Heuvel I, Bromberg JE, et al. IDH1 mutations in low-grade astrocytomas predict survival but not response to temozolomide. *Neurology*. 2009;73:1792–1795.

16. Eckel-Passow JE, Lachance DH, Molinaro AM, Walsh KM, Decker PA, Sicotte H, et al. Glioma groups based on 1p/19q, IDH, and TERT promoter mutations in tumors. *N Engl J Med*. 2015;372: 2499–2508. Proposal for a new classification of grade II and III gliomas.

17. Fine HA, Dear KB, Loeffler JS, et al. Meta-analysis

of radiation therapy with and without adjuvant chemotherapy for malignant gliomas in adults. *Cancer.* 1993 Apr 15;71(8):2585-2597.

18. Friedman HS, Prados MD, Wen PY, et al: Bevacizumab alone and in combination with irinote- can in recurrent glioblastoma. *J Clin Oncol* 2009;27:4733-4740.

19. Fulton D, Urtasun R, Forsyth P. Phase II study of prolonged oral therapy with etoposide (VP16) for patients with recurrent malignant glioma. *J Neurooncol.* 1996 Feb;27(2):149-155.

20. Gilbert MR, Sulman EP, Mehta MP: Bev- acizumab for newly diagnosed glioblastoma. *N Engl J Med* 2014;370:2048-2049.

21. Gilbert MR, Wang M, Aldape KD, et al. Dose-dense temozolomide for newly diagnosed glioblastoma: a randomized phase III clinical trial. *J Clin Oncol.* 2013 Nov 10;31(32):4085-4091.

22. Hollon T, Hervey-Jumper SL, Sagher O, Orringer DA. Advances in the surgical management of low-grade glioma. *Semin Radiat Oncol.* 2015;25:181–188.

23. Intergroup Radiation Therapy Oncology Group Trial 9402, Cairncross G, Berkey B, Shaw E, Jenkins R, Scheithauer B, et al. Phase III trial of chemotherapy plus radiotherapy compared with radiotherapy alone for pure and mi xed anaplasti c oligodendroglioma: Intergroup Radiation Therapy Oncology Group Trial 9402. *J Clin Oncol Off J Am Soc Clin Oncol.* 2006;24: 2707–2714.

24. Lebrun C, Fontaine D, Bourg V, Ramaioli A, Chanalet S, Vandenbos F, et al. Treatment of newly diagnosed symptomatic pure low-grade oligodendrogliomas with PCV chemotherapy. *Eur J Neurol Off J Eur Fed Neurol Soc.* 2007;14:391–398.

25. Mason WP, Krol GS, DeAngelis LM. Low-grade oligodendroglioma responds to chemotherapy. *Neurology.* 1996;46:203–207.

26. Malmstro¨m A, Grønberg BH, Marosi C, et al: Temozolomide versus standard 6-week radiotherapy versus hypofractionated radiotherapy in patients older than 60 years with glioblastoma: The Nordic rando- mised,phase3trial. *Lancet Oncol* 2012;13:916-926.

27. Olar A, Sulman EP. Molecular markers in low-grade glioma-toward tumor reclassification. *Semin Radiat Oncol.* 2015;25:155–163.

28. Perry JR, Bélanger K, Mason WP, et al. Phase II trial of continuous dose-intense temozolomide in recurrent malignant glioma: RESCUE study. *J Clin Oncol.* 2010 Apr 20;28(12):2051-2057

29. Peyre M, Cartalat-Carel S, Meyronet D, Ricard D, Jouvet A, Pallud J, et al. Prolonged response without prolonged chemotherapy: a lesson from PCV chemotherapy in low-gradegliomas. *Neuro-Oncology.* 2010;12:1078–1082.

30. Pignatti F, van den Bent M, Curran D, Debruyne C, Sylvester R, Therasse P, et al. Prognostic factors for survival in adult patients with cerebral low-grade glioma. *J Clin Oncol Off J Am Soc Clin Oncol.* 2002; 20:2076–2084.

31. Prabhu RS, Won M, Shaw EG, et al: Effect of the addition of chemotherapy to radiotherapy on cognitive function in patients with low-grade glioma: Secondary analysis of RTOG 98-02. *J Clin Oncol* 2014;32: 535-541.

32. Rees J. Temozolomide in low-grade gliomas: living longer and better. *J Neurol Neurosurg Psychiatry.* 2015;86:359–360.

33. Reijneveld JC, Taphoorn MJ, Coens C, et al: Health-related quality of life in patients with high-risk low-grade glioma (EORTC 22033-26033): A rando- mised, open-label, phase 3 intergroup study. *Lancet Oncol* 2016;17:1533-1542.

34. Reuss DE, Sahm F, Schrimpf D, Wiestler B, Capper D, Koelsche C, et al. ATRX and IDH1-R132H immunohistochemistry with subse- quent copy number analysis and IDH sequencing as a basis for an Bintegrated^ diagnostic approach for adult astrocytoma, oligodendroglioma and glioblastoma. *Acta Neuropathol (Berl).* 2015;129:133-146. Proposal for

a new classification of grade II and III gliomas.

35. Smith JS, Chang EF, Lamborn KR, et al: Role of extent of resection in the long-term outcome of low-grade hemispheric gliomas. *J Clin Oncol* 2008;26:1338-1345.

36. Soffietti R, Rudà R, Bradac GB, Schiffer D. PCV chemotherapy for recurrent oligodendrogliomas and oligoastrocytomas. *Neurosurgery*. 1998;43:1066–1073.

37. Stege EMB, Kros JM, de Bruin HG, Enting RH, van Heuvel I, Looijenga LHJ, et al. Successful treatment of low-grade oligoden- droglial tumors with a chemotherapy regimen of procarbazine, lomustine, and vincristine. *Cancer*. 2005;103:802–809.

38. Stewart LA.Chemotherapy in adult high-grade glioma: a systematic review and meta-analysis of individual patient data from 12 randomised trials. *Lancet*. 2002 Mar 23;359(11):1011-1018.

39. Stupp R, Hegi ME, Mason WP, et al: Effects of radiotherapy with concomitant and adjuvant temozolomide versus radiotherapy alone on survival in glioblastoma in a randomised phase III study: 5-year analysis of the EORTC-NCIC trial. *Lancet Oncol* 2009;10:459-466.

40. Stupp R, Mason WP, van den Bent MJ, et al. Radiotherapy plus concomitant and adjuvant temozolomide for glioblastoma.; European Organisation for Research and Treatment of Cancer Brain Tumor and Radiotherapy Groups; *National Cancer Institute N Engl J Med*. 2005 Mar 10;352(10):987-996.

41. Stupp R, Taillibert S, Kanner A, et al.Effect of Tumor-Treating Fields Plus Maintenance Temozolomide vs Maintenance Temozolomide Alone on Survival in Patients With Glioblastoma: A Randomized Clinical Trial. *JAMA*. 2017 Dec 19;318(23):2306-2316.

42. Suzuki H, Aoki K, Chiba K, Sato Y, Shiozawa Y, Shiraishi Y, et al. Mutational landscape and clonal architecture in grade II and III gliomas. *Nat Genet*. 2015;47:458–468. Proposal for a new classification of grade II and III gliomas.

43. Taal W, van der Rijt CCD, Dinjens WNM, Sillevis Smitt PAE, Wertenbroek AAACM, Bromberg JEC, et al. Treatment of large low-grade oligodendroglial tumors with upfront procarbazine, lomustine, and vincristine chemotherapy with longfollow-up: retrospective cohort study with growth kinetics. *J Neurooncol*. 2015;121:365–372.

44. Tandon A, Schiff D. Therapeutic decision making in patients with newly diagnosed low grade glioma. *Curr Treat Options Oncol*. 2014;15:529–538.

45. Taylor JW, Chi AS, Cahill DP. Tailored therapy in diffuse gliomas: using molecular classifiers to optimize clinical management. *Oncol Williston Park N*. 2013;27:504–514.

46. van den Bent MJ: Interobserver variation of the histopathological diagnosis in clinical trials on glioma: A clinician's perspective. *Acta Neuropathol* 2010;120:297-304.

47. van den Bent MJ, Baumert B, Erridge SC et al. Interim results from the CATNONtrial (EORTC study 26053-22054) of treatment with concurrent and adjuvant temozolomide for 1p/19q non-co-deleted anaplastic glioma: a phase 3, randomised, open-label intergroup study. *Lancet*. 2017 Oct 7;390(10103):1645-1653.

48. van den Bent MJ, Brandes AA, Taphoorn MJ et al. Adjuvant procarbazine, lomustine, and vincristine chemotherapy in newly diagnosed anaplastic oligodendroglioma: long-term follow-up of EORTC brain tumor group study 26951. *J Clin Oncol*. 2013 Jan 20;31(3):344-350

49. van den Bent MJ, Carpentier AF, Brandes AA, Sanson M, Taphoorn MJB, Bernsen HJJA, et al. Adjuvant procarbazine, lomustine, and vincristine improves progression-free survival but not overall survival in newly diagnosed anaplastic oligodendrogliomas and oligoastrocytomas: a randomized European Organisation for Research and Treatment of Cancer phase III trial. *J Clin Oncol Off J Am Soc Clin Oncol*. 2006;24:2715–2722.

50. van den Bent MJ, Jaeckle K, Baumert B, Wick W.

RTOG 9802: good wines need aging. *J Clin Oncol Off J Am Soc Clin Oncol.* 2013;31:653–654.

51. Weller M, Weber RG, Willscher E, Riehmer V, Hentschel B, Kreuz M, et al. Molecular classification of diffuse cerebral WHO grade II/ III gliomas using genome- and transcriptome-wide profiling im- proves stratification of prognostically distinct patient groups. *Acta Neuropathol (Berl).* 2015;129:679–693. Proposal for a new classi- fication of grade II and III gliomas.

52. Westphal M, Hilt DC, Bortey E, et al: A phase 3 trial of local chemotherapy with biodegradable car- mustine (BCNU) wafers (Gliadel wafers) in patients with primary malignant glioma. *Neuro Oncol* 2003;5:79-88.

53. Wick W, Platten M, Meisner C, et al: Temo- zolomide chemotherapy alone versus radiotherapy alone for malignant astrocytoma in the elderly: The NOA-08 randomised, phase 3 trial. *Lancet Oncol* 2012;13:707-715.

54. Wick W, Puduvalli VK, Chamberlain MC, et al. Phase III study of enzastaurin compared with lomustine in the treatment of recurrent intracranial glioblastoma. *J Clin Oncol.* 2010 Mar 1;28(7):1168-1174.

55. Yung WK, Prados MD, Yaya-Tur R, et al. Multicenter phase II trial of temozolomide in patients with anaplastic astrocytoma or anaplastic oligoastrocytoma at first relapse. Temodal Brain Tumor Group. *J Clin Oncol.* 1999 Sep;17(9):2762-2771.

PART II 각론

뇌종양학 Brain Tumors

RAIN TUMORS

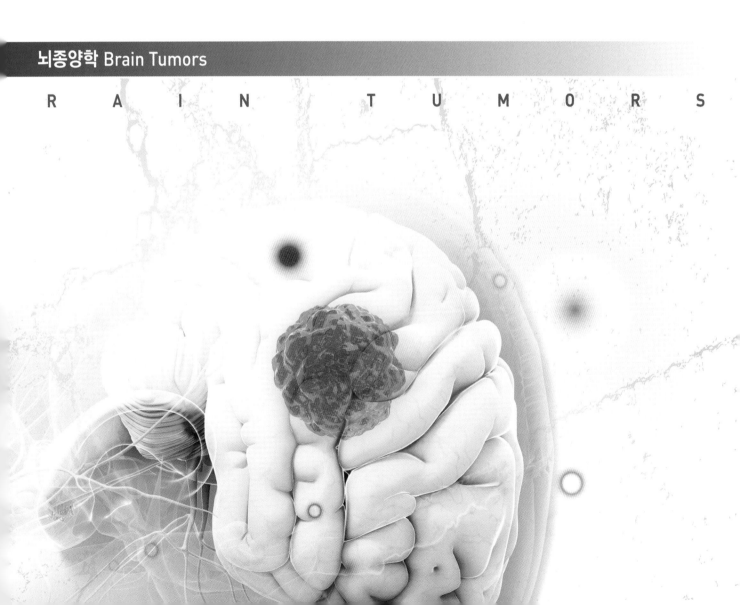

신경교종

뇌종양학 Brain Tumors

CHAPTER 01

별아교세포종과 교모세포종

김정훈
울산대학교 신경외과

교종은 성인에서 가장 흔한 일차성 뇌종양이다. 미국의 통계에 따르면 10만 명당 발생률은 6.5명이다. 저등급 교종(low grade glioma)은 WHO 뇌종양 분류에 따른 1등급 및 2등급 종양을 의미하며, 별아교세포종(astrocytoma), 희소돌기아교세포종(oligodendroglioma), 희소돌기-별아교세포종(oligoastrocytomas) 등이 포함된다. 고등급 교종(high grade glioma)는 역형성 별아교세포종(anaplastic astrocytoma), 역형성 희소돌기아교세포종(anaplastic oligodendroglioma), 교모세포종(glioblastoma)와 같은 WHO 뇌종양 분류 3등급과 4등급 종양이 포함된다.

뇌종양의 WHO 분류는 1979년 2월에 처음 성립된 후에 1993년, 2000년, 2007년 및 2016년에 수정되었다. 현미경에 의존한 형태학적 특징만을 반영한 2016년 이전의 개정판과는 달리 2016년 개정판은 형태학적 특징과 분자생물학적 특징을 함께 반영하였다. 2014년 네덜란드 하르렘(Haarlem)에서 개최된 국제신경병리학회(International Society of Neuropathology)에서 분자생물학적 특징을 어떻게 뇌종양 진단에 포함할지에 대한 논의 이후 2016년 WHO개정판에 반영되었다. 명명법은 조직학적 진단명 뒤에 분자생물학적 특징을 기술하는 식이다. 진단검사상에서 유전 돌연변이(genetic mutation)가 존재하면 "mutant"로 기술하며, 돌연변이로 보기 부족하면 "wildtype"으로 기술한다. 단, wildtype과 NOS(not otherwise specified)는 구별하여야 한다. NOS는 병리학적, 유전학적, 임상적으로 충분히 알지 못하는 상태이며 또는 진단검사상에서 유전적 특징을 알 수 없는 경우를 나타낸다. 2016년 개정판에서 대뇌신경교종증(gliomatosis cerebri)이라는 진단명은 사라졌으며, 신경아교육종(gliosarcoma)은 교모세포종, IDH-wildtype에 포함되었다(표 1-1, 그림 1-1). WHO

■ **표 1-1. 신경교종의 2016년 WHO 분류**

Diffuse astrocytoma, IDH-mutant	9400/3
Gemistocytic astrocytoma, IDH-mutant	9411/3
Diffuse astrocytoma, IDH-wildtype	9400/3
Diffuse astrocytoma, NOS	9400/3
Anaplastic astrocytoma, IDH-mutant	9401/3
Anaplastic astrocytoma, IDH-wildtype	9401/3
Anaplastic astrocytoma, NOS	9401/3
Glioblastoma, IDH-wildtype	9440/3
Giant cell glioblastoma	9441/3
Gliosarcoma	9442/3
Epithelioid glioblastoma	9440/3
Glioblastoma, IDH-mutant	9445/3
Glioblastoma, NOS	9440/3

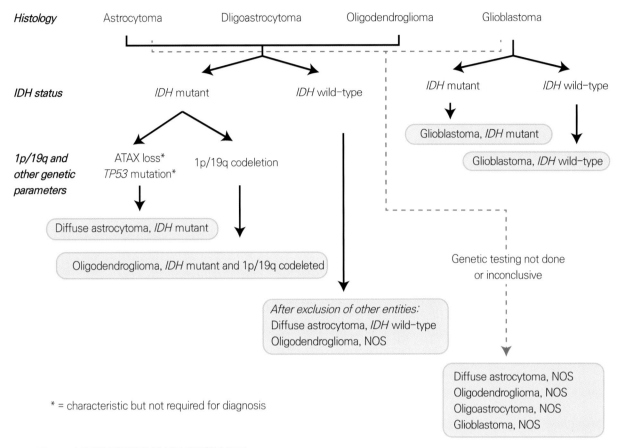

| Histology | Astrocytoma | Dligoastrocytoma | Oligodendroglioma | Glioblastoma |

■ 그림 1-1. **교종의 형태학적 및 분자유전학적 분류.**

2016년 WHO 분류에서는 기존의 형태학적 분류에 분자유전학적 특성에 따른 분류가 더해졌다. IDH변이 및 1p/19q염색체 공통 결실 여부에 따라 별아교세포종, 희소돌기아교세포종이 분류된다. 기존의 별아교희소돌기아교세포종은 아형으로서의 가치가 낮아졌다. 만약 분자유전학 검사를 시행하지 않은 경우 NOS(not otherwise specified)로 분류한다. 교모세포종 역시 형태학적 분류에 IDH 변이여부에 따라 아형을 나눈다.

등급 분류 체계(grading system)는 WHO 1등급부터 4등급으로 구성된다. WHO 2등급 종양은 핵 비정형성(nuclear atypia)을 가지며 WHO 3등급 종양은 유사 분열 활성(mitotic activity) 및 핵 비정형성(nuclear atypia)이 관찰된다. WHO 4등급 종양은 핵 비정형성(nuclear atypia), 유사분열(mitosis) 및 내피 세포 증식(endothelial proliferation) 또는 괴사(necrosis)를 보인다.

1. 미만성 별아교세포종(diffuse astrocytoma)

미만성 별아교세포종은 WHO 2등급 종양에 해당하며,

역형성 별아교세포종(WHO 3등급) 및 교모세포종(WHO 4등급)에 비해 그 예후가 좋다. 미만성 별아교세포종의 10년 생존율은 35% 정도이다. 모든 미만성 별아교세포종은 고등급 교종으로 악성변화가 가능하며, 대략 50~75%의 미만성 별아교세포종이 진단 6~7년 안에 악성변화를 겪는다. 전두엽에 가장 흔히 발생하며(44%), 이어 측두엽(28%), 두정엽(14%) 순서로 많이 발생한다. 소뇌에 발생한 미만성 별아교세포종이, 천막상부에 위치한 경우에 비해 예후가 좋다는 보고도 있다. 진단 시 평균 나이는 39세이며, 성별에 따른 차이는 없다. 좋은 예후와 관련된 인자로는 젊은 나이, 절제범위가 큰 경우이다. 종양의 발생과 관련된 인자로는,

방사선 치료를 받은 경우, 나이가 많은 경우, Li-Fraumeni 증후군 및 1형 신경섬유종증과 같은 유전 질환이 있다.

1) 임상 양상

미만성 별아교세포종의 가장 흔한 임상 증상은 전간증이다. 두통이 흔히 동반되나, 종괴 효과로 인한 증상은 비교적 적다. 평균 성장속도는 4.1 mm/년으로 알려져 있다. 종양에 의해 발생한 전간증은 항전간증제를 사용하여 조절하며, 일차 선택제로 사용되는 약제가 정해져 있지는 않다. 페니토인(phenytoin), 발프로산(valproic acid)이 과거 많이 사용된 항전간증제이며, 최근에는 부작용이 적고, 다른 약과 상호작용이 적은 새로운 항전간증제가 많이 있다. 최근에는 간독성이 적으며, 약물의 상호작용이 적고, 별도의 약물 농도 감시가 필요 없는 레베티라세탐(levetiracetam)을 주로 사용한다. 수술 후 전간증제 사용은 종양의 절제범위, 수술 전 전간증이 조절된 정도, 수술 전 전간증의 지속기간, 전간증의 종류에 따라 결정된다. 육안적 완전 절제를 한 경우, 수술 전 항전간증제 사용에 전간증이 잘 조절되었던 경우, 부분 전간증이 아닌 경우에 수술 후 전간증 조절이 잘 된다.

코르티코스테로이드(corticosteroid)를 종양 주변 부종 및 종괴 효과 감소를 위해 사용한다. 덱사메타손(dexamethasone)을 주로 사용하며, 일반적으로 시작용량은 4 mg을 하루 4회 사용하며, 이후 환자의 임상 증상 및 동반 질환을 고려하여 감량하여 사용한다. 치료 효과는 투여 24~48시간 이후부터 나타나며, 일주일에 최대 효과를 나타낸다. 감량 시에는 환자의 임상 증상 및 신경학적 이상 징후의 악화를 잘 관찰해야 한다. 수술 전 부종이 심하지 않은 경우에는 수술 후부터 사용하기도 하며 방사선 치료에 의한 부종을 감소시키기 위해 방사선 치료 중에 사용하기도 한다. 부작용으로는 불면증, 고혈당, 소화기계 자극 증상 및 행동 변화, 백혈구 증가 등이 있다.

미만성 별아교세포종의 여러 예후인자가 알려져 있다. 수술 전 종양의 크기가 4 cm이상인 경우, 잔여 종양이 1 cm 이상인 경우, 높은 재발률을 보인다. 미국 UCSF 그룹에서 보고한 예후와 관련된 종양 점수 체계를 보면, 종양이 중요 영역(eloquent area)에 위치한 경우, KPS (karnofsky performance scale) 활동 점수가 80점보다 낮은 경우, 나이가 50세 이상인 경우, 종양의 크기가 4 cm 이상인 경우 각 1점을 부여한다. 높은 점수를 보인 환자들이 예후가 좋지 않았다. UCSF 예후 점수에서 0~1점을 받은 경우 5년 생존율이 97%였으나, 3~4점인 경우 5년 생존율은 56%였다 (그림 1-2, 그림 1-3).

EORTC (european organization for research and treatment of cancer), RTOG (radiation therapy oncology group), NCCTG (north center cancer treatment group)에서 공동 발표한 3상연구에 따르면, 저등급 교종의 생존율 및 무진행 생존율에 악영향을 끼치는 요인으로 신경학적 이상이 있는 경우, 30주 미만의 짧은 증상 기간, 별아교세포(astrocytic) 조직형, 5 cm 이상의 크기가 있다. 조기 방사선 치료는 무진행 생존율 증가에 관련이 있지만, 전체 생존율에는 영향이 없었다. 최근에 발표된 대규모 후향적 연구에서는 육안적 완전 절제를 한 경우에 예후가 좋았으며, 58%의 환자에서 재발을 보였고, 이 재발 환자의 69%에서 보다 더 악성교종으로의 변화를 보였다고 보고하였다. 종양의 크기, 종양의 위치, 신경학적 이상징후, 환자의 나이가 예후인자로 작용하였다.

Prognostic factors	(Y/N)
age > 50 yrs	(1/0)
KPS ≤ 80	(1/0)
eloquent location (presumed)	(1/0)
diameter (max) > 4 cm	(1/0)

total score = sum of above (range 0–4)

■ 그림 1-2. UCSF 저등급 교종의 예후 예측 점수 체계.
50세 이상의 나이, KPS 점수 80점 미만, 중요영역에 위치한 경우, 종양의 크기가 4 cm 이상인 경우 각 1점을 부여하게 되어 총 점수는 0점부터 4점까지로 나뉜다. 예후 예측 점수체계에서 높은 점수를 받은 환자가 예후가 나빴다.

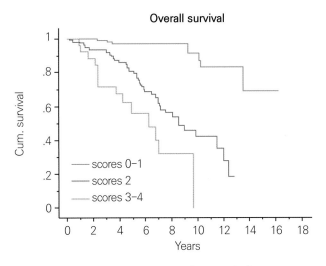

Overall survival

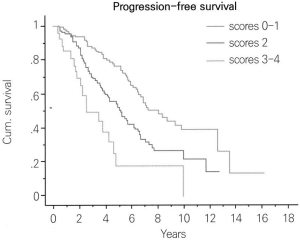

Progression-free survival

■ 그림 1-3. UCSF 저등급 교종 예후 예측 점수 체계에 따른 생존율(overall survival) 및 무진행 생존율(progression-free survival)의 비교.
예후 예측 점수 체계에서 높은 점수를 받은 환자들이 낮은 점수를 받은 환자들에 비해 생존율 및 무진행 생존율 모두 좋지 않았다.

2) 유전학적 특징

별아교세포종의 유전학적 특성에 대해 밝히는 것이 별아교세포종의 발생에 대해 이해하는 데 중요하다. TP53 변이는 미만성 별아교세포종의 대략 3분의 2에서 발견된다. TP53의 변이는 가장 처음 확인된 유전자 변이 중 하나이며, 교종의 발생 초기에 발생하는 변이로 알려져 있다. TP53변이는 미만성 별아교세포종이 2차성 교모세포종으

로 진행하는 것에 관련이 있다. 이 TP53은 세포분열의 G1 단계에서 세포분열을 중지하는 인자로 작용하여 DNA 수리 및 유전학적 완전성이 깨진 경우 세포 자멸사를 유도하는 것과 관련이 있다. 이 TP53 변이의 중요성은 생식세포 변이에 의해 발생하는 Li-Fraumeni 증후군에서 확인할 수 있으며, 이 증후군에서는 교종을 포함한 다양한 종류의 악성종양이 발생한다.

MGMT 유전자의 메틸화(methylation) 여부는 알킬화 항암제(alkylating chemotherapeutic agent)에 저항성을 보이는 것과 관련이 되어 있는데, 이 MGMT 유전자의 메틸화도 TP53변이가 있는 경우에 흔하게 보인다. 저등급 교종의 발생과 관련된 다른 유전자 변이로는 PTEN (phosphatase and tensin homolog), PDGFR (platelet-derived growth factor receptor) 변이가 있으며, 이 변이는 저등급 교종이 고등급 교종으로 악성 변화를 겪는 것과 관련되어 있다.

Isocitrate dehydrogenase 1 (IDH1)과 IDH2는 산화 NADP+ (nicotinamide adenine dinucleotide phosphate) 의존 효소로 세포대사를 유지하는 역할을 하며, IDH1/2의 변이는 저등급 교종에서 흔히 관찰된다. IDH1/2 변이를 가진 종양은 전체 교모세포종의 5%를 차지하는 2차성 교모세포종으로 진행이 가능하다. 가장 흔한 변이는 IDH1의 R132 및 IDH2의 R172의 아미노산 대체이다. IDH 변이를 보이는 교종 환자는 IDH 변이가 없는 경우에 비해, 젊고 생존기간이 길다. IDH1 변이는 TP53 변이를 보이는 별아교세포종에서 흔히 같이 관찰되며, 1p/19q의 공통 결실은 거의 관찰되지 않는다. IDH 변이는 교종 생성의 초기 변화로 관찰되며, 미만성 별아교세포종 및 희소돌기아교세포종계열에서 주로 관찰된다.

ATRX와 CIC, FUBP1의 변이도 저등급 교종에서 관찰할 수 있다. ATRX 는 adenosine-triphosphate 의존 helicase로 텔로미어(telomere) 항상성 유지에 관여한다. ATRX 변이 WHO 2등급 교종의 약 67%에서 관찰할 수 있다. ATRX 는 adenosine triphosphate 의존 helicase로서 히스톤 단백질인 H3.3을 텔로미어 크로마틴(telomeric chromatin)에 함입시킴으로써 텔로미어의 항상성을 유지시킨다. ATRX

의 변이는 악성세포에서 흔히 사용되는 ALT (alternative lengthening of telomerase) 경로의 활성화에 관여한다. ATRX변이는 TP53 과 IDH 변이와 같이 관찰되는 경향이 있으며, 이 동시 변이는 ALT 활성화에 중대한 관련이 있다. ATRX 및 IDH의 동시변이가 있는 경우에는 IDH 단독변이만 있는 경우보다 그 예후가 좋다(51개월 대 28개월). CIC 와 FUBP1 변이는 희소돌기아교세포종에서 46%와 24%에서 관찰할 수 있으나 별아교세포종의 경우 10%미만으로 적게 관찰된다. 다양한 유전자의 변이를 보면 이런 일련의 특정 유전자 변이는 저등급 교종의 특정 아형으로의 발생 및 진행에 관련이 있다고 유추해 볼 수 있다.

저등급 교종의 유전학적 프로파일은 일정하게 유지되는 것이 아니고, 치료의 반응에 따라 변화된다. 재발한 교종에서의 유전자 분석 결과를 보면, 세포들이 처음 종양에서 발견되는 모든 변이를 다 가지고 있지 않다. 아마도 항암치료에 잘 반응하지 않았던 일부 세포군에서 국소재발을 일으킨 것으로 볼 수 있다는 연구가 있는데, 같은 환자에서 초기 발생한 저등급 교종과, 재발한 저등급 교종을 절제하여 23가지 유전체를 분석해 보았을 때 43%의 환자에서 반수 이상의 초기 종양에서의 TP53, ATRX, SMARCA4, BRAF를 포함한 유전자 변이가 관찰되지 않았다. 또 재발한 경우, 다수의 종양은 과변이가 되어 있거나, pRB 종양 억제유전자나 AKT-mTOR 세포신호전달경로의 변이를 가지고 있으며, 이런 변이는 테모졸로마이드(temozolomide) 유발 변이의 특징이다. 재발성 교종의 발생은 초기에 기존 교종의 일부 세포에서 기원하는 것으로 볼 수 있으며, 치료나 경과에 따라 지속적으로 종양세포의 변이가 발생하며 치료에 저항을 보이거나 재발하는 것으로 생각할 수 있다.

3) 치료

(1) 경과관찰

치료의 한 가지 방법으로서의 경과관찰은 근거가 부족하다. 후향적, 환자-대조군 연구에서 악성변화, 전체 생존율, 환자의 삶의 질이 수술적 치료를 시행한 경우와 관찰을

시행한 경우가 다르지 않다는 보고가 있다. 전간증으로 발현한 환자의 경우 조기 수술 및 지연 수술 사이에 전체 생존율에 차이가 없다는 보고도 있다. 그러나 이 연구들은 후향적 연구이며 포함된 환자수가 적어 결과 그대로 받아들이기는 어렵다. 최근에 임상에서는 영상의학적으로 진단된 저등급 교종을 경과관찰만 하는 경우는 많지 않다. 그러나, 심부에 위치하고 있거나, 중요 영역(eloquent area)에 존재하여 수술 후 심각한 신경학적 이상의 발생이 높은 경우에 환자 및 보호자와의 논의를 통해 추적검사만 시행하며 경과관찰하는 경우가 있다. 만약 여러 이유로, 경과관찰을 시행하는 경우에는, 새로운 임상증상의 발현, 기존 증상의 악화, MRI에서의 병변의 크기 증가를 확인하기 위해 정기적 영상검사 및 추적관찰이 반드시 필요하다. 치료에 수반되는 위험성 때문에 경과관찰을 시행한다 하더라도, 종양의 진행, 새로운 신경학적 이상의 발생, 조절되지 않는 전간증, 종양의 악성변화의 위험성이 존재한다. 경과관찰만 시행하는 경우, 영상의학적 진단에 기초하여 시행하는데, 이 영상의학적 진단이 실제 조직학적 진단과 다를 수 있다는 것을 항상 유념해야 한다. 종양의 성장속도는 일정하지 않아 예측하기 어렵다. 종양의 크기가 갑작스럽게 증가해, 절제가 가능했던 또는 방사선 치료에 적합했던 병변이 크기가 증가해 수술적 완전 제거가 불가능해지거나, 방사선 치료를 시행하기 어려운 상태가 될 수 있다. 또한, 경과관찰에 따른 환자와 보호자의 심리적인 압박감도 중요한 요소이다.

(2) 뇌 정위적 조직검사

미만성 별아교세포종의 수술적 치료에는 정위적 조직검사 및 수술적 절제가 있다. 수술적 치료는 환자의 상태, 종양의 해부학적 위치, 술자의 선호에 의해 결정된다. 수술적 치료의 목적은 조직학적 진단을 내리고, 환자의 임상 증상을 완화시키며 종괴 효과를 감소시키고 종양의 세포수를 감소시키는 데 그 목적이 있다. 정위적 조직검사는 병변에 대해 제대로 된 치료를 시작하기 전 조직학적 진단을 내리기 위한 방법으로 주로 사용된다.

미만성 별아교세포종이 의심되는 상황에서 조직검사만을 시행하는 경우는 많지 않다. 그러나 영상의학적 진단을 교종으로 내리기 명확하지 않은 경우 주로 시행한다. 교종의 이질성(heterogeneity) 때문에, 일부의 조직만 획득하는 것이 실제 진단과의 차이가 발생할 수 있다는 것이 정위적 조직검사의 가장 큰 맹점이다. 28례에서 종양을 정위적 조직검사를 시행하고, 이어서 수술적 절제를 시행했던 경우에 정위적 조직검사의 진단 정확성이 떨어진다는 보고가 있다. 보다 더 높은 등급의 교종으로 진단된 경우가 11%였으며, 더 낮은 등급의 교종으로 진단된 경우가 28%였다. 영상 유도 조직검사(image guided biopsy)의 경우 종양 내의 특정 부위를 정확하게 선택하는 것이 그 진단의 정확성을 높이는 데 도움이 된다. 종양 내부에 영상의학적 검사에서 조영증강 되는 부분이 있는 경우에 그 부분을 조직검사에 포함시켜야 한다. 그러나 악성 병변 부위가 항상 조영증강이 되는 것은 아니다. 수술 전 조직검사 부위를 결정하기 위해 조영증강 MRI 소견 외에, 양전자 방출 단층촬영 검사(PET), 단일 광자 단층촬영 검사(SPECT), MR 분광학(spectroscopy) 검사를 시행하여 조직검사 부위를 결정하는 것이 정확한 진단을 내리는 데 도움이 된다.

일반적으로, 프레임 없는 정위적 조직검사(frameless stereotactic biopsy)의 경우 사망률과 이환율은 1% 미만이다. 정위적 조직검사 후 발생하는 뇌실질내 출혈, 지주막하 출혈, 악성 뇌부종 등은 대부분 고등급 교종의 조직검사 이후 발생한다. 66명의 환자를 대상으로 조직검사만 시행하고 경과관찰을 시행한 경우 52%가 7년 관찰 기간 동안 사망하였으며, 수술적 절제를 시행한 경우에는 7.1년 동안 32%의 환자가 사망하였다. 그러나 아직 수술적 절제가 조직검사 후 경과관찰한 경우보다 뛰어나다는 대규모의 무작위 배정 연구는 없다.

(3) 수술적 절제

종양의 종괴 효과로 인한 신경학적 증상이 있는 경우, 뇌압 상승이 있는 경우, 약물로 조절되지 않는 전간증이 있는 경우에 수술적 절제의 효과가 크다. 종양의 절제는 크게 종괴 효과의 감소, 종양 세포수의 감소(cytoreduction), 조직학적 진단의 세 가지 목적이 있다. 세포수의 감소는 뇌부종을 감소시키고, 방사선 치료 및 항암치료에 대한 감수성을 증가 시킨다. 종양의 광범위 절제는 더 많은 종양 조직에 대해 검사를 시행함으로써, 조직학적 진단의 정확성을 높인다. 또한 세포수를 감소시켜 종양의 진행 및 악성변화에 따르는 위험성도 줄인다.

미만성 성성세포종에 대한 미세 수술적 절제에서의 원칙은 일반적인 뇌종양 절제의 원칙과 같다. 최근에는 초음파, 기능적 지도화(functional mapping), 수술 중 항법 장치(intraoperative frameless navigation), 수술 중 영상 검사의 도움을 받아 병변에 대해 좀 더 광범위한 절제를 위험을 최소화시켜 시행할 수 있다.

수술 중 초음파 검사는 실시간 자료를 제공함으로써, 종양을 찾고, 그 경계를 확인하고, 종양주변 부종과 종양을 구분하고, 낭종, 괴사부위 및 정상 뇌조직을 구별하는 데 도움을 준다. 초음파는 혈액, 수술에 의한 조직변화에 의해 허상(artifact)을 보일 수 있지만 초음파로 측정한 잔여 종양의 부피는 수술 후 MRI에서의 결과와 비슷한 결과를 보인다. 수술 중 MRI 검사로 육안으로 확인하기 어려운 절제 범위를 확인하고 종양 침윤 조직을 확인할 수 있다. 자극 지도화 기법(stimulation mapping technique)은 수술 후 이환율 감소와 중요 부위(eloquent area)에 존재하는 종양을 절제하는 데에 많은 도움을 준다(그림 1-4).

교종에서의 수술적 절제의 대원칙은 최대한 많은 종양 조직을 절제하면서 이환율을 최소화시키는 것이다. 자극 지도화는 특정 기능 부위를 찾아내어 수술 후 신경학적 장애를 최소화하는 데에 도움이 된다. 수술 중 지도화 기법은 운동중추, 언어중추, 감각 중추를 구분하는 데에 도움을 준다. 각성 언어 중추 지도화는 종양이 전두엽 덮개부위(frontal operculum), 측두엽, 각회(angular gyrus)에 위치한 경우에 언어 중추의 정확한 위치 및 그 경로를 파악할 수 있어 수술에 도움이 된다. 뇌피질 노출을 최소화 하여 개두술을 시행한 후 종양을 절제하는 것도 한 가지 방법이 될 수 있다. 종양의 경계가 확인되었다고 하더라도, 저등급 교

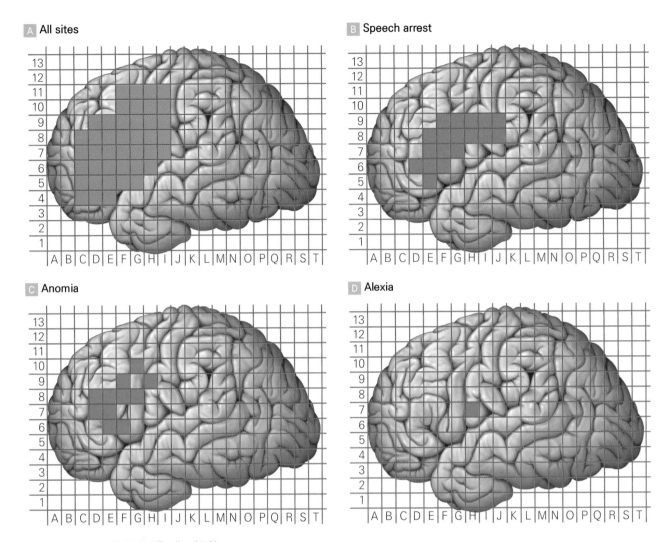

■ 그림 1-4. **전두엽 언어 중추 기능지도화.**
151명의 교종 환자에서 1237 부위의 cortical stimulation을 시행하여 얻은 각성 지도화(awake mapping)이다. 붉은 사각형은 자극이 이루어진 횟수를 나타내고 파란 사각형은 언어이상이 나타난 것을 의미한다. **A**는 우성반구에서 자극이 이루어진 횟수, **B~D**는 각각 발성중지, 명칭언어 상실증(anomia), 읽기 언어 상실증(alexia)이 일어난 부위이며, 푸른 사각형에서 나타낸 숫자는 총 자극에서 발생한 퍼센트를 의미한다.

종에서는 기능적 뇌조직이 종양 내부에 존재할 수 있기 때문에 주의를 기울여야 한다. 종양 절제 범위와 신경학적 기능 보존 사이에서 균형을 잘 이루어야만 한다. 종양의 절제 범위는 환자의 예후를 좋게 해줄 뿐 아니라 재발이나 진행 시에 고등급 교종으로의 악성 변화를 늦추어 준다고 알려져 있다. 기능적 중요 부위에 존재하는 교종에 대해 시행한 메타분석의 결과를 참조하면 수술 중 지도화를 시행한 경우 심각한 신경학적 결손이 발생한 경우가 3.4% 였고, 완전

절제를 75%에서 시행할 수 있었고, 수술 중 지도화를 시행하지 않은 경우에는 8.2%의 신경학적 결손이 발생하였고, 완전 절제는 58%에 불과하였다.

절제의 범위가 큰 경우 생존율이 증가한다고 알려져 있다(그림 1-5). 많은 연구에서 전체 생존율이 절제의 정도와 관련이 있다고 보고하고 있다. 이로 미루어 볼 때, 잔여 종양이 재발 및 악성 변화와 관련이 있어 이로 인해 생존율이 감소된다고 생각할 수 있다.

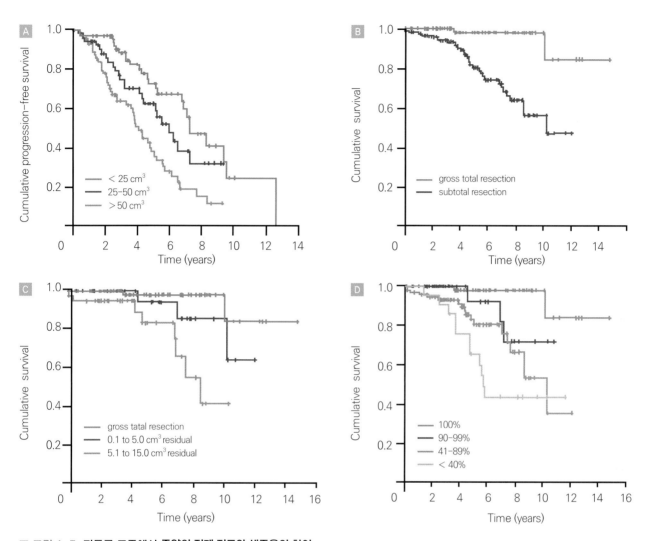

■ **그림 1-5. 저등급 교종에서 종양의 절제 정도와 생존율의 차이.**
저등급 교종에서 종양의 절제 범위에 따른 생존율의 차이를 보여준다. **A.** 잔여 종양의 크기가 작을수록 무진행 생존기간이 증가한다. **B.** 육안적 완전 절제가 아전 절제에 비해 생존율이 좋다. **C, D.** 육안적 완전 절제가, 잔여 종양이 남은 경우에 비해 생존율이 좋으며, 절제의 정도가 클수록 생존율이 좋다.

절제의 범위는 종양이 악성 변화를 일으키는 시간과도 관련이 있다. 절제의 범위가 클수록 무진행 생존기간이 길어진다. 한 연구에 따르면, 연구에 포함된 전체 환자 중 20%의 환자가 악성변화를 경험했고, 악성종양으로의 무진행 생존율에 대한 절제 범위 정도의 예측성은 90%가 넘었다.

수술 중 MRI는 저등급 교종의 수술에서 흔히 이용된다. 수술 중 MRI를 사용할 경우 육안적 완전 절제 비율을 증가

시키고, 1년, 2년 5년 사망률은 각각 1.9%, 3.6%, 17.6%였다. 수술 중 MRI T2강조영상의 민감도, 특이도, 양성예측도, 음성예측도는 각각 85.7%, 100%, 100%, 75%였다.

수술 중 형광 물질(intraoperative fluorescence-guided surgery) 사용이 종양의 절제 범위를 증가시키는 데 도움이 된다. 주로 사용되는 형광 물질로 5-aminolevulinic acid (5-ALA)가 있다. 이 5-ALA는 프로토포르피린(protoporphyrin) 경로에 작용하여, 종양세포가 푸른 불빛 아래에서 붉은 빛

을 띠게 한다. 그러나 고등급 교종에서 5-ALA 사용에 대한 효과에 대한 보고가 있지만, 아직 저등급 교종에서는 5-ALA를 사용하여 육안적으로 형광을 관찰하기 어렵다. 고등급 교종에서는 5-ALA가 광범위하게 형광을 나타내지만, 저등급 교종의 경우 악성 변화를 일으킨 아주 일부분에서만 나타난다. 5-ALA가 저등급 교종의 수술에서 절제범위를 넓히는데 도움을 주지는 못하지만, 역형성 변화를 보이는 부분을 찾아내어 종양의 등급을 제대로 판정하는 데 도움이 되고, 정확한 진단을 내려 필요한 추가적인 치료하는 데 도움이 된다. 5-ALA와 수술 중 동일 초점 현미경 (confocal microscopy)을 동시 사용하는 방법이 현재 연구 중이다(Barrow 5-ALA Intraoperative Confocal-BALANCE trial). 이 연구의 예비 결과를 보면, 육안적인 형광은 확인할 수 없지만, 동일 초점 현미경을 이용하여 세포수준에서의 형광이 확인 가능하고, 이 부분은 보다 악성인 고등급의 종양 침윤과 연관되어 있었다.

절제의 범위를 증가시키며, 환자의 신경학적 결손을 최소화 하기 위한 다양한 방법이 사용 및 연구 중에 있다. 위에서 언급한 대로 수술적 절제는 미만성 별아교세포종의 치료에 있어서 매우 중요하다. 그리하여 최근 임상에서는 영상의학적 진단을 토대로 절제가 가능한 병변에 대해, 경과관찰만 하는 경우는 지양된다.

(4) 방사선 치료

미만성 별아교세포종에서 수술 후 방사선 치료는 생존율을 증가시키지 않는다. 그러나 무진행 생존기간의 증가에 도움을 준다(5.3년 vs 3.4년). EORTC 22845 연구에서 54 Gy의 방사선 치료가 적합한 것으로 되어 있다. 더 높은 세기의 방사선을 조사하였을 때, 방사선 치료 관련 부작용이 증가하고, 이로 인한 사망률이 증가했다. 방사선 치료와 관련된 가장 흔한 부작용은, 피부염, 탈모, 기면증이다. EORTC 22845 연구에서 경과관찰만 한 경우와, 재발 후 (salvage therapy)으로 방사선 치료를 시행한 경우에 두 군 간의 생존율에 차이가 없었다. EORTC 22033-26033 연구에서 50.4 Gy를 28분획하여 방사선 치료를 시행한 군과, 테모졸로마이드 항암제 치료(75 mg/m^2/일, 21일, 28일주기, 12회) 단독 시행한 경우 무진행 생존율의 차이가 없었으며, 염색체1p 소실 군에서만 전체 생존율의 증가를 관찰할 수 있었다. 실제 임상에서는 저등급 교종의 완전 절제 후에는 주로 경과관찰을 한다. 그러나 아전절제한 경우, 조직검사만 시행한 경우에는 방사선 치료를 추가한다. 54 Gy 방사선 치료를 하였을 때, 방사선 치료 후 신경 인지 기능도 안정적이며 방사선에 의한 부작용이 발생하는 경우도 많지 않았다.

(5) 표적 치료

임상에서는 저등급 교종에 대하여 일차적 보조요법으로 표적치료를 시행하는 경우는 많지 않으며, 재발하여 진행하는 경우에 선택적으로 사용하게 된다. 그러나 아직 생존율이나 무진행 생존율에 미치는 효과가 뚜렷이 밝혀진 것은 없다.

미만성 별아교세포종에서 표적 치료는 재발성이나 진행된 종양에 대해 연구 중이다. 미만성 별아교세포종에서만 관찰되는 특징적인 유전자 변이는 해당 유전자에 대한 표적치료의 대상이 될 수 있다. 혈관내피성장인자(vascular endothelial growth factor A, VEGF-A)와 같은 혈관형성 인자의 과발현은 교종 뿐 아니라 여러 종류의 암에서 발견된다. 14명의 소아환자를 대상으로 한 연구를 보면, 2번 이상 이전 치료 방법으로 치료하여 실패한 환자를 대상으로 혈관내피성장인자 억제제인 베바시주맵(bevacizumab)을 투여하였을 때 12명의 환자가 효과를 보였으며, 2명의 환자는 안정화 소견(stable disease)을 보였다. 치료 중간에 진행을 보인 경우는 없었지만, 13명의 환자가 bevacizumab 투여 종료 후 종양의 진행을 보였다. PI3K/Akt/mTOR 세포전달체계는 PTEN 단백질에 의해 조절된다. 이 PTEN 단백질은 저등급 교종에서 소실된다. UCSF-H7858-32860-01 연구에서 보면 과다 발현된 mTOR 경로에 대해 에버롤리무스 (everolimus) 투여에 대한 연구가 현재 진행중이다.

2. 역형성 별아교세포종(anaplastic astrocytoma) 과 교모세포종(glioblastoma)

역형성 별아교세포종과 교모세포종은 성인에서 가장 흔한 원발성 악성 뇌종양이다. 원발성 악성 중추 신경계 종양은 모든 암의 약 2%를 차지하지만 암 관련 이환율과 사망률이 높은 편이다. 미국에서는 매년 43,800건의 새로운 양성 및 악성 뇌종양이 진단되며 이 중 약 12,760명이 사망한다. 뇌종양의 발병률은 100,000인년당 14.8명(14.8 per 100,000 person-years)이며, 약 절반이 조직학적으로 악성이다. 매년 약 11,000명의 고등급 신경교종 환자가 새로 발생하며, 교모세포종이 9,000명 정도이다.

한국에서는 매년 11,827 건의 새로운 환자가 발생하며, 뇌종양의 발병률은 100,000인년당 23.4명이며, 양성 78.2%, 악성 18.0%, 그 외의 경우가 8.8%이다. 이 중 조직학적으로 확진된 경우는 5,649명(47.8%)이다. 신경교종(glioma)은 전체 원발성 뇌종양의 12.7%를 차지하며 이 중 교모세포종이 5.3% 역형성 별아교세포종이 0.8%였으며, 교모세포종은 신경교종의 46.2%를 차지하였다. 교모세포종의 발병률은 100,000인년당 약 3.19명이다. 역형성 별아교세포종이 발병하는 평균 연령은 40세이며 교모세포종은 53세이다. 교모세포종은 남녀에서 1.5:1의 비율로 남성에서 더 흔한 경향을 보인다. 한국에서 앞서 발표된 뇌종양 발병률은 100,000인년당 11.7명(2005년)과 20.1명(2010년), 23.4명(2013년)이다. 뇌종양 발병률의 증가는 과거보다 뇌 영상검사 빈도가 증가하였고, 신경계 질환의 임상적 발견을 크게 향상시킨 고해상도 신경영상기구의 도입에 따른 결과이다.

역형성 별아교세포종과 교모세포종은 예후가 매우 불량하다. 최적의 치료를 하더라도 생존율의 중앙값은 교모세포종 환자의 경우 2년 미만이며, 역형성 별아교세포종 환자의 경우 2~5년이다. 역형성 별아교세포종은 침윤 및 침투성을 가진 것이 특징이다. 1930년대 Dandy는 종양이 위치한 반구의 반구절제술(hemispherectomy)후에도 반대편에서 신경교종의 재발을 보고하였는데, 이는 이 종양의 강한 침윤성을 보여준다. 이러한 공격적인 절제술에도 불구하고, 치료를 받은 환자의 생존 기간은 아직 2년 미만이다. 외과적 보조 장비는 수술 중 영상 유도 정위장치, 기능성 자기공명영상, 전기생리학적 피질 지도화와 모니터링, 그리고 수술 중 자기공명영상을 포함한다. 이러한 장비의 발전은 종양 절제의 범위를 넓히고 삶의 질과 생존을 향상시키는데 도움을 주었다. 또한 절제 범위도 고등급 신경교종 환자의 생존율 향상과 관련이 있다고 보고되고 있다. 하지만 육안적 완전 절제(gross total resection, GTR)가 생존 기간 연장과 관련이 있다는 여러 연구도 있지만, 종양 전체 제거를 위한 수술적 행위로 인한 종양 주변 정상 뇌조직의 구조적 손상과 운동 및 언어적 결핍증 등의 기능적 손상이 생존율 감소로 이어진다는 보고도 있다. 결과적으로 표준 항암 화학 요법 및 방사선 치료와 함께 최소한의 기능 장애를 동반한 종양의 최대 절제술(maximal safe resection)이 지금까지 가장 좋은 임상 결과를 보였으며, 장기 생존을 유도하는 전략으로 받아들여지고 있다.

1) 임상 양상

역형성 별아교세포종과 교모세포종은 대뇌 반구에서 주로 발생한다. 이 종양은 저등급 별아교세포종(WHO grade II)에서 악성변화를 일으켜 발생할 수 있으며, 최초 조직검사에서 진단될 수도 있다. 역형성 별아교세포종은 교모세포종으로 진행하는 경향을 보인다. 교모세포종과 비슷하게 역형성 별아교세포종도 수술 후 시행하는 영상학적 검사에서 완전 제거되었다고 하여도 정상조직과의 경계면에서 국소적으로 재발하는 경향이 있다. 종양의 영향을 받은 환자에서 두개강내압의 상승으로 두통, 메스꺼움, 구토, 시력과 시야이상, 복시, 졸음 등을 보일 수 있다. 이러한 징후와 증상은 외안부 마비, 유두부종, 동공 이상 또는 의식 수준 감소와 관련될 수 있으며, 이들 증상들은 일반적으로 아침에 악화되며 낮으로 갈수록 개선되는 경향을 보인다. 특히 호전없이 진행하는 두통은 종양에 의해 발생하는 중요한 특징이라고 볼 수 있다. 교모세포종을 가진 환자의 1/3

정도가 전간증을 일으킨다. 신경학적 결손은 흔하며 종양 침윤의 위치와 정도에 따라 다양하다. 이러한 신경학적 결손은 국소적 혹은 전반적(인지, 인성변화)으로 나타날 수 있으며 미묘한 신경학적 변화는 종종 뇌종양이 발견될 때까지 간과될 수도 있다.

2) 유전학적 특징

최근 연구 결과의 노력으로 고등급 신경교종의 유전학적 발병 기원에 대한 이해가 매우 진전되었다. 신경교종의 악성 형질 전환(malignant transformation)은 성장 인자 신호 전달 경로의 탈규제 및 유전돌연변이, 세포주기 조절 기전의 실패로부터 발생한다. 2008년 Yan등은 22개의 인간 교모세포종 샘플에서 2만 개 이상의 단백질 관련 유전자 염기서열분석(protein coding gene sequencing)을 진행하였고 2차성 교모세포종 환자가 공유하는 새로운 돌연변이 유전자인 IDH1을 발견했다. 이 연구는 고등급 신경교종의 생물학적 특징에 대한 이해를 높이고 미래의 치료법에 대한 표적 발견을 촉진하기 위한 새로운 연구의 가능성을 보여주었다.

교모세포종은 1차성 및 2차성 교모세포종의 두 가지 주요 아형으로 분류된다(표 1-2). 이러한 아형들은 형태학적으로 구별할 수 없으며 기존의 치료법에 비슷하게 반응한다. 그러나 그들은 생물학적으로나 유전적으로 다르므로 표적 분자 치료법에 다르게 반응한다. 1차성 교모세포종은 전형적으로 50세 이상의 환자에서 발생하며 EGFR (epidermal growth factor receptor) 유전자 증폭 및 돌연변이로 특징 지어진다. 2차성 교모세포종은 원발성 교모세포종과 현저히 다른 DNA 복제수(DNA copy number)상에서 전사 패턴(transcription patterns)과 수차(aberrations)를 가지고 있다. 2차성 교모세포종은 미만성 별아교세포종 또는 역형성 별아교세포종 형태로 젊은 나이에서 발생하였다가 수년 후 교모세포종으로 변형된다. 2차성 교모세포종은 1차성 교모세포종보다 흔하지 않으며 TP53 종양 억제 유전자의 돌연변이, 혈소판 유도 성장 인자 수용체(PDGFR) 유전자의 과발현, p16 및 망막모세포종(Rb) 경로의 이상

및 LOH 10q로 특징 지어진다. IDH1의 특정 돌연변이는 WHO II 및 III등급에 해당하는 별아교세포종 및 희소돌기아교세포종, 그리고 이들 저등급 병변에서 진행된 교모세포종에 70% 정도가 존재한다는 것이 밝혀졌다. 더욱이 oxidized nicotinamide adenine dinucleotide phosphate (NADP+)- dependent isocitrate dehydrogenases (IDH)의 돌연변이는 특히 2차성 교모세포종에서 주로 발생한다.

교종에서 가장 흔한 돌연변이는 TP53과 PTEN 같은 세포주기 조절과 관련된 종양 억제 유전자를 포함한다. TP53 돌연변이는 2차성 교모세포종에서 더 흔하게 발생하는 반면, PTEN 돌연변이는 1차성 교모세포종에서 더 흔하게 발생한다. Phosphatidylinositol-3-kinase (PI3K) pathway를 역으로 조절하는 종양 억제 유전자인 PTEN은 교모세포종 환자의 40~50%에서 불활성화된다. 신경아교육종(gliosarcoma)에서는 PTEN 돌연변이가 빈번히 관찰되지만, 저등급 별아교세포종에서는 이러한 돌연변이가 드물다. 손상된 PTEN은 세포 분열조절, 줄기세포 자가재생, 혈관 신생, 이동, 침입 및 TP53과 같은 다른 종양 억제 경로의 조절에 혼란을 주어 신경교종 발생에 기여할 수 있다. TP53은 세포주기, DNA 손상에 대한 세포의 반응, 세포 사멸, 세포 분화 및 신생혈관 형성을 비롯한 여러 세포 과정에서 역할을 한다. TP53돌연변이는 2차성 교모세포종 발생 이전 저등급 별아교세포종의 3분의 2에서 검출되는 유전자 돌연변이이다. 1차성 교모세포종에서도 TP53 돌연변이가 발생하지만 빈도는 30% 미만으로 낮다. EGFR 및 PDGFR을 포함하는 성장 인자 신호 전달 경로의 이상 또한 매우 두드러지며 1차성 및 2차성 교모세포종에서 중요한 역할을 한다. EGFR을 포함하는 증폭 또는 돌연변이는 주로 교모세포종에서만 발생하며, 이 종양을 가진 환자의 약 40~50%에서 관찰된다. EGFR 증폭이 있는 종양의 약 절반은 EGFRvIII로 알려진 변이로 발현한다. 이 EGFRvIII 변이종은 인산화효소 억제제, 면역 독소 및 펩타이드 백신의 중요한 치료 표적이 된다.

고등급 신경교종의 발달과 관련된 유전자 돌연변이와 신호 전달 경로를 규명하는 데 많은 진전이 있었지만 이 종

■ 표 1-2. **일차성 교모세포종과 이차성 교모세포종의 특성 차이**

	Primary glioblastoma		Secondary glioblastoma	
	Clinical criteria[a]	Genetic criteria (*IDH1*[wt])	Clinical criteria[a]	Genetic criteria (*IDH1*[mut])
Fraction in a population	94.7%	91.2%	5.3%	8.8%
Mean age, y	59-62	56-61	33-45	32-48
Male/female ratio	1.33-1.5	1.2-1.46	0.65-2.3	1.0-1.12
Mean clinical history, mo	6.3	3.9	16.8	15.2
Median overall survival, mo				
Surgery + radiotherapy	4.7[b]	9.9	7.8[b]	24
Surgery + radio/chemotherapy		15		31
Histologic features				
Oligodendroglial comp.	18%	20%	42%	54%
Necrosis	89%	90%	63%	50%
Genetic alterations				
IDH1 mutations	4-7%	0%	73-88%	100%
TP53 mutations	17-35%	19-27%	60-88%	76-81%
ATRX mutations	4-7%		57-80%	
EGFR amplification	36-45%	35-39%	0-8%	0-6.5%
CDKN2A deletion	31-52%	30-45%	19-20%	7-22%
PTEN mutations	23-25%	24-26%	4-12%	0-8%
19q loss	6%	4%	54%	32%
1p/19q loss	2-8%		0-13%	
10p loss	47%	67%	8%	
10q loss	70%		63%	73%

a 교모세포종으로 조직검사상 확인되기 전에 악성 전구 병변에 대한 임상적, 조직학적으로 증거가 없을 경우 1차성 교모세포종(primary glioblastoma)/악성 전구 병변(저등급 혹은 역형성 별아교세포종)에 대한 임상적, 조직학적 증거가 있는 경우 2차성 교모세포종(secondary glioblastoma).
b Data from population-based study: all the patients who were treated in different ways were included. (Ohgaki H. and Kleihues P., Clin Cancer Res, 2013)

양의 세포 기원은 알려지지 않았다. 성인 신경계는 자가 재생, 증식 및 특이 성숙 세포 유형으로의 분화가 가능한 신경줄기세포를 보유한다. 이러한 신경 줄기 세포 또는 관련 전구 세포가 뇌종양 줄기 세포로 변형되어 증식, 프로그램화된 분화 및 세포 사멸을 조절하는 메커니즘을 벗어남으로써 고등급 신경교종을 유발할 수 있다는 보고가 증가하고 있다. 이 줄기 세포는 CD133 (prominin 1)과 nestin과 같은 여러 면역 세포 화학적 마커에 의해 확인된다. 줄기 세포는 고등급 신경교종에서 세포의 작은 집단이지만, 이들 종양을 생성하고 규모를 유지하는 데는 중요한 역할을 하는 것으로 보인다. 신경교종 줄기 세포는 종양 미세 환경에서 혈관 생성인자인 VEGF를 생산하여 혈관 신생을 촉진하는 것으로 나타났다. 또한, 종양 줄기 세포는 최적의 기능을 위해 혈관 오목(vascular niche)을 필요로 하는 것으로 밝혀졌다. 따라서 bevacizumab과 같은 혈관 생성 억제제는 신경교종 줄기 세포의 기능을 억제할 수 있는 잠재력을 가진다.

3) 영상의학적 특징

두개골 X선 검사, 혈관 조영술 및 두부 단층촬영검사(computed tomography, CT)가 과거에 뇌 영상 검사의 주요 진단 양식이었지만 최근에는 뇌 자기공명영상(MRI) 검사가 뇌종양 검사에서 선호되는 진단 방법이다. CT는 급성기 뇌출혈이나 뇌경색을 배제하기 위해 사용되며 특히 종양 내 또는 두개골 석회화를 잘 나타낸다. 그러나 일단 비-조영 CT상에서 뇌종양이 의심되면 MRI를 촬영해야 한다. MRI는 다평면성과 우수한 연조직 대비 때문에 종양에 대해 많은 정보를 제공한다.

가돌리늄(Gadolinium) 조영제는 연조직 대비를 향상시키고 종양의 경계를 보다 명확히 밝힐 수 있다. 또한 혈액-뇌 장벽(BBB) 파괴의 영역을 탐지하여 BBB의 완전성에 대한 정보도 제공한다. 표준 T1- 및 T2- 가중 MRI 검사는 종양의 크기 및 위치와 관련하여 높은 감도의 정보를 제공한다. 또한 종괴 효과, 부종, 출혈, 괴사 및 증가 된 두개 내압 징후를 나타낸다. 고등급 신경교종은 일반적으로 T1강조 MRI영상에서 다양한 정도의 조영증강과 부종을 동반한 불규칙한 저음영 병변으로 표현된다(그림 1-6). 괴사된 불규칙한 모양의 영역을 둘러싼 고리 모양의 조영증강의 존재는 교모세포종을 암시한다. 역행성 별아교세포종은 조영증강이 되지 않는 경우도 많으며, 심지어 교모세포종 조차 초기에는 특히 노인 환자에서 조영증강 없이 나타날 수 있다. 또한 저등급 신경교종에서도 조영증강이 관찰될 수 있다. 기능성 MRI는 운동영역과 언어영역 같은 중요 영역의 위치를 확인하는 데 사용할 수 있다.

자기 공명 분광법(MR spectroscopy)은 종양을 뇌졸중, 오래된 외상, 방사선 괴사, 감염 및 다발성 경화증과 구별하는 데 사용할 수 있다. FDG-양전자 단층 촬영(Fluorode-oxyglucose-positron emission tomography, FDG-PET)은 고등급 종양에서의 대사과잉을 확인하는 데 효과적이다. FDG 흡수 정도가 예후에 영향을 미친다는 것은 잘 알려져 있다. 이전에 진단된 저등급의 종양에서 FDG 흡수정도가 높아지면 역형성 변화(anaplastic transformation)로 간주한다. 따라서 FDG-PET은 종양의 재발과 방사선 괴사를 구별하는 데 도움이 된다.

4) 치료

(1) 수술적 절제

고등급 신경교종 수술의 주요 목표는 (1) 조직 진단을 얻는 것, (2) 종괴 효과를 줄이는 것, (3) 종양 세포의 수를 줄이는 것, (4) 생존과 삶의 질을 높이는 것이다. 영상의학적 검사는 종양의 유형이나 등급을 정확하게 예측할 수 없으므로 모든 경우에 병변의 진단을 위해 조직 검사를 시행하여야 하며 이를 통해 향후 치료 계획을 작성할 수 있고 예후를 평가할 수 있다. 종양의 종괴 효과를 완화하면 환자의

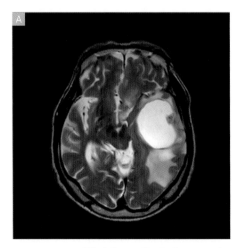
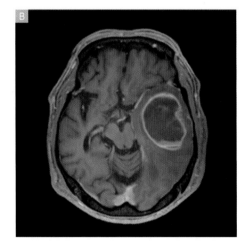

■ 그림 1-6. 전형적인 교모세포종의 MRI 소견.
교모세포종으로 확진된 75세 남자환자의 뇌 MRI 소견이다. (A) T2 강조 MRI에서 좌측 측두엽에 위치하며 괴사된 종양에 의한 종괴 효과와 고음영의 종양주변부종을 확인할 수 있다. (B) T1 강조 조영증강 MRI 영상에서 내부에 괴사된 영역과 함께 종양의 경계를 따라 고리 모양의 조영증강을 보인다.

증상을 개선하고, 스테로이드 의존도를 낮추어 조기 사망을 예방할 수 있다.

타 장기에 발생한 많은 악성 종양의 경우, 종양의 육안적 완전 절제가 생존 기간 연장과 관련된다고 알려져 있다. 그러나 역형성 별아교세포종 환자의 생존 기간 연장에 대한 광범위 절제의 효과는 명확하지 않으며 광범위 절제 또한 쉽지 않다. 이는 이들 종양이 침습적이고 광범위하게 침투하며, 손상될 경우 신경학적 악화가 유발될 수 있는 뇌의 중요 영역에 발생하기 때문이다. 이를 개선하기 위해 절제술의 안전성과 효능을 향상시킬 수 있는 몇 가지 기술이 개발되었다(표 1-3).

고등급 신경교종의 절제 범위가 생존율 향상과 관련이 있는지 여부는 증명되지 않았다. 그러나 많은 보고를 통해 잔여 종양의 최소화와 절제 범위의 최대화가 선호되고 있다. 절제 범위에 대해 종양의 부피를 측정하지 않고 GTR (gross total resection), NTR (near total resection), STR (subtotal resection)으로 구분하여 임상경과를 확인한 20여 개의 보고가 존재하며, 특히. McGirt 등은 1996년과 2006년 사이에 수술을 받은 교모세포종 환자 700명에 대해 후향적 연구를 진행하였고 GTR, NTR, STR순으로 생존율에 이득이 있음을 보고하였다(그림 1-7, 8).

그럼에도 불구하고 앞서 언급한 대부분의 연구에서 환자가 육안적 GTR 및 non-GTR 집단 또는 GTR, NTR 및 STR 집단으로 분류되었기 때문에 절제 범위의 증가가 생존에 미치는 영향을 평가하기가 쉽지 않았다. 이에 따라 3차원 부피 측정으로 종양절제정도)를 측정한 연구가 진행되었다. Lacroix 등은 교모세포종을 가진 416명의 연속적인 환자들의 자료를 분석하였고, 종양의 98% 이상의 절제 시에 보다 긴 생존과 관련이 있다는 것을 발견하였다. Sanai 등은 1997년과 2009년 사이에 새로 진단된 교모세포종 환자 500명을 절제 범위가 증가하는 것이 독립적으로 장기 생존과 관련이 있다는 것을 발견하였고 의미 있는 생존 이점을 위해서는 78% 이상의 절제를 얻어야 한다고 보고하였다. Orringer 등은 2006년부터 2009년까지 교모세포종을 가진 46명의 환자를 평가한 결과, 90% 이상의 절제가 1년 생존율 향상과 관련이 있다는 사실을 보고했다.

■ 표 1-3. 신경 교종 수술에서의 수술 중 보조 장치.

Modality	Positive points	Limitations
기능적 신경항법장치 (Functional neuronavigation)	중요 영역을 수술 전 확인 수술 중 지도화(mapping)와 종양 절제 시 중요 영역 안내	뇌이동현상(Brain shift phenomenon) 최초 등록에서 오류 가능성 피질하 경로(subcortical tracts)의 기술적 분석의 오류 가능성
초음파 (Ultrasound)	저비용, 쉬운 접근성 실시간 이미지, 뇌이동 현상에 영향이 적음	사용자 의존성 저화질 영상
수술 중 MRI/CT (intraoperative MRI/CT)	실시간 이미지, 뇌이동현상에 영향이 적음 고화질 영상	고비용 연장된 수술시간 초래 복잡한 MRI장비와의 호환 문제
형광유도수술 (Fluorescence-guided surgery, 5-ALA)	실시간 종양 위치 확인 가능 종양과 정상조직과의 높은 대조	제한된 생체 이용률 광독성 (phototoxicity)
각성수술 (Awake surgery)	중요 영역 확인의 gold standard 종양 제거 시 중요 영역을 확인하고 절제 범위를 정할 수 있음	사용자 의존성 수술 중 발작 가능성 연장된 수술시간 초래

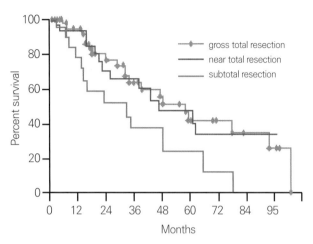

Primary resection for WHO III astrocytoma

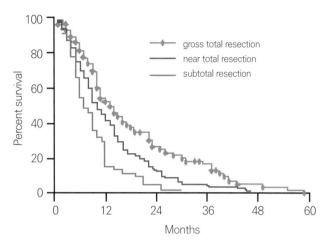

Primary resection for GBM

■ **그림 1-7. 절제 범위에 따른 역형성 별아교세포종에 대한 생존율 비교.**

Gross total resection (GTR): 수술 후 MRI상에서 조영증강되는 잔여 종양이 없는 경우, Near total resection (NTR): 수술 후 MRI상에서 종양 주변의 고리 조영증강이 남은 경우, Subtotal resection (STR): 수술 후 MRI상에서 잔여 결절 형태의 종양이 남은 경우이다. 5년 생존율은 GTR, NTR, STR 각각 42%, 41%, 12%이고 생존기간 (중앙값)은 각각 58, 46, 34개월이었다.

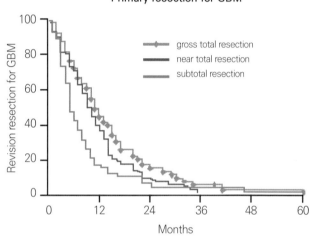

Primary resection for GBM

■ **그림 1-8. 교모세포종에서 절제 범위에 따른 생존율 비교.**

A. 첫 수술 **B.** 재발 시 수술에 대한 비교이다. Gross total resection (GTR): 수술 후 MRI상에서 조영증강되는 잔여 종양이 없는 경우, Near total resection (NTR): 수술 후 MRI상에서 종양 주변의 고리 조영증강이 남은 경우, Subtotal resection (STR): 수술 후 MRI상에서 잔여 결절 형태의 종양이 남은 경우이다. **A.** 생존기간(중앙값)은 GTR, NTR, STR 각각 13, 11, 8개월이다. **B.** 생존기간(중앙값)은 GTR, NTR, STR 각각 11, 9, 5개월이다.

최근에는 절제 범위뿐만 아니라 잔여 종양의 부피를 측정하여 두 요소가 독립적으로 생존과 재발에 관련이 있음을 보였다. Chaichana 등은 2007년과 2011년 사이에 수술을 받은 새로 진단 된 교모세포종 환자 259명을 평가했다. 병변은 수술 전과 수술 후 반자동 용적 분석으로 측정하였고, 모든 환자는 보조 테모졸로마이드와 방사선 치료를 받았다. 생존과 재발에 관련된 값은 70%의 최소 절제 범위와 5 cm^{3}의 최대 잔여 종양 부피였다(그림 1-9). Lacroix 와 Sanai 등이 보고한 98%와 78%보다 낮은 70% 절제율 달성만으로도 무진행 생존율 및 전체 생존율에 이득이 있으므로 신경학적 악화가능성이 있는 무리한 절제를 의무적으로 수행할 필요가 없음을 보고하였다. Grabowski 등은 2005년과 2010년 사이에 새로이 진단된 교모세포종에서 수술 후 방사선 치료 및 화학 요법을 받은 환자 128명을 대상으로 잔여 종양 부피와 절제 범위 정도를 평가했다. 생존과 재발과 관련이 있는 최소 절제 범위는 98%이고 최대 잔

여 종양 부피는 2 cm^{3}였다. 이 연구에서 잔여 종양의 조영증강은 생존율을 결정짓는 중요한 지표였으며, 이는 잔여 부피가 절제 범위보다 생존율을 더 정확하게 예측할 수 있음을 시사한다. 이들 연구의 한계점은 후향적 분석이라는 점과 환자의 상당 부분이 보조 항암화학치료 또는 방사선

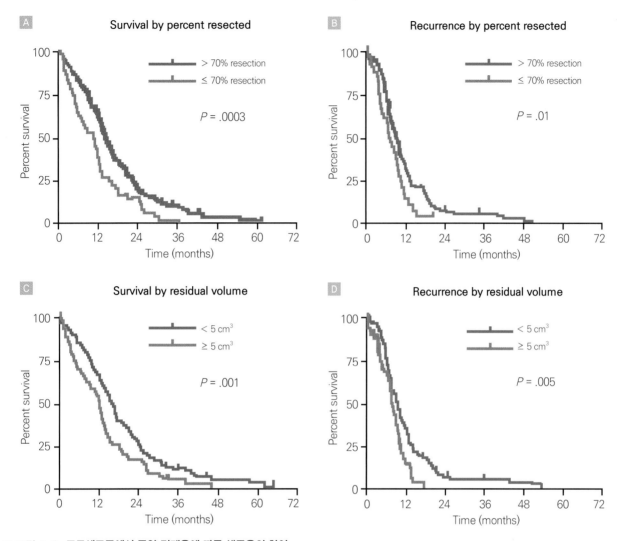

■ 그림 1-9. **교모세포종에서 종양 절제율에 따른 생존율의 차이.**
A. 종양절제율에 따른 생존율: 생존기간(중앙값)은 70%초과, 70%이하에서 각각 14.4, 10.5개월이다(p = 0.0003). **B.** 종양절제율에 따른 무진행 생존율(progression-free-survival): 무진행 생존율 기간의 중앙값은 70% 초과, 70% 이하에서 각각 9.0, 7.1 개월이다(p=0.01). **C.** 잔여종양의 부피에 따른 생존율: 생존기간(중앙값)은 5 cm³미만, 5 cm³이상에서 각각 15.3, 11.6개월이다(p = 0.001). **D.** 잔여종양의 부피에 따른 재발률: 재발기간(중앙값)은 5 cm³미만, 5 cm³이상에서 각각 9.2, 7.5개월이다(p = 0.001).

치료를 받지 않았다는 점이다. 위의 보고를 바탕으로 광범위한 절제술은 다른 장기의 악성 종양과 마찬가지로 생존 기간을 연장시킬 것으로 예상할 수 있다.

역형성 별아교세포종은 일반적으로 종양 주변부에서 재발하는 경향을 보인다. 종양 주변부에서 종양 세포 밀도는 증가하고 주변부와의 거리가 멀어지면서 세포 수가 급격히 감소한다. 광범위한 절제술은 이론적으로 남아있는 세

포의 수를 줄이고, 수술 이후의 보조 치료에 대한 반응을 증가시키며 잠재적으로 생존을 연장시킨다. 고등급 신경 교종의 광범위한 절제는 또한 잔여 종양을 감소시켜 보조 치료(방사선 치료 및 항암화학요법)를 보다 효과적으로 만든다. 잔여 종양이 적으면 보조 화학 요법 및 방사선 치료의 효능이 증가하며 이는 생존율 연장으로 이어진다. 생존율을 높이는 것 외에도 안전하고 광범위한 절제는 신경학

적 기능 개선과 증상 완화를 가져올 수 있다. 하나의 중요한 고려 사항은 육안적 완전 절제가 가능한 종양이 생물학적으로 치료에 더 유리할 수도 있다는 것이다.

(2) 방사선 치료와 항암화학요법

고등급 신경교종에 존재하는 다양한 돌연변이에 대한 이해 정도는 발전하였지만 치료에 대한 접근은 큰 변화가 없었다. EANO (european association for neuro-oncology) 또는 NCCN (national comprehensive cancer network)에서 제시하는 최신 치료 지침은(표 1-4)에 제시하였다.

Brem 등은 생분해성 및 생체 적합성 고분자를 사용하여 3주에 걸쳐 악성 뇌종양에 국소적으로 운반시키는 방식의 화학요법으로 치료했다. 그들은 이차수술 이후 23주에서 31주까지 재발성 역형성 신경교종 환자에서 카르무스틴(BCNU)-웨이퍼(carmustine-loaded biodegradable polymers, wafer)를 사용한 군에서 생존 기간이 길어지는 것을 발견했다.

Valtonen 등은 무작위적 전향적인 방법으로 카르무스틴을 초기 치료법으로 시행하였다. 고등급 신경교종 환자 중 카르무스틴(BCNU)-웨이퍼를 사용한 환자군에서 수술에

서 사망까지의 평균 시간은 58.1주였고 위약군에서는 39.9주였다. 또한 같은 방식으로 치료한 교모세포종 환자군에서는 53.3주의 생존기간을 보였으며, 위약 투여군에서는 39.9주를 보였다.

Stupp 등은 교모세포종의 초기 치료에 대한 무작위적 전향적인 대조 연구를 시행하였고 외과적 절제술 및 방사선 요법과 함께 테모졸로마이드 투여가 생존율에 이득이 있음을 보였다. 방사선 치료와 테모졸로마이드 화학 요법과 함께 외과적 절제술을 받은 교모세포종 환자에서 더 긴 생존율(중앙값, 14.6개월)을 보였다. 신경교종 치료를 위해 승인되고 연구되는 약물이 많이 있지만, 현 시점에서 테모졸로마이드 및 방사선 치료가 교모세포종에서 가장 효과적인 보조 치료법이라고 할 수 있다. MGMT(O6-Methylguanine-DNA methyltransferase)는 유전자 복구 효소(DNA repair enzyme)이며, 종양이 카르무스틴이나 테모졸로마이드 같은 알킬화제(alkylating agents)에 저항하는 역할을 한다. MGMT 유전자는 promoter의 메틸화를 통하여 기능이 억제된다. 한 연구에서, 교모세포종 환자 중에서 MGMT promotor 유전자의 메틸화(전체의 45%)를 가진 환자군에서 테모졸로마이드로 치료한 경우 생존기간의 중

■ 표 1-4. **고등급 별아교세포종의 National comprehensive cancer network (NCCN) 치료 가이드 라인.**

종양 종류	최초 진단시	재발시
역형성 별아교세포종, WHO Gr III	절제 또는 생검 + 화학요법 또는 방사선 치료(또는 병용 치료)	재수술 + 화학요법, 방사선 치료 중 선택
교모세포종, WHO Gr IV (나이<65-70)	절제 또는 생검 + 테모졸로마이드 동시화학방사선조사 + 테모졸로마이드 보조화학요법	재수술 + 방사선재조사, 테모졸로마이드 재투여 또는 베바시주맵
교모세포종, WHO Gr IV (나이>65-70)	절제 또는 생검 + 방사선 치료 또는 테모졸로마이드 보조화학요법 또는 병용 치료 (MGMT와 KPS에 따라)	재수술 + 화학요법 또는 방사선 치료
화학요법 종류	용량과 투여 방법	
테모졸로마이드(temozolomide)	150-200 mg/m^2, 경구, 5days/wk x 4wk	
베바시주맵(bevacizumab)	10 mg/kg q 2wk 또는 15 mg/kg q 3wk	

앙값은 21.7개월이었고, 2년 생존율은 46%인 반면, MGMT promotor 유전자의 메틸화가 없는 환자군에서 테모졸로마이드로 치료한 경우 생존기간의 중앙값은 유의하게 짧았고(12.7 개월), 2년 생존율은 13.8%를 보였다.

재발성 교모세포종 환자의 약 20~30%는 이차수술의 대상이 되었으며, 일반적으로 병변이 크고 경계가 비교적 좋으며 신경학적 결손이 발생할 때 고려된다. 표준 치료 후 재발성 교모세포종의 주된 전략은 니트로소요소계통약제(카르무스틴, 로무스틴), 테모졸로마이드, 베바시주맙이며, 방사선 재조사의 역할은 불분명하다. 베바시주맙과 같은 혈관 형성 억제제는 고등급 신경교종 치료를 위해 FDA의 승인을 받았으며 일반적으로는 교모세포종 재발 시에 사용된다. 비록 베바시주맙이 무진행 생존율을 개선하며, 스테로이드의 사용을 감소시켜 삶의 질을 개선한다고 알려져 있지만, 현재의 결과로는 전체 생존율에서의 이익은 보여주지 못하고 있다. 또한, 베바시주맙과 같은 혈관형성 억제제는 허혈 및 출혈의 위험이 증가하므로 약제 사용 후 추가 수술 시에 주의하여야 한다.

(3) 기타 약물요법

고등급 신경교종 환자 치료의 대부분은 증상 및 징후의 일반적인 의학적 관리를 포함한다. 이 환자들을 치료할 때, 환자에게 종양 주변 부종, 발작, 피로, 정맥 혈전 색전증 및 인지 기능 장애 등이 발생할 수 있다는 것을 알려주어야 한다. 약물 상호 작용을 막기 위해 항전간증제 선택에도 주의를 기울여야 한다. 페니토인(phenytoin)과 카바마제핀(carbamazepine)과 같은 항전간증제는 간 사이토크롬 P450 효소(hepatic cytochrome P-450 enzymes)를 유도한다. 따라서 간 사이토크롬 P450 효소에 의해 항전간증제의 간에서의 대사증가와 이에 따른 약제의 효과감소가 발생할 수 있다. 이런 이유로, 새로운 항전간증제인 레베티라세탐(levetiracetam)과 같이 효소를 유도하지 않는 항전간증제가 최근 많이 사용된다. 발작을 경험한 적이 없는 환자에서 예방적 항전간증제를 사용하여야 하는지에 대해서는 논란이 있다. 발작이 없는 뇌종양 환자에게 예방적 항전간증제가 유익하다는 증거는 없으며 특별한 이유가 없는 항전간증제의 일상적인 사용을 권장하지 않고 있다.

종양 주변 부종은 종종 덱사메타손과 같은 코르티코스테로이드로 치료한다. 그러나 쿠싱 증후군(cushing's syndrome)과 코르티코스테로이드 근염(corticosteroid myopathy)등의 부작용은 고용량 코르티코스테로이드의 장기간 치료가 필요한 환자에게 발생할 수 있다. 고혈당이 이차적으로 스테로이드치료에서 발생할 수 있으며 조절되지 않는 고혈당은 수술 이후 생존기간을 단축시키고 종양의 재발 및 악성 변성과 관계가 있다. 코르티코스테로이드는 면역을 억제하여 Pneumocystis jiroveci 감염에 취약하게 만든다. Bevacizumab은 종양 주변 부종을 감소시켜 스테로이드의 요구량을 줄인다.

고등급 신경교종 환자는 다리와 골반 정맥에서 정맥 혈전 색전증의 위험이 증가한다. 누적 발생률은 20%~30%이다. 이들 환자가 뇌내 출혈의 병력 또는 다른 금기증이 없는 한, 수술 후 즉시 정맥 혈전 색전증에 대하여 항응고 요법을 하는 것은 안전하고, 항응고 치료와 관련하여 출혈의 위험은 낮다. 저분자량 헤파린(low-molecular-weight heparin)이 와파린(warfarin)보다 효과적이고 안전할 수 있다. 다리와 골반정맥에서 정맥 혈전 색전증에 대한 하부 대정맥 필터 설치는 높은 합병증과 관련이 있다.

고등급 신경교종 환자는 종종 상당한 피로감을 느끼며 이에 대하여 메칠페니데이트(methylphenidate) 또는 모다피닐(modafinil)투여가 증상완화에 도움이 된다. 메칠페니데이트는 의지상실증(abulia)치료에 도움이 되며, 도네페질(Donepezil)과 메만틴(memantine)은 기억력 증진에 도움이 된다. 우울증은 고등급 신경교종 환자에서 간과되기 쉬우며, 항우울제와 정신 의학적 지지 등이 필요할 수 있다.

5) 예후

고등급 신경교종 환자의 예후는 불량하다. 흥미롭게도 노령 인구에서 역형성 별아교세포종과 교모세포종의 예후에는 큰 차이가 없다. 수술 기술, 방사선 치료 및 화학 요법의 발전에도 불구하고 교모세포종의 생존 기간은 2년 미만 (중앙값)을, 역형성 별아교세포종 환자는 2~5년(중앙값)을 보인다. 치료는 일반적으로 수술 후 보조 방사선 치료 또는 화학 요법 또는 병용 치료 등으로 구성된다.

광범위한 치료를 한 후에도 잔여 종양 및 재발은 피할 수 없으며 환자는 결국 병의 악화로 사망한다. 개별 환자의 생존기간은 이질적이며 일부 장기 생존자가 있을 수 있다. 연령, 수술 전 KPS 점수, 종양 크기, 종양 위치, 결혼 상태 등 여러 가지 예후 인자가 제시되었고, 이 중 연령과 KPS점수 및 절제 범위가 가장 중요한 예후 인자로 여겨진다. 다른 좋은 예후 인자로는 IDH1 또는 IDH2 mutation과 MGMT promotor 유전자 메틸화가 있다. 대규모 임상 연구의 대부분에서 신경아교육종과 교모세포종 환자의 결과에 유의한 차이를 보이지 않았다. 그러나 Batchelor등은 SEER 데이터베이스를 사용하여 신경아교육종이 교모세포종보다 나쁜 예후를 보임을 보고하였고 통계적으로 유의했다. 신경아교육종 환자의 생존 기간은 6개월에서 14.8개월(중앙값) 사이로 보고되었다. Morantz 등의 연구에서 신경아교육종 환자의 생존율은 6개월 후 75%, 1년 후 19%였다. Salvati 등은 신경아교육종 환자에서 재발까지의 기간은 주로 교종의 특징을 가진 종양의 경우 53주(중앙값)였고, 주로 육종 특징을 가진 종양의 경우 62주(중앙값)로 보고하였다.

References

1. Assanah M, Lochhead R, Ogden A, et al. Glial progenitors in adult white matter are driven to form malignant gliomas by plateletderived growth factor-expressing retroviruses. *J Neurosci.* 2006; 26(25):6781-6790.

2. Bagley JH, Babu R, Friedman AH, Adamson C. Improved survival in the largest national cohort of adults with cerebellar versus supratentorial low-grade astrocytomas. *Neurosurgical Focus.* 2013;34(2):E7.

3. Batchelor TT, Sorensen AG, di Tomaso E, et al. AZD2171, a pan-VEGF receptor tyrosine kinase inhibitor, normalizes tumor vasculature and alleviates edema in glioblastoma patients. *Cancer Cell.* 2007; 11(1):83-95.

4. Baumert BG, Mason WP, Ryan G, et al. Temozolomide chemotherapy versus radiotherapy in molecularly characterized (1p loss) low-grade glioma: A randomized phase III intergroup study by the EORTC/NCIC-CTG/TROG/MRC-CTU (EORTC 22033-26033). *Lancet Oncology.* 2016;17:1521-1532.

5. Bent MJvd, Afra D, Witte Od, et al. Long-term efficacy of early versus delayed radiotherapy for low-grade astrocytoma and oligodendroglioma in adults: the EORTC 22845 randomised trial. *Lancet.* 2005;366:985-550.

6. Bernstein M, Parrent AG. Complications of CT-guided stereotactic biopsy of intra-axial brain lesions *Journal of Neurosurgery.* 1994;81:165-168.

7. Bondy ML, Scheurer ME, Malmer B, et al. Brain Tumor Epidemiology: Consensus from the Brain Tumor Epidemiology Consortium (BTEC). *Cancer.* 2008;113:1953-1968.

8. Brada M, Viviers L, Abson C, et al. Phase II study of primary temozolomide chemotherapy in patients with WHO grade II gliomas *Annals of Oncology.* 2003; 14:1715-1721.

9. Brandsma D, Stalpers L, Taal W, et al. Clinical features, mechanisms, and management of pseudoprogression in malignant gliomas. *Lancet Oncol.* 2008;9(5):453-461.

10. Brem H, Piantadosi S, Burger PC, et al. Placebo-controlled trial of safety and efficacy of intraoperative controlled delivery by biodegradable polymers of chemotherapy for recurrent gliomas. The Polymer-brain Tumor Treatment Group. *Lancet.* 1995;345(8956): 1008-1012.

11. Calabrese C, Poppleton H, Kocak M, et al. A perivascular niche forbrain tumor stem cells. *Cancer Cell.* 2007;11(1):69-82.

12. Capelle L, Fontaine d, Mandonnet e, et al. Spontaneous and therapeutic prognostic factors in adult hemispheric World Health Organization Grade II gliomas: a series of 1097 cases *Journal of Neurosurgery.* 2013;118:1157-1168.

13. Chaichana KL, Cabrera-Aldana EE, Jusue-Torres I, et al. When gross total resection of a glioblastoma is possible, how much resection should be achieved? *World Neurosurg.* 2014;82(1-2):e257-e265.

14. Chaichana KL, Jusue-Torres I, Lemos AM, et al. The butterfly effect on glioblastoma: is volumetric extent of resection more effective than biopsy for these tumors? *J Neurooncol.* 2014;120(3): 625-634.

15. Chaichana KL, Jusue-Torres I, Navarro-Ramirez R, et al. Establishing percent resection and residual volume thresholds affecting survival and recurrence for patients with newly diagnosed intracranial glioblastoma. *Neuro Oncol.* 2014;16(1):113-122.

16. Chaichana KL, McGirt MJ, Woodworth GF, et al. Persistent outpatient hyperglycemia is independently associated with survival, recurrence and malignant degeneration following surgery for hemispheric low grade gliomas. *Neurol Res.* 2010;32(4):442-448.

17. Chaichana KL, Zadnik P, Weingart JD, et al. Multiple

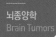

resections for patients with glioblastoma: prolonging survival. *J Neurosurg.* 2013; 118(4):812-820.

18. Chen W, Silverman DH, Delaloye S, et al. 18F-FDOPA PET imaging of brain tumors: comparison study with 18F-FDG PET and evaluation of diagnostic accuracy. *J Nucl Med.* 2006;47(6):904-911.

19. Chen W, Silverman DH. Advances in evaluation of primary brain tumors. *Semin Nucl Med.* 2008;38(4): 240-250.

20. Dandy WE. Removal of right cerebral hemisphere for certain tumors with hemiplegia: preliminary report. *J Am Med Assoc.* 1928; 90(11):823-825.

21. DeAngelis LM. Brain tumors. *N Engl J Med.* 2001; 344(2): 114-123.

22. Dho YS, Jung KW, Ha J, Seo Y, Park CK, Won YJ, et al. An Updated Nationwide Epidemiology of Primary Brain Tumors in Republic of Korea, 2013. *Brain Tumor Res Treat.* 2017;5(1):16-23

23. Edward F. Chang, smith Js, Susan M. Chang, et al. Preoperative prognostic classification system for hemispheric low-grade gliomas in adults *Journal of Neurosurgery.* 2008;109:817-824.

24. Elizabeth B. Claus, Black PM. Survival Rates and Patterns of Care for Patients Diagnosed with Supratentorial Low-Grade Gliomas Data from the SEER Program, 1973–20. *Cancer.* 2006;106(6):1358-1363

25. Englot DJ, Berger MS, Baraaro NM, chang EF. Predictors of seizure freedom after resection of supratentorial low-grade gliomas *Journal of Neurosurgery.* 2011;115:240-244.

26. Fouladi M, Laningham F, Wu J, et al. Phase I Study of Everolimus in Pediatric Patients With Refractory Solid Tumors. *Journal of Clinical Oncology.* 2007;25(30): 4806-4812.

27. Furnari FB, Fenton T, Bachoo RM, et al. Malignant astrocytic glioma: genetics, biology, and paths to treatment. *Genes Dev.* 2007; 21(21):2683-2710.

28. Glantz M, Cole B, Forsyth P, et al. Practice parameter: Anticonvulsant prophylaxis in patients with newly diagnosed brain tumors. Report of the Quality Standards Subcommittee of the American Academy of Neurology. *Neurology.* 2000;54(10):1886-1893.

29. Gorlia T, Wu W, Wang M, et al. New validated prognostic models and prognostic calculators in patients with low-grade gliomas diagnosed by central pathology review: a pooled analysis of EORTC/RTOG/NCCTG phase III clinical trials. *NEURO-ONCOLOGY.* 2013; 15(11):1568-1579.

30. Grabowski MM, Recinos PF, Nowacki AS, et al. Residual tumor volume versus extent of resection: predictors of survival after surgery for glioblastoma. *J Neurosurg.* 2014;121(5):1115-1123.

31. Guerin C, Laterra J, Hruban RH, et al. The glucose transporter and blood-brain barrier of human brain tumors. *Ann Neurol.* 1990;28(6): 758-765.

32. Guo P, Hu B, Gu W, et al. Platelet-derived growth factor–B enhances glioma angiogenesis by stimulating vascular endothelial growth factor expression in tumor endothelia and by promoting pericyte recruitment. *Am J Pathol.* 2003;162(4):1083-1093.

33. Hamer PCDW, Robles SG, Zwinderman AH, Duffau H, Berger MS. Impact of Intraoperative Stimulation Brain Mapping on Glioma Surgery Outcome: A Meta-Analysis. *Journal of Clinical Oncology.* 2012;30(20): 2559-2565.

34. Hegi ME, Diserens A-C, Gorlia T, et al. MGMT gene silencing and benefit from temozolomide in glioblastoma. *NEJM.* 2005;352(10): 997-1003.

35. Hwang EI, Jakacki RI, Fisher MJ, et al. Long-Term Efficacy and Toxicity of Bevacizumab-Based Therapy in Children With Recurrent Low-Grade Gliomas. *Pediatric Blood Cancer.* 2013;60:776-782.

36. Jaros E, Perry RH, Adam L, et al. Prognostic implications of p53 protein, epidermal growth factor receptor, and Ki-67 labelling in brain tumors. *Br J Cancer.* 1992;66(2):373-385.

37. Jemal A, Siegel R, Ward E, et al. Cancer statistics,

2007. *CA Cancer J Clin*. 007;57(1):43-66.

38. Jiao Y, Killela PJ, Reitman ZJ, et al. Frequent ATRX, CIC, FUBP1 and IDH1 mutations refine the classification of malignant gliomas. *Oncotarget*. 2012; 3(7):709-722.

39. Johnson BE, Mazor T, Hong C, et al. Mutational Analysis Reveals the Origin and Therapy-driven Evolution of Recurrent Glioma. *Science*. 2014;343 (6167):189-193.

40. Johnson BE, Mazor T, Hong C, et al. Mutational Analysis Reveals the Origin and Therapy-driven Evolution of Recurrent Glioma. *Science*. 2014;343 (6167):189-193.

41. Kleihues P, Davis RL, Coons SW, et al. Anaplastic astrocytoma. In: Kliehues P, Cavanee WK, eds. Pathology and Genetics of Tumors of the Nervous System. Lyon, France: IARC Press; 2000:29-39.

42. Kondziolka D, Lunsford LD. The role of stereotactic biopsy in the management of gliomas. *Journal of Neuro-Oncology* 1999;42:205-213.

43. Kunihiko Watanabe KS, Wojciech Biernat OT, Klaus von Ammon NO, Yasuhiro Yonekawa PK, and, Ohgaki H. Incidence and Timing of p53 Mutations during Astrocytoma Progression in Patients with Multiple Biopsies. *Clinical Cancer Research*. 1997;3:523-530.

44. Lacroix M, Abi-Said D, Fourney DR, et al. A multivariate analysis of 416 patients with glioblastoma multiforme: prognosis, extent of resection, and survival. *J Neurosurg*. 2001;95(2):190-198.

45. Lesniak MS, Brem H. Targeted therapy for brain tumors. *Nat Rev Drug Discov*. 2004;3(6):499-508

46. Levivier M, Becerra A, De Witte O, et al. Radiation necrosis or recurrence. *J Neurosurg*. 1996;84(1):148.

47. Litofsky NS, Farace E, Anderson F Jr, et al. Depression in patients with high-grade glioma: results of the Glioma Outcomes Project. *Neurosurgery*. 2004;54(2): 358-366, discussion 366-357.

48. Louis, D.N., et al., The 2016 World Health Organization Classification of Tumors of the Central Nervous

System: a summary. *Acta Neuropathol*, 2016;131(6): 803-20.

49. Mandonnet E, Delattre J-Y, Tanguy M-L, et al. Continuous Growth of Mean Tumor Diameter in a Subset of Grade II Gliomas. *Annals of Neurology*. 2003; 53:524-528.

50. McGirt MJ, Chaichana KL, Gathinji M, et al. Independent association of extent of resection with survival in patients with malignant brain astrocytoma. *J Neurosurg*. 2009;110:156-162.

51. McGirt MJ, Mukherjee D, Chaichana KL, et al. Association of surgically acquired motor and language deficits on overall survival after resection of glioblastoma multiforme. *Neurosurgery*. 2009;65(3): 463-469.

52. Morantz RA, Feigin I, Ransohoff J 3rd. Clinical and pathological study of 24 cases of gliosarcoma. *J Neurosurg*. 1976;45(4):398-408.

53. Nakamura M, Watanabe T, Yonekawa Y, Kleihues P, Ohgaki H. Promoter methylation of the DNA repair gene MGMT in astrocytomas is frequently associated with G:C → A:T mutations of the TP53 tumor suppressor gene. *Carcinogenesis*. 2001;22(10):1715-1719.

54. Ohgaki, H. and P. Kleihues, The definition of primary and secondary glioblastoma. *Clin Cancer Res*, 2013. 19(4):764-72.

55. Orringer D, Lau D, Khatri S, et al. Extent of resection in patients with glioblastoma: limiting factors, perception of resectability, and effect on survival. *J Neurosurg*. 2012;117(5):851-859.

56. Ostrom QT, Gittleman H, Liao P, et al. CBTRUS statistical report: primary brain and central nervous system tumors diagnosed in the United States in 2007-2011. *Neuro Oncol*. 2014;16(suppl 4): iv1-iv63.

57. Padma MV, Said S, Jacobs M, et al. Prediction of pathology and survival by FDG PET in gliomas. *J Neurooncol*. 2003;64(3): 227-237.

58. Pamir MN, Üzduman K, Yıldız E, Sav A, Dinéer A.

Intraoperative magnetic resonance spectroscopy for identification of residual tumor during low-grade glioma surgery *Journal of Neurosurgery*. 2013;118:1191-1198.

59. Pirzkall A, Li X, Oh J, et al. 3D MRSI for resected high-grade gliomas before RT: tumor extent according to metabolic activity in relation to MRI. *Int J Radiat Oncol Biol Phys*. 2004;59(1):126-137.

60. Quinones-Hinojosa A, Sanai N, Gonzalez-Perez O, et al. The human brain subventricular zone: stem cells in this niche and its organization. *Neurosurg Clin N Am*. 2007;18(1):15-20, vii.

61. Salvati M, Caroli E, Raco A, et al. Gliosarcomas: analysis of 11 cases do two subtypes exist? *J Neurooncol*. 2005;74(1):59-63.

62. Sanai N, Mirzadeh Z, Berger MS. Functional Outcome after Language Mapping for Glioma Resection. *The New England Journal of Medicine*. 2008;358:18-27.

63. Sanai N, Polley MY, McDermott MW, et al. An extent of resection threshold for newly diagnosed glioblastomas. *J Neurosurg*. 2011; 115(1):3-8.

64. Sanai N, Snyder LA, Honea NJ, et al. Intraoperative confocal microscopy in the visualization of 5-aminolevulinic acid fluorescence in low-grade gliomas *Journal of Neurosurg*. 2011;115:740-748.

65. Scherer HJ. The forms of growth in gliomas and their practical significance. *Brain*. 1940;63(1):1-35.

66. Shaw E, Arusell R, Scheithauer B, et al. Prospective Randomized Trial of Low- Versus High-Dose Radiation Therapy in Adults With Supratentorial Low-Grade Glioma: Initial Report of a North Central Cancer Treatment Group/Radiation Therapy Oncology Group/ Eastern Cooperative Oncology Group Study *Journal of Clinical Oncology*. 2002;20(9):2267-2276.

67. Shaw EG, Berkey B, S SwC, et al. Recurrence following neurosurgeon-determined gross-total resection of adult supratentorial low-grade glioma: results of a prospective clinical trial *Journal of Neurosurgery*. 2008;109:835-841.

68. Simpson JR, Horton J, Scott C, et al. Influence of location and extent of surgical resection on survival of patients with glioblastoma multiforme: results of three consecutive Radiation Therapy Oncology Group (RTOG) clinical trials. *Int J Radiat Oncol Biol Phys*. 1993;26(2):239-244.

69. Smith JS, Chang EF, Lamborn KR, et al. Role of Extent of Resection in the Long-Term Outcome of Low-Grade Hemispheric Gliomas. *Journal of Clinical Oncology*. 2008;26(8):1338-1345.

70. Sneed PK, Gutin PH, Larson DA, et al. Patterns of recurrence of glioblastoma multiforme after external irradiation followed by implant boost. *Int J Radiat Oncol Biol Phys*. 1994;29(4):719-727.

71. Stupp R, Mason WP, van den Bent MJ, et al. Radiotherapy plus concomitant and adjuvant temozolomide for glioblastoma. *N Engl J Med*. 2005; 352(10):987-996.

72. Trouillas P, Menaud G, De The G, et al. Epidemiological study of primary tumors of the neuraxis in the Rhone-Alps region. Quantitative data on the etiology and geographical distribution of 1670 tumors. *Rev Neurol (Paris)*. 1975;131(10):691-708.

73. Valtonen S, Timonen U, Toivanen P, et al. Interstitial chemotherapy with carmustine-loaded polymers for high-grade gliomas: a randomized double-blind study. *Neurosurgery*. 1997;41(1):44-48.

74. Veelen MLCv, Avezaat CJJ, Kros JM, Putten Wv, Vecht C. Supratentorial low grade astrocytoma: prognostic factors, dediVerentiation, and the issue of early versus late surgery. *Journal of Neurology, Neurosurgery, Psychiatry*. 1998;64(5):581-587.

75. Veeravagu A, Jiang B, Ludwig C, Chang SD, Black KL, Patil CG. Biopsy ver sus resection for the management of low-grade gliomas. *The Cochrane Database of systematic reviews*. 2013;30(4):CD009319.

76. VW S. Low-grade gliomas. *Current Treatment Options Oncology*. 2001;2(6):495-506.

77. Walker MD, Green SB, Byar DP, et al. Randomized comparisons of radiotherapy and nitrosoureas for the

treatment of malignant glioma after surgery. *N Engl J Med.* 1980;303(23):1323-1329.

78. Weller M, Pfister SM, Wick W, et al. Molecular neuro-oncology in clinical practice: a new horizon. *Lancet Oncol.* 2013;14(9): e370-e379.

79. Weller M, van den Bent M, Hopkins K, et al. EANO guideline for the diagnosis and treatment of anaplastic gliomas and glioblastoma. *Lancet Oncol.* 2014; 15(9):e395-e403.

80. Wen PY, Kesari S. Malignant gliomas in adults. *N Engl J Med.* 2008;359(5):492-507.

81. Wen PY, Schiff D, Kesari S, et al. Medical management of patients with brain tumors. *J Neurooncol.* 2006;80 (3):313-332.

82. Wick W, Platten M, Meisner C, et al. Temozolomide chemotherapy alone versus radiotherapy alone for malignant astrocytoma in the elderly: the NOA-08 randomised, phase 3 trial. *Lancet Oncol.* 2012;13(7): 707-715.

83. Widhalm G, Wolfsberger S, Minchev G, et al. 5-Aminolevulinic Acid Is a Promising Marker for Detection of Anaplastic Foci in Diffusely Infiltrating Gliomas With Nonsignificant Contrast Enhancement. *Cancer.* 2010;116(6):1545-1552.

84. Yan H, Parsons DW, Jin G, et al. IDH1 and IDH2 mutations in gliomas. *N Engl J Med.* 2009;360(8):765-773.

85. Yeh S-A, Ho J-T, Lui C-C, Huang Y-J, Hsiung C-Y, Huang E-Y. Treatment outcomes and prognostic factors in patients with supratentorial low-grade gliomas *The British Institute of Radiology* 2005;78(927):230-235.

희소돌기아교세포종

장종희
연세대학교 신경외과

희소돌기아교세포(oligodendrocyte)는 주로 백질에서 발견되며 주된 역할은 신경수초(myelin)를 생산하고 유지하는 것이다. 형태학적으로 희소돌기아교세포를 닮은 희소돌기아교세포종(oligodendroglioma)은 교모세포종과 역형성 별아교세포종에 이어 3번째로 흔한 신경교종이다. 2007년 WHO분류까지는 병리형태학적인 소견으로 진단하였으나, 2016년 WHO분류에서는 분자생물학적 검사를 하여 Isocitrate dehydrogenase 1 (IDH1) 또는 IDH2 변이(mutation)와 1번 염색체의 단완과 19번 염색체의 장완의 동반결손(1p/19q co-deletion)이 있는 경우에만 희소돌기아교세포종으로 진단한다. 현재 분류상으로는 조직학적으로 경계가 비교적 뚜렷하고 상대적으로 성장속도가 느린 희소돌기아교세포종과 좀 더 악성이고 성장속도가 빠른 역형성 희소돌기아교세포종(anaplastic oligodendroglioma)으로 분류된다(표 2-1).

1. 희소돌기아교세포종(oligodendroglioma, IDH-mutant and 1p/19q co-deleted, WHO 2등급)

1) 정의

다른 종양들과 마찬가지로 희소돌기아교세포종도 종양

■ 표 2-1. **희소돌기아교세포종의 2016년 WHO 분류**

Oligodendroglial Tumors	ICD-O/Behavior code
Oligodendroglioma, IDH-mutant and 1p/19q-codeleted	9450/3
Oligodendroglioma, NOS	9450/3
Anaplastic oligodendroglioma, IDH-mutant and 1p/19q-codeleted	9451/3
Anaplastic oligodendroglioma, NOS	9451/3
Oligoastrocytoma, NOS	9382/3
Anaplastic oligoastrocytoma, NOS	9382/3

ICD-O; International Classification of Diseases for Oncology

이 진행하면서 누적된 유전학적 그리고 분자생물학적 변화로 발생한다. 희소돌기아교세포종은 미만성으로 침윤하며, 천천히 자라는 교종으로, IDH1 또는 IDH2 변이에 1p/19q co-deletion을 동반하는 특징적인 분자생물학적 특성을 가진다(그림 2-1). 이러한 염색체에 종양억제유전자(tumor suppressor gene)가 위치하며 따라서 이러한 염색체의 결손이 종양의 발달과 진행에 관여하는 것으로 생각되고 있다.

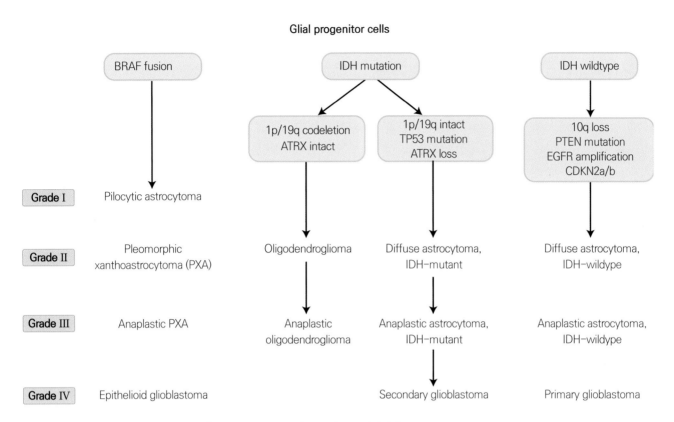

■ 그림 2-1. **신경교종 전구세포(glial progenitor cell)와 신경교종 발생과정.**

2) 유전학적 특징

모든 희소돌기아교세포종과 일부 별아교세포종은 종양 발생 초기에 공통적으로 driver유전자인 IDH 변이가 발생한다. 희소돌기아교세포종은 그 다음에 1p와 19q의 co-deletion이 발생하며 별아교세포종이나 다른 신경교종과는 다른 발생과정을 겪는다(그림 2-1). 사실상 모든 1p/19q-codeleted 종양은 TERT promoter mutation을 동반한다. 또한, 특징적으로 ATRX nuclear expression 소견을 보이며 TP53 mutation은 발생하지 않는다. EGFR amplification은 1p/19q co-deletion과 IDH mutation이 있는 경우에는 절대로 발생하지 않으며, 따라서 희소돌기아교세포종에서는 볼 수 없는 소견이다.

소아에서는 조직학적으로는 희소돌기아교세포종으로 보이나 IDH mutation이 없고, 1p/19q co-deletion도 없는 경우를 종종 볼 수 있다. 이런 종류의 종양이 명확하게 규정되어 있지는 않으나, 종종 FGFR1, MYB, 또는 MYBL1 alterations을 보인다.

3) 병리학적 특징

대부분의 희소돌기아교세포종은 회백질 경계부위에 발생한다. 85~90% 정도가 천막상부에서 발생하고, 가장 흔한 위치는 전두엽(50~65%)이고 이어서 두정엽, 측두엽, 후두엽 순이다. 원발성 연수막 희소돌기아교세포종(leptomeningeal oligodendrogliomas)이 간혹 보고되었으나, 최근 새로이 분류된 미만성 연수막 교신경종양(diffuse leptomeningeal glioneuronal tumors)으로 분류하는 것이 맞다.

전형적으로 고형성의 부드러운 종양으로 피질에 기반을 둔 황갈색과 분홍색을 섞은 듯한 색깔을 띤다. 주변 조직과 경계가 명확하지는 않고 서서히 이행되는 소견을 보이며,

회백질 경계를 모호하게 만들고, 한 개 또는 여러 개의 뇌이랑을 팽창시키는 소견을 보인다. 뇌연막 표면까지 자라는 경우가 흔하다. 석회질을 흔하게 볼 수 있으며, 낭성 변화를 보이는 경우도 흔하나, 괴사부위를 보이는 경우는 드물다. 종양 내 출혈소견을 보이는 경우도 흔하며, 특히 크기가 크거나 좀 더 공격적 성향을 보이는 희소돌기아교세포종에서 더 자주 볼 수 있다.

대부분은 세포밀도가 높으나, 일부는 낮은 경우도 있다. 둥글거나 약간 타원형의, 염색이 진하게 되는 균일한 핵들이 풍부하고 투명한 세포질의 "halo"에 둘러싸여 있는 특징적인 "fried egg" 모양을 보인다. 그러한 세포 사이로 가는 모세혈관이 육각형 형태로 꺾이며 가지를 치는 소견("chicken-wire" pattern)이 종종 관찰되나, 미세혈관증식(microvascular proliferation) 소견을 보이지는 않는다 (그림 2-2).

4) 임상적 특징

희소돌기아교세포종은 전체 원발성 뇌종양의 2~5%, 교종의 5~20%를 차지한다. 대부분은 35세에서 55세 사이에서 발생하며, 40~45세 사이에서 가장 많이 발생한다. 남성에서 좀 더 호발한다. 주로 뇌피질을 많이 침범하므로, 경

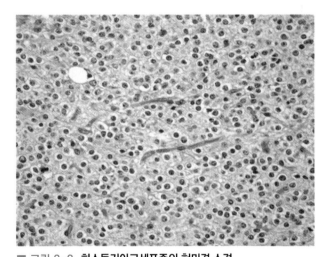

■ 그림 2-2. 희소돌기아교세포종의 현미경 소견.
조직 고정 시 생기는 세포질내 인공음영으로 인한 "fried egg" 모양과 "chicken-wire" 소견이 관찰된다.

련발작이 가장 흔한 증상이고 두통이 그 다음이다. 천천히 자라기 때문에 종괴효과에 의한 증상은 상대적으로 적다.

희소돌기아교세포종은 서서히 자라는 종양이나, 국소적으로는 aggressive한 종양이다. 5년 생존율이 80%에 이르고, 중간 생존기간이 10~12년에 이를 정도로 상대적으로 천천히 진행하는 종양이나, 결국에는 대부분 이 종양으로 인해 사망하게 된다. 수술적 제거를 한 부위에서 다시 자라는 경우가 매우 흔하나, 뇌척수액을 통한 전이는 드물다. 좀 더 악성인 형태인 WHO 3등급 역형성 희소돌기아교세포종으로도 진행한다.

5) 영상학적 특징

주로 뇌피질이나 피질하 뇌백질을 침범하고, 비교적 경계가 좋은 원형이나 타원형의 종양이다. 두부 단층촬영검사(computed tomography, CT)상 희소돌기아교세포종은 주로 뇌표면, 뇌피질에서 자라기 때문에 침범한 뇌이랑을 팽창시키고, 인접한 두개골을 압박하여 두께를 얇게 만드는 등의 변화를 동반한다. 2/3 정도는 CT에서 저신호강도로 보이고, 나머지 1/3은 혼합신호강도로 보인다. 석회화 결절 등이 보이는 경우가 70~90% 정도에서 보일 정도로 흔하며, 낭성변화를 보이는 경우도 20% 정도에서 있다 (그림 2-3A). 종양 내 출혈이나 종양주변 부종 등은 흔하지 않고, 좀 더 악성인 형태를 의미하는 것은 아니다. 조영증강은 전혀 되지 않거나 중등도 정도로 되며, 대략 50% 정도의 희소돌기아교세포종이 어느 정도의 조영증강을 보이는 경우가 있고, 약간의 조영증강이 종양 내부 여기저기서 조금씩 보이는 경우가 전형적이다.

뇌 자기공명영상(MRI)에서 희소돌기아교세포종은 상대적으로 경계가 좋고, T1강조영상에서, 보통 뇌피질에 비해 저신호강도를 보이며, T2강조영상이나 FLAIR영상에서는 비균일적인 고신호강도를 보이는 경우가 흔하다. 혈관성 부종을 보이는 경우는 흔하지 않으며, 석회질이 $T2^*$강조영상에서 "blooming" foci로 보이는 경우가 많다. 희소돌기아교세포종은 조영증강이 되지 않는 경우도 많으나, 절반의

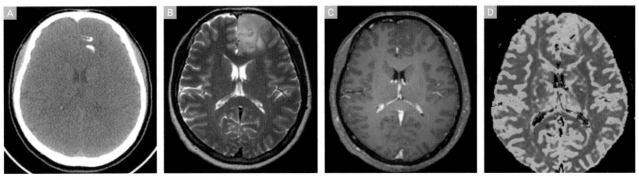

■ 그림 2-3. **희소돌기아교세포종의 영상학적 소견.**
A. CT상 석회화 소견, **B.** T2강조 MRI, **C.** T1강조 조영제 투여 MRI, **D.** 관류(perfusion) MRI

경우에서는 중등도로 비균일하게 조영증강되는 소견을 볼 수 있다(그림 2-3B, 3C). 재발 여부 확인 또는 치료반응 판정 등을 위해서는 T1강조영상보다는 T2강조영상으로 추적관찰하는 것이 더 좋다. 뇌교종을 포함한 다른 뇌종양에서 관류영상(perfusion)이 종양종류나 WHO등급을 예측하는 용도로 많이 사용되나, 희소돌기아교세포종에서는 유용하지 않다. WHO 2등급 희소돌기아교세포종도 혈관공급이 많고, 같은 등급의 별아교세포종보다 종양대사도 더 활발하다. 또한, 희소돌기아교세포종에 특징적인 "chicken wire" 혈관패턴 때문에 다른 교종에 비해 높은 상대적 뇌혈류량(relative cerebral blood volume; rCBV) 부분들이 여기저기 보이는 경우가 종종 있다. 즉, 희소돌기아교세포종에서 rCBV가 증가되어 있다 해서 고등급 희소돌기아교세포종을 의미하는 것은 아니다(그림 2-3D).

6) 감별 진단

주로 감별해야 할 질환은 미만성 별아교세포종이다. 잘 구별이 되지 않는 경우가 많으나, 미만성으로 주변 조직으로 침윤하는 별아교세포종은 주로 뇌백질은 침범하고, 뇌피질을 침범하는 경우는 많지 않으며, 희소돌기아교세포종에 비해 조영증강이 되는 경우도 드물다.

WHO 3등급 희소돌기아교세포종과의 감별은 영상의학적 소견만으로는 어려우며, 출혈이나 괴사가 역형성 희소돌기아교세포종에 좀 더 흔하다고는 하나 진단적이지는

않다.

신경절신경아교세포종(ganglioglioma)이나 배아형성장애신경상피종양(dysembryoplastic neuroepithelial tumor)처럼, 뇌피질을 주로 침범하고 천천히 자라며 주로 경련발작이 주 증상인 다른 종양들과도 감별이 필요하다. 이 종양들은 주로 소아나 젊은 성인에서 발생하며, 신경절신경아교세포종은 측두엽을 침범하는 낭종과 결절 형태로 보이는 경우가 많고, 배아형성장애신경상피종양은 전형적으로 "bubbly" 형태로 보이며, 피질이형성증(cortical dysplasia)을 동반하는 경우도 있다.

일반 광학현미경으로는 조직학적으로도 희소돌기아교세포종과 구분이 안 되는 중심성 신경세포종(central neurocytoma)은 synaptophysin같은 면역조직화학 염색을 해야 감별진단이 된다. 과거 뇌실 내에 발생하는 중심성 신경세포종이 뇌실 내 희소돌기아교세포종으로 진단되는 경우가 많았다. 뇌실 외에 발생하는 중심성 신경세포종(extraventricular neurocytoma)도 있지만, 대부분 뇌실 내에 발생하기 때문에 영상학적으로도 감별이 가능하다.

7) 치료

수술적으로 최대한 제거하는 것이 주된 치료이며, 조직학적 등급이나 유전학적 특성과 상관없이 생존기간을 증가시킨다. 희소돌기아교세포종은 항암제에 잘 반응하는 종양으로 수술 후 나이, 절제정도 등의 위험도에 따라 방사

선치료와 항암제치료를 결정한다.

저위험군(완전 절제가 된 40세 이하 환자)에서는 추가치료 없이 경과관찰만 하는 "wait and see"를 하는 방법도 타당하다. 고위험군(완전 절제가 되지 않은 경우 또는 40세를 초과하는 환자)에서는 추가 치료가 필요하며 방사선치료 후 PCV (procarbazine, CCNU/lomustine, and vincristine) 항암치료가 표준치료이다.

(1) 수술적 치료

다른 뇌교종들과 마찬가지로 종양의 절제 정도가 예후에 중요하며, 수술 전 여러 검사뿐 아니라, 기능적 뇌항법장치(navigation system with functional datasets)와 수술 중 MRI/CT/초음파 같은 영상유도수술, 유발전이검사(evoked potential)를 포함한 수술 중 기능적 감시장치(functional monitoring), 그리고 각성수술(awake surgery)을 통한 뇌피질 및 피질하 지도화(mapping) 등 여러 방법들을 이용하여 뇌중요부위(eloquent area)에 있는 종양까지도 최대안전절제(maximal safe resection)를 하는 것이 중요하다. 또한, 재발한 경우에도 일부 환자에서는 광범위한 수술적 제거가 도움이 된다.

대부분의 최근까지의 보고들이 모든 뇌교종의 절제정도가 예후에 매우 중요하고, 예후인자 중 우리가 관여할 수 있는 유일한 부분임을 강조하고 있다. 하지만, 93명의 WHO 2등급 희소돌기아교세포종 환자를 대상으로 한 임상연구에서, 추적관찰 중 22%의 환자에서 더 악성인 형태로 진행하였고, 종양의 절제 정도가 이러한 종양의 진행에 영향을 주지 않는다는 보고도 드물게 있다. 특히, 희소돌기아교세포종은 항암제치료에 반응이 좋고, 생존기간이 길기 때문에 장애를 남기지 않는 선에서 최대한 제거하는 최대안전절제가 더욱 강조되는 종양이며, 특히, 별아교세포종에 비해 뇌피질에 위치하는 경우가 많아, 수술 전과 수술 중 각종 뇌 지도화와 감시장치의 사용, 각성수술 등이 매우 중요하다.

수술 후 24~72시간 내에 MRI를 반드시 촬영하여 향후 추적관찰을 위한 기준 영상으로 삼아야 하고, 확산강조영상(diffusion weighted image)을 추가하는 것이 수술 후 주변 구조물 손상 유무 판단과 수술 후 치료에 도움이 된다.

(2) 방사선치료

1.8 Gy씩 총 28회, 50.4 Gy를 조사하는 것이 가장 많이 사용되며, 이 용량으로는 인지기능도 잘 유지되는 것으로 알려져 있다. 다른 저등급 뇌교종과 마찬가지로 수술 후 방사선치료를 바로 시행하는 것과, 추적 관찰하다 진행 시 시행하는 것은 전체 생존기간에는 큰 차이가 없고, 단지 무진행 생존기간에만 차이가 난다고 보고되었다. 하지만, 재발한 후 환자의 신경학적 상태 저하와 심리적 영향, 발전하는 치료방법, 전략 등 재발까지의 기간을 최대한 늦추는 것도 임상적 의미가 크기 때문에 이 부분에 대해서는 아직 많은 논란이 있다. 일반적으로 전뇌방사선치료는 시행되지 않으며, 뇌교종의 침습성 특성상, 양성자치료는 종양 주변 경계가 충분히 포함되지 않을 수 있어 역시 권장되지 않는다.

(3) 항암제치료

희소돌기아교세포종의 유전학적 특성인 1p/19q co-deletion은 예후를 좋게 할 뿐 아니라(prognostic factor), 항암제에 대한 반응도 증가시킨다(predictive factor). 특히, PCV (procarbazine, CCNU/lomustine, and vincristine)에 잘 반응하며, 아직 level I의 증거는 없지만, 테모졸로마이드(temozolomide)에도 비슷한 반응을 보인다는 보고들이 있다. PCV항암치료는 procarbazine과 CCNU/lomustine, 2개의 구강 알킬화제재(alkylating agents)와 세포분화억제제(mitotic inhibitor)인 vincristine 주사로 구성된 복합요법이다(Procarbazine 60 mg/m² orally, days 8~21, CCNU/Lomustine 110 mg/m² orally, day 1, and Vincristine 1.4mg/m² intravenously (maximum 2mg), days 8 and 29 for 6~8 weeks). 처음 진단된 경우나 재발한 경우, 그리고, 단독요법으로 또는 방사선치료 후나 방사선치료와 병행하는 등 다양한 방법으로 사용될 수 있다.

Radiation Therapy Oncology Group(RTOG) 주관으로, 40세보다 나이가 많거나 또는 완전 절제를 하지 못한 고

위험군 저등급 뇌교종에서 방사선치료 단독군(RT alone arm)과 방사선치료와 PCV항암치료를 모두 하는 치료군(RT plus PCV arm)을 비교하는 무작위 3상 임상연구가 진행되었다. 1998년부터 2002년까지 총 251명의 환자가 등록되었으며, 전체 중간 생존기간은 11.9년이었다. RT plus PCV군의 환자들이 RT alone군에 비해 생존기간(overall survival, OS; 13.3년 vs. 7.8년, p=0.003; HR=0.59)과 무진행 생존기간(progression free survival, PFS; 10.4년 vs. 4.0년, p=0.002; HR=0.50) 모두 의미 있게 더 길었다. 5년 생존기간은 각각 72와 63%, 10년 생존기간은 각각 60%와 40%였다. 즉, 완전적출을 하지 못했거나 40세보다 나이가 많은 WHO 2등급 뇌교종 환자에서는 RT plus PCV가 RT alone에 비해 전체생존기간과 무진행 생존기간을 모두 연장시켰다. 세부 병리분류별로 분석을 해보면 이러한 결과는 희소돌기아교세포종 또는 IDH mutation이 있는 경우 더 뚜렷하였다.

PCV항암치료보다 좀 더 안전하고 환자도 잘 견디는 temozolomide 항암치료에 대한 결과는 매우 다양하다. EORTC 26971 임상연구는 재발한 희소돌기아교세포종에서 temozolomide 항암치료를 우선 사용한 결과를 보고하였는데, 특정군에서는 50% 이상의 환자에서 반응을 보였다. 30명의 재발했거나 진행성 저등급 교종 환자를 대상으로 한 연구에서, 21명의 1p/19q codeletion이 있는 환자 중 11명(52%)에서 MGMT promoter에 methylation을 보였으며, temozolomide 항암치료가 OS와 PFS를 증가시킨다고 보고하였다.

뇌중요부위(eloquent brain area)에 위치하는 17명의 저등급 뇌교종 환자에서 수술 전(neoadjuvant) temozolomide 항암치료의 역할에 대한 관찰연구도 보고되었다. 수술 전 종양의 크기를 20%이상 감소시키고, 수술 후 잔존종양의 크기를 줄이고 종양제거정도(extent of resection)을 늘리는 데 도움이 된다고 하였다.

2. 역형성 희소돌기아교세포종(anaplastic oligodendroglioma, IDH-mutant and 1p/19q co-deleted, WHO 3등급)

1) 정의

WHO 2등급 희소돌기아교세포종처럼 IDH mutation과 1p/19q co-deletion을 동반하고, 국소적 또는 전반적인 조직학적 역형성 변화를 보이면 WHO 3등급 역형성 희소돌기아교세포종으로 진단한다. 다른 고등급 뇌교종에 비해 예후가 좋은 분자생물학적 특성을 가지고 있으며, 항암치료에 대한 반응이 좋은 종양으로 알려져 있다.

2) 유전학적 특징

역형성 희소돌기아교세포종은 de novo로 바로 WHO 3등급으로 발생하는 경우도 있고, WHO 2등급 희소돌기아교세포종에서 진행하여 발생하는 경우도 있다. WHO 2등급 희소돌기아교세포종에서 WHO 3등급 역형성 희소돌기아교세포종으로 진행하는 기간은 평균 약 6~7년 정도로 보고되고 있다.

역형성 희소돌기아교세포종도 기본적으로는 희소돌기아교세포종과 동일한 기본 면역학적 소견을 갖는다. 즉, IDH mutation, 1p/19q co-deletion, TERT promoter mutation 외에 역형성 희소돌기아교세포종은 추가적인 유전학적 변이를 보인다. 9p LOH와 polysomy가 흔하나, EGFR amplification은 발생하지 않는다.

3) 병리학적 특징

희소돌기아교세포종과 마찬가지로 전두엽에 가장 호발하며, 측두엽이 그 다음으로 흔한 부위다. 육안병리소견은 괴사부분이 존재하는 것 외에는 WHO 2등급 희소돌기아교세포종과 거의 유사하다.

현미경적 소견으로는, 국소적 또는 전반적인 좀 더 악성 소견이 존재한다. 역형성 희소돌기아교세포종은 WHO 2등급 희소돌기아교세포종에 비해 세포밀도가 더 높고, 핵 다형성(nuclear pleomorphism)이나 과염색성(hyperchromatism)이 좀 더 뚜렷하다. 낭성 변화나 괴사, 그리고 미세혈관증식 소견도 흔하며, 뇌연수막(leptomeninges)을 침범하는 경우도 있다.

4) 임상적 특징

역형성 희소돌기아교세포종은 모든 희소돌기아교세포종성 종양의 약 25~35%를 차지하며, 모든 원발성 뇌종양의 약 1~2%를 차지한다. 미국에서는 매년 백만 명당 4명 이하로 발생하며, 역시 남자에서 발생률이 약간 더 높다. 3등급 희소돌기아교세포종은 2등급 희소돌기아교세포종 발생빈도의 약 1/3정도이고, 2등급 희소돌기아교세포종 호발 연령보다 대략 6년 정도 많으며, 평균 진단 나이는 45-50세이다. 소아에서는 역시 드물다. 90% 이상이 천막 상부에 발생하며, 천막하부나 척수에 생기는 경우는 10% 미만이다. 희소돌기아교세포종과 마찬가지로 경련발작과 두통이 가장 흔한 증상이다.

생존기간은 수개월부터 10년정도까지로 환자에 따라 차이가 많이 나며, 평균 생존기간은 4년 정도이고, 5년과 10년 생존율은 각각 52%와 40% 정도이다. 하지만, 최근 치료 성적 향상으로 생존기간이 빠르게 증가하고 있다.

5) 영상학적 특징

역형성 희소돌기아교세포종의 영상학적 특징은 WHO 2등급 희소돌기아교세포종과 거의 유사하며, 영상학적 소견으로만 감별하기는 어렵다. 종양주변 부종, 출혈, 낭성 변화가 좀 더 흔하며, 조영증강은 전혀 되지 않는 경우부터 강하게 되는 경우까지 다양하나, WHO 3등급에서 조영증강이 되는 경우가 좀 더 많다.

6) 감별 진단

WHO 2등급 희소돌기아교세포종과 영상학적 감별은 쉽지 않으며, 조영증강 여부도 감별진단에 도움되지 않는다.

역형성 별아교세포종이나 교모세포종과의 영상학적 감별도 쉽지 않은 경우가 많다.

7) 치료

WHO 2등급 희소돌기아교세포종처럼 수술적으로 최대한 제거하는 것이 중요하며, 중요한 예후인자이다. 2012년에 유럽(European Organisation for Research and Treatment, EORTC)과 북미(RTOG)에서 역형성 희소돌기아교세포종 환자를 대상으로, 방사선치료 단독치료군(RT alone arm)과 방사선치료와 PCV항암치료를 모두 하는 치료군(RT plus PCV arm)을 비교하는 무작위 3상 임상연구의 중요한 결과가 동시에 각각 보고되었으며, 유사한 결과를 보였다. 이후에는 역형성 희소돌기아교세포종에서는 수술 후 추가치료가 필요하며, 방사선치료와 PCV항암치료를 모두 시행하는 것이 표준치료이다.

(1) 수술적 치료

WHO 2등급 희소돌기아교세포종과 동일하다.

(2) 방사선치료

WHO 2등급 희소돌기아교세포종에 비해서는 조금 더 높은 방사선량을 조사하며, 1.8~2 Gy씩 총 54~60 Gy까지 조사하는 경우가 가장 많다. 나머지는 WHO 2등급 희소돌기아교세포종과 유사하다.

(3) 항암제치료

2012년에 보고된 EORTC 26951과 RTOG 9402 임상연구에서는 역형성 희소돌기아교세포종 환자를 대상으로, 방사선치료 단독군(RT alone arm)과 방사선치료와 PCV항암치료를 모두 하는 치료군(RT plus PCV arm)을 비교하였다. 1p/19q co-deletion이 있는 역형성 희소돌기아교세포종에서는 RT plus PCV군의 환자들이 RT alone군에 비해 더 긴 생존기간을 보였으며, 5년째까지는 두 군 간의 생존율 차이가 뚜렷하지 않았으나 이후 점차 차이가 벌어지는 소견을 보였다. 또한 두 군의 장기 생존하는 환자들의 삶의 질과 인지기능에도 큰 차이를 보이지 않아, PCV항암치료가 이러한 기능에 큰 영향이 없다는 결과도 보고되었다.

하지만, PCV항암치료는 골수기능저하, 간독성, 피곤, 오심, 구토, 피부발진, 신경독성 같은 상당한 부작용이 있으며, EORTC 26951과 RTOG 9402연구에서도 3~4등급의 혈액학적 독성이 각각 47%와 65%에서 보고되었다. 이러한 PCV항암치료 효과를 좀 더 안전한 temozolomide 항암치료가 대체할 수 있느냐 하는 의문을 해결하려는 여러 임상연구가 보고되거나 진행 중이다. 조금 다른 연구이지만, 독일 그룹에서 진행된 NOA-04 임상연구에서는 역형성 교종 환자를 대상으로 방사선치료군, PCV 항암치료군, 그리고 temozolomide 항암치료군으로 나누어 결과를 분석하였다. 역형성 희소돌기아교세포종과 IDH-mutant 역형성 별아교세포종에서 세 군 간에 전혀 차이가 없게 나왔고, 따라서 항암제 단독치료는 RT plus PCV치료보다 못하다 할 수 있다. 역형성 뇌교종에서 concomitant and maintenance temozolomide plus RT가 기존의 RT plus PCV치료와 유사한지를 보는 modified CODEL연구(NCT00887146)는 현재 진행 중이다. PCV와 temozolomide의 비교는 아직 결론이 나지 않았지만, 일반적으로 PCV가 temozolomide보다는 치료반응기간이 더 긴 것으로 알려져 있어, 단순 반응률 등만으로 비교할 수만은 없다.

재발한 경우 치료는 처음 치료를 어떤 것을 받았고, 반응이 어떠했는지에 따라 다르다. PCV가 실패하여 재발한 역형성 희소돌기아교세포종 환자에서 temozolomide치료가 효과가 있다는 보고도 있다. 또한, 방사선치료와 알킬화 항암제치료에 반응이 없는 경우에는 bevacizumab치료도 사용되고 있으나, 아직 학문적 근거는 부족하다.

3. IDH mutation과 1p/19q co-deletion이 없는 희소돌기아교세포종(oligodendroglioma lacking IDH mutation and 1p/19q co-deletion)

조직학적으로는 전형적인 WHO 2등급 또는 3등급 희소돌기아교세포종의 소견을 보이나, IDH mutation 이나 1p/19q co-deletion과 같은 희소돌기아교세포종에 특징적인 분자생물학적 소견이 없는 경우를 간혹 보게 된다. 이런 경우, "Oligodendroglioma, not otherwise specified (NOS)", "Anaplastic oligodendroglioma, NOS"로 진단한다. 대부분은 소아나 청소년에서 발생하는 소위 "oligodendroglial-like" 종양이며 생물학적이나 유전학적으로 성인에서 발생하는 희소돌기아교세포종과는 다른 종양으로 받아들여지고 있다. 일부 소아 희소돌기아교세포종은 털모양별아교세포종(pilocytic astrocytoma)이나 "disseminated oligodendroglioma-like leptomeningeal neoplasia" 같은 다른 저등급 신경교종처럼 BRAF fusion gene을 가지고 있다.

IDH-1 음성이고, 1p/19q co-deletion이 없는 역형성 희소돌기아교세포종의 경우 예후가 좀 더 안 좋은 것으로 알려져 있으며, 영상의학적으로는 교모세포종과 유사하게 보이기도 한다.

4. 희소돌기별아교세포종(oligoastrocytoma)

희소돌기별아교세포종은 희소돌기아교세포종과 별아교세포종의 형태학적으로 서로 다른 종양이 섞여 있는 종양이다. 2016년 WHO 분류부터는 가급적 이 진단을 하지 않도록 권고하고 있으며, 형태학적으로 두 종양이 섞여 있다 하더라도 분자생물학적 검사를 하면 둘 중 하나의 종양으로 분류할 수 있다. 즉, 조직학적 소견과 상관없이, IDH mutation과 1p/19q co-deletion이 있으면 "oligodendroglioma, IDH-mutant and 1p/19q-codeleted"로 진단하고, IDH mutation이 있으나 1p/19q co-deletion이 없는 경우는 "diffuse astrocytoma, IDH-mutant"로 진단한다. IDH mutation과 1p/19q co-deletion결과가 명확하지 않고, 병리형태학적으로 희소돌기아교세포종과 별아교세포종이 섞여 있는 매우 제한적인 경우에만 예외적으로

"oligoastrocytoma, NOS"로 진단한다. 간혹 IDH mutation도 없는 "diffuse astrocytoma, IDH-wildtype"이 이 종양으로 분류되기도 한다. ATRX loss도 "diffuse astrocytoma, IDH-mutant" 진단을 시사하며, TP53 mutation은 1p/19q co-deletion과 절대로 같이 발생하지 않으므로 역시 진단에 도움이 된다.

References

1. Ahluwalia MS, Xie H, Dahiya S, et al. Efficacy and patient-reported outcomes with dose-intense temozolomide in patients with newly diagnosed pure and mixed anaplastic oligodendroglioma: a phase II multicenter study. *J Neurooncol.* 2015;122(1):111-119.

2. Blonski M, Pallud J, Goze C, et al. Neoadjuvant chemotherapy may optimize the extent of resection of World Health Organization grade II gliomas: a case series of 17 patients. *J Neurooncol.* 2013;113: 267-275.

3. Brada M, Viviers L, Abson C, et al. Phase II study of primary temozolomide chemotherapy in patients with WHO grade II gliomas. *Ann Oncol.* 2003;14:1715-1721.

4. Buckner JC, Shaw EG, Pugh SL, et al. Radiation plus procarbazine, CCNU, and vincristine in low-grade glioma. *N Engl J Med.* 2016;374: 1344-1355.

5. Cairncross JG, Ueki K, Zlatescu MC, et al. Specific genetic predictors of chemotherapeutic response and survival in patients with anaplastic oligodendrogliomas. *J Natl Cancer Inst.* 1998;90(19): 1473-1479.

6. Cairncross G, Wang M, Shaw E, et al. Phase III trial of chemoradiotherapy for anaplastic oligodendroglioma: long-term results of RTOG 9402. *J Clin Oncol.* 2013; 31(3):337-343.

7. De Witt Hamer PC, Robles SG, Zwinderman AH, Duffau H, Berger MS. Impact of intraoperative stimulation brain mapping on glioma surgery outcome: a meta-analysis. *J Clin Oncol.* 2012;30:2559-2565.

8. Cho JM, Kim EH, Kim J et al. Clinical use of diffusion tensor image-merged functional neuronavigation for brain tumor surgeries: review of preoperative, intraoperative, and postoperative data for 123 cases. *Yonsei Med J.* 55(5):1303-1309,2014.

9. Duffau H. The role of surgery in low-grade gliomas: do timing and extent of resection matter? *CNS Oncol.* 2017 [Epub ahead of print]

10. Engelhard HH, Stelea A, Mundt A. Oligodendroglioma and anaplastic oligodendroglioma: clinical features, treatment, and prognosis. *Surg Neurol.* 2003;60(5):443-456.

11. Engelhard HH, Stelea A, Cochran EJ. Oligodendroglioma: pathology and molecular biology. *Surg Neurol.* 2002;58(2):111-117.

12. Fortin D, Macdonald DR, Stitt L, et al. PCV for oligodendroglial tumors: in search of prognostic factors for response and survival. *Can J Neurol Sci.* 2001;28(3):215-223.

13. Gorlia T, Delattre JY, Brandes AA, et al. New clinical, pathological and molecular prognostic models and calculators in patients with locally diagnosed anaplastic oligodendroglioma or oligoastrocytoma. A prognostic factor analysis of European Organisation for Research and Treatment of Cancer Brain Tumor Group Study 26951. *Eur J Cancer.* 2013;49:3477-3485.

14. Gwak HS, Yee GT, Park CK, et al. Temozolomide salvage chemotherapy for recurrent anaplastic oligodendroglioma and oligoastrocytoma. *J Korean Neurosurg Soc.* 2013;54(6):489-495.

15. Habets EJ, Taphoorn MJ, Nederend S, et al. Health-related quality of life and cognitive functioning in long-term anaplastic oligodendroglioma and oligoastrocytoma survivors. *J Neurooncol.* 2014;116: 161-168.

16. Hartmann C, Meyer J, Balss J, et al. Type and frequency of *IDH1* and *IDH2* mutations are related to astrocytic and oligodendroglial differentiation and age: a study of 1,010 diffuse gliomas. *Acta Neuropathol.* 2009;118(4):469-474.

17. Ino Y, Betensky RA, Zlatescu MC, et al. Molecular subtypes of anaplastic oligodendroglioma: implications for patient management at diagnosis. *Clin Cancer Res.* 2001;7(4):839-845.

18. Jenkins RB, Blair H, Ballman KV, et al. A t(1;19) (q10;p10) mediates the combined deletions of 1p and 19q and predicts a better prognosis of patients with oligodendroglioma. *Cancer Res.* 2006;66:9852-9861.

19. Kaloshi G, Benouaich-Amiel A, Diakite F, et al. Temozolomide for low-grade gliomas: predictive impact of 1p/19q loss on response and outcome. *Neurology.* 2007;68:1831-1836.

20. Khalid L, Carone M, Dumrongpisutikul N, et al. Imaging characteristics of oligodendrogliomas that predict grade. *AJNR Am J Neuroradiol.* 2012;33(5):852-857.

21. Lassman AB, Iwamoto FM, Cloughesy TF, et al. International retrospective study of over 1000 adults with anaplastic oligodendroglial tumors. *Neuro Oncol.* 2011;13(6):649-659.

22. Louis DN, Perry A, Reifenberger G, et al. The 2016 World Health Organization classification of tumors of the central nervous system: a summary. *Acta Neuropathol.* 2016;131:803-820.

23. Mork SJ, Lindegaard KF, Halvorsen TB, et al. Oligodendroglioma: incidence and biological behavior in a defined population. *J Neurosurg.* 1985;63(6):881-889.

24. Ostrom QT, Gittleman H, Liao P, et al. CBTRUS statistical report: primary brain and central nervous system tumors diagnosed in the United States in 2007-2011. *Neuro Oncol.* 2014;16(suppl 4): iv1-iv63.

25. Roth P, Wick W, Weller M. Anaplastic oligodendroglioma: a new treatment paradigm and current controversies. *Curr Treat Options Oncol.* 2013;14(4): 505-513.

26. Sahm F, Reuss D, Koelsche C, et al. Farewell to oligoastrocytoma: in situ molecular genetics favor classification as either oligodendroglioma or astrocytoma. *Acta Neuropathol.* 2014;128:551-559.

27. Sanai N, Berger MS. Extent of resection influences outcomes for patients with gliomas. *Rev Neurol (Paris).* 2011;167: 648-654.

28. Sanai N, Berger MS. Surgical oncology for gliomas: the state of the art. *Nav Rev Clin Oncol.* 2018;15:112-125.

29. Shaw EG, Wang M, Coons SW, et al. Randomized trial of radiation therapy plus procarbazine, lomustine, and vincristine chemotherapy for supratentorial adult low-grade glioma: initial results of RTOG 9802. *J Clin Oncol.* 2012;30:3065-3070.

30. Snyder LA, Wolf AB, Oppenlander ME, et al. The impact of extent of resection on malignant transformation of pure oligodendrogliomas. *J Neurosurg.* 2014;120:309-314.

31. Smith JS, Chang EF, Lamborn KR, et al. Role of extent of resection in the long-term outcome of low-grade hemispheric gliomas. *J Clin Oncol.* 2008;26:1338-1345.

32. Taillibert S, Vincent LA, Granger B, et al. Bevacizumab and irinotecan for recurrent oligodendroglial tumors. *Neurology.* 2009;72(18):1601-1606.

33. Taliansky-Aronov A, Bokstein F, Lavon I, et al. Temozolomide treatment for newly diagnosed anaplastic oligodendrogliomas: a clinical efficacy trial. *J Neurooncol.* 2006;79(2):153-157.

34. Tosoni A, Franceschi E, Ermani M, et al. Temozolomide three weeks on and one week off as first line therapy for patients with recurrent or progressive low grade gliomas. *J Neurooncol.* 2008;89:179-185.

35. van den Bent MJ. Diagnosis and management of oligodendroglioma. *Semin Oncol.* 2004;31:645-652.

36. van den Bent MJ, Afra D, de Witte O, et al. Long-term efficacy of early versus delayed radiotherapy for low-grade astrocytoma and oligodendroglioma in adults: the EORTC 22845 randomised trial. *Lancet.* 2005;366:985-990.

37. van den Bent MJ, Brandes AA, Taphoorn MJ, et al. Adjuvant procarbazine, lomustine, and vincristine chemotherapy in newly diagnosed anaplastic oligodendroglioma: long-term follow-up of EORTC brain tumor group study 26951. *J Clin Oncol.* 2013;31:

344-350.

38. van den Bent MJ, Carpentier AF, Brandes AA, et al. Adjuvant procarbazine, lomustine, and vincristine improves progression-free survival but not overall survival in newly diagnosed anaplastic oligodendrogliomas and oligoastrocytomas: a randomized European Organisation for Research and Treatment of Cancer phase III trial. *J Clin Oncol.* 2006; 24(18):2715-2722.

39. van den Bent MJ, Erdem-Eraslan L, Idbaih A, et al. MGMT-STP27 methylation status as predictive marker for response to PCV in anaplastic oligodendrogliomas and oligoastrocytomas. A report from EORTC study 26951. *Clin Cancer Res.* 2013;19(19):5513-5522.

40. van den Bent MJ, Taphoorn MJ, Brandes AA, et al. Phase II study of first-line chemotherapy with temozolomide in recurrent oligodendroglial tumors: the European Organization for Research and Treatment of Cancer Brain Tumor Group Study 26971. *J Clin Oncol.*2003;21:2525-2528.

41. Weller M, van den Bent MJ, Tonn JC, et al. European Association for Neuro-Oncology (EANO) guideline on the diagnosis and treatment of adult astrocytic and oligodendroglial gliomas. *Lancet Oncol.* 2017; 18:e315-e329.

42. Wick W, Hartmann C, Engel C, et al. NOA-04 randomized phase III trial of sequential radiochemotherapy of anaplastic glioma with procarbazine, lomustine, and vincristine or temozolomide. *J Clin Oncol.* 2009;27: 5874-5880.

43. Wick W, Roth P, Hartmann C, et al, for the Neurooncology Working Group (NOA) of the German Cancer Society. Long-term analysis of the NOA-04 randomized phase III trial of sequential radiochemotherapy of anaplastic glioma with PCV or temozolomide. *Neuro Oncol.* 2016;18:1529-1537.

뇌실막세포종

김재용
서울대학교 신경외과

뇌실막세포종(ependymoma)은 뇌실 또는 척수 중심관 내층의 뇌실막세포에서 발생하는 드문 중추신경계 종양이다. 천막위, 후두와, 또는 척추관에 위치하며, 성인 중추신경계 종양의 약 3~5%, 소아 중추신경계 종양의 약 10%를 차지한다. 가장 흔한 위치는 천막하부이며, 제4뇌실(the fourth ventricle), 소뇌다리뇌각(cerebellopontine angle), 소뇌(cerebellum), 또는 뇌간(brainstem) 등에서 발견된다. 소아 환자에서는 3분의 2이상 천막하부에서 발생하고, 천막상부에서 발생하는 경우가 드문 반면, 성인 환자에서는 주로 천막상부에서 발생한다. 천막상부에서는 주로 뇌실질 또는 뇌실 안에서 발견되며, 뇌실질에 위치한 경우 뇌실 주위에서 이동한 뇌실막세포 무리에서 유래한다. 최근 유전자 검사 결과, 신경축내 서로 다른 위치에서 발생하는 뇌실막세포종 사이에 유의한 분자수준의 이질성이 확인되고 있다. 수술적 제거가 치료의 기본이며, 방사선 치료의 역할은 낮은 등급의 뇌실막세포종에서는 논란이 있으나, 역형성뇌실막세포종에서는 중요하다. 보조화학요법의 역할은 아직 명확하지 않다.

1. 병리

육안적으로, 뇌실막세포종은 비교적 경계가 분명하고, 부드럽고 붉은 빛을 띤 회색의 종양으로, 낭성, 출혈성, 괴사성, 또는 석회성 부분을 포함할 수 있다. 조직학적으로, 다양한 형태학적 특징을 보이지만, 가장 중요한 특징은 정상 뇌실질과 구분되는 경계면을 갖고, 종양세포가 혈관주의를 둘러싸고 돌기를 뻗은 혈관주위 가성 로제트(perivascular pseudo-rosettes)나 뇌실막 로제트(ependymal rosettes)를 보인다는 점이다.

기존에 2007 WHO (World Health Organization) 중추신경계 종양 분류에서는 다양한 조직학적 변이뿐 아니라 3가지 등급의 뇌실막세포종을 기술하였다.

- Grade I : 뇌실막하세포종(subependymoma), 점액유두뇌실막종(myxopapillary ependymoma)
- Grade II : 뇌실막세포종(ependymoma)
- Grade III : 역형성뇌실막세포종(anaplastic ependymoma)

최근에 개정된 2016 WHO 중추신경계 종양 분류에서는 뇌실막세포종의 유전학적 특징을 고려하여 새로운 진단이 추가되었고, 이는 유전학적 특징을 기술한 이후에 소개하겠다.

2. 유전학적 특징

신경축내 서로 다른 위치에서 발생하는 뇌실막세포종

사이에 조직학적 유사성이 있지만, 발생하는 위치에 따라서 각각 이질적인 유전학적, 생물학적, 그리고 임상적 특징을 가진다. 많은 종양에서 기본적으로 암 관련 유전자변이에서 발생하지만, 명백한 전통적 암 관련 유전자 변이 없이도 발생하는 종양이 있다. 뇌실막세포종의 유전체 분석에서는 종양 위치에 따라 이러한 두 가지 패턴을 모두 보였다. 해부학적 그리고 유전학적 특징에 따라 적어도 4가지 종류의 뇌실막세포종이 있는 것으로 보인다. 이는 각각 천막상부, 후두개와 그룹A, 후두개와 그룹B, 그리고 척추 뇌실막세포종이다.

최근, Parker 등은 20세 미만 환자들에서 천막상부와 후두개와 뇌실막세포종의 총 염기서열을 분석하였고, 천막상부 뇌실막세포종의 약 70%에서 11번 염색체 위치 사이 염색체내 전이(translocation)를 포함한다는 것을 발견했다. 이러한 전이로 RELA와 C11orf95, 두 개의 유전자 사이에 융합을 보인다. 변이가 없는 RELA는 활성화 전까지 세포질에 위치하지만, 융합된 단백질인 C11orf95-RELA는 자발적으로 세포핵에 전이되고 구조적으로 NF-κB 경로를 활성화하여 종양 형성을 촉진한다. 이러한 유전체 전위, 또는 그 외의 반복되는 변이는 후두개와 뇌실막세포종에서는 보이지 않았고, 이는 서로 다른 위치에서 발생하는 뇌실막세포종 사이에 독특한 유전학적 구분을 가진다는 점을 보여준다. Witt 등은 유전자 발현에 따라 후두개와 뇌실막세포종이 적어도 Group A와 Group B 두 가지의 특징적인 유전학적, 생물학적 종류를 가진다고 밝혔다. Group A 종양은 주로 유아에서 발생하고, 소뇌 옆에 위치하는 경향을 보이며, 주로 청소년이나 성인에서 발병하는 Group B에 비해서 좀 더 공격적이고 재발이나 전이를 하는 경향이 강하고, 좀 더 치명적이었다.

앞서 언급한 대로, 이러한 유전학적 특징은 새로 개정된 WHO 중추신경계 종양 분류에 반영되었다. 이는 "뇌실막세포종, RELA-fusion positive"로서, 소아 천막상부 종양의 약 70%를 차지하고, 예후가 좋지 않은 편이다. 새로 개정된 2016 WHO 중추신경계 종양 분류에 따른 뇌실막세포종의 분류 및 각각의 특징은 표 3-1에 요약하였다.

3. 임상 양상

뇌실막세포종의 임상 증상은 위치, 크기, 그리고 병리등급 등에 따라 매우 다양하다. 낮은 등급의 종양은 비교적 증상 발현이 느리고, 서서히 나타나서 보통 증상 발현 당시에 종양 크기가 큰 편이다. 반면에, 역형성 뇌실막세포종은 빠르게 자라고 증상 발현이 일찍 나타나는 편이다. 대부분은 두개강내압 항진에 의한 두통이나 구토, 또는 소뇌 증상으로 나타나고, 영아에서는 두위 증가나 머리봉합(cranial suture) 분리 등을 보일 수 있다.

특히, 종양의 위치에 따라 임상발현에 큰 차이를 보이고, 흔한 증상들을 표 3-2에 요약하였다. 천막하부의 뇌실막세포종은 주로 수두증과 두개강내압 항진에 따른 증상을 보이고, 소뇌나 뇌간을 침범한 경우 실조(ataxia), 시력장애, 또는 뇌신경장애 같은 증상을 보인다. 특징적으로 종양이 제4뇌실 바닥에서 발생하는 경우, 구토 중추가 일찍부터 자극 받아 구토가 다른 증상보다 선행되어 나타날 수 있다. 천막상부의 뇌실막세포종은 두개강내압 항진에 따른 증상뿐만 아니라, 국소적 신경학적 장애, 또는 뇌전증(epilepsy) 같은 증상을 보일 수 있다.

4. 영상의학적 특징

뇌실막세포종은 종양 내부에 낭성, 출혈성, 또는 석회성 부분이 존재하기 때문에 보통 비균질한 양상을 보인다. 천막상부 뇌실막세포종은 천막하부 뇌실막세포종에 비해 낭성 부분이 더 큰 경향을 보이고, 이는 보통 발현 당시에 크기가 더 크기 때문인 것으로 보인다. 전산화단층촬영(computed tomography, CT)에서 뇌실막세포종은 뇌실질에 비해 isodense 또는 hyperdense 하다. 약 절반에서 석회화를 보이고, 이는 단순 CT에서 hyperdense하게 보인다. 조영 CT에서 종양의 이질적인 특징으로 조영증강의 정도가 다양하게 나타나나, 가끔 동질적으로 조영증강이 되기도 한다.

자기공명영상(magnetic resonance imaging, MRI)은 진

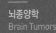

■ 표 3-1. 뇌실막세포종의 2016 WHO 중추신경계종양 분류 및 조직학적 특징

Tumor Subtype	WHO Grade	Histologic Features	Anatomic Predilection
Subependymoma	I	Clusters of cells with largely isomorphic nuclei embedded in a dense, fine, fibrillar glial background. Areas of hemorrhage, calcification, and microcysts may be present. Mitosis, necrosis, and endovascular proliferation are rare.	Fourth ventricle
Myxopapillary ependymoma	I	Cuboidal or spindle-shaped glial cells arranged radially around vascularized myxoid cores.	Conus medullaris, cauda equina, filum terminale
Ependymoma	II	Moderately cellular with monomorphic cells. Key features include true ependymal rosettes and canals (diagnostic but rare), and perivascular pseudo-rosettes (nonspecific but more common). Mitosis is rare; areas of nonpalisading necrosis may be seen.	N/A
Ependymoma, RELA fusion-positive	II or III	First genetically defined defined EPN variant, recently added to 2016 revision of WHO classification of CNS tumors; Defined by presence of fusion protein, C11orf95-RELA RELA is a principal effector of the NF-κB signaling pathways	Supratentorial
Anaplastic ependymoma	III	Two or more of the following high-grade features are seen: (1) hypercellularity, (2) numerous mitoses, (3) microvascular proliferation, and (4) pseudopalisading necrosis.	N/A

■ 표 3-2. 뇌실막세포종의 임상특징

Tumor Location	Common Presentation
천막아래(infratentorial)	수두증, 뇌신경 장애
천막위-뇌실외(supratentorial-extraventricular)	전간증, 국소적 신경학적 장애 (예, 반신불완전마비, 시야장애, 언어장애, 행동장애, 기억장애 등)
천막위-측뇌실(supratentorial-lateral ventricle)	수두증, 국소적 신경학적 장애
천막위-제3뇌실(supratentorial-third ventricle)	수두증, 국소적 신경학적 장애, 파리노 증후군(Parinaud's syndrome)

단 목적으로 선택되는 영상기법이다. T1 강조 영상에서 뇌실막세포종은 이질적으로 보이고, 회색질과 백색질에 비해 hypointense 또는 isointense하게 나타난다. T2 강조 영상에서는 isointense 또는 hyperintense하다. 조영제 주입 후, 종양은 균질하게 조영증강되나, 종종 이질적으로 조영증강에 따른 다양한 강도를 보이기도 한다. 뇌실막하세포종(subependymoma)은 일반적으로 조영증강이 되지 않는다. 석회화는 T1 강조 영상에서 hyperintense하게 보이고 T2 강조 영상에서 hypointense하게 보이고, T2 기울기에코 영상에서 불루밍(blooming) 효과를 보인다. 종양내 낭성 부위는 T2 강조 영상과 FLAIR 영상에서 보통 뇌척수액과 같은 강도를 보이나, 고단백질성 내용물 때문에 FLAIR 영상에서 간혹 hyperintense하게 보인다(그림 3-1). 영상의학적 특징 중 가장 특징적인 소견은 뇌척수액이 있는 공간으로 종양이 스며들듯이 자라는 것이다(그림 3-2). 천막하에 위치한 경우, 수모세포종(medulloblastoma)이나 털모양별아교세포종(pilocytic astrocytoma) 등과 감별이 되는 중요한 특징 중 하나이다.

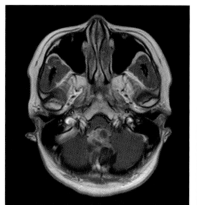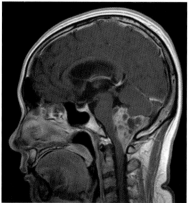

■ 그림 3-1. 뇌실막세포종의 조영제 주입 후 T1 강조 자기공명영상 소견.

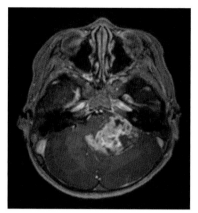

■ 그림 3-2. Luschka 공을 통해 소뇌다리뇌각까지 연장된 제4뇌실뇌실막세포종.

악성 세포의 뇌척수액 파종의 존재 여부는 병기결정, 예후, 그리고 치료의 주요한 요인이다. MRI는 연수막 (leptomeningeal) 전이를 평가하는 민감한 기법으로, 이런 목적으로 시행되던 CT 척수조영술을 대체해왔다. 두개강내 연수막 파종은 종종 연수막 조영증강, 결절 또는 종양, 또는 교통성 수두증으로 나타난다. 척추내 연수막 파종은 건초낭(thecal sac) 이상, 경막내 연수외 또는 드물게 연수내의 조영증강병소, 혹은 신경근 이상 또는 응괴 (clumping)로 나타난다.

자기 공명 분광법(MR spectroscopy)에서, 뇌실막세포종은 보통 choline 증가와 N-acetyl aspartate 감소를 보인다. 이와 유사한 특징은 많은 다른 종양에서도 보이기 때문에, 자기 공명 분광법은 뇌실막세포종을 감별하는 데 특별히 유용하지는 않다. 현재 이 기법은 주로 치료 후 변화와 종양 재발을 감별하는 데 사용된다.

5. 병기 설정

뇌실막세포종에서 고식적인 병기설정의 기준은 없다. 종양이 의심되는 환자는 자세한 병력청취와 신체검사가 필수이며, 전체 뇌신경축 MRI를 시행해야 한다. 대부분의 환자는 수술적 제거를 시행받고, 조직학적 진단을 하게 된다. 어떤 경우라도, 최소한 조직검사는 시행되어야 한다. 뇌실막세포종이 의심되거나 확인된 환자에서 뇌척수액 파종을 배제하기 위해서 뇌척수액의 세포학적 분석이 시행되어야 한다. 종양이 높은 등급이거나 천막아래 위치한 경우 뇌척수액에 파종되는 경향을 흔히 보인다. 척추내 파종의 빈도는 낮은 등급의 천막상부 뇌실막세포종에서는 0%에서 7%까지, 높은 등급의 천막상부 뇌실막세포종에서는 0%에서 12.5%까지 다양하게 보고되는 반면에, 낮은 등급의 천막하부 뇌실막세포종에서는 0%에서 38%까지, 높은 등급의 천막하부 뇌실막세포종에서는 0%에서 40%까지의 분포를 보인다.

6. 치료

1) 수술적 절제

수술적 절제는 뇌실막세포종 환자의 치료에 가장 중요하다. 대부분 연구에서 뇌실막세포종 환자의 예후에서 수술적 제거 정도가 주요한 예측인자라고 보고하고 있다. 수술의 목표는 조직학적 진단과 전절제(또는 전절제가 불가능할 경우 안전한 최대한의 종양 감량)이다. 이뿐 아니라, 수술적 제거는 뇌척수액 흐름을 촉진하여, 특히 뇌실내 또는 뇌실주변 종양에서 비교통성 수두증을 완화시킨다.

수술 후 보통 48시간 이내에 MRI를 시행하여, 안전하게 절제 가능한 의미 있는 잔여 종양이 확인되면, 2차 제거수술이 선호된다. 종양의 위치와 침습 정도에 따라 수술적 제거 범위가 결정된다. 천막상부 뇌실막세포종에서 전절제 비율은 25%에서 93%까지 다양하고, 천막하부 뇌실막세포종에서는 5%에서 72%까지로 보고된다. 일부 연구에서는 천막상부 종양이 주변 뇌실질에 더 침윤적이고 단지 일부분만 피막회되어 전절제가 더 어렵다는 견해도 있지만, 다른 연구에서는 천막하부뇌실막세포종이 뇌간, 소뇌다리뇌각, 또는 뇌신경에 유착 또는 침범되어 전절제가 더 힘들다고 주장한다.

수술적 접근 방법은 수술자의 선호와 경험뿐 아니라, 종양의 크기와 위치에 따라 결정된다. 무프레임형 입체정위법(frameless stereotaxy)의 사용은 수술의 사전계획이나 수술 제거를 유의하게 향상시킨다. 수술 중 초음파는 종양 위치를 파악하고, 종양 제거 정도를 평가하며, 특히, 수술 중 뇌실질이 이동하였을 때 종양 절개를 용이하게 하는 데 사용할 수 있다. 수술 중 신경검사(체성감각유발전위검사 및 운동유발전위검사) 또한 종양 절제와 이환율 감소에 도움이 된다. 주요 피질 내부 또는 근처의 종양의 경우, 수술 전 기능영상과 수술 중 피질 자극 등이 필요할 수 있다. 종양 전절제 여부가 예후에 중요한 요인임을 고려하면, 일부 증례에서 수술 중 MRI가 절제 범위를 평가하는 데 유용할 수 있다.

천막상부 뇌실내뇌실막세포종의 경우, 미세수술 이나 내시경수술이 사용될 수 있다. 제3뇌실 종양은 미세수술의 접근 경로로 경고랑(transsulcal), 경피질(transcortical), 또는 반구간경뇌량경로(interhemispheric transcallosal corridor) 등이 사용된다. 경피질 접근법은 피질 손상과 전간증의 위험이 있고, 경뇌량 접근법은 특히, 뇌량팽대(splenium)을 포함하는 광범위한 뇌량절제가 있을 경우 분리증후군(disconnection syndrome)의 위험이 있다. 수술 후 전간증 발생은 경피질 접근법의 경우 29%에서 70%까지, 경뇌량 접근법의 경우 0%에서 10%까지 보고된다.

최근에 내시경 기술이 부상하고 있고, 지난 10년동안 현저히 발전하였다. 뇌실막세포종에서 내시경 기술은 수두증의 치료와 뇌실내 병변의 조직검사에서 그 역할을 인정받아 왔다. 후두개와(posterior fossa), 수도관(aqueduct), 또는 제3뇌실 후방의 뇌실막세포종에서 발생하는 비교통성 수두증의 경우에서 종양이나 뇌간 이동에 의해 대뇌다리사이수조(interpeduncular cistern)이 막히지 않았을 때, 내시경적 제3뇌실 창냄술(endoscopic third ventriculostomy)이 좋은 치료 방법 중의 하나일 수 있다. 측뇌실 뇌실막세포종에서 동측 Monro공을 막아서 생기는 수두증의 경우, 내시경을 이용한 투명중격(septum pellucidum) 천공이 실행 가능한 치료전략이 될 수 있다.

뇌실내 종양의 내시경적 절제의 경우 초기에는 큰 낭성 부분을 가진 종양에만 국한되어 왔다. 내시경 기술이 발달하고 내시경적 측면 절제가 가능해지면서, 내시경을 이용한 뇌실내 뇌실막세포종의 성공적인 제거 사례가 보고되었다. 하지만, 출혈에 의한 시야 확보 문제나 큰 종양에서 지혈 문제 등은 해결해야 할 사항이다. 점차 새로운 내시경 기술이 개발되면서, 크고 단단한 내실 내 병변 제거가 점차 가능해질 것으로 보인다.

후두개와 뇌실막세포종은 대부분 제4뇌실에 위치한다. 이들 종양은 정중후두하개두술(midline suboccipital craniotomy)을 이용하여 접근한다. 종양의 아랫쪽 범위에 따라 경추1번과 경추2번의 후궁절제술(laminectomy)가 필요할 수 있다. 경막은 보통 'Y'자 모양으로 연다. 종양의 구체적인 접근은 정확한 위치에 따라 달라지지만, 충부를 남기는 접근법(vermian-sparing approach)이 대부분 선호된다. 경충부 접근법(transvermian approach)는 종종 수술 후 무언증(mutism)과 연관이 있어서, 보통 telovelar 접근법을 사용한다. 이는 소뇌숨뇌틈새(cerebellomedullary fissure)를 열고, 소뇌편도(cerebellar tonsil)을 상방외측으로 견인하는 것으로 시작한다. 이로서 맥락조직(tela choroidea)에 접근하여 숨뇌를 편도로부터 분리하고 외측함요(lateral recess)를 열어줌으로써, 제4뇌실과 종양을 노출하게 된다. 제4뇌실 뇌실막세포종은 보통 후하소뇌동맥(posterior inferior cerebellar artery) 분지로부터 혈액 공급을 받고, 조기에 종양 영양동맥(feeder)을 응고시켜 수술 중 출혈을 줄일 수 있다. 종양이 노출된 후, 종양 경계를 확인하고 초음파를 이용한 흡인과 소작 등을 함께 사용하여 종양 감량을 하게 된다. 종양 제거 정도는 종양의 범위과 기원에 따라 결정된다. 제4뇌실 천장에서 기원한 종양은 전절제가 가능할 수 있다. 만약, 종양이 제4뇌실 바닥(floor)에서 기원하는 경우, 뇌실 바닥을 종양에서 분리하도록 해야 한다. 이 과정 중에 뇌신경핵의 위치를 정하는 수술 중 신경감시는 수술 후 뇌신경질환의 이환율을 줄일 수 있어서 매우 중요하다. 소뇌다리뇌각에 위치한 천막하부 뇌실막세포종의 경우, 구불정맥굴뒤 개두술(retrosigmoid craniotomy) 또는 극외측경과 접근법(far lateral transcondylar approach)이 사용될 수 있다. 이는 종양의 아랫쪽 범위에 따라 결정되고, 종양 제거를 바깥쪽(lateral)에서부터 안쪽(medial) 방향으로 가능하게 한다. 하지만, 바깥쪽-안쪽 방향의 접근으로는 종양이 제4뇌실까지 깊게 침범된 경우에 종양 제거가 어려울 수 있다.

수두증은 후두개와 뇌실막세포종, 제3뇌실뇌실막세포종, 그리고 측뇌실 뇌실막세포종에서 흔하게 볼 수 있다. 이들 종양은 천천히 자라기 때문에, 환자는 보통 수두증에 의한 급성기 증상이 없고, 종양을 제거하여 정상적인 뇌척수액 흐름을 만들어 수두증이 완화되면, 영구적인 뇌척수액 배액술의 필요성을 피할 수 있다. 수두증의 증상 또는 징후를 경험한 환자들은 일시적인 또는 영구적인 뇌척수액 배액술이 필요할 수 있다. 일부의 경우에서, 특히 후두개와 뇌실막세포종의 경우 수술 전에 뇌실 외 배액술을 시행하여 뇌척수액 배액을 하여 수술적 제거를 용이하게 할 수 있다.

2) 방사선 치료

뇌실막세포종의 발생률이 낮기 때문에, 몇몇 연구에서만 이 환자군을 연구하였고, 성인 뇌실막세포종 환자에서 방사선 치료의 역할에 대한 자료는 제한되어 있다. 대부분의 연구에서 소아와 성인이 혼재된 표본에서 방사선 치료를 조사하였고, 성인 뇌실막세포종 연구는 대부분 천막상부,

천막하부, 그리고 척추 뇌실막세포종 모두를 포함하고, 위치에 따른 분석은 시행되지 않았다.

기존에 모든 뇌실막세포종 환자는, 조직학적 등급에 상관없이 전절제술 또는 아전절제술 이후에 방사선 치료를 받았다. 방사선조사영역의 범위는 상당히 다양했다. 낮은 등급의 뇌실막세포종 환자에서 일부는 국소방사선조사(local-field radiation)를 선호하였고, 일부는 전뇌방사선조사(whole-brain radiation)를 사용하였다. 높은 등급의 뇌실막세포종 환자에서 일부는 국소방사선조사 또는 전뇌방사선조사를 사용하였고, 반면에 일부는 두개척수조사(craniospinal radiation)를 선호하기도 했다. 하지만, 여러 연구에서 대부분의 재발은 원발 부위에서 발생한다고 밝혀졌고, 두개척수조사는 치료 성적에서 통계적으로 유의한 영향을 보이지 않았다. 따라서, 현재는 높은 등급의 뇌실막세포종에서도 수술적 제거 이후 우선 국소방사선조사만을 시행하고, 두개척수조사는 영상학적 또는 병리학적 원발 전이의 증거가 있는 환자만을 대상으로 한다. 이 같은 경향은 최근의 NCCN (National Comprehensive Cancer Network) 중추신경계 종양 지침에도 반영하고 있다.

방사선은 인지장애, 내이독성, 내분비장애와 이차성 암과 같은 중요한 유해효과(adverse effect)와 관련이 있기 때문에, 뇌실막세포종에서 방사선 치료의 역할은 최근 수년간 재평가되었고, 방사선 치료를 피할 수 있는 환자들을 구분하는 노력이 이루어지고 있다. 새로운 연구들은 전절제를 시행한 낮은 등급의 천막상부 뇌실막세포종 환자들에서 보조적인 방사선 치료의 역할에 대해 의문을 제기하였다. 여러 연구에서 보조적인 방사선 치료의 이득을 발견하지 못하였고, 따라서 전절제 후 방사선 치료 없이 경과관찰하는 것이 합리적인 선택으로 보인다. 아전절제를 시행한 낮은 등급의 뇌실막세포종의 경우, 보조적인 방사선 치료의 유용성은 불확실하다. 최근 연구들은 불완전하게 제거된 뇌실막세포종 환자에서 보조적인 국소방사선조사가 생존율을 향상시키지 않는다고 보고하고 있고, 아전절제 후 방사선 시행 여부에 상관없이 전절제를 시행받은 환자에서 무진행 생존율이 더 높게 나타났다. 이러한 결과들로 일

부 연구자들은 경과관찰을 선호하게 되었고, 반면에 다른 연구자들은 여전히 불완전하게 제거된 낮은 등급의 뇌실막세포종 환자에서 국소방사선 치료를 권고하고 있다. 하지만, 이러한 연구들의 일부는 소아와 성인을 모두 포함하여 조사하였다는 점을 주목해야 한다. 그에 반해서, 후두개와 뇌실막세포종 환자에서는 수술적 제거 정도와 상관없이 현재 보조적인 방사선 치료가 표준치료이다. 대부분의 연구에서 전절제 또는 아전절제 후 보조적인 방사선 치료를 시행받은 환자에서 높은 무진행 생존율을 보였기 때문이다. 역형성 뇌실막세포종 환자의 경우, 수술적 제거 정도와 상관없이 수술 후 보조적인 방사선 치료가 수반되어야 한다. 전이의 증거가 없을 경우 국소방사선조사만을 시행하지만, 뇌, 척수, 또는 뇌척수액에서 전이를 보일 경우 두개척수조사를 시행해야 한다.

뇌실막세포종 환자에서 정위방사선수술(stereotactic radiosurgery)의 주요한 역할은 잔여종양과 재발종양의 치료에 있다. 증례발표를 제외하고는, 성인 뇌실막세포종 환자에서 정위방사선수술을 독자적으로 조사한 연구는 아직 없다. 최근 뇌실막세포종 환자(성인과 소아 포함)를 대상으로 한 두 개의 대규모 연구에서 수술적 제거와 국소방사선 치료 후에도 질병이 진행한 경우 정위방사선수술은 낮은 위험편익비를 보여 합리적인 대안이 되는 것으로 나타났다. 또한, 일부 연구에서 뇌실내 뇌실막세포종의 내시경을 이용한 조직검사 후 일차 치료에 정위방사선수술을 사용을 보고하기도 했다. 하지만, 이러한 치료 전략들은 증례보고 수준에 머물러 있고, 그 효용성에 대한 추가적 입증이 필요하다.

요약하면, 명확한 증거가 부족한 것을 고려할 때, 낮은 등급의 천막상부 뇌실막세포종을 경과관찰할지 또는 보조적인 방사선 치료를 할지에 대한 결정은 수술적 제거 정도, 병변 위치, 조직학적 등급, 그리고 환자의 나이 등 개별적인 환자의 특징에 따라 결정되어야 한다. 전절제를 받은 천막상부 뇌실막세포종 환자에서 경과관찰은 합리적이며, 방사선 치료는 재발종양에 한해 미루어 시행할 수 있다. 높은 등급의 뇌실막세포종 환자에서는 수술적 제거 이후에

보조적인 방사선 치료를 시행해야 한다. 천막하부 뇌실막세포종 환자에서는 종양의 등급과 수술적 제거 정도에 상관 없이 수술 이후에 보통 보조적인 방사선 치료를 시행한다. 방사선 치료를 받은 경우, 조사범위는 보통 제거된 종양을 포함하여 경계에서 1~2 cm까지의 범위를 포함한다. 두개척수조사는 파종성 전이가 확인된 경우에 시행한다. 정위방사선수술은 수술적 제거와 방사선 치료 이후에 재발한 뇌실막세포종 환자에서 유용한 보조적인 치료이다.

3) 항암 치료

성인 뇌실막세포종 환자에서 보조적 항암치료의 유용성에 대한 자료는 제한되어 있다. 대부분은 서로 다른 항암제 요법을 사용한 소규모 연구이고, 보통 성인과 소아를 모두 포함한다. 따라서, 성인 뇌실막세포종 환자에서 어떠한 항암제요법도 증명되지 않았고, 일차치료로서 항암치료 역할은 정립되지 않았다. 영아의 경우, 많은 연구에서 성장하는 뇌에 대한 방사선 치료를 피하기 위한 전략으로 수술 이후 보조적 항암치료의 역할에 대해 조사하였지만, 명확한 이익은 없었다. 성인 뇌실막세포종 환자에서 항암치료의 역할을 분명히 하기 위해서는 전향적, 다기관 연구가 필요하다.

7. 예후

수술기법의 발달과 방사선 치료기술의 도움으로 뇌실막세포종 환자의 생존율은 시간이 지나면서 점차 향상되고 있다. 많은 연구에서 뇌실막세포종 환자의 치료 결과에 영향을 미치는 주요한 인자로 수술적 제거 정도, 종양위치, 환자의 나이, 그리고 종양의 등급 등을 제시하였다. 하지만, 뇌실막세포종에서 널리 인정되는 예후 인자는 부족하다.

여러 연구에서 전절제는 무진행 생존율과 전체 생존율에 좋은 영향을 미치는 가장 중요한 요소로 보고되어 왔다. 예를 들어, Metellus 등은 성인 WHO II등급 뇌실막세포종

환자에서 아전절제를 받은 환자의 10년 생존율이 70%인 반면에, 전절제를 받은 환자의 10년 생존율은 89%라고 보고하였다. 비슷하게, Vera-Bolanos 등의 후향적 연구에서는 전절제를 받은 척추 뇌실막세포종 환자의 10년 무진행 생존율이 방사선 치료 여부와 상관없이 아전절제 또는 조직검사를 받은 환자보다 유의하게 더 큼을 보고하였다.

대부분의 연구에서 천막상부종양은 천막하부종양이나 척추종양에 비해 나쁜 무진행 생존율과 전체 생존율을 보였다. 예를 들어, Metellus 등은 천막하부 뇌실막세포종의 10년 생존율 86%에 비해 천막상부 뇌실막세포종의 10년 생존율은 55%이고, 다변량분석에서 종양 위치가 생존율의 독립적인 예측인자임을 보고하였다. Vera-Bolanos 등은 천막상부, 천막하부, 그리고 척추에 위치한 종양의 5년생존율이 각각 62%, 84%, 그리고 97%라고 보고하였다. Sayegh 등은 천막하부 뇌실막세포종의 생존율(무진행 생존율 중앙값 144개월, 전체 생존율 중앙값 없음)에 비해 천막상부 뇌실막세포종 환자는 낮은 무진행 생존율(중앙값 24개월)

과 전체 생존율(중앙값 61개월)을 보이며, 다변량분석에서 두 위치는 유의한 차이를 보였다.

나이 또한 뇌실막세포종 환자에서 영향력 있는 중요한 예후인자이다. 성인 뇌실막세포종 환자만을 대상으로 한 연구가 부족하고, 기존 연구에서 표본 크기가 작기 때문에 성인 환자의 생존율에 미치는 나이의 영향을 분석하는 데 제한이 있다. 일부 연구에서는 나이가 예후에 미치는 영향이 논란이 된다고 보고하지만, 다른 연구에서는 나이가 생존율에 큰 영향이 없다고 보고하기도 한다.

종양 등급이 뇌실막세포종 예후에 미치는 영향은 논란이 많다. 이는 표본 크기가 다양하고, 진단이 불분명하고, 역형성 뇌실막세포종의 등급을 정하기가 어렵기 때문이다. WHO II등급 뇌실막세포종에 비하여 역형성 뇌실막세포종의 생존율이 낮다고 보고되지만, 최근 연구에서 그 차이가 통계적으로 유의하지 않았다. 이는 뇌실막세포종의 정확한 유전학적 분류와 조직학적 등급 개선이 필요함을 보여준다.

References

1. Aizer AA, Ancukiewicz M, Nguyen PL, et al. Natural history and role of radiation in patients with supratentorial and infratentorial WHO grade II ependymomas: results from a population-based study. *J Neurooncol.* 2013;115(3):411-419.

2. Amirian ES, Armstrong TS, Gilbert MR, Scheurer ME. Predictors of survival among older adults with ependymoma. *J Neurooncol.* 2012;107(1):183-189.

3. Armstrong TS, Vera-Bolanos E, Bekele BN, Aldape K, Gilbert MR. Adult ependymal tumors: prognosis and the M. D. Anderson Cancer Center experience. *Neuro Oncol.* 2010;12(8):862-870.

4. Brat DJ, Parisi JE, Kleinschmidt-DeMasters BK, et al. Surgical neuropathology update: a review of changes introduced by the WHO classification of tumors of the central nervous system, 4th edition. *Arch Pathol Lab Med.* 2008;132(6):993-1007.

5. Fuller GN. The WHO Classification of Tumors of the Central Nervous System, 4th edition. *Arch Pathol Lab Med.* 2008;132(6):906.

6. Ghia AJ, Mahajan A, Allen PK, et al. Supratentorial gross-totally resected non-anaplastic ependymoma: population based patterns of care and outcomes analysis. *J Neurooncol.* 2013;115(3):513-520.

7. Gilbert MR, Ruda R, Soffietti R. Ependymomas in adults. *Curr Neurol Neurosci Rep.* 2010;10(3):240-247.

8. Johnson RA, Wright KD, Poppleton H, et al. Cross-species genomics matches driver mutations and cell compartments to model ependymoma. *Nature.* 2010;466(7306):632-636.

9. Kano H, Niranjan A, Kondziolka D, Flickinger JC, Lunsford LD. Outcome predictors for intracranial ependymoma radiosurgery. *Neurosurgery.* 2009;64(2):279-287; discussion 287-278.

10. Kawabata Y, Takahashi JA, Arakawa Y, Hashimoto N. Long-term outcome in patients harboring intracranial ependymoma. *J Neurosurg.* 2005;103(1):31-37.

11. Kilday JP, Rahman R, Dyer S, et al. Pediatric ependymoma: biological perspectives. *Mol Cancer Res.* 2009;7(6):765-786.

12. Korshunov A, Golanov A, Sycheva R, Timirgaz V. The histologic grade is a main prognostic factor for patients with intracranial ependymomas treated in the microneurosurgical era: an analysis of 258 patients. *Cancer.* 2004;100(6):1230-1237.

13. Kryzanski J, Corliss B, Rahal J, Riesenburger R, Hwang S, Wu J. Management of low-grade third ventricular ependymomas in adults by endoscopic biopsy followed by gamma knife radiosurgery. *J Neurol Surg A Cent Eur Neurosurg.* 2014;75(1):70-75.

14. Leeper H, Felicella MM, Walbert T. Recent Advances in the Classification and Treatment of Ependymomas. *Curr Treat Options Oncol.* 2017;18(9):55.

15. Mack SC, Witt H, Piro RM, et al. Epigenomic alterations define lethal CIMP-positive ependymomas of infancy. *Nature.* 2014;506(7489):445-450.

16. McGuire CS, Sainani KL, Fisher PG. Incidence patterns for ependymoma: a surveillance, epidemiology, and end results study. *J Neurosurg.* 2009;110(4):725-729.

17. McLaughlin MP, Marcus RB, Jr., Buatti JM, et al. Ependymoma: results, prognostic factors and treatment recommendations. *Int J Radiat Oncol Biol Phys.* 1998;40(4):845-850.

18. Metellus P, Figarella-Branger D, Guyotat J, et al. Supratentorial ependymomas: prognostic factors and outcome analysis in a retrospective series of 46 adult patients. *Cancer.* 2008;113(1):175-185.

19. Metellus P, Guyotat J, Chinot O, et al. Adult intracranial WHO grade II ependymomas: long-term outcome and prognostic factor analysis in a series of 114 patients. *Neuro Oncol.* 2010;12(9):976-984.

20. Nabors LB, Portnow J, Ammirati M, et al. Central

Nervous System Cancers, Version 1.2015. *J Natl Compr Canc Netw.* 2015;13(10):1191-1202.

21. Nakazato Y. [The 4th Edition of WHO Classification of Tumors of the Central Nervous System published in 2007]. *No Shinkei Geka.* 2008;36(6):473-491.

22. Oya N, Shibamoto Y, Nagata Y, Negoro Y, Hiraoka M. Postoperative radiotherapy for intracranial ependymoma: analysis of prognostic factors and patterns of failure. *J Neurooncol.* 2002;56(1):87-94.

23. Parker M, Mohankumar KM, Punchihewa C, et al. C11orf95-RELA fusions drive oncogenic NF-kappaB signalling in ependymoma. *Nature.* 2014;506(7489): 451-455.

24. Paulino AC, Wen BC, Buatti JM, et al. Intracranial ependymomas: an analysis of prognostic factors and patterns of failure. *Am J Clin Oncol.* 2002;25(2):117-122.

25. Pierre-Kahn A, Hirsch JF, Roux FX, Renier D, Sainte-Rose C. Intracranial ependymomas in childhood. Survival and functional results of 47 cases. *Child's brain.* 1983;10(3):145-156.

26. Rawlings CE, 3rd, Giangaspero F, Burger PC, Bullard DE. Ependymomas: a clinicopathologic study. *Surg Neurol.* 1988;29(4):271-281.

27. Read G. The treatment of ependymoma of the brain or spinal canal by radiotherapy: a report of 79 cases. *Clin Radiol.* 1984;35(2):163-166.

28. Reni M, Brandes AA, Vavassori V, et al. A multicenter study of the prognosis and treatment of adult brain ependymal tumors. *Cancer.* 2004;100(6):1221-1229.

29. Reni M, Gatta G, Mazza E, Vecht C. Ependymoma. *Crit Rev Oncol Hematol.* 2007;63(1):81-89.

30. Rychly B, Sidlova H, Danis D. [The 2007 World Health Organisation classification of tumors of the central nervous system, comparison with 2000 classification]. *Cesk Patol.* 2008;44(2):35-36.

31. Salazar OM, Castro-Vita H, VanHoutte P, Rubin P, Aygun C. Improved survival in cases of intracranial ependymoma after radiation therapy. Late report and recommendations. *J Neurosurg.* 1983;59(4):652-659.

32. Sayegh ET, Aranda D, Kim JM, Oh T, Parsa AT, Oh MC. Prognosis by tumor location in adults with intracranial ependymomas. *J Clin Neurosci.* 2014; 21(12):2096-2101.

33. Stauder MC, Ni Laack N, Ahmed KA, Link MJ, Schomberg PJ, Pollock BE. Stereotactic radiosurgery for patients with recurrent intracranial ependymomas. *J Neurooncol.* 2012;108(3):507-512.

34. Vanuytsel LJ, Bessell EM, Ashley SE, Bloom HJ, Brada M. Intracranial ependymoma: long-term results of a policy of surgery and radiotherapy. *Int J Radiat Oncol Biol Phys.* 1992;23(2):313-319.

35. Vera-Bolanos E, Aldape K, Yuan Y, et al. Clinical course and progression-free survival of adult intracranial and spinal ependymoma patients. *Neuro Oncol.* 2015;17(3):440-447.

36. Wallner KE, Wara WM, Sheline GE, Davis RL. Intracranial ependymomas: results of treatment with partial or whole brain irradiation without spinal irradiation. *Int J Radiat Oncol Biol Phys.* 1986;12(11):1937-1941.

37. Wani K, Armstrong TS, Vera-Bolanos E, et al. A prognostic gene expression signature in infratentorial ependymoma. *Acta Neuropathol.* 2012;123(5):727-738.

38. Witt H, Mack SC, Ryzhova M, et al. Delineation of two clinically and molecularly distinct subgroups of posterior fossa ependymoma. *Cancer Cell.* 2011;20(2): 143-157.

39. Yuh EL, Barkovich AJ, Gupta N. Imaging of ependymomas: MRI and CT. *Childs Nerv Syst.* 2009; 25(10):1203-1213.

기타 교종

강신혁
고려대학교 신경외과

기타 교종은 드물게 발생되며 발생, 병리, 분류 등이 명확히 알려져 있지 않지만, 별아세포종, 희소돌기아교세포종, 뇌실막세포종, 교모세포종 등과 감별하는 것은 중요하다. 대부분의 기타 교종은 WHO 분류 I등급 또는 II등급으로 천천히 자라며, 주로 간질을 유발한다. 이들 종양의 유병률이 낮은 관계로 치료법과 생존율 예측에는 아직 많은 연구가 되지 않은 상태이다. 병변 내 각 종양만의 특정 형태를 가지는 세포의 존재, 신경 항원의 발현, 교종과 감별되는 세포 구조의 존재 등이 기타 교종 진단에 도움을 주는 조직병리 소견이다. 진단을 위해 면역조직 염색법을 사용하거나 일부 종양의 경우 분자 및 유전 연구(molecular and genetic assay) 검사가 필요한 경우도 있다. 또한, 진단을 위해 환자의 임상소견, 영상소견, 형태학적 패턴 등을 고려해야 한다.

1. 뇌실막밑거대세포별아교세포종 (subependymal giant cell astrocytoma, WHO 분류 I등급)

뇌실막밑거대세포별아교세포종은 일반적으로 결절성 경화증을 가진 환자에서 발생한다. 이 종양은 몬로공 부위에서 발생하는 뇌실 내 종양이며, 폐쇄성 뇌수두증을 유발하지 않을 경우 보통 증상은 없다. 결절성 경화증은 mTOR(mammalian target of rapamycin)전달 경로 조절장애를 유발하는 TSC1 또는 TSC2 유전자 돌연변이로 인해 발생하는 상염색체 우성의 모반증이다. 이 환자들은 신장, 비장, 췌장의 종양 뿐만 아니라 전간증, 정신지체, 피지선종, 피부색 변화, 피질 또는 뇌실막하 과오종, 망막종양, 손발톱주위섬유종, 심장횡문근종 등 다양한 임상 소견을 보인다. 뇌실막밑거대세포별아교세포종은 악성 교종으로 전환이 거의 되지 않는 천천히 자라는 종양이다. 결과적으로, 치료는 종양의 크기 및 위치에 따른 신경증상을 유발하지 않는 경우 경과관찰을 하게 된다.

뇌실막밑거대세포별아교세포종은 뇌자기공명 영상에서 특징적인 소견을 가진다. 결절성 경화증을 가진 환자의 몬로공 주변에 종양의 경계가 명확하고, 부분적인 석회화가 있는, 뇌실내 균일하게 조영증강 되는 종양이 전형적인 소견이다. 이 종양은 주변 백질에 어느 정도 음영변화가 있으며 T1 강조영상에서 동등 신호강도, T2 강조영상에서 고 신호강도를 보인다. 컴퓨터 단층촬영 영상에서는 조영증강 소견과 함께 석회화를 관찰할 수 있다(그림 4-1). 영아에서는 경두개 초음파가 뇌실의 크기 및 종양의 크기 증가를 확인하는 데 유용하다. 이러한 영상소견이 관찰될 경우, 결절성 경화증의 전형적인 소견인 피질 과오종이 있는지 확인해야 한다.

뇌실막밑거대세포별아교세포종은 종양의 위치가 뇌

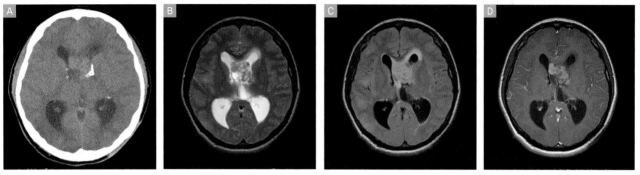

■ 그림 4-1. **뇌실막밑거대세포별아교세포종의 영상소견.**
A. 뇌 CT상 좌측 측뇌실의 몬로공 주변에 종양이 관찰되며 부분적 석회화가 보임. **B.** MR T2 영상에서 이질성의 고신호강도가 관찰된다.
C. FLAIR 영상에서 종양 주변의 백질에 음영변화가 관찰된다. **D.** 조영증강 T1 영상에서 종양의 선명한 조영증강이 관찰된다.

실 주변부이며, 병리소견상 별세포를 닮은 거대세포모양에서 명칭 되었다. 일부 백질의 침윤이 있으나 대부분 뇌실내로 종양이 자라는 경계가 명확한 종양이다. 조직학적 소견으로, 호산성의 세포질이 풍부한 거대세포와 원심성(eccentric) 핵을 가지는 방추 모양의 세포가 관찰된다. 호산성의 세포질이 팽대세포별아교세포종(gemistocytic astrocytoma)과 혼동될 수 있으나, 후자의 경우 종양의 발생 부위가 뇌실질이다. 면역조직염색법상 종양세포는 GFAP, S-100 양성 소견을 보인다(그림 4-2).

뇌실막밑거대세포별아교세포종은 신경 증상을 유발하지 않을 경우, 치료하지 않는 것이 일반적이다. 치료가 필요할 경우에는 완전 절제를 시행하며, 주변 혈관구조물 등에 의해 위험성이 높을 경우 종양의 자연경과를 고려하여 아전절제술을 시행한다. 수술적 접근법으로는 대부분 경피질 접근법 또는 뇌량경유 접근법을 이용한다. 또한, 수술적 치료 전 결절성 경화증이 심장 이상과 연관이 있으므로 이에 대한 검사를 하는 것이 중요하다. 만약 수술이 가능하지 않고, 수술 후에도 뇌수두증이 지속된다면, 뇌압 감소를 위해 단락술을 시행한다. 뇌실막밑거대세포별아교세포종은 수술적 치료 후 종양의 재발 가능성이 있기 때문에 지속적인 검진이 필요하다. 방사선 치료 효과는 아직 명확히 알려지지 않고 있으며, mTOR 억제제의 사용은 종양 축소 효과가 있어서 수술적 절제와 함께 중요한 치료법이 될 수 있다.

2. 혈관중심성아교세포종(angiocentric glioma, WHO 분류 I등급)

혈관중심성아교세포종은 모든 연령대에 발생 가능하지만, 주로 젊은 성인에 발생하며 평균 발생연령은 17세로 알려져 있다. 주 증상은 전형적으로 불응성 전간증으로 나타난다.

뇌 자기공명영상에서 종양은 주로 전두엽 또는 측두엽의 피질 부위에 발생하며, 뇌이랑의 팽대를 동반한다. 종양 줄기는 종종 뇌실 면으로 이어지며, T1 강조영상에서 고 신호강도를 보이는 뇌피질테가 있는 경우 거의 혈관중심성 교종의 징후이다. 병변은 T1 강조영상에서 저 신호강도, T2 강조영상에서 고 신호강도, FLAIR 영상에서 고 신호강도를 보이고, 조영증강은 잘 되지 않는다(그림 4-3).

혈관중심성아교세포종은 현미경 하에서 균등한 방추 모양을 가진 단일 형태의 양극성 세포로 관찰되며, 대뇌 피질과 백질의 정상 혈관과 연관되어 있고, 현저하게 혈관 주변으로 세포가 성장하는 양상을 보이며 이는 특징적인 조직학적 소견이다. 종양 세포는 방사상으로 배열되며 뇌실막 가성로제트(ependymal pseudorosette)와 유사하다. 유사 분열은 드물고, 증식지수는 5~10% 미만이다. 이 종양은 점액성 변화를 가지는 낭성부위뿐만 아니라 신경절신경아교세포종(ganglioglioma)과 유사한 비전형 신경세포를 가질

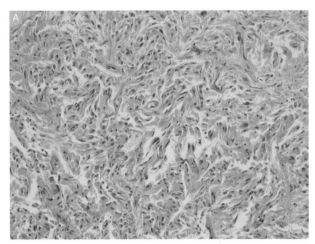

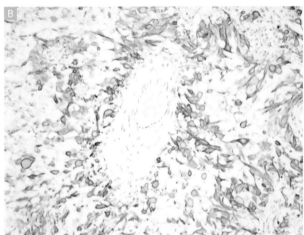

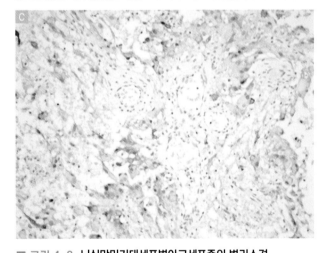

■ 그림 4-2. 뇌실막밑거대세포별아교세포종의 병리소견.
A. H&E 염색에서 세포질이 풍부한 거대세포와 방추세포가 혼재된 비균질성 형태로 관찰된다. B. GFAP 면역염색 양성 소견. C. S-100 면역염색 양성 소견.

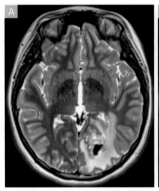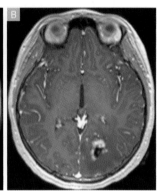

■ 그림 4-3. 혈관중심성아교세포종의 영상소견.
A. MR T2 영상에서 좌측 후두엽에 주변부 부종을 동반한 종괴가 고신호강도가 관찰된다. B. 조영증강 T1 영상에서 종양의 조영증강이 관찰된다.

수 있다. 또한, 주변 피질의 형성이상과 밀접한 연관이 있다. 면역조직 염색에서 S-100, GFAP, Vimentin 양성이다. 일부 세포는 EMA(Epithelial membrane antigen)에 양성을 나타낸다(그림 4-4). 현재까지 세포유전학적 및 분자학적인 연구들로 혈관중심성 교종을 정의하는 데 어려움이 있는 상태이다.

혈관중심성아교세포종은 일반적으로 저등급 종양처럼 진행이 느리며, 좋은 예후를 보인다. 수술적 완치는 완전절제에 의해 가능하며, 아전절제의 경우도 추가 치료 없이 2.5~4년이 지난 후 종양 진행이 관찰되지 않았던 것으로 알려졌다. 수술적 완전 절제술은 추가적인 보조 치료 없이 간질 증상의 호전과 장기 생존율에 좋은 방법이다. 일부에서는 아전절제술을 한 경우 추가적으로 방사선 치료를 권하기도 한다. IDH1, IDH2, BRAF 유전자는 대부분의 보고에서 정상소견을 보인다. 종양의 빈도가 드물기 때문에 분자 및 유전 연구(molecular and genetic assay)는 보고된 바 없다.

3. 별아교모세포종(astroblastoma, WHO 분류 I등급)

별아교모세포종(별모세포종)은 매우 드문 양성 종양으

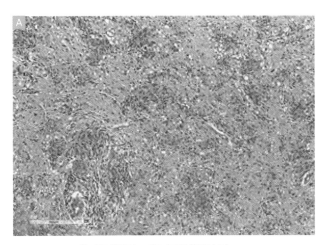

■ **그림 4-4. 혈관중심성아교세포종의 병리소견.**
A. 단일 형태의 양극성 세포가 혈관 주변으로 성장하는 양상으로 보임. **B.** EMA 면역조직염색에 양성소견이 관찰된다.

로 30대에 나타나기 시작하며, 이후 늦게 발견되는 경우는 악성도가 높다. 11:1 정도로 여성에서 호발하는 종양이며 대뇌 피질, 피질하, 뇌실주변 및 소뇌에 주로 발생한다. 환자는 피질기능 이상 및 종양의 압박에 따른 반신부전, 전간증, 성격장애 등의 증상을 보인다. 이 종양의 임상경과는 매우 경과가 좋은 양성 종양부터 교모세포종으로 악성 진행까지 다양하게 나타난다. 악성 진행의 경우 종양이 교모세포종 또는 교육종으로 진행되며 생존율은 매우 낮다.

종양의 컴퓨터 단층촬영 소견은 다양한 형태로 나타나며, 뇌자기 공명 영상의 경우 T1 강조영상에서 저 신호강도, T2 강조, FLAIR 영상에서 고 신호강도를 보인다. 낭성 중심부의 주변부 조영증강이 관찰되고, 석회화가 보일 수 있으며 혈관성 부종은 미미하다. 다발성의 종양내 낭종이 자주 관찰된다.

이 종양은 육안적으로 균질하고, 부드러우며 분홍회색을 보이는 것이 특징이다. 낭성부위가 일반적으로 관찰되고 종양이 클 경우 괴사부위가 관찰된다. 현미경 소견으로, 가성로제트(pseudorosette)를 형성하는 종양세포 무리에 유리질화된 혈관이 풍부한 것이 관찰된다. 다양한 정도의 세포 비정형성이 관찰되고 고등급 변이형인 경우 많은 유사분열이 관찰된다. 면역조직염색에서 종양세포는 GFAP,

vimentin, NSE, S-100, EMA 양성을 보인다. 또한, anti-Leu-7(HNK-1)항체 양성을 보인다.

수술적 절제가 주된 치료방법이며, 비교적 어렵지 않게 제거가 가능하다. 방사선, 항암치료의 경우 종양의 빈도가 낮아, 아직 그 치료 효과가 잘 알려져 있지 않다. 예후는 종양이 다양한 형태로 발현되기 때문에 예측하기 매우 어렵다.

4. 모점액성별아교세포종 (pilomyxoid astrocytoma, WHO 분류 II등급)

모점액성별아교세포종(털점액모양별아교세포종)은 털모양별아교세포종(Pilocytic astrocytoma)과 유사한 종양이다. 그러나, 예후는 털모양별아교세포종만큼 좋지는 않다. 1.5~3세 사이에 진단되며 중추신경계 어디서든 발병한다. 주요 호발 부위는 중앙부인 시상하부-시신경 교차부위이다. 뇌압증가, 뇌수두증, 종괴효과와 연관된 증상이 나타난다.

종양은 주변 구조물과 경계가 명확하고 혈관성 부종을 동반하지 않는다. T1강조, T2강조, FLAIR 영상에서 고 신호강도를 보이고 조영증강 정도는 다양하다(그림 4-5).

종양은 로젠탈 섬유나 호산구성 과립이 없고 성긴 원섬

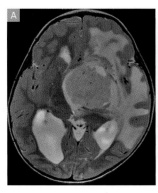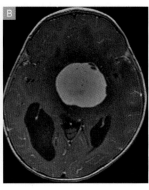

■ **그림 4-5. 모점액성별아교세포종의 영상소견.**
A. 시상하부-시신경 교차부위에 종괴가 MR T2 영상에서 고신호강도로 관찰된다. **B.** 조영증강 T1 영상에서 종양의 조영증강이 관찰되며 주변부 구조물과 경계가 명확한 소견을 보인다.

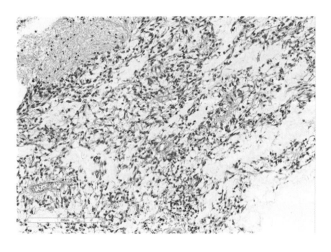

■ 그림 4-6. **모점액성별아교세포종의 병리소견.**
성긴 원섬유의 배경을 가진 단형 및 방추 양극의 종양 세포가 관찰된다.

유와 점액성 배경(loose fibrillary and myxoid background)을 가지는 단형의(monomorphic), 방추 양극(spindle bipolar) 세포를 가진다(그림 4-6). 종양세포는 뇌실막세포종에서의 혈관주위 로제트(perivascular rosette)처럼 혈관 중심성 성장 패턴으로 방사형태로 혈관 주위에 배열된다. 유사분열은 드물며, Ki-67 발현은 낮다. 면역조직 염색에서 GFAP 양성을 보이고, 산재된 P53 염색 양성 소견을 보이며, BRAFV600E 유전자 변이가 관찰된다.

표준치료법은 아직 잘 알려져 있지 않다. 수술적 치료가

가능할 경우 수술적 절제를 시행하며 저등급 신경교종과 같은 기준으로 치료를 한다. 평균 무진행 생존 기간은 25개월 정도, 평균 전체 생존 기간은 60개월 정도로 알려져 있다.

5. 다형성황색별아교세포종(pleomorphic xanthoastrocytoma, WHO 분류 II등급)

다형성황색별아교세포종은 전체 별아교세포종의 1% 미만으로 알려져 있다. 주요 호발 부위는 측두엽이다. 20~30대에 주로 발생하며 다양한 연령에서 발생할 수 있다. 평균 발생 연령은 14세이며, 남녀 발생 비율은 같다. 70~80% 환자에서 전간증 및 그에 따른 두통, 신경결손, 뇌압증가 소견을 보인다. 천막상부에 발생할 경우 주로 뇌막주변의 피질에서 발생한다.

이 종양은 컴퓨터 단층촬영이나 뇌자기공명영상에서 조영증강되는 작은 벽결절(mural nodule)을 동반한 피질부위의 낭종으로 관찰된다. T1 강조영상에서 동등 신호강도 또는 저 신호강도가 혼재된 소견을 보이고, T2 강조영상에서 동등 신호강도 또는 고 신호강도로 관찰되며 균질한 조영증강 소견을 보인다. 낭성 부분은 1개 혹은 다발성으로 나타나며 고형 부위에 비해 심부에 위치한다. 낭종벽은 조영증강이 되지 않으며, 석회화는 드물게 관찰된다(그림 4-7). 종양이 위치한 부위의 두개골 침식이 관찰되기도 한다.

육안적으로 이 종양은 단단하고, 다양한 색을 띠며 상대적으로 혈관이 적은 소견을 보이나, 재발하거나 악성형태를 보이는 경우에는 혈관 생성이 많다. 전형적으로 연막-거미막 공간(pia-arachnoid space)에 종양세포가 존재하고 13% 정도에서는 뇌막 모두 침윤한다. 낭액은 황색변색하다. 뇌막에 연접할수록 종양세포는 중간엽 소견을 보이며 안쪽으로는 교세포 소견을 보인다. 뇌실질의 침윤은 드물다. 특징적인 현미경 소견으로 진단이 가능한데, 이는 다형성과 황색성의 별세포존재, 혈관주위 단핵구, 호산구성 과립체, 비 침윤성 조직소견, Reticulin이 관찰된다(그림 4-8). 유사분열, 괴사, 내피세포 증식은 드물다. 면역조직 염색에

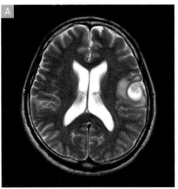
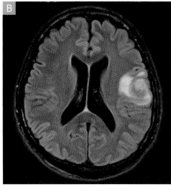
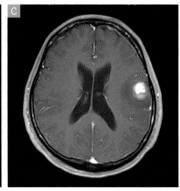

■ 그림 4-7. 다형성황색별아교세포종의 영상소견.

A. 뇌 MR T2 영상에서 좌측 측두엽에 동등 또는 고신호강도의 벽결절과 고 신호강도의 낭성부분이 관찰된다. B. FLAIR 영상에서 뇌척수액에 비해 고신호강도를 보이는 낭성부분이 관찰된다. C. 조영증강 T1 영상에서 종양의 균질한 조영증강 이 관찰되며 낭종벽은 조영증강 소견을 보이지 않는다.

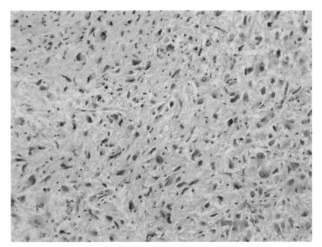

■ 그림 4-8. 다형성황색별아교세포종의 병리소견.

H&E 염색에서 다형성의 핵과 황색변성의 세포질을 보이는 단핵 또 는 다핵 거대 별아교세포가 관찰된다. 또한, 핵소체와 핵내봉입체가 관찰된다.

서 GFAP, S-100 양성이다. 다양한 유전자 연구에서 다형성 황색별아교세포종이 다른 교종과의 유전자적 기원에 차이 가 있음이 관찰되었다. BRAFV6000E 변이, CDKN2A(p16) 이 빈번하게 관찰된다.

평균 생존율이 18년 정도로 알려져 있으며 수술적 치료 가 예후에 영향을 미친다. 따라서, 신경장애를 유발하지 않 는다면 가급적 완전 절제를 한다. 낭종 부분의 절제는 일

반적으로 시행되지 않으나 종양세포의 악성화가 관찰되면 완전 절제를 한다. 보조적 치료는 종양의 진행이 관찰될 경 우 시행한다. 이 종양에서 MGMT promoter 메틸화는 드물 게 관찰된다. 아전절제술이 되었거나, 조직 소견상 유사분 열이 증가되고, 괴사가 관찰될 경우 좀 더 짧은 주기로 경 과 관찰이 필요하다. 종양이 재발한 경우 악성화 가능성이 높으므로 재수술 및 방사선, 항암치료 등의 보조치료를 복 합적으로 시행한다.

6. 신경절신경아교세포종 (ganglioglioma, WHO 분류 I등급)

신경절신경아교세포종은 조직병리학 소견으로 잘 분화 된 양성의 신경상피종양이다. 주로 측두엽에 호발하며 전 간증을 동반하는 젊은 성인에서 나타난다. 전체 뇌종양의 약 1% 정도에서 발생하며 남성에서 좀 더 발병한다. 가장 주된 증상은 전간증이며, 이외 두통, 어지러움, 운동실조, 위약감 등이다. 악성도 관찰될 수 있는데 이 경우 WHO 분 류 III등급이다.

신경절신경아교세포종의 영상 소견은 매우 다양하여 낭 성의 정도, 조영증강의 정도 등도 다양하게 나타날 수 있 다. 일반적으로 T1 강조영상에서 동등 신호강도 또는 저 신

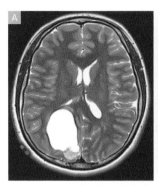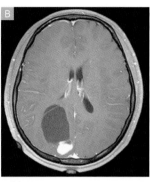

■ 그림 4-9. 신경절신경아교세포종의 영상소견.
A. 뇌 MR T2 영상에서 우측 후두엽에 동등 또는 고신호강도의 고형성 종괴와 고 신호강도의 낭성부분이 관찰된다. 종양 주변부 부종은 명확히 관찰되지 않음. B. 조영증강 T1 영상에서 종양의 균질한 조영증강이 관찰되며 낭종벽은 조영증강 소견을 보이지 않음.

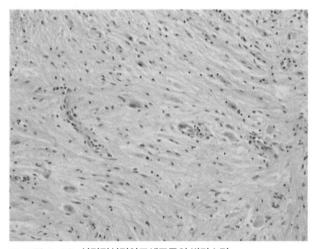

■ 그림 4-10. 신경절신경아교세포종의 병리소견.
H&E 염색에서 이형성 신경세포와 교세포의 이상성이 관찰된다. 혈관주변에 림프구의 침윤이 보이고 있으며 유사분열, 다형성, 괴사는 관찰되지 않음.

호강도가, T2 강조영상에서 고 신호강도 또는 불균질한 신호강도를 나타내고, 낭성과 석회화가 보일 수 있다(그림 4-9). 혈관성 부종은 거의 없으나, 악성의 경우에는 조영증강이 잘되고 부종이 동반된다.

육안적으로 신경절신경아교세포종은 종괴 또는 낭종이 단독으로 관찰되거나 혼합된 형태로 나타나며, 석회화가 일반적이다. 이 종양은 신경성분과 교성분의 혼합에 의

해 발생하는 것으로 그 정도에 따라 다양하게 발현된다(그림 4-10). 종양세포는 희소돌기아교세포종과 유사한 형태로 관찰되기도 하며, 로젠탈 섬유, 호산구성 과립체가 나타나기도 한다. 면역조직 염색으로 교성분의 경우 GFAP, S-100, vimentin 양성 소견을 보이고, 신경세포와 연관된 synaptophysin, class III b-tubulin, neurofilament protein, chromogranin A 양성소견을 보인다. 유사분열은 드물며 역형성 신경절신경아교세포종의 경우 교세포의 악성화가 관찰되고 유사분열 증가가 관찰된다. 염색체 7번의 일부 또는 전체의 증폭이 30%에서 관찰된다.

치료는 수술적 완전 절제이다. 종양 절제 시 전간증 조절률은 80% 정도이며, 수술 후 생존율은 높다. 조직소견상 악성이 관찰될 경우, 악성 교종에 준해 추가적인 보조요법을 시행한다. 아전절제를 하여 양성이 확인되거나, 양성이 의심되는데 수술이 주변 구조물로 인해 절제가 어려울 경우, 보조요법을 바로 시행하는 것에 대해서는 아직 논란이 있다.

7. 배아형성장애신경상피종양 (dysembryoplastic neuroepithelial tumor, WHO 분류 I등급)

배아형성장애신경상피종양(배이상신경상피종)은 천막 상부의 피질에 발생하는 양성종양이다. 이 종양은 젊은 성인에 호발하며 간질을 주소로 내원한다. 형태학적으로 희소돌기아교세포종과 유사하며 주로 측두엽에 발생한다. 발생빈도는 낮으며, 간질의 수술적 치료 시 주로 발견된다. 종괴 압박에 의한 증상은 관찰되지 않는다.

뇌 자기공명영상에서 측두엽 피질에 위치한 뇌이랑이 팽창하는 형태로 관찰되며 두개골의 내판이 얇아진 소견이 보이기도 한다. 석회화가 일반적이며, 조영증강은 다양한 형태로 나타난다(그림 4-11). 특징적인 소견은 종괴 압박이 관찰되지 않는 점이며, 영상학적으로 장기 추적 관찰 시 변화가 거의 없다.

배아형성장애신경상피종양은 특징적으로 희소돌기아교세포종과 유사한 세포에 의해 둘러싸인 축삭의 기둥 구

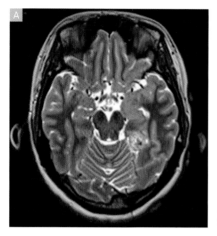
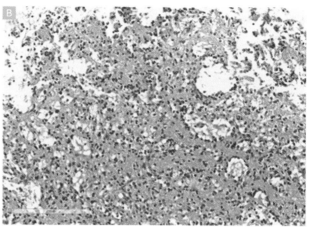

■ 그림 4-11. **배아형성장애신경상피종양의 영상소견과 병리소견.**
A. 좌측 측두엽에 석회화를 동반하는 종괴가 MR T2 영상에서 관찰되며 종괴압박은 보이고 있지 않음. **B.** 희소돌기아
교세포종과 유사한 세포들을 포함하는 종양세포들이 관찰되며 분열되는 세포는 보이지 않음.

조(columnar organization)가 관찰된다(그림 4-11). 이들 세포는 GFAP, S-100 양성이며, 종양의 신경 구성 성분 부위에 미만성으로 synaptophysin 양성을 보인다. 분열지수(Mitotic index)는 매우 낮다. 이 종양은 종종 피질 이형성증과 연관이 있다. WHO에서는 두 가지 세포가 혼합된 소견으로 인해 신경-아교(neuronal-glial) 종양으로 분류된다.

배아형성장애신경상피종양은 비활동성 종양으로 만성 간질과 연관되어 있으며, 수술적 치료가 가장 좋은 치료법이다. 아전절제술 후 보조치료법의 유용성에 대해서는 알려져 있지 않다.

8. 제3뇌실-척삭모양아교세포종(chordoid glioma of the third ventricle, WHO 분류 II 등급)

이 종양은 제3뇌실에서 주로 관찰되는데 뇌실 벽에서 기원하는 것으로 생각되고 있으며 이에 뇌수두증을 일반적으로 유발한다. 다른 터어키안 상방에 발생하는 종양과 같이 시력소실, 뇌하수체 기능변화가 주 증상으로 나타나며, 여성에서 좀 더 호발하는 경향이 있다.

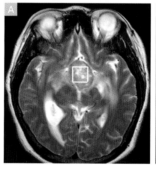
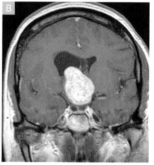

■ 그림 4-12. **제3뇌실-척삭모양아교세포종의 영상소견.**
측뇌실을 폐쇄하는 제3뇌실에 위치한 종괴가 MR T2 영상에서 불균질한 신호강도(**A**), T1 영상에서 조영증강되는 소견으로 관찰되고 시상하부에 침윤은 보이지 않음(**B**).

이 종양은 제3뇌실 내 관찰되며, 측뇌실을 폐쇄시키기도 한다. 미만성으로 조영증강이 되며 시상하부로 침윤되지는 않는다(그림 4-12). 종양이 큰 경우 다른 터어키안 상방 종양과 감별이 어렵다. 젊은 환자에서 제3뇌실에 조영증강되는 종양이 관찰될 경우 진단을 고려해 볼 수 있다.

이 종양은 점액성 기질에 GFAP와 vimentin 면역염색 양성을 가진다(그림 4-13). 분열지수는 낮아 비활동성 종양으로 평가된다. 세포유전검사에서 EGFR 양성을 보이지만,

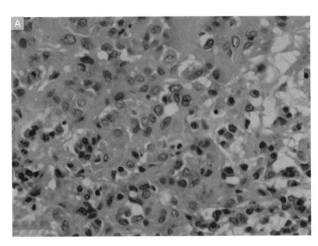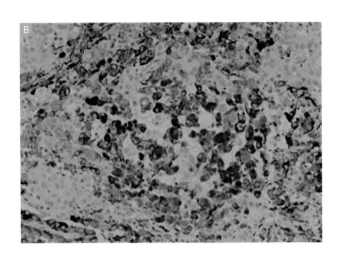

■ 그림 4-13. **제3뇌실-척삭모양아교세포종의 병리소견.**
A. 점액성 기질에 상피모양의 종양세포들이 군락을 이루는 것이 관찰된다. **B.** Vimentin 면역조직염색에 양성소견이 관찰된다.

전형적인 별아교세포종과 연관성은 없다.

수술적 치료로 종양의 위치상 아전절제술이 일반적이다. 보조치료요법의 유용성에 대해서는 잘 알려져 있지 않다. 종양절제로 뇌수두증이 호전되지 않을 경우 뇌실단락술이 필요한 경우도 있다.

9. 유두상교신경성종양(papillary glioneuronal tumor, WHO 분류 I등급)

유두상교신경성종양(유두상아교신경종)은 일반적으로 사춘기나 20대 초반에 호발하며 남성과 여성의 호발빈도는 동일하다. 대부분 신경증상은 없으며, 가벼운 두통이 나타나거나 측두엽에 위치할 경우 강직간대발작이 발생한다.

이 종양은 주변 조직과 구별이 잘되고, 종종 뇌실주변의 피질에 발생하며, 낭성변성, 석회화, 다양한 형태의 조영증강을 나타낸다. TI 강조영상에서 동등 신호강도 또는 저 신호강도가, T2 강조영상에서 동등 신호강도 또는 고 신호강도를 보인다. 확산 강조영상에서는 동등 신호강도 또는 저 신호강도 소견을 보인다. 이 종양은 뇌수막종, 해면상 혈관종, 혈관모세포종, 신경절신경아교세포종과 유사한 소견을 보인다.

유두상교신경성종양은 교성분과 신경세포가 있는 이중의(biphasic) 형태를 보인다. 특징적으로 가성유두(pseudopapillae)라고 하는 혈관 주변의 입방형의 GFAP 양성 별아교세포가 관찰된다. 이는 다른 교신경(glioneuronal) 종양들에서는 관찰되지 않는 가장 특징적인 소견이다. 면역조직 염색에서 GFAP, S-100 양성이며 EGFR, IDH1, synaptophysin, NSE, 1p/19q co-deletion 음성이다. Olig2가 양성일 수 있으며 fibroblast growth factor receptor(FGFR) 변이가 관찰된다. 형태학적으로 공격적인 성향이 없으며, 분열지수는 낮다.

이 종양은 비활동성으로 예후가 좋다. 이제까지 67개의 증례가 보고되었으며, 아직 표준치료법은 없으나 가능하다면 수술적 완전 절제술을 해주는 것이 좋다.

References

1. Arca G, Pacheco E, Alfonso I, Duchowny MS, Melnick SJ. Characteristic brain magnetic resonance imaging (MRI) findings in neonates with tuberous sclerosis complex. *J Child Neurol.* 2006;21(4):280-285.

2. Bell JW, Osborn AG, Salzman KL, Blaser SI, Jones BV, Chin SS. Neuroradiologic characteristics of astroblastoma. *Neuroradiology.* 2007;49(3):203-209.

3. Bonnin JM, Rubinstein LJ. Astroblastomas: a pathological study of 23 tumors, with a postoperative follow-up in 13 patients. *Neurosurgery.* 1989;25(1):6-13.

4. Brat DJ, Scheithauer BW, Fuller GN, Tihan T. Newly codified glial neoplasms of the 2007 WHO Classification of Tumors of the Central Nervous System: angiocentric glioma, pilomyxoid astrocytoma and pituicytoma. *Brain Pathol.* 2007;17(3):319-324.

5. Brat DJ, Scheithauer BW, Staugaitis SM, Cortez SC, Brecher K, Burger PC. Third ventricular chordoid glioma: a distinct clinicopathologic entity. *J Neuropathol Exp Neurol.* 1998;57(3):283-290.

6. Carangelo B, Arrigucci U, Mariottini A, et al. Papillary glioneuronal tumor: case report and review of literature. *G Chir.* 2015;36(2):63-69.

7. Chassoux F, Daumas-Duport C. Dysembryoplastic neuroepithelial tumors: where are we now? *Epilepsia.* 2013;54 Suppl 9:129-134.

8. Clarke MJ, Foy AB, Wetjen N, Raffel C. Imaging characteristics and growth of subependymal giant cell astrocytomas. *Neurosurg Focus.* 2006;20(1):E5.

9. Compton JJ, Laack NN, Eckel LJ, Schomas DA, Giannini C, Meyer FB. Long-term outcomes for low-grade intracranial ganglioglioma: 30-year experience from the Mayo Clinic. *J Neurosurg.* 2012;117(5):825-830.

10. Daumas-Duport C, Scheithauer BW, Chodkiewicz JP, Laws ER, Jr., Vedrenne C. Dysembryoplastic neuroepithelial tumor: a surgically curable tumor of young patients with intractable partial seizures. Report of thirty-nine cases. *Neurosurgery.* 1988;23(5):545-556.

11. Daumas-Duport C. Dysembryoplastic neuroepithelial tumors. *Brain Pathol.* 1993;3(3):283-295.

12. de Ribaupierre S, Dorfmuller G, Bulteau C, et al. Subependymal giant-cell astrocytomas in pediatric tuberous sclerosis disease: when should we operate? *Neurosurgery.* 2007;60(1):83-89; discussion 89-90.

13. Epelbaum S, Kujas M, Van Effenterre R, Poirier J. Two cases of papillary glioneuronal tumors. *Br J Neurosurg.* 2006;20(2):90-93.

14. Fouladi M, Jenkins J, Burger P, et al. Pleomorphic xanthoastrocytoma: favorable outcome after complete surgical resection. *Neuro Oncol.* 2001;3(3):184-192.

15. Franz DN, Belousova E, Sparagana S, et al. Efficacy and safety of everolimus for subependymal giant cell astrocytomas associated with tuberous sclerosis complex (EXIST-1): a multicentre, randomised, placebo-controlled phase 3 trial. *Lancet.* 2013;381(9861):125-132.

16. Gessi M, Abdel Moneim Y, Hammes J, Waha A, Pietsch T. FGFR1 N546K mutation in a case of papillary glioneuronal tumor (PGNT). *Acta Neuropathol.* 2014; 127(6):935-936.

17. Giannini C, Scheithauer BW, Burger PC, et al. Pleomorphic xanthoastrocytoma: what do we really know about it? *Cancer.* 1999;85(9):2033-2045.

18. Giulioni M, Galassi E, Zucchelli M, Volpi L. Seizure outcome of lesionectomy in glioneuronal tumors associated with epilepsy in children. *J Neurosurg.* 2005; 102(3):288-293.

19. Haddad SF, Moore SA, Menezes AH, Vangilder JC. Ganglioglioma - 13 Years of Experience. *Neurosurgery.* 1992;31(2):171-178.

20. Hirose T, Scheithauer BW, Lopes MB, Gerber HA,

Altermatt HJ, VandenBerg SR. Ganglioglioma: an ultrastructural and immunohistochemical study. *Cancer.* 1997;79(5):989-1003.

21. Ida CM, Rodriguez FJ, Burger PC, et al. Pleomorphic Xanthoastrocytoma: Natural History and Long-Term Follow-Up. *Brain Pathol.* 2015;25(5):575-586.

22. Kaulich K, Blaschke B, Numann A, et al. Genetic alterations commonly found in diffusely infiltrating cerebral gliomas are rare or absent in pleomorphic xanthoastrocytomas. *J Neuropath Exp Neur.* 2002;61(12):1092-1099.

23. Kepes JJ, Rubinstein LJ, Eng LF. Pleomorphic xanthoastrocytoma: a distinctive meningocerebral glioma of young subjects with relatively favorable prognosis. A study of 12 cases. *Cancer.* 1979;44(5):1839-1852.

24. Komori T, Scheithauer BW, Anthony DC, et al. Papillary glioneuronal tumor: a new variant of mixed neuronal-glial neoplasm. *Am J Surg Pathol.* 1998;22(10):1171-1183.

25. Komotar RJ, Mocco J, Carson BS, et al. Pilomyxoid astrocytoma: a review. *MedGenMed.* 2004;6(4):42.

26. Komotar RJ, Zacharia BE, Sughrue ME, et al. Magnetic resonance imaging characteristics of pilomyxoid astrocytoma. *Neurol Res.* 2008;30(9):945-951.

27. Kros JM, Vecht CJ, Stefanko SZ. The pleomorphic xanthoastrocytoma and its differential diagnosis: a study of five cases. *Hum Pathol.* 1991;22(11):1128-1135.

28. Krueger DA, Care MM, Holland K, et al. Everolimus for subependymal giant-cell astrocytomas in tuberous sclerosis. *N Engl J Med.* 2010;363(19):1801-1811.

29. Lam C, Bouffet E, Tabori U, Mabbott D, Taylor M, Bartels U. Rapamycin (sirolimus) in tuberous sclerosis associated pediatric central nervous system tumors. *Pediatr Blood Cancer.* 2010;54(3):476-479.

30. Lellouch-Tubiana A, Boddaert N, Bourgeois M, et al. Angiocentric neuroepithelial tumor (ANET): a new epilepsy-related clinicopathological entity with distinctive MRI. *Brain Pathol.* 2005;15(4):281-286.

31. Lipper MH, Eberhard DA, Phillips CD, Vezina LG, Cail WS. Pleomorphic xanthoastrocytoma, a distinctive astroglial tumor: neuroradiologic and pathologic features. *AJNR Am J Neuroradiol.* 1993;14(6):1397-1404.

32. Louis DN, Ohgaki H, Wiestler OD, et al. The 2007 WHO classification of tumors of the central nervous system. *Acta Neuropathol.* 2007;114(2):97-109.

33. Marburger T, Prayson R. Angiocentric glioma: a clinicopathologic review of 5 tumors with identification of associated cortical dysplasia. *Arch Pathol Lab Med.* 2011;135(8):1037-1041.

34. Marucci G, Morandi L. Assessment of MGMT promoter methylation status in pleomorphic xanthoastrocytoma. *J Neurooncol.* 2011;105(2):397-400.

35. Matsumoto K, Tamiya T, Ono Y, Furuta T, Asari S, Ohmoto T. Cerebral gangliogliomas: clinical characteristics, CT and MRI. *Acta Neurochir (Wien).* 1999;141(2):135-141.

36. Nakajima T, Kumabe T, Shamoto H, Watanabe M, Suzuki H, Tominaga T. Malignant transformation of pleomorphic xanthoastrocytoma. *Acta Neurochir (Wien).* 2006;148(1):67-71; discussion 71.

37. Ni HC, Chen SY, Chen L, Lu DH, Fu YJ, Piao YS. Angiocentric glioma: a report of nine new cases, including four with atypical histological features. *Neuropathol Appl Neurobiol.* 2015;41(3):333-346.

38. Parmar HA, Hawkins C, Ozelame R, Chuang S, Rutka J, Blaser S. Fluid-attenuated inversion recovery ring sign as a marker of dysembryoplastic neuroepithelial tumors. *J Comput Assist Tomo.* 2007;31(3):348-353.

39. Passone E, Pizzolitto S, D'Agostini S, et al. Non-anaplastic pleomorphic xanthoastrocytoma with neuroradiological evidences of leptomeningeal dissemination. *Childs Nerv Syst.* 2006;22(6):614-618.

40. Reifenberger G, Weber T, Weber RG, et al. Chordoid glioma of the third ventricle: immunohistochemical and

molecular genetic characterization of a novel tumor entity. *Brain Pathol.* 1999;9(4):617-626.

41. Roth J, Roach ES, Bartels U, et al. Subependymal giant cell astrocytoma: diagnosis, screening, and treatment. Recommendations from the International Tuberous Sclerosis Complex Consensus Conference 2012. *Pediatr Neurol.* 2013;49(6):439-444.

42. Rumana CS, Valadka AB, Contant CF. Prognostic factors in supratentorial ganglioglioma. *Acta Neurochir.* 1999;141(1):63-68.

43. Sinson G, Sutton LN, Yachnis AT, Duhaime AC, Schut L. Subependymal giant cell astrocytomas in children. *Pediatr Neurosurg.* 1994;20(4):233-239.

44. Skrypek M, Foreman N, Guillaume D, Moertel C. Pilomyxoid astrocytoma treated successfully with vemurafenib. *Pediatr Blood Cancer.* 2014;61(11):2099-2100.

45. Tabouret E, Fina F, Vincentelli F, Nanni I, Figarella-Branger D. New IDH1 I113T mutation associated with BRAF V600E mutation: new driver of gliomagenesis? *J Neurol Sci.* 2014;342(1-2):204-206.

46. Tan W, Huang W, Xiong J, Pan J, Geng D, Jun Z. Neuroradiological features of papillary glioneuronal tumor: a study of 8 cases. *J Comput Assist Tomogr.* 2014;38(5):634-638.

47. Thom M, Toma A, An S, et al. One hundred and one dysembryoplastic neuroepithelial tumors: an adult epilepsy series with immunohistochemical, molecular genetic, and clinical correlations and a review of the literature. *J Neuropathol Exp Neurol.* 2011;70(10):859-878.

48. Tihan T, Fisher PG, Kepner JL, et al. Pediatric astrocytomas with monomorphous pilomyxoid features and a less favorable outcome. *J Neuropathol Exp Neurol.* 1999;58(10):1061-1068.

49. Tonn JC, Paulus W, Warmuth-Metz M, Schachenmayr W, Sorensen N, Roosen K. Pleomorphic xanthoastrocytoma: report of six cases with special consideration of diagnostic and therapeutic pitfalls. *Surg Neurol.* 1997;47(2):162-169.

50. Wang M, Tihan T, Rojiani AM, et al. Monomorphous angiocentric glioma: a distinctive epileptogenic neoplasm with features of infiltrating astrocytoma and ependymoma. *J Neuropathol Exp Neurol.* 2005;64(10):875-881.

51. Yin XL, Hui ABY, Pang JCS, Poon WS, Ng HK. Genome-wide survey for chromosomal imbalances in ganglioglioma using comparative genomic hybridization. *Cancer Genet Cytogen.* 2002;134(1):71-76.

52. Zentner J, Wolf HK, Ostertun B, et al. Gangliogliomas: clinical, radiological, and histopathological findings in 51 patients. *J Neurol Neurosurg Psychiatry.* 1994;57(12):1497-1502.

신경교종 치료 효과의 판정

박철기
서울대학교 신경외과

1. 영상의학적 평가

1) 과거 치료효과 판정 기준

치료 효과를 정확하게 평가하는 것은 치료 방법에 상관없이 모든 암 환자 관리에 있어 가장 중요한 단계이다. 뇌종양의 경우, 치료 효과의 판정은 보통 영상 자료와 임상 상태를 종합적으로 판단하여 이루어진다. 1990년대 초 Macdonald등은 뇌종양에 대한 항암화학요법의 치료 결과를 평가하기 위해 특별히 고안된 반응 기준을 개발하였다 (표 5-1). 그러나, 현대적인 영상진단기법과 신경교종 치료의 발전에 따른 복잡한 정보를 평가하기에는 단순히 조영증강된 부분만을 2차원적으로 분석하는 Macdonald 치료효과 판정 기준 만으로는 부족하게 되었다. 신경교종에 대한 결과 평가는 훨씬 더 복잡한 여러 임상적 상황을 고려해야 하며 이러한 모든 상황을 반영하는 새로운 평가기준이 필요하다. 특히 개별 환자에서의 치료 반응 평가 외에도 많은 임상 시험에서 목표로 하는 무진행 생존 기간을 산출해 내는 데 있어서 정확한 치료 효과 판정은 매우 중요하다.

2) 신경종양 반응평가(response assessment in neuro-oncology, RANO)

뇌종양의 치료 효과 판정을 어렵게 만드는 것은 뇌종양

■ 표 5-1. **Macdonald 치료효과 판정 기준.**

치료효과 판정	기준
완전관해(complete response)	• 1개월 이상 기간을 두고 연속 촬영 시 조영증강 병변의 소실 • 스테로이드 치료 중단 • 신경학적으로 안정 또는 개선된 상태
부분관해(partial response)	• 1개월 이상 기간을 두고 연속 촬영 시 조영증강 병변 크기*의 50% 이상 감소 • 스테로이드 치료 유지 또는 감량 • 신경학적으로 안정 또는 개선된 상태
종양 진행(progressive disease)	• 1개월 이상 기간을 두고 연속 촬영 시 조영증강 병변 크기의 25% 초과 증가, 또는 새로운 병변의 출현 • 스테로이드 치료 유지 또는 감량 • 신경학적으로 악화된 상태
안정상태(stable disease)	• 그 외 모든 경우

*조영증강 병변 크기: 최대장경 x 최대장경의 수직장경

환자의 영상의학적 소견이 비특이적이라는 것이다. 예를 들어, 뇌종양 환자의 자기공명영상에서 T2 강조가 있는 이상 소견은 종양, 부종, 방사선 치료로 인한 변화, 경색 등 여러 가지 원인에 기인할 수 있다. 조영증강 소견 역시 비특이적 현상이며 효과적인 면역 요법으로 치료받는 환자의 종양 활성, 방사선 치료 후 가성진행(pseudoprogression), 방사선 괴사, 수술 후 허혈성 병변, 전간증 및 염증 반응에 의해 유발될 수 있다. 특히 평가해야 하는 병변이 방

사선 조사 부위 내부에 있거나 재수술을 받은 경우에는 더욱 평가가 복잡해진다. 또한, 스테로이드나 혈관내피성장인자(vascular endothelial growth factor, VEGF) 신호 전달 경로를 제어하는 약제를 사용한 경우, 종양 진행에도 불구하고 조영증강을 감소시키는 이른바 가성반응(pseudoresponse)은 치료 효과 평가의 오류를 범하게 할 수도 있다. 따라서, Macdonald 기준만으로는 뇌종양 치료 효과 평가에 한계가 있어 소위 신경종양 반응평가(response assessment in neuro-oncology, RANO)라는 새로운 기준을 만들어 이용하고 있다(표 5-2).

신경교종의 항암화학요법에 대한 반응 평가를 위한 RANO 기준은 고형 종양 및 뇌종양에 대한 Macdonald 치료효과 판정 기준과 WHO (world Health organization) 반응 기준을 일부 수정한 것이다. Macdonald 치료효과 판정 기준과 WHO 반응 기준은 종양의 조영증강된 면적 중 최장 직경 단면을 2차원적으로 측정하여 평가를 하는데, 조영증강 면적의 50% 이상 감소는 부분관해, 25% 초과 증가는 종양 진행, 모든 조영증강 영역이 사라진 경우에는 완전관해로 판정한다. 그 밖에 다른 모든 상황은 안정상태로 판정하는 데 당시에도 스테로이드에 의한 종양의 조영증강 영역의 변화 가능성을 반응 평가 시스템에 반영하였으며,

종양 진행의 영상의학적 증거가 없더라도 신경학적인 악화가 있으면 종양 진행으로 판정하였다. 이와 같은 판정 기준은 RANO 기준에 그대로 적용되었다.

RANO 기준은 추가로 새로 진단된 교모세포종 치료법의 새로운 표준으로 확립된 방사선요법과 테모졸로마이드(temozolomide) 병합요법 치료 시 관찰되는 가성진행(그림 5-1) 및 재발성 교모세포종에서 항-VEGF 제제로 치료 시 관찰되는 가성반응에 대한 고려를 포함하고 있다. 초기 연구에 따르면 새로 진단된 교모세포종의 표준 치료 시 방사선 치료가 종결된 시점에 전체의 20%가 가성반응을 경험할 수 있다고 보고하였으며 이는 영상의학적으로 종양 진행으로 의심되는 환자의 절반에 해당하는 숫자이다. 그러므로 RANO 기준은 방사선요법이 끝난 후 3개월 이내에 교모세포종이 진행된 환자의 경우, 종양 진행 의심 병변이 고용량 방사선의 조사 영역을 벗어나거나 조직학적으로 확인되지 않는 한 기존의 치료를 고수해야 한다는 점을 강조하였다. RANO 기준에는 또한 후시관찰(hindsight) 조항이 포함되어 있는데, 이는 아직 확실히 종양 진행을 판정하기 어려운 경우 기존 치료를 계속할 수 있지만, 추가 추적 관찰에서 종양 진행을 확인하면 종양 진행의 공식 날짜는 처음 종양 진행을 의심했던 날로 정의하는 것이다.

■ 표 5-2. 신경종양 반응평가(response assessment in neuro-oncology, RANO) 기준.

기준	완전관해 (complete response)	부분관해 (partial response)	안정 상태 (stable disease)	종양 진행 (progressive disease)
2차원적으로 측정한 T1조영증강 병변	없음	50%이상 감소	25% 미만 증가 또는 50% 미만 감소	25% 이상 증가
T2/FLAIR 병변	안정적 또는 감소	안정적 또는 감소	안정적 또는 감소	증가
새로운 병변	없음	없음	없음	있음
스테로이드	사용 안함	유지 또는 감량	유지 또는 감량	해당 없음*
신경학적 상태	안정적 또는 호전	안정적 또는 호전	안정적 또는 호전	악화
판정 기준	모든 기준 충족	모든 기준 충족	모든 기준 충족	하나 이상 충족

*스테로이드 증량만으로는 종양 진행 판정 불가.

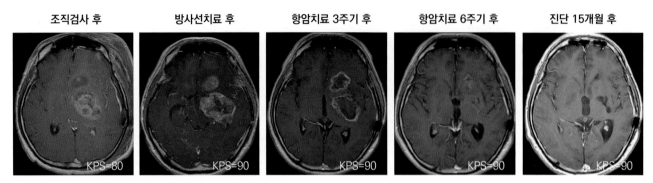

| 조직검사 후 | 방사선치료 후 | 항암치료 3주기 후 | 항암치료 6주기 후 | 진단 15개월 후 |

KPS=80 KPS=90 KPS=90 KPS=90 KPS=90

■ 그림 5-1. **교모세포종 환자의 치료 경과 중 가성진행의 예.**
조직검사로 진단 후 방사선 치료와 테모졸로마이드 항암화학요법을 시행하였을 때 방사선 치료 후 조영증강된 병변이 증가하였으나 치료 계획을 변경하지 않고 진행하였을 때 반응을 보여 결국 완전관해되었다. 치료 기간 중 임상적 악화를 보이지 않았음을 주목할 필요가 있다. (KPS; Karnofsky Performance Scale)

3) 영상에서 조영증강에 영향을 미치는 약제들

종양에서 조영증강은 종양 혈관의 비정상적인 조영제 누출에 의한 것이다. 스테로이드는 혈관 투과성을 변화시켜 조영증강 상태를 변화시키는 것으로 잘 알려져 있다. 실제로 이전 연구 결과에서 스테로이드 투여가 영상의학적으로 종양의 부분관해를 유도한다는 것은 많이 보고되었다. 따라서 RANO 기준은 스테로이드 용량을 고려하여 스테로이드의 용량이 안정되거나 낮아진 경우에만 부분관해나 완전관해를 판정할 수 있게 되어 있다. 또한 항-VEGF 신호전달 억제제도 종양 혈관의 비정상적인 투과성을 감소시키고 조영제의 혈관 외 유출을 억제하여 진정한 항암 효과가없는 경우에도 종양의 조영증강 정도를 감소시킨다 (가성반응). 따라서 RANO 기준은 항-VEGF 제제로 치료한 환자의 경우 T2 강조 영상에 더욱 중점을 두었다. 그러나, 항-VEGF 제제의 종양반응 평가 결과가 생존율의 개선으로 반드시 연결되지는 않는 점은 아직도 RANO 기준의 한계를 시사한다.

4) 조영증강 되지 않는 저등급 신경교종의 평가

Macdonald 기준과 RANO 기준은 조영증강 영역을 기반으로 하기 때문에 조영증강이 잘 되지않는 병변은 평가에

어려움이 있다. 따라서 조영증강이 되지 않는 저등급 신경교종의 결과 평가를 위한 별도의 기준이 필요하여, 일부에서는 T2/FLAIR 고강도 신호 영역을 2차원적으로 측정하는 시스템을 제안하였다. 그러나 다른 한 편에서는 저등급 신경교종의 영역이 불분명하다는 관점에서 용적 평가 또는 3차원적 측정이 반드시 필요하다고 주장하기도 한다. 특히, 평균 종양 직경, 즉 병변의 길이 × 높이 × 폭에 대한 입방근은 종양 평가에 매우 유용하다. 초기 연구에 따르면 시간 경과에 따라 치료하지 않은 저등급 신경교종의 평균 종양 직경은 선형 성장 패턴을 보인다. 다른 연구에 따르면 저등급 신경교종의 악성화 시점에서 급격한 용적 증가가 동반된다는 보고도 있다. 그러나, 저등급 신경교종의 치료 반응 평가 시 주의할 점은 치료 반응이 지연되어 천천히 나타나서 방사선요법이나 화학요법으로 치료 종료 후에도 몇 개월 동안 지속적으로 변화가 있을 수 있다는 것이다.

5) 수술 후 영상 평가

영상 평가는 신경외과 수술의 결과를 평가하는 데에도 중요하다. 특히 관심사는 절제 범위를 정량화하는 것인데, 절제 범위를 정확하게 정의해야 하기 때문이다. 저등급과 고등급 종양 모두에서 후향적 연구 결과로는 절제 범위가 생존과 유의한 상관 관계가 있음이 밝혀졌다. 이 상관 관계

가 다른 예후 인자에 의해 편향되는 정도는 알려져 있지 않지만 현재의 표준 치료 지침은 신경 교종을 가능한 한 안전한 범위내에서 광범위하게 절제하는 것이다. 절제 범위를 평가하는 것은 외과 수술 평가와 관련이 있으며 수술 부위의 조영증강에 대한 정보는 수술 후 방사선이나 화학요법의 치료 반응 평가에도 매우 중요하다. 적절한 평가를 위해서는 수술 후 24시간에서 48시간 이내에 촬영한 MRI가 이상적이다. 그러나 저등급 교종에서는 수술 후 4개월 동안 시행한 MRI 검사가 절제 범위를 더 정확하게 예측할 수 있다. 현재 소프트웨어적으로 절제 범위의 용적을 계산할 수 있지만 대부분의 기관에서 일상적으로 수행하고 있지는 않다. 이상적으로, 절제 범위는 체적 분석으로 계산하고 원래의 종양 부피 (A)에서 절대 잔존 종양 부피 (B)를 다음과 같이 빼서 계산해야 한다: 절제 범위 (%) = (A − B/A) × 100%. 고등급 신경교종(특히 교모세포종)에서 절제 대상은 대개 조영증강 부위와 괴사 또는 낭종이 있는 부분을 포함하며 T2/FLAIR 고강도 신호 부위는 고려되지 않는다. 그러나, 조영증강 부분이 완전히 제거된 경우에도 남은 T2/FLAIR 고강도 신호의 영역에는 정상적인 뇌 조직, 부종 및 침윤 종양 세포가 다양한 비율로 구성되어 존재하기 때문에 절제가 반드시 완벽히 된 것은 아니다. 따라서 RANO 실무 그룹은 절제된 종양의 증강 특성을 참고하여 절제 범위를 더 자세히 기술할 것을 제안했다. 예를 들어 조영증강부위만 완전히 절제된 경우 "조영증강부위의 완전 절제(complete resection of all enhancing tumor)"로 기술하고, 모든 T2/FLAIR 고강도 신호 부위까지 제거된 경우 "모든 검출 가능한 종양의 절제(resection of all detectable tumor)" 등으로 기술하는 것을 권고하였다.

수술 절제 부위에 유발될 수 있는 조영증강은 수술 후 치료의 결과를 적절하게 평가하기 위해 중요하다. 이러한 조영증강은 부분적으로 수술 절제 인접 부위에 국소 허혈 및 경색에 의해 유발될 수 있다. 수술 후 첫 3일 이후에 촬영한 MRI에서는 절제 부위 주변에 얇은 선형 모양의 조영증강이 보일 수 있으며 이후에 그 조영증강은 두꺼워지고 결절성이 될 수 있다. 경막 및 뇌막의 조영증강은 수술 후 하루

안에도 두드러질 수 있다. 수술 후 선형 증강은 6개월까지 지속될 수 있으며 경막 및 뇌막 증강은 더 오래 지속될 수 있다. 수술 후 48시간 이내에 촬영한 MRI에서 수술 전 스캔에서 종양을 있던 부위에 결절성 또는 종괴 모양의 병변이 발견된 경우 이는 잔여 종양의 가능성이 높다. 전산화 단층촬영은 수술 후 변화에 MRI보다 덜 민감하지만 첫날 이후 수술 경계 부위를 따라 선형 증강을 나타낼 수도 있다. 수술 직후 MRI 촬영시 확산강조영상을 사용하면 외과적 절제 부위 주변의 허혈 부위를 식별하는 데 도움이 될 수 있어 반드시 추천된다.

6) 뇌종양 결과 평가의 실용적인 고려 사항

RANO 기준에서 측정 가능한 병변(measurable lesion)은 컴퓨터 단층 촬영 또는 MRI에서 명확한 경계를 가진 조영증강 병변이 최소 2개의 직각으로 각각 측정되는 직경 10 mm 이상의 병변으로 정의되며 5 mm 간격의 스캔 기준으로 최소 2개 이상의 축 방향 슬라이스에서 관찰되어야 한다. 반면에 측정 불가능한 병변(non-measurable lesion)은 조영증강되는 병변이 최대 직경 1 cm 미만이고, 병변의 경계가 확실하지 않으며 1개의 슬라이스에서만 관찰되어야 한다. 완전한 절제를 받아 측정 가능한 질병이 보이지 않는 환자는 치료 반응을 1차 목표로 하는 임상 시험에는 대상이 될 수 없다. 그러나, 무진행 생존이나 전체 생존율을 1차 목표로 하는 임상시험의 참여는 상관없다. 이러한 측정 가능한 질병이 없는 환자들에게서 작은 새 병변이 나타나는 경우 종양 진행일 가능성이 높으나 역시 측정 가능한 병변의 범주에 도달하기 전에는 종양 진행으로 간주되어서는 안된다. 이 경우, 종양 진행에 대한 후향적 평가도 고려될 수 있지만, 면역요법과 같은 새로운 접근법의 경우 종양 진행이나 무진행 생존은 복잡하고 평가하기에 불확실한 요소가 많아 신중하게 접근해야 한다. 이러한 치료법에서 명확한 영상의학적 증거가 있음에도 불구하고 개별 환자에서 치료를 계속해야 할 필요가 있는 경우도 있다. 면역요법을 시작한 지 6개월 이내에 영상의학적으로 종양 진행

이 확인된 환자의 경우, 환자가 임상적으로 악화되지 않으면 추적 관찰을 통해 영상의학적 종양 진행을 반드시 확인해야 한다.

7) 기타 영상의학적 평가 참고 사항

영상의학적 평가는 신경교종 치료 효과의 판정에서 핵심 요소이다. 임상적 변화는 일반적으로 영상의학적 변화를 동반하지만 항상 그런 것은 아니다. 초기 단계에서 종양의 진행은 임상적으로 무증상일 수 있지만, 반면에 다양한 대사 장애, 전간증 직후 변화 및 약물의 부작용 등으로 인해 실제 종양 진행이 없이도 영상의학적 변화를 일으킬 수 있다. 조영제 투여 후의 표준 자기 공명 영상(MRI)은 뇌종양 평가의 초석이며, FLAIR/T2 강조 영상 및 확산 강조 영상을 비롯한 여러 새로운 특수 MRI 기법 또한 중요한 평가 도구이다. 임상 시험의 경우, 결과를 평가하는 데 사용되는 도구는 모두 합리적인 비용에 쉽게 사용할 수 있어야 한다. 또한 초기 단계에서 진행성 종양을 확인할 수 있는 새로운 기술은 그로 인한 조기 발견이 임상적으로 이점이 있음을 입증하는 경우에만 유용하다. 지금까지, 이러한 새로운 기술은 방사선 괴사나 가성진행 같은 치료 효과와 종양 진행을 구별하는 데 특히 유용하게 적용 되고 있다.

앞서 언급했듯이 RANO 기준은 2차원 측정 시스템을 기반으로 하고 있다. 다른 저자들은 1차원, 3차원 또는 용적 측정 시스템을 제안했지만 이를 바탕으로 지금까지 결과 평가가 명확하게 개선되었다는 증거는 없다. 다만 종양의 부피를 쉽게 측정할 수 있는 컴퓨터 도구가 개발됨에 따라 미래에는 종양의 용적 측정이 결과 평가에 선호되는 방법으로 자리 잡을 것으로 예상되나, 신경교종의 치료 반응 평가에 있어서는 단순히 종양 크기의 변화보다는 특정 치료법에 따라 상관관계를 파악하는 것이 더 중요하다.

그 밖에 자기 공명 분광기(MRS) 및 양전자 방출 단층 촬영(PET)은 보조적 수단으로 제한적으로 이용되고 있다. MRS와 PET 모두 특정 치료법에 대한 예후와 결과를 평가하는 매력적인 접근법임은 분명하다. PET의 경우 저등급 신경교종에서 예후 예측과 관련이 있으며, 조직검사 시 종양의 가장 대표적인 부위를 선택하는 데 도움이 되기도 하고, 재발성 교모세포종에 대한 항-VEGF 치료의 평가에 유용하기도 하나 현재 이 기법들 중 어느 것도 MRI보다 더 우수한 평가 결과를 입증하지 못했다. MRS의 경우 isocitrate dehydrogenase (IDH)의 돌연변이가 있는 종양에서 다량으로 생산되는 종양대사물질인 2-hydroxyglutarate (2HG) 모니터링은 미래에 진단 및 종양 치료 반응 조기 평가에 중요한 역할을 할 수 있을 것으로 기대된다.

2. 임상적 평가

MacDonald 기준과 RANO 기준 모두에서 신경학적인 악화가 종양 진행을 나타낼 수 있음을 명시하였지만, 어떻게 평가해야 할지에 대한 임상 검사는 어느 기준에도 포함되어 있지 않다. 그 이유는 정량화할 수 있는 신경학적 검사가 없기 때문이며 환자별로 평가 기준이 되는 진단 당시의 상태가 서로 다르기 때문이기도 하다. 이러한 문제점을 해소하기 위해 표준화된 평가 지침인 신경종양환자의 신경학적 표준척도(Neurological Assessment in Neuro-Oncology, NANO scale)가 개발되었다(그림 5-2). 신경교종 환자의 일상적인 평가에서 분명하고 부인할 수 없는 임상 증거가 있는 경우에만 종양 진행으로 분류해야 하며, 스테로이드 용량 및 기타 혼란 요인을 고려해야한다. 예를 들어, 스테로이드 용량이 현저하게 감소한 환자에서 임상적 악화 소견이 발생하면 명확한 결론을 내릴 수 없으며 치료를 계속해야 한다.

뇌종양 환자의 임상 결과를 평가하는 다른 방법으로는 신경인지검사(예: mini-mental state examination: MMSE, wechsler adult intelligence scale-revised: WAIS-R, hopkins verbal learning test-revised: HVLT-R, trail making tests: TMT, controlled oral word association: COWA), 건강 관련 삶의 질 측정 도구(예: european organization for research and treatment of cancer quality of Life questionnaire C30

Scoring assessment is based on direct observation and testing performed during clinical evaluation and is not based on historical information or reported symptoms.
Please check 1 answer per domain.
Please check "Not assessed" if testing for that domain is not done.
Please check "Not evaluable" if a given domain cannot be scored accurately due to pre-existing conditions, co-morbid events and/or concurrent medications.

Domains	Key considerations	Score			Note	
Gait	• Walking is ideally assessed by at least 10 steps	0	☐	Normal	☐	Not assessed
		1	☐	Abnormal but walks without assistance		
		2	☐	Abnormal and requires assistance (companion, cane, walker, etc.)	☐	Not evaluable
		3	☐	Unable to walk		
Strength	• Test each limb separately • Recommend assess proximal (above knee or elbow) and distal (below knee or elbow) major muscle groups • Score should reflect worst performing area • Patients with baseline level 3 function in one major muscle group/limb can be scored based on assessment of other major muscle groups/limb	0	☐	Normal	☐	Not assessed
		1	☐	Movement present but decreased against resistance		
		2	☐	Movement present but none against resistance	☐	Not evaluable
		3	☐	No movement		
Ataxia (upper extremity)	• Non-evaluable if strength is compromised • Trunk/lower extremities assessed by gait domain • Particularly important for patients with brainstem and cerebellar tumors • Score based on best response of at least 3 attempts	0	☐	Able to finger to nose touch without difficulty	☐	Not assessed
		1	☐	Able to finger to nose touch but difficult		
		2	☐	Unable to finger to nose touch	☐	Not evaluable
Sensation	• Recommend evaluating major body areas separately (face, limbs and trunk) • Score should reflect worst performing area • Sensory modality includes but not limited to light touch, pinprick, temperature and proprioception • Patients with baseline level 2 function in one major body area can be scored based on assessment of other major body areas	0	☐	Normal	☐	Not assessed
		1	☐	Decreased but aware of sensory modality		
		2	☐	Unaware of sensory modality	☐	Not evaluable
Visual Fields	• Patients who require corrective lenses should be evaluated while wearing corrective lenses • Each eye should be evaluated, and score should reflect the worst performing eye	0	☐	Normal	☐	Not assessed
		1	☐	Inconsistent or equivocal partial hemianopsia (≥ quadrantanopsia)		
		2	☐	Consistent or unequivocal partial hemianopsia (≥ quadrantanopsia)	☐	Not evaluable
		3	☐	Complete hemianopsia		
Facial Strength	• Particularly important for brainstem tumors • Weakness includes nasolabial fold flattening, asymmetric smile, and difficulty elevating eyebrows	0	☐	Normal	☐	Not assessed
		1	☐	Mild/moderate weakness		
		2	☐	Severe facial weakness	☐	Not evaluable
Language	• Assess based on spoken speech; nonverbal cues or writing should not be included • Level 1: Includes word-finding difficulty; few paraphasic errors/neologisms/word substitutions; but able to form sentences (full/broken) • Level 2: Includes inability to form sentences (<4 words per phrase/sentence); limited word output; fluent but "empty" speech	0	☐	Normal	☐	Not assessed
		1	☐	Abnormal but easily conveys meaning to examiner		
		2	☐	Abnormal and difficulty conveying meaning to examiner		
		3	☐	Abnormal; if verbal, unable to convey meaning to examiner; OR nonverbal (mute/global aphasia)	☐	Not evaluable
Level of Consciousness	• None	0	☐	Normal	☐	Not assessed
		1	☐	Drowsy (easily arousable)		
		2	☐	Somnolent (difficult to arouse)		
		3	☐	Unarousable/coma	☐	Not evaluable
Behavior	• Particularly important for frontal lobe tumors • Alteration includes but is not limited to apathy, disinhibition, and confusion • Consider subclinical seizures for significant alteration	0	☐	Normal	☐	Not assessed
		1	☐	Mild/moderate alteration		
		2	☐	Severe alteration	☐	Not evaluable

■ 그림 5-2. 신경종양환자의 신경학적 표준척도(Neurologic Assessment in Neuro-Oncology: NANO).

and brain cancer module: EORTC QLQ-C30 and EORTC QLQ-BN20, functional assessment of cancer therapy-brain: FACT-Br), MD anderson 증상 목록-뇌종양(MD Anderson symptom inventory brain tumor module: MDASI-BT) 등을 이용할 수 있다. 환자-보고 평가(patient-reported outcomes) 방법 또한 삶의 질 평가에 중요한데, 특히 새로운 치료법이 무진행 생존율을 향상시키지만 전체 생존율을 향상시키지 않거나, 전체 생존율을 향상시키지만 심각한 부작용을 유발하는 경우 매우 유용한 도구가 된다. 이러한 유형의 평가는 잠재적으로 환자의 임상적 의미에 대한 완전한 해석을 가능하게 한다. 그러나 이러한 평가도구는 대조군이 있는 연구에서 유용하며 통제되지 않은 임상시험이나 개인별 적용 사례에서는 효용성이 제한적이다.

References

1. Armstrong TS, Wefel JS, Wang M, et al. Net clinical benefit analysis of radiation therapy oncology group 0525: a phase III trial comparing conventional adjuvant temozolomide with dose-intensive temozolomide in patients with newly diagnosed glioblastoma. *Journal of clinical oncology : official journal of the American Society of Clinical Oncology.* Nov 10 2013;31(32): 4076-4084.

2. Brandes AA, Franceschi E, Tosoni A, et al. MGMT promoter methylation status can predict the incidence and outcome of pseudoprogression after concomitant radiochemotherapy in newly diagnosed glioblastoma patients. *Journal of clinical oncology : official journal of the American Society of Clinical Oncology.* May 1 2008;26(13):2192-2197.

3. Chen W, Delaloye S, Silverman DH, et al. Predicting treatment response of malignant gliomas to bevacizumab and irinotecan by imaging proliferation with [18F] fluorothymidine positron emission tomography: a pilot study. *Journal of clinical oncology : official journal of the American Society of Clinical Oncology.* Oct 20 2007;25(30):4714-4721.

4. Choi C, Ganji S, Hulsey K, et al. A comparative study of short- and long-TE (1)H MRS at 3 T for in vivo detection of 2-hydroxyglutarate in brain tumors. *NMR in biomedicine.* Oct 2013;26(10):1242-1250.

5. Ducray F, Kaloshi G, Houillier C, et al. Ongoing and prolonged response in adult low-grade gliomas treated with radiotherapy. *Journal of neuro-oncology.* Nov 2013;115(2):261-265.

6. Forsting M, Albert FK, Kunze S, Adams HP, Zenner D, Sartor K. Extirpation of glioblastomas: MR and CT follow-up of residual tumor and regrowth patterns. *AJNR. American journal of neuroradiology.* Jan-Feb 1993;14(1):77-87.

7. Kim YH, Oh SW, Lim YJ, et al. Differentiating radiation necrosis from tumor recurrence in high-grade gliomas: assessing the efficacy of 18F-FDG PET, 11C-methionine PET and perfusion MRI. *Clinical neurology and neurosurgery.* Nov 2010;112(9):758-765.

8. Kunz M, Thon N, Eigenbrod S, et al. Hot spots in dynamic (18)FET-PET delineate malignant tumor parts within suspected WHO grade II gliomas. *Neuro-oncology.* Mar 2011;13(3):307-316.

9. Macdonald DR, Cascino TL, Schold SC, Jr., Cairncross JG. Response criteria for phase II studies of supratentorial malignant glioma. *Journal of clinical oncology : official journal of the American Society of Clinical Oncology.* Jul 1990;8(7):1277-1280.

10. Mandonnet E, Delattre JY, Tanguy ML, et al. Continuous growth of mean tumor diameter in a subset of grade II gliomas. *Annals of neurology.* Apr 2003; 53(4):524-528.

11. Nayak L, DeAngelis LM, Brandes AA, et al. The Neurologic Assessment in Neuro-Oncology (NANO) scale: a tool to assess neurologic function for integration into the Response Assessment in Neuro-Oncology (RANO) criteria. *Neuro-oncology.* May 1 2017;19(5): 625-635.

12. Nicoletti GF, Barone F, Passanisi M, Mancuso P, Albanese V. Linear contrast enhancement at the operative site on early post-operative CT after removal of brain tumors. *Journal of neurosurgical sciences.* Jun 1994;38(2):131-135.

13. Okada H, Weller M, Huang R, et al. Immunotherapy response assessment in neuro-oncology: a report of the RANO working group. *The Lancet. Oncology.* Nov 2015;16(15):e534-542.

14. Peyre M, Cartalat-Carel S, Meyronet D, et al. Prolonged response without prolonged chemotherapy: a lesson from PCV chemotherapy in low-grade gliomas. *Neuro-*

oncology. Oct 2010;12(10):1078-1082.

15. Prados M, Cloughesy T, Samant M, et al. Response as a predictor of survival in patients with recurrent glioblastoma treated with bevacizumab. *Neuro-oncology.* Jan 2011;13(1):143-151.

16. Rees J, Watt H, Jager HR, et al. Volumes and growth rates of untreated adult low-grade gliomas indicate risk of early malignant transformation. *European journal of radiology.* Oct 2009;72(1):54-64.

17. Smith JS, Cha S, Mayo MC, et al. Serial diffusion-weighted magnetic resonance imaging in cases of glioma: distinguishing tumor recurrence from postresection injury. *Journal of neurosurgery.* Sep 2005;103(3):428-438.

18. Smith JS, Chang EF, Lamborn KR, et al. Role of extent of resection in the long-term outcome of low-grade hemispheric gliomas. *Journal of clinical oncology : official journal of the American Society of Clinical Oncology.* Mar 10 2008;26(8):1338-1345.

19. Taal W, Oosterkamp HM, Walenkamp AM, et al. Single-agent bevacizumab or lomustine versus a combination of bevacizumab plus lomustine in patients with recurrent glioblastoma (BELOB trial): a randomised controlled phase 2 trial. *The Lancet. Oncology.* Aug 2014;15(9):943-953.

20. Taphoorn MJ, Claassens L, Aaronson NK, et al. An international validation study of the EORTC brain cancer module (EORTC QLQ-BN20) for assessing health-related quality of life and symptoms in brain cancer patients. *Eur J Cancer.* Apr 2010;46(6):1033-1040.

21. Thon N, Kunz M, Lemke L, et al. Dynamic 18F-FET PET in suspected WHO grade II gliomas defines distinct biological subgroups with different clinical courses. *International journal of cancer.* May 1 2015; 136(9):2132-2145.

22. van den Bent MJ, Vogelbaum MA, Wen PY, Macdonald DR, Chang SM. End point assessment in gliomas: novel treatments limit usefulness of classical Macdonald's Criteria. *Journal of clinical oncology : official journal of the American Society of Clinical Oncology.* Jun 20 2009;27(18):2905-2908.

23. van den Bent MJ, Wefel JS, Schiff D, et al. Response assessment in neuro-oncology (a report of the RANO group): assessment of outcome in trials of diffuse low-grade gliomas. *The Lancet. Oncology.* Jun 2011;12(6): 583-593.

24. Vogelbaum MA, Jost S, Aghi MK, et al. Application of novel response/progression measures for surgically delivered therapies for gliomas: Response Assessment in Neuro-Oncology (RANO) Working Group. *Neurosurgery.* Jan 2012;70(1):234-243; discussion 243-234.

25. Watling CJ, Lee DH, Macdonald DR, Cairncross JG. Corticosteroid-induced magnetic resonance imaging changes in patients with recurrent malignant glioma. *Journal of clinical oncology : official journal of the American Society of Clinical Oncology.* Sep 1994; 12(9):1886-1889.

26. Wefel JS, Cloughesy T, Zazzali JL, et al. Neurocognitive function in patients with recurrent glioblastoma treated with bevacizumab. *Neuro-oncology.* Jun 2011; 13(6):660-668.

27. Wen PY, Macdonald DR, Reardon DA, et al. Updated response assessment criteria for high-grade gliomas: response assessment in neuro-oncology working group. *Journal of clinical oncology : official journal of the American Society of Clinical Oncology.* Apr 10 2010; 28(11):1963-1972.

28. World Health Organization. *WHO handbook for reporting results of cancer treatment.* Geneva Albany, N.Y.: World Health Organization ;sold by WHO Publications Centre USA; 1979.

뇌수막종

뇌종양학 Brain Tumors

뇌수막종의 총론

권정택
중앙대학교 신경외과

수막종은 수막(meninges)과 거미막세포(arachnoid cap cell)에서 기원하는 양성종양으로서 원발성 뇌종양의 약 13~25%를 차지한다. 수막종은 신경축(neuroaxis)을 따라 어디든 발생 가능하며, 발생 위치는 진단과 치료에 밀접한 관계가 있다. 수술은 수막종을 치료하는 가장 중요한 치료 방법으로써 신경학적 결손 없이 종양을 완전 제거하는 것이 중요하다. 그렇기 때문에, 수막종 치료의 발전과 더불어 신경외과의 진보가 이루어졌다고 해도 과언이 아니다. 또한, 신경외과의사가 어려운 위치에 존재하는 수막종 수술에 도전하는 것은 당연한 일이었다.

1922년 Cushing은 신경외과의사에게서 수막종의 의미를 다음과 같이 기술하였다. "수막종을 완전 제거함으로써 완벽한 기능회복을 만드는 것보다 더 기쁘게 만드는 것은 외과 영역에서 아무것도 없다."

1. 역학(epidemiology)

수막종은 원발성 두개내 종양의 13~25%를 구성하고 있으며, 인구 대비 연구(population-based study)에서는 부검 또는 신경영상 검사를 통해 우연히 발견된 종양을 포함하면 원발성 뇌종양의 약 40%에 해당한다. 전체 수막종의 발생률은 10만 명당 7.7명이고, 그중에 증상이 있는 종양은 10만 명당 2명, 그리고 증상이 없는 종양은 10만 명당 5.7명이었다. 예전에 발표된 원발성 뇌종양의 비율은 교종(50.3%), 수막종(20.9%), 뇌하수체선종(15%), 그리고 신경초종(8%)였으나, 이는 수막종의 경우 증상이 없거나 일생 동안 발견되지 않는 경우가 많은 것을 감안할 때 비율을 상대적으로 낮게 보고하였다. 최근에는 진단 기술의 발전으로 인해, 이전 발표했던 발생률 및 유병률보다 더 높을 것으로 생각된다.

수막종은 여성에서 더 많은 발생률을 보이고 있으며, 남녀의 성비는 1:1.4에서 2.6 정도로 평가된다. 평균 발생 연령은 남자는 56.4세(10~85세), 여자는 55.9세(26~86세)이며, 악성 또는 비정형성 수막종의 경우 남자는 63.2세(51~78세) 그리고 여자는 53.6세(28~79세)로 평균 연령에 차이가 있었지만, 통계학적 유의성은 없었다. 수막종의 발생률은 나이에 따라 증가하는 데, 70세 이전과 이후를 비교하면 성별에 차이 없이 약 3.5배의 차이를 보인다. 나이에 특이적인 연 발생률은 80대에서 10만 명당 8.4명으로 증가를 보인다.

2. 분포(distribution)

가장 많은 위치는 시상동 주변(parasagittal) 또는 대뇌겸(falcine) (20~25%), 뇌고랑(convexity) (19~35%), 접형골능선(sphenoid ridge) (17~20%), 뇌실 내(intraventricular)

(5%), 터키안 결절(tuberculum sellae) (3~10%), 천막하(infratentorial) (13%), 그 외에 (4%)이다. 어린 나이에서는 후두와 (posterior fossa)와 뇌실 내에 더 흔하다. 뇌실 내 또는 뇌실질과 같이 비특이적인 위치에서도 발생할 수 있는데, 아마도 맥락 조직(tela choroidea)와 맥락얼기(choroid plexus)의 간엽질(mesenchymal stroma) 안에 위치하는 수막세포성 봉입체(meningothelial inclusion body) 또는 혈관 주위의 거미막 주위 세포(perivascular arachnoid cell)에서 발생할 가능성이 높다. 비정형성과 역형성 수막종의 경우 두개저 부위에 영향을 주는 경우가 흔하다. 또한, 악성 수막종의 전이는 폐, 흉막, 뼈, 간에서 관찰된다.

골수 내 수막종은 드물지만, 두개골에 존재한 경우가 몇 례 보고되었다. 신경축 외의 수막종은 눈, 부비동, 비인두, 피부 및 피하, 폐, 종격 및 부신에서 발생할 수 있다.

3. 병리(pathology)

수막종은 정맥동으로 돌출되어 있는 거미막 융모(arachnoid villi)와 관련이 있다. 거미막 융모는 섬유피막(fibrous capsule), 거미막 세포층(arachnoid cell layer), 세포 무리(cap cell cluster), 그리고 중핵(central core) 등으로 구성되는데, 수막종 세포는 특히 거미막 세포(arachnoid cap cell)로 불리는 수막세포성 세포(meningothelial cell)에서 기원하는 것으로 알려져 있다. 거미막 융모는 상시상 정맥동에 가장 많으며, 해면상 정맥동, 터키안 결절, 공막시상판(lamina cribrosa), 대후두공(foramen magnum), 그리고 정맥동합류(torcular herophili) 순으로 분포되어 있다. 또한, 뇌실 내 수막종은 맥락조직(tela choroidea)과 맥락얼기의 간엽질 안에 위치하는 수막세포성 봉입체에서 기원한다(그림 1-1).

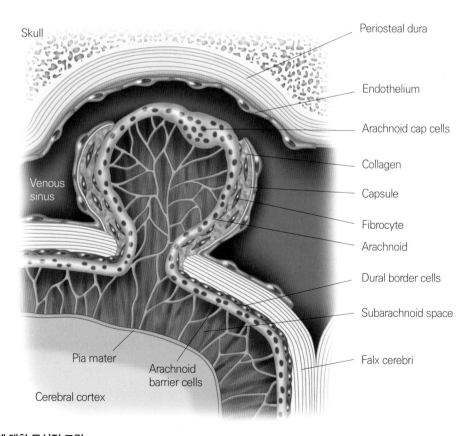

■ 그림 1-1. **거미막 융모에 대한 도식적 그림.**

4. 조직학적 소견과 WHO 분류(historical perspective and WHO classification)

Harvey Cushing은 1922년에 뇌와 척수의 수막으로부터 생기는 종양 그룹을 수막종이라는 용어로 처음 기술하였다. Cushing 이전에는 이런 종양들은 angioendothelioma, arachnoidal fibroblastoma, dural endothelioma, dural sarcoma, endotheliosis of the meninges, meningeal fibroblastoma, meningoblastoma, mesothelioma of the meninges, sarcoma of the dura, 그리고 fungus of the dura mater로 언급되었다. 1922년에 Oberling이 처음으로 수막종을 아형들로 나누었으며, 이후 여러 차례 분류를 거듭하다가 1938년에 Cushing과 Eisenhart는 9개 유형들과 20개의 아형들 또는 이형들로 발전시켰다. 1979년에 발표된 WHO (world health organization) 신경 종양 분류는 meningotheliomatous, transitional, psammomatous, angiomatous, hemangioblastic, 그리고 hemangiopericytic variants을 포함한 meningioma 의 7개의 아형을 보고하였다.

최근 2000년에 WHO 의 수막종 분류는 아홉 개의 저등급 유형들(grade I), 각각의 세 개의 grade II 그리고 grade III 로 나뉘어 지게 되었다(표 1-1).

5. 육안적 특징(Gross Features)

대부분의 수막종은 수막과 관련하여 표재성 위치에 발생한다. 때로는 좌측 우성으로 뇌실 내에서 발생하기도 하고, 두경부내의 연부조직 등의 위치에서도 호발한다. 종양의 대부분은 grade I 수막종으로 고전적인 형태를 보이는데, 기저부가 표재성이고, 둥근 공모양의 덩어리 형태를 보이고, 경막에 부착되어 이웃하는 뇌조직을 밀고 있는 양상이다(그림 1-2). 종양의 바깥쪽은 자주 결절성(nodular)이기는 하지만, 부드럽고 얇은 피막을 가지고 있다(그림 1-3). 비록, 수막종은 경막과 경막 정맥동 침범이 흔하지만, 쉽게 연막과 분리된다. 벽개면(cleavage plane)은 종양의 전체를 감싸고 있지 않을 수 있다.

■ 표 1-1. Meningioma variants grouped by WHO grade and biological behavior.

Meningiomas with low risk of recurrence and aggressive behavior	
Meningothelial meningioma	
Fibrous (fibroblastic) meningioma	
Transitional (mixed) meningioma	
Psammomatous meningioma	
Angiomatous meningioma	WHO grade I
Microcystic meningioma	
Secretory meningioma	
Lymphoplasmacyte-rich meningioma	
Metaplastic meningioma	

Meningiomas with greater likelihood of recurrence and aggressive behavior	
Chordoid meningioma	
Clear cell meningioma	WHO grade II
Atypical meningioma	
Papillary meningioma	
Rhabdoid meningioma	WHO grade III
Anaplastic meningioma	

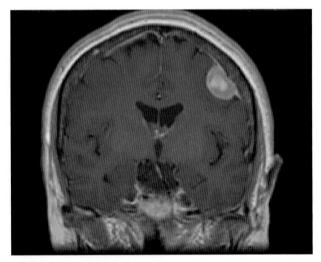

■ 그림 1-2. **뇌고랑 수막종(convexity meningioma).**
기저부가 표재성이고, 둥근 공 모양의 덩어리 형태를 보이고, 경막에 부착되어 이웃하는 뇌조직을 밀고 있는 양상.

대뇌겸에서 발생한 수막종은 아령 모양인 것이 많고, 또한 안신경공(optic foramen)에서 발생한 종양도 뼈에 의해 중간이 좁아져 아령 모양의 형태를 보인다. 다발성은 흔하

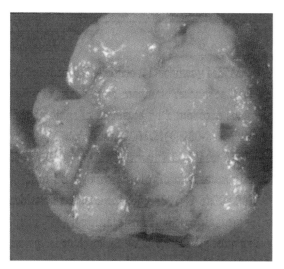

■ 그림 1-3. 바깥쪽은 자주 결절성(nodular)이기는 하지만, 부드럽고 얇은 피막이 존재.

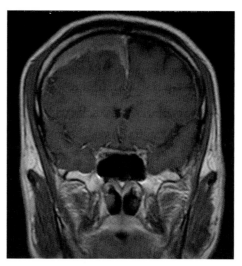

■ 그림 1-4. en plaque 수막종.

지 않지만, 특별히 신경섬유종증(neurofibromatosis) I형과 II형에는 다중심성 병변(multifocality)가 흔하다.

납작한 형태로 자라는 종양이 있는데, 이를 meningioma en plaque으로 부른다(그림 1-4). 특별히 en plaque 성장 형태의 종양들은 이웃하는 뼈의 골형성 과다증(hyperostosis)와 동반되는 경우가 있다. 골형성 과다증의 발생률은 약 5% 미만으로 관찰되는데, 두꺼워진 뼈는 골수 내 종양 세포(intramedullary tumor cell)들과 관련이 있다(그림 1-5). 경막과 뼈를 제외한 이웃 구조물들로 수막종이 확장하는 것은 일반적이지 않고, 꼭 그런 것은 아니지만 더 악성의 병변을 시사할지도 모른다. 수막종의 일부는 뇌를 침투하고 이런 경우 경계가 불확실하며 악성을 시사하기도 한다.

수막종 주위의 부종 범위는 다양하고, 발생 기전은 종양에 의한 인접 표재성 정맥(superficial vein)의 압박 또는 종양의 정맥 배액 체계의 부족한 발달(tumor's venous drainage)과 관련 있을 것으로 생각된다. 만약, 수막종에 잘 발달된 유출 정맥이 있다면 비록 부종 형성과 관련된 것으로 알려져 있는 vascular endothelial growth factor

(VEGF)가 많이 분비된다 하더라도 종양 내의 혈관들을 통해 종양 내 머무르는 시간이 짧아서 VEGF가 빠르게 사라져 국소적 뇌부종은 잘 생기지 않는다. 또한, 종양 주위의 부종 영역은 허혈성으로 생각된다. 종양 주위 부종 영역에서 측정된 평균 뇌 혈류량(cerebral blood flow)과 혈액량(cerebral blood volume)은 정상보다 낮고, time to peak은 정상 뇌보다 높다.

수막종을 절개할 때 성질은 다양하고 종양의 조직학적 특징과 관련 있다. 병변의 조성은 부드러운 것부터 단단한 것까지 다양하다. 특별히 수많은 사립체(psammoma body) 또는 뼈조직 변형(osseous metaplasia)을 가지는 종양들은 꽤 단단하고 조직학적 슬라이드를 만들기 위해 석회질 제거(decalcification)와 광물질 제거(demineralization)를 해야 하는 경우도 있다. 전형적인 수막종은 절개했을 때 절단면이 창백하고 투명하거나, 혈관의 존재 정도에 따라 균질의(homogenous) 그리고 붉은 갈색을 보이기도 한다. 병리조직 고정 후에 whorled pattern을 분명하게 보이기도 한다. 종양 내 출혈은 드물고, 괴사는 일반적으로 없다.

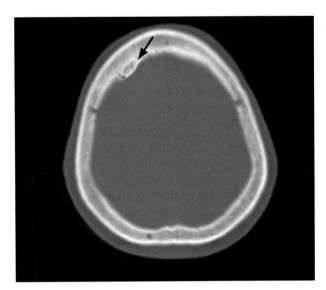

■ 그림 1-5. **골형성 과다증(hyperostosis).**

6. 현미경적 특징(microscope appearance)

1) WHO grade I

(1) 수막세포성 수막종(meningothelial meningioma)

수막세포성의 수막종(syncytial 또는 meningotheliomatous)은 아마도 수막종 이형들 중에 가장 흔하다. 조직학적으로 소엽(lobule)을 형성하는 중간 크기의 상피모양세포들이 얇은 교원질의 격막(collagenous septa)에 의해 경계 지워진다. 수막세포성의 수막종 세포는 대부분 균일하고, 정상적인 거미막 세포와 같이 세밀한 염색질과 다양한 nuclear holes (i.e. empty-looking clear spaces) 그리고 nuclear pseudoinclusions (i.e. cytoplasmic invagination)과 같이 둥근 핵을 가진다. 호산성 세포질(eosinophilic cytoplasm)이 풍부하고, 섬세하고 복잡하게 얽힌 듯한 종양 세포 돌기들은(interwoven tumor cell processes) 광현미경으로 알아보기 어려웠기 때문에, 예전에는 다핵세포(syncytial) 수막종으로 불리기도 하였다. Whorls와 사립체들은 수막세포성의 수막종에서는 흔하지 않고, 만약 존재한다면, 이행성, 섬유성(fibrous) 또는 사립체의(psammomatous) 아형들 보다 적게 형성되는 경향이 있

다. 좀 더 큰 소엽은 이형성 수막종에서 보여지는 구조적 형태와 혼동되어서는 안 된다. 이 아형은 앞쪽 두개저와 자주 연관되고, 반면에 NF2 돌연변이와는 관련이 적은 것 같다.

(2) 섬유 수막종(fibrous meningioma)

섬유(fibrous) 또는 섬유모세포(fibroblastic) 수막종은 그 이름에서 시사하듯이 방추형 수막세포성의 세포가 collagen-rich matrix 안에서 평행, 소용돌이, 그리고 interlacing bundle을 형성하고 있다. 세포들은 reticulin-rich matrix에 대항하듯 배열된다. 핵들은 좁고 rod-shape을 하는 경향이 있다. 때때로 신경초종에서 관찰되는 Verocay body을 연상시키는 핵의 말뚝 울타리(palisading)가 관찰된다. Whorl formation들은 다핵세포 수막종과 비교하여 덜 뚜렷하다. 흥미롭게도 뇌실 내 수막종은 섬유형이 가장 흔하다.

(3) 이행 수막종(transitional meningioma)

이행(transitional) 또는 혼합된(mixed) 수막종은 다핵세포와 섬유 수막종 형태를 둘 다 보인다. Whorl formation과 사립체들은 더 다양하게 존재한다. Whorl formation은 수막세포성의 세포, 혈관 또는 콜라겐 섬유들의 중심이 된다.

(4) 사립체 수막종(psammomatous meningioma)

사립체의(psammomatous) 수막종은 이행 수막종의 형태로 생각되기도 하는 데, 종양 세포보다 사립체들이 더 우세한 소견을 보인다. 사립체 자체는 동심배치(concentric arrangement), 콜라겐 소섬유(collagen fibrils), 그리고 적은 양의 철로 이루어진다. 사립체들은 합쳐져서 비전형적인 석회화 종양을 형성한다. 사립체의 수막종은 특징적으로 척추에 흔하게 발견된다.

(5) 혈관성 수막종(angiomatous meningioma)

비록 대부분의 수막종은 혈관이 풍부하지만, 혈관종의(angiomatous) 수막종은 특별히 수많은 혈관들이 존재하

고 이것이 종양의 특징을 짓는 경우 사용한다. 혈관의 크기는 작은 모세혈관부터 중간 크기의 혈관까지 종류가 다양하다. 혈관벽이 굵어지거나 경화가 일반적이고, 증가된 혈관성에도 불구하고 출혈의 경향은 무시할 정도이다. 예전에는 혈관모세포(angioblastic) 수막종으로 일컫기도 하지만, 현재는 더 이상 사용하지 않고, hemangiopericytoma, hemangioblastoma, 그리고 angiomatous 수막종 등으로 분류되고 있다.

(6) 소피낭체 수막종(microcystic meningioma)
소피낭체(microcystic) 또는 때때로 육안적인 낭체 소견을 가진 가늘고 긴 돌기와 loose mucinous stroma을 가진 세포들로 특징 지울 수 있다. 종양 세포의 세포질은 뚜렷하며 공포(vacuolated)를 띤다. 많은 증례들에서 낭성 공간이 비어있는 것으로 보인다. 하지만, 공포를 띠는 세포질은 PAS (period acid-Schiff) 양성이고, 증가된 글리코겐 또는 지방침착 소견을 보이는 oil-red-O 양성을 보인다.

(7) 분비성 수막종(secretory meningioma)
분비성(secretory) 수막종은 수막세포성의 수막종 특징에서 호산성 유리질 봉입체(eosinophilic hyaline inclusion)의 존재로 특징지울 수 있다. 이 봉입체는 강한 PAS 양성을 띠고, 3~100 μm의 크기에, immunoglobulin, α1-antitrypsin, 그리고 carcinoembryonic antigen (CEA)을 포함한 다양한 단백질에 면역반응을(immunoreactivity) 보인다. 호산성 봉입체는 세포내에 존재하고, 또한 미세융모에 의해 덮힌 세포질 표면에 모여 있고, 이는 샘화생(glandular metaplasia)을 시사한다. 봉입체는 퇴행성 또는 탐식 과정보다는 수막종 세포의 적극적인 분비 생산물로 생각된다.

(8) Lymphoplasmacyte–rich meningioma (WHO grade I)
Lymphoplasmacyte-rich 수막종은 수막세포성의 수막종 특징에 뚜렷한 Lymphoplasmacyte의 침윤을 보인다. 증가된 혈청 면역글로불린 또한 보고되고 있으며, 풍부한 형질 세포(plasma cell) 안에서 Russell body가 관찰된다.

(9) 화생 수막종(metaplastic meningioma)
화생(metaplastic) 수막종은 수막세포성, 섬유, 그리고 이행성 수막종의 특징에 국소적 중간엽 분화(mesenchymal differentiation)을 보인다. 중간엽 분화는 다양한 형태를 보이는데, 다음과 같다: myxomatous 또는 myxoid type(점액질 특징에 별모양의 다극성의 세포로 구성), xanthomatous type(증가된 lipidized 수막세포성의 세포를 가진 xanthoma 세포가 풍부), lipoblastic 또는 lipomatous 수막종(지방 조직의 존재), granular cell type (eosinophilic, finely granular cytoplasm이 풍부), osseous type(양성 연골 조직의 존재가 분명), 그리고 melanotic type(멜라닌 색소가 존재).

2) WHO grade II
(1) clear cell 수막종
이 종양은 풍부한 clear cell 세포질을 보이는 종양세포가 대표적이다. 깨끗한 세포질은 글리코겐 축적과(PAS positive) 관련 있다. 세포들은 대부분 형태가 없고, 비정형적인 모양을 보여서 이 종양을 확진하기 어렵게 한다. 소뇌 교각 부위와 말총(cauda equine)에 존재하는 경향이 있다.

(2) chordoid 수막종
이 종양은 뚜렷한 myxoid 배경에 trabeculae 또는 cord 형태로 배열되어 있다. 세포들은 일반적으로 호산성 그리고 때때로 약간 공포 세포질을 보인다. 명칭에서도 알 수 있듯이 chordoma를 연상시키는 특징이 있지만, chordoma와 달리 physaliferous 또는 bubble-like 세포들이 부족하다.

(3) 비정형 수막종(atypical meningioma)
이 종양은 양성과 악성의 중간 정도의 특징을 보이며, 더 공격적이면서 재발이 잘 되고, 일부 전이를 동반하는 특징적인 조직학적 소견을 보인다. 조직학적 소견을 분명히 하기 위해 조직학적으로 증가된 분열 활동(mitotic activity: ≥ 4 mitoses per 10 high-power), 뇌침투(brain invasion),

또는 다음 중에 적어도 3가지 이상의 특징이 있는 종양을 말한다: 증가된 세포수(increased cellularity), 높은 핵/세포질 비율(nuclear-to-cytoplasmic ratio), 그리고 분명한 핵소체(nucleoli), sheeting (i.e. sheet-like growth), 그리고 자발적인(i.e. not iatrogenically) 괴사. 뼈 전이(osseous involvement)는 이형성 수막종의 나쁜 예후와 관련이 있다 (그림 1-6).

3) WHO grade III

(1) papillary 수막종

이 종양은 수막세포성의 세포에 의해 덮혀 있는 섬유혈관성의 중심(fibrovascular core)을 보이는 유두 형태가 특징적이다. 이 종양은 공격적인 성격을 보이는데, 국소적 재발 또는 전이의 소견을 보인다. 또한, 흥미롭게 어린이에게 많이 발생한다.

(2) rhabdoid 수막종

이 종양은 Eccentrically 위치하는 핵과 분명한 핵소체, 그리고 whorled intermediate molecular weight filament로 구성된 호산성 세포질 봉입체가 특징이다. 세포들은 자주 sheet-like 또는 haphazard fasion으로 배열된다. 조직학적으로 세포들은 타장기에서 발생하는 rhabdoid 종양과 유사하다.

(3) 역형성 수막종(Anaplastic (Malignant) Meningioma)

역형성 또는 악성 수막종은 분명하게 나쁜 예후와 관련이 있다.(median survival < 2년) 이 종양은 WHO에서 "전형적인 수막종에다 과도한 비정상의 조직학적 형태가 존재"로 정의하였다. 또한, WHO는 분명한 조직학적 특징을 제시하였는데, 악성 조직소견(i.e. 암종, 흑색종, 또는 육종과 유사) 또는 과도한 high mitotic index (> 20 mitoses per 10 high-power fileds) 을 보인다. MIB-1 labeling index 와 조직학적 등급은 관계 있으며, 비록 MIB-1 labeling 범위가 양성, 비정형성, 그리고 악성 수막종에서 중첩되기는 하지만, 높은 MIB-1 labeling index 는 나쁜 예후와 관련이 있다. p53의 과발현은 양성 수막종의 10%에서, 비정형성 수막종의 25%, 그리고 역형성 수막종의 79%에서 관찰되고, 조직학적으로 악성을 나타낸다(그림 1-7).

7. 면역조직화학(Immunohistochemistry)

대부분의 수막종은 epithelial membrane antigen (EMA)에 염색되지만, S-100은 다양한 염색 패턴을 보인다. 또한 수막종은 fibroblasts (i.e. vimentin)과 epithelial cells (i.e. EMA 그리고 cytokeratins) 표지자를 발현하고, 신경초종에 양성 항체인 Anti-leu 7dms 음성을 나타낸다. 비록 glial fibrillary acidic protein (GFAP) 염색은 음성이지만, 간혹

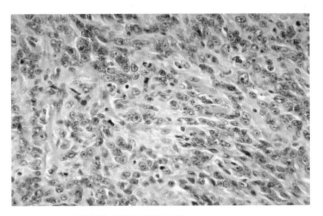

■ 그림 1-6. **비정형 수막종 조직 소견.**

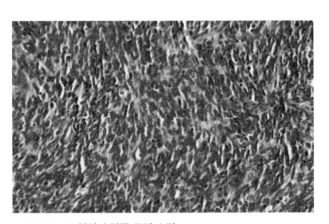

■ 그림 1-7. **악성 수막종 조직 소견.**

GFAP 양성도 보고되기도 한다. 다핵세포(syncytial) 그리고 이행(transitional) 수막종은 E (epithelial)-cadherin을 발현한다.

8. 원인(etiology)

1) 외상

1930년대 Cushing은 외상이 수막종의 발병에 중요한 원인일 가능성이 있다고 발표하였다. 이후 외상과 수막종과의 관련성에 대한 연구들이 계속 진행되었고, Phillips는 두부 외상이 수막종 발생과 약간의 관련성이 있고, 인구 위험 기여도(the population attributable risk percentage)가 23% 보다는 높지 않을 것으로 보고하였다. 또한, 인과 관계를 뒷받침하는 근거로는 수막종 진단 전 두부 외상이 선행된 경우가 많았다. 가장 가능성 있는 위험은 기준 날짜보다 10~19년 앞서 발생한 외상으로 외상의 수에 따라 위험성이 증가한다.

두부 외상으로 인한 수막종 발생 기전은 치유, 염증 및 성장 인자에 의해 수막 조직이 종양으로 변화하기 때문으로 생각한다. 하지만, 다른 연구에서는 이러한 직접적 연관성을 발견하지 못하였다. 더욱이, 두부 외상과 수막종 사이의 연관성을 주장하는 것은 두부 외상이 남성들 사이에서 훨씬 더 흔하게 발생하기 때문에, 여성에서 발생률이 높은 것을 설명하지 못하는 약점이 있다.

2) 바이러스

수막종 세포에서 바이러스 단백질, RNA 또는 DNA의 존재는 종양 유도 및 변형에서 위험 인자로 생각될 수 있다. 관련 바이러스는 단독 또는 다른 돌연변이 유발 물질과 함께 같이 작용하여 발생에 영향을 줄 수 있고, Polyomaviridae계통의 바이러스인 JC virus (JCV), BK virus (BKV) 및 Simian virus 40 (SV40)의 역할은 아직 잘 모르지만, 수막종과 관련 있는 것으로 생각된다. JCV와 BKV는 보통 유아기에 인체에 감염되며 일차 감염은 종종 무증상

이다. 이러한 바이러스는 면역 억제가 일어날 때 또는 재활성화될 때까지 숙주의 신장 세포에 잠복해 있을 수 있다. 또한, SV40는 자연적으로 사람을 감염시키지 않지만, 1950년대 후반에 오염된 폴리오 바이러스 백신을 통해 인간 개체에 도입되었다. 바이러스의 발암성 역할을 입증하는 것은 어렵지만, 과거 수막종이 있는 두 환자에서 JCV와 BKV의 병합이 발견되었는데 두 바이러스가 세포 인자와 상호 작용할 수 있음을 시사한다. 더욱이, 세포 변이에 대한 각 Polyomavirus의 효과는 다른 Polyomavirus의 존재에 의해 향상될 수 있기 때문에, 종양 형성을 유도하는 바이러스와 숙주와의 상호 작용에 대한 이해는 JCV와 BKV를 발암 위험 인자일 가능성을 높인다. Inoue-Melnick virus (IMV)는 7개의 인간 수막종 유래 세포 배양액 중 6개에서 분리되었다. 그리고, DNA 종양 바이러스와 인간 수막종을 연관시키는 강력한 생화학적 증거도 있다. 또한, 일부 바이러스는 실험실 동물에 접종하면 중추 신경계(CNS) 종양을 일으키는 것으로 알려져 있다. Papovavirus 하위 그룹인 Polyomavirus (polyoma, SV40)는 여러 종류의 Adenovirus(인간, 유인원 및 조류)와 마찬가지로 동물에서 CNS 종양을 생산할 수 있다. 면역조직화학에서 수막종에서 Papovirus 항원을 확인하였고, 마찬가지로 DNA 하이브리드화 기술은 수막종 내에서 SV40 바이러스 DNA와 Adenovirus DNA를 발견하였다. 인간 수막종 세포에서 바이러스 단백질, RNA 또는 DNA의 존재는 종양 유도, 변형 유지 또는 두 가지 모두에서 가능한 역할을 암시하며, 이 경우 관련 바이러스는 단독 또는 다른 돌연변이 유발 물질과 함께 작용하였을 가능성이 있다. 하지만, 바이러스 물질의 존재와 수막종 발생의 직접적 연관성을 말하기는 어렵기 때문에, 향후 인간의 뇌종양 형성에 있어서의 바이러스 역할을 밝힐 필요가 있다.

3) 방사선

Mann은 1953년에 방사선에 의한 수막종 발생을 처음 보고하였으며, 그 환자는 시신경 교종 절제 후 방사선 치료받

고 약 4년 뒤 방사선 치료 영역에 수막종이 발생하였다. 이후 방사선 손상이 수막종 발생의 중요한 위험 인자로 의심하게 되었다. 방사선에 의한 수막종 기준은 다음과 같다.: (1) 종양은 방사선 조사 영역 내에서 발생한다. (2) 조직학적 특징은 이전에 존재하는 종양과 달라야 한다. (3) 방사선 조사 후 수막종이 진단되기까지의 충분한 기간이 필요하다. (보통 > 5년) (4) 모반증(phacomatosis)의 가족력이 없어야 한다. (5) 종양은 재발 또는 전이가 없어야 한다. (6) 종양은 방사선 치료 전에는 관찰되지 않는다. Al-Mefy는 고용량의 방사선이 약 6~58년의 잠재기(평균 24.6년)와 저용량의 방사선은 약 34~46년(평균 40년)이 걸린다고 보고하였다. 방사선에 의한 수막종은 비방사선 수막종과 다른 염색체 변화를 보인다. 방사선에 의한 수막종은 산발적인 수막종과 달리 NF-2 유전자 비활성화와 22번 염색체 손실이 흔하지 않다. 또한 염색체 1p 또는 염색체 1p에서의 이형성접합체(heterozygocity) 빈도 소실, 그리고 6번 염색체의 구조적 이상이 동반된다. 이것은 공격적인 패턴과 관련 있는 것으로 알려져 있다.

4) 유전학과 분자생물학
(genetics and molecular biology)

(1) chromosome 22

신경 섬유종증 2형 환자에서 22번 염색체의 긴 팔과 수막종의 연관성이 의심되었다. NF-2 종양 억제 유전자는 염색체 22q12.1에 있다. 단백질 생성물은 슈바노민(schwannomin) 또는 멀린(Merlin)이라고 불리는 물질로 메오신(moesin), 에진(ezrin), radixinlike 단백질이며 세포 골격 관련 단백질 중 하나이다. 멀린의 과발현은 수막종 세포의 증식을 유의적으로 억제한다. 산발성 수막종에서 schwannomin/Merlin 발현의 감소가 입증되었지만, NF-2 유전자의 변형에 의한 Merlin 결손만으로는 수막종 발생을 충분히 설명하지 못한다. 수막종의 활성화와 함께 NF-2 또는 다른 종양 억제 유전자의 손실이 있을 때 수막종이 발생하는 것으로 받아들여지고 있다. 대부분의 수막종은 산발성 종양으로 발생한다. 그럼에도 불구하고 염색체 22의 결실은 모든 NF-2 관련 수막종과 산발성 수막종의 54~78%에서 발견된다. 수막종에서 22번 염색체의 손실과 NF-2 유전자 돌연변이의 빈도가 더 높다는 사실은 NF-2에 근접하지만 별개로 22q에서 두 번째 종양 억제 유전자를 찾게 했다. 가능한 후보는 BAM22, LARGE, MN1 및 INI1 유전자를 포함한다. 22번 염색체상의 BAM22 유전자는 trans-Golgi 네트워크에서 단백질의 세포 내 전달에 역할을 할 수 있는 인간 β-adaptin 유전자군의 구성원이다. LARGE 유전자는 22q12.3-q13.1에서 확인된다. LARGE 유전자는 22번 염색체의 위치 때문에 수막종 발생과 관련 있지만, 이 유전자를 직접 암시하는 증거는 없다. MN1 유전자는 종양 억제에 중요한 역할을 한다. MN1 단백질의 기능은 아미노산 구조에 기초하고 있지만, 전사에 중요한 역할을 할 가능성이 높다. INI1 유전자는 염색체 22q에 있으며, INI1 단백질의 기능은 알려져 있지 않지만, 그 구조는 그것이 전사 조절에서 작용한다는 것을 시사한다. INI1 (SMARCB1 / hSNF5) 유전자는 Rhabdoid 종양의 발병 기전에 관여한다고 보고된다.

(2) chromosome 1

1번 염색체의 짧은 팔의 삭제는 70%의 비정형 또는 100%의 퇴행성 수막종에서 발견되는 변이로서 두 번째로 빈번한 것이 1p 변이이다. 이것은 염색체 1p의 결손과 수막종의 진행 사이의 상관관계를 나타낸다. 1p의 손실 또한 종양의 재발과 관련이 있다. 알칼리성 인산 가수 분해 효소는 종양 억제 인자이며, 이들은 염색체 1p (1p34-1p36.1)의 위치하고 있어 만약 기능 상실이 있을 경우 고등급 수막종과 관련 있을 것으로 생각된다.

(3) other choromosomes

많은 세포 유전학적 변이는 수막종의 진행 및 전형적 또는 미변성 조직학과 관련된다: 이중성 또는 고리 염색체의 존재; 염색체 1p, 6q, 7, 9p, 10, 14q, 18q, 19 또는 20의 손실; 1q, 9q, 12q, 15q, 17q 또는 20q. CDKN2A와 CDKN2B를 포함하여 9p 염색체에 있는 세포주기 검사점의 종양 억제 유전자가 퇴행성 수막종에서 발견된다. 4.1 단백질군 DAL-1은 또한 종양 억제 인자로 생각된다.

5) 생식선 스테로이드 호르몬과 다른 수용체들 (gonadal steroid hormones and other receptors)

수막종에서 여성 환자의 우세, 임신 및 월경 중 수막종의 가속화, 피하 호르몬 피임약 삽입 후 유방암과의 연관성은 수막종의 성장에 있어 성 호르몬과 여성의 수막종 위험 증가를 의미한다.

(1) progesterone and estrogen 수용체

프로게스테론 수용체는 정상적인 거미막 조직에서 동정되지만, 정상 성인 수막은 낮은 수준의 프로게스테론 수용체를 발현한다. 그들은 수막종에서 발현되며 기능이 있다. 정상 뇌막 조직에는 에스트로겐 수용체가 없으며, 수막종에서의 에스트로겐 수용체 존재는 여전히 의문시된다. 수막종에서 확인된 대부분의 에스트로겐 수용체는 유방암에서 고전적으로 발견되는 I형 수용체보다 에스트로겐에 대한 친화도 및 특이도가 낮은 II형 수용체이다. 에스트로겐은 수막종의 30% 미만에서 결합하며, 이들 수용체의 대부분은 II형 아형으로 생각된다. 수막종에서 프로게스테론 수용체만 발현되는 것은 종양의 임상적, 생물학적 행동에 유리한 신호이다. 프로게스테론 수용체와 에스트로겐 수용체의 부재 또는 프로게스테론 수용체 유무에 관계없이 에스트로겐 수용체의 존재는 비정상적인 핵형의 공격적인 조직 병리학적 특성뿐만 아니라 특히 신생 종양 및 여성의 종양에서의 정량적 및 정량적 축적과 관련된다. 초기 수용체 상태는 종양의 진행 또는 재발에 따라 달라질 수 있다.

(2) androgen 수용체

안드로겐 수용체는 프로게스테론 수용체와 거의 동일한 빈도로 수막종에서 발견된다. 이 수용체는 여성의 수막종에서 더 자주 발견되며, 프로게스테론 수용체 활성을 조절

하는 데 도움을 줄 수 있다고 추측된다.

(3) somatostatin 수용체

소마토스타틴 수용체는 수막종 조직에서 발견되었으나, 아직 이들 수용체의 기능적 중요성은 알려져 있지 않다. 하지만, somatostatin receptor scintigraphy는 수막종을 확인하고 잔존 종양을 수술 후 구별하는 유용한 진단 도구로 알려져 있다.

(4) 기타 수용체

도파민 D1 수용체는 수막종에서도 존재가 입증되었다. 수막종에서 이러한 수용체의 기능은 명확하지 않지만 외과적으로 절제 불가능한 수막종이 특정 D1 수용체 길항제로 치료될 수 있는 대체 수단으로 생각될 수 있다. 정상 세포의 종양 변성 및 종양 성장에 역할을 하는 표피 성장 인자(epidermal growth factor, EGF) 수용체는 수막종에서 발견된다. 혈소판 유도 성장 인자(platelet derived growth factor, PDGF)에 의한 수용체의 양성 조절 효과가 있다. PDGF-2 (강력한 분열 촉진제)와 PDGF-R의 공동 발현은 이러한 종양의 성장 및 유지에 기여할 수 있는 자가 분비 루프를 제시한다. 인슐린 유사 성장 인자(insulin-like growth factor, IGF) 및 섬유 아세포 성장 인자(fibroblast growth factor, FGF)를 포함하는 다른 성장 인자는 자가 분비 방식으로 행동함으로써 수막종 세포 성장에 영향을 주는 것으로 생각된다. 성장 호르몬 수용체 mRNA는 수막종에서 유비쿼터스로 발현되는 것으로 밝혀졌다. 또한, 성장 호르몬 수용체 차단은 IGF-I의 투여가 증가하는 동안 일부 수막종의 성장률을 감소시켰다. 수막종에 대한 이러한 발견들은 향후 치료적 가능성으로 인해 활발히 연구 중이다.

9. 다발성 수막종(multiple meningioma)

다발성 수막종은 동일한 환자에서 동시에 또는 순차적으로 나타나는 두 개 이상의 수막종으로 정의된다. 컴퓨터

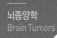

단층 촬영(CT) 및 자기 공명 영상(MRI)과 같은 새로운 영상 기술의 등장으로 다발성 수막종이 증가하였다. 다발성 수막종의 발병률은 수막종의 1~16% 범위이고, 환자들의 60~90%는 여성이다. 다발성 수막종은 신경 섬유종증 type 2와 관련하여 발생한다. 하지만, 신경 섬유종증과 관계없이 발생하기도 한다. 다발성 수막종은 수술적 절제 후 가장자리에서의 재발이나 뇌척수액을 통한 수술 후 파종에 의한 이차적 발생일 수 있다.

References

1. Al-Mefty O, Kadri PA, Pravdenkova S, et al. Malignant progression in meningioma: documentation of a series and analysis of cytogenetic findings. *J Neurosurg.* 2004;101(2):210-218.

2. Alguacil-Garcia A, Pettigrew NM, Sima AA. Secretory meningioma. A distinct subtype of meningioma. *Am J Surg Pathol.* 1986;10(2):102-111.

3. Assi A, Declich P, Iacobellis M, et al. Secretory meningioma, a rare meningioma subtype with characteristic glandular differentation: an histological and immunohistochemical study of 9 cases. Advances in clinical pathology: *the official journal of Adriatic Society of Pathology.* 1999;3(3):47-53

4. Banerjee AK, Blackwood W. A subfrontal tumor with the features of plasmocytoma and meningioma. *Acta Neuropathol.* 1971;18(1):84-88.

5. Bickerstaff ER, Small JM, Guest IA. The relapsing course of certain meningiomas in relation to pregnancy and menstruation. *J Neurol Neurosurg Psychiatry.* 1958;21(2):89-91.

6. Bondy M, Ligon BL. Epidemiology and etiology of intracranial meningiomas: a review. *J Neurooncol.* 1996;29(3):197-205.

7. Broeckx CE, Maal TJJ, Vreeken RD, et al. Single-Step Resection of an Intraosseous Meningioma and Cranial Reconstruction: Technical Note. *World neurosurgery.* 2017;108:225-229.

8. Carroll RS, Schrell UM, Zhang J, et al. Dopamine D1, dopamine D2, and prolactin receptor messenger ribonucleic acid expression by the polymerase chain reaction in human meningiomas. *Neurosurgery.* 1996; 38(2):367-375.

9. Claus EB, Bondy ML, Schildkraut JM, et al. Epidemiology of intracranial meningioma. *Neurosurgery.* 2005;57(6):1088-1095; discussion 1088-1095.

10. Collins VP, Nordenskjold M, Dumanski JP. The molecular genetics of meningiomas. *Brain Pathol.* 1990;1(1):19-24.

11. Courville CB. Notes on the pathology of cranial tumors; hyperostoses-primary, secondary and neoplastic. *Bull Los Angeles Neurol Soc.* 1947;17:6-37.

12. Cushing H. The meningiomas (dural endotheliomas): their source and favored seats of origin (Cavendish Lecture). *Brain.* 1922;45:282-316.

13. D'Alessandro G, Di Giovanni M, Iannizzi L, Guidetti E, Bottacchi E. Epidemiology of primary intracranial tumors in the Valle d'Aosta (Italy) during the 6-year period 1986-1991. *Neuroepidemiology.* 1995;14(3): 139-146.

14. D.E. Hanies RGF. The meninges. In: Al-Mefty, O. (Ed.), Meningiomas. Raven Press, New York,. 1991:9.

15. De Mattei M, Martini F, Corallini A, et al. High incidence of BK virus large-T-antigen-coding sequences in normal human tissues and tumors of different histotypes. *Int J Cancer.* 1995;61(6):756-760.

16. Delbue S, Pagani E, Guerini FR, et al. Distribution, characterization and significance of polyomavirus genomic sequences in tumors of the brain and its covering. *Journal of medical virology.* 2005;77(3):447-454.

17. Demaerel P, Wilms G, Lammens M, et al. Intracranial meningiomas: correlation between MR imaging and histology in fifty patients. *Journal of computer assisted tomography.* 1991;15(1):45-51.

18. Fisher SG, Weber L, Carbone M. Cancer risk associated with simian virus 40 contaminated polio vaccine. *Anticancer Res.* 1999;19(3B):2173-2180.

19. Friend KE, Radinsky R, McCutcheon IE. Growth hormone receptor expression and function in meningiomas: effect of a specific receptor antagonist. *J Neurosurg.* 1999;91(1):93-99.

20. G. Roussy LC. Les tumeurs meningees. *Ann d'Anat*

Path. 1925;2(63-79).

21. Glick RP, Unterman TG, Van der Woude M, et al. Insulin and insulin-like growth factors in central nervous system tumors. Part V: Production of insulin-like growth factors I and II in vitro. *J Neurosurg.* 1992; 77(3):445-450.

22. Harvey Cushing LE. Meningiomas: Their Classification, Regional Behavior, Life History and Surgical End Results. Charles C Thomas, Springfield, IL. 1938.

23. Helle TL, Conley FK. Haemorrhage associated with meningioma: a case report and review of the literature. *J Neurol Neurosurg Psychiatry.* 1980;43(8):725-729.

24. Hoffman S, Propp JM, McCarthy BJ. Temporal trends in incidence of primary brain tumors in the United States, 1985-1999. *Neuro Oncol.* 2006;8(1):27-37.

25. Holtzman RN, Jormark SC. Nondural-based lumbar clear cell meningioma. Case report. *J Neurosurg.* 1996; 84(2):264-266.

26. Huang S, Chen L, Mao Y, et al. Primary pulmonary meningioma: A case report. *Medicine.* 2017;96(19): e6474.

27. Ibelgaufts H, Jones KW. Papovavirus-related RNA sequences in human neurogenic tumors. *Acta Neuropathol.* 1982;56(2):118-122.

28. Ikeda K, Saeki Y, Gonzalez-Agosti C, et al. Inhibition of NF2-negative and NF2-positive primary human meningioma cell proliferation by overexpression of merlin due to vector-mediated gene transfer. *J Neurosurg.* 1999;91(1):85-92.

29. Inoue YK. Inoue-Melnick virus and associated diseases in man: recent advances. *Prog Med Virol.* 1991;38:167-179.

30. Keller A, Ludwig N, Backes C, et al. Genome wide expression profiling identifies specific deregulated pathways in meningioma. *Int J Cancer.* 2009;124(2): 346-351.

31. Kepes JJ. Meningiomas: Biology, pathology, and differential diagnosis. Masson, New York. 1982.

32. Kepes JJ, Moral LA, Wilkinson SB, et al. Rhabdoid transformation of tumor cells in meningiomas: a histologic indication of increased proliferative activity: report of four cases. *Am J Surg Pathol.* 1998;22(2):231-238.

33. Ketter R. Correspondence of Tumor Localization with Tumor Recurrence and Cytogenetic Progression in Meningiomas. *Neurosurgery.* 2009;64(6):E1206.

34. Kleinman GM, Liszczak T, Tarlov E, et al. Microcystic variant of meningioma: a light-microscopic and ultrastructural study. *Am J Surg Pathol.* 1980;4(4):383-389.

35. Klutmann S, Bohuslavizki KH, Brenner W, et al. Somatostatin receptor scintigraphy in postsurgical follow-up examinations of meningioma. *J Nucl Med.* 1998;39(11):1913-1917.

36. Kubota T, Hirano A, Yamamoto S. The fine structure of hyaline inclusions in meningioma. *J Neuropathol Exp Neurol.* 1982;41(1):81-86.

37. Kurland LT, Schoenberg BS, Annegers JF, et al. The incidence of primary intracranial neoplasms in Rochester, Minnesota, 1935-1977. *Ann N Y Acad Sci.* 1982;381:6-16.

38. Li B, Tao B, Bai H, et al. Papillary meningioma: an aggressive variant meningioma with clinical features and treatment: a retrospective study of 10 cases. *The International journal of neuroscience.* 2016;126(10): 878-887.

39. Longstreth WT, Jr., Dennis LK, McGuire VM, et al. Epidemiology of intracranial meningioma. *Cancer.* 1993;72(3):639-648.

40. Lovaste MG, Ferrari G, Rossi G. Epidemiology of primary intracranial neoplasms. Experiment in the Province of Trento, (Italy), 1977-1984. *Neuroepidemiology.* 1986; 5(4):220-232.

41. M.P. Sindou MA. Most intracranial meningiomas are not cleavable tumors: Anatomic-surgical evidence and angiographic predictability. *Neurosurgery.* 1998; 42(3):476-480.

42. Mahmood A, Caccamo DV, Tomecek FJ, et al. Atypical and malignant meningiomas: a clinicopathological review. *Neurosurgery*. 1993;33(6):955-963.

43. Maier H, Ofner D, Hittmair A, et al. Classic, atypical, and anaplastic meningioma: three histopathological subtypes of clinical relevance. *J Neurosurg*. 1992;77(4): 616-623.

44. Mann I, Yates PC, Ainslie JP. Unusual case of double primary orbital tumor. *Br J Ophthalmol*. 1953;37(12): 758-762.

45. Maxwell M, Shih SD, Galanopoulos T, et al. Familial meningioma: analysis of expression of neurofibromatosis 2 protein Merlin. Report of two cases. *J Neurosurg*. 1998;88(3):562-569.

46. McCutcheon IE. The biology of meningiomas. *J Neurooncol*. 1996;29(3):207-216.

47. Michaud J, Gagne F. Microcystic meningioma. Clinicopathologic report of eight cases. *Arch Pathol Lab Med*. 1983;107(2):75-80.

48. Michelsen JJ, New PF. Brain tumor and pregnancy. *J Neurol Neurosurg Psychiatry*. 1969;32(4):305-307.

49. Mouri G, Suzuki H, Hatazaki S, et al. Skull Meningioma Associated with Intradural Cyst: A Case Report. *Clinical medicine insights Case reports*. 2017; 10:1179547617738231.

50. Niiro M, Yatsushiro K, Nakamura K, et al. Natural history of elderly patients with asymptomatic meningiomas. *J Neurol Neurosurg Psychiatry*. 2000; 68(1):25-28.

51. Oberling C. Les tumeurs des meninges. *Bull Assoc Franc l'Etude Cancer*. 1922;11:365-394.

52. Pasquier B, Gasnier F, Pasquier D, et al. Papillary meningioma. Clinicopathologic study of seven cases and review of the literature. *Cancer*. 1986;58(2):299-305.

53. Perry A, Lusis EA, Gutmann DH. Meningothelial hyperplasia: a detailed clinicopathologic, immuno-histochemical and genetic study of 11 cases. *Brain Pathol*. 2005;15(2):109-115.

54. Perry A, Scheithauer BW, Stafford SL, et al. "Malignancy" in meningiomas: a clinicopathologic study of 116 patients, with grading implications. *Cancer*. 1999;85(9):2046-2056.

55. Phillips LE, Koepsell TD, van Belle G, et al. History of head trauma and risk of intracranial meningioma: population-based case-control study. *Neurology*. 2002; 58(12):1849-1852.

56. Piper JG, Follett KA, Fantin A. Sphenoid wing meningioma progression after placement of a subcutaneous progesterone agonist contraceptive implant. *Neurosurgery*. 1994;34(4):723-725; discussion 725.

57. Pravdenkova S, Al-Mefty O, Sawyer J, et al. Proges-terone and estrogen receptors: opposing prognostic indicators in meningiomas. *J Neurosurg*. 2006;105(2): 163-173.

58. Prayson RA. Malignant meningioma: a clinico-pathologic study of 23 patients including MIB1 and p53 immunohistochemistry. *Am J Clin Pathol*. 1996;105(6):719-726.

59. Preston-Martin S. Descriptive epidemiology of primary tumors of the brain, cranial nerves and cranial meninges in Los Angeles County. *Neuroepidemiology*. 1989;8(6):283-295.

60. Radhakrishnan K, Mokri B, Parisi JE, et al. The trends in incidence of primary brain tumors in the population of Rochester, Minnesota. *Ann Neurol*. 1995;37(1):67-73.

61. Ragel BT, Jensen RL. Molecular genetics of meningiomas. *Neurosurg Focus*. 2005;19(5):E9.

62. Rege ICC, Garcia RR, Mendonca EF. Primary Extracranial Meningioma: A Rare Location. *Head and neck pathology*. 2017;11(4):561-566.

63. Reubi JC, Horisberger U, Lang W, et al. Coincidence of EGF receptors and somatostatin receptors in meningiomas but inverse, differentiation-dependent relationship in glial tumors. *Am J Pathol*. 1989;134(2): 337-344.

64. Roelvink NC, Kamphorst W, van Alphen HA, et al. Pregnancy-related primary brain and spinal tumors. *Arch Neurol*. 1987;44(2):209-215.

65. Rohringer M, Sutherland GR, Louw DF, et al. Incidence and clinicopathological features of meningioma. *J Neurosurg*. 1989;71(5 Pt 1):665-672.

66. Rosa L, Luessenhop, A.J. Multiple meningiomas. In: Schmidek, HH (Ed), Meningiomas and their surgical management WB Saunders, Philadelphia,. 1991:83.

67. Ruttledge MH, Sarrazin J, Rangaratnam S, et al. Evidence for the complete inactivation of the NF2 gene in the majority of sporadic meningiomas. *Nature genetics*. 1994;6(2):180-184.

68. Schweizer L, Koelsche C, Sahm F, et al. Meningeal hemangiopericytoma and solitary fibrous tumors carry the NAB2-STAT6 fusion and can be diagnosed by nuclear expression of STAT6 protein. *Acta Neuropathol*. 2013;125(5):651-658.

69. Seizinger BR, de la Monte S, Atkins L, et al. Molecular genetic approach to human meningioma: loss of genes on chromosome 22. *Proc Natl Acad Sci U S A*. 1987; 84(15):5419-5423.

70. Sergides I, Hussain Z, Naik S, et al. Utilization of dynamic CT perfusion in the study of intracranial meningiomas and their surrounding tissue. *Neurological research*. 2009;31(1):84-89.

71. Smith DA, Cahill DW. The biology of meningiomas. *Neurosurg Clin N Am*. 1994;5(2):201-215.

72. Su M, Ono K, Tanaka R, Takahashi H. An unusual meningioma variant with glial fibrillary acidic protein expression. *Acta Neuropathol*. 1997;94(5):499-503.

73. Surawicz TS, McCarthy BJ, Kupelian V, et al. Descriptive epidemiology of primary brain and CNS tumors: results from the Central Brain Tumor Registry of the United States, 1990-1994. *Neuro Oncol*. 1999; 1(1):14-25.

74. Sutherland GR, Florell R, Louw D, et al. Epidemiology of primary intracranial neoplasms in Manitoba, Canada. *Can J Neurol Sci*. 1987;14(4):586-592.

75. Takahashi JA, Suzui H, Yasuda Y, et al. Gene expression of fibroblast growth factor receptors in the tissues of human gliomas and meningiomas. *Biochem Biophys Res Commun*. 1991;177(1):1-7.

76. Tanaka M, Imhof HG, Schucknecht B, et al. Correlation between the efferent venous drainage of the tumor and peritumoral edema in intracranial meningiomas: superselective angiographic analysis of 25 cases. *J Neurosurg*. 2006;104(3):382-388.

77. Tohma Y, Yamashima T, Yamashita J. Immuno-histochemical localization of cell adhesion molecule epithelial cadherin in human arachnoid villi and meningiomas. *Cancer research*. 1992;52(7):1981-1987.

78. von Deimling A, Larson J, Wellenreuther R, et al. Clonal origin of recurrent meningiomas. *Brain Pathol*. 1999;9(4):645-650.

79. Weiss AF, Portmann R, Fischer H, et al. Simian virus 40-related antigens in three human meningiomas with defined chromosome loss. *Proc Natl Acad Sci U S A*. 1975;72(2):609-613.

80. Westphal M, Herrmann HD. Epidermal growth factor--receptors on cultured human meningioma cells. *Acta Neurochir (Wien)*. 1986;83(1-2):62-66.

81. Yuksel MO, Gurbuz MS, Tanriverdi O, et al. Lipomatous meningioma: A rare subtype of benign metaplastic meningiomas. *Journal of neurosciences in rural practice*. 2017;8(1):140-142.

82. Zorludemir S, Scheithauer BW, Hirose T, et al. Clear cell meningioma. A clinicopathologic study of a potentially aggressive variant of meningioma. *Am J Surg Pathol*. 1995;19(5):493-505.

뇌수막종의 진단 및 치료

차승헌
부산대학교 신경외과

1. 진단

수막종은 종양의 조직학적 진단에 따라 약간의 차이는 있으나 CT와 MRI에서 비교적 쉽게 진단되는 대표적인 축외종양으로 여러 가지 진단장비에 따른 특징적인 소견이 있다.

1) 단순 두개방사선 촬영

수막종의 단순 두개방사선사진에서 확인할 수 있는 특징적인 소견으로는 대부분 오랜 성장기간에 따른 변화들로서 수막종에 인접한 두개골에 나타나는 과골화증과 수막종의 주 영양동맥인 경막동맥의 발달에 따른 혈관표식(vascular marking)의 증가이며 종양내의 석회화가 일부에서 나타난다(그림 2-1).

2) 전산화 단층 촬영(CT)

수막종은 축외종양으로 종양과 뇌실질과의 경계가 비교적 명확하게 구분되는 종양으로 대부분의 수막종은 경막을 기저부로 원형 혹은 소엽상의 형태를 보이며 간혹 판상(en plaque)의 형태를 나타내기도 한다. 수막종은 뇌척수액을 포함한 지주막으로 둘러싸여 CT에서 종양을 둘러싼 뇌척수액으로 인한 저음영의 공간을 확인할 수 있으며

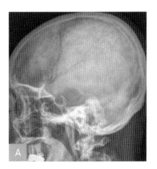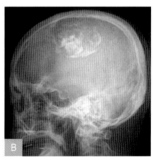

■ **그림 2-1. 수막종의 단순 두개방사선사진.**
A. 단순 두개 방사선 측면사진에서 경막동맥의 발달에 의한 혈관표식의 증가가 관찰된다. **B.** 석회화된 수막종이 원형의 방사선비투과(radiopaque)영상으로 관찰된다.

종양 제거 시 종양과 지주막 사이의 공간을 확보하는 것이 중요하다. 비조영증강 CT에서는 미세한 석회화 변화나 조밀한 조직구조로 인해 뇌실질과 비교하여 약간 고음영(hyperdense) 혹은 동일한 음영(isodense)의 균질한(homogenous) 종양으로 보인다. 약 10%에서는 종양의 내부나 표면에 뚜렷한 석회화를 포함하여 고음영의 종양으로 나타나며 약 15%에서는 종양의 내부에 괴사조직의 누적이나 낭종의 형성으로 인한 저음영을 포함하기도 한다. 수막종은 혈관성 부종형태의 뇌부종을 흔히 동반하여 종양 주변부에 저음영을 보이며 이로 인해 주변조직에 종괴효과를 나타낸다. 수막종의 주위에 발생하는 부종의 정도는 다양하여 악성도가 높을수록 부종은 심하나 반드시 조

직학적 악성도와 일치하지는 않으며 일반적으로 종양의 크기가 클수록 뇌부종이 발생할 가능성은 높다. 조영증강 시에는 강하고 균일하게 조영증강되어 주변 조직과 구분이 명확하게 되며 두개골과 경막에 넓은 기저부를 가지고 뇌실질을 압박하며 자란다. 조영증강 후 종양에 인접한 경막이 조영증강되는 경막 꼬리(dural tail) 현상이 관찰될 수 있으나 MRI에서 더 명확히 확인할 수 있다. 수막종은 인접한 두개골의 과골화나 골 파괴와 같은 두개골 변형과 종양 자체의 석회화 변화를 흔히 동반함으로 CT 골영상이 이런 변화를 확인하는 데는 큰 도움을 준다(그림 2-2).

3) 자기공명영상(MRI)

수막종은 T1 강조영상에서는 뇌실질과 비교하여 동일한 신호강도 혹은 경미한 저신호강도를 나타내며 T2 강조영상에서는 뇌실질과 동일한 신호강도 혹은 고신호강도를 보인다. T2 강조영상에서의 고신호강도는 수막세포성(meningothelial) 수막종이나 혈관성 수막종과 같이 수분이 많아 잘 부서지는 종양인 경우로 수술 시 저신호강도 수막종보다는 쉽게 흡입될 것을 예측할 수 있다. 종양 내부에 발달된 혈관이나 결절성 석회침착은 신호가 나오지 않는 소견(signal void)을 보여 종양의 특성을 이해하는 데 도움을 준다. MRI에서는 수막종의 종괴효과로 인한 뇌혈관의 편위, 종양과 뇌조직 사이에 위치한 뇌척수액 열(CSF cleft)

과 회백질-백질 접합부위의 내측 편위와 같은 축외종양의 특징적인 소견을 확인할 수 있다.

대부분의 수막종은 균일하고 강하게 조영증강되며 종양 주변의 경막에도 종양의 직접적인 침범이나 염증성 조직변화로 조영증강되는 경막 꼬리(dural tail) 현상을 관찰할 수 있다. 이 경막 꼬리현상은 비록 경막과 관련된 다른 질환에서도 나타날 수 있어 수막종 진단에 결정적인 소견은 아니나 수막종 세포의 침범 가능성이 있으므로 수술 시 재발을 줄이기 위해 가능한 절제하는 것이 필요하다(그림 2-3).

MRI에서 진단된 수막종이 분엽형이며 주변에 심한 부종을 가지고 있고 뇌조직과의 경계가 불분명하며 석회화가 없는 경우 증식능(proliferative potential)이 높거나 WHO grade가 높을 가능성을 예측할 수 있다.

MR 뇌혈관조영기법중 정맥조영술은 수막종이 상시상정맥동 등 주요 정맥동을 침범하여 정맥동이 협착되거나 폐쇄된 환자에서 수술 계획 시 많은 도움을 준다.

4) 혈관조영술

혈관조영술은 수막종의 진단적 가치보다는 수술 계획 수립 및 술전 색전술의 필요성을 평가하기 위해 유용하게 이용된다. 특히 두개기저부 수막종에서 주요 뇌동맥의 침범 여부나 정맥동 인접 수막종에서 정맥동의 침범 또는 폐쇄

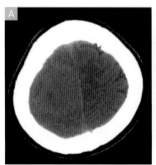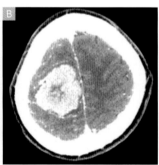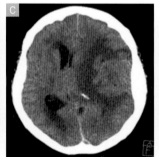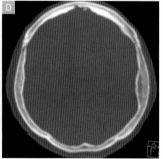

■ 그림 2-2. **수막종의 CT 소견.**
A. 조영 증강전 CT에서 우측 두정부에 뇌실질과 비교하여 약간 고밀도의 종양이 대뇌겸에 접하여 관찰된다. **B.** 조영 증강후 CT에서 종양은 강한 조영증강을 보인다. **C.** 조영 증강전 CT에서 좌측 측두부에 종양 주변부에 부종을 동반한 뇌실질보다 약간 고밀도의 종양이 관찰된다. **D.** CT 골영상에서 종양의 기시부에 인접한 두개골의 과골화증이 관찰된다.

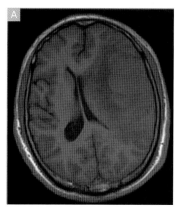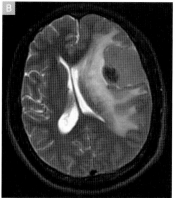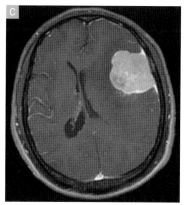

■ 그림 2-3. **수막종의 MRI 소견.**
A. T1 강조영상에서 뇌실질과 비교하여 동등 혹은 경미한 저신호강도의 종양이 관찰된다. **B.** T2 강조영상에서 일부 석회
화로 인한 저신호강도를 포함한 뇌실질에 비교하여 고신호강도의 종양과 종양 주변부 부종이 관찰된다. **C.** 조영증강 T1 강
조영상에서는 균질한 조영증강 보이며 종양 인접부 뇌경막의 경막 꼬리(dural tail) 현상이 관찰된다.

여부 및 측부순환의 발달을 파악하는 데 많은 도움을 준다.

수막종은 성장하면서 인접한 경막동맥이 주요 영양동맥으로 발달하면서 경막동맥이 확장하게 되고 이런 영양동맥은 종양의 중심부로부터 발달하여 종양의 주변부로 방사형으로 비정상적인 분지를 내면서 혈액 공급을 하게 된다. 따라서 수막종의 혈관조영영상에서 햇살모양(sunburst appearance)을 관찰할 수 있고 혈관촬영 중에 종양내에 조영제가 후반 정맥상까지 남아 모세혈관의 조영이 남아 있는 소견을 보인다(그림 2-4).

수막종은 발달 초기에 경막동맥으로부터 영양동맥을 받지만 점진적으로 성장함에 따라 뇌피질과 밀접한 관계를 가지게 되고 뇌조직에 혈액을 공급하는 연막동맥들로부터 혈액을 공급받게 되어 수술 전 촬영한 혈관조영영상에서 연막동맥으로부터 혈액공급을 받는지 여부를 파악하는 것은 수술 중 종양과 뇌피질의 박리 시 주의가 필요하다는 정보를 제공한다.

MR 촬영기기 및 기법의 발달로 과거 많이 시행되던 혈관조영술은 많은 부분 MR 뇌혈관촬영 및 MR 정맥촬영술로 대체되고 있으며 술 전 색전술은 수술 중 출혈량의 감소와 수술 시간의 단축 등 장점이 있어 수술 장비 및 수술 수기의 발전에도 종양의 특성에 따라 사용되고 있다.

2. 치료

수막종은 대부분 양성종양으로 서서히 자라는 특징을 가지고 있어 치료방법은 환자의 연령, 전신상태, 종양의 위치, 종양의 크기, 신경학적 상태 및 결손 정도, 환자의 의지와 같은 여러 가지 사항들을 고려하여 결정하게 된다. 현재까지 수막종 환자에 적용되는 치료방법으로는 주기적인 경과관찰, 수술, 방사선치료가 있으며 약물치료와 같은 화학요법은 아직 효과적인 방법이 없는 상태이다.

1) 경과관찰

수명의 연장과 진단장비의 사용 증가로 우연히 발견되는 수막종이 과거보다 많아져 무증상의 작은 수막종의 치료방침에 대한 보고들이 있으며 대부분의 수막종은 성장이 느리기 때문에 크기가 작고 증상이 없는 경우 일반적으로 추적관찰이 추천된다. 특히 경미한 증상 혹은 무증상의 두개기저부 수막종, 뇌부종을 동반하지 않은 우연히 발견된 작은 수막종, 고령이나 동반 신체질환을 수반한 경우, 여러 가지 치료방침에 대한 논의 후 추적관찰을 선택한 경우에는 주기적인 MRI 촬영을 통한 경과관찰이 우선된다. 그러나 발견 당시 무증상이라도 터어키안 결절 수막종

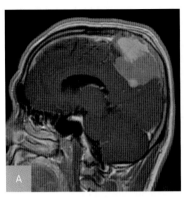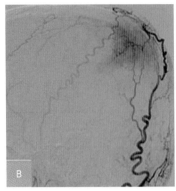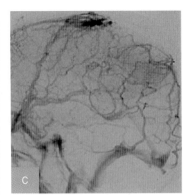

■ 그림 2-4. **수막종의 혈관조영소견.**
A. MRI에서 상시상정맥동 침범 수막종이 관찰된다. **B.** 외경동맥 조영영상에서 후두동맥 및 경막동맥이 커져 있으며 종양의 기시부에서 방사상으로 햇살(sunburst) 모양이 관찰된다. **C.** 내경동맥 조영술의 정맥영상에서 상시상정맥동의 폐색으로 인한 우회정맥의 발달과 종양의 착색이 일부 남아있다.

(tuberculum sellae meningioma)과 같이 시신경공 인접부에 발생하여 조기에 시력장애를 일으킬 수 있는 수막종과 오랜 기간 경과관찰이 필요하며 경과중 점진적인 성장으로 종양 주변의 뇌혈관 및 신경조직과의 유착이 발생하여 수술에 의한 잠재적 위험성이 증가할 수 있는 비교적 젊은 연령층의 수막종은 크기가 작더라도 경과관찰에 특히 주의가 필요하며 수술과 같은 적극적인 치료를 생각해야 한다.

2) 수술

수술은 수막종의 가장 표준이 되는 치료법으로 종양에 의해 발생한 신경학적 결손증과 증상을 개선하고 정확한 병리조직학적 진단을 통해 추가적인 치료의 시행 여부와 환자의 예후를 예측하는 데 도움을 준다. 수막종 수술의 일차적인 목표는 종양이 침범한 경막 및 두개골을 포함하여 종양을 완전히 제거하는 것이며 종양의 재발은 종양의 절제 정도에 따라 결정된다. 1957년 Simpson은 수막종의 절제 범위를 I등급에서 V등급까지 5단계로 나누어 재발률을 보고하였으며(표 2-1) 종양의 절제범위가 크면 클수록 재발률은 감소한다고 하였다. 이후 종양의 주변부 경막을 2 cm까지 더 절제하는 수술을 0등급 제거술로 명명하였으

■ 표 2-1. **Simpson Grade와 재발률**

등급	종양제거범위			재발률(%)
	종양	경막	두개골	
I	육안적 완전제거	제거	제거	9
II	육안적 완전제거	소작		19
III	육안적 완전제거			29
IV	아전 제거			39
V	단순 감압			100

며 1992년에 Kobayashi는 Simpson의 분류를 미세수술적 관점에서 개정하여 보고하였다.

수술 여부와 절제 범위는 환자의 연령 및 전신 건강상태, 임상증상의 유무 및 정도, 종양의 위치와 크기, 수술적 접근의 용이성 등을 고려하여 결정되어야 하며 특히 종양이 해면정맥동이나 추체사대부에 위치하거나 상시상정맥동이나 내경동맥과 같은 주요 동정맥들을 침범하여 종양의 완전적출시 심각한 후유증을 남길 가능성이 높은 경우 일부 종양을 남겨 잔여종양에 대해서는 정위적 방사선수술

이나 방사선 치료 혹은 주기적인 경과관찰과 같은 치료방침을 선택할 수 있다.

수막종의 수술접근법은 종양의 위치와 크기뿐 아니라 술자의 경험에 따라 다양하지만 대부분의 수막종에 적용되는 수술의 기본적인 원칙은 적절한 환자의 수술자세와 노출, 초기 종양의 혈류차단, 내부 감압과 종양주변부 박리, 인접한 주요 신경과 혈관의 조기 확보 및 보존, 가능한 종양이 침범한 두개골과 경막의 절제이다.

3) 방사선치료(radiotherapy)

수막종의 대표적인 비수술적 치료인 방사선치료가 고려되어야 할 사항들로는 수술 후 악성도가 높은 수막종이 진단된 경우, 불완전 절제된 수막종에서 재발시 수술의 위험도가 높은 경우, 여러번 재발한 수막종에서 반복적인 수술로 위험도가 증가하는 경우, 수술이 불가능하다고 판단된 수막종에서 증상의 악화가 나타나는 경우에 방사선치료가 고려될 수 있다. 방사선치료에는 고식적 방사선치료외에 입체조영방사선치료(conformal radiotherapy), 세기조절방사선치료(intensity modulated radiotherapy), 정위적 방사선수술(stereotactic radiosurgery)이 주로 이용되며 특히 감마나이프나 사이버나이프와 같은 정위적 방사선수술은 수술 후 잔여종양, 종양이 재발한 경우, 종양의 크기가 작으며 성장 억제가 필요한 경우, 전신마취 수술에 제한이 있는 환자 및 고령 환자에서 사용되고 있으며 분할조사방법의 개발로 이용 범위가 점진적으로 증가하고 있다.

4) 항암화학요법 및 호르몬요법

수막종에 호르몬 특히 여성호르몬 수용체가 존재하여 수막종의 발생에 여성호르몬이 관계된다는 연구 결과에 따라 다양한 여성호르몬 수용체 억제제가 치료제로 사용되었으나 효과가 불분명하여 임상에서 현재 거의 사용되지 않는다. 전통적인 항암제인 hydroxyurea는 임상에서 반복적인 재발로 다른 치료로는 조절이 되지 않는 일부 환자에 제한적으로 사용되고 있으나 그 효과는 확실하지 않다. 수막종과 다양한 성장인자와의 관련성에 대한 연구를 바탕으로 PDGF나 VEGF 억제제가 표준 치료에 반응이 좋지 않은 수막종의 치료제로 시도되었다.

References

1. Ginsberg LE. Radiology of meningiomas. *Journal of neuro-oncology.* Sep 1996;29(3):229-238.

2. Guthrie BL, Carabell SC, Jr. ERL. Radiation therapy for intracranial meningiomas. In: Al-Mefty O, ed. *Al-Mefty's Meningiomas.* New York: Raven Press; 1991:255.

3. Hutzelmann A, Palmie S, Buhl R, Freund M, Heller M. Dural invasion of meningiomas adjacent to the tumor margin on Gd-DTPA-enhanced MR images: histopathologic correlation. *European radiology.* 1998; 8(5):746-748.

4. Jacobs JM, Harnsberger HR. Diagnostic angiography and meningiomas. In: Al-Mefty O, ed. *Al-Mefty's Meningiomas.* New York: Raven press; 1991:225-241.

5. Kinjo T, al-Mefty O, Kanaan I. Grade zero removal of supratentorial convexity meningiomas. *Neurosurgery.* Sep 1993;33(3):394-399; discussion 399.

6. Kobayashi K, Okudera H, Tanaka Y. Surgical considerations on skull base meningioma. First International Skull Base Congress; June 18, 1992; Hanover, Germany.

7. Lee JH. *Meningiomas Diagnosis, Treatment and Outcome.* London: Springer; 2008.

8. Nagele T, Petersen D, Klose U, Grodd W, Opitz H, Voigt K. The "dural tail" adjacent to meningiomas studied by dynamic contrast-enhanced MRI: a comparison with histopathology. *Neuroradiology.* May 1994;36(4):303-307.

9. Nakau H, Miyazawa T, Tamai S, et al. Pathologic significance of meningeal enhancement ("flare sign") of meningiomas on MRI. *Surgical neurology.* Dec 1997; 48(6):584-590; discussion 590-591.

10. Nunes FP, Merker VL, Jennings D, et al. Bevacizumab treatment for meningiomas in NF2: a retrospective analysis of 15 patients. *PloS one.* 2013;8(3):e59941.

11. Oka K, Go Y, Kimura H, Tomonaga M. Obstruction of the superior sagittal sinus caused by parasagittal meningiomas: the role of collateral venous pathways. *Journal of neurosurgery.* Oct 1994;81(4):520-524.

12. Oya S, Kim SH, Sade B, Lee JH. The natural history of intracranial meningiomas. *Journal of neurosurgery.* May 2011;114(5):1250-1256.

13. Russell EJ, George AE, Kricheff, II, Budzilovich G. Atypical computed tomography features of intracranial meningioma: radiological-pathological correlation in a series of 131 consecutive cases. *Radiology.* Jun 1980; 135(3):673-682.

14. Simpson D. The recurrence of intracranial meningiomas after surgical treatment. *Journal of neurology, neurosurgery, and psychiatry.* Feb 1957;20(1):22-39.

15. Todo T, Adams EF, Fahlbusch R. Inhibitory effect of trapidil on human meningioma cell proliferation via interruption of autocrine growth stimulation. *Journal of neurosurgery.* Mar 1993;78(3):463-469.

16. Weingarten K, Ernst RJ, Jahre C, Zimmerman RD. Detection of residual or recurrent meningioma after surgery: value of enhanced vs unenhanced MR imaging. *AJR. American journal of roentgenology.* Mar 1992;158(3):645-650.

17. Winn HR. *Youmans and Winn Neurological Surgery.* 7th ed. Philadelphia: Elsevier; 2016.

18. Yano S, Kuratsu J, Kumamoto Brain Tumor Research G. Indications for surgery in patients with asymptomatic meningiomas based on an extensive experience. *Journal of neurosurgery.* Oct 2006;105(4):538-543.

뇌고랑수막종, 시상동주변수막종, 대뇌낫수막종

유헌
국립암센터 신경외과

1. 뇌고랑수막종(convexity meningioma)

1) 역학 및 분류

뇌고랑수막종은 전체 수막종의 약 20%를 차지한다. 일반적으로 수막종이 뇌고랑에 위치하게 되면 종양의 접근이 용이해 수술적 절제가 간단한 편이나, 종양이 뇌의 중요한 영역(eloquent area)에 위치하거나 뇌조직과 경계가 뚜렷하지 않을 때는 수술에 어려움이 따를 수 있다. 뇌고랑수막종은 종양의 위치에 따라서 아래의 7개의 그룹으로 분류될 수 있다: 1) 관상봉합전방(precoronal), 2) 관상봉합주위(coronal), 3) 관상봉합후방(postcoronal), 4) 마루부(parietal), 5) 롤란도전방 (prerolandic), 6) 측두부(temporal), 7) 후두부 (occipital). 약 70% 정도의 뇌고랑수막종은 중심고랑(central sulcus)의 전반부에 위치한다. MRI의 및 뇌기능 지도화(functional mapping)가 활발하게 시행되기 전에는 위의 분류가 종양의 위치를 표현하는 데 중요한 역할을 하였다.

2) 증상

수막종으로 인해 두개내압이 상승하게 되면 종양과 근접한 부분의 뇌를 직접적으로 압박하거나, 종양주위로 부종이 동반되어 두통, 오심, 구토 및 경련 등의 비특이적인 증상이 발생한다. 또한, 뇌의 중요한 영역 주위에 있는 종양은 그 해당 부위에 따른 특정적인 신경학적 결손을 유발할 수 있다. 예를 들어, 중심앞고랑 주위의 종양은 반대측의 마비 및 운동 발작을 일으킬 수 있으며 중심뒤고랑에 위치한 수막종은 감각저하 및 잭슨형 발작의 원인이 될 수 있다. 발작은 운동 혹은 감각 전조 증상을 동반할 수 있으며 경련 후에는 토드마비(todd's palsy)가 동반될 수 있다. 일반적으로 뇌고랑수막종 환자의 40.7%에서 발작을 경험한 것으로 알려져 있으며 이 때문에 처음 발작이 발생한 환자에게 영상학적 검사를 시행해보는 것이 중요하다.

또한 수막종이 우성대뇌반구의 전두엽(브로카영역)이나 측두엽(베르니케영역)에 위치하는 경우에는 운동실어증 혹은 감각실어증이 발생할 수 있으며, 측두엽 수막종은 경련 외에도 크기가 큰 경우에는 반대쪽 뇌각을 천막의 가장자리까지 압박하여 수막종과 같은 쪽의 경직성 하자 위약감 혹은 시야장애를 일으킬 수도 있다.

영상학적 기술이 발전함으로 인해서, 수막종이 우연히 발견되는 빈도가 늘어나고 있으며 이 때문에, 수막종을 수술하기 전에 환자가 수술이 꼭 필요한지 그리고 언제 필요한지에 대한 정확한 판단을 내리는 것이 중요하다.

3) 수술 전 평가

수막종의 수술 전 평가를 위해서 CT, MRI 및 혈관 조영검사가 사용되고 있다. 대부분의 경우에는 CT만으로도 정확한 진단을 내릴 수 있으며, CT는 과골화증이나 수막종이 뼈를 침범했는지에 대한 평가도 가능하다. 정상적으로 뇌수막종은 조영증강 전에는 저밀도로 보이고 조영증강 후에는 고밀도로 보이며, 약 25%의 환자에서 다양한 정도의 석회화가 동반된다.

MRI는 현재 진단을 위해 사용되는 검사들 중 가장 정확한 검사이며, 가돌리늄 사용 후에 대부분의 수막종은 균질한 양상으로 강한 조영증강을 보인다. 조영증강을 하지 않은 MRI 영상에서 수막종은 뇌조직과 등강도 혹은 저강도로 보일 수 있다. 경막꼬리징후(dura tail sign)는 수막종 주위의 경막의 조영증강 때문에 발생하며 수막종의 진단에 도움을 준다. 수막종 주위에 보이는 거미막공간테는 수막종을 둘러싸는 피막과 거미막 사이의 경계를 뜻하며, 수술 시 절제가 비교적 쉽고, 주위 뇌조직의 손상을 많이 주지 않아서 완전 절제도 가능할 수 있다는 신호로 볼 수 있다. 연막바깥쪽(extrapial)에서 종양을 절제를 함으로 써 연막 아래 피질의 혈관손상, 출혈과 뇌 손상을 최소화 할 수 있다. 수막종에서 분할면(cleavage plane)이 잘 관찰되지 않을 경우에는, 일반적으로 연막 혈관에서 수막종으로 혈관을 공급하는 경우가 많으며, 이는 혈관 조영검사에서 관찰할 수 있다. 연막 혈관에서 수막종이 혈관을 공급받는 소견은 종양 주위 부종 및 종양의 성장과 관련되어있는 것으로 알려져 있다. 일반적으로 크기가 3 cm보다 작은 수막종은 연막바깥쪽(extrapial) 절제를 통해서 제거가 가능하며, 반대로 크기가 3 cm 보다 큰 종양은 연막으로부터 혈류를 공급받을 가능성이 높으므로, 연막 혈관의 손상의 위험성을 줄이기 위해서, 연막아래쪽 절제법(subpial dissection)을 통한 수술적 접근이 필요하다. 또한 T2 강조 영상에서 경계면이 고르지 못한 수막종의 경우에도 연막아래쪽 접근법이 필요하다고 알려져 있지만 이에 대한 통계학적인 근거는 아직 없다. 수술 환자의 약 1/3에서, 연막바깥쪽 면이 뚜렷하게 보이지 않으며, 그 환자들 중 30%는 연막아래쪽 접근법 (subpial) 으로 수술한 뒤 신경학적 결손이 동반되는 것으로 알려져 있다. 반대로, 연막바깥쪽 접근법을 시행하였을 때 수술로 인한 유해효과(Karnofsky < 80)는 약 25%

의 환자에서만 발생하는 것으로 알려져 있다. 이는 수막종이 뇌의 중요 영역에 위치해서 종양의 완전 절제가 어려울 경우에 중요하다(그림 3-1).

MRI 영상에서 수막종으로 인해서 주요 혈관들의 위치가 변하거나 뇌 고랑과 이랑이 변형된 것을 관찰할 수 있으며, 이와 함께 동반되는 부종도 함께 확인할 수 있다. 기능영상검사(Functional imaging)는 수술 중 감시 및 신경항법장치 등과 함께 추가로 사용될 수 있다. 일부 드문 경우에, 수막종이 낭성으로 보일 수 있으며, 이 경우 종양의 뇌전이 등이 감별진단에 함께 고려되어야 한다.

뇌혈관 조영검사는 수막종 주위의 혈관모양 및 정맥동쪽으로 향하는 주요 연결정맥들의 위치를 파악하는 데 도움이 된다. 또한 수술 전 색전술의 가능 여부도 함께 평가할 수 있다. 일반적으로 수막종은 외경동맥(주로 중경막동맥)을 통해서 혈류 공급을 받으며, 일부 연막 동맥에서도 혈류를 공급받는다. 이 때문에, 뇌혈관 조영검사 시 외경동맥뿐만 아니라 내경동맥에 대한 평가도 필요하다. 수술적 접근법을 미리 계획하기 위해서는 수막종으로 혈류를 공급하는 혈관의 종류 및 위치와 접근방향과 혈관들의 관계에 대한 정보가 사전에 필요하다. 혈관 분포가 많은 수막종의 경우에는 공급 혈관들에 대해서 색전술이 가능할지 평가해야 하며, 색전술 시행 시, 망막중심동맥이나 피부로 가는 혈관이 색전이 되지 않도록 주의를 기울여야 한다. 뇌수막종 색전술에서는 주로 폴리비닐 알코올(polyvinyl alcohol, PVA)을 사용하고 있으며, 수술 전 하루에서 3일 정도 전에 시행하는 것이 좋다. 색전술을 시행하는 시점에 대해서는 이견이 있으며, 한 연구에서는 색전술 후 7~9일 정도 지난 뒤에 수술을 진행하는 것이 좋다고 주장하기도 하였다. 색전술은 수술 중 발생할 수 있는 출혈 및 수술 시간을 줄여 줄 수 있다고 여겨지나, 한 연구에서 수막종이 완전히 색전되었을 때만 출혈량이 줄어들고, 그 외 수술 시간이나 절제의 정도에 끼치는 영향은 미비하다고 주장하였다. 이 때문에 색전술의 효용성에 대해서는 아직도 이견이 있다. 표면에 가까운 수막종에 대해서는 색전술을 하는 것이 큰 도움이 없다고 알려져 있으며, 오히려 색전술을 함

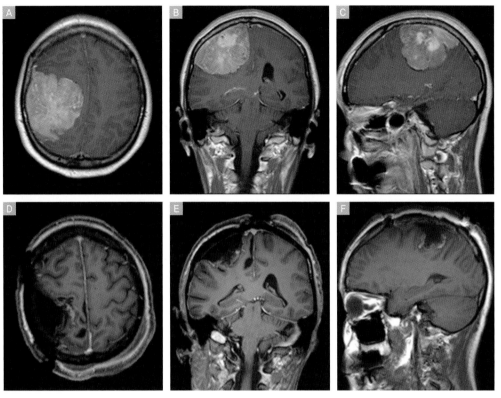

■ 그림 3-1. **A.** T1 강조 조영 MRI 영상에서 뇌고랑수막종의 수술 전 축면, **B.** 관상면, **C.** 시시상면과 수술 후 같은 면에서의 수막종이 완전 절제된 모습을 보여주고 있다.

으로써 뇌부종 및 수막종의 바닥(tumor bed)쪽으로 출혈이 발생하는 위험성을 높이는 것으로 알려졌다.

4) 첨단기술의 발전

신경항법장치는 수막종의 수술 중 적절한 방향으로 알맞은 크기의 천공술(trephination)을 시행하는 데 도움이 되도록 설계되었다. 수막종 및 종양주위의 중요 조직에 대해서 파악하고 난 뒤, 신경항법 장치를 사용하게 되면 가상의 공간에서 종양으로 안전하게 접근할 수 있는 방향을 확인할 수 있고 이를 이용해서 수술의 위험성을 줄일 수 있다. 기능적 뇌기능지도화(functional brain mapping) 는 중심앞이랑 혹은 중심뒤이랑의 위치 및 운동 언어영역, 추체로의 위치선정에도 도움이 된다. 뇌기능지도화는 기능적 MRI 혹은 자기 뇌 촬영(magnetic encephalography, MEG)

를 이용해서 시행된다. 해부학적 정보와 기능적 정보를 조합하여서 기능적 신경항법장치를 시행할 수 있으며 이는 수술접근법을 계획하는 데 도움이 될 수 있다. 신경항법장치를 이용해 얻은 정보로부터, 일부 환자에서 종양의 전체 절제를 하게 되는 경우 발생할 수 있는 부작용을 예측하고, 이를 줄이기 위해서 종양의 일부를 남기는 것이 좋은지를 결정하도록 도와줄 수 있다. 이는 특히 종양이 중요 영역 주위에 위치한 경우에 유용하다. 또한, 수술 중 시행하는 영상촬영은 수술 중 뇌가 움직이게 되는 경우에 신경항법장치로 영상정보를 업데이트 하는 역할을 하여 신경항법장치의 정확도를 높일 수 있도록 한다. 과거에는, 주로 체성감각 유발전위를 사용해서 중심고랑의 위치를 확인하였는데, 이는 아직도 신경항법장치를 사용하지 못하는 경우에 널리 사용되는 방법이다. 정중신경을 전기로 자극하게 되면, 비전형적인 위상역전이 중심고랑 주변에 위치한 4개 이상의 연속되는 피질전극에서 관찰되어 중심고랑의 위치를 예측할 수 있다. 하지만 이 방법은 보다 정확한 신경항법장치의 발달로 인해서 사용빈도가 점차 감소하고 있다.

5) 수술의 적응증 및 목표

(1) 적응증

비록 뇌고랑수막종의 완전 절제가 다른 수막종 및 다른 종양에 비해서 용이하다고 알려져 있으나 이에 대한 수술적 절제가 꼭 필요한지에 대해서는 정확한 판단이 필요하다. 종양이 크거나 주변 구조를 침범하여 신경학적 결손이 동반되는 경우나, 뇌압이 높은 경우에는 수술이 필요하다. 종양의 크기가 작은 경우에도 병변 주위로 국소적인 부종을 동반하는 경우에는 발작을 유발할 수가 있어 수술이 필요하며, 이 같은 경우에는 부종을 줄이기 위한 전 처치도 필요하다. 매우 드물기는 하지만 수막종으로 인해 두개골의 골증식 및 이로 인해 피부 괴사가 동반되는 경우에도 수술이 필요하다.

(2) 우연히 발견된 수막종

CT와 MRI의 사용빈도가 늘어남으로써, 우연히 발견되는 수막종의 수도 증가했다. 부검에서 우연히 수막종이 발견될 확률은 약 2.3%이다. 수막종은 전 연령에 걸쳐 발생하고 천천히 자라는 것으로 생각되며, 논문들에 따르면 성장속도는 0.03~2.62 cm^3/년이고 상대적 성장률은 0.48%에서 72.2%이다. 하지만, 노인에서 발견되는 수막종은 성장속도가 그보다 젊은 층에서 발견되는 수막종보다는 느린 것으로 알려져 있으며, 석회화가 동반되거나 T2 강조영상에서 수막종 주위 조직에 등강도 혹은 저강도 신호가 보이면 수막종의 성장 속도가 느린 것으로 볼 수 있다. 게다가 수막종의 부피와 절대 성장속도에 어느 정도 상관관계가 있다는 관한 보고가 있으므로, 젊은 환자에서는 3~6개월마다, 노인환자에서는 6~12개월마다 종양의 MRI 촬영과 함께 종양의 부피를 측정하는 것이 필요하다. 종양의 성장속도가

1 cm^3/년보다 빠른 경우에는 수술적으로 절제를 시행해야 한다. 약 8%의 환자에서 수막종은 다발성으로 발생하며, 이 경우에도 종양 성장속도가 1 cm^3/년이면 수술이 필요하다.

(3) 고령환자

나이는 그 자체로 수술의 금기사유가 되지 않으나, 고령은 마취관련 위험성 및 수술로 인한 합병증 및 사망률을 높다는 것을 염두에 두어야 한다. 70세 이상의 노인을 대상으로 시행한 한 연구에서, 수술 후 57.6%의 환자에서 신경학적 결손이 호전을 보였으며, 16.6%에서는 수술 전과 비슷하며, 7.6%의 환자가 수술 30일 이내에 사망했다고 보고되었다. 이 연구에서는 수막종의 크기와 수술시간 사이에 상관관계가 있으며, 종양 주위 부종과 신경학적 결과도 역시 연관이 있다고 하였다. 수막종이 재발한 경우에는 예후가 좋지 않았다. 다른 리뷰에서는 65세 이상의 노인에서 수막종 수술 후 사망률은 16%이며, 합병증이 있는 경우는 39%로 보고하였다. 하지만 리뷰에 인용된 한 연구에서 한 저자는 사망률은 1.8%, 합병증은 7%로 보고하여서 결과에는 차이가 있는 것으로 보인다.

수술을 결정하기 전에 가장 중요한 것은 환자의 전반적인 건강 상태와 신경학적 상태이다. 전반적인 건강상태나 신경학적 상태가 좋지 못한 경우이거나, 종양이 천천히 커지는 경우라면 수술하지 않고 경과관찰 하는 것이 한 가지 대안이 될 수 있다.

결과적으로 수술은 환자가 미국 마취과 학회(American Society of Anesthesiology, ASA)기준으로 I등급 혹은 II등급이며, 카르노프스키 지수(Karnofsky indx) 70점 이상인 경우에 권장된다. 주의할 점은, 노인 환자들에게서는 종양 재발의 위험성이 높지 않으므로 수막종의 완전 절제가 목적이 아니며, 수술 후 남아 있는 종양이 성장하는 징후를 보인 환자에서는, 방사선 치료나 약물 치료(hydroxyurea) 같은 보존적 치료 방법을 사용해 볼 수 있다.

6) 수술적 방법

(1) 기술적 고려사항

관상봉합이나 시상봉합과 같은 뼈의 한 지점이나, 외이도, 귓바퀴, 안구 등은 종양의 위치를 확인하는 데 중요한 역할을 하며 신경항법장치를 사용하는 지금도 널리 사용되는 좌표들이다. 신경항법장치는 종양의 위치를 파악하여 피부를 어떻게 절개하고 개두술을 어떻게 시행할지에 대해서 미리 계획할 수 있게 해준다. 뇌고랑 수막종의 경우 고형의 수막종 주변 경막을 따라 종양이 자랄 수 있으므로, 종양에 대한 접근은 종양의 위치 등을 고려하여 적절하게 시행되어야 한다. 만약 수막종이 뇌의 중요 영역 주위로 위치해 있거나, 그 주위로 중요한 혈관이 지나가고 있다면 신경항법 장치로 해당 영역을 확인하고 중요 구조물에 손상을 입히지 않도록 주의해야 한다. 피부를 절개해서 두개골 피판을 만드는 과정 중에, 두개골피판을 어떻게 복원하고, 경막을 다시 봉합하는 것도 함께 고려해야 하다.

(2) 수술 자세

성공적인 수술을 위해서 수술 중 환자의 자세는 매우 중요하다. 환자의 수막종이 수술 영역의 가장 상부에 오도록 환자의 자세를 적절하게 취해야 한다. 일부 신경외과 의사들은 중력을 이용해서 수막종이 중심선으로부터 떨어지는 자세를 좋아하고, 다른 일부는 중력을 이용해 뇌를 최소한을 당겨도 되는 자세를 취하는 것을 선호한다.

전자에서는 수막종이 집도의 쪽으로 움직이는 반면, 후자에서는 뇌가 수막종으로부터 떨어져서 수막종과 정상 뇌 사이의 경계를 만들게 된다. 후자에서는 수막종으로 인해서 주위 혈관이 당겨지거나 해서 손상될 가능성이 있어서 가급적이면 피하는 것이 좋다. 수막종 수술은 상당한 시간이 소요될 수도 있으므로, 환자뿐만 아니라 집도의가 편하게 느끼는 자세를 취하는 것이 중요하다.

수술 중 환자의 자세는 종양의 위치를 고려하여 앙와위, 복와위, 측사위 등에서 집도의가 편할 수 있는 자세를 선정하여야 한다. 머리는 세 개의 핀으로 바깥에서 고정한 뒤 이를 테이블에 연결해야 하고, 머리의 움직임을 막기 위해서 멸균포를 치기 전에 한 번 더 잘 고정되었는지 확인하는 것이 필요하다. 이런 방식으로 머리를 고정함으로써 환자의 머리, 몸, 수술 테이블이 하나로 고정되게 되고, 수술 중 정맥동 출혈이나 공기색전이 발생하지 않도록 수술 중 환자의 머리를 적절하게 움직일 수 있다. 그 외에도 환자 자세를 취할 때 팔신경얼기, 말초 신경, 눈 등에도 각별한 신경을 써서 중요 부위가 눌리지 않게 해야 한다.

일부 신경외과 의사들은 환자의 머리를 전혀 깎지 않고, 다른 의사들 부분적으로 면도를 하거나 종양이 큰 경우에는 전체 면도를 하기도 한다. 면도 전에는 반드시 환자와 상의가 되어야 한다. 면도 후에는 수술 부위에 대해서 베타딘 용액으로 소독을 하게 되는데, 이 과정 중에 베타딘 용액이 눈에 들어가지 않도록 주의해야 한다. 소독 후에는 수술부위에 접착력이 있는 플라스틱 필름 및 멸균포 등을 사용해서 수술 부위를 제외하고는 모두 커버해야 한다. 이때 중요 부위는 멸균된 펜으로 미리 표시해 두는 것이 좋다.

(3) 피부판

피부판에 대해 미리 계획하는 것은 매우 중요하며, 이때 몇 가지 중요한 점을 염두 해야 한다. 첫째, 수막종이 적절하게 노출될 수 있어야 하며, 둘째, 피부판으로 적절한 혈류가 공급될 수 있어야 하며, 셋째, 피부 절개에 대해서 수정이 가능할 수 있어야 하다. 마지막 점은 수술 전 예상했던 종양의 위치가 실제로 다소 틀렸거나, 혹은 중요한 구조물을 접근할 수 없는 경우, 그리고 나중에 수막종이 처음의 경계면 보다 더 크게 재발한 경우에 중요하다. 피부판에 혈관이 부족하게 되면, 혈류가 부족하게 되고 이 때문에 광범위하고 오래 걸리는 재건 수술을 필요로 하게 될 수도 있다. 그리고, 미용적인 측면을 고려하는 것도 중요한데, 특히 수막종이 이마 혹은 이마관자 쪽에 있는 경우에는 상처가 이마를 지나 노출될 수 있어 더욱 주의해야 한다. 또한 두개골 천공으로 인해 피부가 파진 것처럼 보이는 것은 두개골의 천공 위치를 적절하게 선정하고, 양쪽관상절개를 함으로써 줄일 수 있다. 얼굴 신경의 관자가지 (temporal

361

branch)의 손상을 예방하기 위해서 피부 절개는 광대활 위쪽에서 끝나야 하며 귀 앞까지 내려오지 않는 것이 좋다. 일반적으로, 병변 위에 일직선 혹은 S자 모양의 절개를 하게 되는 경우 수막종이 적절히 노출될 수 있으며, 종양이 이전보다 더 크게 재발하여서 재수술을 하게 되는 경우에도 상처를 연장하거나 변형해서 수술을 시행하기 용이하다. 또한 피판을 만들 때는 혈류 공급을 고려해야 하는 데, 피판은 혈관다리(vascular pedicle)가 있어야 하며, 피판의 길이/너비의 비가 3/2를 넘지 않아야 한다. 하지만 피부 피판은 한 번 만들고 나면 이후 다시 만들거나 수정하기가 쉽지 않으므로, 원하는 개두술의 크기보다 약간 크게 만드는 것이 낫다. 두개골막 위쪽으로 피부 절개를 하고 나면, 두피의 출혈을 줄이기 위해서 세동맥과 정맥을 클립으로 결찰하거나 지지게 된다. 이후 두피를 골막으로부터 천천히 벗겨내서 갈고리를 이용해서 젖히게 되고, 골막은 혈관 분포에 따라 매스를 이용해 절개하고 벗기거나, 혹은 모노폴라로 지지거나 한다. 골막까지 벗기고 나면, 이는 피부 피판과 함께 젖은 거즈에 감싸서 젖혀 놓는 것이 좋다. 골막은 살짝 잡아 당겨서 두는 것이 좋으며 그렇지 않으면 쪼그라들게 되고, 그러면 경막을 닫을 때 봉합하기 어렵다. 혈관이 발달한 수막종에서는 두피에서도 수막종으로 혈류를 공급할 수 있으며, 이 과정에서 해당 혈관을 미리 지지는 것이 좋다.

(4) 두개골판

외경동맥으로부터 수막종 및 경막으로 다량의 혈류가 공급 될 수 있으므로, 두개골판을 만들 때두개골판과 경막을 잘 분리해야 한다. 이 과정 중에 뇌 손상을 피하고, 연결 정맥을 보호하기 위해서 두개골판은 여유를 갖고 만드는 것이 좋다. 수막종이 두개골을 침범하거나 수막종에 인접한 두개골이 두꺼워지는 등의 변형을 보일 때 종양의 위치를 파악하는 데 도움이 된다. 정맥동 주위의 두개골을 열 때는 정맥동 손상에 주의해야 한다. 절단된 뼈의 단면은 왁스를 사용해서 지혈을 하고 다음으로 다음 버홀을 시행할 방향이나 다음 두개골판을 자를 방향으로 끝이 무딘 디섹

터(dissector) 등을 사용해서 수막종을 두개골에서 분리시켜야 한다. 각각의 버홀 구멍들을 개두기(craniotome)나 기글리줄톱을 이용해서 연결한다. 공기를 사용하는 뼈 절단기를 사용하게 되면, 미세한 뼈가루가 발생하게 되고 이로 인해 판사이정맥의 혈관이 막힘으로 뼈에서 발생하는 출혈을 줄일 수 있다. 기글리줄톱을 사용하는 경우, 경막 손상을 피할 수 있으며 두개골의 절단면이 비스듬하게 만들어진다는 장점이 있다. 두개골의 모서리가 비스듬하게 되면, 두개골을 닫았을 때 두개골판이 아래로 가라앉는 것을 예방할 수 있으며, 이 때문에 이 방법은 이마 쪽 개두술에 선호되는 방법이었으나 최근 들어 잘 사용되지 않는다.

개두기나 기글리줄톱을 사용할 때, 버홀의 바깥쪽 경계면을 따라서 개두술을 시행해야지, 주어진 버홀에서 최대한 큰 개두술을 시행할 수가 있다. 정맥동과 가까운 면은 항상 마지막으로 절단해야 하며, 이렇게 함으로써 출혈이 있는 경우, 두개골판을 들어올리자마자 바로 지혈을 시행할 수 있다.

두개골판은 기구를 사용해서 조심스럽게 들어 올려야 하며, 이때 먼저 끝이 무딘 디섹터를 사용해서 뼈로부터 수막종을 분리하는 것이 좋다. 개두술 시 경막을 손상시키지 않기 위해서 주의해야 하나, 수막종이 뼈를 침범한 경우에는 경막을 보존하는 것이 어려울 수도 있다. 뼈 절단면에서 발생하는 출혈은 한번 더 왁스로 지혈하는 것이 좋다. 이후 경막은 주위 두개골에 작은 구멍을 뚫어서 실로 묶어두거나, 주위 피하 조직에 고정한다. 상처를 식염수로 헹구고 나서, 젖은 타월로 피부판을 감싸둔 뒤 경막을 열게 되는데, 그 전에 두개골판을 잘 보관해야지 수술 종료 시 두개골판을 다시 복원할 수 있다. 하지만, 만약 수막종이 뼈를 침범하고 있으면 해당 두개골판을 완전히 제거해야 하고, 이에 대해서는 두개골 성형술이 필요하다. 수막종으로 인해서 두개골의 일부가 두꺼워져 있다면, 두꺼워진 부분에 대해서만 드릴로 모양을 바로 잡아줄 수 있다. 개두술 후에 남아있는 두개골의 경계 면에 수막종이 침범한 소견이 있다면 도너츠 모양으로 주위 뼈를 추가로 제거할 수 있으며, 이때 남아있는 종양 및 해당 부위의 경막도 함께 제거해야 한다.

(5) 경막 열기

경막을 절개하기 전에, 수막종에 혈류를 공급하는 혈관을 지지거나 묶는 것이 좋다. 또한, 집도의는 경막을 열기 전에 경막이 단단한지 혹은 뇌부종이 있는지 확인해야 하는 데 이 같은 경우에는 경막을 절개하게 되면 뇌탈출이 일어날 수 있기 때문이다. 뇌탈출이 발생하고 이에 대해서 즉각적인 조치가 취해지지 않는다면 뇌경색이 일어날 수 있다. 뇌부종에 대한 치료로는 머리를 거상하는 것과, 과호흡, 스테로이드와 만니톨을 등을 사용해볼 수 있으며, 그럼에도 조절되지 않는 뇌압의 경우에는 뇌실창냄술 및 뇌척수액 우회술을 시행해야 한다.

뾰족한 갈고리(sharp hook)나 경막용 실을 사용해서 경막을 살짝 들어올린 상태에서 메스를 이용해서 경막을 절개한다. 일반적으로 경막의 절개는 종양의 경계로부터 0.5 cm의 여유를 두고 시행하는 데, 이때 초음파나 신경항법장치를 사용해서 수막종의 경계를 확인하는 것이 유용할 수 있다. 이후, 끝이 무딘 가위를 사용해서 경막을 완만하게 절제하게 되는데, 이때 수막종 주위로 주행하는 배출정맥들이 손상을 입히지 않도록 주의해야 한다. 수막종을 절제하고 난 뒤 남아있는 주위 경막은 비록 정상처럼 보이더라도, 수막종이 남아있는 경우가 있을 수 있어 위에서 언급된 것처럼 종양 주위의 5~10 mm의 경막도 함께 절제하는 것이 필요하다. 영상에서 확인되는 경막 꼬리 징후는 수막종의 침범 혹은 과혈관화에 의한 현상일 수 있으므로, 수막종을 제거할 때 이런 영상학적 결과도 함께 고려되어야 한다. 만약 수막종의 전체 절제를 시행했는지에 대해서 의문이 든다면, 조직검사를 여러 번 반복해 보는 것도 한가지 방법이 될 수 있다. En plaque 양상의 종양 혹은 거미막을 따라서 수막종이 자라는 경우도 보고된 바 있어서 경막의 절제는 상황에 따라서 적절하게 시행되어야 한다. 수막종의 재발을 방지하기 위해서 경막의 테두리를 응고기로 지지기보다는 종양 주위의 경막을 일부 제거해 주는 것이 더 낫다. 처음 경막을 열고 나서, 절제된 경막의 가장자리를 실로 꿰매서 당겨 놓으면, 경막이 시야를 가리지 않고, 종양을 조심스럽게 당길 수 있어 종양의 절제에 도움이 된

다. 또한 이 방법을 사용하면 시야를 확보하기 위해서 직접 종양이나 뇌에 가해지는 힘을 줄일 수 있다.

(6) 수막종의 제거

수막종의 크기 및 위치에 따라서 일괄절제(en bloc resection)를 시행할지 캡슐 안쪽에서 감량수술을 시행할지(intracapsular debulking) 결정되며, 이 같은 결정은 일반적으로 미세절제를 하기 전에 내려져야 한다. 후자의 경우에는 수막종으로 오는 혈류 공급을 먼저 차단할 필요가 있다. 수술 중 뇌 견인장치(retractor)나 실솜은 가급적이면 사용을 피하고, 꼭 필요한 경우에는 일시적으로만 사용하는 것이 좋다. 수술 중 뇌의 중요 영역을 손상시키지 않도록 수술 중 신경항법장치나 감각유발전위 등으로 한번 더 확인하고, 수술법에 대해서 미리 계획하는 것이 중요하다. 중심고랑 앞 수막종의 절제는 종양의 앞쪽 면에서 시작하고, 중심고랑 뒤 수막종의 경우에는 종양의 뒤쪽에서 절제를 시작한다. 수술 중 집도의가 경막을 살짝 잡아당기면 수막종과 거미막 사이의 경계가 보일 수 있으며, 이 절단면(cleavage plane)은 수막종 환자의 약 1/2에서 2/3서 확인되며, 특히 연막으로부터 혈액을 공급받지 않은 수막종에서 주로 관찰된다. 캡슐이 없고, 명확한 경계 없이 혈관을 따라 자라는 수막종에는 수술적 절제가 쉽지 않다. 반대로 명확한 캡슐이 있는 경우에는 수술이 비교적 간단해진다. 소작용 집게(cautery forceps)와 미세 가위를 사용해서 연막 밖에 있는 절단면을 따라 수막종과 주위 조직을 박리하게 되며, 이때 위에서 언급된 기구들을 사용해 거미막과 그 주의 미세 혈관 사이를 연결하는 거미막띠를 확인하고, 지지고, 절단하게 된다. 수막종이 재발한 경우이거나, 악성 수막종이 의심되는 경우에는 일반적으로 좀 더 과감한 절제가 필요하다. 특히 악성 수막종의 경우에는 수막종 자체가 뇌를 침범할 수 있기 때문에 수술로 얼마나 많은 종양을 절제하였는지가 환자의 예후를 결정한다.

집도의의 임상적 경험에 따라, 수술 초반 수막종의 경계를 확인하는 작업이나, 깊은 곳에 있는 공급 혈관을 박리하는 초반 작업에서부터 현미경을 사용하기도 하며, 이는 특

히 수막종이 뇌의 중요 영역에 위치할 때 유용하다. 하지만 현미경을 사용하면 실제 크기보다 물체가 더 크게 평가될 수 있으며, 이 경우에는 시간이 매우 오래 걸리고 집도의에게 오히려 혼란을 줄 수가 있으며, 실제 크기보다 물체의 크기를 더 작게 평가하는 경우에는 뇌나 중요 혈관의 손상으로 이어질 수 있기 때문에 주의해야 한다.

실비안 고랑(Sylvian fissure)의 주위로 수막종의 캡슐이 위치한 경우에는 수술 중 중대뇌동맥의 가지에 손상을 입히지 않도록 주의를 기울여야 하며 이 때문에 수막종의 박리는 고랑과 떨어진 부분에서부터 시작해야 한다. 이는 롤랜드 정맥(rolandic vein) 같이 중요 영역을 지나는 정맥과 인접한 수막종을 박리할 때도 마찬가지이다(그림 3-2, 3).

만약 일괄절제를 시행할 수 없는 상황이라면, 수막종의 일부를 열을 이용한 절단 루프나 초음파 흡입기 등으로 조금씩 절제하는 것이 도움이 된다. 수막종이 단단한 경우에 절단 루프가 유용하다. 일반적으로 종양의 캡슐과 거미막 사이에 어느 정도 공간이 생기면 캡슐 안쪽에서부터 종양을 조금씩 제거할 수 있다. 이 같은 방법으로 수막종을 제거할 때 수막종의 캡슐 및 주위의 뇌 조직을 손상시키지 않도록 주의해야 한다. 수막종의 중앙을 제거하고 난 뒤에 가운데 생긴 공간으로 얇아진 캡슐막을 모아서 종양을 제거할 수 있다. 특히 수막종의 크기가 큰 경우에는 종양의 일

부를 제거해서 공간을 먼저 만들고, 이후 캡슐과 거미막 사이 공간을 만드는 작업을 번갈아 가면서 시행하면서 종양을 절제해야 한다. 만약 종양이 부드러운 양상이고, 혈관이 잘 발달하지 않거나 괴사가 진행된 상태라면, 흡인이나 긁어냄만으로 종양을 제거할 수도 있다.

혈관이 발달했거나, 혈관모세포종과 유사하게 보이는 수막종의 경우에는 대량 출혈의 위험성이 있을 수 있으므로, 수술 전 색전술을 시행해 이 같은 위험성을 줄여야 한다. 일반적으로 수막종에서는 섬유소용해능(fibrinolytic activity)이 증가해 있으므로 섬유소 산물이 일반 조직에서보다 빨리 분해되며 이 때문에 피막 안쪽으로 출혈이 잘 발생할 수 있다. 이 같은 출혈은 솜뭉치(cotton ball)를 사용해서 가볍게 눌러주는 것으로 지혈될 수 있으나, 만약 이 같은 방식으로 지혈되지 않는다면, 트롬빈이 포함된 젤라틴 스폰지나 산화 셀룰로스 혹은 마이크로염콜라겐 지혈제 등을 사용할 수 있다. 숙련된 신경외사의 경우에는 종양의 빠른 적출을 위해서 심하지 않은 출혈의 경우에는 지혈하지 않고 수술을 진행하기도 한다.

만약 수막종의 완전 절제를 시도하게 되었을 때 신경학적 결손이 생길 가능성이 매우 높다면 수막종을 부분만 절제하고, 일부를 남겨두는 것도 한 가지 방법일 수 있다. 남은 부분에 대해서는 나이가 많은 환자에서는 경과 관찰을

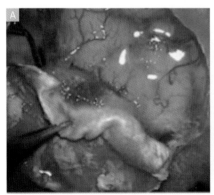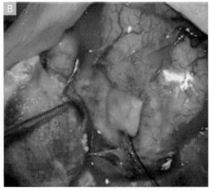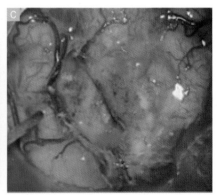

■ 그림 3-2. **뇌고랑수막종을 절제하는 장면.**
A. 경막을 수막종 주위로 둥글게 절제함으로써 수막종을 노출시킬 수 있고, **B.** 종양 및 그 위의 경막을 부드럽게 잡아당기게 되면 경막과 거미막에서 종양을 절제하기 용이하다. **C.** 수막종의 절제 후 피질의 표면이 손상되지 않은 것을 확인할 수 있다.

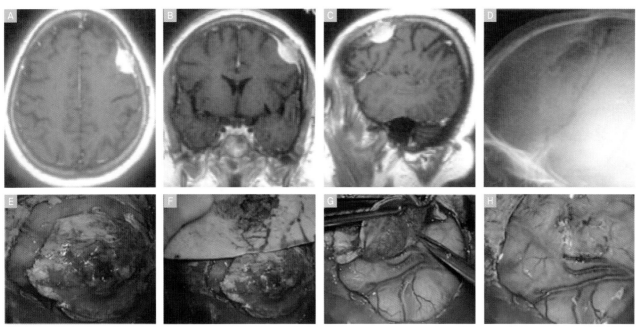

■ 그림 3-3. 좌측 전두엽 뇌고랑 수막종의 (A) 축면, (B) 관상면, (C) 시상면의 T1 조영 강조영상 사진. MRI상 수막종에 인접한 두개골이 종양의 침범을 받았으며 두개골 단순촬영에서 이를 확인할 수 있다(D). 수막종 주위를 둘러서 경막을 절제하였으며(E), 수막종이 경막과 주위의 뼈를 침범하고 있는 것을 확인할 수 있다(E, F). 수막종은 거미막 박리를 통해서 아래의 뇌 실질로부터 분리되었으며(G), 손상되지 않은 피질의 표면을 확인할 수 있다(H).

해볼 수 있고, 젊은 환자들 에서는 보조요법을 시도해볼 수 있다. 수막종의 제거 정도에 대해서 Simpson은 아래와 같이 등급을 매겼다.

1등급 : 수막종과 그 경막 부착면에 대해서 완전 절제

2등급 : 수막종의 완전 절제와 그 경막 부착면에 대해서 응고(coagulation)

3등급 : 수막종의 완전 절제와 그 경막 부착면 혹은 경막 외 확장에 대한 불완전한 절제

4등급 : 단순 감압술 혹은 조직검사

수막종 절제 등급에 따라서, 환자가 추가적인 치료가 필요할지 혹은 외래에서 지켜볼지를 결정하게 된다. 일반적으로, 뇌고랑수막종은 접근이 용이하여 전체 절제를 시행할 수 있는 가능성이 매우 높아서 예후가 좋은 편이다. 판상(en plaque) 성장을 보이는 경우에라도 종양의 전체 절제를 하게 되는 경우에는 재발의 가능성이 매우 낮아진다.

하지만 수막종이 미세하게 남아있거나, 일부 거미막에 남아있는 경우에도 종양은 재발할 수 있으며, 이는 남아있는 종양에서 분비하는 혈관내피성장인자 (VEGF)가 새로운 혈관형성과 종양의 성장을 유발하기 때문이라는 보고도 있었다.

(7) 봉합

수술 후 생길 수 있는 뇌척수액의 유출이나, 뇌피질의 손상, 뇌탈출, 상처 감염 등을 예방하기 위해서 수술 중 경막에 수막종의 침범이 없으면 경막을 직접 봉합하거나, 머리뼈 바깥막을 포함한 피판을 사용해서 경막을 봉합하기도 한다. 인공경막 혹은 이종(heterologous) 경막 이식도 많이 시행되는 방법이다. 경막을 완전히 봉합하기 전에 경막 아래 공간에 식염수를 채우고, 이후 봉합이 완료되면 두개골판을 복원하여 스테인레스 미니플레이트 등으로 고정한다. 만약 수막종이 두개골을 침범하여서 두개골판을 다시

사용할 수 없는 경우에는, 시멘트나 인공뼈를 사용해서 두개골 성형술을 시행할 수 있다. 두개골판을 복원할 때, 뼈가 제위치에 맞게 복원될 수 있도록 주의해야 한다. 두개골판의 크기에 따라서, 두개골판의 중심에 하나 혹은 두개의 경막 봉합을 시행하고, 이후 모상건막 아래에 배출관을 삽입하고 피하지방층과, 피부층을 봉합한다. 배출관은 개두술의 크기에 따라서 하루에서 삼일 정도까지 유지하고 제거한다. 개두술의 크기가 큰 경우에는 수술 후 8일에서 10일 이후에 두개골 성형술을 시행하는 것이 좋으며, 경막이 많이 손실되어 복원한 경우에 두개골 성형술은 6~8주 뒤에 하는 것이 상처에 좋다.

7) 수술 후 관리 및 부작용에 대한 처치

작은 수막종의 수술 뒤에는 혈압과 뇌압이 안정되면 발관을 시도해 볼 수 있으나, 수막종의 크기가 큰 경우에는 며칠 동안 인공호흡을 유지하는 것이 좋다. 중환자실 재원 기간 동안 의식수준, 국소 신경장애, 경련 등의 신경학적 증상 외에도, 활력징후, 호흡기능, 물섭취량, 전해질 에 대한 세심한 관찰이 필요하다. 일반적으로 뇌부종이 발생할 수 있는 최대 기간 동안 부종을 줄이기 위해서 가급적 환자 머리는 20~30도 정도로 유지하고, 히스타민2 (H_2) 수용체의 길항제와 함께 코르티코스테로이드를 사용해야 한다. 만약 이 같은 치료가 충분하지 않다면, 만니톨이나 푸로세미드를 사용해 볼 수도 있다. 수술 후 4일 뒤부터는 정맥 혈전증을 예방하기 위한 헤파린의 투약도 고려해볼 수 있다. 만약 환자가 수술 전부터 경련을 했다면, 항경련제를 지속적으로 복용해야 하며 이는 이후 뇌파검사 확인하고 중단할지 고려해야 하다. 뇌부종, 혈종 혹은 혈전증 등으로 인해 뇌압이 상승하지 않도록 주의가 필요하다. 만약 새로운 신경학적 결손이나 경련이 발생하는 경우에는 즉시 CT 검사를 시행해야 하며, 검사 결과에 따라서 수술이나 약물 치료 등의 치료가 필요할 수도 있다. 수막종의 수술 후에 출혈과 이로 인한 실혈로 인한 사망이 발생할 수 있으므로, 두피나, 두개골, 경막, 두개내 정맥에서 발생하는 출혈에 대해서 주의 깊게 관찰할 필요가 있다. 이 때문에, 수술 중 충분한 지혈을 하는 것이 중요하며, 일부에서는 수술 전에 수막종으로 가는 혈관을 차단하기 위한 색전술이 필요할 수도 있다. 수술 중 지주막의 손상이나 연결 정맥의 봉합으로 인한 뇌손상은 경련이나 반대쪽 위약 등의 문제를 야기할 수 있으므로 최대한 피해야 한다.

만약 두개골판이 감염되었다면, 이를 제거해야 하며 최소 14일 이상 항생제의 사용이 필요하고, 두개골판의 제거 후 3개월 이상 지난 뒤에 두개골 성형술을 시행할 수 있다.

모든 종류의 수막종 환자에서, 노인환자에서 사망률 및 이환율이 다소 높다(30일 사망률: 16%, 합병증: 39%). 수막종 수술 후 약 1.2%의 환자에서 치명적인 폐 색전증이 발생할 수 있다.

경련은 좀 더 예측하기 어려운데, 일반적으로 뇌고랑수막종 환자가 다른 종류의 뇌종양이나 다른 곳에 위치한 수막종 환자와 비교해서 경련이 발생할 확률이 높다. 환자가 수술 전부터 간질이 있었던 것과 상관없이 수술 후 발생하는 경련은 치료하기 쉽지 않은데, 이는 뇌고랑수막종이 뇌의 고위기능과 접하고 있거나, 중요 배출 정맥과 맞닿아있기 때문일 수 있다. 수술 후 새롭게 발생한 경련의 경우에는 수술 중 뇌를 과다하게 당기거나, 큰 배출혈관을 손상시키거나, 연막아래로 절제를 시행했던 것이 원인이 될 수 있으며, 이런 경우에는 항경련제를 사용해야 하고 수술 후 최소 1년이상 유지해야 한다.

현재까지도 감마나이프 수술이 수막종에 대한 좋은 대안 치료로 인식되고 있으나, 감마나이프 이후 부종 등의 부작용이 발생할 수 있으며, 일반적으로 수술과 비교해서 감마나이프 부작용이 조금 더 높은 것으로 알려져 있다 (43%). 또한 감마나이프 수술 후에는 매우 낮지만 악성으로의 변형 가능성도 있으므로, 감마나이프는 마취의 위험성이 높은 노인환자 등에서 시행하는 것이 좋으며, 수술적 절제의 위험성이 비교적 적은 뇌고랑 수막종에서는 수술적 치료가 선호된다.

2. 시상동주변수막종
(parasagittal meningioma)

1) 개요

시상동 주변 수막종은 그에 대한 수술의 기술적 어려움과 이에 대한 치료의 개념이 최근 변하고 있어 흥미로운 주제이다. 시상동 주변 수막종은 일반적으로 뇌의 중요 영역 주위에 위치하며, 이 때문에 점차 더 보수적인 수술적 접근법으로 치료하는 추세인데 이는 수막종 치료방식이 변화하고 있는 것의 전형적인 예라고 할 수 있다. 시상동 주변 수막종에 대해서 공격적으로 치료를 하게 되면 상시상 정맥동이 개방되고, 수막종을 제거하고 난 뒤 이 정맥동에 대한 재건이 필요하게 된다. 이 같은 수술법은 정맥동이 일부만 폐색된 경우에는 일부 신경외과 의사들이 선호하는 수술 방법이었으며, 이때 필요 시에는 정맥 이식을 시행해서 정맥동을 재건하였다.

정맥동을 절단하는 것이 수막종의 재발을 줄여주는 것으로 알려져 있으나, 이는 출혈, 정맥동 색전, 정맥경색 등의 위험성 및 이로 인한 뇌부종, 신경학적 결손 발생의 가능성을 높인다고 알려졌다. 이 때문에 시상동 주변 수막종의 치료에 대해서 견해가 변하기 시작했으며, 최근 들어서는 대부분의 수막종을 제거하고 난 뒤에 남아있는 수막종에 대해서는 방사선수술을 시행하는 경우가 많아지고 있다(그림 3-4).

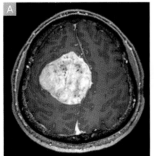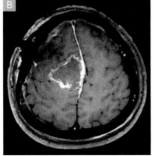

■ 그림 3-4. **A.** 시상동 주변 주막종의 축면사진, **B.** 수술 후 종양이 시상정맥동의 벽면에서 제거된 모습을 보여 주고 있다.

2) 수술의 적응증

한 연구에서 시상동 주변 수막종 환자의 약 1/4에서는 무증상으로 우연히 발견되었으며, 환자의 3/4에서 증상을 보였다. 증상은 주로 두통, 위약감, 경련 등의 소견으로 나타났으며 위약감은 시상동 주변 수막종이 상시상 정맥동의 가운데 1/3 지점에서 주로 관찰되기 때문인 것으로 생각된다. 환자가 무증상이며 65세 이상이고, 수막종의 크기가 3 cm 이하인 경우에는 1년에 한 번씩 MRI를 촬영하면서 경과 관찰 하는 보존적 치료법이 추천되며, 환자가 증상이 있는 경우에는 수술적 치료가 선호된다.

3) 수술의 기술

(1) 수술 전 계획

영상기술의 발전으로 인해서 수막종 수술을 계획하는데 영상 검사의 중요도가 높아졌다. 영상 기술을 사용함으로써 수막종과 뇌의 관계 및 시상 정맥동과 다른 정맥들의 위치를 정확하게 파악할 수 있으며, 최근 들어서는 기능 MRI까지 추가되어서 수술 전 계획에 도움이 되고 있다.

(2) 수술 자세

수막종이 상시상 정맥동의 어느 부분과 인접한지에 따라서 수술적 접근법 및 환자의 자세가 좌우된다. 일반적으로는 중력을 사용해서 뇌의 피질이 수막종으로부터 분리될 수 있도록 자세를 잡는 것이 좋다. 상시상 정맥동의 앞쪽 1/3에 수막종이 인접한 경우에는 환자는 앙와위에서 머리를 약간 굽히도록 하고, 상시상 정맥동의 중간 1/3에 수막종이 위치한 경우에는 몸과 머리를 종양이 위치한 방향으로 돌려서 뇌의 피질이 수막종으로부터 떨어질 수 있도록 자세를 취한다. 상시상 정맥동의 뒤쪽 1/3에 수막종이 위치한 경우에는 복와위를 취해서 중력으로 운동피질이 수막종부터 떨어질 수 있도록 한다. 이 자세에서 수막종을 제거하면, 수술 중 뇌를 견인하는 것을 최소화할 수 있다.

(3) 수술방법

개두술은 주로 두 단계에 걸쳐서 시행된다. 먼저 정맥동을 건너지 않고 수막종이 있는 쪽의 두개골판을 들어올리고, 다음으로 경막을 조금씩 벗겨서 반대쪽의 두개골판도 제거한다. 이 방식을 사용함으로써 처음부터 정맥동이 손상 되는 것을 예방할 수 있다. 경막을 열 때는 가급적이면 수막종 주위로 작게 절개를 시행해야 하며 그렇지 않은 경우에는 주변 뇌의 뇌 탈출이 발생할 수 있다.

성공적인 시상동 주변 수막종 수술은 주변 정맥의 보존과 크게 관련되어 있어, 수막종과 연결된 정맥들은 최대한 보존하려고 노력해야 한다. 이를 위해서 정맥을 수막종의 표면으로부터 조심스럽게 박리하고 Cavitron이나 원형 소작기 등을 사용해서 수막종을 내부에서부터 제거한다. 이때 뇌 견인을 최소화하는 것이 중요하다. 이후 수막종을 뇌조직으로부터 둥글게 둘러 가며 제거한다. 상시상 정맥동을 침범하는 수막종의 경우에는 상시상 정맥동의 벽면을 소작하는 것이 필요하다. 만약 수막종이 상시상 정맥동의 벽면에만 위치한다면, 수막종을 제거하고 상시상 정맥동을 봉합하는 것이 필요하다. 일반적으로 상시상 정맥동을 정맥이나 다른 조직을 이식해서 재건할 필요는 없다.

한 연구에 따르면 상시상 정맥동의 앞쪽 1/3에 위치한 시상동 주변 수막종은 전체 시상동 주변 수막종의 12.8%이며, 중간 1/3은 69.2%, 뒤쪽 1/3은 17.9%의 수막종이 위치하였다. 우측에 위치한 시상동 주변 수막종이 59%로, 왼쪽 33%, 양쪽 7.7%보다 많았다. 이들 중 상시상 정맥동 바깥에 위치한 수막종은 모두 제거되었고, 정맥동 벽에 위치한 수막종은 제거되거나 소작되었으나, 정맥동 안에 위치한 종양은 제거하지 못하였다. 이들 63.2%에서, 수술 후 시행한 MRI 검사에서 남아 있는 수막종이 없는 것으로 확인되었다.

이후 5년 동안 환자들을 추적 관찰 하였을 때 MRI상에서 재발한 케이스도 없었다. 36.8%의 환자에서는, 수술 후 시행한 MRI 상에서 남아 있는 수막종이 관찰되었으며, 이들 중 13.2%에서는 수막종이 커지는 소견을 보였다. 수막종이 커지는 데까지 걸린 평균적인 시간은 8년이었다.

5년 뒤 재발 없이 환자가 생존한 경우는 94.7%로 확인되었다.

일부 연구에서는 시상동 주변 수막종에 대해서 적극적인 수술적 치료를 권유하고 있으며, 이들 중에서 브로치(Brotchi) 팀에서는 수막종이 정맥동을 침범하는 정도를 분류하였고, 이를 신도우(Sindou)가 다음과 같이 변경하였다.

1형 : 수막종이 상시상 정맥동의 바깥쪽 벽면에 붙어 있음

2형 : 수막종의 일부가 상시상 정맥동의 외측함요를 침범함

3형 : 수막종이 상시상 정맥동의 같은 쪽 안쪽 벽면을 침범함

4형 : 수막종이 상시상 정맥동의 가쪽 벽면 및 천정을 침범함

5형 : 수막종이 상시상 정맥동의 전체를 침범하였으나 한쪽 벽면은 침범하지 않음

6형 : 수막종이 상시상 정맥동의 완전히 침범함

제1, 2, 5, 6형은 대부분 수술 중 큰 문제가 없으며 수막종의 완전 절제가 가능하다. 하지만 제3형과 4형은 수막종의 완전 절제 후에 정맥동의 재건을 해주거나, 불완전 절제를 하고 난 뒤 방사선 수술을 시행해 줄 필요가 있다.

신도우(Sindou) 팀에서 2006년에 시상동 주변 수막종의 적극적인 수술 후의 결과를 발표하였는데 여기서 93%의 환자에서 수막종의 완전 절제가 가능하였으며, 65의 환자에서 수막종이 정맥동의 벽면을 침범하여서 수술 중 정맥동의 재건을 필요로 하였다. 8년 동안 경과를 관찰하였을 때 수막종을 일괄 절제(en bloc) 시행한 경우에서 재발률은 4%였다. 하지만 이 연구에서 사망률은 3%였으며, 8%의 환자에서 정맥 경색으로 인해서 영구적인 신경학적 장애가 발생하였다. 이를 바탕으로 신도우팀에서는 시상동 주변 수막종에 대해서 적극적인 수술 및 정맥동의 벽을 침범하는 수막종의 경우에는 자가조직을 이용해서 재건하는 것을 추천하였다. 하지만 이 연구에서 수술과 관련된 위험성이 높았고, 대부분의 환자들이 두 번에 걸친 수술을 필요로 하였으며, 정맥동 재건수술을 받은 모든 환자들이 항응

고제를 복용해야 하는 단점이 있었다.

최근 들어서, 시상동 주변 수막종의 수술 방식은 덜 침습적인 방식으로 시행되고 있으며 이후 정맥동에 남아 있는 수막종에 대해서는 방사선 치료를 함께 진행하는 경우가 점차 늘고 있다. 만약 정맥동이 수막종으로 인해서 완전히 막힌 경우에는 수막종과 정맥동을 완전 절개할 수 있고, 수막종이 정맥동의 벽에 붙어 있는 경우라면 이를 정맥동의 벽에서 조심스럽게 때어 내서 제거해 볼 수 있다. 하지만 수막종이 정맥동을 침범하였음에도 정맥동이 막히지 않은 경우에는 어려움이 있다. 블랙의 연구에 따르면 이같이 수막종이 정맥동을 침범한 경우 환자를 옆으로 누운 자세를 취해서 수술 중 수막종이 위쪽으로 올라오게 하 뒤 수막종을 피질로부터 박리하였다. 정맥동의 벽면에 있는 수막종까지는 제거하였으나 정맥동 안쪽으로 침범한 종양은 남겨 두었고, 이에 대해서는 이후 재발을 방지하기 위해서 방사선 수술을 시행하였다. 이 연구에서 36.8%의 환자에서 수술 후 수막종이 남아 있었으나 이 중 1/3 이하에서 이후 수막종의 크기가 커지는 소견을 보였다. 수술 전 신경학적 결손이 있는 환자의 55.6%에서 수술 후 증상이 호전되었으며, 약 5.5%의 환자에서 수술 후 새로운 결손이 발생하였다. 한 노인 환자가 수술 후 한 달 뒤 폐색전증으로 사망하였으며, 한 환자에서 수술 후 방사선 치료에도 불구하고 수막종이 재발하여서 재수술을 시행하였다.

4) 방사선치료

방사선 수술은 수술 후 남아 있는 수막종의 크기가 커질 때 시행할 수 있는 비침습적 치료이나, 최근 들어서 일부 경우에서 첫 번째 치료법으로 사용하는 경우가 있다. 콘드지올카(Kondziolka) 팀의 연구에 따르면 203명의 시상동 주변 수막종 환자를 정위방사선수술로 치료하였을 때, 93+/-4%의 환자에서 수막종의 크기가 더 커지지 않고 조절되는 결과를 보였다. 이전에 수술을 받았던 환자군에서는 60+/-10%로 평균보다는 낮은 조절률을 보였다. 이 연구에서는 크기가 3 cm보다 적은 수막종에서 방사선 치료를 추천하였다.

5) 결론

시상동 주변 수막종의 수술은 정맥동 혈전이나, 정맥 경색 등의 부작용이 발생할 가능성이 있어서 침습적으로 정맥동을 절제하기보다는 좀 더 보존적인 치료 방법을 시행하는 것이 최근 들어 선호되는 방법이다. 특히 수술 후 방사선 수술을 병행하는 경우에는 장기적으로도 만족스러운 결과를 보인다. 시상동 주변 수막종 및 다른 수막종에서 종양을 얼마나 절제 가능한 정도 외에도 수막종의 특성을 이해하는 것이 중요하며, 수술 중 최대한 안전한 범위 안에서 절제하고 남은 부분에 대해서는 경과 관찰하는 것이 가장 신중한 치료일 수 있다.

3. 대뇌낫수막종(falx meningioma)

대뇌낫수막종은 상시상 정맥동을 침범하고 있지 않아서 시상동 주변 수막종 보다는 덜 복잡한 편이다. 대뇌낫수막종의 수술에서 주변 뇌 구조물을 손상시키지 않고 수막종을 절제하는 것이 중요한데, 대뇌낫수막종도 종종 뇌의 중요 영역에 위치하고 있어서 수술 전 접근에 대한 정확한 계획을 세우는 것이 중요하다.

대뇌낫수막종은 정맥동과 인접하지 않다는 점에서 시상동 주변 수막종과 다르다. 이 때문에 신경외과 의사들은 대뇌낫수막종을 수술 할 때 상시상 정맥동의 손상 보다는 수막종의 정확한 위치 확인과 안전한 절제에 대한 고민을 하게 한다. 시상동 주변 수막종과 비슷하게, 대뇌낫 수막종은 운동피질과 감각피질이 위치한 뇌의 중심부에 위치하는 경우가 많다. 이 때문에 수막종의 정확한 위치를 파악하고 수술 중 주위 뇌 피질을 당기거나 해서 뇌 손상을 시키지 않는 것이 중요하다. 이를 위해서 신경항법장치를 이용해서 종양의 위치를 파악하고, 수술 중 뇌 피질이 수막종으로부터 분리될 수 있도록 환자의 자세를 취하며, 수막종 주위의 뇌 견인을 최소화하는 것이 좋다. 시상동 주변 수막종에서처럼, 대뇌낫수막종을 수술할 때 시상 정맥동과 피질을 연결하는 정맥이 손상을 입지 않도록 주의해야 한다. 수

369

술 전 시행하는 MRI에서 이 정맥들의 위치를 파악하는 것이 유용할 수 있다. 수막종과 인접한 피질에 대해서는 세심한 주의가 필요하며, 특히 운동 영역이 인접한 경우에는 더욱더 그렇다. 수술의 목표는 수막종 및 수막종이 발생한 낫의 완전 질제이다.

4. 결론

시상동 주변 수막종과 대뇌낫수막종의 치료는 지난 10년간 변화해 왔다. 무증상으로 우연히 발견된 수막종의 경우에는 MRI 검사를 시행하면서 경과관찰해 볼 수가 있으나, 수막종의 크기가 3 cm 이상이거나 증상을 유발하는 경우 혹은 주위로 심한 부종이 동반되는 경우에는 수술적 치료가 필요하다. 시상동 주변 수막종의 경우 정맥동을 반드시 재건할 필요는 없으며, 수막종이 남게되는 경우에는 방사선 수술로 치료할 수 있다. 대뇌낫수막종에서 가장 중요한 문제는 주위 뇌 조직 및 정맥의 손상을 예방하는 것이다. 수막종에 대해서 수술적 치료를 고려할 때 수술적 기술 외에도 종양의 특성에 대해서 고려하는 것도 중요하다.

References

1. A. O. *Diagnostic neuroradiology.* St. Louis: Mosby; 1994.

2. Alvernia JE, Sindou MP. Preoperative neuroimaging findings as a predictor of the surgical plane of cleavage: prospective study of 100 consecutive cases of intracranial meningioma. *J Neurosurg.* 2004;100(3): 422-430.

3. Bederson JB, Eisenberg MB. Resection and replacement of the superior sagittal sinus for treatment of a parasagittal meningioma: technical case report. *Neurosurgery.* 1995;37(5):1015-1019.

4. Bendszus M, Rao G, Burger R, et al. Is there a benefit of preoperative meningioma embolization? *Neurosurgery.* 2000;47(6):1306-1312.

5. Black P, Kathiresan S, Chung W. Meningioma surgery in the elderly: a case-control study assessing morbidity and mortality. *Acta Neurochir(wien).* 1998;140(10):1013-1017.

6. Black PM, Zauberman. Surgical Treatment of Parasagittal Meningiomas. In: Hancq S, Baleriaux D, Brotchi J. Seminars in Neurosurgery. New York:Thieme;2003:chapter 24.

7. Bonnal J, Brotchi J. Surgery of the superior sagittal sinus in parasagittal meningiomas. *J of Neurosurg.* 1978;48(6):935-945.

8. Buhl R, Hasan A, Behnke A, Mehdorn HM. Results in the operative treatment of elderly patients with intracranial meningioma. *Neurosurg Rev.* 2000;23(1):25-29.

9. Chan RC, Thompson GB. Morbidity, mortality, and quality of life following surgery for intracranial meningiomas: A retrospective study in 257 cases. *J Neurosurg.* 1984;60(1):52-60.

10. DiMeco F, Li KW, Casali C, et al. Meningiomas invading the superior sagittal sinus: surgical experience in 108 cases. *Neurosurgery.* 2004;55(6):1263-1274.

11. Giombini S, Solero C, Lasio G, Morello G. Immediate and late outcome of operations for Parasagittal and falx meningiomas. Report of 342 cases. *Surg Neurol.* 1984;21(5):427-435.

12. Hahn BM, Schrell UM, Sauer R, Fahlbusch R, Ganslandt O, Grabenbauer GG. Prolonged oral hydroxyurea and concurrent 3d-conformal radiation in patients with progressive or recurrent meningioma: results of a pilot study. *J Neurooncol.* 2005;74(2):157-165.

13. Hancq S, Baleriaux D, Brotchi J. Surgical treatment of parasagittal meningiomas. Paper presented at: Seminars in Neurosurgery2003.

14. Kai Y, Hamada J-i, Morioka M, Yano S, Todaka T, Ushio Y. Appropriate interval between embolization and surgery in patients with meningioma. *AJNR Am J Neuroradiol.* 2002;23(1):139-142.

15. Kallio M, Sankila R, Hakulinen T, Jääskeläinen J. Factors affecting operative and excess long-term mortality in 935 patients with intracranial meningioma. *Neurosurgery.* 1992;31(1):2-12.

16. Kamitani H, Masuzawa H, Kanazawa I, Kubo T. Recurrence of convexity meningiomas: tumor cells in the arachnoid membrane. *Surg Neurol.* 2001;56(4):228-235.

17. Kim DG, Kim CH, Chung H-T, et al. Gamma knife surgery of superficially located meningioma. *J Neurosurg (s_supplement).* 2005;102:255-258.

18. Kondziolka D, Flickinger JC, Perez B, Group GKMS. Judicious resection and/or radiosurgery for parasagittal meningiomas: outcomes from a multicenter review. *Neurosurgery.* 1998;43(3):405-413.

19. Kondziolka D, Mathieu D, Lunsford LD, et al. Radiosurgery as definitive management of intracranial meningiomas. *Neurosurgery.* 2008;62(1):53-60.

20. Lieu A-S, Howng S-L. Intracranial meningiomas and

epilepsy: incidence, prognosis and influencing factors. *Epilepsy Res.* 1999;38(1):45-52.

21. Marc PS, Moussa A. Most intracranial meningiomas are not cleavable tumors: anatomic-surgical evidence and angiographic predictibility. *Neurosurgery.* 1998;42(3):476-480.

22. Nakamura M, Roser F, Michel J, Jacobs C, Samii M. The natural history of incidental meningiomas. *Neurosurgery.* 2003;53(1):62-71.

23. Nakau H, Miyazawa T, Tamai S, et al. Pathologic significance of meningeal enhancement ("flare sign") of meningiomas on MRI. *Surg Neurol.* 1997;48(6):584-591.

24. Pamir MN BP, Fahlbusch R. Meningiomas: A comprehensive text. Philadelphial: Elsevier; 2010.

25. Romstöck J, Fahlbusch R, Ganslandt O, Nimsky C, Strauss C. Localisation of the sensorimotor cortex during surgery for brain tumors: feasibility and waveform patterns of somatosensory evoked potentials. *J Neurol Neurosurg Psychiatry.* 2002;72(2):221-229.

26. Schiffer D, Ghimenti C, Fiano V. Absence of histological signs of tumor progression in recurrences of completely resected meningiomas. *J Neurooncol.* 2005;73(2):125-130.

27. Schrell UM, Rittig MG, Anders M, et al. Hydroxyurea for treatment of unresectable and recurrent meningiomas. II. Decrease in the size of meningiomas in patients treated with hydroxyurea. *J Neurosurg.* 1997;86(5):840-844.

28. Shah A, Choudhri O, Jung H, Li G. Preoperative endovascular embolization of meningiomas: update on therapeutic options. *Neurosurg Focus.* 2015;38(3):E7.

29. Shevach I, Cohen M, Rappaport Z. Patient positioning for the operative approach to midline intracerebral lesions. *Neurosurgery.* 1992;31(1):154-154.

30. Simpson D. The recurrence of intracranial meningiomas after surgical treatment. *J of Neurol Neurosurg Psychiatry.* 1957;20(1):22.

31. Sindou MP, Alvernia JE. Results of attempted radical tumor removal and venous repair in 100 consecutive meningiomas involving the major dural sinuses. *J Neurosurg.* 2006;105(4):514-525.

32. Von Deimling A, Kraus J, Stangl A, et al. Evidence for subarachnoid spread in the development of multiple meningiomas. *Brain pathol (Zurich, Switzerland).* 1995;5(1):11-14.

33. Weber J, Gassel A, Hoch A, Kilisek L, Spring A. Intraoperative management of cystic meningiomas. *Neurosurg Rev.* 2003;26(1):62-66.

34. Yano S, Kuratsu J-i, Group KBTR. Indications for surgery in patients with asymptomatic meningiomas based on an extensive experience. *J Neurosurg.* 2006;105(4):538-543.

35. Yamasaki F, Yoshioka H, Hama S, Sugiyama K, Arita K, Kurisu K. Recurrence of meningiomas. *Cancer.* 2000;89(5):1102-1110.

36. Yoneoka Y, Fujii Y, Tanaka R. Growth of incidental meningiomas. *Acta Neurochir(Wien).* 2000;142(5):507-511.

후각신경구수막종, 결절안장수막종, 침대돌기수막종

조성진
순천향대학교 신경외과

1. 후각신경구수막종 (olfactory groove meningioma)

후각신경구수막종(olfactory groove meningioma)는 전두개와의 사상판(cribriform plate), 접형골면(planum sphenoidale)에 발생하며, 두개강내에 발생하는 수막종의 8~13%를 차지한다. 이 종양은 천천히 자라면서 양쪽 전두엽을 압박하게 되므로 증상이 늦게 나타나 진단되었을 때에 이미 종양의 크기가 상당히 커져있는 경우가 많으며, 해

부학적으로 두개기저부의 가장 약한 부위에 발생하므로 부비동(paranasal sinus) 및 비강으로 확장되기가 쉽다. 종양의 영상학적 진단은 CT와 MRI 촬영이 모두 필요하며, CT를 통하여 종양의 석회화와 두개기저골의 침범 여부를 잘 볼 수 있으며, MRI를 통하여 종양주위의 부종과 종양의 뒤쪽에 위치하는 전대뇌동맥을 잘 볼 수 있고, 종양이 큰 경우에는 검치호랑이이빨 신호(sabre-tooth sign)가 일컫는 양측 전두엽에 대칭적인 뇌부종이 관찰된다(그림 4-1).

종양으로의 혈액공급은 주로 전사골동맥(anterior

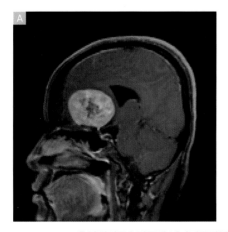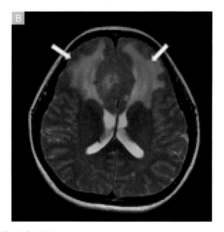

■ 그림 4-1. **후각신경구수막종의 뇌자기공명영상(MRI) 사진.**
A. T1 MRI 조영 시상영상에서 종양은 후각신경구의 경막에 붙어 있으며, 종양의 후상방에 전대뇌동맥(화살표)이 위치하고 있다. **B.** T2 MRI 가로영상에서 종양 주변으로 고신호 강도의 양측 전두엽에 검치호랑이이빨 신호(sabre-tooth sign, 화살표)라 불리는 고도의 뇌부종이 관찰된다.

ethmoidal artery)로부터 이루어지며, 이 동맥은 수술 시 쉽게 차단될 수 있으므로 수술 전 뇌혈관색전술은 거의 필요가 없다. 치료는 일차적으로 외과적 적출술이 가장 좋으며, 수술적 방법에는 여러 가지가 있는데 interhemispheric, bifrontal, subfrontal, pterional, supraorbital key hole approach 가 일반적인 개두술에 해당하며, 최근에는 내시경을 이용한 내시경적비강내접근법이 계속 관심을 모으고 있다. 후각신경구 수막종에 대한 경두개접근법은 수술 후 뇌척수액 누출률이 낮으며 전체 절제율이 내시경 수술에 비해 더 높다. 반면 내시경적 비강 내 접근법은 최소침습에 의한 수술이지만 수술 후 뇌척수액 누출의 발생률이 개두술에 비해 높으므로 예후가 나쁠 수가 있다. 최근 개두술과 내시경 수술에 대한 meta-analysis를 시행한 보고에 의하면 내시경 수술이 종양의 완전 절제율이 낮고, 동맥의 손상 위험이 높으며, 수술 후 뇌척수액 누출이 높으므로 개두술에 비해 더 우수하지 않다고 보고 되었다. 개두술에 의한 종양의 제거는 Simpson Grade II로 가능한데 이때 hyperostotic cribriform plate를 제거하지 않고, 부비동이 열리지 않게 수술하는 것이 보통이다. 그 이유는 수술 후 뇌척수액 누

출을 예방하기 위함이다. 따라서 종양의 재발률은 평균 23%로 높고 10년에 41%까지로 보고되어 있다. 그러나 전두개와에 뼈과다증(hyperostosis)을 제거할 경우에는 사골동의 열리게 되는데 이때 점막을 제거하고 결손 부분을 골막피판(periosteal flap) 등으로 막아줘야 한다. 반면에 내시경적 비강내 전사적 접근법(endocscopic endonasal transcribriform approach)는 뇌를 당기지 않고 신경과 혈관을 조작하지 않고도 종양에 가장 직접적으로 접근할 수 있고, 종양의 기원되는 경막과 hyperostotic cribriform plate 및 부비동으로 탈출된 종양을 제거할 수 있으므로 Simpson Grade I 제거가 가능하다는 장점이 있다. 따라서 종양이 이 부위에서 재발한 경우나 부비동으로 확장된 경우 매우 적합하다. 내시경적비강내접근법 후에 발생되는 뇌척수액 누출은 40%까지 발생되는 것으로 보고되지만 최근에는 혈관코중격피판(vascularized nasal septal flap)을 이용하여 뇌척수액의 누출을 최소화하고 있다(그림 4-2).

외측눈확위접근법(lateral supraorbital approach)는 작거나 중간크기(<6 cm)의 종양에 대한 제거술로 관자놀이점접근법이나 양측전두골접근법에 비해 상대적으로 작은

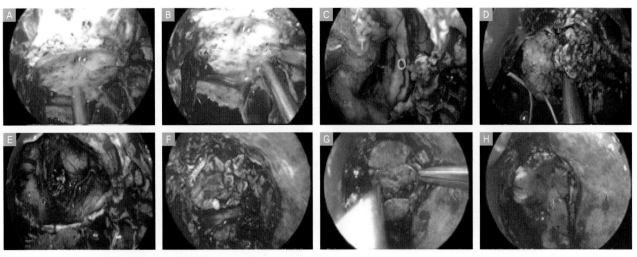

■ 그림 4-2. 후각신경구수막종의 내시경적비강내접근법에 의한 수술 사진.
A. 비강내에서 점막을 제거하고 뼈를 제거한 후 경막이 노출된 사진, B. 경막을 절개하는 모습, C. 종양(T)을 후각신경으로부터 박리하는 모습(O), D. 종양내 감압술을 시행하는 사진, E. 종양이 완전히 제거된 후 전두엽의 바닥이 노출된 사진, F. 넙다리근막(fascia lata)으로 경막결손 부위를 재건하는 사진, G. 코중격뼈로 경막결손 부위를 재건하는 모습(gasket seal technique), H. 코중격피판(nasal septal flap)으로 경막결손을 재건하는 사진.

피부절개와 머리뼈절개술로 효과적으로 제거가 가능하며, 수술시간이 짧고 출혈이 적다는 장점이 있다.

거대종양(>6 cm)인 경우에는 후각로(olfactory tract)이 종양에 의해 압박을 받고 파괴되어 있는 경우가 대부분이며, 뇌부종으로 주변 조직과 박리가 어려우므로 뇌척수액을 충분히 배액한 후 영양동맥을 조기에 차단하는 것은 물론, 뇌견인을 최소화해야 한다. 이어서 내감압술(internal decompression)을 종양의 바닥구역부터 시행해야 한다. 종양의 영양동맥은 거대종양인 경우 전대뇌동맥으로부터 나오는 경우가 있으므로 전기소작술 시 영양동맥을 제외한 전대뇌동맥으로부터 나오는 모든 혈관가지는 보존해야 하며 특히 혈관줄기가 손상되지 않도록 주의해야 한다. 종양의 크기가 매우 큰 경우에는 종양의 후방에 위치하는 내경동맥과 시각교차부와 유착이 있는 경우가 있는데 이때 시각교차부로 공급하는 동맥이 손상받지 않도록 유의해야 한다.

후각신경구 수막종의 수술방법은 다양하므로 종양의 크기와 위치 침범한 주위 구조물과의 관계를 판단하여 선택하여야 한다.

수술 후 예후를 결정하는 중요한 요소는 종양의 크기와 종양 주변의 부종의 크기이다. 따라서 수술 전 dexamethasone을 3~4일 전부터 주사해야 하며, MRI상에서 심한 뇌부종이 관찰되는 경우에는 수술 후 인공호흡기를 사용하여 뇌압을 조절하는 것을 추천한다.

2. 결절안장수막종 (tuberculum sella meningioma)

결절안장수막종(tuberculum sellae meningioma)는 두개강내 수막종의 약 5~10%에서 발생된다. 이 종양은 결절안장과 시각교차고랑(chiasmatic sulcus)에서 기원하여 시각교차부(optic chiasm) 밑에 위치한다. 따라서 종양이 시각교차부를 후방으로 압박하고 시각신경을 측방 및 상방으로 이동시키며, 양측의 시각신경관(optic canal)으로 흔하게 확장된다(그림 4-3). 처음 나타나는 증상은 서서히 악화되는 시력저하이며, 수술 전 환자의 절반에서 단안의 시력저하가 관찰될 수 있다. 안저검사에서 원발성 시각신경 위축이 관찰되고 이는 양안에서 비대칭으로 나타날 수 있다. 이러한 시각 증상이 비대칭인 이유는 종양이 정중앙에서 발생되지 않고 중앙에서 벗어난 옆에서 발생되는데, 69~85%가 중앙에서 벗어난 측면에서 발생되었다고 보고되었다.

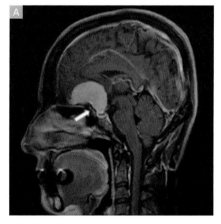
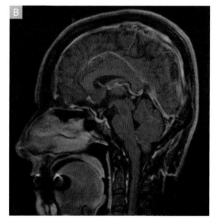

■ 그림 4-3. **결절안장수막종의 뇌MRI조영증강 종횡단면도 영상.**
A. T1 조영제 영상에서 균등하게 조영증강 되는 종괴가 결절안장과 접형골면(planum sphenoidale), 그리고 후각신경구까지 관찰된다. **B.** 눈확위접근법(supraorbital approach)로 종양이 완전 제거된 후 사진.

이 종양은 중요한 혈관과 신경 구조물들과 근접해 있고 시각신경관으로 침범하는 경우가 많기 때문에 종양제거에 어려움을 겪을 수 있다. 수술적 치료로서 경두개접근법(transcanial approach)과 내시경적 비강내경나비뼈접근법(endoscopic endonasal transsphenoidal approach)이 있는데, 최근 두 접근법을 비교한 여러 연구가 발표되었다. 경두개접근법은 관자놀이접근법(pterional approach), 이마밑접근법(subfrontal approach) 및 반구간접근법(interhemispheric approach) 등이 있으며, 최근 눈확위접근법(supraorbital approach)과 외측눈확위접근법(lateral suptraorbital approach)도 시행되고 있다. 개두술에 의한 종양제거술 시 주의할 점은 시각신경의 손상을 최소화하는 것인데, 시각신경 밑에 종양이 위치하므로 종양제거술 시 시각신경을 견인하여 손상이 발생할 수 있으므로, 미리 경막외 접근법(extradural approach)으로 침대돌기를 제거하고, 낫인대(falciform ligament)와 시각신경집(optic nerve sheath)을 미리 열어주어야 시각신경의 견인으로부터 보호할 수 있는 데 이를 modified Dolenc 접근법이라 한다. 이렇게 시각신경관을 열어주면 시각신경관 안에 침범한 종양도 완전히 제거할 수 있다. 수술 후 시각신경이 회복되는 경우는 37~55% 정도로 보고되었고, 악화된 경우는 11~19% 정도로 보고되었다. 수술 시 시각신경과 시각신경

교차부로 공급하는 혈관은 반드시 보존해야 하며, 종양이 전대뇌동맥의 A1 부분과 유착되어 있는 경우에는 특별한 주의가 필요하다. 반면에 종양의 같은 쪽으로 접근하는 것이 같은 쪽의 시각신경을 더욱 조작하게 되어 시각신경의 손상을 초래할 수 있으므로, 종양의 반대쪽으로 접근하는 것이 시각신경과 속목동맥(internal carotid artery)의 가지 혈관의 손상을 방지할 수 있다는 보고도 있다(그림 4-4).

최근에는 눈확위접근법(supraorbital approach)이 최소 침습 수술로 많이 시행되고 있는데 관자놀이 접근법에 비해 머리뼈절개가 적고 전두엽 바닥으로 접근하여 뇌견인이 적으며, 시각신경관도 감압하여 종양을 제거할 수 있는 장점이 있으며, 현미경 수술과 내시경 수술을 병행하여 숨어있는 종양도 모두 제거할 수 있어 효과적으로 보여진다(그림 4-5).

결절안장수막종에 대한 내시경적 비강내경나비뼈접근법의 가장 큰 장점은 뇌 견인이 없다는 것이다. 또한 종양이 정중앙부에 위치하고 있으므로 나비뼈 접근법을 하더라도 내시경의 특성상 매우 넓은 시야를 제공하므로 종양 주변의 신경혈관 구조물과의 박리 시 시야에서 다 볼 수 있으므로 손상이 없이 수술이 가능하다. 단 종양의 크기가 2.5 cm 이하인 경우에 좋은 적응증이 되며, 종양이 속목동맥이나, 전교통동맥, 전대뇌동맥을 감싸고 있을 경우에는

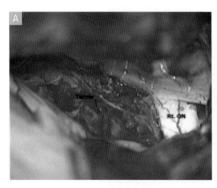 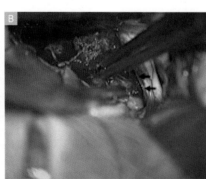 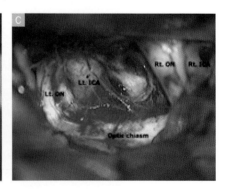

■ 그림 4-4. 반대쪽 이마밑접근법에 의한 결절안장수막종의 수술 사진.
A, B. 종양의 내감압술 후에 종양의 왼쪽 바깥쪽 부위를 왼쪽 시각신경의 조작 없이 박리하는 사진, C. 종양이 왼쪽 시각신경과 시각교차부로부터 전부 제거된 후 정상적 속목동맥과 시각신경이 관찰된다(Rt. ON -우측 시각신경, Lt. ON-좌측 시각신경, .Rt. ICA-우측 속목동맥, Lt. ICA-좌측 속목동맥, optic chiasm-시각신경교차부).

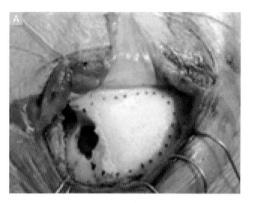
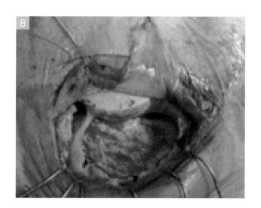

■ 그림 4-5. **눈확위접근법(supraorbital approach)**
A. 두개골막을 박리한 후 눈확위 전두골과 측두골이 노출되어 있고, key hole을 만든 모습. 점선은 두개골 제거부위를 나타낸다. **B.** 개두술을 시행한 후 경막이 노출된 모습.

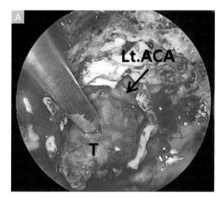
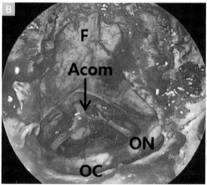
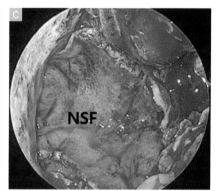

■ 그림 4-6. **A.** 결절안장수막종을 내시경적 비강내나비뼈접근법으로 종양을 제거하고 있고, 전대뇌동맥이 관찰된다. **B.** 종양을 완전히 제거한 후 양쪽 시각신경과 시각신경교차부, 양쪽 전대뇌동맥 및 전교통동맥이 관찰된다. **C.** 결손부위를 nasoseptal flap을 이용하여 재건하였다(T-종양, Lt. ACA-좌측 전대뇌동맥, ON-시각신경, OC-시각신경교차부, Acom-전교통동맥, F-전두엽, NSF-혈관코중격피판).

상대적으로 내시경적 수술 시 어려움을 겪을 수 있다. 종양이 시각신경관 안쪽으로 침범하였을 때에도 내시경 접근법은 초기에 시각신경관을 아래에서 열어줘 시각신경관 안에 위치한 종양을 제거할 수 있고, 초기에 종양의 영양동맥을 차단하여 수술 중 출혈을 최소화시킬 수 있는 장점이 있다. 내시경적 접근법의 가장 큰 단점은 종양이 시신경의 측면으로 침범하였을 때 완전 제거가 어렵고, 수술 후 뇌척수액 누출이 발생할 가능성이 높다는 것이다(그림 4-6).

종양이 뇌하수체 줄기(pituitary stalk)을 압박하고 있는 경우가 많으므로 수술 후 뇌하수체 기능저하가 일시적으로 올 수 있고 장기간 호르몬 투여를 해야 하는 경우도 2.2% 정도로 보고되었는데, 뇌하수체 줄기의 기능보전도 내시경 수술이 좋은 것으로 보고되고 있다.

3. 침대돌기수막종(clinoidal meningiomas)

침대돌기수막종(clinoidal meningioma)는 나비뼈 안쪽에서 기원하여 시각신경을 압박하여 대부분 처음에 나타나는 증상은 단안의 시력저하이다. 이 종양은 수술적 치료로 완전 제거가 어려운 종양이었으나, 최근에는 미세수술

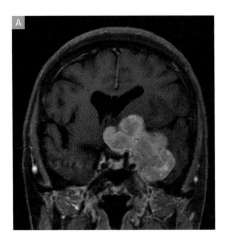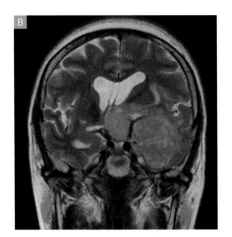

■ 그림 4-7. **A.** 가돌리늄 조영제투여 후 T1 MRI 영상에서 속목동맥과 중대뇌동맥이 종양에 의해 둘러싸여 있다. **B.** 종양주변의 뇌에 뇌부종이 관찰된다.

기법이 발달하면서 1938년에는 전적출율이 23%에 불과하였던 것에 비해 최근에는 83%까지 높아지게 되었다. Sami는 이 종양의 완전 제거가 어려운 것은 속목동맥과 그 가지 혈관을 종양이 완전히 둘러싸고 있는 경우가 많고, 종양과 동맥과 거미막 사이의 박리면이 없을 경우도 있기 때문이라 하였다(그림 4-7). 1990년에 Al-mefty는 이 종양을 3가지를 분류하였는데 type I은 종양이 carotid cistern의 끝에서 기원한 경우로 침대돌기의 아래 부분에서 발생한 경우에 해당한다. 따라서 종양이 속목동맥을 감싸고 있으며 종양과 거미막 사이의 박리면이 없다. 이 종양은 속목동맥뿐만 아니라 성장하면서 중대뇌동맥을 감싸게 되는데 이때 종양과 혈관과의 박리가 매우 어렵게 된다. type II는 종양이 침대돌기의 바깥쪽에서 기원한 것으로 이때는 종양과 혈관 사이에 거미막이 있어 박리면을 확인할 수 있어 종양이 혈관을 감싸더라도 종양을 제거할 수 있다. type III는 종양이 시각신경관에서 기원한 것으로 이때에는 종양이 시각신경관을 침투하며, 종양이 작은 경우가 많다. 종양과 혈관 사이에 거미막이 있으나 시각신경과 종양 사이에 거미막이 없을 수 있다.

종양을 안전하게 제거하기 위해선 두개저수술 기법이

유용한데 외측 나비뼈 능선(lateral sphenoid ridge)를 제거한 후 후방 안와절개(posterior orbitotomy)를 시행하고 경막외 접근법으로 침대골기와 시각신경관의 덮개와 위눈확틈새(superior orbital fissure)를 개방한다(그림 4-8). 경막절개는 두 단계로 이루어지는데 전두-측두부에 곡선으로 만들고, 이어서 시각신경 쪽으로 하여 낫인대와 Zinn 고리(annulus of zinn)을 건너서 시행한다. 경막을 열고난 후에는 종양이 노출되는데 시각신경, 속목동맥 및 중대뇌동맥 같은 대부분의 중요한 신경-혈관 구조물은 종양에 의해 가려지게 된다(그림 4-9).

종양에 대한 내감압술을 시행하면서 시각신경, 중대뇌동맥과 내경동맥 및 그 가지 혈관들이 손상되지 않도록 각별한 주의를 요한다. 시각신경 부위에 유착되어 있는 종양을 제거할 때에는 신경의 아래쪽에 위치하는 가느다란 혈관들이 손상되지 않도록 주의해야 하는 데 이 혈관들이 시각신경으로 영양공급하는 혈관이므로 반드시 보존해야 한다. 종양이 큰 경우나 해면정맥동을 침범한 경우에는 뇌 견인을 최소화 하기 위해 경두개눈확광대뼈접근법(cranio orbito-zygomaitc approach)을 하는 것을 추천한다.

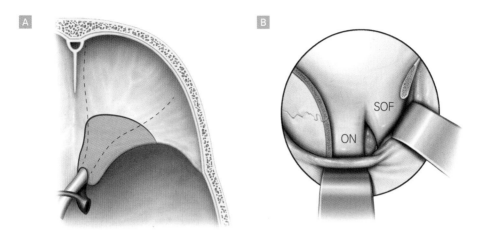

■ 그림 4-8. **A.** 음영부분은 외측 나비뼈 능선, 후방 안와지붕, 시각신경관 및 침대돌기(음영부분)들을 포함하며 이들을 제거해야 할 부분, **B.** 침대돌기와 후방안와지붕을 완전히 제거한 후 노출된 경막외 부분.

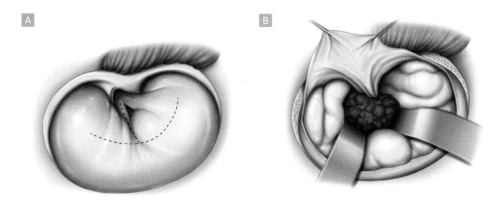

■ 그림 4-9. **A.** 경막 절개(점선)는 전두-측두부에 곡선으로 만들고, 이어서 시각신경 쪽으로 하여 낫인대와 Zinn 고리(annulus of Zinn)을 건너서 시행한다. **B.** 경막을 절개한 후 종양이 노출된 모습. 종양은 중요한 신경-혈관 구조물을 대부분 가리고 있다.

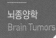

References

1. Adappa ND, Lee JY, Chiu AG, Palmer JN. Olfactory groove meningioma. *Otolaryngol Clin North Am*. 2011 Aug;44(4):965-80, ix.

2. Ali N, Akunjee M, Ahfat F. Acute and severe visual loss due to an olfactory groove meningioma. *Can J Ophthalmol*. 2009 Oct;44(5):e49-50.

3. al-Mefty O, Ayoubi S. Clinoidal meningiomas. *Acta neurochirurgica Supplementum*. 1991;53:92-7.

4. Al-Mefty O. Clinoidal meningiomas. *J Neurosurg*. 1990 Dec;73(6):840-9.

5. Bakay L. Olfactory meningiomas. The missed diagnosis. *Jama*. 1984 Jan 06;251(1):53-5.

6. Bassiouni H, Asgari S, Stolke D. Tuberculum sellae meningiomas: functional outcome in a consecutive series treated microsurgically. *Surg Neurol*. 2006;Jul; 66(1):37-44; discussion -5.

7. Chi JH, McDermott MW. Tuberculum sellae meningiomas. *Neurosurg Focus*. 2003 Jun 15;14(6):e6.

8. Chokyu I, Goto T, Ishibashi K, Nagata T, Ohata K. Bilateral subfrontal approach for tuberculum sellae meningiomas in long-term postoperative visual outcome. *J Neurosurg*. 2011 Oct;115(4):802-10.

9. Ditzel Filho LF, Prevedello DM, Jamshidi AO, et al. Endoscopic Endonasal Approach for Removal of Tuberculum Sellae Meningiomas. *Neurosurgery clinics of North America*. 2015 Jul;26(3):349-61.

10. Dolenc V. Direct microsurgical repair of intracavernous vascular lesions. *J Neurosurg*. 1983 Jun;58(6):824-31.

11. Fernandez-Miranda JC, Pinheiro-Neto CD, Gardner PA, Snyderman CH. Endoscopic endonasal approach for a tuberculum sellae meningioma. *Neurosurg Focus*. 2012 Jan;32 Suppl 1:E8.

12. Gadgil N, Thomas JG, Takashima M, Yoshor D. Endoscopic resection of tuberculum sellae meningiomas. *J Neurol Surg B Skull Base*. 2013 Aug; 74(4):201-10.

13. Gardner PA, Kassam AB, Thomas A, et al. Endoscopic endonasal resection of anterior cranial base meningiomas. *Neurosurgery*. 2008 Jul;63(1):36-52; discussion -4.

14. Hannequin P, Paviot A, Chaussy O, et al. Olfaction preservation after removal of large tuberculum sellae meningiomas via a superior interhemispheric approach. A quantitative and qualitative study. *Neurochirurgie*. 2015 Oct;61(5):318-23.

15. Jallo GI, Benjamin V. Tuberculum sellae meningiomas: microsurgical anatomy and surgical technique. *Neurosurgery*. 2002 Dec;51(6):1432-39; discussion 9-40.

16. Jang WY, Jung S, Jung TY, Moon KS, Kim IY. The contralateral subfrontal approach can simplify surgery and provide favorable visual outcome in tuberculum sellae meningiomas. *Neurosurgical review*. 2012 Oct; 35(4):601-7; discussion 7-8.

17. Lee JH, Sade B, Park BJ. A surgical technique for the removal of clinoidal meningiomas. *Neurosurgery*. 2006 Jul;59(1 Suppl 1):ONS108-14; discussion ONS-14.

18. Lee S, Hong SH, Cho YH, Kim JH, Kim CJ. Anatomical Origin of Tuberculum Sellae Meningioma: Off-Midline Location and Its Clinical Implications. *World Neurosurg*. 2016 May;89:552-61.

19. Li-Hua C, Ling C, Li-Xu L. Microsurgical management of tuberculum sellae meningiomas by the frontolateral approach: surgical technique and visual outcome. *Clinical neurology and neurosurgery*. 2011 Jan;113(1):39-47.

20. Linsler S, Fischer G, Skliarenko V, Stadie A, Oertel J. Endoscopic Assisted Supraorbital Keyhole Approach or Endoscopic Endonasal Approach in Cases of Tuberculum Sellae Meningioma: Which Surgical Route Should Be Favored? *World Neurosurg*. 2017 Aug;104:601-11.

21. Liu JK, Christiano LD, Patel SK, Tubbs RS, Eloy JA. Surgical nuances for removal of olfactory groove meningiomas using the endoscopic endonasal transcribriform approach. *Neurosurg Focus*. 2011 May; 30(5):E3.

22. Mariniello G, de Divitiis O, Bonavolonta G, Maiuri F. Surgical unroofing of the optic canal and visual outcome in basal meningiomas. *Acta Neurochir* (*Wien*). 2013 Jan;155(1):77-84.

23. Mariniello G, de Divitiis O, Seneca V, Maiuri F. Classical pterional compared to the extended skull base approach for the removal of clinoidal meningiomas. *J Clin Neurosci*. 2012 Dec;19(12):1646-50.

24. McLaughlin N, Ditzel Filho LF, Shahlaie K, Solari D, Kassam AB, Kelly DF. The supraorbital approach for recurrent or residual suprasellar tumors. Minimally invasive neurosurgery : *MIN*. 2011 Aug;54(4):155-61.

25. Mukherjee S, Thakur B, Corns R, et al. Resection of olfactory groove meningioma - a review of complications and prognostic factors. *Br J Neurosurg*. 2015;29(5):685-92.

26. Muskens IS, Briceno V, Ouwehand TL, et al. The endoscopic endonasal approach is not superior to the microscopic transcranial approach for anterior skull base meningiomas-a meta-analysis. *Acta Neurochir* (*Wien*). 2017 Nov 10.

27. Pepper JP, Hecht SL, Gebarski SS, Lin EM, Sullivan SE, Marentette LJ. Olfactory groove meningioma: discussion of clinical presentation and surgical outcomes following excision via the subcranial approach. *Laryngoscope*. 2011 Nov;121(11):2282-9.

28. Romani R, Lehecka M, Gaal E, et al. Lateral supraorbital approach applied to olfactory groove meningiomas: experience with 66 consecutive patients. *Neurosurgery*. 2009 Jul;65(1):39-52; discussion -3.

29. Sade B, Kweon CY, Evans JJ, Lee JH. Enhanced exposure of carotico-oculomotor triangle following extradural anterior clinoidectomy: a comparative anatomical study. *Skull Base*. 2005 Aug;15(3):157-61; discussion 61-2.

30. Sade B, Lee JH. High incidence of optic canal involvement in tuberculum sellae meningiomas: rationale for aggressive skull base approach. *Surg Neurol*. 2009 Aug;72(2):118-23; discussion 23.

31. Salas S, Gamble A, Dehdashti AR. Surgical Nuances for Resection of a Large Anterior Clinoidal Meningioma. *Oper Neurosurg* (*Hagerstown*). 2017 Oct 01;13(5):640.

32. Solero CL, Giombini S, Morello G. Suprasellar and olfactory meningiomas. Report on a series of 153 personal cases. *Acta Neurochir* (*Wien*). 1983;67(3-4): 181-94.

33. Spektor S, Valarezo J, Fliss DM, et al. Olfactory groove meningiomas from neurosurgical and ear, nose, and throat perspectives: approaches, techniques, and outcomes. *Neurosurgery*. 2005 Oct;57(4 Suppl):268-80; discussion -80.

34. Sughrue M, Kane A, Rutkowski MJ, Berger MS, McDermott MW. Meningiomas of the Anterior Clinoid Process: Is It Wise to Drill Out the Optic Canal? *Cureus*. 2015 Sep 10;7(9):e321.

35. Tripathi M, Deo RC, Suri A, et al. Quantitative analysis of the Kawase versus the modified Dolenc-Kawase approach for middle cranial fossa lesions with variable anteroposterior extension. *J Neurosurg*. 2015 Jul;123(1):14-22.

36. Turel MK, Tsermoulas G, Reddy D, Andrade-Barazarte H, Zadeh G, Gentili F. Endonasal endoscopic transsphenoidal excision of tuberculum sellae meningiomas: a systematic review. *Journal of neurosurgical sciences*. 2016 Dec;60(4):463-75.

37. Wilson DA, Duong H, Teo C, Kelly DF. The supraorbital endoscopic approach for tumors. *World Neurosurg*. 2014 Jul-Aug;82(1-2):e243-56.

38. Zhou H, Wu Z, Wang L, Zhang J. Microsurgical Treatment of Tuberculum Sellae Meningiomas with Visual Impairments: A Chinese Experience of 56 Cases. *Turkish neurosurgery*. 2016;26(1):48-53.

추체 뇌수막종, 경사대 뇌수막종, 해면정맥동 뇌수막종

이규성
연세대학교 신경외과

1. 추체 뇌수막종(petrous meningioma)

1) 개요

소뇌-다리뇌각(Cerebellopontine angle, CPA)과 추체의 전방에 발생하는 뇌수막종은 두개강내 뇌수막종의 8~23% 정도에 달하고, 소뇌-다리뇌각에 발생하는 종양의 10~15%를 차지한다. 소뇌-다리뇌각 종양의 가장 흔한 증상은 뇌신경 증상(뇌신경 5~8)으로 청력저하(73%), 소뇌 증상(32%), 삼차신경통(16%), 안면신경 마비(16%) 등이며, 종양의 크기와 다리뇌를 압박하는 정도에 따라 보행장애나 폐쇄성 수두증 등의 증상들도 10~20%에서 나타난다. 드물게는 종양의 압박으로 인하여 반대측 삼차신경통이나 반측성 안면경련이 발생하는 경우도 있다. 어지럼증이나 현훈, 하부 뇌신경 증상이 발생하는 경우도 보고되고 있으나, 대부분의 소뇌-다리뇌각에 발생하는 뇌수막종은 무증상으로 다른 목적으로 영상 검사를 시행하던 중 발견되는 경우가 흔하다.

추체에 발생한 뇌수막종의 위치에 따른 분류는 소뇌-다리뇌각에 위치한 뇌신경들, 특히 내이도를 기준으로 나누는 분류가 주로 인용된다. 내이도에서 뇌신경이 나오는 부위를 기준으로 앞과 뒤 구역으로 분류를 하고, 각각의 구획을 상, 중, 하로 뇌신경들의 위치에 따라 구분 한다. 상은 천막에서 뇌신경 7~8번까지, 중은 7~8번 뇌신경에서 하부 뇌신경 복합체까지, 그리고 하는 하부 뇌신경 복합체에서 후두대공까지로 나눈다. 수술적 관점에서 보면, 종양의 기원에 따라 뇌신경들이 밀리는 방향이 결정되므로 내이도 기준으로 앞과 뒤 중 어느 부위에서 종양이 발생되었는지 구분하는 것이 가장 중요한 인자라고 할 수 있겠다. 종양의 기원에 따라 각각의 수술적 접근에 따른 제한과 수술의 위험성이 결정되므로 결국 환자의 예후와도 가장 밀접한 인자가 된다고 할 수 있다.

2) 수술 전 영상학적 검사

수술 전 영상검사를 통하여 병변 주위의 해부학적 구조와 중요한 주변 구조물들을 파악할 수 있고, 그에 따라 수술 시 신경학적 장애를 최소화하면서도 종양을 최대한 제거할 수 있는 최적의 접근법을 선택할 수 있게 된다. 소뇌-다리뇌각에 접근하는 방법으로는 후두개와-S자 정맥동 뒤 접근법(suboccipital retrosigmoid approach)이나 측방 후두개와 접근법(lateral suboccipital approach)이 가장 많이 사용되나, 그 외에도 측-후두엽 개두술(temporo-occipital craniotomy)과 S자 정맥동 앞접근법(presigmoid approach) 또는 상기 접근법들을 복합한 접근법으로 수술을 시행할 수 있다.

추체골은 공기화되어 있으며, 정맥동으로 둘러싸여 있다는 것이 중요한 특징이다. 전산화 단층 촬영으로 추체골에 대한 정보는 얻을 수 있으며, 이를 이용하여 수술 중 뇌 항법장치를 사용할 수도 있다. 추체의 뼈과다증 소견으로 종양의 발생 기원을 알 수 있고, 청신경종과도 감별할 수 있기 때문에 정밀한 고해상도 뼈 전산화단층촬영으로 국소적이거나 확장된 뼈과다증 여부를 확인하는 것이 중요하다.

종양에 대한 가장 좋은 영상학적 검사는 조영제를 사용한 자기공명영상이다. T2 강조영상과 삼차원 MP-RAGE 그리고 삼차원 CISS 영상을 통해 신경과 혈관의 유착 정도를 알 수 있어 수술 계획을 세우는 데 매우 유용하다. 뇌간과의 유착 및 뇌부종을 볼 수 있는 방법으로는 T2 강조영상이 가장 유용하다(그림 5-1).

뇌혈관 조영술은 수술 전 색전술을 필요로 하는 큰 종양의 경우에 고려할 수 있으나, 종양의 정맥 환류 여부만을 확인하기 위해서는 자기공명정맥촬영만으로도 충분하다. 자기공명영상과 전산화단층촬영에서 얻은 영상자료들을 융합시키면 비용과 시간을 아낄 수 있고 뇌 항법장치에도 사용할 수 있다.

3) 감별진단

소뇌-다리뇌각에 발생하는 뇌수막종의 감별진단으로는 청신경종, 전이성 뇌종양, 척삭종 및 기타 종양 등이 있으며, 매우 드물기는 하지만 기저동맥이나 척추동맥에서 발생하는 거대 뇌동맥류와도 감별이 필요하다. 거대 뇌동맥류와의 감별은 비교적 쉽지만 청신경종과의 감별은 종종 힘들 수도 있다. 뇌수막종이 내이도를 침범하거나, 내이도의 경막에서 발생하여 7, 8번 뇌신경의 앞, 뒤로 자라나는 경우도 있는 반면에 매우 작은 크기의 청신경종도 내이도 주변의 경막 혈관들이 조영증강되어 경막 꼬리처럼 보이는 경우도 있다. 경막 꼬리 징후는 추체의 경막과 천막 모두에서 보일 수 있어 수막종의 기원을 헷갈리게 하는 경우도 있다. 추체의 경막과 천막에서 발생하는 뇌수막종 모두 정맥동을 침범할 수도 있어, 큰 뇌수막종이나 하부 소뇌-다리뇌각에 발생한 뇌수막종의 경우 하부 뇌신경공으로 종양이 침범하였는지 주의 깊게 확인해야 한다.

4) 수술의 적응증

종양으로 인한 증상은 대부분 뇌신경 압박 증상이며, 뇌압상승 증상이나 뇌간 압박증상, 수두증 증상은 드물기 때문에 증상이 지속되거나, 추적관찰 시 종양이 커지는 소견을 보이는 경우 수술적 치료의 대상이 된다. 반면에 고령의 환자에서는 수술 후 예상되는 합병증에 따른 환자의 상태와 종양의 자연적 경과를 고려하여 결정하는 것이 좋다. 수술 전 종양이 있는 쪽의 청력만이 유일하게 남아 있는 경우

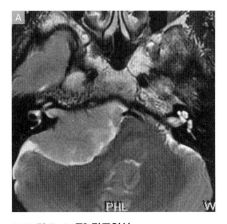
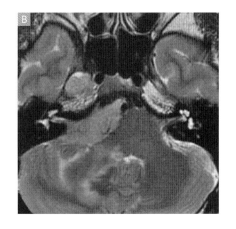

■ 그림 5-1. T2 강조영상.
A. 수막종과 소뇌-뇌간 사이에 거미막-뇌척수액 경계가 뚜렷함. **B.** 거미막-연질막 경계가 없이 소뇌-뇌간 부위가 유착되어 발생한 뇌부종이 관찰된다.

는 보다 신중하게 수술 여부를 결정해야 한다.

5) 수술 전 평가

수술 전 뇌줄기청각유발전위(Brain stem Auditory Evoked Potential, BAEP)를 포함한 청력검사와 신경-안과적 검사, 걸음 분석, 체성감각과 운동유발검사와 신경정신과적 검사까지 모두 시행하고 분석한 다음, 환자와 가족들을 대상으로 질병의 상태, 수술이 필요한 이유, 수술 방법, 수술 후 예상되는 문제점과 합병증, 수술 이외의 치료방법과 그 합병증, 각각 치료법의 예후, 장애가 발생할 경우 필요한 재활치료에 이르기까지 구체적인 설명을 시행한 후 수술 여부를 결정하도록 상담해야 한다. 이는, 수술 후 생존뿐만 아니라 삶의 질에 대한 고려가 환자는 물론 환자를 돌보는 보호자들에게도 중요한 요소가 되기 때문이다.

수술 전 뇌수막종의 색전술은 소뇌-다리뇌각의 수막종의 경우 적응증이 매우 좁다. 그 이유는 종양의 영양동맥이 상행인두동맥(ascending pharyngeal artery) 혹은 천막동맥(tentorial artery)이나 등쪽수막동맥(dorsal meningeal artery)과 같이 가느다란 혈관을 통해 들어오므로 색전술이 매우 어렵거나 불가능하기 때문이다(그림 5-2).

색전술을 성공적으로 시행한 경우라도 커다란 종양의 경우 색전술 이후에 발생할 수 있는 뇌부종을 항상 고려해야 한다. 아울러 위험한 문합동맥들이 막히면서 발생하는

뇌신경 경색증도 색전술의 위험요소이다.

6) 소뇌-다리뇌각의 뇌수막종의 수술적 접근법

소뇌-다리뇌각에 위치한 수막종을 수술하는 방법은 이 부위에 발생하는 다른 종양과 크게 다르지 않다. 종양의 기원을 찾아 조기에 종양으로 가는 영양혈관을 차단한 다음 출혈을 최소화하고 종양을 제거하여 크기를 줄이는 것이 중요하다. 따라서 후두개와 귀 뒤 S자정맥동 뒤접근법(suboccipital retroauricular retrosigmoid approach)이 가장 많이 사용된다. 이 접근법은 청력이 보존된 환자에서 수술 후 청력 보존을 위해 선호되는 방법이다. 하지만 종양의 크기와 기원, 자라난 방향 등을 고려하여 이비인후과와 신경외과 공동 수술로 뼈미로를 통하거나(translabyrinthine), 뼈미로 뒤(retrolabyrinthine) 또는 추체 첨부 제거술을 포함한 확장된 뼈미로 제거술(extended translabyrinthine with transapical extension), 혼합 추체접근법(combined transpetrosal), 혼합 측두엽 통한 접근법(combined transtemporal), 최측방접근법/후두개과두 접근법(far lateral transcondylar), 중두개와 접근법과 확장된 중두개와 접근법 등과 천막을 통한 접근법을 혼합하여 사용할 수 있다.

환자의 자세는 측면 유양돌기 뒤 후두개와 접근법(lateral suboccipital retromastoid approach)이 후두개와에 접근하

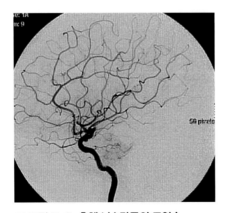
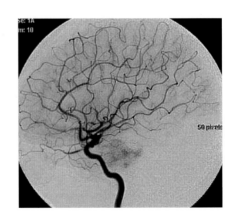

■ 그림 5-2. **추체 뇌수막종의 조영술.**
가느다란 등쪽수막동맥이 종양의 영양동맥임

는 보편적인 방법으로, 두개골 뼈클램프로 머리를 고정하고, 종양이 있는 쪽의 고개를 신전시켜 돌리고, 어깨를 받쳐서 수술 시행 시 필요한 충분한 공간을 확보한다. 환자의 목이 짧고 두껍거나, 종양이 후두개와 위쪽으로 자라 천막 바로 아래 위치하는 경우에는 동측의 어깨 위치가 수술자의 손 움직임에 방해가 되거나 시야를 가리지 않도록 자세를 수정하여야 한다. 수술대를 조정하여 머리가 가장 높게 위치하도록 한 다음 환자를 테이핑이나 벨트로 고정을 하여 수술 중 수술대의 위치를 조정하여도 문제가 없게 해야 한다. 자세를 잡고 수술 중 사용할 뇌 항법장치 등록을 한 다음 수술적 접근법을 확인한다. 뇌줄기청각유발전위(BAEP)와 안면 신경 근전도 감시 장치를 장착하고 수술을 하는 것은 수술 시 발생할 수 있는 신경 손상을 줄이는 데 큰 도움이 된다.

피부 절개는 종양의 크기와 정맥동의 크기와 위치에 따라 결정된다. 추체골의 공기화 정도가 중요한 인자로 여겨져 왔으나, 최근에는 수술 후 봉합 방법들이 발전하여 더 이상 중요하게 여기지 않는다. 개두술을 시행할 때 천공술은 가능하면 최측면에 시행하는 것이 종양과 뇌간의 경계 면을 보는데 도움이 된다. 개두술의 위쪽 경계는 가로 정맥동의 위를 약간 지나서까지 여는 것이 좋으며, 개두술의 위-측면 각은 90도 정도까지 노출하여 경막을 절개할 때 최대한 측면과 위쪽까지 열 수 있도록 해야 한다. 개두술은 종양의 크기에 따라 종양의 중앙에 맞추어 여는 것이 위, 아래로 확장 하기에 용이하다. 경막은 S자 정맥동을 바닥으로 하여 반원 모양으로 절개한다. 종양의 크기가 크고 소뇌가 밀려 있어 종양의 측면에 접근이 힘들다면, 후두대공의 수조를 열어 뇌척수액을 배액하면 소뇌의 견인을 최소화할 수 있다. 같은 목적으로 요추 천자를 통해서 뇌척수액을 배액 할 수도 있으나 후두개와에 종양이 있는 경우 경막을 열기 전에 시행하면 소뇌의 후두대공 탈출을 유발할 수 있으므로 주의하여 결정해야 한다.

측면 수조의 지주막을 박리하면 소뇌-다리뇌각에 위치한 뇌수막종에 쉽게 접근할 수 있다. 자기공명영상에서 보이는 뇌수막종 주변의 뇌척수액-지주막 경계는 정상 뇌신

경 및 뇌간, 혈관 등 중요한 구조물과 종양을 박리하는 기준이 되며, 유착이 심하여 경계 면이 소실된 경우에는 뇌간, 뇌신경, 및 혈관의 손상과 같은 수술의 위험성을 예측할 수 있다. 종양 내부 감압술 후 되도록 빨리 종양의 기원에 도달하여 영양동맥을 조기 차단하면 출혈을 줄이면서 종양을 보다 쉽게 제거할 수 있게 된다. 수술 전 자기공명영상이나 전산화 단층촬영에서 골편이나 골과잉 소견이 보이는 경우, 종양의 기원을 시사하는 소견이므로 종양 감압술 후 조기에 확인하는 것이 좋다. 골과잉 부위를 통하여 영양동맥이 종양에 분포할 경우 혈관을 확인하고 소작하는 동안 피가 많이 날 수 있으므로 경막을 광범위하게 소작해야 한다. 추체골 등 뼈에서 나오는 영양동맥들의 지혈이 잘 되지 않는다면 물을 뿌리지 않은 채 출혈 부위를 다이아몬드 드릴로 갈아버리면 드릴로 발생하는 열과 뼈 가루들로 출혈이 되고 있는 뼈 구멍을 막음으로써 지혈을 할 수 있다.

뇌신경과의 유착이 심한 경우, 뇌신경을 보존하기 위해 유착이 심한 부위의 종양은 조금 남기고 신경학적 손상 없이 수술을 종료하는 것이 안전한 방법이다. 수막종이 뇌신경 구멍을 침범해 있는 경우에는 침범된 신경공의 뒷면을 드릴로 제거한 다음 신경공 측면을 통해서 종양을 제거할 수 있다. 뇌신경 앞쪽에서 발생한 뇌수막종은 뇌신경들이 뒤로 밀리면서 뇌신경 사이의 간격이 넓어지므로 종양에 접근하기 더 쉬울 수도 있다. 그러나 종양이 클 때는 내부 감압술과 박리를 시행하는 동안 뇌신경을 확인하기가 매우 힘들 때가 있다. 이럴 경우, 뇌수막종을 구분 짓고 있는 섬유성 밴드를 따라서 박리하면서 감시장치로 뇌신경들을 확인해야 하며, 종양이 뇌신경이나 후하소뇌동맥(PICA)의 분지와 같은 작은 혈관을 에워싸고 있다면 매우 주의 깊게 박리해야 한다.

종양이 모두 제거되었다면 완전히 지혈된 것을 확인한 다음 경막을 봉합해야 한다. 개두술을 시행하면서 추체의 벌집이 노출되었다면 섬유소 글루와 근육 조각 등의 경막 대체물을 사용하여 잘 막아준다. 큰 벌집이 노출되었다면 복부에서 지방층을 떼서 넣어서 뇌척수액이 새는 것을 막

을 수 있다. 경우에 따라서 요추 천자를 시행하여 두개강 내 뇌척수액을 배액하는 것이 경막 봉합에 도움을 줄 수도 있으나, 수술 직후 발생할 수 있는 뇌부종에 의한 대공탈출 등의 위험이 있으므로 조심해서 시행해야 하며, 무조건적으로 보든 환자에게 시행하지는 말아야 한다.

2. 추체-경사대 뇌수막종
(petroclival meningioma)

추체-경사대 뇌수막종은 경사대의 상부 2/3에서 발생하고, 추체-경사대 이행부에 위치하면서 양측 삼차신경의 내측에 위치한 뇌수막종을 말한다(그림 5-3, C). 추체-경사대 뇌수막종은 후두개와에 국한되어 있는 경우가 많지만 중두개와와 후두개와를 동시에 침범하고 있는 경우도 있고 Meckel 공을 통해 해면정맥동까지 침범하는 경우도 있다. 이들 중, 접형골-추체-경사대 뇌수막종 (spheno-petro-clival meningioma)이 가장 광범위한 형태이다. 추체 경사대 뇌수막종은 수술기법의 발전에도 불구하고 종양이 깊은 곳에 위치하며, 중요한 뇌간과 뇌신경, 뇌혈관들이 종양

주위를 둘러싸고 있어 아직까지도 두개저를 침범한 뇌수막종 수술 중 치료가 가장 어려운 것으로 알려져 있다.

후두개와에 발생하는 뇌수막종은 전체 뇌수막종의 10~15% 정도에 해당하며, 이 중 3~10%만이 추체-경사대 뇌수막종 이다. 경사대 뇌수막종은 경사대의 중앙에서 발생하는 뇌수막종을 말하며, 기저동맥과 뇌간을 뒤쪽으로 압박하게 된다. 경사대의 하부 1/3에서 발생하는 수막종은 후두대공 뇌수막종이며 이는 다음 장에서 다루기로 한다.

1) 임상양상

호발 연령은 40대 중반이며, 추체-경사대 수막종의 전형적인 증상은 무증상으로 매우 서서히 발생하여 종양이 커질 때까지 모르고 지내는 경우가 많다. 발생하는 임상 증상에 따라 뇌신경 압박에 의한 뇌신경 장애, 소뇌 압박, 뇌간 압박, 종양 자체나 종양에 의한 폐쇄성 수두증에 의한 뇌압 상승 증상 등으로 나눌 수 있다. 뇌신경 장애는 주로 5번과 8번 뇌신경 증상이 가장 흔하며, 이 환자들 중 반수에서는 안면신경 증상이 동반된다. 하부 뇌신경 증상은 약 1/3에서 발생한다. 소뇌 압박 증상은 70% 내외에서 호소하며 가

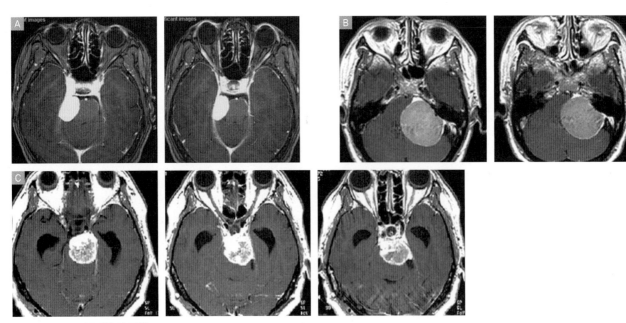

■ 그림 5-3. **뇌수막종의 구분.**
A. 천막 뇌수막종, **B.** 소뇌-다리뇌각 뇌수막종, **C.** 추체-경사대 뇌수막종

장 흔한 증상이다. 긴신경로징후와 체성감각장애는 뇌간
의 압박과 연관 있으며 다양한 양상을 보인다.

2) 추체-경사대 뇌수막종 환자의 관리

뇌수막종은 대부분 양성이면서 천천히 자라므로 진단
당시 수막종의 크기가 크거나, 추적관찰 중 종양이 커진 것
이 확인된 경우, 증상이 진행하는 경우에는 치료를 해야 한
다. 수술적 절제술은 뇌수막종의 표준적 치료 방법으로 양
성 뇌수막종은 전절제술을 해야만 완치를 기대할 수 있다.
그러므로 종양의 위치가 위험한 부위를 침범하고 있을수
록 종양의 크기가 작은 조기에 수술 치료를 시도하는 것이
중요하다. 또한 추체-경사대 뇌수막종에 대해서 방사선 치
료는 수술 대신의 초기 치료 혹은 수술 후 보조요법으로 시
행되어 왔다. 하지만 방사선 치료는 2차적 종양 발생의 위
험도 있고, 큰 종양의 경우 방사선치료만으로는 상승된 두
개강내압을 감소시킬 수 없으며, 치료에 따른 뇌부종 발생
의 위험이 있으므로 일차적으로 수술적 치료를 고려해야
한다. 수술 후 WHO분류상 2등급 이상의 악성도를 보이는
수막종이 확진된 경우나, 양성 수막종이라도 수술 후 종양
일부가 남아 추적관찰을 하던 중 종양이 커질 경우 방사선
치료를 하는 것이 바람직하다.

3) 수술 전 평가

환자의 과거력 및 병력 그리고 이학적 검사가 이루어져
야 하며, 종양의 크기와 위치 그리고 중두개와와 후두개와
의 침범 정도를 파악하기 위해 자기공명영상과 전산화단
층촬영 영상이 필요하다. 최근 자기공명영상의 발전으로
양성자 밀도 영상으로 종양과 뇌신경과의 관계를 잘 파악
할 수 있다. 종양 주변 정맥의 해부학적 구조를 파악한 다
음, 가장 안전한 수술 접근법을 선택하기 위해 자기공명 정
맥촬영을 시행하는 것이 도움이 된다. 전산화단층촬영은
추체와 경사대 골구조의 침범 정도 및 골과잉 정도를 파악
하는 데 도움이 된다.

수술 전 추체-경사대 뇌수막종의 색전술은 소뇌-다리뇌
각의 수막종의 경우처럼 적응증이 매우 좁다. 해면정맥동
내경동맥의 천막동맥(tentorial artery)이나 등쪽수막동맥
(dorsal meningeal artery)과 같이 가느다란 혈관을 통해 영
양동맥이 들어오므로(그림 5-4) 색전술이 매우 어렵거나
불가능하기 때문이다.

4) 수술적 접근법

(1) 전방추체접근법(anterior petrosal approach)

환자를 반드시 눕힌 자세에서 동측 어깨에 패드를 대고
고개를 반대편으로 돌려 두정부가 약간 아래로 향하게 목

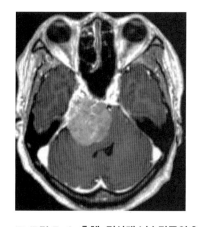
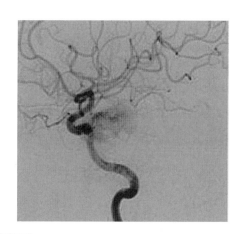

■ 그림 5-4. 추체-경사대 뇌수막종의 영양동맥.
등쪽수막동맥과 경동맥에서 나오는 작은 가지들이 뇌수막종의 영양동맥임.

을 신전시킨다. 머리카락선 후방의 중앙에서 광대뼈 앞의 귀구슬(tragus)까지 곡선의 절개를 시행한다. 두피를 앞쪽으로 젖히고, 측두근막의 얕은 막과 깊은 막을 분리하여 젖힘으로써 안면신경의 전두부 가지를 보호할 수 있다. 광대뼈를 노출시켜 광대활(zygomatic arch)의 앞과 뒤를 사선으로 자르고, 측두근을 박리하여 아래-뒤쪽방향으로 견인한다. 개두술은 중두개와 바닥을 따라 접형골의 날개를 포함하여 시행한다. 경막외 접근법으로 중두개와 바닥에서 경막을 박리하여 중두개와의 중경막동맥을 만날 때까지 박리를 한다음 중경막동맥은 소작 후 자른다. 경막외 중두개와의 박리는 난원공과 삼차신경의 3번째 가지를 확인할 때까지 시행한다. 큰표재성추체신경(greater superficial petrosal nerve, GSPN)을 확인하고 견인 손상을 막기 위해 박리한다. 경막은 삼차신경 두 번째, 세 번째 가지를 따라 해면정맥동의 외측까지 박리하여 Gasserian 신경절과 삼차 신경절 압흔까지 노출시킨다. 내경동맥의 내측의 추체 첨부를 드릴로 세서하여 삼차 신경절 압흔에서 내이도까지 확장하여 후두개와의 경막을 노출시킨다. 여기까지의 수술 접근 과정은 해면정맥동 경막외 접근법과 동일하다. 경막은 측두엽의 기저부을 따라 열고 상추체정맥동(superior petrosal sinus)을 소작 후 절제하면 천막을 열고 후두개와까지 노출시킬 수 있다(그림 5-5).

전방추체접근법은 내이도 아래까지 침범하지 않은 작은 추체-경사대 수막종에 가장 적절한 수술적 접근법이다. 전

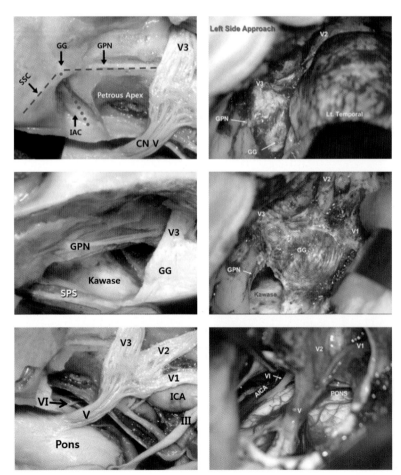

AICA	Anterior inferior cerebellar artery
CN V	Trigeminal nerve
GG	Gasserian ganglion
GPN	Greater petrosal nerve
IAC	Internal auditory canal
ICA	Internal carotid artery
III	Oculomotor nerve
Kawase	Kawase triangle
SSS	Superior semicircular canal
SPS	Superior petrosal sinus
V	Trigeminal nerve
V1	First branch, CN V
V2	Second branch, CN V
V3	Third branch, CN V
VI	Abducens nerve

■ 그림 5-5. 왼쪽 전방추체접근법.
단계별 수술 접근법(왼쪽 열; 해부 사진, 오른쪽 열; 수술 사진)

방추체접근법은 경사대의 중앙을 넘어서 있는 병변을 보기에는 더 유리하다. 또한 이 접근법은 후방 해면정맥동까지 침범한 종양에 있어서도 매우 적절하다.

전방추체접근법은 후두개와 깊은 곳에 있는 병변을 노출하기에는 제한이 있으며, 삼차신경도 더 많이 조작해야 한다. 수술 통로 중앙에는 삼차신경이 존재하고 있으며 종양을 제거하기 위해서는 이 신경의 위와 아래를 통해 제거해야 하므로 삼차신경의 손상이나 합병증으로 삼차신경통이 발생할 수 있다.

(2) 후방 추체접근법(posterior petrosal approach)

환자를 반드시 눕힌 상태에서 병변 동측의 어깨를 약간 들어올리고 고개는 반대측으로 돌린다. 피부 절개는 귀구슬 앞 광대뼈에서부터 곡선으로 귀 뒤 유양돌기 아래까지 내려 시행한다. 피부 피판은 앞, 아래쪽으로 젖히고 측두근막을 절개한 다음 아래쪽으로 견인하여 흉쇄유돌근의 연결부위까지 노출시킨다. 측두근은 절개부의 윗면을 따라 잘라 앞, 아래쪽으로 견인한다. 개두술을 통해 가로정맥동과 S자 정맥동의 이행부를 노출시킬 수 있다. 유양돌기 피질을 절제하고, S자 정맥동 앞 경막을 노출시키고 뼈미로가 보존되게 유양돌기 제거술을 시행한다. S자 정맥동은 경정맥 팽대까지 노출시킨다. 경막은 측두개와의 바닥을 따라 S자 정맥동 앞까지 연다. 이때 Labbe 정맥이 가로정맥동으로 들어가는 위치를 파악하고 손상되지 않도록 신

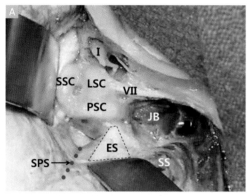
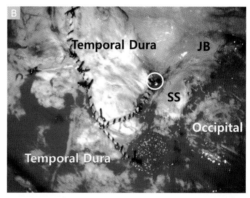
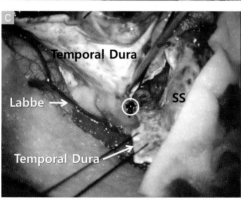
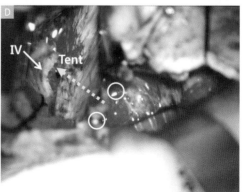

■ 그림 5-6. 후방 추체접근법의 사진 1.

A. 는 해부사진, **(B, C, D)**는 수술사진, **B.** 수술 후 사진으로 경막 봉합선이 절개선임.

ES-Endolymphatic Sac, I-Incus, IV-Trochlear Nerve, JB-Jugular Bulb, Labbe-Vein of Labbe, LSC-Lateral Semicircular Canal, PSC-Posterior Semicircular Canal, SPS-Superior Petrosal Sinus, SS-Sigmoid Sinus, SSC-Superior Semicircular Canal, Tent-Tentorium, VII- Facial Nerve, 노란색 점선 화살표 -천막을 자르는 방향, 흰색 원-결찰 후 클립된 superior petrosal sinus

경써야 한다. 상추체정맥동은 소작하거나 양측으로 클립 결찰 한 후 절개하여 경막 노출 부위와 연결시킨다. 천막은 추체 능선과 평행하게 절개한 다음, 활차신경(4번 뇌신경)이 지나는 것을 확인하고 그 뒤에서 천막의 안쪽 가장자리까지 연장시킨다. 측두엽의 후방은 들어올리고 S자 정맥동과 소뇌를 뒤쪽으로 함께 견인하여 천막 상부와 하부에 모두 접근할 수 있는 공간을 확보할 수 있다(그림 5-6, 7).

후방 추체접근법은 후두개와 깊이 존재하면서 내이도 바깥까지 침범한 종양을 노출시키기에 적절한 접근법이다. 뼈미로의 뒷면을 제거하는 추체 절제술은 청력을 보존할 수 있어 후방 추체접근법이나 혼합 추체접근법을 한 환자들 중 92%에서 청력을 보존하였다는 보고도 있다. 또한, 이 접근법은 측두엽 견인은 최소화하면서 추체-경사대 이행부로 접근하는 거리가 가장 가깝다. 따라서, 내이도 아래까지 침범한 큰 크기의 추체-경사대 종양의 수술에 가장 적합한 접근법이라 할 수 있다. 측두골의 추체를 제거하는 것은 추체-경사대 부위를 최대한 노출하기 위한 것이며, 그 결과 뇌간과 추체-경사대 고랑의 옆면을 더 잘 볼 수 있게 된다. 뼈미로 뒤를 통한 후방 추체접근법은 S자 정맥동을 소뇌와 함께 뒤로 견인해야만 매우 넓은 수술 시야를 얻을 수 있다. 따라서 가로 및 S자 정맥동에서부터 경정맥 팽대까지 노출시키는 과정이 필수적이며 후두개와 개두술을 시행해야 정맥동을 소뇌 쪽으로 견인할 수 있다. S자 정맥동은 천막을 절개하기 전까지는 움직일 수 없기 때문에 활차신경이 천막으로 들어가는 뒤쪽에서 천막을 절개한 다음 정맥동과 소뇌를 뒤로 견인하면 넓은 수술 시야를 확보할 있다(그림 5-6, D, 그림 5-7, A).

후방 추체접근법은 S자 정맥동을 견인하고 천막을 자

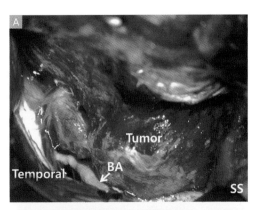
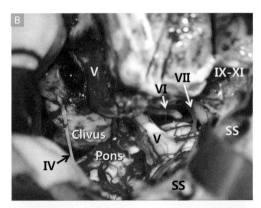
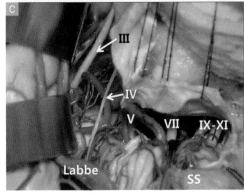
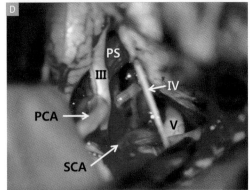

■ 그림 5-7. 후방 추체접근법의 사진 2.
BA-Basilar Artery, III-Oculomotor Nerve, IV-Trochlear Nerve, Labbe-Vein of Labbe, PCA-Posterior Cerebral Artery, PS-Pituitary Stalk, SCA-Superior Cerebellar Artery, SS-Sigmoid Sinus, V-Trigeminal Nerve, VI-Abducens Nerve, VII-Facial Nerve, XI-XI-Lower Cranial Nerves

르는 과정에서 다양한 합병증이 발생할 수 있다. S자 정맥동에 손상은 치명적 결과를 초래할 수 있으므로 S자 정맥동을 손상시키지 않으려면 절대로 공구(craniotome)로 S자 정맥동을 가로질러서는 안 되며 반드시 드릴을 사용하여 정맥동을 노출시켜야 한다. 종양이 있는 쪽의 S자 정맥동이 단일로 존재하거나 우월한 환자에서는 가로 정맥동이 가로-시상 정맥동 연결부(torcula)와 연결되지 않고 천막 내의 정맥동을 통해 정맥환류가 되는 경우가 있으므로, 수술 전 정맥 환류 양상을 확인한 다음 수술 접근법을 결정하는 것이 치명적인 합병증을 피할 수 있는 방법이 될 수 있다. 또한 Labbe 정맥의 해부학적 구조 역시 수술의 성패를 결정하는 중요한 요인이다. Labbe 정맥이 가로정맥동-S자 정맥동 이행부 이전에 천막 내에서 상추체정맥동으로 연결되는 경우 이 정맥을 보존하는 것이 매우 중요하다. 측두엽 바닥의 경막과 천막을 절개할 때 Labbe 정맥의 주행을 확인하고 정맥과 정맥동의 연결 부위 앞으로 절개해야 Labbe 정맥의 손상을 피할 수 있다. 경정맥 팽대가 높게 위치하거나 종양이 경사대의 중앙을 넘어 침범한 경우에는 후방 추체접근법 만으로는 전 적출이 힘들 수 있으므로 혼합 추체접근법을 사용하여 제거하는 것이 도움이 된다. 또한 종양이 추체-경사대 고랑의 앞부분이나 후방 해면정맥동을 침범한 경우에는 뼈미로가 수술자의 시야를 가릴 수 있어 이미 청력 소실 있는 환자에서는 미로경유 접근법이나 전체 추체 제거술을 시행할 수 있지만, 청력이 보존되어 있다면 혼합 추체접근법으로 수술해야 한다.

(3) 혼합 추체접근법(combined petrosal approach)

피부절개는 후방 추체접근법과 유사하며, 앞쪽의 절개부에서 정중앙부위까지 절개를 함으로써 두피 피판을 앞쪽으로 젖힐 수 있게 만든다. 얕은 측두동맥은 근육층 위에 보존하고, 안면신경의 전두 가지를 보존하며 측두근막을 따라 박리하여 두피피판을 앞쪽으로 젖힌다. 광대활을 앞쪽과 뒤쪽에서 자르고 측두근을 아래쪽으로 젖힌다. 두개골 피판은 후방 추체접근법처럼 만들고, 앞쪽으로 중두개와의 바닥을 따라 접형골의 날개를 포함하도록 확장시킨

다. 유양돌기 피질골을 제거하고 추체 첨부를 포함하는 유양돌기 제거술을 시행한다. 경막의 절개도 후방 추체접근법과 동일하지만 중두개와의 바닥을 따라 앞쪽까지 확장시킨다. 측두엽 바닥을 따라 접형골 날개 부위로 연결하면 실비안 틈새까지 노출시킬 수 있다. 천막의 절개는 4번 뇌신경이 천막으로 들어가는 부위의 뒤쪽에서 절개해야 활차신경 손상을 막을 수 있다(그림 5-6, D), 이 접근법으로 추체의 앞쪽과 뼈미로와 중이 내 구조물을 손상시키지 않으면서 종양에 접근할 수 있다.

혼합 추체접근법은 청력이 보존되어 있는 커다란 추체-경사대 종양 환자에게 가장 적절한 접근법이다. 이 접근법은 전방 및 후방 추체접근법의 장점을 취하고, 청력과 안면신경의 기능을 보존할 수 있는 방법이다. 후방 추체접근법으로는 내이도 아래에 있는 큰 후두개와 종양을 제거할 수 있으며, 전방추체접근법으로 경사대의 중앙 부위 병변과 뇌간의 앞쪽과 반대편, 그리고 해면정맥동까지 볼 수 있다. 이 접근법을 통해서 추체 첨부 및 Meckel 공까지 노출 시킬 수 있다. 뇌간의 앞부분에 접근하면서 기저동맥과 관통동맥들을 확인할 수 있기 때문에 보다 안전하게 종양을 제거할 수 있게 된다.

혼합 추체접근법은 전방추체접근법과 후방 추체접근법을 합친 접근법이므로 혼합 추체접근법에 따른 위험성 또한 두 가지 접근법의 위험성을 합친 것과 같다. 전방추체접근법을 시행하면서는 삼차신경과 내경동맥 손상의 위험이 있는 반면 후방 추체접근법에서는 S자 정맥동을 견인하는 것과 관련된 위험이 존재한다. 하지만 경사대의 중앙을 넘어서는 매우 커다란 후두개와 종양에서는 언급된 위험을 감수할 만큼 종양을 잘 노출시킬 수 있기 때문에 이런 접근법을 선택하게 된다(그림 5-7).

(4) 추체 전체 제거술(total petrosectomy)

피부 절개는 후방 추체접근법과 같은 방법으로 시행하고 피부 피판은 앞쪽으로 젖힌 후 외이도를 절개하여 폐쇄시킨다. 유양돌기 제거술을 시행하고 뼈미로까지 제거한다. 안면신경은 측두골 내의 주행방향을 따라 피질골화시

켜서 보호한다. 고막과 내이도의 귓속뼈도 모두 제거한다. 추체와 달팽이관까지 모두 제거하면 추체 전체 제거술이 완료된다. 이 접근법으로 추체-경사대, 경사대와 해면 정맥동의 측면을 모두 볼 수 있다.

추체-경사대에 큰 종양이 있으면서 수술 전에 청력 소실이 있는 경우에 시행하는 추체 전체 제거술은 가장 넓은 수술 시야를 확보할 수 있다. 이 수술법으로 내이도 구조물들을 모두 제거하면 전방추체접근법과 후방 추체접근법 만으로는 도달이 불가능한 추체-경사대 병변의 전방, 측면, 후방 모든 곳을 접근할 수 있게 된다.

추체 전체 제거술의 단점은 전체 추체를 제거하는 과정에서 긴 시간이 걸린다는 것이다. 술자에 따라서는 추체 전체 제거술을 먼저 시행하고 2차 수술로 종양을 제거하는 단계적 수술을 2차례에 나눠 시행하는 경우도 있다. 측두골 내의 안면신경을 피질골화 하는 과정에서 안면신경 손상의 위험이 있을 수 있으므로, 수술 후 안면신경 손상이

나타날 경우 추체 제거술을 시행하며 생긴 것인지 또는 종양을 박리하는 과정에서 손상된 것인지 감별이 어렵게 된다.

5) 수술적 접근법의 선택

수술적 접근법을 선택하는 데 있어서 몇 가지 고려할 인자들이 있다. 종양의 크기와 위치, 종양의 뼈 침범 정도, 환자의 동맥과 정맥의 해부학적 구조 등이 수술적 접근법을 선택하는 가장 중요한 인자이다. 수술에 앞서 환자는 자기공명영상, 자기공명 정맥영상, 전산화단층촬영 및 청력 검사를 시행하고 그 결과 종양이 작고 내이도보다 위에 위치하고 있다면 전방추체접근법으로 수술하는 것이 좋다. 종양의 크기는 크지만 경사대의 중앙을 넘지 않으면서 청력이 보존되어 있는 경우는 후방 추체접근법으로, 청력이 이미 손상되어 있다면 전체 추체 제거술로 수술하는 것이 유

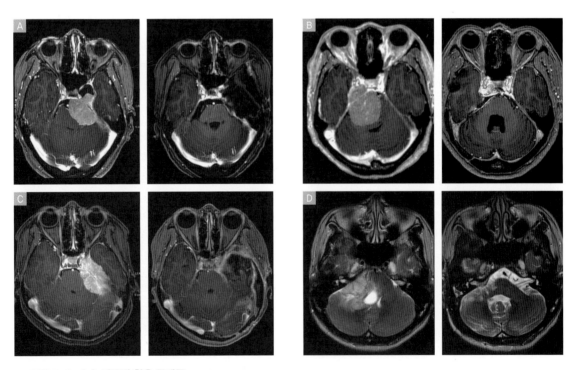

■ **그림 5-8. 수술 접근법 활용 증례들.**
A. 전방추체접근법으로 수술, **B, C.** 혼합 추체접근법으로 수술, **D.** 후방 추체접근법과 가측 뒤통수밑접근법(lateral suboccipital approach) 혼합하여 수술

용하다. 마지막으로 종양의 크기가 크고 경사대의 중앙을 넘어서까지 침범해 있거나 큰 종양이 전방 해면정맥동까지 침범한 경우에는 혼합 추체접근법을 사용하여 수술적 접근을 하는 것이 좋다(그림 5-8).

3. 해면정맥동 뇌수막종

1) 개요

Parkinson이 1965년 최초로 해면정맥동 수술을 시행하였으나, 현대적 개념의 해면정맥동에 대한 두개저수술법은 1980년대 Dolenc의 연구에 의해 이루어졌다. 그의 개념과 수술현미경을 사용한 수술 기법에 따라 1980년대 후반에서 1990년대 중반까지 많은 신경외과 의사들이 다양한 해면정맥동 수술 접근법들을 시도하며 발전시킨 결과, 지금의 해면정맥동 수술이 보편화되게 되었다

2) 해면정맥동 수막종의 초기 경험

O'Sullivan 등은 39명의 환자 중에서 8명에서 전절제술을 시행하였다고 보고하였다. 그들은 전절제술을 시행할 수 있는지 예측할 수 있는 인자로 종양의 내경동맥 침범 여부를 들었고, 전절제술을 시행하지 못한 대부분의 환자들에서 전체 해면정맥동이 침범되었기 때문이라 하였다. 수술 후 20% 환자에서 안구운동 장애가 나타났으며, 종양이 넓게 퍼져있는 그룹에서는 아전절제술을 시행하여도 수술 후 1/3 이상에서 안구운동 장애 및 삼차신경 손상이 새로 발생하였다. 평균 2년 추적관찰한 결과 전적출술을 시행한 그룹에서는 25%에서 재발한 반면 아전절제술을 시행한 그룹에서는 6%에서만 재발하였다고 보고하였다.

De Monte 등은 38명의 해면정맥동 수막종 환자 중 76%에서 전절제술을 하였다고 보고하였다. 수술 후 새롭게 발생한 동안신경 마비와 삼차신경 마비는 각각 13%와 19%로 나타났으며, 수술 전 외전신경 마비가 있었던 환자의 1/3에서 수술 이후 증상이 호전되었다 한다. 10년 이상 추적관찰한 12명의 환자 중 아전절제술을 한 경우에서는 모

두 다시 자란 반면에 전적출술을 시행한 환자 중 10%에서만 재발하는 소견을 보였다고 한다.

De Jesus 등은 119명 중 61%에서 전절제술을 시행하였다고 보고하였다. 뇌신경 손상에 대한 언급은 없었으며, 재발과 다시 자라는 정도는 전적출술과 아전절제술 그룹 모두 비슷하게 보고하였다. 평균 추적기간 34개월동안 전적출 그룹에서는 10%의 재발률을, 아전절제술 시행한 그룹에서는 15%의 재발률을 보였다. 전적출 그룹에서 3년 간 94%에서, 5년 동안은 81%에서 재발 소견이 보이지 않았던 반면, 아전절제술 그룹에서는 각각 87%와 62%로 나타났다.

Knosp 등은 59명의 해면정맥동 뇌수막종에서 뇌신경 손상여부에 중점을 두어 보고하였다. 절제범위와 재발에 대한 언급은 없었다. 그들의 결과에서는 수술 전 동안신경 마비가 있었던 경우 43%에서 호전되었고, 외향신경의 경우 50%에서 호전된 반면에 활차신경 마비와 삼차신경의 눈분지의 경우에 있어서 58%와 21%에서 증상이 더 악화된 소견을 보고하였다. 종양을 감압하면서 발생한 동안신경의 부분 손상에서는 호전되는 소견을 보였다.

3) 해면정맥동 수술적 치료의 변화

두개저 수술이 도입된 초기에는 해면정맥동 뇌수막종도 적극적인 수술로 전적출을 목표로 하였으나(그림 5-9), 최근에는 대부분의 경우 과거보다 보존적인 방법으로 치료하고 있다.

Couldwell등은 아전절제술로 해면정맥동을 감압시켜서 뇌신경들의 압박을 호전시키는 것을 목표로 종양의 크기를 줄인 다음 방사선 치료를 시행하는 방법을 권하였다. 해면정맥동 주변의 종양을 아전절제술 시행하고 방사선 치료를 시행하는 것은 과거 시행된 광범위한 수술 결과와 유사한 종양의 치료효과를 보여준 반면 뇌신경의 기능의 보존은 더 좋은 결과가 나타났다. Pamir 등은 해면정맥동 바깥쪽에 위치한 종양을 제거하고 방사선 치료를 시행한 그룹이 전적출술로 치료한 것만큼 효과적이었으며, 뇌신경

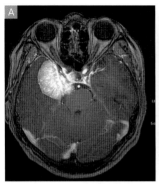
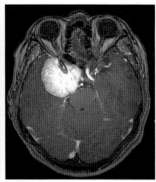
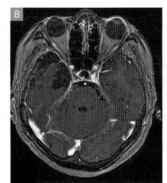
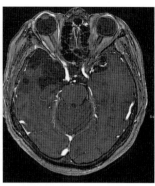

■ 그림 5-9. 해면정맥동 뇌수막종의 전적출.
A. 상당한 크기의 앞침대돌기 뇌수막종이 측두엽과 시신경, 터키안 내의 뇌하수체를 압박하며 해면정맥동을 지나 경사대쪽으로까지 자라남,
B. 종양이 완전 제거된 상태임.

손상과 3년간 종양 크기 추적 결과, 보존적 치료가 보다 나은 결과를 보였다고 하였다.

122명의 환자 경험을 보고한 Nicolate 그룹에서는 감마나이프로만 치료하거나 보조 치료로 시행한 경우 4년 추적 관찰한 결과 5년간 종양이 자라지 않은 경우가 96.5%라 하였다. Spiegelmann의 보고에 따르면 42명의 환자에서 감마나이프 중간선량 14 Gy로 치료 후 36개월 추적관찰한 결과 97%에서 효과가 있었고, 삼차신경통이 4%, 시야 장애는 3%, 삼차신경통은 29%, 동안신경마비는 22%에서 호전되었다고 보고하였다.

Brell 등은 30명의 환자에게 분할방사선치료 후 평균 50개월 추적 관찰한 결과 93%에서 효과가 있었고, 이 중 반수에서 기존 증상의 호전을 보인 반면 악화된 경우는 7%라고 보고했다. Metellus 등은 분할방사선치료와 감마나이프 치료를 비교하고 두 그룹 모두 치료효과는 유사하지만 분할방사선 치료 그룹에서 증상이 더 호전된 것으로 나타났다고 하였다.

한 가지 염두에 둘 것은 위에 인용한 문헌들을 포함하여 보고된 대부분의 경우가 암이 아닌 뇌수막종임에도 불구하고 방사선치료 후 추적관찰 기간이 5년 이내이며, 이를 근거로 결론을 내렸다. 잘 알려진 바와 같이 뇌수막종 치료 후 재발이 발견되는데 걸리는 기간은 평균 8년이며, 따라서 WHO 산하 기관인 IARC (international agency for research on cancer)에서는 뇌수막종의 치료 결과는 15년까지 추적할 것을 권하고 있다. 그러므로 수술과 방사선치료 결과는 15년 이상 추적된 자료를 근거로 생존율과 재발률 등을 비교해야 할 것이다. 그럼에도 불구하고, 최근의 추세는 해면정맥동을 침범한 뇌수막종은 보존적으로 치료하는 것으로 수술치료의 방침이 바뀌어 아래 경우에만 해면정맥동 수술을 시행할 것을 권하고 있다.

- 시신경과 동안신경 장애가 뇌신경을 감압함으로써 호전이 기대될 때
- 뇌수막종이 아닌 다른 종양의 가능성이 높아 조직검사를 통한 확진이 필요할 때
- 해면정맥동 밖의 종양을 제거한 다음 감마나이프를 시행할 계획인 경우(그림 5-10)
- 내경동맥을 포함하여 해면정맥동을 모두 제거할 경우, 즉 시력과 동안신경들이 모두 완전 손상되었거나 과거 시행한 수술이나 방사선 치료에 모두 실패한 경우

4) 수술 전략

해면정맥동에 접근하기 위해서는 표준적인 전두-측두엽 개두술을 시행하고 나비뼈 능선을 제거하고 후방 안와 절제술 및 후측방 안와벽을 제거함으로써 위눈확틈새(superior orbital fissure)를 완전히 열어준다. 반드시 광대골을 포함하여 제거할 필요는 없으나, 경막 외 접근법으로

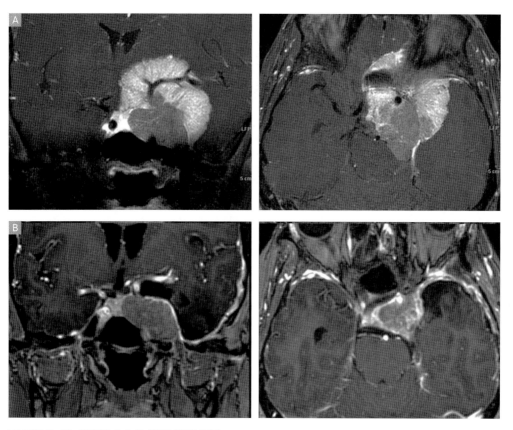

■ 그림 5-10. **계획된 수술 후 감마나이프 치료.**
A. 커다란 앞침대돌기 뇌수막종이 전두와 측두, 해면정맥동을 침범함. 왼쪽 시신경과 중요 혈관들이 종양으로 둘러싸임. **B.** 해면정맥동내의 종양은 영상검사에 나타난 특성상 더 단단하게 보임. 수술 후 감마나이프 치료를 미리 계획하고 시신경과 중요동맥들을 둘러싼 종양만을 제거함.

앞 침대돌기를 제거한 다음 시신경공을 열어준다. 마지막으로 경막을 낫인대와 시신경집까지 확장하여 열어준다.

경막 외 박리를 하는 동안, 앞 침대돌기를 제거하기 전에 내측 측두엽 경막을 해면정맥동의 외측 벽에서 벗겨내 나비뼈-측두골 경막 주름을 박리함으로써 완벽한 해면정맥동과 삼차신경의 2, 3번째 가지를 노출시킬 수 있다. 조직검사나 종양 제거는 수술의 목적에 따라 다양한 해면정맥동 내의 수술 삼각들 사이로 시행할 수 있다.

위에 언급된 수술 방법은 여러 장점을 가지고 있다. 조기에 시신경과 내경동맥을 이동시키거나 감압시킬 수 있어 이들 구조에 손상을 주지 않고 조기에 종양을 확인하고 노출시킬 수 있다. 동안신경이 해면정맥동으로 들어가는 동안신경공은 경막 주름으로 구성되어 있으므로 신경공 주변의 경막을 절개하여 동안신경을 감압을 할 수 있고, 종양이 부드러울 경우 절개된 정맥동의 윗벽을 통해서 종양을 추가로 제거할 수도 있다. 이러한 두개저 수술 기법은 순차적인 노출로 내경동맥-동안신경 삼각의 확장으로 요약되며, 이 단계를 마치면 해면정맥동을 가장 많이 노출시킬 수 있어 매우 커다란 종양도 제거가 가능해진다(그림 5-11).

해부학적 연구 결과에 따르면 종양의 내경동맥 미세 침습이(그림 5-12, A) 해면정맥동 뇌수막종 환자의 42%에서 보고되었다. 내경동맥의 침범 여부는 수술 전 혈관조영술에서 내경동맥이 좁아지지 않은 경우에도 확인되었다. Abdel-Aziz 등은 종양이 내경동맥을 침범하지 않은 경우

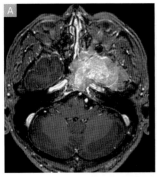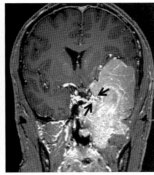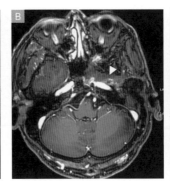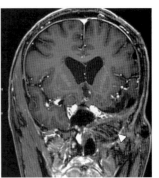

■ 그림 5-11. **전적출 가능한 거대 뇌수막종.**
A. 거대한 뇌수막종이 측두, 측두하와, 나비굴, 위턱굴과 코안을 침범하였으나 검정색 화살표로 표시된 해면정맥동은 정상 구조를 유지함.
B. 종양이 전적출된 상태이며 흰색 삼각은 관자근 회전피판으로 두개저 재건부위를 가리킴.

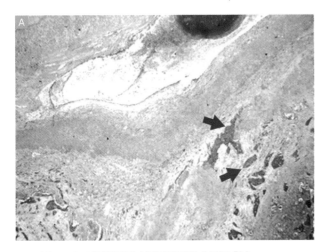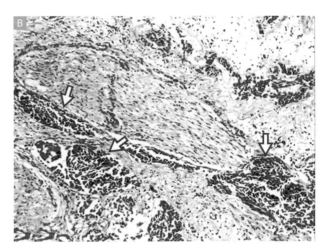

■ 그림 5-12. **내경동맥과 신경다발막의 수막종 침습**
A. 내경동맥 외막에 종양세포 침습(빨간 화살표), **B.** 신경다발막 주위에 종양세포 침습(속이 흰색인 빨간 화살표)

92%의 전적출술이 가능하였으나 내경동맥을 둘러싸고 있는 경우에는 전적출술을 시행하지 못하였다 한다. 증상이 없더라도 삼차신경이나 Gasserian 신경절을 침범하고 있는 경우도 있으며(그림 5-12, B), 얇은 경막을 뚫고 뇌하수체를 침범하는 경우도 있을 수 있다는 것을 염두에 두어야 한다.

해면정맥동 내에는 종양과 정상 구조를 구분해 주는 거미막이 존재하지 않고, 내경동맥이나 신경다발막에 종양세포가 침윤됨이 거듭 증명되어 진정한 의미의 뇌수막종의 전적출은 불가능하며, 전 적출을 시행한다 하여도 수술

후 안구운동장애의 발생 빈도가 높아 아전적출술이 선호되고 있다. 그러나 전 적출술 후 재발된 경우, 정기 추적검사를 통하여 종양이 매우 작은 상태로 발견되므로 방사선치료가 쉬운 반면(그림 5-13), 수술적 제거 없이 일차로 방사선치료 후 재발된 경우는 종양이 훨씬 더 커져 있으므로(그림 5-14) 추가적인 수술이나 다시 방사선 치료를 한다 하여도 합병증 발생 빈도가 높고, 치료 결과도 좋지 않다. 전 적출술의 시도는 환자의 나이와 상태, 종양의 위치, MRI나 CT상 예상되는 종양의 특성 등을 고려하여 신중하게 결정해야 하며, 가능하면 영상검사 결과를 토대로 전적출 여

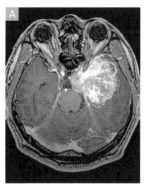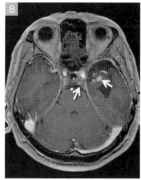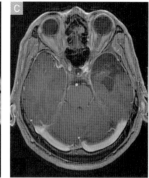

■ 그림 5-13. 수술 후 재발된 예.
A. 종양이 측두, 안장위, 해면정맥동을 침범함. **B.** 전적출 5년 후 추적 촬영에서 흰 화살표로 표시된 종양의 재발이 발견되어 감마나이프로 치료함. **C.** 수술 10년 후(감마나이프 5년 후) 추적검사에서 종양이 모두 사라짐.

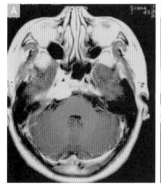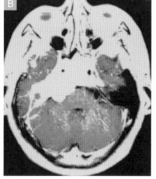

■ 그림 5-14. 감마나이프 치료 후 재발된 예.
A. 수술 안 한 상태에서 뇌수막종 의심하여 감마나이프 치료, **B.** 8년 후 추적검사에서 종양이 해면정맥동, 추체 경사대 및 측두부, 나비굴 등 광범위한 부위로 재발됨.

부를 수술 전에 예상하고 준비해야 한다(그림 5-15). 비록 수술 전 영상 검사의 결과만으로 전적출 가능성을 완벽하게 예측할 수 없다 하여도 뇌신경, 중요혈관 등을 보존하며 종양이 수월하게 제거되는 경우에는 단계별 접근(그림 5-16)으로 전적출을 시도해 보아야 한다.

방사선 치료 기법의 발전으로 해면정맥동 수막종의 치료의 전략이 수술적 제거를 시행했던 방법에서 아전절제술 시행 후 방사선 치료를 하거나 방사선 치료만 시행하는 것으로 변화하고 있다. 환자의 삶의 질이 중시되어 유사한 치료 성적을 보이면서 뇌신경 장애의 발생 빈도는 낮은 변화된 치료 전략이 선호되고 있다. 그러나 15년 장기추적의

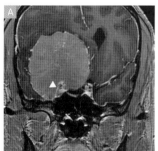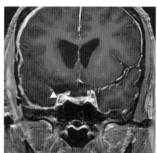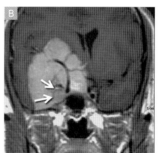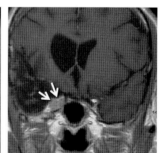

■ 그림 5-15. 해면정맥동 침범에 따른 전적출 가능성.
A. 종양이 해면정맥동(흰색 삼각형)을 침범하지 않아 전적출됨. **B.** 해면정맥동 내로 종양이 침범하여(흰색 화살표) 정맥동내의 종양은 남긴 아전적출 상태. 수술 전 영상을 분석하면 (**A**)는 전적출이 가능하나 (**B**)의 경우는 아전적출술이 안전할 것임을 예측할 수 있음.

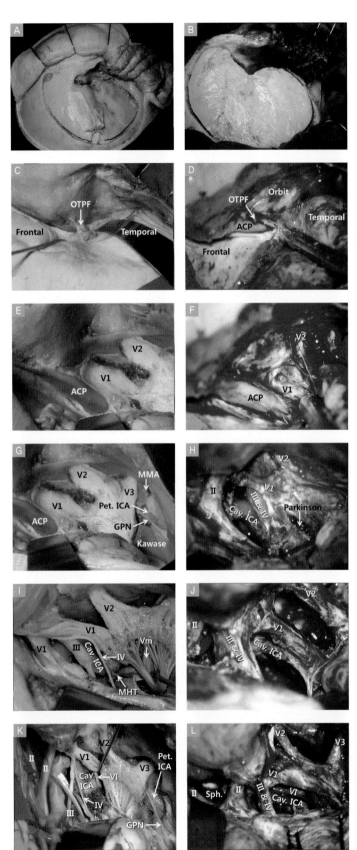

ACP	Anterior Clinoid Process,
Cav. ICA	Cavernous Internal Carotid Artery
GPN	Greater Petrosal Nerve
Kawase	Kawase Triangle
V3	Mandibular Nerve
V2	Maxillary Nerve
MHT	Meningohypophyseal Trunk
MMA	Middle Meningeal Artery,
Vm	Motor Branch of Maxillary Nerve
III	Oculomotor Nerve
V1	Ophthalmic Nerve
II	Optic Nerve
OTPF	Orbitotemporal Periosteal Fold
Parkinson	Parkinson's Triangle, Pet.
ICA	Petrous Internal Carotid Artery
Sph.	Sphenoid Sinus
IV	Trochlear Nerve

■ 그림 5-16. **해면정맥동 수술사진.**

경막외 접근법의 사진으로 왼쪽 열은 해부 사진, 오른쪽 열은 수술 사진. 경막외 접근법의 단계별 수술 과정.

결과를 바탕으로 치료방침이 결정되어야 할 것이다. 비록 해면정맥동 안으로 침범한 종양에 대한 치료원칙이 변하고 있다 하여도, 해면정맥동 밖의 뇌수막종은 안전한 범위 내에서 전적출하는 것이 수술의 목표가 되어야 한다.

5) 요약

저자의 경험에 의하면 해면정맥동 내에서 종양이 발생하는 경우는 15% 미만이고, 대부분은 침대돌기, 나비굴, 천막, 경사대, 추체골 등에서 발생한 수막종이 해면정맥동까지 침범하였다. 저자가 지난 25년간 89명의 해면정맥동을 침범한 뇌수막종을 수술한 결과, 전적출은 52.8%에서 가능하였고, 아전적출환자의 경우 92.9%에서 방사선치료를 하였다. 수술 후 뇌신경장애는 9%에서 악화되었으며, 사망률은 2%였다. 평균 추적기간은 13년이며, 추적 영상검사로 재발이 확인된 환자에서 해면정맥동 뇌수막종의 재발률은 5년에 14.5%, 10년에 35.7%이었다. 이 결과를 보고된 감마나이프 등의 방사선치료의 성적과 비교하면 방사선치료의 성적이 더 좋아 보이지만, 보고된 방사선치료의 평균 추적 관찰 기간이 저자가 수술한 환자들의 절반에도 못 미치고, 방사선치료 후 재발된 경우 그에 대한 치료 여부도 대부분 생략되어 있다. 이는 추체 및 추체-경사대 수막종의 경우에도 유사하다. 저자가 수술한 후 재발된 환자들은 정기 추적 검사에서 작은 크기의 종양이 발견되기 때문에 감마나이프 등을 이용한 치료가 용이하고 결과도 좋았던 반면, 처음에 방사선으로 치료한 다음 재발되어 의뢰된 경우는 종양이 크게 자라면서 주위 구조를 심하게 압박하므로 선택할 수 있는 수술방법이 많지도 않고 훨씬 복잡한 수술접근법이 필요했으며, 그 결과도 좋지 않았다. 그러므로, 해면정맥동 뇌수막종의 이상적인 치료법을 밝히는 데는 단기간의 추적 결과가 아닌 15년 이상의 추적 조사가 필요하다 하겠다.

References

1. Abdel-Aziz KM, Froelich SC, Dagnew E, et al. Large sphenoid wing meningiomas involving the cavernous sinus: conservative surgical strategies for better functional outcomes. *Neurosurgery*. 2004;54(6):1375-1383; discussion 1383-1374.

2. Alliez JR, Pellet W, Roche PH. [Value of retrolabyrinthine approach for surgical resection of meningiomas inserted around the lateral sinus between the transverse and sigmoid parts]. *Neurochirurgie*. 2006;52(5):419-431.

3. Al-Mefty O, Fox JL, Smith RR. Petrosal approach for petroclival meningiomas. *Neurosurgery*. 1988;22(3):510-517.

4. Bonneville F, Sarrazin JL, Marsot-Dupuch K, et al. Unusual lesions of the cerebellopontine angle: a segmental approach. *Radiographics*. 2001;21(2):419-438.

5. Brell M, Villa S, Teixidor P, et al. Fractionated stereotactic radiotherapy in the treatment of exclusive cavernous sinus meningioma: functional outcome, local control, and tolerance. *Surg Neurol*. 2006;65(1):28-33; discussion 33-24.

6. Bricolo AP, Turazzi S, Talacchi A, Cristofori L. Microsurgical removal of petroclival meningiomas: a report of 33 patients. *Neurosurgery*. 1992;31(5):813-828; discussion 828.

7. Buhl R, Huang H, Gottwald B, Mihajlovic Z, Mehdorn HM. Neuropsychological findings in patients with intraventricular tumors. *Surg Neurol*. 2005;64(6):500-503.

8. Cherington M, Schneck SA. Clivus meningiomas. *Neurology*. 1966;16(1):86-92.

9. Cho CW, Al-Mefty O. Combined petrosal approach to petroclival meningiomas. *Neurosurgery*. 2002;51(3):708-716; discussion 716-708.

10. Couldwell WT, Kan P, Liu JK, Apfelbaum RI. Decompression of cavernous sinus meningioma for preservation and improvement of cranial nerve function. Technical note. *J Neurosurg*. 2006;105(1):148-152.

11. Cueva RA, Mastrodimos B. Approach design and closure techniques to minimize cerebrospinal fluid leak after cerebellopontine angle tumor surgery. *Otol Neurotol*. 2005;26(6):1176-1181.

12. Danner C, Cueva RA. Extended middle fossa approach to the petroclival junction and anterior cerebellopontine angle. *Otol Neurotol*. 2004;25(5):762-768.

13. De Jesus O SL, Parikh HK, Wright DC, Wagner DP. Long-term follow-up of patients with meningiomas involving the cavernous sinus: recurrence, progression, and quality of life. *Neurosurgery*. 1996;39:915–920.

14. De Monte F SH, al-Mefty O. Outcome of aggressive removal of avernous sinus meningiomas. *J Neurosurg*. 1994;81:245–251.

15. Dolenc V. Direct microsurgical repair of intracavernous vascular lesions. *J Neurosurg*. 1983;58(6):824-831.

16. Driscoll CL, Jackler RK, Pitts LH, Brackmann DE. Lesions of the internal auditory canal and cerebellopontine angle in an only hearing ear: is surgery ever advisable? *Am J Otol*. 2000;21(4):573-581.

17. Erkmen K PS, Al-Mefty O. Surgical management of petroclival meningiomas: factors determining the choice of approach. *Neurosurg Focus*. 2005;19(E7).

18. Hakuba A, Nishimura S, Tanaka K, Kishi H, Nakamura T. Clivus meningioma: six cases of total removal. *Neurol Med Chir (Tokyo)*. 1977;17(1 Pt 1):63-77.

19. Iwai Y, Yamanaka K, Yasui T, et al. Gamma knife surgery for skull base meningiomas. The effectiveness of low-dose treatment. *Surg Neurol*. 1999;52(1):40-44; discussion 44-45.

20. Jiang YG, Xiang J, Wen F, Zhang LY. Microsurgical excision of the large or giant cerebellopontine angle meningioma. Minim Invasive Neurosurg. 2006;49(1):

43-48.

21. Knosp E, Perneczky A, Koos WT, Fries G, Matula C. Meningiomas of the space of the cavernous sinus. *Neurosurgery*. 1996;38(3):434-442; discussion 442-434.

22. Le Garlantezec C, Vidal VF, Guerin J, Bebear JP, Liguoro D, Darrouzet V. [Management of cerebellopontine angle meningiomas and the posterior part of the temporal bone. Report on 44 cases]. *Rev Laryngol Otol Rhinol* (*Bord*). 2005;126(2):81-89.

23. Leonetti JP, Anderson DE, Marzo SJ, Origitano TC, Schuman R. Combined transtemporal access for large (>3 cm) meningiomas of the cerebellopontine angle. *Otolaryngol Head Neck Surg*. 2006;134(6):949-952.

24. Magliulo G, Zardo F, Bertin S, D'Amico R, Savastano V. Meningiomas of the internal auditory canal: two case reports. *Skull Base*. 2002;12(1):19-26.

25. Mallucci CL, Ward V, Carney AS, O'Donoghue GM, Robertson I. Clinical features and outcomes in patients with non-acoustic cerebellopontine angle tumours. *J Neurol Neurosurg Psychiatry*. 1999;66(6):768-771.

26. Mayberg MR, Symon L. Meningiomas of the clivus and apical petrous bone. Report of 35 cases. *J Neurosurg*. 1986;65(2):160-167.

27. Metellus P, Regis J, Muracciole X, et al. Evaluation of fractionated radiotherapy and gamma knife radiosurgery in cavernous sinus meningiomas: treatment strategy. *Neurosurgery*. 2005;57(5):873-886; discussion 873-886.

28. Miller DC. Predicting recurrence of intracranial meningiomas. A multivariate clinicopathologic model-interim report of the New York University Medical Center Meningioma Project. *Neurosurg Clin N Am*. 1994;5(2):193-200.

29. Nakamura M, Roser F, Dormiani M, Samii M, Matthies C. Intraoperative auditory brainstem responses in patients with cerebellopontine angle meningiomas involving the inner auditory canal: analysis of the predictive value of the responses. *J Neurosurg*. 2005;

102(4):637-642.

30. Nakamura M, Roser F, Mirzai S, Matthies C, Vorkapic P, Samii M. Meningiomas of the internal auditory canal. *Neurosurgery*. 2004;55(1):119-127; discussion 127-118.

31. Nicolato A, Foroni R, Alessandrini F, Bricolo A, Gerosa M. Radiosurgical treatment of cavernous sinus meningiomas: experience with 122 treated patients. *Neurosurgery*. 2002;51(5):1153-1159; discussion 1159-1161.

32. O A-M. *Operative Atlas of Meningiomas*. Philadephia: Lippincott-Raven; 1988.

33. O'Sullivan MG vLH, Tew JM Jr. The surgical respectability of meningiomas of the cavernous sinus. *Neurosurgery*. 1997;40:238–247.

34. Pamir MN, Kilic T, Bayrakli F, Peker S. Changing treatment strategy of cavernous sinus meningiomas: experience of a single institution. *Surg Neurol*. 2005;64 Suppl 2:S58-66.

35. Pieper D A-MO. *Petroclival/sphenopetroclival meningiomas*. London: Churchill Livingstone; 2000.

36. Pirouzmand F, Tator CH, Rutka J. Management of hydrocephalus associated with vestibular schwannoma and other cerebellopontine angle tumors. *Neurosurgery*. 2001;48(6):1246-1253; discussion 1253-1244.

37. Roche PH, Pellet W, Fuentes S, Thomassin JM, Regis J. Gamma knife radiosurgical management of petroclival meningiomas results and indications. *Acta Neurochir* (*Wien*). 2003;145(10):883-888; discussion 888.

38. Roser F, Nakamura M, Dormiani M, Matthies C, Vorkapic P, Samii M. Meningiomas of the cerebellopontine angle with extension into the internal auditory canal. *J Neurosurg*. 2005;102(1):17-23.

39. Sade B KJ, Evans JJ, Lee JH. Enhanced exposure of the carotico-oculomotor triangle following extradural anterior cliniodectomy: a comparative anatomical study. *Skull Base*. 2005;15:157–162.

40. Sanna M, Agarwal M, Jain Y, Russo A, Taibah AK. Transapical extension in difficult cerebellopontine angle

tumours: preliminary report. *J Laryngol Otol*. 2003; 117(10):788-792.

41. Schaller B, Merlo A, Gratzl O, Probst R. Premeatal and retromeatal cerebellopontine angle meningioma. Two distinct clinical entities. *Acta Neurochir* (*Wien*). 1999; 141(5):465-471.

42. Sen C, Hague K. Meningiomas involving the cavernous sinus: histological factors affecting the degree of resection. *J Neurosurg*. 1997;87(4):535-543.

43. Simpson D. The recurrence of intracranial meningiomas after surgical treatment. *J Neurol Neurosurg Psychiatry*. 1957;20(1):22-39.

44. Spiegelmann R, Nissim O, Menhel J, Alezra D, Pfeffer MR. Linear accelerator radiosurgery for meningiomas in and around the cavernous sinus. *Neurosurgery*. 2002; 51(6):1373-1379; discussion 1379-1380.

45. Subach BR, Lunsford LD, Kondziolka D, Maitz AH, Flickinger JC. Management of petroclival meningiomas by stereotactic radiosurgery. *Neurosurgery*. 1998;42(3): 437-443; discussion 443-435.

46. Thedinger BA, Glasscock ME, 3rd, Cueva RA. Transcochlear transtentorial approach for removal of large cerebellopontine angle meningiomas. *Am J Otol*. 1992;13(5):408-415.

47. Voss NF VF, Heilman CB, Robertson JH:. Meningiomas of the cerebellopontine angle. *Surg Neurol*. 2000;53:439-446.

48. Yano S, Kuratsu J, Kumamoto Brain Tumor Research G. Indications for surgery in patients with asymptomatic meningiomas based on an extensive experience. *J Neurosurg*. 2006;105(4):538-543.

49. Yuguang L, Chengyuan W, Meng L, et al. Neuroendoscopic anatomy and surgery of the cerebellopontine angle. *J Clin Neurosci*. 2005;12(3):256-260.

50. Zachenhofer I, Wolfsberger S, Aichholzer M, et al. Gamma-knife radiosurgery for cranial base meningiomas: experience of tumor control, clinical course, and morbidity in a follow-up of more than 8 years. *Neurosurgery*. 2006;58(1):28-36; discussion 28-36.

51. Zeitouni AG, Zagzag D, Cohen NL. Meningioma of the internal auditory canal. *Ann Otol Rhinol Laryngol*. 1997;106(8):657-661.

CHAPTER **06**

뇌실내 수막종, 천막 수막종, 송과체부위 수막종, 대공 수막종

이기택
가천대학교 신경외과

뇌실내 수막종은 전체 두개강내 수막종의 약 0.5~3%, 모든 뇌실내 종양 중에 9.8~14% 정도를 차지하며, 맥락얼기(choroid plexus)와 맥락조직(tela choroidea) 내에 있는 거미막세포에서 발생한다. 대부분(78%)이 측뇌실의 삼각(trigone)에서 생기며 주로 전맥락동맥(anterior choroidal artery)에서 혈액공급을 받으며, 종양이 큰 경우 후맥락동맥에서도 혈액공급을 받는다(그림 6-1). 제3뇌실에 전체 뇌실내 수막종의 약 16%, 제4뇌실에는 약 6%에서 발생한다. 대부분의 뇌실내 수막종은 서서히 자라며, 증상이 발생하여 발견된 경우는 종양이 매우 크게 자란 상태이다.

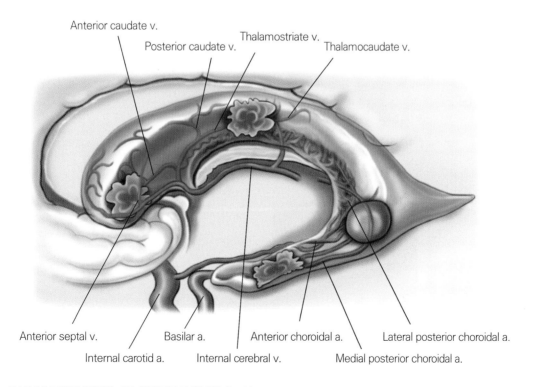

Anterior caudate v.
Posterior caudate v.
Thalamostriate v.
Thalamocaudate v.

Anterior septal v.
Internal carotid a.
Basilar a.
Internal cerebral v.
Anterior choroidal a.
Medial posterior choroidal a.
Lateral posterior choroidal a.

■ **그림 6-1. 측뇌실내 종양의 위치에 따른 혈관공급의 해부학적 모식도.**

Grujicic 등은 42명의 뇌실내 수막종 환자를 분석하였으며, 가장 흔한 임상 증상은 뇌압상승에 의한 증상(83.3%)이고 다음으로 시야변화(73.8), 정신-기질증후군(psycho-organic syndrome), 경련(19%), 운동장애(14.3%) 등이다. 1938년 Cushing 등은 측뇌실삼각(trigone)에 발생한 뇌수막종의 임상증상에 대하여 기술하였다(그림 6-2). 1) 두개강내 고혈압(intracranial hypertension)에 의한 증상 2) 반대측 감각운동장애 3) 소뇌 증상 4) 왼쪽에 종양이 있는 경우 언어장애나 읽기장애가 발생한다.

일반적으로 뇌실내 수막종의 조직학적 아형으로는 수막내피성(meningothelial)과 섬유아세포성(fibroblastic) 수막종이 가장 많다. Grujicic 등이 보고한 42명의 환자들 중에서는 이행성(transitional)이 가장 많았으며 비정형성(atypical) 수막종도 1례가 있었다(표 6-1).

뇌실내 수막종의 수술적 치료는 쉽지 않다. 제거해야 할 종양의 위치가 깊고, 운동 및 감각영역, 언어영역, 시각부챗살(optic radiation)등 중요부위(eloquent area)와 밀접해 있어 매우 조심해야 하며 수술을 잘 하기 위해서는 복잡한 해부학적 구조를 충분히 이해해야 한다.

수술접근법으로는 측두엽의 중관자이랑(middle temporal gyrus)나 정중격 후두정엽피질(paramedian posterior parietal cortex) 또는 측관자두정엽(lateral temporoparietal lobe)을 절개하여 접근하거나 측두엽 또는 후두엽의 일부를 제거한 후 접근하는 방법이 있다(표 6-2). 대부분의 수술적 접근방법이 대뇌피질을 절제해야

■ 표 6-1. 뇌실내 수막종의 조직학적 특성.

Type \ Location	Lateral ventricle (%)	Third ventricle (%)	Total (%)
Meningiothelial	2(5)	0(0)	2(4.8)
Fibrous (fibroblastic)	7(17.5)	1(50)	8(19)
Transitional (mixed)	29(72.5)	1(50)	30(71.4)
Psammomatous	0(0)	0(0)	0(0)
Angiomatous	1(2.5)	0(0)	1(2.4)
Atypical	1(2.5)	0(0)	1(2.4)
Anaplastic (malignant)	0(0)	0(0)	0(0)

하기 때문에 수술 후 뇌전증(epilepsy) 같은 대뇌피질 기능장애가 발생할 가능성이 많다. 정중 구조물인 뇌량을 자르고 측뇌실로 들어가는 방법도 있으나 이 경우 수술 도중 대뇌견인이 필요하다. 또한 이 경우 뇌량의 팽대(splenium)를 완전 절제 해야 하고 실독증(alexia)이 발생하므로 동측 반맹이 있는 환자는 이 접근법을 피해야 한다.

1. 천막 수막종(tentorial meningiomas)

Yasargil은 천막의 내부 또는 그 가장자리에서 기원한 수막종, 횡정맥동과 그 외측링(outer ring)에서 기원한 것, 낫천막인접부(falcotentorial junction)에서 기원한 수막종 모두를 천막 수막종이라고 정의했다(그림 6-3). 하지만 저자에 따라 천막낫인접부에 발생한 종양은 송과체부위(pineal region)수막종으로 분류하는 경우도 있다. 천막은 해부학적으로 수평으로 되어 있지 않고 첨부에서 측방과 후방으로 기울어져 있어 천막 수막종은 접근이 쉽지 않아 수술적 치료가 어렵다. 특히 종양이 내측에 위치한 경우 뇌간, 뇌신경 및 뇌혈관들, 측두엽과의 복잡한 관계로 인해 수술적 제거가 용이하지 않은 경우가 많다. 내측에 위치한 천막 수막종의 경우 영상만으로 볼 때 추체사대 수막종(petroclival meningioma)나 접형추체사대 수막종(sphenopetroclival

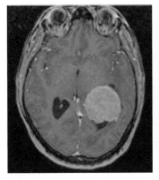
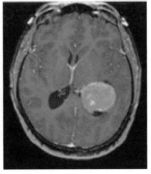

■ 그림 6-2. 뇌MRI에서 좌측 측뇌실에 강하게 조영증강되는 거대 뇌수막종이 관찰됨.

■ 표 6-2. 뇌실내 수막종의 위치에 따른 다양한 수술 접근법.

Tumor Location	Surgical approaches	No. of Posterior Parietal (%)	No. of Temporo Parietal (%)	No. of Temporal (%)	No. of Transcallosal (%)
Trigone		11(47.8)	10(43.5)	2(9.7)	0(0)
Body of lateral ventricle		1(33.3)	0.(0)	0.(0)	2(66.7)
Temporal horn of lateral ventricle		6(85.7)	1(14.3)	0.(0)	0.(0)
Trigone and temporal horn of lateral ventricle		0.(0)	0.(0)	3(100)	0.(0)
Trigone and occipital horn of lateral ventricle		1(50)	1(50)	0.(0)	0.(0)
Third ventricle		0.(0)	0.(0)	0.(0)	1(100)
Third ventricle and body of lateral ventricle		1(100)	0.(0)	0.(0)	0.(0)

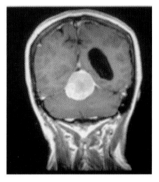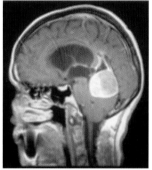

■ 그림 6-3. 뇌MRI에서 천막부위에 발생한 거대 뇌수막종에 의한 뇌간 압박과 뇌수두증이 관찰됨.

meningioma)와 비슷해 보이지만 국소 해부학적 위치와 주변 구조물과의 관계를 비교하면 매우 다르다. 천막 가장자리(tentorial edge)에서 기원한 천막 수막종은 대뇌다리사이수조(interpedulcular cistern), 다리수조(crural cistern), 우회조(ambient cistern)가 모이는 곳에서 발생하므로 종양이 자라면서 수조들을 밀어서 여러 거미막층이 생기게 되어 종양과 뇌간, 뇌신경들과의 경계를 비교적 잘 유지할 수 있고, 수술 시 이러한 중요 구조물들의 손상을 최소화할 수 있다. 천막 수막종 수술을 계획할 때 수술 전에 혈관의 분포, 특히 정맥의 상태를 파악하는 것이 매우 중요하다. 수술 시 접근법을 선택하기 위해서 양측 횡정맥동, 에스정

맥동과 정맥동합류(torcular herophili)와의 관계를 확인해야 하며, 측두엽에서 유입되는 정맥들(vein of Labbe, basal temporal vein)의 상태를 확인해야 한다.

수술적 접근법은 종양의 위치에 따라 결정 한다. 일반적으로 종양이 천막절흔(tentorial incisura)의 전방에서 내측 중간부위까지 있으면서 추체첨부(petrous apex)에서 중간뇌주위(perimesencephalic area)를 침범한 경우 전방추체접근법(anterior petrosal approach)을 이용하여 제거가 가능하다. 종양이 천막절흔의 중간에서 후방에 위치하거나 추체사대를 침범한 경우는 추체접근법(petrosal approach)으로 제거가 가능하다. 낫천막인접부에 발생한 종양은 후대뇌간 경천막접근법(posterior interhemispheric transtentorial approach)으로 접근이 가능하며, 주로 천막하부 낫천막인접부에 발생한 종양은 상소뇌천막하 접근법(supracerebellar infratentorial approach)을 사용하는 것이 좋다. 종양이 천막 위, 아래로 자란 거대 종양의 경우 천막의 위, 아래를 모두 이용하여 수술한다.

2. 송과체부위 수막종 (pineal region meningioma)

송과체부위에 발생하는 종양은 전체 두개강내 종양의

1% 정도이며, 그중에서 수막종은 더 드물게 발생하여 전체 뇌수막종중에 송과체 수막종은 매우 드물다. 송과체부위에 발생하는 수막종은 기원부위에 따라 두 가지로 분류된다(그림 6-4). 첫째, 천막의 가장자리와 낫(falx)이 만나는 낫천막인접부(falcotentori junction)에서 발생해서 송과체와 제3뇌실의 후방으로 자란 경우로 주로 내경동맥에서 낫 또는 천막으로 가는 Bernasconi와 Cassinari 동맥에서 혈액 공급을 받는다. 둘째, 맥락조직(tela choroidea)사이의 중간장막(velum interpositum)에서 발생하는 경우이다. 중간장막에서 발생한 수막종은 제3뇌실의 후방 1/3에 위치하며, 맥락조직이 연질막(pia)과 거미막으로 이루어져있기 때문에 경막에 부착된 부위가 없는 것이 특징이며 후맥락막동맥(posterior choroidal artery)에서 혈액 공급을 받는다.

흔한 임상 증상은 서서히 진행하는 수두증에 의한 두개강내압 항진에 의한 두통, 보행장해, 인지기능저하, 유두부종(papilledema)등 이며, 그 외 실조(ataxia), 시야장해, 청각장해, 안면경련증, 상방주시마비(vertical paresis of vision, Parinaud's syndrome) 증상이 발생할 수 있다.

1) 환자의 수술 자세(patients positioning) 및 수술 접근법(그림 6-5)

일반적으로 세 가지 수술 자세를 많이 사용한다: 좌위(sitting), 측와위(lateral), 복와위(prone). 좌위는 주로 상소뇌천막하 접근법을 이용할 때 주로 사용한다. 이 접근법은 소뇌가 중력에 의해 떨어지므로 소뇌견인을 최소화하고 출혈이 고이지 않아 시야가 비교적 깨끗한 반면 공기색전(air embolism)과 뇌척수액 유출로 인한 뇌실과 대뇌의 수축으로 경막하혈종이 발생할 수 있다(그림 6-6). 후두경천막 접근법을 이용하는 경우는 3/4복와위 또는 측와위 자세

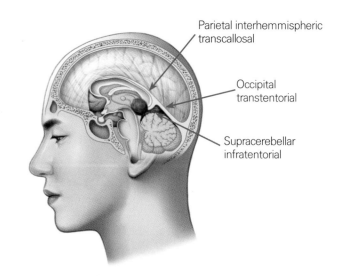

Parietal interhemmispheric transcallosal

Occipital transtentorial

Supracerebellar infratentorial

■ 그림 6-5. 송과체 부위 뇌수막종 제거를 위한 수술접근법들

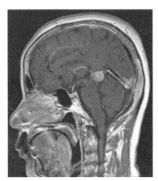
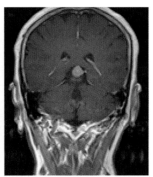

■ 그림 6-4. 뇌MRI에서 송과체 부위 뇌수막종에 의해 중뇌 덮개판 압박이 관찰됨.

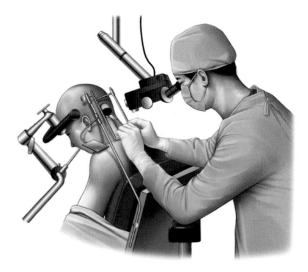

■ 그림 6-6. 좌위(sitting position)상태에서 상소뇌 하천막 접근법으로 수술하는 모식도.

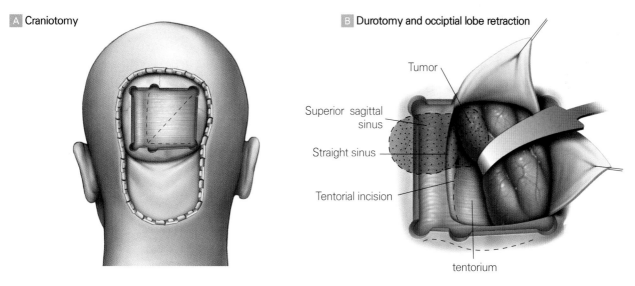

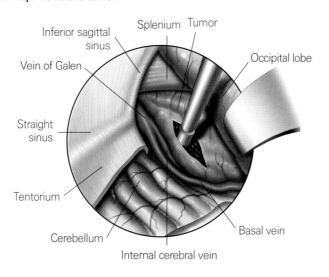

■ 그림 6-7. 후두경천막 접근법의 모식도.

를 사용한다. 단순 복와위 자세는 천막상접근, 특히 경뇌량 (transcallosal)접근을 하는 경우 사용한다(그림 6-7).

3. 대공 수막종 (foramen magnum meningiomas)

대공주위에 생기는 수막종은 발생 형태에 따라 크게 두 가지로 분류된다. 첫째, 두개척추(craniospinal)형태로 두

개강 내에서 발생하여 아래로 성장해서 척추강내로 자란 다. 둘째, 척추두개(spinocranial) 형태는 상위 척추강 내 에서 기원해서 두개강내로 자라 들어가는 것이다. 배쪽 대 공 수막종(ventral foramen magnum meningioma)은 사 대의 아래 1/3에서 기원해서 대공의 앞쪽 아래로 자란다 (그림 6-8). 척추두개 형태의 수막종은 경추의 상부, 주로 척수의 후방 또는 측후방에서 기원해서 상방으로 자라 소 뇌연수 수조(cerebellomedullary cistern)내로 들어간다. 대

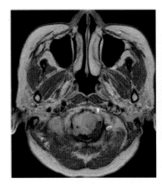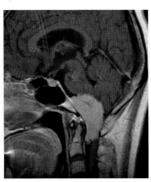

■ 그림 6-8. 뇌MRI에서 대공 전방에 발생한 거대 뇌수막종에 의하여 뇌간 및 경수가 심하게 압박되어 있는 것이 관찰됨.

공 부위에 발생한 수막종은 증상이 애매모호해서 오진하는 경우가 종종 있다. 주로 한쪽으로 나타나는 경추부 통증, 운동신경과 감각신경 증상은 주로 상지에 나타나며 시간이 지날수록 강직성 사지마비로 나타난다. 손이 차고 둔한 감각이 생기며, 손의 내재근 위축(intrinsic hand atrophy)이 발생한다.

수술적 접근 방법은 수막종의 위치 및 주위 구조물의 관계에 따라 결정 된다. 배쪽에 위치한 수막종의 경우 하위 뇌신경들의 침범 여부, 추골동맥과 기저동맥과의 관계, 뇌간의 압박 정도에 따라 수술적 접근법을 고려해야 하지만 경관절융기 접근법(transcondylar approach)이 뇌간의 견인을 최소화하고 종양을 제거할 수 있는 가장 유용한 방법으로 생각된다.

종양이 대공의 측부에 위치한 경우 추골동맥은 종양 아래에 묻혀 있는 경우가 대부분이며, 종양이 대공의 배쪽에 있는 경우는 추골동맥이 종양의 측부에 위치한다. 후하소뇌동맥은 일반적으로 후방으로 또는 내측으로 밀려 있으며, 간혹 종양내에 묻혀 있기도 한다. 전, 후 척추동맥은 종양에 유착 되어있는 경우가 많기 때문에 거미막내 박리(intra-arachnoid dissection)가 혈관 보존을 위해 꼭 필요하다. 조기에 종양의 부피를 줄이는 것이 뇌간과 척수 압박을 줄이고 혈관들과의 박리에 매우 유리하다. 또한 치아인대(dentate ligament)를 조기에 잘라 수술 공간을 확보한다.

과거에는 대공의 배쪽에 위치한 수막종의 수술 결과가 좋지 않았지만, 두개저수술 기술의 발달 및 미세해부지식의 습득으로 수술 결과는 많이 좋아졌다. Arnautovic 등은 18명의 환자에서 경관절융기 접근법을 이용한 수술방법으로 수술 후 의미 있는 KPS 점수의 상승을 보였고, 수술 후 합병증은 9번, 10번 뇌신경 손상이 가장 흔하다고 보고하였다.

1) 경관절융기 접근법(transcondylar approach)

저자들 마다 약간의 차이는 있지만 극외측(far lateral), 후외측(posterolateral) 또는 최외측 접근법(extreme lateral approach)과 비슷한 의미로 사용된다. 경관절융기 접근법은 후두관절융기(occipital condyle)를 일부 제거하지만 극외측 접근법은 후두관절융기를 제거하지 않고 추골동맥을 확인해서 이동하는 것만으로도 극외측 접근법이라고 설명하는 저자도 있다. 어떤 환자는 종양이 충분한 공간을 확보하여 후두관절융기의 제거가 필요 없는 경우도 있으나 종양의 작고 대공의 앞쪽에 있는 경우는 후두관절융기의 제거가 필수적이다. 따라서 후두관절융기의 제거 정도는 환자 개개인의 상황에 맞추어 시행하는 것이 좋다.

피부절개는 유양돌기 약 2~3 cm 후방, 외이도 위치에서 아래로 제3~4경추 부위까지 시행한다. 근육층은 3층 또는 2층(superficial and deep layer)으로 구성되어 있는데, 첫 번째 층인 흉쇄유돌근(SCM muscle)을 후두골에서 분리하고, 두 번째 층인 머리널판근(splenius capitis), 최장두근(longissimus capitis), 반극근(semispinalis muscle)들을 박리하여 내하방으로 젖힌다. 이 두 근육층이 표층(superficial layer)을 구성한다. 세 번째 층은 심부층(deep layer)으로 상, 하 두개의 후두하삼각을 구성하고 있다. 상후두하삼각(superior suboccipital triangle)은 대후두직근(rectus capitis posterior major), 상사근(superior oblique muscle), 하사근(inferior oblique muscle)으로 구성되어 있으며 내부에 추골동맥, 정맥들, 제1경추신경이 있다. 하후두하삼각(inferior suboccipital triangle)은 하사두근(inferior oblique capitis), 경반극근(semispinalis cervicis), 최장경근

(longissimus cervicis muscle)로 구성되어 있으며 내부에 추골동맥과 정맥, 제2 경추신경이 있다. 이 두 삼각의 측부는 환추(atlas) 횡돌기에서 만난다. 각각의 근육층들을 박리해서 젖힌 다음, 시야를 확보하기 위해 이복근(digastric muscle)의 후배(posterior belly)를 잘라서 외측으로 젖힌다. 추골동맥은 일반적으로 좌측이 더 굵으며, 수술 도중 후두하분절(suboccipital segment, V3)과 두개강내분절(intracranial segment, V4)을 보게 된다. 추골동맥을 확인하고 자리 옮김(transposition)하는 것이 후두관절융기를 갈고 종양의 앞을 확인하는 데 매우 유용하다. 후환추후두막(posterior atlanto-occipital membrane)을 열고 환추횡돌기관(transverse foramen of atlas)의 후벽을 제거한 뒤 추골동맥을 이동시킨다. 일반적인 외측후두와절제술(lateral suboccipital craniotomy)을 시행하고 유양돌기의 일부와 후두관절융기 일부를 제거해서 에스정맥과 경정맥팽대(jugular bulb)가 완전히 노출되도록 한다. 후두관절융기의 제거는 환자에 상태에 따라 결정하는 데 1/2 이상 제거 시 불안정성이 발생하여 고정술이 필요할 수 있다. 제1,2경추 후궁절제술은 필요에 따라 시행한다. 경막은 추골동맥 주위로 동그랗게 자르고 위로는 에스정맥을 따라 절개하고 아래로는 환추 부위까지 절개한 다음 외측으로 젖혀서 고정한다(그림 6-9). 수술 후 경막의 봉합은 매우 촘촘하고 세밀하게 하여 뇌척수액이 새지 않도록 하는 것이 중요하다. 두개골은 다양한 인조골(artificial bone materials) 또는 메시박판(mesh plate)을 사용하여 재건한다.

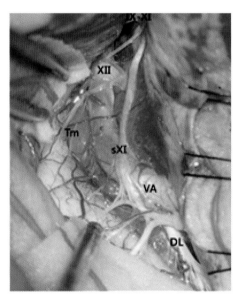

IX, X, XI, XII	cranial nerve 9,10,11, 12
sXI	spinal accessory nerve
Tm	tumor
DL	dentate ligament
VA	vertebral artery

■ 그림 6-9. 대공 전방에 발생한 거대 수막종을 제거하기 위하여 경관절융기 접근법을 통한 종양 및 하위뇌신경, 추골동맥의 노출.

References

1. Arnautovic KI, Al-Mefty O, Husain M. Ventral foramen magnum meninigiomas. *Journal of neurosurgery.* 2000; 92(1 Suppl):71-80.

2. Behari S, Das KK, Kumar A, et al. Large/giant meningiomas of posterior third ventricular region: falcotentorial or velum interpositum? *Neurology India.* 2014;62(3):290-295.

3. Bertalanffy A, Roessler K, Koperek O, et al. Intraventricular meningiomas: a report of 16 cases. *Neurosurgical review.* 2006;29(1):30-35.

4. Bhatoe HS, Singh P, Dutta V. Intraventricular meningiomas: a clinicopathological study and review. *Neurosurgical focus.* 2006;20(3):E9.

5. Dhall G, Khatua S, Finlay JL. Pineal region tumors in children. *Current opinion in neurology.* 2010;23(6):576-582.

6. Edwards MS, Hudgins RJ, Wilson CB, Levin VA, Wara WM. Pineal region tumors in children. *Journal of neurosurgery.* 1988;68(5):689-697.

7. Flores BC, Boudreaux BP, Klinger DR, Mickey BE, Barnett SL. The far-lateral approach for foramen magnum meningiomas. *Neurosurgical focus.* 2013; 35(6):E12.

8. Fusco DJ, Spetzler RF. Surgical considerations for intraventricular meningiomas. *World neurosurgery.* 2015;83(4):460-461.

9. Grujicic D, Cavallo LM, Somma T, et al. Intraventricular Meningiomas: A Series of 42 Patients at a Single Institution and Literature Review. *World neurosurgery.* 2017;97:178-188.

10. Harrison MJ, al-Mefty O. Tentorial meningiomas. *Clinical neurosurgery.* 1997;44:451-466.

11. Kempe LG, Blaylock R. Lateral-trigonal intraventricular tumors. A new operative approach. *Acta neurochirurgica.* 1976;35(4):233-242.

12. Lozier AP, Bruce JN. Meningiomas of the velum interpositum: surgical considerations. *Neurosurgical focus.* 2003;15(1):E11.

13. Lu M, Liu YS. [Microsurgical treatment of tentorial meningiomas]. *Zhong nan da xue xue bao Yi xue ban = Journal of Central South University Medical sciences.* 2008;33(7):638-641.

14. Lyngdoh BT, Giri PJ, Behari S, Banerji D, Chhabra DK, Jain VK. Intraventricular meningiomas: a surgical challenge. *Journal of clinical neuroscience : official journal of the Neurosurgical Society of Australasia.* 2007;14(5):442-448.

15. McDermott MW. Intraventricular meningiomas. *Neurosurgery clinics of North America.* 2003;14(4):559-569.

16. MG Y. Microneurosurgery of CNS tumors. *Geog-Thieme-Verlag.* 1996;IV-B.

17. Nanda A, Patra DP, Savardekar A, et al. Tentorial Meningiomas: Reappraisal of Surgical Approaches and Their Outcomes. *World neurosurgery.* 2017.

18. Nowak A, Dziedzic T, Czernicki T, Kunert P, Marchel A. Falcotentorial and velum interpositum meningiomas: two distinct entities of the pineal region. *Neurologia i neurochirurgia polska.* 2014;48(6):397-402.

19. Odegaard KM, Helseth E, Meling TR. Intraventricular meningiomas: a consecutive series of 22 patients and literature review. *Neurosurgical review.* 2013;36(1):57-64; discussion 64.

20. Tange Y, Uto A, Wachi A, Koike J. Transcondylar fossa approach to treat ventral foramen magnum meningioma--case report. *Neurologia medico-chirurgica.* 2001;41(9):458-462.

21. Yamakami I, Yamaura A, Nakamura T, Isobe K, Satou M. [Foramen magnum meningioma of ventral type]. *No shinkei geka Neurological surgery.* 1996;24(4):335-340.

SECTION 03

신경초종

뇌종양학 Brain Tumors

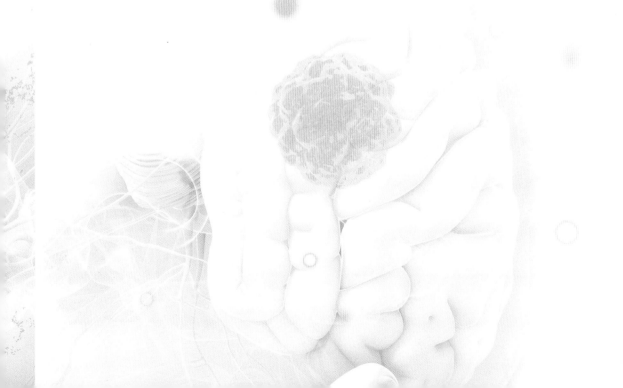

청신경초종

정신
전남대학교 신경외과

전정신경초종(Vestibular schwannoma)은 청신경 (acoustic nerve)의 전정신경(vestibular nerve)의 슈반세포 (schwann cell)에서 기원한 양성종양이다. 최근에는 자기공명영상의 발달 등으로 10 mm 정도로 작은 종양의 진단율이 증가하고 있다. 현재 정립된 전정신경초종의 치료로는 경과 관찰, 수술적 치료, 감마나이프를 포함한 방사선치료 등이 있으며 종양의 특성과 환자의 상태를 기준으로 치료방침을 정한다.

1. 역학

40~50대에 호발하고 원발성 뇌종양의 6~9% 정도이며, 두개강 내 신경초종의 90% 이상을 차지한다. 영상학적 진단 기술이 발달함에 따라 발생률이 점점 증가하는 추세이며 백만 명당 1~20명의 비율로 진단되고 있다. 검사상 우연히 발견되는 비율은 0.02~0.07%이다. 신경초종은 대부분 편측성으로 발생하지만 4~5%에서는 양측성으로 발생한다. 특히 양측성인 경우는 제2형 신경섬유종증 (neurofibromatosis,NF-2)과 동반되며 수막종 등 다른 종양들과 함께 발생할 수 있다. 악성인 경우는 매우 드물며 보통 삼차신경에서 발생하는 신경초종의 경우가 많다. 환경적 유발 요인으로 고용량 이온화 방사선(high dose ionizing radiation)이 있다.

2. 해부학(anatomy)

초기에는 내이도(internal acoustic canal) 내에서 발견되는 경우가 많다. 하지만 종양이 커지면서 내이도가 확장되고, 청신경이 위치하는 상소뇌교조(superior cerebellopontine cistern)를 채우게 되고, 여러 방향으로 자라 주위 뇌신경, 뇌간 및 소뇌를 압박하고 변위시킨다. 전정신경초종은 종양의 크기가 임상 증상, 치료 방법 및 예후에 미치는 영향이 크기 때문에 크기에 따라 분류하기도 한다(표 1-1, 그림 1-1). 전정신경 초종은 내이도구멍(porus

■ 표 1-1. Koos 등급

Grading	Description	Symptom
I	작은 내이도 내의 종양 (장축의 직경: 1~10 mm)	청력의 변화, 전정신경장애에 의한 증상
II	소뇌다리뇌각(CPA)으로 일부 돌출되었으나 뇌간과 접촉되지 않은 종양 (장축의 직경 < 20 mm)	삼차신경장애에 의한 증상 (안면신경마비는 극히 드물다)
III	소뇌다리뇌각(CPA)에 있으나 뇌간을 전위시키지 않은 종양 (장축의 직경 < 30 mm)	하위뇌신경장애 및 뇌간 소뇌장애에 의한 증상
IV	뇌간 및 뇌신경을 전위시키는 종양 (장축의 직경 > 30 mm)	수두증에 의한 증상

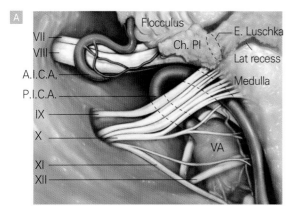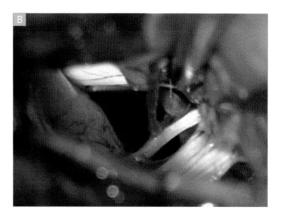

■ 그림 1-1. 소뇌다리뇌각(cerebellopontine angle)에서 뇌신경(cranial nerve)의 모식도(**A**)와 실제 후두하개두술(retrosigmoid suboccipital craniotomy) 시행 후 사진(**B**) 뇌신경 주행은 모식도와 동일하다.

acusticus)에 위치한 신경아교세포(glial cell)와 슈반세포(schwann cell)의 경계를 이루는 부위(obersteiner-redlich zone)에서 발생한다. 종양은 하전정신경(inferior vestibular nerve)에서 호발하며 주변 조직과 피막(capsule)에 의해 경계를 잘 이루고 있다.

1) 안면신경(facial nerve)

안면신경의 수조구역(cisternal segment)은 pontome-dullary sulcus의 외측(전정와우신경이 뇌간으로 들어가는 곳의 복 내측)에서 기원하며 전(anterior), 측(lateral), 상(superior) 방향으로 전정와우신경(vestibulocochlear nerve)과 함께 내이도를 향해서 주행한다. 뇌간(brain stem)에서 7, 8번 신경은 편엽(flocculus)과 맥락얼기(choroid plexus)의 전, 상방에 위치하고 설인신경(glossopharyngeal nerve)의 위에 위치한다. 안면신경과 청신경은 내이도의 기저부(fundus)에서 transverse crest에 의해 상부의 안면신경/상전정신경과 하부의 와우신경/하전정신경으로 분리되고, Bill's bar에 의해 안면신경과 상전정신경이 전후방으로 분리된다.

안면신경의 위치는 종양의 크기, 원발 장소, 주변 조직과의 유착 정도 등에 따라 다양하다. 일반적으로 3 cm 이상의 종양에서 사용하는 에스정맥굴뒤접근법(retrosigmoid approach)의 경우 종양을 제거하면서 안면신경을 찾기 쉽지 않기 때문에 종양을 기준으로 근위부(brain stem side)와 원위부(internal acoustic canal side)에서 안면 신경을 찾는 것이 비교적 수월하며, 특히 내이도 부위보다는 뇌간쪽에서 안면신경을 찾는 것이 용이하다. 일반적으로 종양이 1.5 cm 이하일 경우 안면신경은 대부분 전정신경초종의 전방에 위치하지만 종양이 커지면서 안면신경은 종양의 전방에서 많은 경우 전상방으로 그리고 일부에서는 전하방으로 전위되는 경향이 있다고 알려져 있다. 종양이 커질수록 안면신경과의 유착이 심하며 특히 3 cm 이상 종양이 커지면서 안면신경은 얇아지고 종양피막(tumor capsule)에 심하게 유착된다. 안면신경의 주행 중 가장 유착이 심한 곳은 안면신경이 내이도로 들어가는 부위이다.

2) 전정와우신경(vestibulocochlear nerve)

전정와우신경은 pontomedullary sulcus의 외측 끝에서 편엽(flocculus) 주변에 위치한 foramen Luschka 의 입쪽(rostral), 앞쪽(ventral)에서 뇌간으로 들어간다. 뇌간으로 들어가는 부위에서 와우신경(cochlear component)은 뒤쪽 아래에 그리고 전정신경(vestibular component)은 앞쪽, 위에 위치한다. 하지만 전정와우신경이 안면신경과 함께 내이도를 향하여 주행하면서 와우신경(cochlear component)이 회전하여 전정신경(vestibular component)의 앞쪽(ventral side)에 위치하게 되어 전정신경(vestibular component)에서 발생하는 전정신경초종은 안면신경뿐 아니라 와우신경(cochlear nerve)도 주로 전방으로 전위시킨다. 와우신경의 근위부는 대부분 종양의 하부(lower pole) 바로 전방에 위치하는 데 안면신경과 같이 종양에 의해서 압박되어 얇아져 있다. 와우신경(cochlear nerve)은 내이도의 끝에서 와우(cochlea)로 들어갈 때 여러 개의 미세한 신경섬유로 나누어지는데 와우신경이 외측에서 내측으로 견인되면 이 신경섬유가 손상될 수 있기 때문에 내측에서 외측 방향으로 와우신경을 종양에서 박리하여야 와우신경을 보존할 수 있다. 전정와우신경은 안면신경이 뇌간에서 나오는 부위(exit zone) 후방 1~2 mm에서 뇌간으로 들어가며 이 간격은 pontomedullary sulcus에서 가장 넓다.

3) 동맥혈관과의 관계

후두개와(posterior fossa)를 지나가는 혈관 중에서 전하소뇌동맥(anterior inferior cerebellar artery, AICA)이 7, 8번 신경과 밀접한 관계가 있다. AICA는 기저동맥(basilar artery)에서 기원하여 6, 7, 8번 뇌신경 주변에서 뇌교(pons)를 감싸면서 주행하고 중소뇌각(middle cerebellar peduncle)과 편엽(flocculus)을 지나서 소뇌의 추체면(petrosal surface)에 위치한다. 전정신경초종이 커지면서 상소뇌동맥(superior cerebellar artery, SCA)은 상부로 전위되고 후하소뇌동맥(posterior inferior cerebellar artery, PICA)은 하방으로 전위되는데 AICA는 많은 경우에 종양의 하부(lower pole)로 이동하여 premeatal segment는 종양의 전,하방쪽에 위치하고 postmeatal segment는 종양의 후,하방에 존재한다. 만약에 AICA가 7, 8번 신경 사이로 지나가는 경우에 premeatal segment와 postmeatal segment가 종양의 앞쪽에 위치하게 된다.

3. 자연 경과(natural history)

전정신경초종의 자연 경과는 예측하기 어렵지만 종양이 성장하는 경우, 성장이 멈추는 경우, 드물지만 종양이 감소하는 경우가 있다. Regis의 보고에 따르면 경과 관찰 중인 환자의 21%는 종양이 성장하지 않았고 77%에서는 종양이 성장하였으며, 2%에서는 종양이 감소하였다. 종양은 대략 일년에 1-3 mm 정도 성장한다. 내이도 밖의 종양(extracanalicular tumor)이 내이도 내의 종양(intracanalicular tumor)보다 성장이 빠르며 낭성종양(cystic tumor)이 고형종양(solid tumor)보다 성장이 빠른 것으로 알려져 있다. 또한 종양 내 출혈이 발생하면 성장 속도가 빨라진다고 보고된다.

4. 조직병리학(histopathology)

전정신경초종은 WHO grade I에 해당하는 종양이며 신경축(neuroaxis) 어느 곳에서도 발생할 수 있다.

1) 육안적 소견

거의 대부분 둥근 모양의 경계가 좋은 종양이다. 바깥 경계 부위에 콜라젠성 섬유피막에 둘러싸여 있는 경우가 있으며, 육안적으로 낭성변화(cystic change)를 보이는 경우가 흔하다. 그러나 실제적으로 종양을 제거하는 과정에서 조각으로 부서지는 경우가 많아 육안적으로 낭성변화를 관찰하기는 쉽지 않다. 지방의 축적으로 절단면이 노란색으로 보이는 경우가 있으며, 간혹 석회화를 동반하기도 한다.

2) 현미경적 소견

현미경적 소견으로는 크게 두 가지 형태의 세포군을 볼 수 있다. Antoni A형태는 세포들이 선상배열이나 책상 배열을 하여 밀집되어 있는 Verocay body를 보인다. 세포들은 길고 가는 형태를 띤다. 반면에 Antoni B형태는 다형태세포들이 엉성하게 배열된 모양을 보이며 공포성이나 때로는 지질성 변화가 보이기도 한다. 세포들은 산개되어 있고 핵은 길지 않으며 원형을 보인다.

면역조직화학염색에서 항상 S-100 단백염색에 양성을 보여 진단에 있어 매우 유용하다. Epithelial membrane antigen(EMA)에는 음성반응이 나타난다(그림 1-2).

3) 분자병리학적 측면

대부분의 전정신경 종양의 경우, NF-2의 biallelic inactivation mutation 및 염색체 22q12부위에 존재하는 유전자 산물인 Merlin (schwannomin)의 불활성화가 잘 동반된다. Merlin (schwannomin)은 70KDa 가량으로 ezrin/radixin/moesin family (ERM-protein)에 속하는 단백질이다. 이 단백질은 항증식(anti-proliferative) 기능을 갖는데, 부분적으로 NF-κB와 cyclin D1을 억제하는 것으로 알려져 있다. 전정신경 종양에서는 Merlin 단백질은 발현되지 않는다. 또한 EGF, IGF-2, PDGR 및 FGF-2와 같은 성장인자 및 그와 관련된 Ras/Raf/MEK1/2/ERK, PI3-K/AKT, p38 MAPK, Jun, 그리고 NGF와 NGF-receptor p75가 전정정신경 종양의 발생에 관여하는 것으로 알려져 있다. 낭성 종양의 경우에는 증상 발현 기간이 짧고 성장 속도가 빠른 경향이 있다. 또한, 수술 중 dissection plane을 찾기 어려운 경우가 있는데, 종양의 빠른 성장과 유착에는 matrix metalloproteinase-2(MMP-2) 발현이 연과되어 있다는 보고가 있다.

4) 악성 변화

악성 변화는 흔하지는 않으나 몇몇 증례 형태로 보고되어 있으며, 특이하게도 방사선 치료 10~15년 후에 악성 변화한 증례도 보고되어 있다. 이러한 악성 변화 혹은 다른 원발성 종양 발생의 경우 산발성(sporadic)보다는 신경섬유종증(neurofibromatosis type2) 환자에서 더 흔한 것으로 되어 있다.

5. 임상증상(clinical presentation)

초기 증상은 편측의 청력 감소, 이명, 현훈이다. 환자의 반수 이상이 이러한 증상을 노화 현상이라 여겨 병원을 늦게 찾는다. 특히 청력 감소가 초기 증상이며 감각신경성 난청으로 나타난다. 안면신경은 종양 성장 초기부터 신경 압박을 받게 되지만 실제로 증상은 초기에 거의 나타나지 않으며 종양이 커지면서 주로 미세한 경련의 형태로 나타나게 된다. 얼굴이나 혀의 감각 저하 및 이상 등 삼차 신경 증상이 나타날 수 있다. 또 두통, 복시, 보행장애 등 뇌압 상승 증상 또는 애성, 연하 곤란 등 하위 신경 장애도 보일 수 있다(표 1-2).

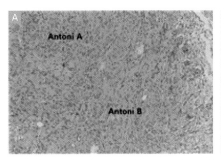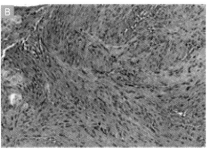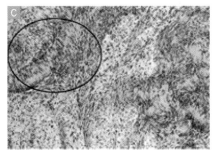

■ **그림 1-2. 청신경초종의 현미경 조직학적 소견.**
A. 방추형 세포(spindle cell)의 밀도가 높은 Antoni A 부위와 세포 밀도가 낮은 Antoni B가 혼재되어 있는 전형적인 전정신경초종의 세포 소견이다. **B.** S-100 단백 염색에 양성반응을 보인다. **C.** 종양세포 핵이 울타리 형태를 보이는 Verocay body(동그라미)가 관찰된다.

■ 표 1-2. American Academy of Otolaryngology–Head and Neck Surgery Hearing Classification.

Class	Pure-tone average (dB)	Speech discrimination (%)
A: Useful	≥ 30 and	≥ 70
B: Useful	30 and ≥ 50 and	50
C: Capable of aid	50 and	50
D: Nonfunctional	Any level	50

6. 진단(diagnosis)

1) 영상학적 진단

MRI와 CT가 진단에 매우 중요하다. 내이공(Porus acusticus)의 확장이 중요한 소견이다. 종양이 내이도 외측(extrameatal) 공간으로 자라나면 아이스크림 콘 모양을 보인다. 작은 크기일 때는 고형(solid)이고 크기가 커지면 낭종을 동반하는 경우가 많다.

(1) 전산화 단층 촬영(CT)

내이도의 미란과 확장 소견이 자주 관찰되며 석회화는 드물다. 고형부는 등밀도(isodense)를 보이며 낭종 부위는 저밀도(hypodense) 소견을 보인다. 또한 수술 중 지표가 되는 내이도(internal acoustic meatus), 반고리관(semicircular canal), 전정부(vestibule) 등을 확인할 수 있다. 또한 내이도 후방의 경정맥 팽대부(jugular bulb)와 유양돌기의 기포화(pneumatization)를 평가해야 한다(그림 1-3).

(2) 자기 공명 영상(MRI)

T1 weighted image에서 동음영(isointense) 또는 저음영(hypointense)을 보인다. T2 weighted image에서는 동음영(isointense) 또는 고음영(hyperintense)을 보인다. 조영증강 T1 weighted image에서 강한 조영증강을 보인다. 크기가 작을 때는 대체로 균일한(homogenous) 양상을 보

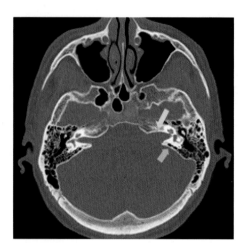

■ 그림 1-3. 측두골 CT.
내이도의 확장을 관찰할 수 있고(노란색 화살표) 내이도 후방의 유양돌기 및 측두골의 추체부위(petrous) 기포화도 관찰된다(파란색 화살표). 그 외 주변의 반고리관, 전정부도 관찰이 가능하다.

이고 크기가 증가하면서 낭종 부위를 동반하는 경우가 많아서 비균질(heterogenous) 양상을 보이는 경우가 많다(그림 1-4).

(3) 감별 질환

전정신경초종은 수막종(meningioma), 부신경절종(paraganglioma), 전이암(metastatic tumor), 표피낭종(epidermoid cyst) 등과 감별이 필요하다. 수막종은 좀 더 균일하게 조영증강되며 'Dural tail'을 동반하는 경우가 많고 추체뼈(petrous bone)의 기저부에 넓게 분포하는 경향을 보인다. 또한 아이스크림 콘 모양의 내이도 확장을 보이지 않으며 석회화를 동반하는 경우가 더 흔하다. 반면 전정신경초종은 수막종에 비해 출혈과 낭종성 병변의 동반이 더 흔하다.

2) 신경이과학적 검사(neurotology study)

(1) 순음 및 어음 청력 검사(pure tone audiometry, speech discrimination test)

순음 청력 검사상 고주파에서 청력 손실이 가장 흔하며 어음 청력 검사상 이상 소견을 갖는 경우가 대부분이다. 수

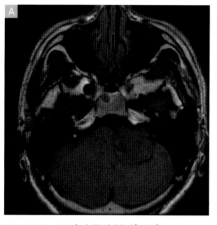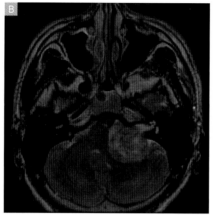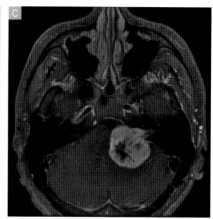

■ 그림 1-4. **자기 공명 영상(MRI).**
A. T1 weighted image – 동음영–저음영(iso-hypointense) 소견을 볼 수 있다.
B. T2 weighted image – 동음영–고음영(iso-hyperintense) 소견을 볼 수 있다.
C. 조영증강 T1 weighted image – 비균질(heterogenous) 조영증강 소견을 볼 수 있다.

술 전후 청력 평가에서 유용한 청력(serviceable hearing, useful hearing)은 순음 청력 검사상 50dB 이하 소견과 어음 청력 검사 상 50% 이상 소견을 기준으로 한다(the 50/50 rule).

(2) 뇌간유발전위검사
(brainstem auditory evoked potential, BAEP)

청신경 후방의 병변을 찾는 데 가장 민감한 검사이며 청력이 잘 보존되어 있더라도 청신경이 눌리거나 신장되었을 때 지연성 반응을 보여 진단에 도움이 된다. 수술 중 청신경의 상태를 평가하는 데 있어서도 매우 유용하여 청력 보존을 목적으로 수술을 시행하는 경우 반드시 수술 중 감시가 필요하다(그림 1-5).

7. 치료(treatment)

전정신경초종 환자의 치료의 목적은 종양의 완전 적출(gross total removal)과 안면 신경 기능과 청각 신경 기능의 보존이다. 수술을 통하여 뇌간 및 소뇌의 손상 없이 종양의 완전 적출이 가능하지만 환자의 나이와 전신 상태, 증

상의 정도, 종양의 크기와 위치, 수술에 따르는 위험성과 합병증을 고려하여 방사선 수술(radiosurgery)이나 경과 관찰(wait and see)의 방법을 선택할 수 있다.

1) 수술(surgical treatment)

환자의 증상이 점진적으로 악화되거나, 종양이 성장 하며 뇌간 압박 증상이 있는 경우 수술적 치료를 고려한다. 수술 방법은 후두하 에스정맥굴뒤 접근법(suboccipital retrosigmoid approach), 경미로 접근법(translabyrinthine approach), 중두개와 접근법(middle fossa approach)의 세 가지 방법이 주로 쓰인다.

(1) 수술 방법(surgical approach)
① S정맥굴뒤 접근법
(suboccipital retrosigmoid approach)
– 수술 방법

수술 전 고해상도 CT를 이용하여 추체골의 골미란, 파괴 등 변형여부, 꼭지벌집(mastoid air cell)의 형태, 종양의 내이도 침범 여부 등을 확인해야 한다. 주로 비스듬한 측와위(Park-bench position) 자세

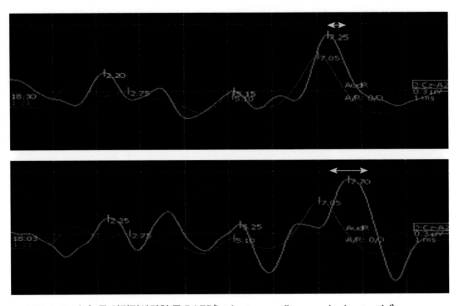

■ 그림 1-5. **수술 중 신경검사장치 중 BAEP(brainstem auditory evoked potential).**
기저 그래프보다 신호 간격(latency)이 증가되는 모습을 관찰할 수 있다. 이를 이용하여 수술 후 발생
할 수 있는 청력 손실을 예방할 수 있다.

를 취하는 방법과 앙와위에서 머리를 병변 반대쪽으로 돌려 굴곡시키는 방법이 사용된다. 절개선은 꼭지돌기(mastoid process)의 후방 1~2 cm, 상목덜미선(superior nuchal line)의 약 2~3 cm 위쪽에서 시작해서 아래쪽을 향하여 수직으로, 비스듬하게 또는 곡선으로 6~8 cm 피부를 절개한다. 상목덜미선(Superior nuchal line) 아래쪽으로 splenius capitis, trapezius, sternocleidomastoid 근육을 피부절개선과 일치하게 절개한다. Asterion 하방에 천두공(burr hole)을 만들면 횡정맥동-에스정맥동 연접부를 쉽게 확인할 수 있다. 수술 시야에서 위쪽은 횡정맥동, 외측은 S정맥동을 경계로 하여 머리뼈 절제술을 시행한다. 꼭지뼈(mastoid bone)를 에스정맥동이 노출될 때까지 외측으로 제거해나가면 꼭지벌집(mastoid air cell)은 bone wax로 꼼꼼하게 메꾸어 준다. C형 또는 십자형으로 경막을 절개하여 횡정맥동과 에스정맥동의 경계를 확인하고 소뇌를 상방으로 견인하고 소뇌연수수조(cerebellomedullary cistern)의 거미막을 개방하여 뇌척수액을 서서히 배출시킨다. 뇌척수액이 충분히 배출되지 않을 경우에는 소뇌연수수조를 개방하여 더 많은 양의 뇌척수액을 배출시킬 수 있다. 종양의 제거는 종양 내부의 감압을 먼저 시행하는 것이 뇌간 및 안면신경과 전정와우신경의 박리를 보다 안전하게 해준다. 감압이 이루어지면 종양 껍질을 잡고 있는 상태에서 거미막 층을 박리해 나가는 것이 중요하다. 대부분의 경우 안면신경은 종양의 앞쪽 또는 위쪽, 전정와우신경(vestibulocochlear nerve)은 앞쪽 또는 아래쪽에서 발견되는데, 종양 후방의 껍질을 신경자극기로 자극하여 안면신경이 주행하는지 확인한다. 내이도에 접근하기 위해 내이도의 후방경계를 따라 경막을 절개하고 내이도의 상방과 후방의 뼈를 점차 작은 크기의 다이아몬드 드릴을 이용하여 제거해준다. 전 상방의 안면신경과 전 하방의 와우신경을 확인하고 각각의 신경을 종양으로부터 박리한다(그림 1-6).

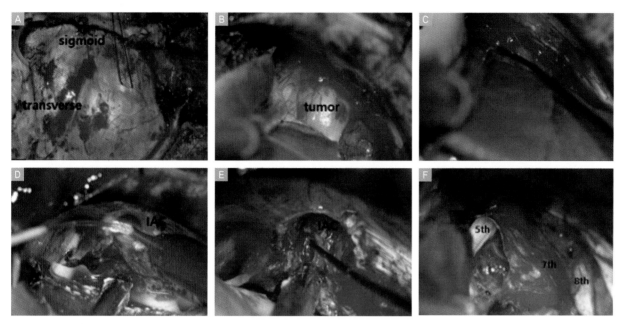

■ 그림 1-6. **청신경초종 수술 장면.**
A. 에스정맥동(sigmoid sinus)과 횡정맥동(transverse sinus)이 노출되도록 에스정맥굴뒤접근법(retrosigmoid suboccipital craniotomy)
B. 종양이 노출된 모습
C. EMG를 이용하여 종양 후방에 안면신경을 확인하는 모습
D. 내이도(Internal auditory canal, IAC)의 후방의 추체뼈 (petrous bone)를 drilling 하는 모습
E. IAC 내 부위 종양 제거 모습
F. 안면 신경과 청신경이 완전히 노출되고 종양이 전 적출된 모습

– 수술 중 안면신경과 청신경의 보존

(key techniques of facial nerve and cochlear nerve preservation)

종양의 크기가 클 경우 안면신경과 청신경의 보존은 더욱 중요하면서 또한 더욱 어려운 문제이다. 안면신경의 보존을 위해서는 먼저 종양의 크기 변화에 따른 안면신경과 청신경의 전위방향에 대해 예측을 할 수 있어야 하며 수술 중 안면 신경 근전도 검사(facial nerve EMG)와 BAEP를 통해 이를 확인하는 것이 중요하다. 미세현미경 수술 시 고려하여야 할 술기로는 종양과 지주막의 경계를 잘 유지하는 것이 가장 중요하며(keep intervening arachnoid), 심하게 손상된 내이도 안의 종양을 제거하는 요령이 필요하다. 내이도를 드릴 할 때 미로의 손상을 예방하도록 주의하고 종양은 내측에서 외측 방향으로 제거해가도록 한다. 또

한 수술 과정 중에 안면신경에 심하게 유착된 소량의 종양(Tiny island of tumor)은 남겨두는 것도 안면신경의 보존에 있어 중요한 방법 중 하나라고 볼 수 있다. 마지막으로 수술 후 수술 부위의 출혈을 예방하여 이차적 손상을 막는 것도 중요한 요소이다(그림 1-7, 8).

40 mm 이상의 초거대(extralarge) 종양에서 안면신경의 기능적 보존율과 가장 연관된 인자로서 안면신경의 해부학적 보존이라는 보고가 있었으며, 저자의 경우 252례의 전정신경초종 수술에서 97.2%의 해부학적 안면신경 보존율과 73.7%의 기능적 안면신경 보존율(House-Brackmann grade I-II)을 보이고 있다. 또한, 25 mm 이하 크기의 종양에서는 80%, 25 mm 이상에서는 40%, 전체적으로는 56%의 청력 보존율을 얻을 수 있었다.

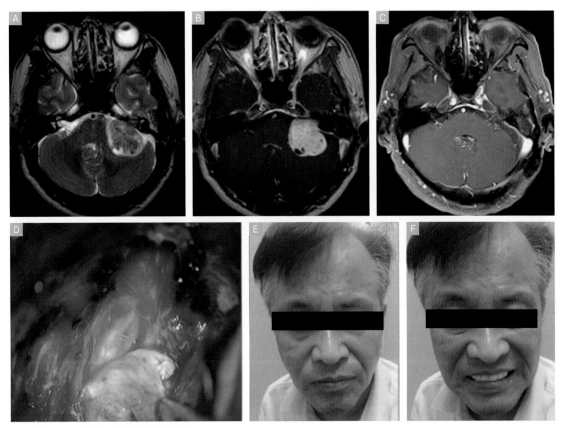

■ 그림 1-7. 수술 후 안면신경의 보존 예.
A. 좌측 소뇌교각부에 위치한 거대 크기의 전정신경초종 수술 전 T2 MRI image
B. 좌측 소뇌교각부의 거대 크기의 전정신경초종 수술 전 T1 조영증강 MRI image
C. 전정신경초종에 대해 에스정맥굴뒤 접근법에 따라 수술 후 시행한 T1 조영증강 MRI image
D. 수술 중 종양과 지주막의 경계를 따라 박리하는 미세현미경 사진 (Keep intervening arachnoid)
E, F. 수술 전 후 안면신경 마비에 대한 평가, 수술 전(E), 수술 후(F)

② **경미로 접근법**(translabyrinthine approach)

경미로 접근법은 다른 접근법에 비해 소뇌 견인을 거의 하지 않는 장점이 있고 작은 종양은 물론 아주 큰 종양(4 cm 이상)도 제거가 가능하며 안면신경을 종양의 뒷면에 위치시킨 상태로 종양을 제거할 수 있어 안면신경기능을 보존하기가 용이한 장점이 있으나 청력은 소실된다.

귓바퀴가 피부에 닿는 곳 상연에서 2~3 cm 위에서 시작하여 귀 뒤로 4~5 cm 그리고 꼭지 끝(mastoid tip) 1 cm 밑을 잇는 커다란 'ㄷ'자 모양의 절개를 한 후 측두근의 외면 근막(superficial fascia)을 흉쇄유돌근(sternocleidomastoid muscle)과 이하선(parotid gland)이 다치지 않게 들

어올리고 'ㄷ'자 모양 또는 T자 모양의 근위장막 피판(musculoperiosteal flap)을 만들어 준다. 피판의 앞쪽은 외이도의 Henle's spine까지 위쪽 피판은 절개선에서 1~2 cm, 뒤쪽 피판은 피부절개선까지 들어올린다. 전 유양돌기 절제술(complete mastoidectomy)을 시행하여 중두개와 경막과 에스정맥동을 찾고 동경막각(sinodural angle)의 뼈를 제거한다. 안면신경을 침골(incus)과 측반고리관(LSC: lateral semicircular canal)을 지표로 하여 찾고 가상선을 고려하여 미로절제술을 시작하고 이후 후반고리관과 상반고리관도 열어준다. 미로절제술 후 내이도를 찾아 노출시키고 위쪽 경계는 상반고리관의 팽대(ampulla), 아래쪽

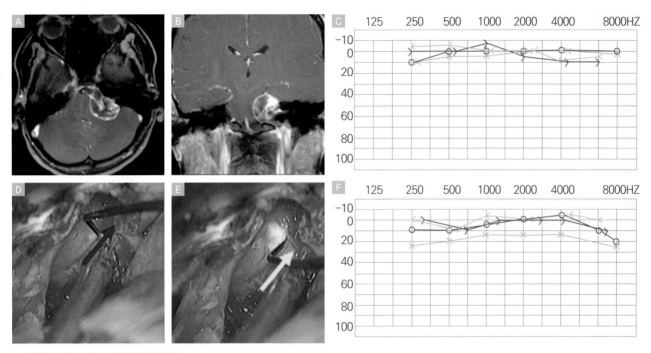

■ 그림 1-8. **수술 후 청신경 보존 예.**
A. 좌측 소뇌교각부에 위치한 거대 크기의 전정신경초종 T2 MRI image
B. 좌측 소뇌교각부의 전정신경초종 Coronal T1 조영증강 MRI image
C. 수술 전 청력검사 사진 PTA/SDT 5dB/90% (useful hearing)
D, E. 에스정맥굴뒤 접근법에 따라 수술 중 미세현미경상 내측에서 외측으로 박리하는 사진(medial to lateral dissection)
F. 수술 후 청력검사 사진 PTA/SDT 15dB/90% (useful hearing)

경계는 후반고리관의 팽대(ampulla)로 하고 내이도의 위쪽 뼈와 아랫쪽 뼈를 내이도의 시작부위(porus)에서 최대한 기저부(fundus) 쪽으로 제거하면 좋은 시야를 얻을 수 있다. 이렇게 해서 내이도를 270도 이상 노출시키는 것을 transapical extension이라고 한다. 내이도 노출 후 기저부(fundus) 쪽으로 뼈를 제거하면 transverse crest를 만나게 되고 그 위쪽에 보이는 것이 상팽대신경(superior ampullar nerve)이며 상전정신경(superior vestibular nerve)의 분지이다. 이 분지를 뒤로 젖히면 안면신경의 미로분절을 확인할 수 있다. 경막의 절개는 여러 방법으로 할 수 있으나 이 중 'ㄷ'자 절개가 비교적 넓은 시야를 확보할 수 있다. 동경막각의 내측에서 평행하게 절개 후 내이도의 구멍(porus)을 가로지르는 절개 그리고 경정맥팽대(jugular bulb) 위쪽으로 절개를 하여 피판(flap)을 만든다. 경막 절개 후 종양

을 내부 감압을 하고 뇌간과 종양을 분리한다. 안면신경의 주행을 확인 후 종양의 피막(capsule)에 있는 혈관들을 소작하면서 내측에서 외측방향으로 진행하고 내이도에서는 안면신경과 종양 사이를 박리하여 외측에서 내측방향으로 박리하여 결국 종양을 완전 적출한다.

③ 중두개와 접근법(middle fossa approach)

House가 전정신경 종양 환자에서 처음으로 중두개와 접근법을 통한 청력 보존술을 보고한 이후 중두개와 접근법은 후두 하 접근법과 더불어 청력을 보존할 수 있는 대표적인 접근법으로 현재까지 널리 이용되고 있다. 일반적인 중두개와 접근법은 주로 내이도에 국한된 종양에 접근하기 위해 이용된다. 후두 하 접근법에 비해 외측 내이도를 더 잘 노출시킬 수 있으나 크기가 큰 종양에는 적용하기 어렵고,

경미로 접근법보다는 안면신경 마비가 발생할 확률이 높은 것으로 알려져 있다. 만성 중이염 같은 측두골 염증이 있는 경우는 중두개와 접근법의 금기 사항이며, 60세 이상의 환자에서는 경막이 약해서 박리가 힘들고, 수술 중 잘 찢어지거나 출혈로 인하여 두개 내 합병증이 생기기 쉬우므로 방법의 선택에 있어서 이에 대한 충분한 고려가 필요하다.

중두개와 접근법에서는 내이도를 찾는 것이 가장 중요하고도 어려운 과정으로 이를 찾기 위해 대천추체 신경(greater superficial petrosal nerve, GSPN)을 이용하는 방법, 상반고리관의 blue line을 이용하는 방법, 대천추체 신경과 상반고리관을 모두 이용하는 방법, 이소골을 이용하는 방법, 극공(foramen spinosum)을 이용하는 방법 등이 알려져 있으며 이런 방법을 통해 내이도 상부를 찾고 내이도 앞, 뒤와 아래쪽으로 약 270도까지 개방하여야 종양의 제거를 용이하게 할 수 있다. 내이도 기저부(fundus) 부분을 가능한 작게 노출하되 외측 끝을 90도 정도만 노출하면 내이도 끝에 수직능(Bill's bar)을 확인할 수 있으며 이를 기준으로 앞쪽에는 안면신경의 미로분절, 뒤쪽으로는 상전정신경이 위치한다. 내이도가 열리면 경막을 개방하고 수직능(Bill's bar) 앞쪽의 상전정신경을 확인 후 수직능(Bill's bar)보다 바깥 쪽 부위에서 자르고 하전정신경도 외측 부위에서 절단한다. 종양을 안면신경으로부터 분리한 후 내이도 뒷부분에서 종양을 제거하고 내이도 바깥 부분을 채우고 있는 종양의 일부가 박리되면, 종양을 후방으로 젖힌 다음 안면신경과 와우신경으로부터 종양을 조심스럽게 분리한다. 종양의 제거 시에는 와우신경의 보존을 위해 내측에서 외측방향으로 제거하는 것이 좋고 상전정신경에 국한된 종양은 와우로 가는 혈액 순환장애를 최소화하기 위해 하전정신경은 보존하는 것이 좋다.

(2) 수술 중 신경 감시 장치
전정신경초종의 수술 중 신경계 감시는 수술 중 안면신경, 청신경 및 뇌간의 손상을 조기에 알려주어 수술 합병증을 줄이며, 종양의 크기가 큰 고위험군 수술을 보다 안전하게 할 수 있게 도움을 준다. 전정신경초종의 수술에 흔히 사용되는 신경계 감시는 청신경과 안면신경 그리고 뇌간 기능의 감시가 모두 포함되며, 수술 중 BAEP (brainstem auditory evoked potential), 안면신경 EMG (electromyogram)로 추적감시를 할 수 있다. 최근에는 노출된 감각신경인 청신경에 대해 CNAP (compound nerve action potential)를 기록하는 방법이 도입되었고, 안면신경을 보존하기 위해 facial MEP (motor evoked potential)을 시행하고 있다. 뇌신경은 말초신경과 달리 중심수초(central myelin)로 포장되어 있어 신경다발막(perineurium)과 같은 두꺼운 층의 보호구조가 없기 때문에 수술 중에 발생하는 외상에 대하여 손상을 받을 가능성이 높다. 따라서 청신경 전정신경종양의 수술 중에 내이도의 drilling을 할 때나, 신경을 견인할 때 혹은 종양을 제거하면서 신경을 자극하게 되는 외상에 의해 안면신경과 청신경에 대한 직접적인 손상이 발생할 수 있다. 또한 청신경에 대한 허혈성 손상도 발생할 수 있는데, 이는 내청각동맥(internal auditory artery)의 폐색, 파열 및 혈관 연축에 의해 발생할 수 있으며 그 결과 수술 후 청력 상실이 발생하게 된다. 수술 중 신경계 감시 장치의 사용으로 청신경 종양의 수술 후 발생하는 뇌신경 손상의 합병증을 현저하게 줄일 수 있게 되었다.

(3) 수술 후 신경 손상
수술 직후에 발생하는 안면 신경 마비는 수술 중 직접 손상이나 신전(nerve trauma or stretch), 혈관 손상(vascular injury), 열손상(thermal injury) 등이 원인이다. 이 중 직접 손상이 가장 흔하다. 지연성으로 발생하는 안면 신경 마비는 대개 수술 후 수일 내에 발생하며 드물게 1주일 이상 지나서 발생하기도 한다. 원인으로는 부종(edema), 혈관의 연축(vasospasm), 지연성 면역 반응(immunologic reaction), 신경의 견인(nerve traction)에 의해 발생하여 스테로이드 치료나 시간이 지나면서 점차 회복된다. 영구적인 안면 신경 마비는 금을 이용한 눈꺼풀 이식술(gold weight implantation)이나 측두근을 재배치하는 수술(temporalis transposition)을 시행할 수 있다.

2) 정위적 방사선 수술
(stereotactic radiosurgery)

전정신경초종에 대한 방사선 수술은 1971년 Leksell에 의해 처음 보고되었다. 방사선 수술은 병변에 고용량 이온화 방사성(high-intensity ionizing radiation)을 조사함으로써 주변 정상 조직의 손상을 최소화하며 병변을 파괴하는 방법이다. 방사선 수술은 주로 노인환자, 전신상태가 안 좋은 경우, 수술 후 잔여종양이나 재발종양, 크기가 작은 종양(직경 3 cm 미만)에서 이용해 볼 수 있다. 방사선 선량은 12 Gy 정도로 사용되는 추세이고 방사선 수술의 종양 억제율은 90~95% 정도이며 청력 보존율은 40~87%로 보고된다(그림 1-9).

8. 합병증(complications)

숙련된 수술자에서 안면 신경의 해부학적 보존율(anatomical preservation)은 97% 이다. 수술 후 안면 신경 보존은 종양의 크기가 작을수록 유리하다. 안면 신경 기능 보존율(facial nerve function preservation)이 2 cm 이하에서는 96%, 2~3.9 cm 에서는 74%, 4 cm 이상에서는 38% 정도 보존된다고 알려져 있다. 청신경 보존율(Hearing preservation)은 크기가 작을수록 수술 전 유용한 청력(useful hearing)일수록 보존율이 높다. 작은 크기의 종양은 50% 정도이고 큰 크기의 종양에서는 25% 정도이다. 뇌척수액 누수(CSF leakage)의 발생률은 15% 정도이며 대부분 보존적 치료로 해결된다. 수술의 치사율은 대략 1% 정도이며 치사율의 원인으로는 수술 후 출혈, 소뇌 및 뇌간의 경색, 하위 신경 마비에 의한 흡인성 폐렴이 흔하다. 수술 후 재발률은 1% 미만이다.

1) 신경학적 합병증

(1) 안면신경 손상

종양이 노출되었을 때 전극(electrode)을 이용하여 안면신경을 확인한 뒤 종양 제거를 시작해야 한다. 특히 내이도로 들어가는 부분에서 가장 손상받기 쉬우므로 내이도 안의 종양을 제거할 때는 diamond drill을 이용하여 내이도를 충분히 넓힌 후 안면신경으로부터 종양을 박리해야 한다.

(2) 현훈

뇌간을 압박하는 큰 청신경 종양은 주로 중심성 현훈을

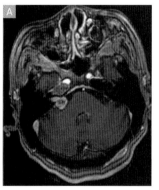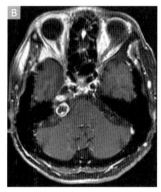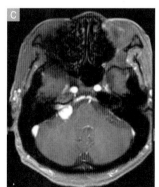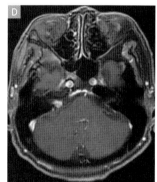

■ **그림 1-9. 청신경초종 환자의 감마나이프 예.**
A. 우측 내이도에 위치한 작은 크기의 청신경초종을 관찰할 수 있다.
B. 감마나이프 1년 후 – 종양 내부에 낭종 변화(cystic change)가 관찰되며 크기도 조금 커진 모습을 관찰할 수 있다.
C. 감마나이프 2년 후 – 종양의 낭종 변화는 소실되었으나 여전히 크기가 처음 종양보다 커진 모습이다.
D. 감마나이프 5년 후 – 처음보다 종양의 크기가 감소되어 있다.

일으킨다. 현훈 장애를 최소화하기 위해서는 수술 도중 소뇌로 가는 작은 혈관도 가능한 보존하고 소뇌를 과도하게 오래 견인하는 일을 피해야 한다.

(3) 그 밖의 뇌신경 손상

삼차신경은 종양보다 깊은 곳에 위치하기 때문에 손상이 오는 경우는 매우 드물다. 종양이 큰 경우에는 경정맥공(jugular foramen)에서 하위 뇌신경에 손상이 올 수 있는데 하위 뇌신경이 손상되면 연하곤란과 흡인(aspiration)이 되기 쉬우므로 비위관으로 영양공급을 해야 한다. 시간이 경과해도 호전되지 않으면 성대(vocal cord)에 glue injection을 해서 고정시키면 연하에 도움이 될 수 있다.

(4) 뇌간 손상

청신경 종양은 소뇌교각부에 발생하는 수막종과는 다르게 뇌간에 유착이 심하게 되는 경우는 드물다. 종양이 큰 경우 소뇌다리(cerebellar peduncle)나 뇌간에 T2 weighted MRI에서 신호강도가 올라가 있는 경우가 있는데 이는 부종이 있다는 것 외에도 유착이 심하게 있을 가능성을 시사하는 소견이므로 주의를 기울여야 한다.

2) 비신경학적 합병증

(1) 뇌척수액 유출

수술 후 뇌척수액 누출은 2~30%까지 보고되고 있으며 평균 10%로 보고된다. 종양이 클수록 뇌척수액 누출이 많고 에스정맥굴뒤 접근법(retrosigmoid approach)이 중두개와접근법(middle fossa approach)보다 월등히 높다. 뇌척수액이 누출되는 경우는 경막의 봉합이 불완전하거나 내압이 높기 때문이므로 종양을 제거한 뒤 소뇌 부종이 없다면 경막을 water tight하게 꿰매고 꼭지벌집(mastoid air cell)이 열린 경우는 bone wax를 이용하여 노출된 부위를 막아줘야 한다. 이것만으로 불완전할 수 있으므로 tachosil이나 gelform으로 커버한 뒤 glue를 이용하여 이중으로 커버하는 것이 안전하다. 내이도를 넓혔을 경우 지방이나 근

육으로 충분히 커버해야 한다.

(2) 수막염

뇌척수액이 누출되면 뇌수막염이 발생할 가능성이 3~14% 정도로 증가한다. 종양의 크기가 클수록 뇌수막염의 빈도 또한 증가하는 것으로 알려져 있다. 상처 감염에 주의하고, 적절한 항생제를 사용하는 것 외에도 뇌척수액 누출이 발생하지 않도록 철저히 봉합하는 것이 뇌수막염을 예방하는 방법이다.

(3) 수술 부위 혈종

전정신경초종의 크기가 큰 경우에는 소뇌가 눌리며 경막에 가깝게 닿아 있는 경우가 많아 경막을 열 때부터 소뇌표면에 손상을 줄 가능성이 있으므로 뼈를 제거(craniotomy) 할 때 조심해야 한다. 종양을 제거할 때 추체정맥(petrosal vein)이나 정맥굴(sinus)에 손상이 오거나 눌리면 정맥압력이 올려가면서 정맥울혈(venous congestion)에 의한 소뇌 출혈이 발생할 수 있다. 또한 환자의 목이 과도하게 꺾이거나 정맥혈 복귀(venous return)가 안되게 자세를 잡아도 같은 현상이 발생될 수 있으므로 주의해야 한다. 국소적인 혈종이 아니라 광범위하게 부종이 발생하는 경우에는 대후두공을 포함하여 광범위하게 감압성 개두술을 시행하고 경막성형술(duroplasty)을 하거나 경막을 너무 단단하게 닫지 않는 것이 좋다. 뇌척수액이 헤모백을 통해 배액되도록 하는 것도 좋은 방법이다. 뇌부종이 호전되면 뇌척수액 누출도 저절로 멈추는 경우가 많다.

(4) 뇌혈관 손상

청신경 종양 수술에서 혈관손상은 매우 치명적인 경과를 초래할 수 있다. 대부분 소뇌 출혈, 경막하출혈 혹은 소뇌 경색을 유발할 수 있고 즉시 해결하지 않으면 사망에 이를 수 있다. 특히 종양이 뇌간에 유착된 경우 이 부분의 작은 동맥들이 손상 받기 쉽기 때문에 뇌간 부분에 허혈 손상 발생의 빈도가 높기 때문에 종양 제거 시 지주막경계(arachnoid plane)를 잘 보존하면서 연질막(subpial) 혈관

에 손상이 가지 않도록 주의를 기울여야 한다. 소뇌를 과도하게 견인하면 추체정맥(petrosal vein) 등이 손상되거나 과도하게 신전(stretching)되어 흐름이 막힐 수 있어 주의가 요구된다.

(5) 두통

수술 후 두통이 발생하는 경우는 0~73%로 다양하게 보고되고 있다. 원인으로는 두피 절개, 근육 견인, 경막의 긴장, 경막과 후경부 근육의 유착 등으로 생각된다. 그래서 Schaller 등은 경막을 바로 봉합하지 말고 경막성형술을 권고하였다. Catalono 등은 내이도를 드릴 할 때 발생하는 뼈가루가 뇌척수액 내를 떠돌아 다니면서 화학적 뇌수막염을 유발하고 이로 인해 두통이 발생된다고 주장하였고 드릴 하는 동안에는 지속적으로 흡인세척을 해야 한다고 했다.

References

1. 장종희, 공두식, 남서일 외. 청신경초종(Acoustic neuroma), 대한민국. 군자출판사 2015: 62-67.

2. Abe H, Rhoton AL, Jr. Microsurgical anatomy of the cochlear nuclei, *Neurosurgery*. 2006;58(4):728-739; discussion 728-739.

3. Angeli S : Middle fossa approach : Indications, techniques, and results. *Otolaryngol Clin North Am* 45: 417-438, 2012.

4. Arriago MA, Lin J : Transabyrinthine approach : Indications, techniques, and results. *Otolaryngol Clin North Am* 45 : 399-415, 2012.

5. Arriaga MA, Lin J. Translabyrinthine approach: Indications, techniques, and results. *Otolaryngologic clinics of North America* 2012;45:399-415, ix

6. Cheng S, Naidoo Y, da Cruz M, Dexter M: Quality of life in postoperative vestibular schwannoma patients. *Laryngoscope* 119:2252-2257, 2009.

7. Coelho DH, Roland JT, Jr., Rush SA, Narayana A, St Clair E, Chung W, et al: Small vestibular schwannomas with no hearing: comparison of functional outcomes in stereotactic radiosurgery and microsurgery. *Laryngoscope* 118:1909-1916, 2008.

8. Cushing H : Further concering the acoustic neuromas. *Laryngoscope* 31 : 209-228, 1921.

9. Dornhoffer JL, Helms J, Hoehmann DH. Heraing preservation in acoustic tumor surgery: results and prognostic factors. *The Laryngoscope* 1995;105:184-187.

10. Doyle KJ, Shelton C. Hearing preservation in bilateral acoustic neuroma surgery. *The American journal of otology* 1993;14:562-565.

11. Elhanmmady MS, Telischi FF, and Morcos JJ : Tetrosigmoid approach : indications, techniques, and results. *Otolaryngol Clin North Am* 45 : 375-397, 2012.

12. Hajioff D, Raut VV, Walsh RM, Bath AP, Bance ML, Guha A, et al: Conservative management of vestibular schwannomas: third review of a 10-year prospective study. *Clin Otolaryngol* 33:255-259, 2008.

13. Jung S, Kang SS, Kim TS, Kim HJ, Jeong SK, Kim SC, et al.: Current surgical results of retrosigmoid approach in extralarge vestibular schwannomas. *Surgical neurology* 53:370-377; discussion 377-378, 2000.

14. Lanser MJ, Sussman SA, Frazer K: Epidemiology, pathogenesis, and genetics of acoustic tumors. *Otolaryngol Clin North Am* 25:499-520, 1992.

15. Leksell L: A note on the treatment of acoustic tumors. *Acta Chir Scand* 137:763-765, 1971.

16. Martin RG, Grant JL, Peace D, Theiss C, Rhoton AL, Jr. Microsurgical relationships of the anterior inferior cerebellar artery and the facial-vestibulocochlear nerve complex. *Neurosurgery*. 1980;6(5):483-507.

17. Moon KS, Jung S, Seo SK, Jung TY, Kim IY, Ryu HH, et al.: Cystic vestibular schwannomas: a possible role of matrix metalloproteinase-2 in cyst development and unfavorable surgical outcome. *Journal of neurosurgery* 106:866-871, 2007.

18. Regis J, Carron R, Park MC, Soumare O, Delsanti C, Thomassin JM, et al: Wait-and-see strategy compared with proactive Gamma Knife surgery in patients with intracanalicular vestibular schwannomas: clinical article. *J Neurosurg* 119 Suppl:105-111, 2013.

19. Rhoton AL, Jr. The cerebellopontine angle and posterior fossa cranial nerves by the retrosigmoid approach. *Neurosurgery*. 2000;47(3 Suppl):S93-129.

20. Roche PH, Ribeiro T, Fourner HD, Thomassin JM : Vestibular schwannomas: complications of microsurgery. *Prog Neurol Surg* 21 : 214-221, 2008.

21. Ryzenman JM, Pensak JL, Tew JM : Headache:A Quality of Life Analysis in a Cohort of 1,657 Patients Undergoing Acoustic Neuroma Surgery, Results from the Acoustic Neuroma. *Laryngoscope* 115:703-711, 2009.

22. Sade B, Mohr G, Dufour JJ : Vascular complications of vestibular schwannoma diability in Norwegian patients with suboccipital retrosigmoid and transabrytinthine approaches. *J neurology* 105 : 200-204, 2006.

23. Sameshima T, Morita A, Tanikawa R, et al. Evaluation of variation in the course of the facial nerve, nerve adhesion to tumors, and postoperative facial palsy in acoustic neuroma, Jounal of neurological surgery. Part B, *Skull base*. 2013;74(1):39-43.

24. Samii M, Matthies C : Management of 1000 vestibular schwannomas(acoustic neuromas): surgical management and results with an emphasis on complications and how to avoid them. *Neurosurgery* 40:11-21, 1997.

25. Sanna M, Mancini F, Russo A, et al. Atlas of acoustic neurinoma microsurgery, 2nd ed:Thieme, 2011.

26. Sanna M. Taibah A, Russo A, Falcioni M, Agarwal M : Perioperattive complications(vestiburlar schwwanoma) surgery. *Otol Neurotol* 25 : 379-386, 2004.

27. Stangerup SE, Caye-Thomasen P: Epidemiology and natural history of vestibular schwannomas. *Otolaryngol Clin North Am* 45:257-268, vii, 2012.

28. Uegara N, Tanimoto H, Hishikawa T, Doi K, Katsunuma S, Kimura H, et al : Vestibular dysfunction and compensation after removal of acoustic neuroma. *J Vestib* 21:289-295, 2011.

29. Wanibuchi M. Fukushima T, Friedman AH, et al. Hearing preservation surgery for vestibular schwannomas via the retrosigmoid transmeatal approach:surgical tips. *Neurosurgical review*. 2014; 37(3):431-444;discussion 444.

30. ZhangZ, Wang Z, Huang Q, Yang J, Wu H. Removal of large or giant sporadic vestibular schwannomas via translabyrinthine approach: a report of 115 cases. ORL *J Otorhinolaryngol Relat Sepc* 2012;74:271-277.

삼차신경초종

설호준, 박관
성균관대학교 신경외과

1. 서론

삼차신경초종(trigeminal schwannoma)은 두개저에 발생하는 초종 중, 전정신경초종(vestibular schwannoma) 다음으로 흔한 종양이다. 전체 두개내에 발생하는 종양의 0.07~0.36%를 차지하며, 두개저 종양 중에는 약 8% 가량 되는 것으로 보고되어 있다. 삼차신경초종은 병리학적으로는 대부분 양성 종양이나, 해부학적인 위치 특성에 따라 수술이 매우 어려울 수 있다. 대부분은 중두개와(middle cranial fossa)에 위치한 삼차신경절(trigeminal, Gasserian ganglion)에서 발생하며, 그 외에 삼차신경이 지나가는 어느 위치에서는 발생할 수 있다. 삼차신경이 기시하는 후두개와에서부터, 맥켈동굴(Meckels' cave)을 거쳐, 중두개와, 그리고, V1 신경근이 지나가는 안와, V2 신경근이 지나가는 날개입천장우묵(익구개와, peterygopalatine fossa), V3 신경근이 지나가는 관자아래우묵(측두하와, infratemporal fossa)에도 발생할 수 있다.

2. 증상

삼차신경초종에서는 안면부 감각저하가 65.7~90%로 가장 높은 빈도로 나타난다. 그 다음으로 22.9~60%의 환자에서 안면부 통증을 많이 호소하게 되는데, 주로 삼차

신경절에서 발생한 종양에서 흔하다. 일반적인 삼차신경통(trigeminal neuralgia)과는 달리, 삼차신경초종에 의한 통증은 통증 유발점(trigger point)이 없으며, 카바마제핀(carbamazepine) 등의 약물 치료에 반응률이 떨어진다. 그리고, 주위에 인접한 해면정맥동(cavernous sinus) 내의 뇌신경이나 혈관들에 영향을 주어 복시, 저작 기능 장애 등의 다양한 증상을 유발할 수 있다. 중두개와에 위치하는 경우 안구돌출증(exophthalmos)이 있을 수 있으며, 후두개와에 위치하는 경우 소뇌 또는 뇌간 압박 증상이 발생할 수도 있다.

3. 분류 및 해부학적 구조

이전부터 최적의 수술 전략을 강구하기 위하여, 체계적인 접근법을 토대로 다양한 분류 체계가 제안되었다. Samii 등은 종양이 주로 있는 위치에 따라, Type 1: 주로 중두개와에 위치한 종양, Type 2: 주로 후두개와에 위치한 종양, Type 3: 아령모양으로, 중두개와와 후두개와에 함께 위치한 종양, 그리고 Type 4 두개외에 위치하여 두개내까지 침범한 종양으로 구분하였다. Kawase 등은 한 구획만 침범한 경우, Type M (중두개와에 위치한 종양), Type P (후두개와에 위치한 종양), Type E (두개외, 경막외에 위치한 종양)으로 구분하였다. 그중에서 Type E1 은 안와로, Type

E2 는 날개입천장우묵(pterygopalatine fossa) 또는 관자아래 우묵(infratemporal fossa)으로 침범한 경우로 세부 구분하였다. 두 개 이상의 구획을 침범하는 경우, Type MP (중두개와와 후두개와에 동시에 위치한 경우), Type ME (중두개와와 두개외에 동시에 위치한 경우) 그리고, Type MPE (중두개와, 후두개와 및 두개외에 동시에 위치한 경우)로 구분하였다(그림 2-1). 그중 아령 모양(dumbbell shape)으로 중두개와와 후두개와에 걸쳐 있는 종양이 가장 흔하여 27~76%까지 보고되고 있다. 이 부위의 종양은 대부분 삼차신경절에서 근원 한다. 특히, 삼차신경절이 위치하는 맥켈동굴은 후두개와에서 밀려나온 공간으로, 후두개와에서 유래한 경막으로 이루어져 있다. 이 얇은 고유경막(dura propria)으로 해면정맥동과 분리되어 있다. 이 층은 중두개와로 들어오면서, 삼차신경의 신경섬유상피(epineurium)으로 대체되며, 인접한 측두부경막(temporal dura propria)에서 벗겨 낼 수 있다. 후두개와에서 시작한 삼차신경은 맥켈동굴에서 삼차신경절이 되고, 여기에서부터 경막사이공간(interdural space)으로 나가게 된다. 이 위치는 내부 망상층(inner reticular layer)으로 싸여 있으며, 해면정맥동의 측벽으로부터 용이하게 분리가 된다. 따라서, 이러한 아령 모양의 종양의 경우, 앞에서는 경막사이공간에 위치하며,

뒤에서는 지주막하 공간에 위치하게 된다. 이러한 해부학적인 특성 때문에 종양의 크기, 모양, 위치에 따라 치료 방법에 차이가 있게 된다.

4. 치료

1) 미세현미경 수술

신경초종은 일반적으로 일부 신경다발에서만 발생하여 증식을 하며, 이에 따라 다른 정상 신경다발은 그 종양에 의해 눌려서 종양의 가장자리에 위치하게 된다. 대부분의 삼차신경초종은 그 경계가 명확하고, 정상 신경다발과 구분이 되는 바, 미세현미경 수술을 통해 조심스럽게 박리를 하면 정상 신경다발의 손상 없이 절제가 가능하다. 미세현미경을 이용한 두개저 수술의 발전은 환자의 수술 후 후유증 및 사망률을 현저히 감소시켰으며, 종양의 전 절제율을 크게 향상시켰다. 이러한 수술적 방법은 크게 중두개와를 통한 접근법과 후두개와를 통한 접근법으로 나눌 수 있겠다. 또는 경우에 따라서 이를 통합하여 수술을 하는 방법도 고려해볼 수 있다.

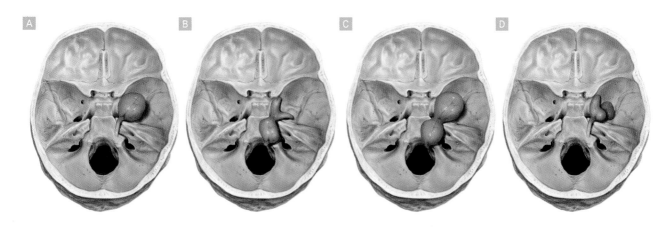

■ 그림 2-1. **삼차신경초종의 분류(Classification of Trigeminal schwannoma).**
Samii 등은 삼차신경초종을 **A.** 주로 중두개와에 위치한 종양, **B.** 주로 후두개와에 위치한 종양, **C.** 아령 모양으로, 중두개와와 후두개와에 함께 위치한 종양, 그리고, **D.** 두개 외에 위치하여 두개 내까지 침범한 종양으로 구분하였다.

(1) 중두개와를 통한 접근법

중두개와에 있는 종양의 경우는 Dolenc 접근법을 통해 경막 사이에서 제거가 가능하겠으며, 후두개와의 작은 종양도 맥켈동굴의 입구를 통해 제거가 가능하겠다. 그러나, 종양이 큰 경우에는 측두골의 추체부에 가려져 수술 시야를 확보하기 어려우며, 이를 제거하고, 추체부 첨부에 붙어있는 천막(tentorium)을 분리하는 추체부 전방 접근법 (anterior petrosal approach)를 사용하여야 후두개와를 확인할 수 있다. 이러한 경막외 중두개와 접근법은 뇌신경 V, VII, VIII 사이의 비교적 여유 있는 수술 공간을 확보할 수 있으며, 경막내 접근법에 비해 측두엽의 견인을 줄여, 두부 손상을 줄일 수 있다. 한편 두개기저부의 공 확대나, 상안와열(superior orbital fissure)을 여는 등의 작업을 할 때에는 주위의 신경조직을 다치지 않도록 각별히 주의하여야

하며, 수술 시 접근 방향이 안면 신경과 같은 인접한 뇌 신경의 주행 방향을 가로지르지는 않으나, 해면정맥동 벽의 노출로 해면정맥동을 지나는 뇌신경들의 손상 가능성이 있으니, 이 점에 유의할 필요가 있다. 측두엽을 경막외에서 조심스럽게 견인하여, 골막에 붙어있는 경막을 박리해 나가면, 전두하 측두엽의 고유경막(dura propria)과 삼차신경의 신경섬유상피를 분리하여 종양이 위치한 맥켈동굴의 상외측에 도달할 수 있다(그림 2-2).

(2) 후두개와를 통한 접근법

후두개와에 종양이 위치한 경우에는 후두하 접근법을 통해 종양 절제를 시도해볼 수 있겠다. 이 접근법은 S상 정맥동(sigmoid sinus) 뒤로 접근하는 방법으로, 복잡한 측두골을 통한 접근에 비해 상대적으로 익숙한 수술적 접근법

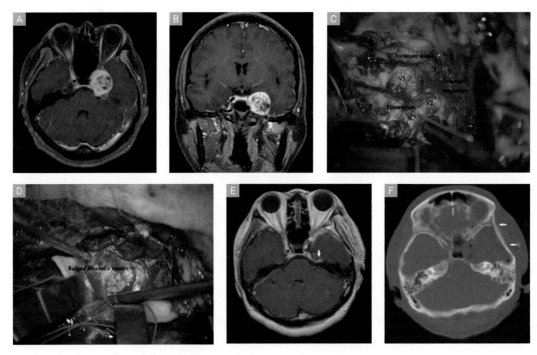

■ 그림 2-2. 중두개와 접근법을 통한 삼차신경초종 수술.
A, B. 48세 여자 환자 저작장애 및 좌측 안면부 통증, 안검하수로 병원 방문하였다. MRI 상, 중두개와에 내부에 출혈을 동반된 종양이 관찰되었으며, 내측으로 해면정맥동을 심하게 누르고 있는 것을 확인할 수 있었다. **C.** 경막외에서 전두하 측두 경막과 골막을 박리한다. **D.** 전두엽과 측두엽을 조심스럽게 견인하면 종양에 의해 커진 맥켈동굴이 확인된다. **E.** MRI 상, 중두개와 접근법을 통해 종양이 모두 잘 제거된 것을 확인할 수 있다. **F.** CT 상, 중두개와 접근법 후, 골 결손 부위는 골 시멘트로 보강하였다.

이다. 또한 뇌신경을 먼저 발견할 수 있어, 뇌신경을 보호하면서 종양을 제거할 수 있게 한다. 그리고, 측두골 추체부의 소실을 줄여, 이에 따른 청력소실이나, 안면신경 마비, 또는 뇌척수액 누수 등의 위험성이 낮다.

그러나, 소뇌교각부(cerebellarpontine angle, CPA)에 위치하면서 맥켈동굴을 통해 중두개와로 일부 침범한 경우에는 일반적인 후두하 접근법만으로는 종양을 한 번에 모두 노출할 수 없기 때문에, 추체골의 일부 제거를 포함하여 천막상 및 천막하 개두술을 동시에 하는 복잡한 접근법을 시도했었다. 이에 대한 방안으로 Samii 등은 후두하 상내이도 접근법(retrosigmoid intradural suprameatal approach, RISA)을 제시한 바 있다. 후두하 상내이도 접극법은 후두하 개두술(suboccipital craniotomy)을 시행한 후, 상내이도결절(suprameatal tubercle)을 경막 내에서 제거함으로

써 맥켈동굴을 후두개와에서 노출시키는 방법이다. 맥켈동굴을 보다 넓게 노출시킴으로써, 삼차신경의 조작 및 중두개와로의 접근을 보다 용이하게 한다. 상내이도결절(suprameatal tubercle)은 상부로 상추체정맥동(superior petrosal sinus)과 삼차신경이 위치하고 있으며, 하부로는 뇌신경 VII, VIII 다발이 위치하고 있으니, 이에 대한 충분한 해부학적 이해가 필요하다(그림 2-3).

상기와 같은 여러 접근법이 있겠지만, 개개 환자에 대한 적절한 접근법은 수술자의 해부학적인 지식과 경험에 따라, 그리고 종양의 위치 크기 및 양상에 따라 선별적으로 혹은 복합적으로 적용될 수 있겠다.

미세현미경수술을 통한 종양의 전 절제율은 55~94% 가량 보고되고 있다. 한편, 수술 후 잔여 종양의 재발에 대해서는 다소 결과가 상이하여 3~80% 가량 보고되고 있다. 수

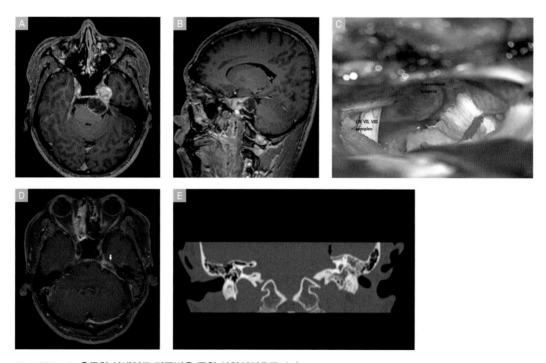

■ **그림 2-3. 후두하 상내이도 접근법을 통한 삼차신경초종 수술.**
A, B. 39세 남자 환자로, 6개월 전부터 발생한 저작 장애를 주소로 외래를 방문하였다. MRI 상에서 좌측 중두개와와 후두개와에 걸친 종양이 관찰되었다. **C.** 상내이도결절(suprameatal tubercle) 은 상부로 상추체정맥동(superior petrosal sinus)과 삼차신경이 위치하고 있으며, 하부로는 뇌신경 VII, VIII 다발이 위치하고 있다. 경막내에서 상내이도결절을 제거하면, 중두개와에 도달할 수 있으며 이 부분의 종양을 제거할 수 있다. **D.** 수술 후 MRI 상, 후두하 상내이도 접근법을 시도하여 종양이 모두 제거되었다. **E.** CT 관상면 영상에서 좌측 상내이도가 수술에 의해 제거된 것을 확인할 수 있다.

술 전 증상의 경우, 소뇌나 뇌간 압박 증상은 수술 후 바로 좋아지나, 다른 뇌신경 증상의 경우 호전되는 데 4~6개월 가량 걸릴 수 있다. 수술 전에 있었던 안면감각저하 증상은 지속되는 경우가 많고 호전되는 정도는 44%에 불가하다. 반면에 안면 통증의 경우는 90% 이상이 호전을 보인다고 보고된 바 있다. 반면에 수술 후, 뇌신경 증상이 일시적으로 또는 영구적으로 악화되는 경우도 있을 수 있다. 이에 대해서는 수술 중 감시장치(intra operative monitoring)을 통해 위험성을 낮출 수 있다. 또한 뇌척수액 누수의 위험성 및 감염 등의 문제에 대해서도 주의할 필요가 있겠다.

2) 내시경 수술

내시경 수술이 각광 받으면서 일부에서는 삼차신경초종에 대해서도 보조적인 역할로 사용되고 있으며, 최근에는 내시경을 이용하여 비강을 통해서나(transnasal) 또는 관자아래우묵을 통해서(trans-infratemporal fossa) 직접 제거하는 방법이 시도되고 있다. 하지만 아직 충분히 검증이 되지 않은 바, 이에 대한 시도는 선택적인 환자를 대상으로 충분한 준비를 통해 진행되어야 하겠다.

3) 방사선 수술

삼차신경초종에 대한 방사선 수술은 전정신경초종에 대한 치료와 크게 다르지 않다. 미세현미경을 이용한 두개저 수술의 발전으로 전 절제율이 이전에 비해 크게 증가하였으나, 재발의 가능성은 계속 남아있는 상태이므로, 남은 종양에 대해 추가적인 치료로 고려해볼 수 있겠다. 감마나이프 방사선 수술 후, 종양의 증가 억제율은 85~100%까지 보고되고 있으며, 안면부 통증에 대해서도 72~88%의 환자에서 증상 호전을 보였다. 방사선 시술 후 재발은 0~10% 가량에서 보고되고 있다.

5. 결론

삼차신경초종은 비교적 드문 질환이며, 다양한 형태로 나타날 수 있다. 적절한 수술 접근법을 적용하여 종양을 제거하면 대부분 양성인바 미세현미경 수술로 완치를 기대해볼 수 있겠다.

References

1. Al-Mefty O, Ayoubi S, Gaber E. Trigeminal schwannomas: removal of dumbbell-shaped tumors through the expanded Meckel cave and outcomes of cranial nerve function. *Journal of neurosurgery.* Mar 2002;96(3):453-463.

2. Cheng TM, Cascino TL, Onofrio BM. Comprehensive study of diagnosis and treatment of trigeminal neuralgia secondary to tumors. *Neurology.* Nov 1993;43(11):2298-2302.

3. Cho KR, Lee MH, Im YS, et al. Gamma knife radiosurgery for trigeminal neuralgia secondary to benign lesions. *Headache.* Apr 04 2016.

4. Day JD, Fukushima T. The surgical management of trigeminal neuromas. *Neurosurgery.* Feb 1998;42(2):233-240; discussion 240-231.

5. Dolenc VV. Frontotemporal epidural approach to trigeminal neurinomas. *Acta neurochirurgica.* 1994;130(1-4):55-65.

6. Goel A, Muzumdar D, Raman C. Trigeminal neuroma: analysis of surgical experience with 73 cases. *Neurosurgery.* Apr 2003;52(4):783-790; discussion 790.

7. Guthikonda B, Theodosopoulos PV, van Loveren H, Tew JM, Jr., Pensak ML. Evolution in the assessment and management of trigeminal schwannoma. *The Laryngoscope.* Feb 2008;118(2):195-203.

8. Gwak HS, Hwang SK, Paek SH, Kim DG, Jung HW. Long-term outcome of trigeminal neurinomas with modified classification focusing on petrous erosion. *Surgical neurology.* Jul 2003;60(1):39-48; discussion 48.

9. Huang CF, Kondziolka D, Flickinger JC, Lunsford LD. Stereotactic radiosurgery for trigeminal schwannomas. *Neurosurgery.* Jul 1999;45(1):11-16; discussion 16.

10. Jacquesson T, Berhouma M, Picart T, Jouanneau E. Total removal of a trigeminal schwannoma via the expanded endoscopic endonasal approach. Technical note. *Acta neurochirurgica.* Jun 2015;157(6):935-938; discussion 938.

11. Lesoin F, Rousseaux M, Villette L, et al. Neurinomas of the trigeminal nerve. *Acta neurochirurgica.* 1986;82(3-4):118-122.

12. McCormick PC, Bello JA, Post KD. Trigeminal schwannoma. Surgical series of 14 cases with review of the literature. *Journal of neurosurgery.* Dec 1988;69(6):850-860.

13. Pan L, Wang EM, Zhang N, et al. Long-term results of Leksell gamma knife surgery for trigeminal schwannomas. *Journal of neurosurgery.* Jan 2005;102(s_supplement):220-224.

14. Phi JH, Paek SH, Chung HT, et al. Gamma Knife surgery and trigeminal schwannoma: is it possible to preserve cranial nerve function? *Journal of neurosurgery.* Oct 2007;107(4):727-732.

15. Pollack IF, Sekhar LN, Jannetta PJ, Janecka IP. Neurilemomas of the trigeminal nerve. *Journal of neurosurgery.* May 1989;70(5):737-745.

16. Raza SM, Donaldson AM, Mehta A, Tsiouris AJ, Anand VK, Schwartz TH. Surgical management of trigeminal schwannomas: defining the role for endoscopic endonasal approaches. *Neurosurgical focus.* 2014;37(4):E17.

17. Samii M, Alimohamadi M, Gerganov V. Endoscope-assisted retrosigmoid intradural suprameatal approach for surgical treatment of trigeminal schwannomas. *Neurosurgery.* Dec 2014;10 Suppl 4:565-575; discussion 575.

18. Samii M, Migliori MM, Tatagiba M, Babu R. Surgical treatment of trigeminal schwannomas. *Journal of neurosurgery.* May 1995;82(5):711-718.

19. Samii M, Tatagiba M, Carvalho GA. Retrosigmoid intradural suprameatal approach to Meckel's cave and

the middle fossa: surgical technique and outcome. *Journal of neurosurgery.* Feb 2000;92(2):235-241.

20. Sheehan J, Yen CP, Arkha Y, Schlesinger D, Steiner L. Gamma knife surgery for trigeminal schwannoma. *Journal of neurosurgery.* May 2007;106(5):839-845.

21. Taha JM, Tew JM, Jr., van Loveren HR, Keller JT, el-Kalliny M. Comparison of conventional and skull base surgical approaches for the excision of trigeminal neurinomas. *Journal of neurosurgery.* May 1995;82(5):719-725.

22. Wanibuchi M, Fukushima T, Zomordi AR, Nonaka Y, Friedman AH. Trigeminal schwannomas: skull base approaches and operative results in 105 patients. *Neurosurgery.* Mar 2012;70(1 Suppl Operative): 132-143; discussion 143-134.

23. Yoshida K, Kawase T. Trigeminal neurinomas extending into multiple fossae: surgical methods and review of the literature. *Journal of neurosurgery.* Aug 1999;91(2):202-211.

기타 신경초종

서의교
이화여자대학교 신경외과

두개강내에서는 전정신경초종(vestibular schwannoma) 이 가장 많이 생기고 발생하고 삼차신경초종, 안면신경초 종, 경정맥공초종의 순서로 발생하는 것으로 알려져 있다. 그 외 아주 드물지만 후각신경, 활차신경,외선신경에서도 발생이 보고되고 있다.

1. 안면신경초종

두개강내에서 발생하는 신경초종은 전정신경초종이 가 장 흔하여 약 90%를 차지하여 삼차신경초종(0.8~8%), 안 면신경초종(2.5%), 하부 뇌신경 초종(2%)순서로 생기는 것으로 알려져 있다. 안면신경이 분포하는 소뇌 교각부 (cerebellopontine angle)에서 이하선(parotid gland)사이 에서 안면신경의 어느 부위에서나 발생할 수 있으나, 슬신 경절(geniculate ganglion)에서 가장 많이 발생하며 미로분 절(labyrinthine segment)과 고실분절(tympanic segment) 에도 비교적 잘 생긴다. 이명, 청력 소실, 현훈 등 전정신경 초종과 증상이 같아서 감별하는 데 주의해야 한다.

1) 임상 양상

증상 및 징후는 서서히 진행하는 안면마비가 특징적이 며 진행하는 마비와 함께 안면 연축이 보이기도 한다. 감각

신경성 청력 감소, 현훈, 안면 통증, 이명, 현훈, 이통 등의 다양한 증상이 발생되며, 이 중에서 청력 감소가 가장 흔한 증상이다. 안면마비는 서서히 진행하는 데 전체 안면 마비 환자의 5% 미만이 종양에 의한 것으로 알려져 있다.

2) 진단

진단은 CT와 MRI를 이용하는 데 두개강내분절과 내이도 분절에서 생기는 경우 균일하게 조영증강되는 종괴로, 안 면신경관(fallopian canal)이 확장되는 소견으로 전정신경 초종과 구분하기 어렵다. 대부분의 안면신경초종은 여러 분절을 침범하며 미로분절 이후에 생기는 종양은 안면신 경관에 미란을 일으키고 아령(dumbbell) 모양으로 보이기 도 한다(그림 3-1). 슬신경절(geniculate ganglion)에서 가 장 많이 생기므로 슬신경절와의 미란과 종괴를 잘 관찰하 여야 한다. 슬신경절에서 잘 생기는 안면신경 혈관종과 감 별해야 하는 데 혈관종은 고해상도 CT에서 경계가 불분명 한 미란이 보이고 비정형성의 벌집 모양의 형태를 잘 보인 다. 고실분절(tympanic segment)에서 생기는 종양은 중이 내로 자라들어가서 고막 아래 종괴가 보일 수 있고 이소골 을 변형시키기도 한다. 유돌분절(mastoid segment)의 종양 은 측두골을 많이 침범하여 파괴할 수 있어서 악성 종양과 감별해야 하며 외이도로 자라나올 수 있다 MRI영상은 T1 강조 영상에서 저신호강도, T2강조 영상에서 고신호강도

로 보이고 확산강조영상에서는 확산 제한은 보이지 않으며 조영증강이 되는 소견을 보인다.

3) 안면신경의 해부학적 구조

안면신경은 기능상 여러신경으로 구성되어 얼굴의 근육을 움직이고 부교감신경 섬유에 의한 눈물샘과 침샘을 분비하고 특수 감각신경에 의한 혀의 앞쪽 2/3의 미각과 일반 감각신경 섬유에 의한 이개 외이도 후벽, 이수와 안면 연부조직의 심부의 감각을 담당한다(그림 3-2). 안면신경은 뇌교연수 접합부위(pontomedullary junction) 부위의 뇌간에서 전정와우신경의 앞쪽 약 1.5 mm 부위에서 밖으로 나와 내이도로 들어가서 측두골 속으로 주행하는데 안면신경관속을 통해 나가다가 경유돌공(stylomastoid foramen)을 통해 측두골 밖으로 주행한다. 안면신경을 6가지 분절로 구분하는 데, 두개내 분절(intracranial segment), 내이도 분절(meatal segment), 미로 분절(labyrinthine segment), 고실 또는 수평분절(tympanic or horizontal segment), 유돌 또는 수직 분절(mastoid or vertical segment), 측두골외 분절(extratemporal segment)이다.

두개강내분절은 뇌간에서부터 중간신경(nervus intermedius)과 같이 나와서 소뇌교각부위을 지나게 된다. 이 부위의 안면신경은 신경 외막 없이 연질막(pia mater)으로 덮여 있다. 뇌간에서 내이공까지 안면신경은 평균 약 15~17 mm정도이며 전정와우신경의 앞쪽 위쪽에 위치한다.

내이도 분절은 내이공(porus)부터 내이도저(fundus) 부위의 meatal foramen까지로 8~10 mm 길이이며 내이도 내의 전상방에 위치한다. 미로분절은 안면신경관의 입구인 meatal foramen으로부터 슬신경절까지이며 길이는 3~5 mm이며, 슬신경절에서 첫 번째 분지인 대천추체신경(GSPN)을 분지한다. 안면신경관의 입구 부위는 내경이 0.68 mm로 안면신경관중 가장 좁은 부위이다. 고실 분절은 슬신경절에서 고실강의 추체 융기(pyramidal eminence)까지로 길이가 8~11 mm 정도이다. 유돌 분절은 추체 융기에서부터 경유돌공까지 이르는 안면신경의 분절 중 가장 긴 13 mm 정도의 부분이다. 안면신경은 경유돌공을 통하여 유양돌기(mastoid process)와 경상돌기(styloid process) 사이의 추체부의 기저부로 나온다. 이후 측두골외 분절이 되어 외이도와 이개에 감각신경 섬유를 분지하고, 후이개근, 이복근의 후복(digastric muscle, posterior belly)과 경설골근(stylohyoid muscle)에 운동신경 섬유를 분지하고 전하방으로 주행하여 이복근의 후복이 위치하는 부위에서 이하선(parotid gland)의 후면으로 들어간다. 이하선내부에서 안면신경이 나누어져 측두 분지(temporal

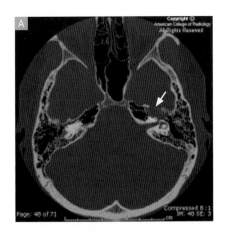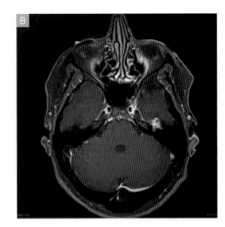

■ **그림 3-1. 안면신경초종.**
A. CT에서 좌측 geniculate fossa가 넓어져 있고 주위 뼈의 미란이 보이고 있으며(화살표)
B. MRI에서 조영증강되는 종괴가 보이고 있다.

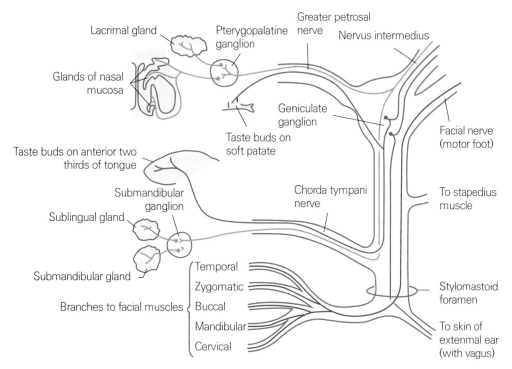

Lacrimal gland
Pterygopalatine ganglion
Greater petrosal nerve
Nervus intermedius
Glands of nasal mucosa
Geniculate ganglion
Facial nerve (motor foot)
Taste buds on soft patate
Taste buds on anterior two thirds of tongue
Submandibular ganglion
Chorda tympani nerve
To stapedius muscle
Sublingual gland
Submandibular gland
Branches to facial muscles {
Temporal
Zygomatic
Buccal
Mandibular
Cervical
Stylomastoid foramen
To skin of extenmal ear (with vagus)

■ 그림 3-2. **안면신경의 분지와 기능.**

branch), 관골 분지(zygomatic branch), 협근 분지(buccal branch), 하악 분지(marginal mandibular branch), 경부 분지(cervical branch) 의 5개의 분지로 세분화된다.

4) 치료

수술 후 안면신경의 기능은 안면신경마비의 기간과 밀접한 관계가 있다고 알려져 있어 조기 진단과 조기 치료가 중요하다. 종양의 크기는 수술 전 안면신경기능과 일정한 상관관계가 없음이 알려져 있다. 안면 신경초종의 치료의 목적은 안면신경과 청력 기능을 보전하면서 종양을 완전 제거하는 것이다. 종양의 크기와 위치, 안면신경의 기능과 청력상태는 치료의 시기나 방법을 결정하는 중요한 인자들이다. 안면신경의 기능이 정상이거나 경도의 장애를 보이는 경우 치료에 대해서 논란이 있는데 수술 후 안면 신경 기능이 악화되므로 가능한 치료를 늦추자는 주장이 있다. 반면에 반복적인 탈신경 및 재생은 안면신경 원위부의 교원화를 일으키고 수술 후 안면신경기능이 악화되는 원

인이 되고 안면신경초종의 18-29%는 내이를 침범하여 내이 기능을 저하시키므로 가능한 조기에 수술적 제거를 하는 것이 좋다는 주장도 있다. 안면신경초종의 수술적인 접근법은 경유양동 접근법, 경미로 접근법, 이하선 접근법, 중두개와 접근 법중에서 한 가지 또는 두 가지 이상의 접근법을 필요에 따라서 선택한다. 다양한 수술적 접근법 중에 청력을 보존하기 위하여는 경유양동 접근법이나 중두개와 접근법을 선택하는 데 안면신경의 근위부 노출이 쉽지 않아서 이 부위 종양에 제거하기가 어렵다. 청력이 나빠서 보존이 필요 없는 경우에 경미로 접근법을 사용하는 데 두 개강내 분절까지 안면신경의 근위부를 잘 볼 수 있어서 용이하게 종양을 제거할 수 있다. 안면신경 섬유가 종양 내에 광범위하게 분포하는 경우가 상당히 있어서 종양을 제거해도 재발의 위험성이 커진다고 알려져 있다. 안면신경 재건을 위한 많은 수술적 방법이 있는데 신경 봉합의 경우 양단단문합술이 가장 좋은 방법이며, 연결한 안면신경에 장력이 걸리는 경우에는 대이개신경(greater auricular nerve)

이나 비복신경(sural nerve)을 이용하여 유리신경이식술을 시행한다.

Hasegawa등 은 42명의 안면신경초종에 대해서 방사선 수술로 치료하여 평균 4년 추적조사하여 92%에서 종양이 조절되었고 18%에서 안면신경마비는 호전되었으며 12%에서 안면신경 마비가 악화되었다고 보고 하였다. 안면신경 마비가 없거나 경미한 경우 감마나이프를 이용한 치료가 우선되기도 한다.

2. 경정맥공신경초종

경정맥공신경초종은 경정맥공에 위치하는 설인신경, 미주신경, 부신경에서 기원하는 신경초종으로, 전체 두개강내 종양의 0.17~0.72%, 두개강내 신경초종의 1.4~4%를 차지하는 매우 드문 양성 종양이다. 여성에서 더 많이 생기며 설인신경에서 발생하는 경우가 가장 흔하며, 90%가 설인신경과 미주 신경에서 기원하는 것으로 알려져 있는데 수술시야에서 기원을 알기 어려운 경우도 많다. 종양은 주로 두개강 안의 수조나 경정맥공의 신경절에서 발생하여 두개강내로 자라나거나 경정맥공을 통해 확장하면서 두개강 외로 자라나간다. 종양이 큰 경우 경동맥과 추체 첨부까지 침범하는 경우도 보이고 있다.

1) 임상 증상

종양의 크기와 위치에 따라 다양하게 나타날 수 있는데, 대부분 종양의 성장이 느리기 때문에 임상 소견에 따른 진단이 쉽지 않으며 비교적 큰 크기에 이를 때까지 증상이 나타나지 않는다. 가장 흔한 증세는 진행하는 뇌신경 장애이며, 다음으로 동측의 감각 신경성 청력 감소, 이명, 그리고 현훈 등이 나타날 수 있으며, 수술 전 안면신경마비는 드물다. 또한 연하 곤란, 쉰 목소리, 발성 장애, 어깨 결림 같은 증상이 나타날 수 있으며 일부는 두개강 내압이 높아서 두통, 흐린 시력 또는 안진증을 나타낸다. 종양이 경정맥공에서 뇌신경을 많이 눌러서 경정맥공 증후군(Jugular

foramen syndrome)을 유발할 수 있는데 혀 후방 1/3의 미각 소실, 성대 및 구개의 마비, 승모근의 위축이 발생하며 구역반사의 소실이 올 수 있다. Kaye 등은 종양의 성장 양상에 따라 증상이 달라지는 것으로 보고되었다.

2) 진단

진단은 CT와 MRI로 가능하며, CT 영상에서 비조영 영상에서 등밀도 영상을 보이며, 조영증강 영상에서 균일하게 조영되며, 특이 소견으로는 경정맥공의 확장을 동반할 수 있다. MRI영상은 T1강조 영상에서 저신호강도, T2강조 영상에서 고신호강도로 보이며 조영증강이 되는 소견을 보인다. 방사선 영상에서 감별해야 할 종양은 경정맥 paragangliomas, 전정신경초종, 수막종, 전이성 종양, 유피양 종양 등이 있다. CT에서, 신경초종은 엷은 고밀도로 보이며 보통 주위 뼈 조직으로 침윤 없이 경계가 분명한 뼈 경계부위(margin)를 가진 경정맥의 확대를 관찰할 수 있다. 조영제 투여 후 신경초종은 중간 정도의 조영증강을 보이나 수막종이나 경정맥구종양(glomus jugulare tumor)은 조영제의 현저한 조영증강을 보인다. 수막종은 종종 뼈를 침범하고 파괴하거나 과골화를 일으키기도 한다. Glomus 종양은 일반적으로 뼈, 특히 경정맥과 결절을 부식시키고 파괴한다. Kaye 등은 종양이 두개강내에 주로 있고 뼈로 약간 확장되어 있는 것을 type A, 종양이 주로 뼈 속에 있고 두개강내로 약간 침범한 것을 type B, 종양이 주로 두개강 외에 위치하고 뼈나 두개강 내로 약간 침범하면 type C로 분류하였다. 이후 Pellet 등은 아령 모양의 type D를 추가하였습니다. Kaye and Pellet 분류에 따르면, type D가 가장 많고 type B, A, C의 순서로 발생하였다(그림 3-3).

3) 경정맥공의 해부학적 구조

경정맥공(jugular foramen)은 측두골(temporal bone)과 후두골(occipital bone)이 결합하는 부위에서 형성되며, 양쪽 뼈에서 튀어나온 돌기의 형태와 위치에 따라 그 모양이 다양하다. 측두골에서 나온 돌기 앞부분은 오목하여 삼각

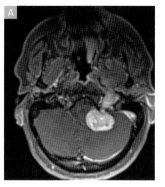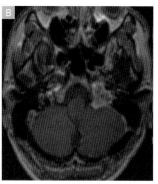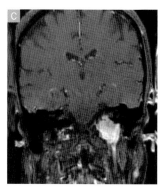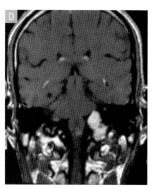

■ 그림 3-3. **경정맥공신경초종의 유형.**

와(triangular fossa)이라고 부른다. 측두골 돌기와 비슷한 위치에서 후두골 돌기가 나와 경정맥공을 불완전하게 구별하게 되며 이 두 돌기 사이를 경막(dura mater)이 격막형태로 나누어 신경부분과 혈관부분으로 나누게 된다(그림 3-4).

경정맥공은 대부분이 경막 격막에 의하여 두 개의 칸으로 나뉘며, 신경칸이라 불리는 앞쪽 칸으로는 설인신경(glossopharyngeal nerve)과 하추체정맥동(inferior petrosal sinus)이, 혈관칸으로 불리는 뒤쪽으로는 미주신경, 부신경, 경정맥(internal jugular vein)이 지나간다. 설인신경은 독립된 경질막에 싸여 경정맥공 속으로 들어가며, 미주신경과 부신경은 함께 경질막에 싸여 있게 된다. 경정맥의 시작부분(위팽대)과 뇌신경 사이를 나누는 뚜렷한 격막은 없으며, 뇌신경을 싸던 경질막과 s자 정맥동(sigmoid

sinus)을 형성하던 경질막이 이들을 따라 어느 정도까지 경정맥공 속으로 들어간다(그림 3-5, 6).

하추체 정맥동(Inferior petrosal sinus)은 해면정맥동(cavernous sinus)에서 시작하여 대부분이 경정맥공을 통과하여 경정맥으로 열리는 정맥동이다. 이 정맥동은 경정맥공을 지나갈 때 설인신경과 미주신경 사이를 지나간다.

설인 신경은 경정맥공의 앞 외측을 지나 두개강을 빠져나오며, 경정맥공 속에서 위 신경절과 아래 신경절을 형성한다. 목정맥구멍을 지날 때 미주신경보다 4 mm 정도 앞쪽에 위치하게 된다. 경정맥공에서 나오자마자 설인신경은 앞으로 가면서 경동맥을 가로지르게 된다.

미주신경은 뇌신경 중 가장 긴 신경이다. 미주신경은 경정맥공의 중간부분을 지나 내려오며, 위 신경절(superior ganglion)이 구멍 속에서 형성되어 있다. 경정맥공 바로 아

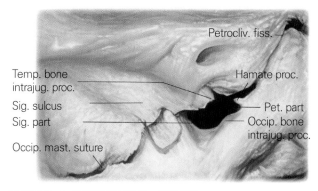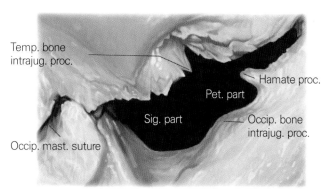

■ 그림 3-4. **경정맥공을 이루는 뼈의 구조.**

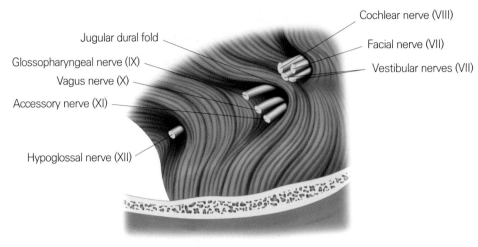

■ 그림 3-5. **경정맥공 주위의 경막의 모양.**

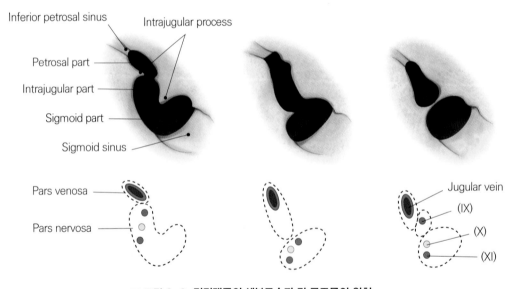

■ 그림 3-6. **경정맥공의 세부모습과 각 구조물의 위치.**

래에서 미주신경은 설인신경보다 뒤쪽에 평균 4.2 mm떨어져 위치한다. 미주신경의 줄기는 머리뼈 가까이에서는 경동맥과 뒤쪽에 위치한다. 미주신경의 아래신경절에서는 인두 가지(pharyngeal branch)와 위 후두신경(superior laryngeal nerve)이 일어난다.

부신경은 미주신경보다 뒤쪽 또는 후 외측에서 경정맥공을 통과하며, 이 구멍을 통과할 때 속 가지(interal branch)와 바깥 가지(external branch)가 나뉘며, 속 가지가

미주신경에 합쳐진다. 부신경의 바깥 가지는 경정맥의 안쪽면에 위치하며 앞쪽으로 주행한 후 경정맥의 앞 모서리를 감고 외쪽으로 나와 경정맥의 외 측면을 가로질러 뒤쪽으로 주행하는 것이 일반적이다.

4) 치료

경정맥공의 종양은 두개내와 두개외(extracranial)에 걸쳐진 경우가 많아서 이 부위에 대한 수술적인 방법은 종양

의 크기와 위치는 물론이고 이 부위의 중요한 뇌신경과 혈관뿐 아니라 근처의 내이, 안면신경, 내경동맥, 척추동맥 등의 주위 구조물에 대한 침범 여부를 잘 알고 결정해야 한다. 1977년 Fisch가 종양이 내경동맥을 따라서 전 상방으로 자라 들어갈 때 접근법을 type A부터 B,C로 확대해 갈 수 있는 측두하와접근법(infratemporal fossa approach)을 발표하였다. 종양이 두개강내에 한정되어 있고 경정맥공으로 조금 침범한 경우 후두하 접근법으로 완전 제거 가능하다. 경정맥공을 통해 종양이 두개강 외로 자라 나가 있는 경우는 측두하와 접근법으로 제거할 수 있다. 측두골의 고실부의 제거, 유양동 삭개술, 흉쇄유돌근과 이복근의 분리, 슬상신경절부터 경유돌공까지의 안면신경의 전위, S자 정맥동과 후두개와 경막의 노출을 포함하며, 하부로도 제2 경추 높이까지 박리하여 대혈관들과 뇌신경 9~12번을 찾아내는 과정이 포함된다. 종양이 좀더 후 하방으로 자라들어가면 후두하 접근법에다 경미로 접근법을 이용하면 S자 정맥동을 노출하고 후방으로 견인해서 경정맥구로 시야을 확보 할 수 있어서 종양 제거에 용이하다. 대후두공으로 침범한 종양에 대해서는 후두관절와와 후두관절을 일부 제거하는 최 외측 접근법을 함께 시행하면 시야를 넓힐 수 있

어 종양 제거에 용이하다.

경정맥공신경초종에 대한 방사선 수술의 치료효과는 종양 조절률이 3년 85~93%, 5년 78~85%, 10년 73~82% 정도로 알려져 있으며 아령 모양의 종양이 방사선 수술에 효과가 조절이 잘 안 되는 경향이 있으며 25% 에서 뇌신경 손상 증상이 호전되었으며 방사선 수술에 따른 합병증도 15% 정도로 발생하고 10% 정도에서는 종양이 자라서 수술이 필요하였다.

5) 합병증

가장 흔한 수술 후 합병증은 하부 뇌신경의 마비로 인한 성대 마비, 삼킴 장애였으며 그 외 안면 신경 마비, 난청, 척추동맥 손상, 뇌척수액 누출, 유양돌기염 등이 있다.

반복 수술은 하반신 신경 손상의 위험을 증가시키기 때문에 처음 종양의 위치와 주위 신경 혈관 조직 보존을 위해 적절한 수술적 접근법을 선택해서 종양을 완전 제거하려고 노력해야 합병증을 줄일 수 있다. 또한 전기 생리학적 모니터링과 새로운 미세 현미경 수술 및 두개저 수술 접근법 기술을 사용하여 수술 후 합병증의 발생률을 줄일 수 있다.

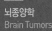
References

1. Ayeni S A, Ohata K, Tanaka K, Hakuba A. The microsurgical anatomy of jugular foramen. *J Neurosurg*. 1995;83:903–909.

2. Caldemeyer KS, Mathews VP, Azzarelli B, Smith RR. The jugular foramen : a review of anatomy, masses, and imaging characteristics. *Radiographics*. 1997;17:1123–1139.

3. Carvalho GA, Tatagiba M, Samii M. Cystic schwannomas of the jugular foramen : clinical and surgical remarks. *Neurosurgery*. 2000;46:560–566.

4. Channer GA, Herman B, Telischi FF, Zeitler D and Angeli SI: Management outcomes of facial nerve tumors: comparative outcomes with observation, CyberKnife, and surgical management. *Otolaryngol Head Neck Surg* 147: 525-530, 2012.

5. Chung SY, Kim DI, Lee BH, Yoon PH, Pyoung J, Chung TS. Facial nerve schwannomas: CT and MR findings. *Yonsei Med J* 1998; 39:148–153.

6. Dodo Y. Observations on the bony bridging of the jugular foramen in man. *J Anat*. 1986;144:153–165. [PMC free article]

7. Fisch U. Intracranial extension of jugular foramen tumors. *Otol Neurotol* 2004;25:1041; author reply -2.

8. Fisch U, Pillsbury HC. Infratemporal fossa approach to lesions in the temporal bone and base of the skull. *Arch Otolaryngol* 1977;105:99-107.

9. Flower EP. Variation in the temporal bone course of the facial nerve. *Laryngoscope* 1961;71:937-46.

10. Franklin DJ, Moore GF, Fisch U. Jugular foramen peripheral nerve sheath tumors. *Laryngoscope*. 1989;99:1081–1087.

11. Gardner G, Cocke EW, Jr., Robertson JT, Trumbull ML, PalmerRE. Combined approach surgery for removal of glomus jugulare tumors. *Laryngoscope* 1977;87:665-88.

12. George B, Lot G, Tran Ba Huy P. The juxtacondylar approach to the jugular foramen(without petrous bone drilling). *Surg Neurol* 1995;44:279-84.

13. Ge XX, Spector GJ. Labyrinthine segment and geniculate ganglion of the facial nerve in fetal and adult temporal bones. *Ann Otol Rhinol Laryngol* 1981;90:1

14. Harnsberger HR, Glastonbury CM, Michel MA, Koch BL. Diagnostic imaging: Head and neck. 2nd ed. Altona: *Amirsys*, 2011; 6:14–17.

15. Hasegawa T, Kato T, Kida Y, Sasaki A, Iwai Y, Kondoh T, Gamma Knife surgery for patients with jugular foramen schwannomas: a multiinstitutional retrospective study in Japan. *J Neurosurg*. 2016 Oct;125 (4):822-831. Epub 2016 Jan 22.

16. Kadri PA, Al-Mefty O. Surgical treatment of dumbbell-shaped jugular foramen schwannomas. *Neurosurg Focus*. 2004;17:E9.

17. Kamitani H, Masuzawa H, Kanazawa I, Kubo T, Tokuyama Y. A combined extradural-posterior petrous and suboccipital approach to the jugular foramen tumors. *Acta Neurochir* (*Wien*) 1994;126:179-84.

18. Kano H, Meola A, Yang HC, Guo WY, Martínez-Alvarez R, Stereotactic radiosurgery for jugular foramen schwannomas: an international multicenter study. *J Neurosurg*. 2017 Nov 10:1-9. doi: 10.3171/2017.5. JNS162894.

19. Kaye AH, Hahn JF, Kinney SE, Hardy RW, Jr., Bay JW. Jugular foramen schwannomas. *J Neurosurg* 1984;60:1045-53.

20. Kertesz TR, Shelton C, Wiggins RH, Salzman KL, Glastonbury CM, Harnsberger R. Intratemporal facial nerve neuroma: anatomical location and radiological features. *Laryngoscope* 2001; 111:1250–1256

21. Kida Y, Yoshimoto M and Hasegawa T: Radiosurgery for facial schwannoma. *J Neurosurg* 106: 24-29, 2007.

22. Kim CJ, Yoo SJ, Nam SY, Kim SY. A hearing preservation technique for the resection of extensive jugular foramen tumors. *Laryngoscope* 2001;111:2071-6.

23. Kirazli T, Oner K, Bilgen C, Ovul I and Midilli R: Facial nerve neuroma: clinical, diagnostic, and surgical features. *Skull Base* 14: 115-120, 2004.

24. Lustig LR, Jackler RK. The variable relationship between the lower cranial nerves and jugular foramen tumors: implications for neural preservation. *Am J Otol* 1996;17:658-68.

25. Mackle T, Rawluk D and Walsh RM: Atypical clinical presentations of vestibular schwannomas. *Otol Neurotol* 28: 526-528, 2007.

26. Madhok R, Kondziolka D, Flickinger JC and Lunsford LD: Gamma knife radiosurgery for facial schwannomas. *Neurosurgery* 64, 2009.

27. Martin JJ, Kondziolka D, Flickinger JC, Mathieu D, Niranjan A, Lunsford LD. Cranial nerve preservation and outcomes after stereotactic radiosurgery for jugular foramen schwannomas. *Neurosurgery*. 2007 Jul;61(1):76-81; discussion 81.

28. Matsushima T, Hasuo K, Yasumori K, Yoshida K, Hirakata R, Fukui M, et al. Magnetic resonance imaging of jugular foramen neurinomas. *Acta Neurochir* (*Wien*) 1989;96:83–87.

29. Minovi A, Vosschulte R, Hofmann E, Draf W and Bockmuhl U: Facial nerve neuroma: surgical concept and functional results. *Skull Base* 14:195-200; discussion 200-191, 2004.

30. O'Donoghue GM, Brackmann DE, House JW and Jackler RK: Neuromas of the facial nerve. *Am J Otol* 10: 49-54, 1989.

31. Oghalai JS, Leung MK, Jackler RK, McDermott MW. Transjugular craniotomy for the management of jugular foramen tumors with intracranial extension. *Otol Neurotol* 2004;25:570-9; discussion 9.

32. Pellet W, Cannoni M, Pech A : The widened transcochlear approach to jugular foramen tumors. *J Neurosurg* 69 : 887-894, 1988

33. Perez R, Chen JM and Nedzelski JM: Intratemporal facial nerve schwannoma: a management dilemma. *Otol Neurotol* 26:121-126, 2005.

34. Phillips CD, Hashisaki G, Vellion F. Anatomy and development of the facial nerve. In: Swartz JD, ed. Imaging of temporal bone. 4th ed. New York: Theime, 2009; 444–479.

35. Rhoton A L, Buza R. Microsurgical anatomy of the jugular foramen. *J Neurosurg*. 1975;42:541–550.

36. Rubinstein D, Burton BS, Walker AL. The anatomy of the inferior petrosal sinus, glossopharyngeal nerve, vagus nerve, and accessory nerve in the jugular foramen. *AJNR Am J Neuroradiol* 1995;16:185-94.

37. Saito H and Baxter A: Undiagnosed intratemporal facial nerve neurilemomas. *Arch Otolaryngol* 95: 415-419, 1972.

38. Samii M, Babu RP, Tatagiba M, Sepehrnia A. Surgical treatment of jugular foramen schwannomas. *J Neurosurg* 1995;82:924-32.

39. Sanna M, Bacciu A, Falcioni M, Taibah A. Surgical management of jugular foramen schwannomas with hearing and facial nerve function preservation : a series of 23 cases and review of the literature. *Laryngoscope*. 2006;116:2191–2204.

40. Sarma S, Sekhar LN, Schessel DA. Nonvestibular schwannomas of the brain : a 7-year experience. *Neurosurgery*. 2002;50:437–438. discussion 438-439.

41. Shirazi MA, Leonetti JP, Marzo SJ and Anderson DE: Surgical management of facial neuromas: lessons learned. *Otol Neurotol* 28: 958-963, 2007.

42. Toshinori Hasegawa, MD , Takenori Kato, MD , Yoshihisa Kida, MD ,2 Motohiro Hayashi, MD , Gamma Knife surgery for patients with facial nerve schwannomas: *a multiinstitutional retrospective study in Japan J Neurosurg* 124:403–410, 2016

43. Wilkinson EP, Hoa M, Slattery WH III, et al: Evolution in the management of facial nerve schwannoma. *Laryngoscope* 121: 2065-2074, 2011.

44. Wilson MA, Hillman TA, Wiggins RH, Shelton C. Jugular foramen schwannomas : diagnosis, management, and outcomes. *Laryngoscope*. 2005;115: 1486–1492.

제2형 신경섬유종증

주원일
가톨릭대학교 신경외과

제2형 신경섬유종(neurofibromatosis type 2, NF2)은 33,000명에서 40,000명에 1명 정도로 발생하는 상염색체 우성질환이며, 다발성의 중추신경계와 말초신경계을 침범하는 종양을 특징으로 한다. 1822년 Wishart는 양측성 청신경초종을 가지고 있으며 두개강내와 척수에 매우 빠르게 진행하는 질환을 보고하였는데 이 질환이 현재의 신경섬유종증 2형(NF2)에 해당한다. 산발성 전정신경초종은 거의 편측성으로 발생하는 데 반해 NF2 와 동반되어 발생하는 경우는 종종 양측성으로 발생한다. NF2에서 발생하는 전정신경초종은 비교적 빠르게 성장하며 젊은 연령에서 발생하는 경향이 있다. 양측성 청신경초종이 없는 NF2 환자에서 어떤 진단 기준도 높은 민감도를 가지지 못하지만 진단을 위해서 다양한 NF2의 진단기준이 제안되었다. 그중에서 가장 많이 사용되는 진단 기준은 National Neurofibromatosis Foundation에 의해서 만들어졌다.

1. 진단기준

1) Probable NF2

- 30세 이하에 편측의 전정신경초종이 있고 다음 중 한 개를 가지고 있는 경우
  (meningioma, glioma, schwannoma, juvenile

posterior subcapsular lenticular opacities, or cortical cataract)
- 두 개 이상의 수막종을 가지고 있으면서 아래 항목 중 1개에 해당하는 경우
  – 30세 이하의 전정신경초종이 있는 경우, 또는
  – 다음 중 1개를 가지고 있는 경우(meningioma, glioma, schwannoma, juvenile posterior subcapsular lenticular opacities, or cortical cataract)

2) Definite NF2

- 양측성 전정신경종양이 있는 경우
- 1촌 중에 NF2 환자가 있으며
  – 30세 이전에 일측성 전정신경종양이 있는 경우, 또는
  – 다음 중 2개 이상을 가지고 있는 경우(meningioma, glioma, schwannoma, juvenile posterior subcapsular lenticular opacities, or cortical cataract)

2. 병리

NF2는 염색체 22q12.2번의 NF2 종양억제유전자의 변이에 의해서 발생하는 상염색체 우성 질환이다. NF2 유전자는 merlin이라는 단백질을 생성하는 데 이 물질은 중추신

경계 세포의 세포골격(cytoskeleton)에 주로 존재하며 접촉에 의해서 성장이 억제되는 신호경로를 조절하는 기능을 한다. 세포의 증식에 대한 merlin 의 기능이 정확하게 밝혀지지는 않았지만, Hippo-YAP, ERK, Ras/Rac/PAK 등의 신호경로를 통해서 이루어진다고 알려져 있다. Merlin은 종양억제단백질로 작용을 하는 데 종양이 발생하기 위해서는 Merlin을 생산하는 유전자에 돌연변이가 발생하여야 한다. NF2는 세대간의 완전한 투과성을 가지고 있으며 환자의 약 50% 이상에서 평균 22세에 새롭게 발생한 돌연변이를 가지고 있다. 그리고 돌연변이의 종류와 양측성 청신경초종, 수막종, 그리고 다양한 척수종양 등이 비정상적인 merlin의 기능으로 발생한다(그림 4-1).

최근에는 merlin 단백질의 기능이 밝혀지면서 NF2와 연관된 청신경초종의 표적치료법에 대한 임상시험이 진행되고 있다. 표적치료제중의 하나인 bevasizumab의 투여로 일부 NF2 환자에서 청력이 호전되며 종양의 크기가 감소한 경우를 보고하고 있다.

3. 중추신경계의 임상증상

양측성 전정신경초종(WHO grade I)은 제2형 신경섬유종증의 진단에 특징적인 질환이다. 청력소실, 이명, 평형감 이상, 그리고 드물게 현훈 등이 동반될 수 있다. 환자의 약 50%에서 다발성 뇌수막종이 동반되며 이들 종양은 대부분의 경우 WHO grade I의 양성이다. NF2에서 수막종증은 다발성으로 흔하게 나타나며 따라서 치료하는 데 상당한 어려움이 동반된다. 수막종과 신경초종으로 형성된 충돌종양(collision tumor)이 있는 경우는 진단과 치료에 어려움이 따른다.

척수뇌실막세포종(spinal ependymoma)은 환자의 33~53%에서 동반되는데 주로 경추부와 경추연수 연결부에 호발하고 무증상인 경우가 많다. NF2에서 동반되는 뇌실막세포종은 뇌와 요추부위에는 잘 발생하지 않는다.

4. 치료

NF2 관련 양측성 전정신경종양 환자에서 전정신경초종에 대한 치료는 NF2의 분자생물학적 연구가 진행중이지만, 아직까지 뚜렷한 치료법은 없으며 여러 전문분야적 접근을 통하여 종양에 의해 발생하는 임상증상의 완화에 초점을 맞추고 있다. NF2가 의심되거나 확인된 환자의 초기 평가로는 정확하고 포괄적인 병력청취, 이학적 검사, 청력검사(pure tone threshold, word recognition), 내이도(internal auditory canal)를 포함한 뇌 MRI, 그리고 척수뇌실막세포종의 유무를 평가하기 위해 경추 MRI가 있다. 또한 후방 낭밑백내장(posterior subcapsular cataract)과 다른 안구의 이

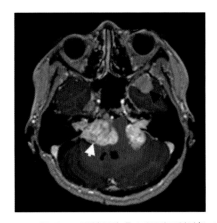
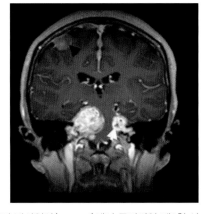

■ 그림 4-1. 조영증강 후 MRI가로영상(Axial)과 관상영상(coronal)에서 특징적인 제2형 신경섬유종증의 소견인 수막종(검정색 화살표)과 양측성 전정신경초종(흰색 화살표)이 관찰된다.

상을 평가하기 위해 기준 안과검사를 시행해야 한다.

진단 후에는 초기에는 약 6개월 간격으로 종양의 성장 정도나 기능적 변화 등을 평가하기 위해서 병변의 신경영상검사와 청력검사를 시행해야 한다. 대부분의 전정신경초종 환자는 약 1년마다 내이도를 포함한 신경영상검사와 청력검사를 시행하고 있다.

양측성 청신경 종양 환자의 치료 방침 결정에 있어서 고려해야 할 점들은 1) 환자의 연령 및 증상 유무, 2) 남아 있는 청력 수준, 3) 양측 종양의 크기, 4) 경과관찰 중 청력 감소 정도 및 종양 성장의 속도, 5) NF2 phenotype, 6) 집도의 수기, 경험 및 치료 철학, 7) 환자 및 보호자의 질병에 대한 이해와 치료에 대한 기대 수준 등이 있다.

산발적으로 발생하는 일측성 전정신경 종양은 주로 단일 세포에서 기원하여 내이도 공(porus acoustics) 근처의 상전정신경(superior vestibular nerve)에서 발생하는 데, 대부분 종양이 자라면서 지주막으로 둘러싸여 주위조직과 경계를 이루고 안면신경을 비롯한 주변 뇌신경을 밖으로 밀어내며 압박하게 된다. 그러나 NF2 환자에서 나타나는 양측성 청신경 종양의 경우, 1) 성장 양상이 청신경섬유 사이사이를 침습하여 커져가므로 청신경과 안면신경이 종양 내부에 위치하게 되고, 2) 여러 개의 세포에서 다발성으로 기원하기 때문에 여러 개의 소엽을 형성하면서 성장하고, 그 사이사이로 안면신경과 청신경이 통과하므로 수술 시 신경손상의 발생 위험이 높아지게 된다. 따라서 NF2에서 발생한 전정신경종양의 치료는 산발적 전정신경초종과는 다르며, 모든 종양을 수술적으로 제거하는 것이 임상적으로 불가능한 경우가 많으며, 또한 수술 후 청력을 보존할 수 있는 가능성은 같은 크기의 산발적으로 발생하는 일측성 전정신경 종양에 비해 낮다. 또한 청력이 소실된 경우는 수술적 치료를 통해서 회복시키기는 어려우며, 수술적 치료를 결정할 때는 그에 따른 안면신경과 그 밖의 뇌신경의 손상의 위험성에 대해서 반드시 고려해야 한다.

따라서 수술적 치료의 목적은 청력의 보존 이외에도 뇌간과 소뇌다리(cerebellar peduncles)를 보호하고 주변의 뇌신경이 침범되기 전에 종양을 제거하여 뇌신경의 기능

을 최대한 보존하여 삶의 질을 보존하는 데 목표를 두어야 한다. 최적의 수술 시기와 치료의 중요한 목적인 청력의 보존을 위해서 종양의 크기가 작을 때 수술을 함으로써 청력 보존의 기회를 높여야 한다는 데에는 크기가 작은 종양의 경우라도 수술로 인한 청력의 손상의 가능성이 있기 때문에 아직 논란의 여지가 있다.

그러므로 NF2와 연관된 전정신경 종양의 치료 시 수술적 제거를 비롯한 여러 치료 기법을 적절히 병행하여 오랜 시간 삶의 질을 유지할 수 있도록 개개인에 맞춘 치료의 선택이 중요하다. 일반적으로 NF2 관련 청신경 종양은 매년 0.3~0.7 cm³ 정도 크기가 증가하는 것으로 알려져 있기 때문에 경과 관찰 중 뚜렷한 증상 없이 크기가 증가할 경우 수술 등의 치료적 처치 없이 정기적인 경과 관찰을 고려할 수 있다. 하지만 일반적인 크기 증가 수준이 아닌 빠른 종양의 증가를 보이거나 청력 검사상 청력 감소 소견이 관찰될 경우 즉각적인 치료를 고려하여야 한다. 그리고 청력이 소실되기 전에 수화를 익히는 등의 교육이 필요할 수도 있다.

최근에 전정신경초종에 대한 비수술적 치료(방사선 수술, 약물치료)가 많이 시행되고 있다. 산발적 청신경초종의 경우 방사선 치료는 안면신경에 대한 합병증은 거의 없이 환자의 약 80%에서 종양의 성장을 억제한다. NF2와 연관된 전정신경초종의 경우 방사선 치료의 역할은 산발적으로 발생한 청신경 종양에서의 치료 성적보다 다소 떨어지는 것으로 보고되고 있으며 이는 NF2의 병태생리학적 특징에 기인할 것으로 보고되고 있다. 하지만 산발적으로 발생하는 청신경 종양에 관한 연구에서 밝혀진 바와 같이 12~13 Gy 정도의 저선량 방사선 수술이 청력 보존에 더 좋은 영향을 줄 것으로 기대되며, 분할하는 정위방사선 수술(Fractionated stereotactic radiotherapy)이 청신경을 비롯한 뇌신경 손상을 줄일 수 있는 대안으로 고려될 수 있겠다. 최근에 표적치료제 등의 약물치료가 개발되고 있으며 bevacizumab이 2010년에 처음 NF2 환자의 전정신경초종의 치료에 사용되었으며 약 40% 정도 치료 효과를 보고 있다고 보고되고 있다.

References

1. Antinheimo J, Sankila R, Carpen O, Pukkala E, Sainio M, Jaaskelainen J. Population-based analysis of sporadic and type 2 neurofibromatosis-associated meningiomas and schwannomas. *Neurology.* 2000; 54(1):71-76.

2. Choi JW, Lee JY, Phi JH, et al. Clinical course of vestibular schwannoma in pediatric neurofibromatosis Type 2. *J Neurosurg Pediatr.* 2014;13(6):650-657.

3. Evans DG, Huson SM, Donnai D, et al. A genetic study of type 2 neurofibromatosis in the United Kingdom. I. Prevalence, mutation rate, fitness, and confirmation of maternal transmission effect on severity. *J Med Genet.* 1992;29(12):841-846.

4. Evans DG, Huson SM, Donnai D, et al. A clinical study of type 2 neurofibromatosis. *Q J Med.* 1992; 84(304):603-618.

5. Ferner RE. Neurofibromatosis 1 and neurofibromatosis 2: a twenty first century perspective. *Lancet Neurol.* 2007;6(4):340-351.

6. Fong B, Barkhoudarian G, Pezeshkian P, Parsa AT, Gopen Q, Yang I. The molecular biology and novel treatments of vestibular schwannomas. *J Neurosurg.* 2011;115(5):906-914.

7. Friedman RA, Kesser B, Brackmann DE, Fisher LM, Slattery WH, Hitselberger WE. Long-term hearing preservation after middle fossa removal of vestibular schwannoma. *Otolaryngol Head Neck Surg.* 2003;129(6):660-665.

8. Gutmann DH, Aylsworth A, Carey JC, et al. The diagnostic evaluation and multidisciplinary management of neurofibromatosis 1 and neurofibromatosis 2. *JAMA.* 1997;278(1):51-57.

9. Kim SK PS. Treatment of bilateral acoustic neuroma (Neurofibromatosis type II) In: Society KSB, ed. *Acoustic Neuroma.* 1st ed. Seoul: 군자출판사; 2015.

10. Kutz JW, Barnett SL, Hatanpaa KJ, Mendelsohn DB. Concurrent vestibular schwannoma and meningioma mimicking a single cerebellopontine angle tumor. *Skull Base.* 2009;19(6):443-446.

11. MacCollin M, Ramesh V, Jacoby LB, et al. Mutational analysis of patients with neurofibromatosis 2. *Am J Hum Genet.* 1994;55(2):314-320.

12. Mautner VF, Nguyen R, Kutta H, et al. Bevacizumab induces regression of vestibular schwannomas in patients with neurofibromatosis type 2. *Neuro Oncol.* 2010;12(1):14-18.

13. Plotkin SR, Merker VL, Halpin C, et al. Bevacizumab for progressive vestibular schwannoma in neurofibromatosis type 2: a retrospective review of 31 patients. *Otol Neurotol.* 2012;33(6):1046-1052.

14. Plotkin SR, O'Donnell CC, Curry WT, Bove CM, MacCollin M, Nunes FP. Spinal ependymomas in neurofibromatosis Type 2: a retrospective analysis of 55 patients. *J Neurosurg Spine.* 2011;14(4):543-547.

15. Plotkin SR, Stemmer-Rachamimov AO, Barker FG, 2nd, et al. Hearing improvement after bevacizumab in patients with neurofibromatosis type 2. *N Engl J Med.* 2009;361(4):358-367.

16. Samii M, Matthies C, Tatagiba M. Management of vestibular schwannomas (acoustic neuromas): auditory and facial nerve function after resection of 120 vestibular schwannomas in patients with neurofibromatosis 2. *Neurosurgery.* 1997;40(4):696-705; discussion 705-696.

17. Schroeder RD, Angelo LS, Kurzrock R. NF2/merlin in hereditary neurofibromatosis 2 versus cancer: biologic mechanisms and clinical associations. *Oncotarget.* 2014;5(1):67-77.

18. Slattery WH, Hoa M, Bonne N, et al. Middle fossa decompression for hearing preservation: a review of institutional results and indications. *Otol Neurotol.* 2011;32(6):1017-1024.

19. Stefanaki K, Alexiou GA, Stefanaki C, Prodromou N. Tumors of central and peripheral nervous system associated with inherited genetic syndromes. *Pediatr Neurosurg.* 2012;48(5):271-285.

뇌하수체 및 시상하부 종양

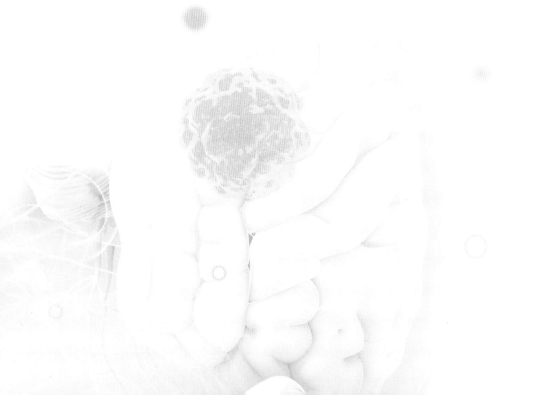

뇌하수체 종양의 총론 및 수술적 치료

김의현, 김선호
연세대학교 신경외과

뇌하수체는 전신의 모든 장기에 직접적 또는 간접적으로 영향을 미칠 수 있는 신경내분비 기관이다. 뇌하수체 전엽에서 분비되는 특정 호르몬이 과다 분비될 경우 쿠싱병(Cushing's disease)이나 말단비대증(acromegaly)과 같은 일련의 특징적인 질병들이 발생하며, 특정 호르몬의 분비와 무관한 비기능성 뇌하수체 종양의 경우 주로 종괴 효과(mass effect)에 의한 증상을 야기하게 되는데, 뇌하수체 기능 저하증 및 시야장애나 외안근 운동 이상이 이에 해당한다. 또한, 신경내분비 기관으로서 다양한 내과적인 치료와 연관된다는 점에서 다른 두개강 내에 발생하는 종양들과는 구별되는 특수한 종양이며, 이러한 특수성이 뇌하수체 종양의 치료에 있어 항상 고려되어야 한다. 뇌하수체 종양을 대상으로 한 약물치료나 방사선치료에 있어 최근 많은 발전이 있었으나, 수술적인 치료는 여전히 뇌하수체 종양에 있어 가장 중요한 치료법이다.

1. 역학

뇌하수체 선종은 일차적으로 뇌에 발생하는 종양의 15%를 차지하며, 양성 뇌종양의 25%에 해당하는 종양이다. 역학조사에 의하면 다양한 인종에서 100,000명 중 3~94명의 연간 유병률을 보인다고 보고되고 있다. 대체적으로 뇌하수체 종양은 일차성 뇌종양 중 뇌교종과 뇌수막종에 이어 3번째로 발생 빈도가 높은 종양이다. 부검 및 영상검사에 근거한 연구들에 따르면 일반 정상 인구의 20~25%에서 뇌하수체 미세선종이 발견된다는 보고도 있다. 이러한 병변들은 대개 내분비 증상 없이 임상적으로 무증상인 상태로 진단되는 경우가 많으며, 무표지세포선종(null cell adenoma)이거나 성선자극세포(gonadotroph), 성장호르몬분비세포(somatotroph), 또는 프로락틴생산세포(lactotroph)에서 발생하는 종양이 대부분이다. 뇌하수체 종양은 모든 연령대에서 발생 가능하지만, 30~60대에 가장 호발하는 것으로 알려져 있다. 소아의 경우 뇌하수체 종양은 매우 드물며 일차성 소아뇌종양의 2% 정도를 구성하는 것으로 보고되고 있다. 일반적으로 기능성 뇌하수체 종양은 비교적 젊은 연령층에서 좀 더 흔한 경향이 있고, 비기능성 뇌하수체 선종은 연령대가 증가하면서 더욱 빈도가 높아진다. 대부분의 연구에서, 뇌하수체 종양은 여성에서 좀더 흔하게 발생하고, 특히 폐경 후 발생률이 높은 것으로 보고되었다.

2. 뇌하수체의 해부학적 구조

뇌하수체는 전엽(adenohypophysis)과 후엽(neurohypophysis), 그리고 중간엽(pars intermedia)로 구성되며, 대부분의 종양이 전엽에서 발생한다. 뇌하수체 전엽은 발생학적으로 구인강(buccopharyngeal cavity)의 외배엽에서 기원한다. 전엽은 전체 뇌하수체의 80%를 차지하며, 여러 가지 호르몬을 생성하여 분비함으로써 전신의 다양한 내분비기관의 기능을 조절한다. 전엽은 성장호르몬분비세포(somatotroph), 프로락틴생산세포(lactotroph), 코르티코트로프성세포(corticotroph), 갑상선자극세포(thyrotroph) 그리고 성선자극세포(gonadotroph)의 5가지 종류의 세포에서 성장호르몬(GH, growth hormone), 프로락틴(PRL, prolactin), 부신피질자극호르몬(ACTH, adrenocorticotropic hormone), 갑상선자극호르몬(TSH, thyroid stimulating hormone), 황체형성호르몬(LH, luteinizing hormone) 그리고 난포자극호르몬(FSH, follicle stimulating hormone)을 분비한다. 전엽은 시상하부로부터 자극과 억제 호르몬의 균형에 따른 조절을 받게 되고, 전신의 각 내분비기관들에서 분비되는 호르몬들에 의해 negative feedback을 통해 영향을 받는다.

뇌하수체의 전엽은 세엽(acinus)으로 구성되어 있으며, 각 세엽은 다양한 종류의 호르몬 분비 세포로 구성되어 있다. 각 호르몬 분비 세포들은 뇌하수체 조직 안에서 특정 위치에 우선적으로 분포한다고 알려져 있는데, 영상 검사에서 발견이 되지 않은 미세 선종을 찾아서 제거하는 과정에서 중요한 정보를 제공한다. 뇌하수체 전엽의 수평 단면 상에서 코르티코트로프성세포(corticotroph)는 주로 중간 부분(central mucoid wedge)에, 성장호르몬분비세포(somatotroph)는 주로 양측 외측(lateral wing)에 분포하며, 갑상선자극세포(thyrotroph)는 중간 부분의 앞쪽에 주로 위치한다. 프로락틴생산세포(lactotroph)와 성선자극세포(gonadotroph)는 전체적으로 고르게 분포하는 편이다 (그림 1-1)

뇌하수체 후엽은 발생학적으로 간뇌(diencephalon)에서 기원하며, 누두(infundibulum)와 회백융기(tuber cinereum)의 정중융기(median eminence)를 통해 시상하부(hypothalamus)와 연결이 유지된다. 시상하부의 시삭상핵(supraoptic nucleus)와 뇌실방핵(paraventricular nucleus)에서 생성된 바소프레신(vasopressin)과 옥시토신

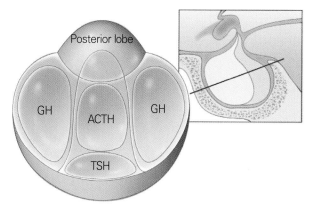

■ 그림 1-1. 뇌하수체의 국소해부(topography)는 각 구성 호르몬 세포마다 그 분포가 다름을 보여준다.

(oxytocin)이 이동하여 뇌하수체 후엽에 저장되었다가 필요 시에 분비된다. 뇌하수체 전엽과 후엽 사이에 발생학적으로 라쓰케낭(rathke's pouch)이 잔존하여 형성되는 라쓰케 틈새(rathke's cleft)가 정상적으로 존재하며, 이 공간에 내용물이 축적되면 라쓰케 낭종(rathke's cleft cyst)이 발생하게 된다.

뇌하수체가 발생학적으로 두 개의 다른 구조물에서 기원하기 때문에, 뇌하수체의 각 부분은 위로부터 두개강 내의 위뇌하수체동맥(superior hypophyseal artery)과 후교통동맥(posterior communicating artery)의 가지(branch)에서, 그리고 양측으로부터는 해면정맥동(cavernous sinus) 안에 위치한 아래뇌하수체동맥(inferior hypophyseal artery)이나 맥코넬동맥(McConell's artery)에서 혈액을 공급받는다. 양측 전상돌기(anterior clinoid process)와 후상돌기(posterior clinoid process)로 둘러싸인 공간을 안장(sellar turcica)이라고 부르며 이곳에 뇌하수체가 위치하게 되는데, 이 부분은 접형골에 속한 구조물이다. 뇌하수체는 뇌수막(dura)에 둘러싸여 있으며, 이 중 뇌하수체의 위쪽을 덮고 있어 뇌하수체를 두개강내 공간으로부터 분리시켜 주는 구조물을 안장가로막(diaphragm sellae)이라 하며, 중앙 부위의 작은 구멍이 있어 이를 통해 누두(infundibulum)가 시상하부와 연결되는데, 뇌압 항진 등으로 이 구멍이 넓어져 뇌지주막(arachnoid)이 안장(sellar turcica)으로 내려오게 되면 빈안장증후군(empty sella syndrome)이 발생하게 된다. 뇌하수체 양측에는 뇌수막 사이에 형성되는 해면정맥동이 위치하며, 해면정맥동 안은 섬유주(trabecular) 구조로 이루어지며, 내경동맥과 그 분지들(meningohypophyseal trunk, inferolateral trunk, McConell's capsular artery)이 위치하며, 도렐로관(dorello's canal)을 통해 해면정맥동 안으로 들어온 외전신경(뇌신경 6번)은 내경동맥의 바깥쪽에서 해면정맥동 안에서 주행한다. 동안신경(뇌신경 3번), 활차신경(뇌신경 4번)과 삼차신경(뇌신경 5번)의 분지인 눈신경(ophthalmic nerve, V1)과 상악신경(maxillary nerve, V2)은 해면정맥동의 외측 벽을 이루며 주행한다(그림 1-2). 양측 해면정맥동은 해면간정맥동(intercavernous sinus)에 의해 연결이 되며, 그 위치에 따라 다양한 명칭이 있으며, 다양한 변이(variation)가 가능하다.

접형골의 공기화(pneumatization)은 대략 생후 10개월에 시작되며, 주로 3-6세 사이에 진행이 되지만, 20대까지도 지속될 수 있다. 공기화(pneumatization)된 정도에 따라

sellar, presellar, conchal type으로 구분하게 되며, 80%에서 sellar type이며 소아의 대부분이나 성인의 3%에서 conchal type을 보이게 된다.

3. 뇌하수체 종양의 분류

1) 임상적 분류

뇌하수체 종양은 호르몬의 과다 분비와 종괴 효과를 통해 다양한 내분비 증상을 발생하게 한다. 크게 분류할 때, 뇌하수체 선종은 내분비적으로 호르몬을 과다 분비 여부에 따라 기능성 선종과 비기능성선종으로 분류된다. 이 중 기능성 선종의 경우 프로락틴, 성장호르몬, 부신피질자극호르몬, 갑상선 자극 호르몬, 황체형성호르몬/난포자극호르몬을 과다 분비하게 되고, 이는 무월경(amenorrhea)/유즙분비(galactorrhea), 말단비대증(acromegaly)/거인증(gigantism), 쿠싱병(Cushing's disease)/넬슨 증후군(Nelson's syndrome), 이차성 갑상선 기능항진증

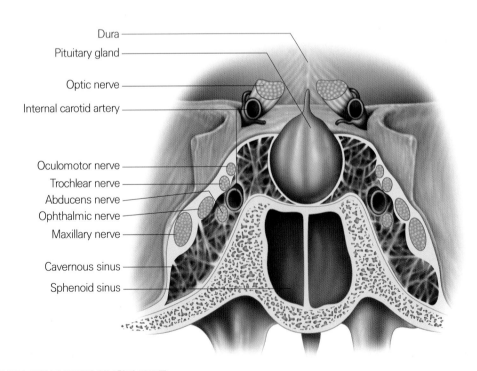

Dura
Pituitary gland
Optic nerve
Internal carotid artery

Oculomotor nerve
Trochlear nerve
Abducens nerve
Ophthalmic nerve
Maxillary nerve

Cavernous sinus
Sphenoid sinus

■ 그림 1-2. **뇌하수체와 그 주변의 해부학적 구조물.**

(hyperthyroidism), 성선기능저하증(hypogonadism) 등의 임상 증상의 발현으로 이어진다. 호르몬 과다 분비가 없는 선종은 대부분 무표지세포선종(null cell adenoma)이지만, 무증상 선종(silent adenoma)의 가능성도 염두에 두어야 하며, 뇌하수체 후엽에서 발생하는 호산과립세포종(oncocytoma), 과립세포종양(granular cell tumor) 또는 뇌하수체세포종(pituicytoma)도 드물지만 존재한다. 성선자극호르몬을 분비하는 선종의 경우에도 임상 증상이나 내분비적인 호르몬의 과다 발현이 없을 수 있다.

2) 병리학적 분류

전통적으로 뇌하수체 종양의 병리학적 분류는 면역염색과 전자현미경 소견을 바탕으로 이루어져 왔다. 뇌하수체에서 발생하는 종양의 종류는 가장 흔히 발생하는 뇌하수체선종(pituitary adenoma)과, 뇌하수체 후엽에서 발생하는 다양한 종양들을 비롯하여 두개인두종(craniopharyngioma), 다양한 생식세포종(germ cell tumor) 및 형질세포종(plasmacytoma), 림프종(lymphoma), 전이암 등을 포함한다. 2017년 발표된 4th edition의 WHO 분류체계는 뇌하수체 전엽에 발생하는 뇌하수체 선종의 경우 호르몬의 면역염색 결과와 뇌하수체의 전엽의 발생 과정에 관계하는 전사 인자인 PIT-1, T-PIT 그리고 SF-1 등의 발현 여부를 근거로 선종을 분류하도록 권유하고 있다. 뇌하수체 암종(pituitary carcinoma)은 전이성 병변이나 뇌척수액에서 종양세포의 존재가 증명이 되는 경우 진단이 되고, 조직 병리 검사상 일반적인 뇌하수체 선종과 같은 소견을 보일 수 있음에 유의해야 하며, 비기능성과 기능성 선종에서 모두 발생 가능하다. 뇌하수체암종에 해당하지 않지만, 일반적인 뇌하수체 선종보다 임상적으로 불량한 예후를 보이는 경우를 aggressive adenoma로 정의하며, Ki-67 표지지수(Ki-67 labeling index)나 유사분열 세포수(mitotic count)가 임상적으로 유용하게 쓰일 수 있다. 또한, 조직학적 등급과 관련 없이 일반적으로 더욱 불량한 임상 경과를 보이는 변이들이 존재하며, 이에는 sparsely granulated somatotroph adenoma, plurihormonal

PIT-1 positive adenoma, 무증상 코르티코트로프성세포선종(silent corticotroph adenoma), 크룩세포선종(crooke cell adenoma), 남성에게서 발생한 프로락틴분비선종(lactotroph adenoma)가 포함된다.

3) 영상학적 분류

뇌하수체 선종은 일반적으로 직경이 1 cm보다 작은 종양을 미세선종(microadenoma), 1 cm 이상의 종양을 대선종(macroadenoma)로 정의한다. 가장 임상적으로 흔히 사용되는 분류법은 Hardy 분류 체계이며, 종양의 크기와 침범 정도에 따라 0-5등급으로, 그리고 침범된 부위에 따라 A-E로 분류한다(그림 1-3).

뇌하수체의 양측에 위치한 해면정맥동의 침범 정도는 Knosp 분류 체계에 의해 정의될 수 있는데, 이는 수술 전 자기공명영상의 시상 단면에서의 해면정맥동 안에 위치한 내경동맥과 두개강안에 위치한 내경동맥을 기준으로 종양의 상대적인 침범 범위를 기술한다(그림 1-4).

4. 뇌하수체 종양의 임상 양상

1) 호르몬 과잉

뇌하수체는 다양한 호르몬을 분비하는 신경내분비 기관이고, 따라서 뇌하수체 선종이 발생하는 세포의 종류에 따라 특정 호르몬의 과다 분비를 초래할 수 있으며, 이 경우 과다 분비된 호르몬에 따라 특정한 내분비 증상이 발현되게 된다. 프로락틴이 과다 분비되게 되면 무월경과 유즙분비 증상으로 특징되는 Forbes-Albright 증후군이 발생하게 되며, 지속적인 프로락틴의 과잉분비는 종종 성선기능저하증으로 이어지게 되어 가임기 여성에서의 무월경, 생리불순과 남성에서의 성욕 감퇴, 발기 부전 및 이와 관련된 불임을 초래한다. 성장호르몬의 과잉은 사춘기 이전 골격계(skeletal system)의 성장판이 닫히기 전에 발생할 경우, 거인증(gigantism)이 발생하게 되며, 사춘기 이후에 발생할 경우 말단비대증(acromegaly)의 형태로 임상 증상이 나타

Hardy classification system

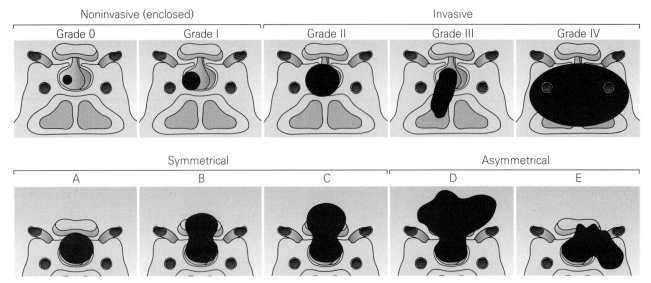

■ 그림 1-3. 뇌하수체 선종의 Hardy 분류.

Sella turcica tumors can be noninvasive (grade **0**, intact with normal contour; grade **I**, intact with bulging floor; or grade **II**, intact, enlarged fossa) or invasive (grade **III**, localized sellar destruction; or grade **IV**, diffuse destruction). Suprasellar tumors can be symmetrical (grade **A**, suprasellar cistern only; grade **B**, recess of the third ventricle; or grade **C**, whole anterior third ventricle) or asymmetrical (grade **D**, intracranial extradural; or grade **E**, extracranial extradural [cavernous sinus])

Knosp classification system

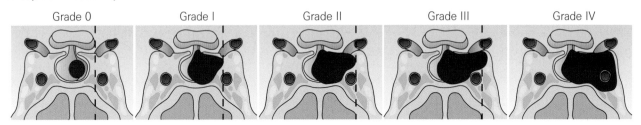

■ 그림 1-4. 뇌하수체 선종의 해면정맥동 침범 평가를 위한 Knosp 분류.

Grade **0** adenomas are confined within a line tangent to the medial aspects of both the supracavernous and intracavernous carotid arteries. Grade **1** tumors are confined medial to the intercavernous line, crossing the vertical meridian of the carotid siphon in cross section. Grade **2** tumors extend past the intercavernous line but stay within the line tangent to the supracavernous and intracavernous carotid arteries. Grade **3** tumors spread lateral to the lateral tangent line. Grade **4** tumors totally encase the intracavernous carotid artery. Grades **2** to **4** tumors, as predicted by preoperative imaging, are likely to demonstrate cavernous sinus invasion during surgical exploration.

난다. 부신피질자극호르몬의 과잉 분비는 부신 피질에서의 고코르티솔증(hypercortisolism)을 초래하며 쿠싱증후군의 증상이 나타나게 된다. 갑상선자극호르몬을 분비하는 뇌하수체선종은 전체 뇌하수체 선종의 1%에서 발생하며, 이차성 갑상선기능저하증을 초래하게 된다.

2) 호르몬 저하

뇌하수체 선종의 크기가 클 경우 흔히 뇌하수체 조직이 종괴 효과를 통해 뇌하수체 기능 저하증을 보이게 된다. 일반적으로 뇌하수체 종양은 성장 속도가 느리기 때문에 뇌하수체가 압박을 받더라도 호르몬 분비를 어느 정도까지는 정상적으로 유지할 수 있으나, 결국은 어느 시점에서 호르몬 기능 저하를 보이게 되는데, 성선자극세포(gonadotroph)가 가장 먼저 영향을 받는다고 알려져 있다. 그 다음으로는 갑상선자극세포(thyrotroph), 성장호르몬분비세포(somatotroph), 그리고 마지막으로 코르티코트로프성세포(corticotroph) 기능이 저하되게 된다. 뇌하수체 후엽에서 분비되는 바소프레신의 경우 종양의 크기와 관계없이 뇌하수체 선종에서는 기능 저하증을 동반하는 경우가 드물며, 뇌하수체 후엽을 흔히 침범하는 전이성 종양의 경우에 흔하게 발생한다고 알려져 있다. 이러한 호르몬 기능 저하증은 뇌하수체 종양이 대부분 양성이기에 성장 속도가 느리고, 그에 따라 증상도 급격하게 악화되지 않아 환자가 비교적 잘 견디는 경우가 많으나, 뇌하수체졸중의 경우 생명을 위협할 정도의 급격한 뇌하수체 기능저하증을 초래할 수 있음을 유의해야 한다.

3) 종괴 효과

뇌하수체의 내분비기능의 변화와 관계 없이, 종괴 효과로 나타나는 초기 증상으로 두통이 있으며, 일반적으로 삼차 신경의 눈신경 분지가 분포하는 안장가로막(diaphragm sellae)의 견인(stretching)으로 인해 기인한다고 알려져 있다. 두통의 유무 및 증상의 정도는 종양의 크기와 무관하다고 알려져 있다. 가장 흔하게 나타나는 종괴 효과는 종양이 시신경을 압박하여 발생하는 시력 저하 및 양측성 반맹이며, 가장 전형적으로 보이는 시야 장애 양상이다. 종양이 더욱 위쪽으로 성장하여 시상 하부를 압박하게 되면, 수면, 의식, 섭식, 행동과 감정에 장애를 초래할 수 있으며, 제3뇌실까지 확장되게 되면 폐쇄성 뇌수두증이 발생할 수 있다. 뇌하수체의 측방향으로 종양이 성장하게 되면 뇌신경 압박으로 인한 안검하수, 안면 감각 마비 및 통증 혹은 안구 운동 장애로 인한 복시가 발생할 수 있다. 또한, 측두엽(temporal lobe)의 압박까지 발생하면 발작이 발생할 수 있다. 흔히 뇌하수체줄기 절단효과(stalk section

effect)로 알려진 150 ng/mL 이하의 중등도의 프로락틴의 증가는 대개 뇌하수체줄기(pituitary stalk)와 시상하부에 대한 종괴 효과로 인한 현상이며, 이는 프로락틴의 분비가 대개 시상하부로부터 분비되는 도파민에 의한 억제 기능에 의해 조절되기 때문이다. 일반적으로 200 ng/mL 이상의 혈중 프로락틴 증가는 프로락틴 분비성 종양의 가능성을 시사한다.

4) 뇌하수체졸중

일반적으로 뇌하수체졸중은 뇌하수체 선종 환자가 종양내 출혈로 인해 갑작스러운 두통 및 시력 저하를 경험하는 경우를 지칭한다. 정확한 병인은 증명되지 않았으나, 대부분 종양과 주변 정상 뇌하수체 조직의 허혈성 경색으로 시작하여 출혈과 부종을 동반하는 것으로 알려져 있다. 이러한 갑작스런 종양의 크기의 증가로 인해 시신경 및 해면정맥동 안의 뇌신경 압박이 발생하게 된다. 대부분의 출혈은 종양 내에 발생하게 되나, 지주막하 공간으로의 출혈이 퍼지게 되면 뇌수막자극 징후(meningeal irritation sign)이 나타나게 된다. 거대 선종에서 뇌하수체졸중이 발생할 경우, 폐쇄성 뇌수두증도 발생할 수 있고, 뇌하수체 기능도 급격하게 저하될 수 있으나 일반적으로 뇌하수체 후엽의 기능 이상(요붕증)은 드문 것으로 알려져 있다. 뇌하수체졸중은 bromocriptine 약물 치료나, 항응고제 복용, 당뇨병 케톤산증, 두부 외상, 에스트로젠(estrogen) 복용, 그리고 뇌하수체 방사선치료와 관련이 있다고 알려져 있지만, 대부분의 경우 이러한 요인 없이 발생하는 경우가 많다. 뇌하수체졸중이 의심 또는 진단이 되는 경우, 우선적으로 글루코코티코이드(glucocorticoid) 약물 치료가 시행되어야 하며, 제대로 치료가 되지 못하면 급성 부신 기능 부전(adrenal insufficiency)으로 인해 생명이 위험한 상황에 이를 수 있다. 빠른 수술적인 종양 제거술을 통한 감압이 필요하며, 일반적으로 예후는 양호하다.

5. 뇌하수체 종양의 영상의학적 검사

1) 단순 두개골 촬영

뇌하수체 종양의 크기가 커짐에 따라 안장의 확장(sellar enlargement) 및 미란(erosion)을 관찰할 수 있다 (그림 1-5).

2) 전산화단층촬영(computed tomography, CT)

뇌하수체 종양 진단에 매우 유용하게 사용되었으며, 5 mm 이상의 선종의 경우 80~90%에서 종양을 진단할 수 있으나, 미세선종에서는 그 유용성이 낮다. 대선종이나 거대선종에서 두개저 골의 미란(erosioin) 정도를 확인할 수 있으며, 석회화 및 종양내 출혈의 유무를 확인하는 데 큰 도움이 된다(그림 1-6). 또한, 경접형골 접근법 시 접형동안의 다양한 중격(septum)의 해부학적인 오리엔테이션을 가지는데 큰 도움이 되며, 뇌척수액 비루(rhinorrhea)로 발생할 수 있는 기뇌증(pneumocephalus)의 유무를 확인하는 데 MRI보다 유용하다.

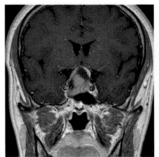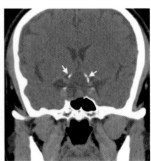

■ 그림 1-6. **전산화단층촬영 관상단면 영상.**
뇌하수체 대선종(pituitary macroadenoma)에 동반된 석회화(calcification)를 확인할 수 있다.

3) 자기공명영상(magnetic resonance imaging, MRI)

조영증강을 포함한 자기공명영상 검사는 뇌하수체 종양을 진단하기 위한 가장 정확한 검사이다(그림 1-7).

- **T1강조 영상** : 뇌하수체선종은 대부분 동신호강도 (isointense)를 보이며, 시상단면(sagittal plane)에서 뇌하수체후엽을 확인할 수 있으나, 종양의 크기가 커질수록 확인이 어려워진다.
- **T2강조** : 뇌하수체선종 자체의 성상에 따라 다양한 신호를 보일 수 있으며, 종양내 출혈을 확인하는 데 용이하다. 특히 시신경 및 뇌혈관 등 안장위공간(suprasellar space)의 다양한 해부학적 구조를 확인하는 데 유용하다.
- **조영증강 T1강조 영상** : 뇌하수체는 뇌혈관장벽(blood brain barrier)이 없기 때문에 강한 조영증강을 보이게 되어, 조영증강 여부만으로는 종양과 정상 뇌하수체의 구별이 어렵다. 뇌하수체선종은 정상 뇌하수체 조직에 비해 상대적으로 낮은 정도의 조영증강을 지연적으로 보이게 되는데, 이를 이용하여 같은 부위를 일정 시간 간격으로 촬영을 하는 다이나믹 시퀀스(dynamic sequence)를 시행하게 되면 크기가 작은 미세선종도 진단할 수 있다.

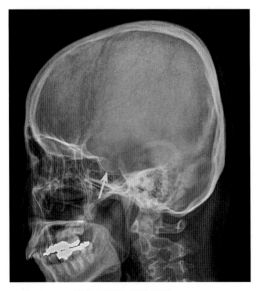

■ 그림 1-5. **단순 두개골 측면 영상.**
뇌하수체 대선종(pituitary macroadenoma) 환자의 영상으로, 안장의 확장(sellar enlargement)을 확인할 수 있다.

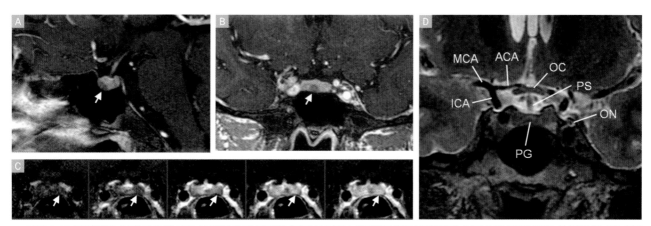

■ 그림 1-7. 조영증강 후 T1강조 영상의 시상면(**A**) 및 관상면(**B**)에서 뇌하수체 미세선종이 확인된다. 뇌하수체 미세선종은 흔히 다이나믹 시퀀스에서 더욱 잘 확인된다(**C**). T2 강조 영상에서 다양한 해부학적 구조를 확인할 수 있다(**D**).
ACA: anterior communicating artery (전대뇌동맥), ICA: internal carotid artery (내경동맥), MCA: middle cerebral artery (중대뇌동맥), OC: optic chiasm (시신경교차), ON: oculomotor nerve (동안신경), PG: pituitary gland (뇌하수체), PS: pituitary stalk (뇌하수체 줄기).

대부분의 종양은 자기공명영상에서 그 존재를 확인할 수 있으나, 쿠싱병의 경우 일반적인 MRI에서 종양이 확인이 어려운 경우가 있다. 최근 SPGR (spoiled gradient echo) 영상 등의 새로운 촬영기법을 통해 진단율이 더욱 높아지고 있다.

4) 뇌혈관조영술 및 CT, MR 혈관촬영

경접형골 수술 중 수술의는 내경동맥(internal carotid artery)을 비롯한 혈관 손상 가능성에 대해 항상 준비가 되어 있어야 한다. 수술 전 뇌혈관조영술이나 CT, MR 혈관촬영을 통해 뇌혈관 상태 및 측부순환(collateral)을 확인하는 것이 중요하다. 또한, 뇌하수체선종 환자는 일반인에 비해 뇌혈관동맥류의 유병률이 높은 것으로 알려져 있으며 (2.3%), 뇌하수체선종을 수술하기 전에 뇌혈관동맥류의 유무를 확인하는 것이 필요하다.

6. 뇌하수체 종양의 수술적 치료

1) 뇌하수체 종양 수술의 역사

뇌하수체 종양에 대한 수술은 19세기 말에 개두술을 통해 처음 시도되었으나, 뇌하수체로의 접근에 어려움이 많았기에 Herman Schloffer, Theodor Kocher, Allen Kanavel, Oskar Hirsch, Albert Halstead, Harvey Cushing 등에 의해 비강을 통한 접근법이 지속적으로 시도되었으며, 이러한 지속적인 노력이 현재의 경접형골 접근법의 기초가 되었다. 전두하 접근법(subfrontal approach)이나 전두-측두접근법(frontotemporal approach) 등의 경두개 접근법으로 뇌하수체 종양에 접근하여 제거할 수 있으나, Jules Hardy 가 수술현미경을 경접형골 접근법에 사용하기 시작하면서 뇌하수체 종양 수술에 큰 전환점이 되었으며, 미세 선종의 제거, 정상 뇌하수체 기능의 보존이 가능하게 되었다. 최근 많은 환자에서 내시경 수술 방법이 뇌하수체 종양 수술에 적용되고 있다.

2) 뇌하수체 종양 수술의 적응증

뇌하수체 종양 수술의 적응증은 일반적으로 시신경 압박 등의 종괴 효과가 있을 경우, 말단비대증, 쿠싱병 등의 호르몬 분비성 종양, 그리고 뇌하수체 졸중 등을 포함한다. 프로락틴 분비성 뇌하수체 선종을 제외하면 대부분의 뇌하수체 선종에서 수술적인 제거술이 일차적인 치료법으로 고려된다. 다양한 뇌하수체 호르몬을 분비하는 기능성 뇌하수체 선종의 경우, 수술 전후로 약물치료가 시행될 수 있다. 수술적인 치료를 통해 조직병리학적 확진이 가능하며, 무엇보다 시신경 압박이나 폐쇄성 뇌수두증 등의 종괴 효과를 바로 해결할 수 있고, 호르몬 과잉을 바로 정상화시킬 수 있으며, 종양의 재발 가능성을 최소화할 수 있다는 장점이 있다.

3) 경접형골 접근법에 의한 종양 제거술

경접형골 접근법은 현미경, 내시경을 통해 모두 이루어질 수 있으며, 서로는 각각의 장단점을 가지기에 상호 보완적인 역할을 수행한다. 하지만, 두 테크닉 각각의 특징에 따라 수술 방법에 있어 차별화가 이루어져야 한다. 본 챕터에서는 현미경 수술을 중심으로 기술하되, 내시경 수술에서의 차별점을 추가적으로 기술하기로 한다.

수술의는 주로 환자의 우측에서 환자를 마주 보고 서거나 앉게 되며, 환자의 좌측은 마취과가 환자에게 접근할 수 있도록 남겨두게 되지만, 보조의가 환자의 머리 좌측에서 수술을 보조할 수 있다. 수술 간호사는 환자의 우측 머리맡에서 수술을 돕게 되나, 내시경 수술에서는 보조의가 환자의 우측 머리 맡에 서서 내시경을 들고 수술을 돕게 된다. 그리고, 이 경우 수술 간호사는 수술자의 뒤, 환자의 발 위치에 서게 된다.

수술 테이블은 상체가 10~20도 정도 수평보다 올라가게 하여 환자의 머리가 심장 위치보다 더 높게 위치하여 수술 중 출혈을 최소화하도록 한다. 환자의 머리는 좌측으로 기울이고 수술의쪽으로 5~10도 회전시키게 되는데, 내시경 수술의 경우 20~30도까지 회전시키는 것이 양측 코를 모두 통해서 수술하는 데 도움이 된다. 환자의 전두개와(anterior cranial fossa)로 접근하는 경우 환자의 머리를 신전(extension)시키는 것이 좋고, 반대로 사대(clivus) 쪽으로 접근하려면 환자의 머리를 굴곡(flexion)시키는 것이 유리하다. 신경네비게이션(neuronavigation)을 사용하는 것이 복잡한 해부학적 구조나, 재수술 시에 많은 도움이 된다.

(1) 수술 준비 단계

마취가 이루어지고 나면, 먼저 비강 세척액이나 수술 중 출혈된 혈액이 식도를 통해 위로 넘어가지 않도록 입인두(oropharynx)를 거즈로 메운다(packing). 그 후 베타딘(betadine)을 묻힌 면봉으로 비강을 닦은 후에 베타딘 희석액 세척을 통해 비강을 살균한다. 그 후 1% 리도케인(lidocaine)과 1:100,000 에피네프린(epinephrine)을 섞은 용액에 거즈를 적셔서 비강 안에 넣어 코점막의 충혈을 완화시키는데, 특히 비경(speculum)을 통한 코점막 압박효과(tamponade)을 기대할 수 없는 내시경 수술에서 중요한 과정이다. 수술 과정에서 지방조직이나 근막 조직이 필요한 경우, 복부와 우측 대퇴부를 소독하여 준비한다. 수술 시작 전 광범위 항생제(broad spectrum antibiotics)를 정맥 주사하여 투여한다.

(2) 비강 단계

이 단계는 비강을 통해 접형동(sphenoid sinus)까지 이르는 과정이다. 예전에는 입술 밑 윗니 위쪽의 점막을 절개하여 접근하였으나(sublabial approach), 현재는 소아의 경우를 제외하면 거의 쓰이지 않는다. 코기둥(columella)을 절개하여 비중격을 통하여 접근하는 방법(transcolumellar approach)은 현미경 수술에서 비교적 넓은 시야를 확보할 수 있는 방법이지만, 최근 그 사용이 많지 않다. 점막의 절개 위치 및 크기에 따라 다양한 방법으로 접형동으로 접근할 수 있지만, 크게 코안으로 직접 접근하는 방법(endonasal approach)과 비중격 점막을 절개하고 점막 아래의 공간을 통해 접근하는 방법(transseptal submucosal approach)이 최근 주를 이루고 있다. 본원에서는 후자를 선호하는 데, 한쪽 코구멍(nostril) 바로 뒤의 비중격 점막에 세로로 절개를 하고 비중격 점막을 비중격으로부터 들어올려 접형골문(sphenoid rostrum)에 이른 후에 그 부위에서 비중격을 부러뜨려 반대쪽으로 밀어 놓아 접형골의 앞쪽 벽을 좌우로 충분히 노출시킬 수 있게 한 후, 이 상태에서 비경(speculum)을 넣어서 시야를 확보하게 된다. 내시경 수술의 경우 추가적으로 뒤쪽의 비중격을 일부 제거해야 시야를 확보할 수 있으며, 반대측의 비중격 점막에도 일정 부분의 절개가 필요하다. 접형골문으로 접근할 때 신경네비게이션의 사용이 도움이 되며, 지나치게 아래쪽으로 가서 후비공(choana)쪽으로 접근하거나, 특히 지나치게 위쪽으로 접근하여 전두개와 쪽으로 접근하지 않도록 주의해야 한다. 신경네비게이션을 사용할 수 없는 경우, 비강 안으로 접근하여 후비공의 위치를 먼저 확인한 후에 접형동 구멍(ostium)의 위치를 예상하여 확인하는 것이 가장 신뢰할 수 있는 방법이다. 접형동 구멍은 대부분 상비갑개(superior turbinate)에 뒤에 가려져 있게 되며, 안장(sella turcica)으로의 접근을 용이하게 하기 위하여 양측 상비갑개를 외측으로 밀어주는 것이 필요하지만, 상비갑개를 제거하는 것은 가능한 한 피하도록 한다. 수술 중 큰 결손이 발생하여 뇌척수액 누수(cerebrospinal fluid leakage)가 발생할 것으로 예상되는 경우에는 결손의 위치와 크기에 맞추어 비중격 피판(nasoseptal flap)을 만들어야 하기 때문에, 수술 시작 단계부터 이를 충분히 고려해야 한다. 비중격 피판을 만들 때에는 나비입천장동맥(sphenopalatine artery)의 보존이 필수적이며, 종양의 침범 범위가 넓어 나비입천장동맥으로부터 비중격으로의 혈류를 보존하지 못하는 경우 반대측 비중격 피판을 사용해야 한다. 비경(speculum)이 어느 정도 중비갑개(middle turbinate)와 상비갑개(superior turbinate)를 동측 외측으로, 비중격을 반대측 외측으로 밀면서 시야가 확보 가능한 현미경 수술과는 달리, 내시경 수술의 경우 시야 확보를 위해 양측 비강에 위치한 이 구조물들을 외측으로 충분히 밀어주는 것이 필수적이다.

(3) 접형동 단계

접형동 구멍(sphenoid ostium)을 포함한 공기화(pneumatization)된 접형골의 앞측 뼈를 제거함으로써 접형동으로 접근할 수 있다. Conchal이나 presellar type의 접형동의 경우, 안장으로 접근하기 위해서는 드릴(drill)이 필요하다. 접형동 안쪽을 덮고 있는 점막은 수술 후 점액낭종(mucocele)의 발생을 줄이기 위해서 제거하는 경우가 많으며, 특히 수술 전 부비동염을 동반하며 점막이

두꺼워진 경우에는 모두 제거하는 것이 권유된다. 접형동 안은 다양한 개수의 중격(septum)이 다양한 모양으로 발달하게 되는데, 수술 전 영상을 충분히 검토 숙지하는 것이 중요하며, 수술 중 해부학적인 오리엔테이션을 가지는데 큰 도움을 준다. 시야를 확보하는 데 숙지해야 할 해부학적인 구조로서, 안장 부위를 중심으로 위쪽으로 안장 결절과 접형골 평면(planum sphenoidale), 그 양측으로 시신경 융기(optic protuberance)와 경동맥 융기(carotid protuberance), 그리고 이 두 구조가 인접하여 형성되는 오목점인 시신경경동맥오목(opticocarotid recess)을 확인할 수 있다. 아래쪽으로는 사대(clivus)가 위치한다(그림 1-8).

(4) 안장 단계

안장 바닥뼈(sellar floor)는 뇌하수체 종양의 크기가 커짐에 따라 얇아지는 경우가 대부분이고, 따라서 제거가 용이한 경우가 많다. 뼈를 제거하는 범위는 위쪽으로는 안장 결절(tuberculum sellae), 아래쪽으로는 안장 바닥뼈가 사대로 이행하는 부위, 그리고 양측으로는 해면정맥동 경계까지로 하되, 확장 경접형골 접근법에 의한 수술 시에는 종

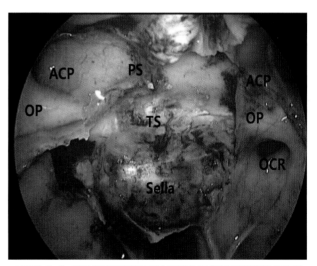

■ **그림 1-8. 비강 안쪽에서 바라본 안장과 그 주변의 접형골 구조물.** ACP: anterior clinoid process, OCR: opticocarotid recess, OP: optic protuberance, PS: planum sphenoidale, TS: tuberculum sellae

양의 크기와 위치에 따라 앞쪽으로는 접형골 평면(planum sphenoidale)와 체판(cribriform plate), 뒤쪽으로는 후상돌기(posterior clinoid process), 아래쪽으로는 사대까지 이른다. 수막을 절개할 때는 양측의 해면정맥동을 피해 중간선(midline)부터 절개를 시작하여 경계를 확장하는 것이 안전하며, 외측으로 종양이 위치하여 해면정맥동에 가깝게 수막 절개가 필요한 경우에는 도플러 초음파를 사용하여 해면정맥동 안의 내경동맥의 주행을 반드시 확인하도록 한다. 특히 종양의 크기가 작은 경우 해면간정맥동(intercavernous sinus)이 발달해 있어 수막을 절개하기에 어려움이 많게 되는데, 일단 해면간정맥동이 발달해 있지 않은 부분에 절개를 먼저 가하고, 그 후 수막의 두 층이 벌어져서 출혈이 되지 않도록 수막의 두 층을 같이 전기 소작을 하거나 봉합, 클립을 하여 절개를 확장해 나가는 것이 출혈량을 줄일 수 있다. 수막의 절개는 사각모양으로 하거나 해면정맥동의 내측 벽을 기준으로 "C"자 형태로 절개하고 해면정맥동의 내측 벽을 이루는 수막을 전기소작(electrocauterization) 후 절제하여 수막 절개부를 최대한 크게 만들어서 안장 안으로의 접근도를 높이도록 한다. 수막 절개시 안쪽의 정상 뇌하수체나 종양을 같이 절개하지 않도록 주의해야한다. 성장호르몬분비선종에서와 같이 빈 안장증후군(empty sella syndrome)이 동반되는 경우 수막 절개 시에 뇌척수액 누수가 발생하지 않도록 주의를 요한다. 수막 절개 후, 뇌하수체 선종의 경우 항상 정상 뇌하수체와 종양의 경계를 확인하는 것이 첫 단계이며, 대선종의 경우 안쪽의 종양을 일부 제거하여 감압함으로써 경계를 분리하는 과정이 용이해질 수 있다. 이러한 정상 뇌하수체 조직과 종양 조직이 분리될 수 있는 것은 뇌하수체 선종의 크기가 커지면서 가성피막(pseudocapsule)이 발달되기 때문이며, 종양세포가 가성피막을 침투하여 존재할 가능성 때문에 수술 시에 가성피막을 항상 제거하도록 시도해야 한다. 미세선종에서 특히 이러한 가성피막을 이용하면 일괄절제(en bloc resection) 할 수 있는 가능성이 높으며, 쿠싱병과 말단비대증 등 기능성 종양에서 내분비적 관해율을 높이는 것으로 증명된 바 있다. 안장위 공간(suprasellar space)을 침범하는 뇌하수체 대선종의 경우 안장위 종양(suprasellar tumor)을 먼저 제거하게 되면 안장가로막(diaphragm sellae)과 지주막(arachnoid), 그리고 정상 뇌하수체 조직의 다층막(multi-layered membrane)이 내려와서 안장 안 공간을 가리게 되어 접근을 제한하게 되므로, 항상 안장안 종양(intrasellar tumor)을 먼저 제거한 후에 안장위 종양을 제거하도록 한다. 뇌하수체 기능의 보존을 위해 정상 뇌하수체 조직은 종양 제거 시에 코튼(cottonoid) 등으로 항상 보호하면서 종양을 절제하도록 하고, 수막 안쪽의 정상 뇌하수체 조직으로부터의 출혈에 대한 전기 소작은 절대로 하지 않도록 하며, 특히 뒤쪽에 위치한 뇌하수체 후엽의 손상에 주의해야 한다.

(5) 재건 단계

뇌척수액 누수는 다양한 부위에서 다양한 크기의 결손으로 인해 발생할 수 있으며, 각 경우에 맞추어 다양한 재료와 방법을 사용하여 이를 막을 수 있다. 지방 조직과 근막과 같은 생체 조직뿐만 아니라 다양한 수술 재료가 개발되어 있으며, 확장 경접형동 접근법(extended transsphenoidal approach)과 같이 결손 부위가 큰 경우 비중격 점막 피판(nasoseptal mucosal flap)을 사용하여 재건을 시도할 수 있다.

4) 경두개술에 의한 종양 제거술

경접형골 접근법의 발달로 인해 뇌하수체 종양의 제거를 위해 경두개술이 필요한 경우는 흔하지 않으나, 거대선종(giant pituitary adenoma)이나 두개저를 광범위하게 침범하는 뇌하수체 종양의 경우 여전히 중요한 역할을 수행한다. 다양한 경로로 뇌하수체로 접근할 수 있으며, 전두측두접근법(frontotemporal), 전두하접근법(subfrontal), 두개안와관골접근법(cranioorbitozygomatic), 안와상열쇠구멍접근법(supraorbital keyhole), 양전두반구간접근법(bifrontal interhemispheric), 경뇌량접근법(transcallosal), 그리고 경추체골접근법(transpetrosal) 등이 포함된다.

5) 경접형골 접근법의 합병증

(1) 비과적 합병증

경접형골 접근법의 가장 흔한 합병증이며, 이에는 후각 소실(anosmia), 비점막 유착(synechia), 비중격 천공(septal perforation), 비출혈(epistaxis), 빈 코 증후군(empty nose syndrome), 부비동염(sinusitis)이 포함된다. 수술 후 주기적인 내시경 검사를 통해 합병증의 진행 유무를 확인하고 관리하는 것이 중요하다.

(2) 시신경 합병증

수술 중 직접적인 외력보다는 주로 출혈에 의한 시신경 압박이나 시신경에 혈액을 공급하는 혈관 손상으로 인해 발생한다. 대선종의 윗면과 시신경 사이에 유착이 있는 경우에, 종양 제거 후 시신경이 아래쪽으로 견인되어 발생하는 chiasmopexy의 가능성이 있으며, 뇌척수액 비루 등으로 수막염(meningitis)이 동반되는 경우에도 시신경 기능 저하의 위험성이 있다.

(3) 혈관 손상

내경동맥의 손상은 경접형골 수술 중 발생할 수 있는 가장 위험한 합병증이며, 특히 재발된 종양에 대한 수술 중에 또 방사선치료를 이전에 시행받았던 경우에 그 손상 가능성이 높다. 내경동맥 손상이 우려되는 수술을 계획할 때에는 수술 전 혈관조영술을 시행하여 혈관 상태 확인 및 측부순환(collateral)에 대한 평가를 미리 시행하도록 하며, 혈관 손상이 발생하면 우선 다양한 수술 재료 및 생체 조직을 사용하여 압박(tamponade)을 통해 지혈을 한 후에, 바로 수술실 안에서 또는 혈관조영술이 가능한 장소로 환자를 이송하여 혈관조영술을 시행하여, 혈관 손상 여부 및 그 손상 정도 및 위치, 측부순환을 평가한 후에 스텐트를 사용하여 파열 부위를 막음으로써 지혈을 시도할 수 있고, 어려운 경우 측부순환 평가 결과에 따라 내경동맥 폐색이나 혈관우회로술(bypass surgery)이 필요하게 된다.

(4) 뇌척수액 비루

경접형골 수술에서의 뇌척수액 비루는 가장 주의를 요하는 합병증이며, 수막염의 발생 가능성을 줄이기 위해 즉각적이고 적절한 처치가 반드시 필요하다. 수술 재료와 기술의 발달로 인해 수술 후 뇌척수액 비루의 빈도가 예전에 비해 많이 감소하였으나, 여전히 경접형골 수술의 사망(mortality)과 관련되어 가장 흔한 원인이 된다. 특히, 내시경의 발달에 힘입어 다양한 두개저 종양을 비강을 통해 제거할 수 있는 확장된 개념의 경접형골 접근법 수술이 가능하게 되었으나, 이 경우 뇌척수액 비루의 발생 가능성이 더욱 높음에 유의해야 한다. 수술 후 뇌척수액 비루가 발생하는 경우 직접적인 결손 부위 복원을 통해 뇌척수액 비루를 해결하는 것이 가장 이상적인 방법이며, 요추 천자를 통한 뇌척수액 배액술만으로 치료하거나 또는 수술적 복원술 후 보조적인 역할을 위해 시행하는 것은 환자 개별적으로 결정이 되어야 한다. 수술 후 뇌척수액 비루는 눈물이나 코점막의 분비물과 감별이 필요하며, 뇌척수액 비루의 양이 많지 않아 그 유무가 명확하지 않을 경우에는 플루오레세인(fluorescein)을 요추 천자를 통해 지주막하 공간의 뇌척수액으로 주입하여 내시경이나 수술현미경으로 확인하는 것이 도움이 되며, 수술 중 결손 부위를 찾는 과정에서도 도움이 될 수 있다.

(5) 뇌하수체 기능장애

뇌하수체선종의 수술 중 뇌하수체 기능을 보존하기 위해 수술의는 정상뇌하수체 조직을 최대한 완전하게 보존하도록 노력해야 하며, 특히 뇌하수체줄기(pituitary stalk) 부근의 뇌하수체 종양을 제거할 때 각별한 주의를 요한다. 이러한 원칙으로 수술이 이루어졌을 때, 일반적으로 뇌하수체선종 수술 후 뇌하수체 기능은 대부분의 경우 보존되며, 16-53%에서는 수술 전보다 기능의 회복을 보이는 것으로 보고되고 있다. 이러한 뇌하수체 기능의 회복은 수술 후 수개월에서 수년간에 걸쳐 이루어지게 되며, 특히 방사선수술이나 방사선치료가 시행된 경우에는 뇌하수체 기능장애가 지연적으로 발생할 수 있어서 장기간의 내분비학적인 추적 관찰이 반드시 필요하다. 수술 중 뇌하수체 후엽의 손상에 특별히 주의해야 하며, 수술 중 직접적인 손상이 없다면 수술 직후 발생한 요붕증은 대부분 회복된다.

(6) 시상하부 손상

뇌하수체 거대선종(giant pituitary adenoma) 등에서 종양이 제3뇌실과 그 양측에 위치한 시상하부를 압박하는 경우, 수술 중 시상하부 손상의 가능성을 염두에 두어야 하며, 특히 시상하부에 혈액을 공급하는 천공혈관의 손상 및 수술 후 지주막하출혈로 인한 뇌혈관연축(vasospasm)으로 인해 발생하는 경우가 많다. 시상하부의 기능장애의 증상은 기억력 감퇴, 섭식장애로부터 체온조절장애, 의식장애, 그리고 사망에 이르기까지 다양하다.

(7) 저나트륨혈증

뇌하수체선종 수술 후 전해질의 불균형은 다양한 원인으로 발생할 수 있으며, 특히 저나트륨혈증이 지연적으로 발생할 수 있는데, 대개 수술 후 4~7일 즈음에 발생하는 것으로 알려져 있다. 뇌하수체선종 수술 후 저나트륨혈증의 발생 빈도는 3.6~19.8% 정도로 알려져 있으며, 전해질 보충과 수분 제한을 통해 교정한다. 특히 저코르티솔혈증이나 갑상선기능저하증이 저나트륨혈증의 원인일 가능성을 확인해야 한다. 저나트륨혈증의 교정이 너무 급하게 이루어지게 되면 삼투압성 탈수초 증후군(osmotic demyelination syndrome)이 발생하여 사지마비, 발작, 혼수상태 또는 사망 등의 심각한 뇌신경 합병증이 발생할 수 있으므로, 첫 24시간 동안 10~12 mEq/L 이상, 그리고 첫 48시간 동안 18 mEq/L 이상 교정되지 않도록 주의한다.

(8) 지주막하출혈(subarachnoid hemorrhage)

뇌하수체 대선종 수술 중 직접적인 외력에 의해서나, 종양의 윗면이 안장위(suprasellar) 구조물로부터 분리되는 과정에서 혈관의 손상에 의해 발생한다. 이 경우 안장위수조(suprasellar cistern)에 지주막하출혈이 발생하게 되고,

8~10일 후 뇌혈관연축(cerebral vasospasm)이 발생할 수 있어 뇌경색의 위험이 높아진다(그림 1-9). 지주막하출혈 발생 시 뇌혈관연축의 위험성은 35% 정도로 보고되고 있으며, 많은 경우에서 저나트륨혈증이 선행되어 뇌혈관연축의 경고 사인(warning sign)으로서의 역할도 보고되고 있다. 뇌혈관연축에 대해 적극적으로 치료해야 하며, 뇌혈관조영술을 시행하여 파파베린(papaverine) 등의 혈관근 이완제 주입을 시도할 수 있다.

7. 뇌하수체 종양의 방사선 치료

수술적인 치료에 있어 괄목한 만한 발전이 있었지만, 여전히 해면정맥동 침범 등 수술적인 치료만으로 종양의 완전한 제거가 불가능한 경우가 많으며, 특히 호르몬 분비성 종양에서의 내분비적 관해에 이르지 못하는 경우는 더욱 흔하다. 이러한 점에서 1900년대 초반부터 시작되어 그 역사가 오래된 방사선 치료는 여전히 뇌하수체 종양의 치료에 있어 중요한 역할을 하고 있다고 할 수 있다. 특히, 방사선 수술의 발전은 뇌하수체 종양의 치료 전략에 있어 큰 변화를 가져왔는데, 잔존 종양, 재발된 종양 그리고 약물치료에 실패한 경우에 유용하게 쓰일 수 있다. 일반적으로 비기능성 뇌하수체종양에서 90% 이상의 종양 성장 억제를 보이나, 기능성 종양에서는 내분비적 관해율이 이에 미치지 못하기 때문에 좀 더 높은 방사선량을 요한다. 방사선 수술의 효과가 가장 높은 종양은 쿠싱병이며, 프로락틴분비선종에서 그 효과가 가장 낮은 것으로 알려져 있다. 가장 흔한 합병증은 방사선량에 비례하여 그 가능성이 높아지는 지연적 뇌하수체 기능저하증이며, 시신경을 포함한 뇌신경 장애(cranial neuropathy) 가능성도 유념해야 한다. 일반적인 방사선치료(radiotherapy)는 종양의 성장 억제에는 효과적일 수 있으나, 기능성 뇌하수체 선종에서의 내분비적 관해에 있어서의 효과는 매우 제한적이다.

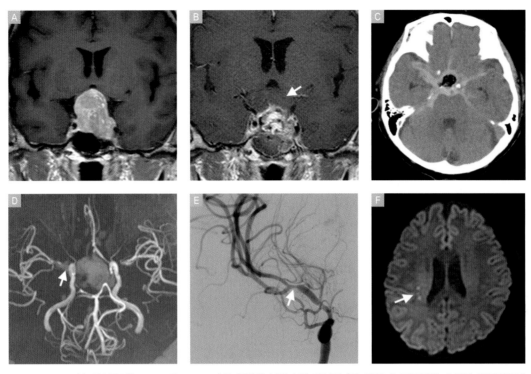

■ 그림 1-9. 안장위 공간(suprasellar space)을 침범한 뇌하수체 대선종 (A) 제거 후 지주막하 출혈이 발생하였다 (B & C). 이로 인한 중대뇌동맥(middle cerebral artery)의 뇌혈관연축(vasospasm, D & E)으로 뇌경색(cerebral infarction)이 발생하였다(F).

8. 뇌하수체 종양 각론

1) 성장호르몬분비선종

성장호르몬분비세포(somatotroph)에서 종양이 발생하여 성장호르몬이 과다 분비되는 경우로, 사춘기 이후 발생하는 경우 말단비대증(acromegaly)으로, 성장판이 닫히기 전에 발생하면 거인증(gigantism)으로 임상 증상을 발현한다. 성장호르몬 과다로 인해 내당 장애(glucose intolerance)가 발생하며, 고혈압 등의 심혈관계 질병도 흔히 동반된다. 또한, 근골격계의 변화로 인해 앞이마가 튀어나오고(frontal skull bossing), 턱이 튀어나오며(prognathism), 혀가 커지고(macroglossia), 손과 발의 크기가 커져 신발, 반지 등이 맞지 않게 되고, 치아의 부정교합(malocclusion) 등의 특징적인 증상들이 나타난다. 이러한 변화들은 서서히 일어나기 때문에 그 변화를 알아차리는 것이 쉽지 않고, 따라서 초기에 진단되기 어렵다. 성장호르몬분비선종의 진단과 치료 효과 판정을 위해서 혈중 인슐린유사성장인자(insulin-like growth factor-1; IGF-1) 측정과 경구포도당내성검사(oral glucose tolerance test)가 중요하며, 임의 성장호르몬(random growth hormone) 측정은 진단에 있어 신뢰성이 떨어진다. MRI상 뇌하수체 선종이 확인되면 종양의 수술적인 제거가 우선적인 치료법으로 고려된다. 수술의 성공률은 수술 전 종양의 크기가 작을수록, 수술 전 혈중 성장호르몬 수치가 낮을수록 높아지는 것으로 알려져 있다. 종양의 크기가 작은 초기 단계부터 종양이 해면정맥동을 침범(invasion)할 수 있으며, 이는 수술 성공 여부에 가장 영향을 미치는 예후 인자로 알려져 있다. 미세선종의 경우 수술만으로 완치될 가능성이 90% 이상이지만, 해면정맥동 침범이 현저한 경우 50% 미만으로 떨어진다. 수술 후 수일 내에 시행하는 혈중 성장호르몬 수치 및 경구포도당내성검사 결과로서 장기적인 내분비적 관해를 예측할 수 있다고 알려져 있다. 해면정맥동 안의 종양도 수술적으로 최대한 제거해야 하는 데, 해면정맥동 내측에 국한된 종양의 경우에는 수술만으로 완치에 이를 가능성이 여전히 존재하며, 전절제를 하지 못하더라도 약물치료나 방사선수술 등의 추가 치료의 효과와 안정성을 높이기 위함이다. 수술 후 영상 검사에서 명확히 확인되는 잔존 종양에 대해서는 방사선수술이 효과적인 치료가 될 수 있으나, 그 효율성과 안전성을 최대화하기 위해서는 안장안(intrasellar)이나 안장 상부(suprasellar)의 종양을 모두 제거하여 해면정맥동 안에만 최소한의 종양을 남겨두는 것이 권유된다. 일반적으로 방사선수술 전 수개월간 약물치료를 중단하는 것이 권유되며, 방사선수술 후 수년이 지나야 내분비적 관해를 기대할 수 있는데, 이때까지는 약물치료를 유지하게 된다. 약물 치료는 소마토스타틴 유사체(somatostatin analogue), 도파민 작용제(dopamine agonist) 그리고 성장호르몬 수용체 길항제(growth hormone receptor antagonist)가 포함된다.

2) 프로락틴분비선종

일반적으로 고프로락틴혈증으로 인한 증상이 초기에 발현되는 여성에게서는 대개 미세선종 상태에서 진단이 되는 경우가 많으나, 초기 임상 증상이 뚜렷하지 않은 남성의 경우에는 비기능성 뇌하수체선종에서처럼 시신경 압박 등의 종괴효과를 보이는 대선종으로 발견되는 경우가 대부분이다. 또한, 이러한 경우와는 달리 매우 성장속도가 빠르고 침습성이 높은 프로락틴분비선종도 존재한다. 고프로락틴혈증을 통해 나타나는 대표적인 내분비적인 임상 증상은 무월경과 유즙분비이다. 성선기능저하증(hypogonadism)은 과다한 프로락틴이 성선자극호르몬(gonadotropin-releasing hormone)의 박동성 분비를 방해함으로써 나타나게 되며, 이는 가임기 여성에서 무월경과 불임으로 이어지게 된다. 유즙분비는 프로락틴분비선종으로 진단된 여성의 30~80%에서 나타나는 것으로 알려져 있

다. 남성에서의 프로락틴분비선종 역시 성선기능저하증을 초래할 수 있으며, 성욕감퇴, 발기부전 증상을 보일 수 있다. 일반적으로 200 ng/mL 이상의 고프로락틴혈증은 프로락틴분비선종에 의한 것으로 볼 수 있으며, 150 ng/mL 이하의 고프로락틴혈증은 시상하부나 뇌하수체줄기 압박으로 인한 뇌하수체줄기 효과(stalk effect)에 의한 가능성이 높음에 유의해야 하며, 갑상선 기능저하증, 약물 부작용, 간경화증 등 고프로락틴혈증의 다른 원인들에 대한 가능성을 배제할 수 있어야 한다. 프로락틴분비선종의 일차적 치료는 도파민 작용제(dopamine agonist)를 사용한 약물치료이다. 브로모크립틴(bromocriptine)과 카베르골린(cabergoline)으로 대표되는 이 약물은 프로락틴생산세포(lactotroph)의 D2 수용체에 결합하여 프로락틴 생성 및 분비를 억제한다. 브로모크립틴 약물 치료 시에 미세선종의 85%에서 호르몬의 정상화와 종양성장억제를 보이며, 대선종(macroadenoma)의 약 2/3에서 호르몬의 정상화 및 50% 이상의 종양 부피의 감소를 보인다고 알려져 있으며, 카베르골린(cabergoline)에서는 이보다 더욱 우수한 효과를 기대할 수 있다. 오심, 어지럼증, 부정맥 등의 약물 부작용 역시 카베르골린이 적고, 또한 투여 간격이 길기 때문에 최근 카베르골린을 일차 약제로 선택하는 경우가 많다. 이러한 약물 치료에 효과가 없는 경우, 즉 호르몬이 정상화되지 않거나 유의한 종양의 부피 감소를 보이지 않는 경우에는 수술적인 종양 제거가 필요하며, 또한 부작용으로 인해 약물치료를 지속적으로 유지할 수 없는 경우에도 수술적 치료의 적응증이 된다. 뇌하수체졸중의 경우에도 역시 긴급한 수술적 치료를 필요로 한다. 수술적 치료에 따른 내분비적 관해율은 50-88%로 보고되고 있으며, 이 경우 약물치료 및 방사선수술 등의 추가적인 치료를 고려해야 한다.

3) 쿠싱병(cushing's disease)

쿠싱증후군(Cushing's syndrome)은 코르티솔 과다로 인한 일련의 특징적인 신체적인 변화를 야기하고, 부신피질자극호르몬(ACTH)-의존성과 비의존성으로 구분할 수 있

다. 부신피질자극호르몬-의존성의 경우 부신피질자극호르몬은 대부분 뇌하수체 선종에서 분비되나, 폐암이나 카르시노이드종양(carcinoid tumor) 등에서 분비되는 경우도 있으며, 드물게 코르티코트로핀분비호르몬(corticotropin-releasing hormone)-분비성 종양의 가능성도 있어 감별이 필요하다. 부신피질자극호르몬-비의존성인 경우 대부분 부신의 종양이 고코르티솔증의 원인이 된다. 쿠싱증후군 환자는 체중 증가를 보이고, 얼굴이 달덩이처럼 둥글게 되고(moon face), 비정상적으로 목 뒤에 지방이 축적되며(buffalo hump), 배에 지방이 축적되어 뚱뚱해지는 반면 팔다리는 오히려 가늘어지는 중심성 비만(central obesity)을 보인다. 얼굴이 붉고 피부가 얇고, 내당 장애(glucose intolerance)와 고혈압, 골다공증, 골절과 같은 신체 변화가 동반된다. 여성의 경우 월경 장애 및 불임을, 남성은 성욕 감퇴를 보인다. 몸에 잔털이 많이 나는 다모증과 배에 자주색 선조가 있는 경우도 많으며, 감염에 취약하다. 우울증이나 과민성 등의 심리적 증상이 나타날 수 있고 심한 경우 정신병 증상까지 보일 수 있다. 이러한 고코르티솔증의 원인에 대한 감별을 위해서, 또한 쿠싱병의 확진을 위해서 일련의 내분비 검사들이 필요하다. 내분비 검사들을 통해 쿠싱병이 의심되면, MRI를 통해 뇌하수체선종의 유무를 확인하게 되는데, 다른 종류의 뇌하수체선종과는 달리 MRI를 통한 진단이 어려운 경우를 흔히 접하게 된다. 쿠싱병의 진단이 어려운 경우, 하추체 정맥동 검사(IPSS, inferior petrosal sinus sampling), 전신 양전자방출단층촬영(positron emission tomography) 등이 진단에 도움이 될 수 있다. 쿠싱병으로 진단이 되면, 종양을 수술적 제거하는 것이 우선적인 치료법이 된다. 수술 중 종양이 확인되는 경우에는 가성피막(pseudocapsule)을 이용하여 종양을 제거하는 것이 수술의 성공률을 높이는 것으로 알려져 있다. 하지만, 수술 중 종양이 확인되지 않는 경우, central mucoid wedge부터 시작하여 순차적인 조직검사를 통해 종양을 찾게 되는데, 이러한 방법으로도 종양을 확인할 수 없게 되면 해면정맥동 안이나 뇌하수체 후엽 안에 종양이 존재할 가능성을 염두에 두어야 하며, 마지막으로 뇌하수

체 제거술(hypophysectomy 또는 hemihypophysectomy)을 고려해 볼 수 있다. 미세선종의 경우 수술로 완치될 가능성은 90% 이상이며, 대선종에서는 50~60% 정도이다. 수술의 성공 여부를 조기에 예측하는 것이 중요한데, 수술 후 2-3일간 코르티솔 약물 투여를 하지 않고 혈중 부신피질자극호르몬과 코르티솔 수치를 확인하게 되는데, 코르티솔 2 µg/dL 이하이면서 부신피질자극호르몬이 검출이 안될 정도로 저하되는 것이 장기적인 내분비 관해를 예측하는 데 큰 도움이 된다. 단, 종양이 모두 절제된 경우, 모니터링 기간 중 저코르티솔증으로 인한 부신위기(adrenal crisis) 가능성이 있음을 염두에 두고 환자를 면밀히 관찰해야 하고, 의심 시에는 바로 코르티솔을 정주하도록 한다. 모니터링 기간 중 혈중 부신피질자극호르몬과 코르티솔 수치가 만족스럽게 감소하지 않는 경우에는, MRI를 통해 잔존 종양이 확인되어 추가적으로 제거가 가능하다고 판단되는 경우 재수술을 시행할 수 있다. 이러한 수술적 치료만으로 내분비적 관해에 이르지 못한 경우에는 방사선치료, 방사선수술이나 약물치료를 고려할 수 있다. 쿠싱병은 기능성 뇌하수체선종 중 방사선치료에 대한 반응이 가장 좋다. 일반적으로 방사선치료의 성공률은 50~80%로서, 2~3년 정도 소요되는 것으로 알려져 있고, 방사선수술의 경우 1-3년 정도 후 70% 정도에서 내분비적 관해에 이르는 것으로 보고되고 있다. 쿠싱병에 대한 약물치료는 ketoconazole, metyrapone, mitotane, cabergoline 등을 포함하며, 최근 pasireotide가 우수한 효과를 보이고 있다. 이러한 일련의 치료들에도 고코르티솔증이 지속되고 환자의 상태가 불량한 경우 양측 부신 제거술을 시도할 수 있는데, 넬슨증후군(Nelson's syndrome)을 예방하기 위해 뇌하수체에 대한 방사선조사가 일반적으로 권유된다.

4) 갑상선자극호르몬분비선종

갑상선자극호르몬분비선종은 전체 뇌하수체선종 중 1~3%만을 차지하는 드문 종양이다. 갑상선항진증(hyperthyroidism)과 함께 정상적이거나 혹은 증가된 갑상

선자극호르몬(thyroid stimulating hormone) 수치를 보이면서, MRI상 뇌하수체선종이 확인되면 진단될 수 있다. 약 80%에서 알파 서브유닛(alpha-subunit)의 증가가 동반되며, 알파 서브유닛과 갑상선자극호르몬과의 비율이 갑상선자극호르몬분비선종의 진단에 도움이 된다. 갑상선자극호르몬분비선종 환자에게서는 갑상선항진증의 증상이 나타나며, 드물게 성장호르몬을 같이 분비하는 경우가 있어 말단비대증 증상을 같이 보일 수 있다. 수술적인 제거가 일차적인 치료법이며, 일반적인 뇌하수체 종양과는 달리 종양의 성상이 단단한 경우가 많아 종양이 일괄절제(en bloc resection)되는 경우가 많다.

5) 비기능성선종

전체 뇌하수체선종의 약 25%를 차지하며, 뇌하수체호르몬의 과다를 동반하지 않는 종양으로 무표지세포선종(null cell adenoma), 무증상 코르티코트로프성세포선종(silent corticotroph adenoma), 무증상 성장호르몬분비세포선종(silent somatotroph adenoma) 등을 포함하며, 넓게는 대부분의 성선자극세포선종(gonadotroph adenoma)을 포함한다. 대개 과다한 호르몬 분비로 인한 특징적인 내분비 증상이 없기 때문에 종괴 효과를 초래할 정도의 크기의 종양으로 진단되는 경우가 많다. 뇌하수체 줄기(pituitary stalk) 압박으로 인한 고프로락틴혈증 역시 종괴 효과로 인한 것이기에 대부분 대선종 상태에서 발현된다. 또한 두통, 시신경 기능저하, 뇌하수체 기능저하 등도 종괴 효과로 인해 발현되는 증상들이다. 수술적 제거가 주된 치료법이 되며, 수술을 통해 종괴 효과를 제거하여 신경학적 혹은 내분비 기능의 회복을 기대할 수 있다. 수술 전 시신경 기능저하가 있는 경우 수술을 통해 87%에서 호전을, 4%에서는 악화를 보이며, 9%에서는 증상의 변화 없이 유지되는 것으로 보고되어 비교적 좋은 예후를 보이는 데 반해, 수술 전 진단된 뇌하수체 기능 저하는 16~53% 정도에서만 호전을 보인다고 알려져 있다. 증상을 동반하는 종양의 재발 가능성은 약 6~21%로 보고되고 있는데, 재발한 경우 재수술, 방사선수술, 방사선치료 등을 고려할 수 있으며, 일반적으로 약물치료는 효과를 기대하기 어렵다.

6) 뇌하수체암종

뇌하수체선종의 전이성 파종은 매우 드물게 보고되고 있으며, 뇌하수체암종은 뇌하수체 전엽의 종양과 함께 뇌척수액이나 전신의 전이를 동반하는 경우로 정의된다. 조직학적 검사만으로는 양성 종양인 뇌하수체선종과 구별이 어렵기에 임상 경과에 근거하여 진단을 내린다. 뇌하수체암종의 75%는 호르몬을 분비하는 기능성 종양이고, 대부분 부신피질자극호르몬이나 프로락틴을 분비하며, 25%에서는 호르몬을 분비하지 않는 비기능성이다. 뇌하수체암종은 대개 대선종(macroadenoma)로 발견되며, 조직학적 검사 상 일반적인 뇌하수체선종으로 진단되지만, 수개월에서 수년이 경과한 후 재발을 반복하게 되고 결국 뼈, 간, 폐, 신장 등에 전이를 하게 된다. 치료 원칙에 대한 가이드라인은 없으며, 수술, 방사선 치료 및 호르몬 치료 및 테모졸로마이드(temozolomide) 등의 항암 약물치료를 시도할 수 있으나 예후는 일반적으로 매우 불량하다.

References

1. Ahn JY, Kim SH. A new technique for dural suturing with fascia graft for cerebrospinal fluid leakage in transsphenoidal surgery. *Neurosurgery.* 2009;65(6 Suppl):65-71; discussion 71-62.

2. Annegers JF, Coulam CB, Abboud CF, Laws ER, Jr., Kurland LT. Pituitary adenoma in Olmsted County, Minnesota, 1935--1977. A report of an increasing incidence of diagnosis in women of childbearing age. *Mayo Clinic proceedings.* 1978;53(10):641-643.

3. Cho JM, Ahn JY, Chang JH, Kim SH. Prevention of cerebrospinal fluid rhinorrhea after transsphenoidal surgery by collagen fleece coated with fibrin sealant without autologous tissue graft or postoperative lumbar drainage. *Neurosurgery.* 2011;68(1 Suppl Operative):130-136; discussion 136-137.

4. Cohen-Inbar O. [RADIOSURGERY FOR PITUITARY ADENOMAS]. *Harefuah.* 2017;156(1):45-50.

5. Daly AF, Beckers A. Update on the treatment of pituitary adenomas: familial and genetic considerations. *Acta clinica Belgica.* 2008;63(6):418-424.

6. Di Ieva A, Rotondo F, Syro LV, Cusimano MD, Kovacs K. Aggressive pituitary adenomas--diagnosis and emerging treatments. *Nature reviews Endocrinology.* 2014;10(7):423-435.

7. Donovan LE, Corenblum B. The natural history of the pituitary incidentaloma. *Archives of internal medicine.* 1995;155(2):181-183.

8. Ezzat S, Asa SL, Couldwell WT, et al. The prevalence of pituitary adenomas: a systematic review. *Cancer.* 2004;101(3):613-619.

9. Gittleman H, Ostrom QT, Farah PD, et al. Descriptive epidemiology of pituitary tumors in the United States, 2004-2009. *Journal of neurosurgery.* 2014;121(3):527-535.

10. Hardy J. Transphenoidal microsurgery of the normal and pathological pituitary. *Clinical neurosurgery.* 1969;16:185-217.

11. Hong JW, Ku CR, Kim SH, Lee EJ. Characteristics of acromegaly in Korea with a literature review. *Endocrinology and metabolism (Seoul, Korea).* 2013;28(3):164-168.

12. Hong JW, Lee MK, Kim SH, Lee EJ. Discrimination of prolactinoma from hyperprolactinemic non-functioning adenoma. *Endocrine.* 2010;37(1):140-147.

13. Kim EH, Ahn JY, Chang JH, Kim SH. Management strategies of intercavernous sinus bleeding during transsphenoidal surgery. *Acta neurochirurgica.* 2009;151(7):803-808.

14. Kim EH, Ahn JY, Kim SH. Technique and outcome of endoscopy-assisted microscopic extended transsphenoidal surgery for suprasellar craniopharyngiomas. *Journal of neurosurgery.* 2011;114(5):1338-1349.

15. Kim EH, Ku CR, Lee EJ, Kim SH. Extracapsular en bloc resection in pituitary adenoma surgery. *Pituitary.* 2015;18(3):397-404.

16. Kim EH, Oh MC, Chang JH, et al. Postoperative Gamma Knife Radiosurgery for Cavernous Sinus-Invading Growth Hormone-Secreting Pituitary Adenomas. *World neurosurgery.* 2017.

17. Kim EH, Oh MC, Kim SH. Angiographically documented cerebral vasospasm following transsphenoidal surgery for pituitary tumors. *Pituitary.* 2013; 16(2):260-269.

18. Kim EH, Oh MC, Kim SH. Application of low-field intraoperative magnetic resonance imaging in transsphenoidal surgery for pituitary adenomas: technical points to improve the visibility of the tumor resection margin. *Acta neurochirurgica.* 2013; 155(3):485-493.

19. Kim EH, Oh MC, Lee EJ, Kim SH. Predicting long-term remission by measuring immediate postoperative growth hormone levels and oral glucose tolerance test

in acromegaly. *Neurosurgery.* 2012;70(5):1106-1113; discussion 1113.

20. Kim EH, Roh TH, Park HH, Moon JH, Hong JB, Kim SH. Direct suture technique of normal gland edge on the incised dura margin to repair the intraoperative cerebrospinal fluid leakage from the arachnoid recess during transsphenoidal pituitary tumor surgery. *Neurosurgery.* 2015;11 Suppl 2:26-31; discussion 31.

21. Ku CR, Choe EY, Hong JW, et al. No differences in metabolic outcomes between nadir GH 0.4 and 1.0 ng/mL during OGTT in surgically cured acromegalic patients (observational study). *Medicine.* 2016;95(24):e3808.

22. Ku CR, Hong JW, Kim EH, Kim SH, Lee EJ. Clinical predictors of GH deficiency in surgically cured acromegalic patients. *European journal of endocrinology.* 2014;171(3):379-387.

23. Ku CR, Kim EH, Oh MC, Lee EJ, Kim SH. Surgical and endocrinological outcomes in the treatment of growth hormone-secreting pituitary adenomas according to the shift of surgical paradigm. *Neurosurgery.* 2012;71(2 Suppl Operative):ons192-203; discussion ons203.

24. Lee EJ, Ahn JY, Noh T, Kim SH, Kim TS, Kim SH. Tumor tissue identification in the pseudocapsule of pituitary adenoma: should the pseudocapsule be removed for total resection of pituitary adenoma? *Neurosurgery.* 2009;64(3 Suppl):ons62-69; discussion ons69-70.

25. Lim JS, Ku CR, Lee MK, Kim TS, Kim SH, Lee EJ. A case of fugitive acromegaly, initially presented as invasive prolactinoma. *Endocrine.* 2010;38(1):1-5.

26. Lim JS, Lee SK, Kim SH, Lee EJ, Kim SH. Intraoperative multiple-staged resection and tumor tissue identification using frozen sections provide the best result for the accurate localization and complete resection of tumors in Cushing's disease. *Endocrine.* 2011;40(3):452-461.

27. Lopes MBS. The 2017 World Health Organization classification of tumors of the pituitary gland: a summary. *Acta neuropathologica.* 2017;134(4):521-535.

28. Mindermann T, Wilson CB. Age-related and gender-related occurrence of pituitary adenomas. *Clinical endocrinology.* 1994;41(3):359-364.

29. Noh TW, Jeong HJ, Lee MK, Kim TS, Kim SH, Lee EJ. Predicting recurrence of nonfunctioning pituitary adenomas. *The Journal of clinical endocrinology and metabolism.* 2009;94(11):4406-4413.

30. Oh MC, Kim EH, Kim SH. Coexistence of intracranial aneurysm in 800 patients with surgically confirmed pituitary adenoma. *Journal of neurosurgery.* 2012;116(5):942-947.

31. Ostrom QT, Gittleman H, Farah P, et al. CBTRUS statistical report: Primary brain and central nervous system tumors diagnosed in the United States in 2006-2010. *Neuro-oncology.* 2013;15 Suppl 2:ii1-56.

32. Partington MD, Davis DH, Laws ER, Jr., Scheithauer BW. Pituitary adenomas in childhood and adolescence. Results of transsphenoidal surgery. *Journal of neurosurgery.* 1994;80(2):209-216.

33. Pollack IF. Brain tumors in children. *The New England journal of medicine.* 1994;331(22):1500-1507.

34. Rhoton AL, Jr. The sellar region. *Neurosurgery.* 2002;51(4 Suppl):S335-374.

35. Sol YL, Lee SK, Choi HS, Lee YH, Kim J, Kim SH. Evaluation of MRI criteria for cavernous sinus invasion in pituitary macroadenoma. *Journal of neuroimaging : official journal of the American Society of Neuroimaging.* 2014;24(5):498-503.

36. Wilson CB. A decade of pituitary microsurgery. The Herbert Olivecrona lecture. *Journal of neurosurgery.* 1984;61(5):814-833.

37. Yamada S, Fukuhara N, Horiguchi K, et al. Clinicopathological characteristics and therapeutic outcomes in thyrotropin-secreting pituitary adenomas: a single-center study of 90 cases. *Journal of neurosurgery.* 2014;121(6):1462-1473.

38. Yamada S, Kovacs K, Horvath E, Aiba T. Morphological study of clinically nonsecreting pituitary adenomas in patients under 40 years of age. *Journal of neurosurgery.* 1991;75(6):902-905.

39. Yang MS, Hong JW, Lee SK, Lee EJ, Kim SH. Clinical management and outcome of 36 invasive prolactinomas treated with dopamine agonist. *Journal of neuro-oncology.* 2011;104(1):195-204.

40. Youmans JR, Winn HR. *Youmans neurological surgery.* Philadelphia, PA: Elsevier/Saunders; 2011.

뇌하수체 종양의 내분비학적 평가 및 기능성 뇌하수체 선종의 약물 치료

김정희, 최성희
서울대학교 내분비대사내과

뇌하수체 선종이 발견된 경우 우선 병력과 신체 검진을 통해 호르몬 과다 혹은 결핍 여부를 확인하고 뇌하수체 전엽 기능 평가를 시행한다. 뇌하수체 전엽의 기능 평가는 뇌하수체 전엽 호르몬 및 표적 호르몬을 측정하는 것으로 시작한다. 기저 호르몬 검사로 인슐린양 성장인자(insulin-like growth factor, IGF-I), 성장호르몬(growth hormone, GH), 프로락틴(prolactin), 유리갑상선호르몬(free thyroxine, free T4), 갑상선자극호르몬(thyroid-stimulating hormone, TSH), 난포자극호르몬(follicle-stimulating hormone, FSH), 황체형성호르몬(luteinizing hormone, LH), 에스트라디올, 테스토스테론(남자), 부신피질자극호르몬(adrenocorticotropic hormone, ACTH), 코티솔(cortisol)을 측정하되, 뇌하수체 선종이 1 cm 미만인 미세선종(microadenoma)은 1 mg 하룻밤 덱사메타손 억제 검사를 추가 시행하고 1 cm 이상 거대선종(macroadenoma)은 뇌하수체 호르몬 결핍에 대한 검사로 인슐린 유도 저혈당 검사(insulin-induced hypoglycemia test)나 급속 ACTH 자극 검사(rapid ACTH stimulation test)를 시행한다(그림 2-1).

1. 뇌하수체저하증에 대한 평가(표 2-1)

뇌하수체저하증의 진단은 아침 공복 시 기저 상태에서

또는 필요하면 자극상태에서 호르몬 측정으로 가능하다. GH과 ACTH 외에 다른 뇌하수체 호르몬 결핍 진단은 대부분 기저 호르몬 검사로 진단이 가능하므로 과거에 사용하던 복합 뇌하수체 기능 검사(일명 cocktail test)는 거의 하지 않는다. 기저 상태에서 표적 호르몬의 감소와 함께 뇌하수체 호르몬의 적절한 증가가 없는 경우 뇌하수체 호르몬 결핍을 진단할 수 있다. 프로락틴 결핍의 경우 임상적인 의미는 거의 없고 심한 뇌하수체저하증을 반영하는 정도의 정보를 줄 수 있으므로 구체적인 설명은 생략한다.

1) 부신피질자극호르몬(ACTH) 결핍

ACTH결핍은 코티솔 결핍으로 나타나며 코티솔과 부신 안드로겐의 분비는 감소하나 주로 레닌-안지오텐신 축에 의하여 조절되는 알도스테론의 분비는 유지된다. ACTH 결핍은 기저 ACTH 혹은 코티솔 측정만으로는 진단이 어렵다. 그러나 코티솔 농도는 일교차에 의해 정상적으로 아침에 가장 높으므로 아침 8~9시에 측정한 기저 혈중 코티솔 농도가 매우 낮거나(<3-4 μg/dL) 매우 높으면(>15~16 μg/ dL) 자극검사가 필요치 않을 수 있다. 이 값은 절대적이지 않으므로 확진이 필요한 경우 자극검사를 시행하며 이때 ACTH 결핍은 메티라폰(metyrapone), ACTH, 코르티코트로핀분비호르몬(corticotropin-releasing hormone, CRH) 투여 혹은 인슐린 유도 저혈당검사에 의한 ACTH와

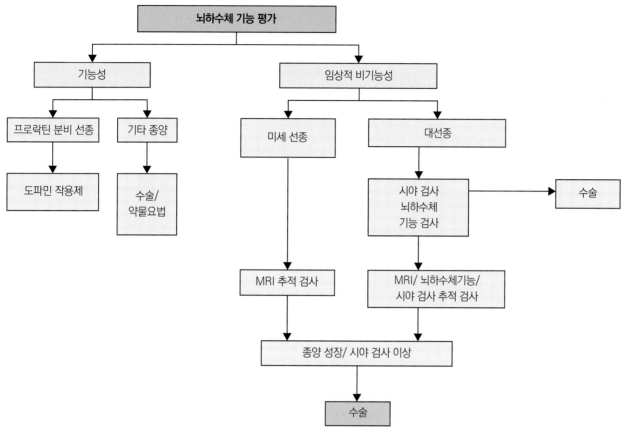

■ 그림 2-1. **뇌하수체 선종의 평가.**
*기능성 여부: Prolactin, IGF-1, GH, 1mg overnight dexamethasone suppression test
*호르몬 결핍 진단 목적: FSH, LH, E2(estradiol, F), testosterone(M), free T4, TSH, (ACTH), cortisol, Rapid ACTH
  stimulation test or insulin tolerance test

코티솔을 측정함으로써 진단이 가능하다.

(1) 인슐린 유도 저혈당 검사
(insulin-induced hypoglycemia test)

GH 분비능력을 평가하는 인슐린 유도 저혈당 검사는 스트레스 시 ACTH 분비 능력을 가장 잘 예측하게 한다. 저혈당에 의한 정상 코티솔 농도는 18~20 μg/dL 로 보고되고 있으나, 국내에서는 정상인의 반응치를 15 μg/dL 정도로 보고한 바 있다. 혈장 ACTH 농도도 함께 상승하지만 ACTH는 박동성으로 분비하고 정상 반응에 대한 표준화가 잘 이루어져 있지 않아서 혈장 ACTH 측정의 유용성에 대해서는 논란이 있다. 인슐린 유도 저혈당 검사는 검사 시행

중에 의사가 지켜야 하며 고령, 심혈관 질환, 발작 (seizure) 환자에서는 주의를 요한다. 부신 예비능력의 감소가 의심되는 환자에서는 심한 저혈당이 발생할 수 있으므로 주의해서 시행해야 한다. 임상에서는 이러한 문제로 쉽고 간편하게 시행할 수 있는 급속 ACTH 자극검사를 먼저 시행하며 GH축도 함께 평가가 필요한 경우에 인슐린 유도 저혈당 검사를 시행한다.

(2) 급속 ACTH 자극 검사(rapid ACTH stimulation test)

ACTH 결핍은 장기적으로 부신 위축을 초래하므로 합성 ACTH (코신트로핀, cosyntropin) 투여에 대한 혈장 코티솔 반응을 확인하여 시상하부-뇌하수체-부신 축을 평가할

■ 표 2-1. 뇌하수체의 기능 검사

호르몬	검사	정상 반응
성장호르몬	인슐린 유도 저혈당검사 (RI 0.05~0.15 U/kg 정주)	혈당 40 < mg/dL; 성장호르몬 최소 3 μg/L 이상
프롤락틴	TRH 검사(200~500 μg 정주)	기저 프롤락틴에서 2배 이상 증가
부신피질자극호르몬	인슐린 유도 저혈당검사	기저 코르티솔에서 7 μg/L 이상 증가, 혹은 코르티솔 최대치가 18~20 μg/L 이상으로 증가
갑상선자극호르몬	기저 갑상선기능검사 TRH 검사	유리 T$_4$의 감소와 TSH의 증가 기저 TSH에서 5 mIU/L 이상 증가
성선자극호르몬	기저 황체형성호르몬, 난포자극호르몬, 테스토스테론/에스트로겐 측정 GnRH 검사(100 μg 정주)	낮은 테스토스테론과 낮은 황체형성호르몬, 난포자극호르몬 농도 낮은 에스트로겐과 낮은 황체형성호르몬, 난포자극호르몬 농도 기저 황체형성호르몬에서 10 IU/L 이상 증가 기저 난포자극호르몬에서 2 IU/L 이상 증가
복합호르몬	복합뇌하수체기능검사 (인슐린, GnRH, TRH 투여)	

수 있다. 정상인에서는 코신트로핀 250 μg을 투여하면 30분 이내 혈장 코티솔이 18~20 μg/dL까지 상승한다. 이 검사는 공복 상태가 필요치 않아서, 밤낮 어느 시간대에도 시행할 수 있다. 뇌하수체저하증 환자에서는 ACTH 결핍 외에 다른 뇌하수체 호르몬 결핍이 동반하므로 정상인보다 코티솔 반응이 낮을 수 있다. 반대로 장기간 스테로이드 투약을 받다가 중단한 환자는 시상하부-뇌하수체-부신 축이 완전히 회복하지 않더라도 외부 ACTH에 대한 정상적인 코티솔 반응을 보일 수 있으며, 최근 1개월 이내 뇌하수체 손상이나 수술을 받은 경우에도 부신 위축이 오지 않아서 급속 ACTH 자극 검사는 정상 반응일 수 있으므로 해석에 주의가 필요하다.

2) 갑상선자극호르몬결핍(thyroid-stimulating hormone, TSH)

TSH 결핍은 갑상선 호르몬의 감소에도 불구하고 정상 혹은 그 이하의 TSH농도(가끔 TSH농도의 가벼운 증가)는 뇌하수체 혹은 시상하부질환을 의미한다. TSH 결핍은 TSH가 매우 증가하는 일차 갑상선저하증과는 쉽게 감별이 된다.

(1) 갑상선방출호르몬(thyroid releasing hormone, TRH) 자극 검사

정상인에서 TRH를 투약하면 15~30분 이내 TSH가 최소 5 μU/mL 이상 상승한다. 뇌하수체 질환에 의한 갑상선저하증 환자에서는 TRH 자극에도 TSH 농도에 변화가 없으나, 일부에서는 TRH에 대하여 정상 반응을 보이거나, 시상하부 질환 때와 유사한 반응을 보이기도 하므로, TRH 자극 검사는 항상 신뢰할 수 있는 검사는 아니다. 하지만 TRH 자극 검사는 뇌하수체 질환으로부터 시상하부 질환을 감별할 수 있다. 시상하부 질환에 의한 갑상선저하증 환자는 TRH에 대한 TSH반응이 60~120분 정도 지연되고 과장된 TSH 증가를 보인다.

3) 성선자극호르몬결핍(gonadotropin, FSH/LH)

대부분에서 기저 호르몬검사와 임상 소견만으로 성선자

극호르몬 결핍증의 진단이 가능하다. 특히 폐경 후에는 증가되지 않은 성선자극호르몬 농도로 항상 진단이 가능하다. 남자에서는 혈중 테스토스테론 감소(정상: 270~1,070 ng/dL)에도 불구하고 정상 혹은 감소된 혈중 LH와 FSH농도를 보이는 경우, 여자에서는 희발 혹은 무월경과 함께 에스트라디올의 감소(20 pg/mL 이하) 및 정상 혹은 감소된 혈중 LH와 FSH 농도로 진단한다. 이때 뇌하수체저하증 환자에서 자주 동반되는 고프로락틴혈증에 의한 생식선 저하증과의 감별이 필요하며 남자에서 혈중 테스토스테론의 감소가 성호르몬 결합단백질(sex-hormone binding globulin, SHBG) 감소 때문인지 확인이 필요하다.

(1) 성선자극호르몬방출호르몬 자극 검사
(gonadotropin-releasing hormone stimulation test, GnRH 자극 검사)

합성 GnRH를 이용하여 FSH, LH분비 예비능력을 평가할 수 있다 GnRH 투여는 혈장 LH는 급속히 증가시키고 FSH는 서서히 증가시킨다. GnRH에 대한 LH 반응은 여포기에 가장 낮고 배란 시 가장 높다. 정상인에서도 GnRH에 대한 FSH 반응은 없을 수 있으며 사춘기 이전 소아나 고프로락틴혈증 환자 일부에서는 LH보다 FSH 반응이 더 크게 나타날 수 있다. 이에 임상에서 성선자극호르몬 결핍증을 진단하기 위해서는 거의 시행되지 않고 TRH 자극 검사와는 달리 시상하부 질환과 뇌하수체 질환을 감별할 수 없다. 시상하부 질환에 의해 GnRH로 자극 받지 않은 성선자극 세포(gonadotroph)는 성선자극호르몬 분비 반응을 나타내기 위해서는 수일간의 자극이 필요하기 때문에 성선자극호르몬 결핍증의 원인 질환을 한 번 GnRH 주사로써 감별하는 것은 어렵다.

4) 성장호르몬(growth hormone, GH) 결핍

성인에서 성장호르몬 결핍의 진단에는 기저 GH 농도는 도움이 되지 않으며 IGF-I농도는 감소되어도 많은 경우 정상 범위와 겹치는 경우가 많아서 성장호르몬 결핍은 반드시 자극 검사가 필요하다. 소아 때 성장호르몬 결핍증의 과거 병력과 기질적 뇌하수체질환의 병력, 다른 뇌하수체호르몬 결핍증의 존재 등이 요구되며 이 경우 한 가지 자극검사만으로 진단이 가능하다.

(1) 인슐린 유도 저혈당 검사
(insulin-induced hypoglycemia test)

성인에서 가장 흔히 사용하고 믿을 수 있는 자극 검사는 인슐린 유도 저혈당 검사이다. 인슐린 투여에 의한 저혈당(혈당 40 mg/dL 미만)은 신경저혈당 자극 스트레스를 매개로 GH와 ACTH를 자극한다. 환자는 저혈당 관련 증상으로 땀, 빈맥, 두통, 쇠약감 등의 증상을 경험한다. 인슐린 유도 저혈당 검사에서 GH 농도가 <3 μg/L이면 심한 결핍증, 3-4.9 μg/L이면 부분 결핍증, ≥5 μg/L이면 정상 반응으로 평가한다. 오랫동안 표준 검사로 알려진 인슐린 유도 저혈당 검사는 저혈당의 위험으로 의사 관찰하에서 검사를 시행하고 고령, 심혈관질환, 경련 환자에서는 금기이다. 인슐린 유도 저혈당이 금기인 환자에서는 여러 가지 자극검사를 시행할 수 있으나 이 경우에 진단을 위해 요구되는 성장호르몬의 절대치는 보고마다 다양하며 측정 방법 등에 따라 차이가 있다.

(2)아르기닌-레보도파 자극 검사
(arginine-levodopa stimulation test)

아르기닌은 아미노산으로 소마토스타틴 억제를 통해 성장호르몬 분비를 자극하고 레보도파는 혈액뇌장벽을 쉽게 통과하는 노르에피네프린이나 도파민 전구체로 경구 투여 시에 도파민 수용체에 결합하여 성장호르몬에 대한 도파민 억제 작용을 탈억제하므로 성장호르몬 분비가 증가한다. 레보도파와 아르기닌 정맥 주사를 함께 투약하고 GH 농도를 측정하며, 건강인의 약 80% GH 농도가 6 μg/L 이상 상승한다. GH 결핍의 진단 기준을 1.5 μg/L으로 하면 95%의 민감도와 79%의 특이도를 가진다. 노인 환자에서는 이 검사가 인슐린 유도 저혈당 검사보다 안전하다.

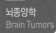

(3) 글루카곤 자극검사(glucagon stimulation test)

인슐린 유도 저혈당 검사에 금기가 되는 환자에게서 글루카곤 자극검사를 이용한다. 1 mg의 글루카곤을 근육주사한 후 30분 간격으로 3~4시간 동안 성장호르몬을 측정한다. 보통 4시간 이내에 성장호르몬 분비가 자극되는데, 3 μg/L 미만이면 성장호르몬 결핍을 진단할 수 있다. 부작용으로 10~30%에서 두통, 오심 및 구토 등이 보고되어 있다.

5) 수술 전후 호르몬 평가 및 치료

대부분 뇌하수체 기능저하증은 비가역적이나 수술 후 일부 기능이 회복될 수 있으므로 수술 후 2~3개월 후에 뇌하수체 기능을 재평가하는 것이 타당하다. 외상성 뇌손상 후 발생한 뇌하수체 호르몬 결핍도 일정 시간 후 재평가가 필요하다. 또한 프로락틴분비선종으로 도파민작용제로 치료중인 환자에서는 뇌하수체 기능의 회복이 2/3에서 관찰되므로 이들 환자에서는 불필요한 보충 요법을 방지하기 위해 간헐적인 뇌하수체 기능의 재검사가 필요하다. 또한 많은 특발성 단일 성장호르몬 결핍 혹은 심지어 방사선조사에 의해 심한 결핍을 보이는 소아에서도 성인이 되면 GH 분비가 회복될 수 있으므로 이들이 성인이 되면 GH 기능을 재평가하여 GH 보충이 계속 필요한지 확인이 필요하다.

2. 뇌하수체저하증의 치료

뇌하수체저하증의 치료 목표는 성장, 생식, 대사, 체성분 구성을 포함한 체내 생리를 가능한 최대한 정상으로 회복시키는 데 있다. 이론적으로 시상하부 혹은 뇌하수체 호르몬으로 치료하는 것이 장점이 있으나 비용, 반복 주사해야 하는 불편함, 표적장기 호르몬의 효능 등 때문에 생식 능력 회복과 GH와 ADH 치료 외에는 치료에 표적장기 호르몬을 사용한다. 임상에서 프로락틴과 옥시토신 결핍은 치료하지 않는다. 부족한 호르몬을 보충하는 일반적인 원칙은 명확하고 간단하나 실제로 현재의 치료 방법으로는 생리적 보충이 불가능하며 또한 치료 효과를 판정하는 통상

적인 감시 방법에도 문제가 있다. 현재 뇌하수체저하증은 심혈관 사망률 증가와 관련이 있는 것으로 알려져 있으나 그 기전은 확실히 밝혀져 있지 않다. 가능한 원인으로는, 치료하지 않은 GH 결핍증과 다른 표적 호르몬의 비생리적인 보충 요법에 의할 것으로 추정된다. 또한 기저 질환에 따라, 예를 들면 말단거대증과 쿠싱병, 시상하부의 두개인두종환자에서 뇌하수체 저하증이 발생한다면 기저 질환이 사망률 증가에 영향을 미칠 수 있으며 또한 종양 치료 방법에 따라, 즉 수술, 약물 치료 특히 방사선 치료가 이들 환자의 사망률 증가의 원인이 될 수 있다. 원인 질환이 다양하고 호르몬 결핍 정도와 결핍 호르몬 종류에도 차이가 있고 뇌하수체저하증이 심혈관질환의 이환율과 사망률 증가와 관련이 있다는 것을 생각한다면 개인의 필요에 맞는 적절한 호르몬 보충 방법이 매우 중요하다.

1) 부신피질자극호르몬 결핍

ACTH결핍은 히드로코르티손(hydrocortisone) 혹은 합성 글루코코르티코이드인 프레드니솔론(prednisolone)으로 치료한다. 뇌하수체저하증에서 알도스테론 분비는 대부분 정상이므로 염류코르티코이드 보충은 필요하지 않다.

보통 하루 대체 용량으로 히드로코르티손은 하루 10~15 mg을 1~2회 나누어 식전 투약한다. 소아에서는 3회 투여하기도 하지만, 성인에서는 일반적으로 2회 나누어 주는 것이 보통이며 부분 결핍인 경우 하루 1회 5~10 mg 투여도 가능하다. 프레드니솔론은 보통 하루 2.5~3.75 mg을 1회 공복 시 투여한다. 뇌하수체저하증에서 ACTH 결핍은 부분적 결핍이 흔하므로 이들 환자에서 평상시 치료가 필요한지 혹은 스트레스 때에만 치료하여야 하는가는 결핍의 정도와 환자가 호소하는 증상에 달려 있다. 자극검사에서 혈중 코티솔 농도가 10 μg/dL 이상이면서 특별한 결핍 증상을 호소하지 않으면 부분 결핍일 가능성이 높으므로 약물투여 없이 경과를 관찰하거나 혹은 하루 히드로코르티손 10 mg 혹은 프레드니솔론 2.5 mg을 투여한 후 임상 반응을 관찰한다. 투약 전후 임상 반응에 차이가 없으면 약을

끊고 경과 관찰하며 임상적으로 호전이 있으면 그 양을 그대로 투여하든지 약간 증량하여 투여한다(히드로코르티손 12.5~15 mg, 프레드니솔론 2.5~3.75 mg). 히드로코르티손 혹은 프레드니솔론을 선택할지는 의사의 선호도에 달려 있으나 작용 시간이 길며 효과가 강력하여 장기간 사용시 부작용이 생길 가능성이 높은 프레드니솔론보다 생리적인 히드로코르티손이 추천된다.

용량의 선택에 있어서는 적정 용량의 글루코코르티코이드를 결정하는 데 도움을 주는 좋은 생화학적 지표가 없기 때문에 환자의 증상을 호전시키는 최소량을 투여하도록 추천하고 있다. 혈중 혹은 요중 코티솔농도 측정(히드로코르티손 사용 시)은 용량 결정에 도움되지 않는다. 과거에 일반적으로 추천하던 하루 히드로코르티손 20 mg, 혹은 프레드니솔론 5 mg은 한국인에서는 과량으로 평가되고 있다. 최근 복용 후 서서히 흡수되는 히드로코르티손제제와 정상 코티솔 분비와 같이 일교차의 혈중 농도를 보이게 약물이 흡수되도록 고안한 특수 히드로코르티손제제의 치료 효과가 보고되고 있지만 아직 국내에는 도입되지 않았다.

스트레스 기간 모든 환자는 일차 부신저하증의 환자와 같은 방법(가벼운 스트레스에는 2~3배 증량, 심한 스트레스인 경우 대량, 하루 150~200 mg의 히드로코르티손을 정맥 주사)으로 치료해야 한다. 스트레스 외에도 페니토인 (phenytoin), 바비투레이트(barbiturate), 리팜핀(rifampin), 카바마제핀(carbamazepine) 등 간 분해효소 유도제를 같이 사용할 때는 글루코코르티코이드 용량을 1.5~2배 증량하며 케토코나졸(ketoconazole), 이트라코나졸(itoconazole), 사이크로스폴린(cyclosporin), 타크로리무스(tacrolimus) 등의 간 분해효소 억제제를 사용할 때는 감량하여야 한다. 일반적으로 간기능이나 신장기능 감소 때 용량은 조절하지 않는다.

임신 중에는 태반으로 일부 통과하는 프레드니솔론보다 통과하지 않는 히드로코르티손을 사용하며 임신 초기에는 증량이 필요치 않으나 임신 3기에는 코티솔 결합 단백 (cortisol-binding globulin, CBG) 증가 때문에 히드로코르티손의 증량(50% 정도, 2.5~10 mg)이 필요하다. 분만 시에는 심한 스트레스에 준해 정맥으로 대량 히드로코르티손을 투여한다. 임신과 달리 여성호르몬 투여 시에는 글루코코르티코이드 용량의 조절이 필요치 않다. 환자는 급성 부신저하증(부신 발증, adrenal crisis)의 예방에 대해 교육을 받아야 하고 부신저하증이라는 확인증과 히드로코르티손 주사약을 몸에 지니고 다녀야 하며 스스로 히드로코르티손을 주사하는 방법을 배워야 한다.

2) 갑상선자극호르몬결핍

TSH결핍은 레보티록신(levothyroxine, LT4)으로 치료한다. 현재 구입이 가능한 제제의 생물적 활성도는 서로 비슷하여 한 제제에서 다른 제제로 바꿀 때 용량의 변경은 필요하지 않다. 보통 하루 25 μg 내지 50 μg부터 시작하여 서서히 증량하여 하루 75 μg 내지 125 μg (1.6 μg/kg 체중/일)을 공복 시 투여한다. TSH 농도가 이미 정상 이하로 떨어져 있으므로 치료 반응은 임상 소견과 혈청 유리 티록신농도(약 복용전에 측정하며 정상 농도의 중간 정도 유지)로써 가장 잘 평가할 수 있다. Liothyronine (T3)는 특별한 경우를 제외하고는 통상적으로 뇌하수체저하증 치료에 사용하지 않는다. 명백한 부신저하증이 존재하면 부신 발증을 예방하기 위해 레보티록신을 시작하기 전에 글루코코르티코이드를 먼저(혹은 같이) 투여하여야 한다. 페니토인, 바비투레이트, 리팜핀, 카바마제핀 등 간 분해효소 유도제를 같이 사용할 때, 임신 초기(30~50% 증량) 및 여성 호르몬 사용시 레보티록신 용량을 증량하여야 하며 남성 호르몬을 투여하는 경우와 환자가 고령인 경우에는 감량하여야 한다(20% 감량). 간기능이나 신기능 저하에는 용량의 조절이 필요치 않으나 신증후군에서는 증량이 필요하다.

3) 성선자극호르몬결핍

성선자극호르몬 결핍증환자에서 성선 기능의 회복에는 성선 스테로이드 보충과 가임 가능성을 고려하여야 한다. 남자에서의 치료 목표는 수염 성장과 근력, 성욕 및 성기능의 회복을 포함한 남성화를 완전히 회복시키는 것이다. 안드로겐 보충요법은 테스토스테론으로 가능하며 근육제제(testosterone enanthate 혹은 cypionate)를 매 3-4주마다 200 mg씩 근육 주사하는 것과 경구 제제(testosterone undecanoate)를 하루 80~120 mg bid를 식사 중이나 식사 직후 투여하는 방법이다. 경피용(transdermal) 제제인 피부에 바르는 겔(gel)과 고환이나 다른 부위에 매일 붙이는 패치형 제제가 사용 가능하다. 이 제제들은 비용이 비싸지만 테스토스테론의 생물학적 이용도는 매우 뛰어나다. 이들 외에도 6개월에 한 번씩 근육에 심는 pellets 제제가 있으며 최근 가격은 비싸나 3개월에 한 번씩 근육 주사하며 일정하게 테스토스테론의 혈중 농도가 유지되는 주사제제(testosterone undecanoate) 등이 임상에서 사용되고 있다. 어떤 제제를 사용할 것인가는 효과, 부작용, 편리함, 비용 등을 고려하여 환자의 결정에 달려있다. 사춘기 이전의 환자에서는 용량을 서서히 증량하며 임상 반응과 부작용을 확인하면서 최대 용량으로 올린다. 임상 반응 외에도 근육제제인 경우 혈중 테스토스테론 농도 측정(주사제에서는 투약 중간 시기에 혈중 농도를 400~700 ng/dL으로 유지)이 용량 결정에 도움이 되며 수면무호흡증이나 고령에서는 감량을 고려한다. 남성호르몬 치료 시 적혈구증다증(erythrocytosis), 여드름, 전립선 비대 및 전립선암, 정충 생성 감소 등의 부작용이 나타날 수 있다. 치료 초기에는 헤마토크릿을 측정하여 50% 이상이면 감량하고 55% 이상이면 투약을 중단한다. 또한 40세 이후에서는 전립선에 대한 검사가 필요하며 직장 수지 검사와 혈중 전립선특이항원(prostate-specific antigen, PSA) 측정을 치료 3~6개월 후 그 후 매년 시행한다. PSA가 3 ng/mL 이상이거나 치료 1년 후 1.4 ng/mL 이상 증가하거나 2년 이상의 PSA 검사 결과가 있는 경우 PSA증가 속도가 0.4 ng/mL/년 이상이거나, 직장 수지 검사 혹은 전립선 초음파에서 이상 소견이 발견되면 비뇨기과에 의뢰한다.

임신을 원할 때는 불임의 치료는 병변 부위에 따라 치료 방법이 다르다. 시상하부 성선저하증에서는 주입 펌프를 이용한 간헐적인 GnRH 치료(2 μg을 매 2시간마다 피하주사)로 보통 완전한 남성화와 정충 형성이 일어난다. 그러나 이러한 GnRH 투여는 주입펌프를 지속적으로 차고 있어야 하는 등 불편하여 실제 임상에서 거의 치료에 이용되고 있지 않으며 임신을 원하는 경우 뇌하수체 성선저하증에서와 같이 성선자극호르몬을 사용한다. 성선자극호르몬으로 태반성성선자극호르몬(human chorionic gonadotropin, hCG)와 폐경여성성선자극호르몬(human menopausal gonadotropin, hMG) (상품명 menotropin; 폐경 후 여성 소변에서 추출한 FSH가 풍부한 제제)를 사용하며 최근에는 recombinant LH (rLH), FSH (rFSH)가 개발되어 사용되고 있다. 성선자극호르몬은 1주일에 2~3회 근육주사(혹은 피하주사도 가능)를 해야 하고 효과를 판정하기 위해 주기적인 정충 분석 검사가 필요하며 정충 형성이 회복된 남자의 약 60%에서 가임이 된다. 성선저하증이 사춘기 이전에 발생하면 고환이 매우 작으며 또한 정류 고환이 존재하는 경우 위의 치료에도 불구하고 임신 성공률이 낮다. 따라서 사춘기 이전에는 고환 크기와 남성화를 위해 테스토스테론 치료보다 훨씬 불편하고 가격도 비싸지만 성선자극호르몬으로 치료하기도 한다.

여자에서는 에티닐 에스트라디올(ethynyl estradiol, 하루 2~4 mg) 혹은 결합 에스트로겐(conjugated estrogen, 0.625~1.25 mg/일)을 프로게스테론(progesterone)과 함께 투여 또는 경구 피임제의 사용으로 거의 모든 폐경 전 뇌하수체 저하증환자에서 월경을 회복시킬 수 있다. 에스트로겐의 용량을 초기에는 특히 사춘기 발달이 충분치 않다면 유지 용량보다 증가시킬 필요가 있으며 한 달에 25일간 혹은 매일 투여하는 것이 보통이며 자궁이 있는 경우 프로게스테론인 medroxyprogesterone 10 mg를 한 달에 10~14일간 에스트로겐과 함께 투여한다. 경피적 에스트로겐 패취나 젤 형태가 에스트로겐 보충요법으로 사용되며 가격은 비싸나 적절한 생물학적 활성도를 유지할 수 있다. 치료는 골다공증 예방과 항동맥경화 지단백 효과를 유지하기 위하여 적어도 폐경기까지 지속적으로 사용하여야 하며 폐경직후에는 여성호르몬을 감량하면서 일정기간 사용하다가 끊는다. 40세 이후부터는 매년 정기적으로 유방 촬영술과 유방 초음파를 시행해야 하며 예측하지 못한 질출혈이나 임신을 원하는 경우 산부인과에 의뢰한다. 남자에서와 같이 가임의 회복은 hGC와 hMG(혹은rLH과 rFSH)를 사용할 수 있으며 이러한 치료는 배란과 임신을 유도하는 데 성공적으로 사용되어 왔다. 용량과 감시 방법의 발달로 난소 과자극증후군(ovarian hyperstimulation)과 다임신(multiple pregnancy)의 발생률이 감소하였으나, 지속적인 감시가 필요하다. 이 부작용 때문에 시상하부 성선저하증에서는 GnRH의 박동성 주입법이 가장 좋은 치료 방법이다. 이러한 GnRH 치료는 성선자극호르몬 치료보다 효과가 좋고 부작용을 줄일 수 있는 장점은 있으나 앞에서 언급한 바 같이 주입펌프를 지속적으로 차고 있어야 하는 등의 불편함 때문에 실제 임상에서는 성선자극호르몬 치료가 선호된다.

고프로락틴혈증을 동반하는 환자에서는 먼저 소량의 도파민 작용제를 투여하여 프로락틴을 정상으로 회복시키고, 프로락틴분비선종인 경우 도파민 작용제를 충분한 양을 충분 기간 사용하여 프로락틴 농도를 가능한 정상으로 혹은 정상에 가깝게 떨어뜨리며 이러한 치료에도 불구하고 성선자극호르몬 결핍이 지속되면 위의 남성 혹은 여성호르몬 치료를 시작한다.

4) 성장호르몬 결핍

성장호르몬 결핍 성인에서 치료 후 체성분의 정상화(체지방의 감소 및 근육량 증가), 근력과 운동능력의 향상, 골밀도의 증가, 심혈관 위험인자의 감소(특히 이상지혈증의 호전), 심기능의 향상, 정신 건강 등의 향상이 관찰된다. 추천되는 초기 용량은 60세 이하 성인에서는 하루 0.2~0.4 mg이며 6주 간격으로 하루 0.1~0.2 mg씩 증량하며, 동일 연령 IGF-1농도의 정상값의 상한 아래로 용량을 맞춘다. 부작용으로는 수액 저류, 관절통, 근육통, 감각 이상, 수근관터널증후군, 수면무호흡, 수면 장애, 심근이상비대, 당뇨병 등이 나타날 수 있으나, 용량을 감소시키면 대부분 이들 부작용은 없어진다. GH 치료는 악성 종양이 있거나 뇌압 상승, 증식성 당뇨병성 망막증이 있는 경우 금기이며 임

신 중에는 금기이다. GH 효과는 치료 시작 후 수개월 내 나타나며 가장 심한 결핍증을 가진 환자에서 가장 잘 관찰된다. 그러나 체성분, 근력, 운동 능력의 완전한 회복은 수년이 요구된다. 뇌하수체저하증 환자에서 성장호르몬 치료가 현재 20년이상 사용되었지만 암의 발생을 증가시키거나 혹은 본래의 종양을 재발시킨다는 증거는 없으나 지속적이고 주의 깊은 관찰이 필요하다. 또한 이들 환자에서 관찰되는 심혈관계 질환의 증가에 의한 사망률 증가(혹은 수명 단축)가 GH 치료로 예방되는가에 대해 앞으로 연구가 필요하다.

남자에서 여자보다 성장호르몬 치료 반응이 더 좋으며 따라서 여자에서 남자보다 고용량이 필요하다. 이는 경구로 투여하는 여성호르몬은 간에서의 성장호르몬 효과를 방해하여 IGF-1 생산을 저해하기 때문이며 반대로 남성호르몬은 IGF-1 농도를 높인다. 또한 GH 투여는 히드로코르티손과 레보티록신 대사에 영향을 미쳐 이들 호르몬의 용량 조절(증량)이 필요할 수 있다. GH은 매일 피하 주사를 하여야 하고 효과가 뚜렷하지 않고 늦게 나타나므로 치료의 순응도가 매우 낮아 도중에 중단한다든지 불규칙하게 치료하는 경우가 많은데 최근 1주에 한 번 피하로 자가 주사가 가능한 제제가 개발되어 임상 연구 중에 있다. 만약 이 제제가 국내에 도입된다면 GH 치료의 순응도를 높일 수 있을 것이다.

5) 수술 전후 호르몬 치료

수술 전 부신저하증이 있는 경우 스트레스 용량의 스테로이드 투약이 필요하며 수술 후에는 반복 검사를 하기 전까지 서서히 감량한다. 수술 전 부신 기능이 정상인 경우는 시상하부-뇌하수체-부신 축에 대한 검사가 이루어질 때까지는 임상 양상에 따라 스테로이드 투약 여부를 결정한다. 수술 전 갑상선저하증이 있는 경우는 레보티록신(levothyroxine) 보충이 필요하며 수술 후에도 지속한다. 수술 전 갑상선 기능이 정상인 경우에는 수술 후 6~8주째 유리 T4를 측정한다. 수술 후 6주 이후에 모든 뇌하수체 축

에 대한 재검을 시행하고 이후로도 주기적으로 뇌하수체 저하증의 발생 및 호전에 대한 검사를 시행한다.

3. 기능성 뇌하수체 선종의 진단과 약물 치료

뇌하수체 선종은 조기에 발견하여 효과적인 치료를 하는 것이 중요하며 프로락틴분비선종은 초치료가 도파민 작용제이나, 다른 뇌하수체 선종의 일차 치료는 경접형동 수술이고 수술로 완치되지 않은 경우 약물치료나 방사선 치료를 시행한다.

1) 프로락틴분비선종

프로락틴분비선종은 모든 뇌하수체선종의 50% 정도로 가장 흔하고 20~50세 여성에서 흔히 발견된다. 프로락틴은 정상적으로는 시상하부에서 내려오는 도파민에 의해 억제되어 있지만 시상하부나 뇌하수체줄기질환이 생기면 탈억제가 일어나서 프로락틴 수치가 상승한다. 이에 비기능성 뇌하수체선종에서 동반되는 고프로락틴혈증과 감별이 필요하다.

(1) 임상양상

프로락틴의 상승은 시상하부-뇌하수체-성선 축을 억제하여 성욕 감퇴, 불임, 골다공증을 유발하고 여성에서는 월경불순이나 무월경, 유즙 분비, 남성에서는 발기 부전 등을 유발한다. 남성에서는 증상을 늦게 발견하여 거대선종으로 발견되기도 하며, 이때는 두통, 시야 장애 등의 종괴 효과를 동반한다.

(2) 진단과 감별진단

고프로락틴혈증을 유발하는 약물이나 질환이 많으므로 프로락틴분비선종을 진단하기 전에 자세한 병력과 검진을 통해 이를 먼저 감별진단하는 것이 중요하다(표 2-2). 임신, 갑상선저하증, 신부전, 간경변 등이 중요한 원인이 될 수 있다. 프로락틴분비선종의 90% 이상이 미세선종이고 종

■ **표 2-2. 고프로락틴혈증의 원인**

뇌하수체 질환
프로락틴 분비 선종
말단비대증
공터키안 증후군
임파구성 뇌하수체염증
쿠싱병

시상하부 질환
두개인두종
수막종
배아세포종
비기능성 뇌하수체 선종
기타 종양
Langerhans 세포 조직구증
방사선
혈관성
뇌하수체 줄기 절단

약물
Phenothiazines
Haloperidol
Atypical antipsychotics
Monoamine-oxidase inhibitors
Tricyclic antidepressants
Reserpine
Methyldopa
Metoclopramide
Verapamil
Serotonin reuptake inhibitors

신경계 질환
흉곽 질환
척수 질환

기타
임신
갑상선기능 저하증
만성 신장 질환
간경화
부신기능 저하증

괴가 발견되지 않으면 특발성 고프로락틴혈증으로 지칭한다. 프로락틴 농도가 200 ng/mL 이상이면 대부분 프로락틴분비선종에 의한 것이고 뚜렷한 다른 이유 없이 지속적으로 프로락틴 농도가 상승되어 있으면 뇌하수체나 시상하부의 질환을 의심하고 자기공명영상(Magnetic resonance imaging, MRI)을 시행해야 한다. 종괴가 3 cm 이상이면 프로락틴 농도가 10,000 ng/mL 이상 아주 높아서 일부 검사에서는 항체를 거의 포화시키지 않아 프로락틴 농도가 오히려 정상 혹은 낮게 나올 수 있으므로("Hook effect") 이때는 1/100로 희석하여 검사를 시행해야 한다.

(3) 치료

치료의 목표는 정상 성기능과 가임력을 회복하고 거대선종인 경우는 종괴를 감소시키는 데에 있다. 증상이 거의 없고 월경이 규칙적이면서 정상 성기능이고 MRI상 정상 혹은 미세선종인 경우는 6~12개월 간격으로 프로락틴 농도를 모니터링하면서 경과 관찰할 수 있는데, 이는 미세선종의 약 5~10%만 10년 동안 커지기 때문이다. 월경 불순은 있으나 임신을 원하지 않는 경우에는 경구피임약을 투약할 수 있다.

대부분의 프로락틴분비선종 환자들은 도파민 작용제로 치료받는다. 도파민 작용제 중 카베르골린(cabergoline)이 브로모크립틴(bromocriptine)에 비해 프로락틴 농도를 정상화시키고 종괴 크기를 감소시키는 데에 효과적이므로 초치료약제로 주로 쓰인다. 15~20%의 환자는 저항성 프로락틴분비선종으로 매주 2 mg 이상의 용량이 필요할 수 있다. 매일 3~5 mg 정도의 고용량 카베르골린을 투약받는 파킨슨병 환자에서 심장 판막 이상이 보고된 바 있으나 상용량을 투약하는 프로락틴분비선종 환자에서는 카베르골린의 심장 판막 이상은 일어나지 않는다. 그러나 심장 판막 이상이 일어나는 카베르골린의 역치 용량에 대해서는 알려진 바가 없으므로 매주 2 mg 이상의 카베르골린을 투약하는 환자에서는 심초음파를 매년 시행할 것을 추천한다.

경접형동 수술은 약물 치료에 저항성이 있거나 부작용이 있는 경우 시도해볼 수 있고 미세선종의 65~85%, 거대선종의 30~40%에서만 완치가 가능하고 10년 재발률은 20%에 달한다. 방사선 치료는 약물치료나 수술로 조절되지 않는 경우 시행하고 매우 공격적인 프로락틴분비선종이나 뇌하수체선암의 경우 temozolomide를 투약할 수도 있다.

(4) 임신

임신시의 고농도 에스트로겐은 유즙분비세포를 자극하여 거대선종은 약 21%, 미세선종은 약 2~3% 정도 크기가 커질 수 있다. 카베르골린과 브로모크립틴 모두 임신 초기에 안전하게 쓰일 수 있지만 우선 임신이 되면 약을 중단한 후 선종이 심한 두통이나 시야 장애를 일으킬 정도로 커진 경우에는 재시작할 것을 추천한다. 도파민 작용제에 반응하지 않고 시야 장애가 악화되는 경우에는 경접형동 수술 혹은 조기 분만을 시도해볼 수 있다.

2) 성장호르몬분비선종(말단비대증, 거인증)

성장호르몬의 과다분비는 골단 폐쇄 전 소아 및 청소년기에서는 거인증(gigantism)으로, 골단 폐쇄 후 성인에서는 말단비대증(acromegaly)을 일으킨다. 성장호르몬의 과다분비는 간이나 말초조직으로부터 IGF-1을 매개로 임상 증상을 발현하고 인슐린 저항성 및 내당능 이상은 성장호르몬의 직접적인 영향으로 나타난다. 말단비대증의 95% 이상이 성장호르몬분비선종에 의한 것이고 5% 미만에서 시상하부 종양이나, 신경내분비종양에 의한 성장호르몬방출호르몬 과다에 의한 성장호르몬분비세포 증식에 의한 것이다. 외국에서는 유병률은 40~70명/백만 명, 발생률은 3~4명/백만 명으로 알려져 있으며 국내 74개 병원에서 2003~2007년까지 말단비대증으로 진단받은 환자를 후향적으로 조사한 결과 총 1,350명의 환자가 등록되어 연간 발생률은 3.9명/백만 명, 유병률은 2007년 시점에서 27.9명/백만 명으로 보고된 바 있다.

(1) 임상양상

말단비대증은 증상은 서서히 발현되어 임상적으로는 30~40대에 가장 많이 발견되며, 발병에서 진단까지 평균 5~10년 정도이며 남녀에서 비슷하게 발생한다. 성장호르몬 과다로 당뇨, 고혈압, 관절염, 손목터널증후군, 수면무호흡, 말단비대의 전신 증상이 생기고, 얼굴 변화(하악비대, 이마돌출)가 나타난다. 말단비대증 환자는 정상인에 비해 2배 이상 사망률이 높은데, 이는 주로 심혈관계 질환에 의한 것으로 알려져 있다. 하지만 조기에 진단하여 적절히 치료하면 심혈관계 질환 위험은 낮아진다.

(2) 진단

가장 좋은 선별검사는 IGF-1 농도이다. 동일 연령군에 비해 상승한 IGF-1 농도는 성장호르몬분비선종 진단에 대한 특이성이 90% 정도로 높다. 성장호르몬은 박동성으로 분비되고 정상인에서도 운동, 수면, 스트레스 등에 의해 상승할 수 있으므로 성장호르몬 1회 측정하는 것으로는 진단적 가치가 낮다. 임상 양상이 모호하고 IGF-1 농도가 높지 않으면, 경구당부하검사를 시행하여 성장호르몬이 1 μg/L 미만으로 억제되지 않으면 진단할 수 있다. MRI 촬영은 종양 크기와 침습 정도를 알아보기 위해 시행하며 성장호르몬 분비선종의 2/3 정도가 거대선종으로 나타난다. 관련 합병증으로 당뇨나 고혈압도 함께 치료가 필요하며, 대장용종 위험율은 3배, 대장암 위험율은 4.3배 이상 증가하므로 진단시점에 대장내시경 시행이 필요하다. 심초음파를 시행하여 심장판막질환이나 말단비대증성 심근병증이 있는지 확인한다. 갑상선결절 발생 위험율은 3.6배, 갑상선암 발생 위험율은 7.9배로 증가하므로 갑상선초음파 시행도 필요하다.

(3) 치료(그림 2-2, 표 2-3)

치료의 목표는 성장호르몬 농도를 1 μg/L 미만으로, IGF-1 농도를 정상 범위로 낮추어서 사망률과 합병증 위험을 낮추는 데에 있다. 경접형동 수술이 표준 치료로 추천되며 이를 통한 완치율은 미세선종은 80~90%, 거대선종은 40~60%에 이른다. 5년 재발률은 약 2~8% 정도이다. 수술 후 3개월째 IGF-1 농도 및 경구당부하검사 후 성장호르몬 측정이 필요하다. 재수술의 성공률은 약 50%에 이른다.

카베르골린(cabergoline)은 성장호르몬과 IGF-1 농도가 경미하게 올라간 경우 1/3 환자에서 반응을 보인다. 소마토스타틴 유사체로 옥트레오타이드 서방형(Octreotide LAR) 제제와 란레오타이드 서방형(Lanreotide depot) 제제가 있으며 이는 환자의 20~35%에서 완치에 이른다. 파시레오타이드(Pasireotide)는 새로이 개발된 소마토스타틴 유사체로 옥트레오타이드보다 더 효과적이어서 옥트레오타이드에 반응하지 않는 경우 사용해 볼 수 있다. 소마토스타틴 유사체의 부작용으로는 담석, 복통, 가스팽창, 설사 등이 있으면 특히 파시레오타이드는 내당능을 악화시켜서 약 50~70% 환자에서 혈당이 상승한다.

페그비소만트(Pegvisomant)은 성장호르몬수용체 길항제로 60~80% 환자에서 IGF-1 농도를 정상화시킬 정도로 효능이 우수하나, 성장호르몬 감소 효과는 없고 뇌하수체 선종 크기는 커질 수 있어서 소마토스타틴 유사체와 카베르골린과 병용하여 투약할 수 있다. 하지만 현재 국내에는 들어와 있지 않다.

3) 쿠싱병(ACTH 분비선종)

ACTH분비선종이 서양에서는 전체 쿠싱증후군의 65~70%을 차지하나 동양에서는 30~40% 정도를 차지한다.

(1) 임상양상

대부분의 환자는 한 가지 이상의 고코티솔혈증과 관련된 증상을 나타낸다. 체중 증가, 복부 미만, 사지 약화, 월상안, 물소혹(buffalo hump), 다혈증, 여드름, 다모증, 자색선조, 쉽게 멍이 드는 증상, 당뇨, 골다공증, 고혈압, 우울증 등이 나타날 수 있다.

(2) 진단(그림 2-3)

우선 스테로이드 복용력이나 노출력을 확인하여 의인성 쿠싱 증후군을 배제한 후 고코티솔혈증 확인이 필요하다.

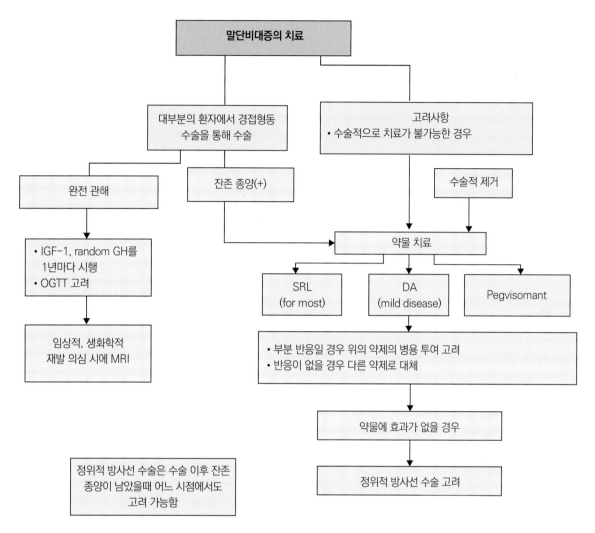

■ 그림 2-2. **성장호르몬분비선종 환자의 치료 알고리즘.**

가장 좋은 민감도와 특이도 (92~100%)를 가진 검사는 야간 타액 코티솔 농도로 정상적으로는 낮아야 하지만 높게 측정되는 경우 (>145 ng/dL) 진단할 수 있다. 1 mg 하룻밤 덱사메타손 억제 검사 후 측정한 코티솔이 1.8 μg/dL 미만으로 억제되지 않으면 쿠싱증후군으로 진단할 수 있으며 95% 민감도와 80% 특이도를 보인다. 24시간 소변 유리 코티솔은 민감도와 특이도가 떨어지고 물 섭취가 많거나 소변양이 많고, 우울증, 음주 등 다양한 상황에서 위양성 소견을 보일 수 있다. 따라서 두 가지 이상의 검사를 반복 시행하여 양성 소견이 보일 때 쿠싱증후군을 진단할 수 있다.

쿠싱증후군이 진단되면 이후에는 그 원인을 찾아내야

한다. ACTH 농도가 낮으면 부신 선종에 의한 쿠싱증후군으로 예측할 수 있으나 ACTH 농도가 억제되어 있지 않거나 상승해있다면 뇌하수체 선종 혹은 이소성 쿠싱증후군이 원인이다. 쿠싱병의 80% 이상이 미세선종이고 50%의 환자에서 MRI 소견이 정상일 수 있다. 뇌하수체선종의 크기가 6 mm 이하이고 이소성과 ACTH 분비선종을 감별하기 위해서는 하추체정맥동 채혈을 시행하여 CRH 혹은 데스모프레신 자극 후 말초 혈액에 비해 추체정맥동 혈장 ACTH 농도가 3배인 경우 쿠싱병으로 확진할 수 있다. 최근에는 삽관의 성공률을 확인하기 위해 프로락틴을 동시에 측정하기도 한다.

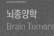

■ 표 2-3. 뇌하수체 선종의 약물 치료

약물	용량	종류	호르몬 조절 (%)	부작용
프로락틴 분비 선종				
Bromocriptine	2.5-7.5 mg/d	Dopamine agonist	60-80	Nausea, vomiting, constipation, dizziness, headache, compulsive behavior
Cabergoline	0.5-2.0 mg/wk	Dopamine agonist	80-90	Nausea, vomiting, constipation, dizziness, headache, compulsive behavior, cardiac valve disorders (high doses [> 2mg/wk])
성장 호르몬 분비 선종 (말단비대증)				
Cabergoline	0.5-2.0 mg/wk	Dopamine agonist	32	Nausea, vomiting, constipation, dizziness, headache, compulsive behavior
Octreotide LAR	10-30 mg/mo	Somatostatin analog	20-35	Abdominal cramps, flatulence, diarrhea, gall bladder stones and sludge, alopecia
Lanreotide depot	60-120 mg/mo	Somatostatin analog	20-35	Abdominal cramps, flatulence, diarrhea, gall bladder stones and sludge, alopecia
Pasireotide LAR	20-60 mg/mo	Somatostatin analog	30-40	Abdominal cramps, flatulence, diarrhea, gall bladder stones and sludge, alopecia, worsening of diabetes
Pegvisomant	10-20 mg/d	Growth hormone receptor blocker	63-90	Hepatotoxicity, nausea, diarrhea
ACTH 분비 선종 (쿠싱병)				
Ketoconazole	200-1200 mg/d	Enzyme inhibitor	49	Hepatotoxicity, nausea, dizziness, diarrhea, rash, hypogonadism in men
Cabergoline	1-3 mg/wk	Dopamine agonist	32	Nausea, vomiting, constipation, dizziness, headache, compulsive behavior
Mifepristone	300-1200 mg/d	Cortisol receptor blocker	60-87[b]	Adrenal insufficiency, hypokalemia, menorrhagia, edema
Pasireotide	600-900 ug bid	Somatostatin analog	26	Abdominal cramps, flatulence, diarrhea, gall bladder stones and sludge, alopecia, worsening of diabetes
Etomidate	0.04-0.05 mg/kg/h	Enzyme inhibitor	100	Sedation (avoid overdose [> 0.1 mg/kg/h], which will cause apnea and somnolence)
Metyrapone	500-4000 mg/d	Enzyme inhibitor	50-76	Hirsutism, acne, hypokalemia, hypertension
TSH 분비 선종				
Octreotide LAR	10-30 mg/mo	Somatostatin analog	90	Abdominal cramps, flatulence, diarrhea, gall bladder stones and sludge, alopecia
Lanreotide depot	60-120 mg/mo	Somatostatin analog	90	Abdominal cramps, flatulence, diarrhea, gall bladder stones and sludge, alopecia

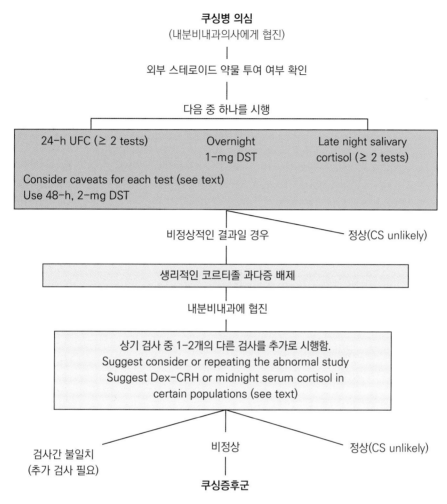

쿠싱병 의심
(내분비내과의사에게 협진)

외부 스테로이드 약물 투여 여부 확인

다음 중 하나를 시행

| 24-h UFC (≥ 2 tests) | Overnight 1-mg DST | Late night salivary cortisol (≥ 2 tests) |

Consider caveats for each test (see text)
Use 48-h, 2-mg DST

비정상적인 결과일 경우   정상(CS unlikely)

생리적인 코르티솔 과다증 배제

내분비내과에 협진

상기 검사 중 1-2개의 다른 검사를 추가로 시행함.
Suggest consider or repeating the abnormal study
Suggest Dex-CRH or midnight serum cortisol in
certain populations (see text)

검사간 불일치   비정상   정상(CS unlikely)
(추가 검사 필요)

쿠싱증후군

■ 그림 2-3. **쿠싱증후군의 진단과정.**
UFC, urine free cortisol; DST, dexamethasone suppression test; CS, Cushing's syndrome

(3) **치료**(그림 2-4)

쿠싱병의 치료 목표는 쿠싱병의 임상 양상을 회복시키고 고코티솔혈증과 관련된 생화학적 지표의 정상화를 통한 동반질환을 개선시키고 재발률을 최소화하는 데 있다. 쿠싱병의 치료로는 크게 수술적 치료, 약물 치료, 방사선 치료로 분류된다.

경접형동 수술은 쿠싱병 환자에게서 일차적으로 권고되는 치료로, 미세선종은 65~90%의 완치율을 보이나 거대 선종은 65% 이하의 완치율을 보인다. 재발률은 10~20%로 높게 보고되고 있다. 좋은 예후 인자는 MRI상 미세선종이 보이는 경우, 주변 조직 침범이 없는 경우, 병리 조직상에서 ACTH분비선종이 확인된 경우, 수술 후 낮은 혈청 코티솔 농도, 수술 후 부신저하증 기간이 긴 경우로 알려져 있다. 수술이 성공적인 경우 혈중 코티솔 농도는 급격히 감소하여 시상하부와 뇌하수체에서 CRH와 ACTH 분비기능이 회복되는 데 시간이 걸려서 처음 수개월 동안 부신저하증으로 글루코코티코이드로 보충요법이 필요하며 이는 1~1년 6개월 정도 걸린다.

수술로 완치되지 못한 경우에는 반복 수술, 약물 치료, 방사선 치료, 양측 부신절제술을 시행해볼 수 있다. 방사선

483

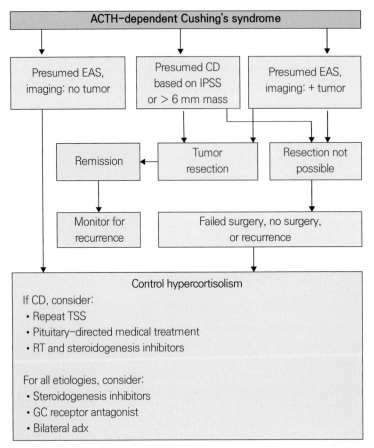

■ 그림 2-4. **쿠싱병의 치료 알고리즘.**
EAS, ectopic Cushing's syndrome; CD, Cushing's disease; IPSS, inferior petrosal sinus sampling.

치료는 효과를 보이는 데에 2~5년이 소요되므로 이 기간 동안에는 약물치료로 고코티솔혈증 조절이 필요하다.

　약물치료는 부신, 뇌하수체 선종, 글루코코티코이드 수용체에 작용하는 분류로 나눌 수 있다(표 2-3). 부신에 작용하는 약제로는 케토코나졸(ketoconazole), 미토탄(mitotane), 메티라폰(metyrapone), 에토미데이트(etomidate)가 있다. 케토코나졸은 코티솔 합성의 다양한 단계를 억제하여 약 50%의 환자에서 코티솔 농도를 정상화한다. 하지만 2013년 간독성이 보고되어 미국에서 생산이 중단되었고 국내에서도 현재는 희귀의약품센터를 통해 구입할 수 있다. 미토탄은 코티솔 합성 억제뿐만 아니라 코티솔 대사를 촉진시켜 생체 이용가능한 스테로이드를 감소시킨다. 쿠싱병 환자에서 2~3개월 후 효과가 나타나서

57%의 환자에서 24시간 소변 유리 코티솔을 정상화시켰으나 소화기계, 신경계 부작용이 흔히 나타난다. 이 약 또한 국내에서는 희귀의약품센터를 통한 구입이 가능하다. 메티라폰은 코티솔 마지막 합성 효소인 11-β hydroxylase을 억제하는 약제로 70~76%의 환자에서 효과가 있다. 투약 2시간 내에 빠르게 작용하는 장점이 있으나, 음성 피드백 소실로 인한 ACTH 증가로 안드로겐, 알도스테론, 전구체 과다에 의한 부작용 소견을 보일 수 있으며 현재 국내에서는 사용이 불가하다. 에토미데이트는 마취제의 일종이나 코티솔 합성의 여러 단계를 억제하여 중환자에서 심한 고코티솔혈증의 급성기 치료로 쓰일 수 있다. 최근 개발된 osilodrostat 라는 약제도 11-β hydroxylase의 강력한 억제제로 현재 임상연구 진행 중이다.

뇌하수체 선종에 직접 작용하는 약제로는 카베르골린과 파시레오타이드가 있다. 카베르골린은 쿠싱병 환자의 70% 이상에서 도파민수용체를 발현하는 데에 근거한 약제로, 약 30%의 환자에서 고코티솔혈증의 정상화가 보고되었다. 파시레오타이드는 ACTH분비선종에 발현하는 소마토스타틴 수용체(특히 5형)에 작용하여 19%의 환자에서 코티솔이 정상화되었으나, 73%의 환자에서 혈당이 악화되었다.

미페프리스톤(mifepristone, RU-486)은 프로제스테론 수용체 갈항제이면서도 글루코코르티코이드 수용체 길항제로 작용하여 혈당 호전, 체중 감량, 삶의 질 호전을 보이나, ACTH와 코티솔을 모두 상승시키므로 적정 용량을 모니터링하기가 쉽지 않다. 현재 국내에서는 사용이 불가하다. 다른 방법이 모두 실패했을 때 양측 부신절제술을 시도할 수 있는데, 이는 고코티솔혈증은 즉각적으로 교정되나 영구적인 부신기저하증으로 초래하고 약 50%에서 넬슨증후군이 나타날 수 있다.

(4) 예후

쿠싱병 치료 후 심혈관계 위험, 혈액 과응고성, 골밀도, 정신과적 문제, 인지기능 장애와 같은 합병증은 부분적으로만 회복하고, 완치된 후 5년이 지나도 심혈관계 위험 위험은 정상인보다 높다. 합병증의 회복 정도는 고코티솔혈증에 노출된 기간과 반비례한다. 삶의 질도 관해 후 여전히 떨어져 있는데 이는 뇌하수체 저하증이 있는 환자에서 더 심하다.

4) 갑상선자극호르몬분비선종(TSH 분비선종)

TSH분비선종은 뇌하수체 선종의 1% 미만에서 나타나는 드문 선종으로 대부분 TSH의 증가와 함께 갑상선종, 갑상선항진증을 동반한다. 진단은 갑상선호르몬 상승 소견과 함께 TSH가 정상 혹은 상승되어 있는 경우 그레이브스병와 구분하여 진단할 수 있다. 갑상선호르몬저항증후군과 감별은 알파아단위/TSH 비율 증가, TRH 자극 검사에서 TSH 분비가 증가하지 않는 것으로 알 수 있다. 대부분의 TSH분비선종은 거대선종이고 약 25%에서 성장호르몬이나 프로락틴을 함께 분비한다. 항갑상선제로 갑상선 상태를 정상화시킨 후 경접형동 수술로 제거하는 것이 일차 치료이다. 수술로 완치되지 않은 경우는 소마토스타틴 유사체로 90% 이상 환자에서 갑상선호르몬 수치를 정상화시키고 40% 이상에서 종괴 크기 감소 효과를 보인다.

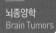

References

1. 김성연. 임상내분비학. 3판 ed. 서울: 고려의학; 2016.

2. Cho HY, Kim JH, Kim SW, et al. Different cut-off values of the insulin tolerance test, the high-dose short Synacthen test (250 mug) and the low-dose short Synacthen test (1 mug) in assessing central adrenal insufficiency. *Clin Endocrinol (Oxf).* 2014;81(1):77-84.

3. Fleseriu M, Bodach ME, Tumialan LM, et al. Congress of Neurological Surgeons Systematic Review and Evidence-Based Guideline for Pretreatment Endocrine Evaluation of Patients With Nonfunctioning Pituitary Adenomas. *Neurosurgery.* 2016;79(4):E527-529.

4. Fleseriu M, Hashim IA, Karavitaki N, et al. Hormonal Replacement in Hypopituitarism in Adults: An Endocrine Society Clinical Practice Guideline. *J Clin Endocrinol Metab.* 2016;101(11):3888-3921.

5. Freda PU, Beckers AM, Katznelson L, et al. Pituitary incidentaloma: an endocrine society clinical practice guideline. *J Clin Endocrinol Metab.* 2011;96(4):894-904.

6. Hong AR, Kim JH, Hong ES, et al. Limited Diagnostic Utility of Plasma Adrenocorticotropic Hormone for Differentiation between Adrenal Cushing Syndrome and Cushing Disease. *Endocrinol Metab (Seoul).* 2015;30(3):297-304.

7. Hong JW, Ku CR, Kim SH, Lee EJ. Characteristics of acromegaly in Korea with a literature review. *Endocrinol Metab (Seoul).* 2013;28(3):164-168.

8. Hur KY, Kim JH, Kim BJ, Kim MS, Lee EJ, Kim SW. Clinical Guidelines for the Diagnosis and Treatment of Cushing's Disease in Korea. *Endocrinol Metab (Seoul).* 2015;30(1):7-18.

9. Isidori AM, Venneri MA, Graziadio C, et al. Effect of once-daily, modified-release hydrocortisone versus standard glucocorticoid therapy on metabolism and innate immunity in patients with adrenal insufficiency (DREAM): a single-blind, randomised controlled trial. *Lancet Diabetes Endocrinol.* 2017.

10. Kageyama K, Oki Y, Sakihara S, Nigawara T, Terui K, Suda T. Evaluation of the diagnostic criteria for Cushing's disease in Japan. *Endocr J.* 2013;60(2):127-135.

11. Katznelson L, Laws ER, Jr., Melmed S, et al. Acromegaly: an endocrine society clinical practice guideline. *J Clin Endocrinol Metab.* 2014;99(11):3933-3951.

12. Khang AR, Ku EJ, Kim YA, et al. Sex differences in the prevalence of metabolic syndrome and its components in hypopituitary patients: comparison with an age- and sex-matched nationwide control group. *Pituitary.* 2016;19(6):573-581.

13. Kim EH, Oh MC, Chang JH, et al. Postoperative Gamma Knife Radiosurgery for Cavernous Sinus-Invading Growth Hormone-Secreting Pituitary Adenomas. *World Neurosurg.* 2017.

14. Kim JH, Hur KY, Lee JH, et al. Outcome of Endoscopic Transsphenoidal Surgery for Acromegaly. *World Neurosurg.* 2017;104:272-278.

15. Kim JH, Shin CS, Paek SH, Jung HW, Kim SW, Kim SY. Recurrence of Cushing's disease after primary transsphenoidal surgery in a university hospital in Korea. *Endocr J.* 2012;59(10):881-888.

16. Kim SY. Diagnosis and Treatment of Hypopituitarism. *Endocrinol Metab (Seoul).* 2015;30(4):443-455.

17. Kronenberg SMKPPRLH. *Williams Textbook of Endocrinology.* 13th ed: Elsevier; 2015.

18. Kwon O, Song YD, Kim SY, Lee EJ, Rare Disease Study Group S, Research Committee KES. Nationwide survey of acromegaly in South Korea. *Clin Endocrinol (Oxf).* 2013;78(4):577-585.

19. Lacroix A, Gu F, Gallardo W, et al. Efficacy and safety of once-monthly pasireotide in Cushing's disease: a 12 month clinical trial. *Lancet Diabetes Endocrinol.*

2018;6(1):17-26.

20. Melmed S, Casanueva FF, Hoffman AR, et al. Diagnosis and treatment of hyperprolactinemia: an Endocrine Society clinical practice guideline. *J Clin Endocrinol Metab.* 2011;96(2):273-288.

21. Molitch ME. Diagnosis and Treatment of Pituitary Adenomas: A Review. *JAMA.* 2017;317(5):516-524.

22. Nieman LK, Biller BM, Findling JW, et al. Treatment of Cushing's Syndrome: An Endocrine Society Clinical Practice Guideline. *J Clin Endocrinol Metab.* 2015;100(8):2807-2831.

23. Nieman LK, Biller BM, Findling JW, et al. The diagnosis of Cushing's syndrome: an Endocrine Society Clinical Practice Guideline. *J Clin Endocrinol Metab.* 2008;93(5):1526-1540.

24. Park SH, Ku CR, Moon JH, Kim EH, Kim SH, Lee EJ. Age- and Sex-Specific Differences as Predictors of Surgical Remission among Patients with Acromegaly. *J Clin Endocrinol Metab.* 2017.

25. Shin MS, Yu JH, Choi JH, et al. Long-term changes in serum IGF-1 levels after successful surgical treatment of growth hormone-secreting pituitary adenoma. *Neurosurgery.* 2013;73(3):473-479; quiz 479.

26. Young Lee S, Hee Kim J, Hyun Lee J, et al. The efficacy of medical treatment in patients with acromegaly in clinical practice. *Endocr J.* 2017.

CHAPTER 03

두개인두종

김창진
울산대학교 신경외과

1. 서론

두개인두종(머리인두종)은 주로 안장 상방에 발생하는 드문 양성 종양으로, 발생률은 10만 명당 0.1명 정도이다. 이 종양은 두개강 내 전체 종양의 약 2~4%를 차지하며, 소아 및 성인의 특정 나이군에서 많이 발생한다. 소아에서는 5세에서 14세 사이에 많이 발생하며, 성인에서는 50세에서 70세 사이에 많이 발생한다. 성인에서 두개인두종의 발생률의 남녀 차이는 없다고 알려져 있으나, 일부 연구에서 남자에서 여자보다 발생률이 높은 것으로 보고하였다.

두개인두종은 축외종양으로, 뇌하수체 주머니(Rathke's pouch) 잔여물인 치원성조직(odontogenic rest)과, 볼점막 조직(buccal mucosa rest)에서 발생하는 것으로 알려져 있고, 병리학적으로는 사기질(adamantinomatous) 및 유두형 (papillary) 두 가지 조직형이 있다.

두개인두종은 WHO 분류 1단계로 병리학적으로는 양성 종양이지만, 시각 경로(optic pathway), 뇌하수체(pituitary gland), 시상하부(hypothalamus) 등과 연관된 발생 위치라는 점, 비교적 높은 재발률을 보인다는 사실, 종양 자체 또는 치료 후 발생할 수 있는 심각한 신경학적, 내분비학적 합병증으로 인해 임상적으로 악성의 경과를 보이는 경우가 많아서 치료 전략 수립에 주의가 필요하다.

2. 임상증상

두개인두종은 비교적 천천히 성장하는 양성 종양으로, 증상발현에서 종양의 진단까지는 평균 1년에서 2년 정도 소요된다.

성인에서는 시력 및 시야장애로 발현하는 경우가 가장 흔하다. 시상하부에 영향을 주어 식욕 저하나 식욕 항진, 항이뇨 호르몬 과다분비 증후군(SIADH, syndrome of inappropriate secretion of antidiuretic hormone), 중추성 요붕증(central diabetes insipidus), 감정기복의 발생, 과다수면, 의식의 장애 및 무감동(apathy) 등이 발생할 수 있다. 또한 시상하부-뇌하수체 축(hypothalamic-pituitary axis)에 영향을 주어 내분비 기능의 장애를 일으킬 수 있다. 내분비 기능 장애는 성인에서 보다 소아에서 주로 발생한다. 소아에서는 주로 저 성장 혹은 성조숙증 등을 일으키며, 성인에서는 성선 기능저하증이 주로 일어난다. 종양이 성장함에 따라 제3뇌실을 압박하여 뇌척수액의 흐름을 차단시켜 수두증이 발생할 수 있으며, 이로 인해 두통, 구역 및 구토, 의식의 저하 등의 뇌압 상승 증상이 나타날 수 있다. 시야 및 후각 환각 증상이 동반되는 경우가 있으며, 경련 및 치매도 동반될 수 있다. 운동 위약의 경우는 10% 미만의 환자에서 관찰된다. 일부 환자에서는 증상 발현 없이 우연히 발견되기도 한다.

3. 병리학적 소견

두개인두종은 뇌하수체 주머니(Rathke's pouch)의 배아 상피 잔여조직(embryonic remnant of epithelial nest)에서 발생한다. 뇌하수체 주머니 잔여조직은 안장부위(sellar turcica)부터, 뇌하수체줄기(pituitary stalk), 시상하부 및 제3뇌실의 바닥까지 존재한다. 이로 인해 두개인두종은 주로 안장 주변부(parasellar area) 및 안장 상방(suprasellar area)에 발생하게 되나, 드물지만 비인두(nasopharynx) 및 소뇌-교각(cerebellopontine angle) 또는 부비동(paranasal sinus)에서도 발생할 수 있다. 두개인두종은 사기질형(또는 에나멜상피형; adamantinomatous) 및 유두형(papillary) 두 가지 조직형을 보인다. 사기질형(adamantinomatous) 두개인두종은 전 연령에서 발생하며, 낭종이 동반되는 경우가 많고, 유두형(papillary)은 주로 성인에서 관찰되며 대부분 고형 종양의 형태로 발현한다.

사기질형(adamantinomatous)은 치원성 종양(odonto-genic tumor)의 상피세포와 비슷하며, 육안적으로는 소엽형성 모양을 보인다. 내부에 짙은 황녹색 액을 포함하기도 하며, 지방 및 콜레스테롤 결정을 관찰할 수 있다. 광학 현미경하에서는 원주상피세포(columnar epithelial cell)가 바깥쪽으로 울타리를 형성하는 소엽형 상피를 관찰할 수 있고, 케라틴 및 석회화가 흔히 동반된다.

유두형은 주로 고형 종양의 형태를 보인다. 편평 상피세포(squamous epithelial cell)의 시트(sheet)를 관찰할 수 있다. 내부에 섬유혈관 중심부가 있고, 그 위로 편평 상피세포가 덮고 있는 잎사귀형의 유두를 관찰할 수 있다. 사기질형과 달리 낭종을 동반하는 경우는 많지 않으며, 케라틴 및 석회화가 있는 경우도 드물다(그림 3-1). 병리학적으로 두 가지 조직형을 구분하긴 하나, 두 조직형 모두 WHO분류 1단계로 임상적으로 예후의 차이는 없다.

조직학적으로는 유표피낭종(epidermoid cyst) 및 표피낭종(dermoid cyst)과 구분하여야 하며, 유표피낭종 및 표피낭종의 경우에는 석회화가 흔하지 않으며, 각질유리질 과

사기질형
(Adamantinomatous)

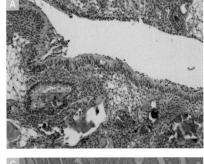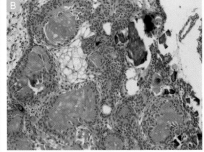

유두형
(Papillary)

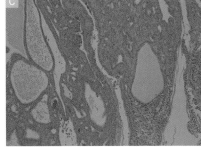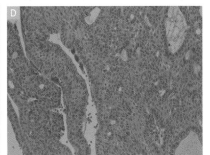

■ 그림 3-1. **두개인두종의 조직학적 소견.**
A, B. 사기질형 두개인두종: 원주 상피세포가 형성하는 소엽형 상피와 케라틴을 관찰할 수 있다. **C, D.** 유두형 두개인두종: 분화가 좋은 편평 상피를 관찰할 수 있고, 사기질형과 달리 내부에 케라틴 성분이 관찰되지 않는다. **A, C, D:** Hematoxylin-eosin 염색, x100, **B:** Hematoxylin-eosin 염색, ×40.

립(keratohyaline granule) 및 표피세포의 표면 성숙이 관찰된다.

두개 인두종은 흔히 싸이토케라틴(cytokeratin) 항체(CK7)에 양성 소견을 나타내며, 종종 epithelial membrane antigen (EMA), 암종배아항원(CEA)에 양성 소견을 보이기도 한다. 사기질 형은 β-catenin에 양성 소견을 보이기도 하나 유두형은 그렇지 않다.

조직학적으로 악성 두개인두종도 있을 수 있으며, 양성 두개인두종의 재발 병변에서 기인하거나 방사선 치료를 받은 경우 발생한다. 드물지만 일차성 악성 두개인두종도 있다.

4. 영상의학적 진단

두부 영상검사는 두부 X선 검사(X-ray), 두부 전산화 단층촬영 검사(CT), 두부 자기공명 영상검사(MRI)를 포함한다. 두부 X선 검사에서는 석회화를 관찰할 수 있으나, 진단

적 검사로서는 부족하다. 두부 CT에서는 90% 이상에서 보이는 석회화 병변을 잘 관찰할 수 있고, 두개 기저부 뼈와 종양의 위치 관계 등을 확인하기에 용이하다.

종양의 위치 및 병변 부위를 가장 잘 확인할 수 있는 영상검사는 두부 MRI이다. 종양에 동반된 출혈 및 석회화, 케라틴, 콜레스테롤 결정 등을 확인할 수 있으며, 고형종양 부분은 T1강조영상에서 주로 저신호 및 동신호 강도로 관찰되며, T2 강조 영상에서는 고신호 강도로 관찰되는 경우가 많다. 일반적으로 두개인두종은 조영증강 T1 강조 영상에서 조영증강이 잘 된다. 일부 단백질, 콜레스테롤, 출혈에서의 메트헤모글로빈(methemoglobin)의 영향으로 T1 강조영상에서 고신호 강도, T2강조영상에서 저신호 강도로 보이는 경우가 있다. 또한 종양에 의한 시신경의 전위, 종양과 뇌하수체, 시상하부와의 관계를 확인하기에 가장 효과적인 영상검사이다. 종양 주변의 혈관 구조를 확인하기 위해서는 MR 혈관조영술(angiography), CT 혈관조영술을 촬영하여 확인할 수 있으며, 침습적 도자 혈관조영술

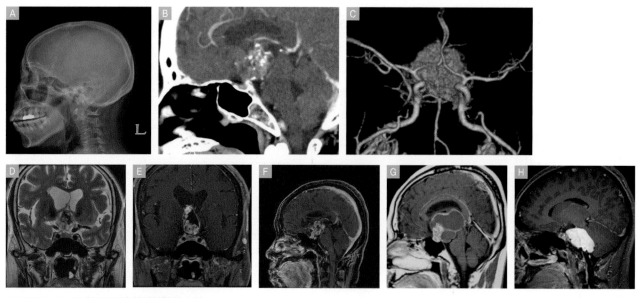

■ 그림 3-2. 두개인두종의 영상의학적 소견.
A. 두부 X선 검사에서 안장 상방의 미세한 석회화 소견을 볼 수 있다. B. 두부 CT에서는 석회화 및 두개 기저부 뼈와 종양의 위치관계를 X선 검사에 비해 더 잘 관찰할 수 있다. C. CT 혈관조영술을 시행하여 수술 전 종양과 혈관의 관계를 확인할 수 있다. D, E, F, G, H. 두부 MRI영상에서는 종양의 범위, 종양과 주변신경혈관 구조와의 관계를 가장 자세히 확인할 수 있다. 두개인두종은 MRI 영상에서 다양한 신호강도를 보인다. 조영증강도 다양한 양상으로 관찰되며 내부에 출혈, 액 등이 있는 경우 구별이 가능하다.

(invasive catheter angiography)를 시행하는 경우도 있다 (그림 3-2).

두개인두종과 감별해야 할 안장부위 종양으로는 라트케열낭(Rathke's cleft cyst), 뇌하수체선종(pituitary adenoma), 표피/유표피낭종(epidermoid/dermoid cyst) 등이 있다. 감별점으로는, 라트케열낭의 경우에는 고형 종양 부분이 없고, 낭종의 형태만 가진다. 또한 낭종벽이 조영증강이 되지 않으며, 대부분 석회화가 없다. 뇌하수체 선종의 경우 석회화가 드물고, 주로 안장 내부에 그 중심부가 있고 안장이 확대되는 경우가 많다. 표피/유표피낭종의 경우 낭종의 벽이 조영증강이 되는 경우가 드물고, 확산 강조 MR 영상(diffusion weighted MR imaging)에서, 확산제한 (diffusion restriction)이 보인다.

5. 치료

두개인두종의 치료 방법은 크게 미세수술적 치료, 방사선수술(radiosurgery), 방사선치료(radiation therapy), 낭종 내 치료 네 가지로 나눌 수 있다. 두개인두종 치료에서 일차적인 목표는 종양의 완전 절제이다. 종양의 완전 절제는 완치의 유일한 방법이다. 그러나 잔여 종양이 있거나 재발한 경우에는 수술적 치료에 추가하여, 정위적 방사선 수술 (stereotactic radiosurgery) 또는 방사선 치료(conventional radiation therapy)를 고려할 수 있다. 주로 낭종 부분을 가진 두개인두종에서, 수술적 절제가 여러가지 이유로 어려운 경우에는 낭종 내 치료를 고려할 수 있다.

1) 수술적 치료

미세수술방법의 발전 및 수술이 수반하는 내분비학적 결손 등에 대한 치료가 발달했지만, 두개 인두종의 수술적 치료는 여전히 쉽지 않다. 개두술을 통한 미세수술방법 (transcranial approach)이 치료의 근간을 이루고 있으며, 최근에는 내시경적 비강내 접근법(endoscopic endonasal approach)의 발달로, 최소 접근 수술법에 대한 관심도가

매우 증가되고 있다. 두개인두종의 치료 원칙은 종양의 완전 절제이며, 완전 절제는 두개인두종의 유일한 치유 방법이다. 또한 종양의 완전 절제는 종양학적 및 기능적으로 좋은 예후를 보인다. 최근에 불완전 절제 후 추가적인 방사선 치료를 시도하는 것이 종양의 완전 절제만큼 국소 조절에 효과가 있다는 보고도 있다. 종양의 크기와 위치에 따라 다양한 수술적 접근법을 사용할 수 있으며, 종양의 크기, 안장 주변 구조물과 종양의 위치 관계 및 술자의 선호도에 따라 개별적으로 결정할 수 있다(그림 3-3).

수술적 완전 절제의 성공 여부는 해부학적으로는 종양의 크기, 종양의 범위가 중요하다. 젊은 성인의 경우에는 보다 적극적으로 완전 절제를 시도하는 것이 좋다. 그러나 고령의 환자에서는, 전신상태, 동반 질환 등으로 인해 수술적 위험성이 큰 경우가 있다. 이런 경우 완전 절제를 시도하는 것 보다는 좀 더 보존적으로 수술을 시행하고, 추가적인 정위적 방사선수술(stereotactic radiosurgery)이나 방사선 보조요법(radiation therapy) 등으로 종양을 조절하는 것을 고려할 수 있다. 낭종 부분이 큰 경우에는 내시경적 경뇌실 접근법(endoscopic transventricular approach)

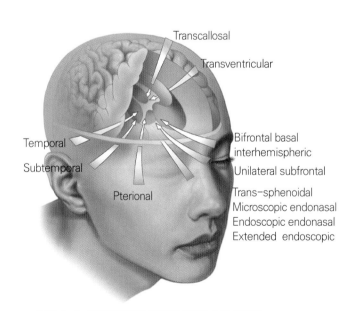

■ 그림 3-3. **두개인두종의 다양한 미세수술적 접근법.**
종양의 크기, 위치, 범위, 주변 신경혈관 구조와의 관계, 술자의 선호도 등을 고려하여 다양한 수술 방법을 선택할 수 있다.

을 통하여 낭종을 흡인하고, 창을 내주어 치료를 하는 것도
방법이 될 수 있으며, 낭종 내에 오마야 리저버(Ommaya
reservoir) 등을 삽입하여 주기적으로 낭종액을 흡인하여
치료하기도 한다.

(1) 경두개강 접근법(transcranial approach)

두개인두종의 수술적 치료가 어려운 이유는 종양이 발
생하는 부위에 중요한 신경 혈관 구조가 위치하기 때문이
다. 두개인두종의 성장 양상은 매우 다양하다(그림 3-4). 이
러한 다양한 성장 양상으로 인해 종양이 주변 구조물과 다
양한 관계를 형성할 수 있다. 종양이 제3뇌실 바닥과 복잡
한 관계를 이루고 있는 경우에는 박리 시에 시상하부에 손
상을 줄 수 가능성이 높다. 때로는 뇌조직 안으로 자라나는
경우도 있는데, 이 경우 수술적 치료에 어려운 요소로 작용
한다.

주로 사용되는 접근법으로는 관자놀이 접근법(pterional
approach), 일측 또는 양측 이마밑 접근법(unilateral lateral

subfrontal or bilateral subfrontal approach), 양측 전두
부-기저 반구간접근법(bifrontal basal interhemispheric
approach), 양측 전두부-반구간 뇌량하 접근법(bifrontal
interhemispheric subcallosal approach), 측두하 접근법
(subtemporal approach), 경뇌량 접근법(transcallosal
approach), 경추체접근법(transpetrosal approach) 등
이 있다. 종양의 모양 및 위치를 고려하여 두개저 접근
법으로, 변형된 관자놀이 접근법인 안와-전두부 접근법
(orbitocranial approach) 또는 안와관골 접근법(cranio-
orbito-zygomatic approach)을 사용할 수 있다.

관자놀이 접근법(pterional approach)의 경우 안장주위
부위까지의 거리가 가깝지만, 일측성 접근이며, 동측의 시
신경의 아랫부분을 확인하기 어려운 단점이 있다. 전두하
접근법(unilateral or bilateral subfrontal approach)의 경우
시신경 및 시신경 교차를 잘 관찰할 수 있으나, 제3뇌실 내
의 종양의 경우 관찰이 어려우며, 시신경교차의 아래쪽 부
분을 관찰하기가 어렵다(그림 3-5). 전두하 접근법에서 필

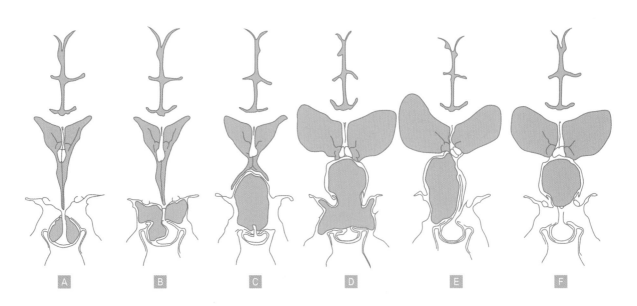

■ **그림 3-4. 두개인두종의 다양한 성장.**
두개인두종은 다양한 성장패턴을 가지고 있다. **A.** 순수 안장내-안장가로막하 종양(purely intrasellar-infradiaphragmatic) **B.** 안장내-안장
위, 안장가로막 하-안장가로막 상부 종양(intra-and suprasellar, infra-and supradiaphragmatic **C.** 안장가로막상방-시신경교차주변-뇌실
외 종양(supradiaphragmatic, parachiasmatic, extraventricular) **D.** 뇌실내-뇌실 외 종양(intra-and extraventricular) **E.** 제3뇌실주변종양
(paraventricular) **F.** 순수 뇌실내 종양(purely intraventricular)

요 시 터미날층 접근법(trans-lamina terminalis approach) 을 추가할 수 있다. 관자놀이 접근법 및 전두하 접근법에 서, 중요 신경 혈관 구조물 사이의 통로를 이용하여 종양을 제거한다. (1) 시신경교차밑 통로(subchiasmatic corridor): 양측 시신경 사이의 공간으로 접근하는 통로이다. (2) 내경 동맥-시신경 삼각 통로(optico-carotid triangle corridor): 내 경동맥과 시신경 및 시신경 사이의 공간으로 접근하는 통 로이다. 시신경교차가 종양에 의해 앞쪽으로 밀려 있는 경 우, 시신경이 상대적으로 짧은 경우에 사용한다. (3) 내경 동맥 외측 통로(corridor lateral to the carotid artery): 실비 우스열(sylvian fissure)의 거미막(arachnoid)를 내측까지 열고, 측두엽의 앞부분을 전위시키면, 내경동맥의 외측 통 로를 이용하여 종양의 외측으로 접근할 수 있다(그림 3-5). 아주 좁은 통로를 이용하여 시행하는 수술이기 때문에 수 술의 난이도가 높으며, 주변의 중요 신경 혈관 구조물에 손 상을 주지 않도록 주의해야 한다.

터미날층 접근법(trans-lamina terminalis approach)을 추

가하면, 제3뇌실 앞쪽을 관찰할 수 있고, 안장 뒷부분으로 자란 종양을 제거할 수 있다. 제3뇌실 내의 맥락총(choroid plexus) 및 내대뇌정맥(internal cerebral vein) 으로부터 종 양을 박리해야 할 경우에 유용하다. 그러나 종양 바깥쪽의 위치관계를 확인하기 어려워 시상하부에 손상을 줄 수 있 는 위험성이 있다.

안와-전두부 접근법(orbitocranial approach)의 경우, 관 자놀이 접근법 및 전두하 접근법의 장점을 모두 가지고 있 으며, 수술 시 좀 더 상방으로 위치한 병변에 대한 접근이 용이하다. 그러나 넓은 부위 및 안와 부위의 개두술로 인한 수술적 위험성이 있으며, 이 접근법 역시 시신경 아래쪽 병 변을 관찰하기가 어렵다.

양측 전두부-반구간 뇌량하 접근법(bifrontal interhemis- pheric subcallosal approach)의 경우, 안장 상방 및 후방으 로 많이 자란 종양을 제거하기에 용이하다. 전대뇌동맥 A1 분절 및 A2분절 사이로 종양을 제거하며, 필요 시 전교통 동맥을 분리하면 보다 넓은 공간을 확보할 수 있다. 그러나

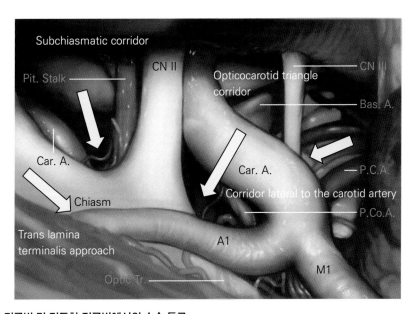

■ 그림 3-5. **관자놀이 접근법 및 전두하 접근법에서의 수술 통로.**
중요 신경 혈관 구조물 사이의 통로를 이용하여 종양을 제거할 수 있다. 시신경교차밑 통로(subchiasmatic corridor): 양측 시신경 사이의 공간으 로 접근하는 통로이다. 내경동맥-시신경 삼각 통로(optico-carotid triangle corridor): 내경동맥과 시신경 및 시신경 사이의 공간으로 접근하는 통로이다. 시신경교차가 종양에 의해 앞쪽으로 밀려 있는 경우, 시신경이 상대적으로 짧은 경우에 사용한다. 내경동맥 외측 통로(corridor lateral to the carotid artery): 실비우스열(sylvian fissure)의 거미막(arachnoid)를 내측까지 열고, 측두엽의 앞부분을 전위시키면, 내경동맥의 외측 통 로를 이용하여 종양의 외측으로 접근이 가능하다.

변형 관자놀이
접근법-
외측 이마 및 접근법

양측전두부 기저
반구간 접근법

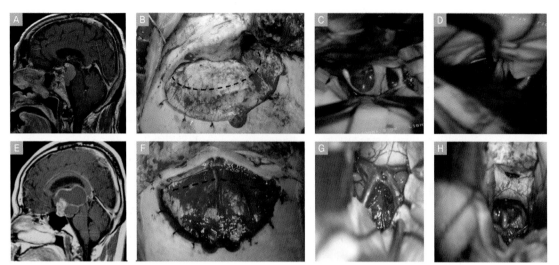

■ 그림 3-6. **대표적인 경두개강 접근법에서의 수술 시야.**
대표적인 경두개강 접근법인 관자놀이 접근법 및 양측전두부 기저 반구간 접근법의 수술 사진이다. **A, B, C, D.** 우측 관자놀이 접근법을 시행하였으며, 종양이 시신경을 상방으로 압박하고 있으며, 내경동맥을 바깥쪽으로 전위시켰다. 시신경 사이 공간 및 내경동맥-시신경 삼각을 통하여 종양을 완전 절제하였다. 뇌하수체줄기부분도 성공적으로 박리하였다. **E, F, G, H.** 종양의 범위가 안장상방 및 안장 뒤쪽으로 큰 경우이다. 양측 전두부 기저 반구간 접근법을 사용하여 접근하였다. 두개 기저부에서 시신경 및 시신경 교차 뒤쪽, 전대뇌동맥 뒤쪽의 종양을 관찰할 수 있다. 필요 시 전교통동맥을 결찰하여 분리한 후 그 사이 공간으로 접근할 수도 있다. 종양 절제 후 후방으로 후두와 구조물 및 기저동맥을 관찰할 수 있다.

시신경 하부 병변을 확인하기 어렵다는 단점이 있으며,

경뇌량 접근법(transcallosal approach) 의 경우, 제3뇌실 내부로 자란 종양을 확인하고 제거하기에 좋다. 하지만 뇌량 절제(callosotomy)에 수반되는 위험성, 뇌궁(fornix)의 손상 가능성이 있으며, 이 접근법의 경우 시신경 하부 병변을 확인하기 어렵다.

수술 시 시상하부에 혈액을 공급하는 관통 동맥이 손상되지 않도록 주의해야 한다. 뇌하수체줄기(pituitary stalk)과 종양이 박리가 잘 되는 경우 뇌하수체줄기를 보존하면 일부 기능이 보존되어 수술 후 추가적인 호르몬 보충이 필요 없을 수 있다. 저자의 경우 종양이 뇌하수체줄기와 박리가 잘 되지 않는 경우에는 종양을 남겨두는 것보다는 뇌하수체줄기를 절제하고 종양을 완전 절제하여 추후 재발의 위험을 줄이는 방향으로 치료한다.

(2) 경접형동 접근법(transsphenoidal approach)

최근에 미세현미경적 수술 외에도, 내시경의 발달로 인해 내시경적 비강내 접근(endoscopic endonasal approach)을 이용한 경접형동 접근법에 대한 관심도가 증가하고 있다. 내시경적 비강내 접근법을 통한 경접형동 접근법은 크기가 작으며 안장내에 위치하는 두개 인두종(purely intrasellar-infradiaphragmatic)의 경우 좋은 적응증이 될 수 있으며, 완전 절제가 가능한 경우가 60~90%까지 보고되고 있다. 최근 발표된 비교적 대규모 연구에 따르면 수술에 따른 사망률은 1.9%였으며, 이환율은 4~14% 정도로 보고되었다. 최근에는 내시경을 이용한 비강내 접근법에 대한 친숙도 증가, 기구의 발전, 술자의 숙련도 상승에 따라 확장된 내시경적 비강내 접근법(Extended endoscopic endonasal approach)을 통해 안장 상방에 위치한 병변도 치료하여, 내시경적 경접형동 접근법의 수술 적응증이 점차 확대되고 있다.

(3) 수술적 치료의 결과

영상의학적으로 두개인두종의 완전 절제 비율은 보고자마다 다르지만 대략 60~100%까지 보고하고 있다. 완전 절제를 시행한 경우, 추가적인 치료는 필요 없다. 두개인두종의 재발률은 완전 절제 후 0%~20% 정도로 알려져 있으며, 대부분의 재발은 수술 후 2년에서 3년 사이에 많이 발생한다. 수술과 관련된 사망률은 최근 0~4%까지 보고된다. 술자의 수술에 대한 경험과 숙련도가 완전 절제 비율, 수술 후 합병증 발생과 긴밀한 관련이 있다. 종양의 크기, 수술 전 신경학적 결손의 정도, 수두증이 수술 후 합병증 발생에 영향을 준다.

수술 후 내분비 장애는 흔히 발생하며 시상하부(hypo-thalamus) 손상 및 뇌 하수체줄기(pituitary stalk) 손상과 관련이 있다. 수술 중 양측 시상하부를 조작하는 경우에 내분비 장애가 더 심각하게 발생한다. 수술 후 호르몬 보충이 필요한 경우가 약 80%까지 이른다. 필요 시 수술 후 부신피질호르몬 및 갑상선호르몬을 보충하여야 한다. 수술 후 요붕증(diabetes insipidus)은 거의 대부분에서 발생한다. 혈중 전해질 수치 검사를 시행하고, 수액 조절을 통하여 저나트륨혈증(hyponatremia) 및 고나트륨혈증(hypernatremia)의 발생을 피해야 한다. 영구적으로 요붕증이 발생하는 경우도 75%에 이른다. 두개인두종의 경우 요붕증이 발생하고, 시상하부 손상으로 인해 갈증을 느끼지 못해 심각한 고나트륨혈증 발생의 위험이 있으므로 주의 깊은 관찰이 필요하다. 장기간 관찰에서 체중의 증가도 문제가 될 수 있다. 양측 시상하부 손상이 있는 경우에, 렙틴(leptin)에 대한 감수성이 감소한다. 이로 인해 되먹임 기전에 영향을 주어 식욕조절에 문제가 발생하여 체중증가를 일으킨다.

종양의 완전 절제는 시력 및 시야의 회복에도 좋은 결과를 보인다. 시력 및 시야의 결손은 두개인두종 수술 전 약 20%에서 관찰되며, 시력 및 시야는 수술 후 첫 1개월에 가장 큰 회복을 보인다.

저자의 경우 1994년부터 2012년까지 82례의 성인 두개인두종 환자를 치료하여 보고하였다. 96.3%의 환자를 경두개강 접근법으로 치료하였으며, 일측 바깥쪽 전두하 접근법(unilateral lateral subfrontal approach)을 가장 선호하였다. 86.6%(71명)의 환자에서 육안적 완전 절제(gross total resection)을 시행하였다. 불완전 절제술을 시행한 11명의 환자 중 9명은 추가적 치료 없이 관찰하였고, 1명은 정위적

방사선 수술, 나머지 1명은 방사선 치료를 시행하였다. 수술과 관련된 사망률은 2.4%, 이환율은 22.5%였고, 만성 경막하 출혈, 뇌수막염, 수두증 등이 발생하였다. 평균 46개월(15개월~169개월)의 관찰 기간 동안 12.2%(10명)에서 재발이 발생하였고, 완전 절제 시 재발률은 9.9%, 아전절제 시 재발률은 30%였다. 재발까지 걸린 시간은 4개월에서 105개월이었다. 재발한 10명의 환자 중 8명은 재수술을 받았고, 1명은 정위적 방사선 수술을 받았다. 수술 후 81.7%의 환자에서 새로이 뇌하수체 전엽 호르몬 결핍증이 발생하였고, 요붕증은 78.6%에서 발생하였다. 수술 후 56.4%의 환자에서 시력 및 시야 호전을 보였으며, 27.3%에서 악화 소견을 보였다. 40.9%의 환자에서 수술 후 섭식 장애 등 시상하부 기능이상 소견을 보였다. 시력 및 시야장애, 호르몬 분비기능이상, 시상하부 기능이상 발생률은 완전 절제 및 아전절제 사이에 차이를 보이지 않았다.

저자의 경험에 비추어 볼 때 시력 및 시야, 호르몬 기능적 결과의 차이가 완전 절제 및 아전 절제 사이에 없으며, 불완전 절제는 높은 재발률을 보이고, 재수술은 높은 사망률과 이환율을 보일 수 있기 때문에 최초 수술 시 철저한 준비로 완전 절제를 시도하는 것이 두개인두종 환자의 치료에서 매우 중요하다.

2) 정위적 방사선수술(stereotactic radiosurgery)

최근에는 고식적 방사선 치료보다는 정위적 방사선수술이 두개인두종의 보조치료로 많이 사용된다. 정위적 방사선 수술은 크기가 3 cm 미만의 작은 종양에서 적합하다. 감마나이프 방사선수술(gamma-knife radiosurgery, GKRS)이 가장 대표적으로 사용되는 방법이다.

아직 정위적 방사선수술에서 방사선 조사 세기에 대한 의견의 일치는 없지만 많은 기관에서 주변부 용량(marginal dose) 12 Gy를 조사한다. GKRS 치료에서 용량에 제한이 생기는 이유는 당연히 시신경 때문이다. 시신경에는 일반적으로 8 Gy 이하가 조사되어야 방사선 시신경 병증의 발생을 막을 수 있다.

방사선수술 후 종양의 조절률은 75% 정도로 알려져 있다. 고형 종양의 경우 조절률이 90%에 이르며, 낭종과 동반된 경우 60% 이하로 조절률이 낮아진다. 방사선수술 후 이환율은 4% 정도이며 사망률은 0.5% 정도로 보고된다. 방사선수술 후 주된 합병증은 시신경병증 및 내분비기능 이상이다. 가장 흔한 내분비 기능이상은 중추성 요붕증이다. 사이버나이프 방사선수술(Cyber-knife radiosurgery)에 대한 결과도 보고되어 있는데, 종양의 국소조절 비율은 85%에서 91%까지 보고되고 있다.

3) 방사선 치료(radiation therapy)

두개인두종은 비교적 방사선 치료에 효과가 좋은 종양이다. 수술적 완전 절제가 물론 일차적인 치료법이지만, 조직검사만 시행한 경우, 불완전 절제 후 잔여종양, 낭종 흡인 후 상태, 재발한 경우에 방사선 치료를 시행할 수 있다.

두개인두종을 불완전 절제한 경우 대략 30%의 높은 재발률을 보인다. 경우에 따라서는 50% 이상으로 보고한 경우도 있다. 그렇기 때문에 방사선 치료의 재발률 감소 효과를 기대하여 치료를 하게 된다. 재발한 두개인두종에서는 구조요법(salvage therapy)으로 사용될 수 있다. 방사선의 세기는 주로 54~60 Gy를 사용하나, 방사선 세기가 높을수록 방사선에 의한 시신경 병증의 발생률이 높아지기 때문에, 주로 54~55 Gy의 세기를 사용한다.

4) 낭종 내 치료(intracavitary treatment)

낭종성 종양으로 발현된 두개인두종의 경우 낭종 내 치료를 고려할 수 있다. 뇌 내시경을 이용하여 개창술을 시행 후 오마야 리저버(Ommaya reservoir)를 삽입하여 낭종액을 정기적으로 흡인할 수 있다. 낭종 내 방사성 동위원소를 주입하여 낭종내 방사선 치료를 시행할 수 있으며, Bleomycin이나 인터페론(interferon)을 직접 낭종 내로 주입하여 종양을 치료하는 방법도 있다.

6. 재발한 두개인두종 (recurrent craniopharyngioma)

재발한 두개인두종의 경우 그 치료에 대한 결정이 대단히 어렵다. 정기적 추적관찰 영상검사에서 발견되는 경우도 있으나, 새로이 발생한 증상으로 내원하여 발견되는 경우도 있다. 가장 흔한 증상 발현은 시력 및 시야 장애이다. 두통의 발생, 내분비 기능이상 및 경련으로 발현하기도 한다.

재발과 관련된 주된 인자는 수술적 절제 범위이다. 재발까지는 초기 치료방법에 따라 2년에서 8년까지 걸린다고 보고하고 있으나, 20년 이상 지나 재발하는 경우도 경험할 수 있다. 보조적인 방사선 치료가 재발률을 줄일 수 있다. 재발과 관련된 또 다른 인자는 종양의 크기가 큰 경우, 석회화가 많이 동반되어 있던 경우, 안장 상방으로 종양의 범위가 컸던 경우가 있다. 재발과 관련된 분자유전학적 연구에 대한 보고도 있다. 종양이 osteonectin을 발현하거나, Ki-67 index가 높은 경우, TP53, pituitary transforming gene (PITG-1)가 재발에 관련이 있다고 보고되었다. 국소 부위 재발이 대부분이나, 다른 부위에서 재발을 하는 경우도 있다.

아직까지 재발한 두개인두종에 대한 치료법은 정립된 바가 없다. 재수술, 보조적 방사선 치료, 방사선 수술 등이 치료 방법이 될 수 있으며, 어떤 한 가지 치료법이 아닌, 개별환자에 따라 종합적으로 치료법을 결정하고 시행해야 한다. 재수술이 가능한 경우, 재수술이 일차적으로 고려되어야 할 것이다. 이전에 방사선 치료를 받았을 경우 재수술 시 유착이 심하여 수술적 치료가 매우 어려울 수 있으며 주변부와 경계가 명확하지 않아 수술 중 주변 신경혈관 조직에 손상을 줄 가능성이 높아지고, 시상하부의 손상의 위험성도 커질 수 있다. 재발한 두개인두종의 경우 개두술을 통한 완전 절제 비율이 25% 미만으로 보고되며, 수술과 관련된 사망률 또한 11%에서 24%로 매우 높다. 재발두개인두종 수술 후 새로이 범뇌하수체저하증(panhypopituitarism)이 발생한 경우가 73.3%까지 보고된다. 재발 두개인두종의 수술적 치료는 매우 어려우며, 수술의 위험성 또한 매우 크다. 이렇기 때문에, 최초 수술시에 완전 절제를 시행하여, 재발을 감소시키는 것이 중요하다.

7. 결론

두개인두종은 양성종양이나, 특징적인 발생 위치로 인해 그 수술적 치료가 여전히 어렵다. 그러나 일차적인 치료는 수술적 치료이며, 불완전 절제할 경우 재발의 가능성이 높기 때문에 수술 전 면밀히 검토하여 수술적 치료 계획을 세우는 것이 중요하다. 재발한 경우 치료가 매우 어렵고, 신경학적, 내분비적 합병증이 악화되는 경우가 흔하기 때문에, 1차 수술 시에 재발하지 않도록 완전 제거를 시도하는 것이 가장 중요하다. 성공적인 수술적 절제는 기능적으로 좋은 결과를 낳게 된다. 완전 절제를 시행하더라도 재발의 가능성이 존재하기 때문에 장기간의 정기적 추적검사가 필요하다.

References

1. Banna M, Hoare RD, Stanley P, Till K. Craniopharyngioma in children. *J Pediatr.* 1973;83(5):781-785.

2. Bunin GR, Surawicz TS, Witman PA, Preston-Martin S, Davis F, Bruner JM. The descriptive epidemiology of craniopharyngioma. *J Neurosurg.* 1998;89(4):547-551.

3. Cavallo LM, Frank G, Cappabianca P, et al. The endoscopic endonasal approach for the management of craniopharyngiomas: a series of 103 patients. *J Neurosurg.* 2014;121(1):100-113.

4. Cavallo LM, Solari D, Esposito F, Villa A, Minniti G, Cappabianca P. The role of the endoscopic endonasal route in the management of craniopharyngiomas. *World Neurosurg.* 2014;82(6 Suppl):S32-40.

5. Chakrabarti I, Amar AP, Couldwell W, Weiss MH. Long-term neurological, visual, and endocrine outcomes following transnasal resection of craniopharyngioma. *J Neurosurg.* 2005;102(4):650-657.

6. DeVile CJ, Grant DB, Hayward RD, Stanhope R. Growth and endocrine sequelae of craniopharyngioma. *Arch Dis Child.* 1996;75(2):108-114.

7. Duff J, Meyer FB, Ilstrup DM, Laws ER, Jr., Schleck CD, Scheithauer BW. Long-term outcomes for surgically resected craniopharyngiomas. *Neurosurgery.* 2000;46(2):291-302; discussion 302-295.

8. Ebrahimi A, Honegger J, Schluesener H, Schittenhelm J. Osteonectin expression in surrounding stroma of craniopharyngiomas: association with recurrence rate and brain infiltration. *Int J Surg Pathol.* 2013;21(6):591-598.

9. Elliott RE, Hsieh K, Hochm T, Belitskaya-Levy I, Wisoff J, Wisoff JH. Efficacy and safety of radical resection of primary and recurrent craniopharyngiomas in 86 children. *J Neurosurg Pediatr.* 2010;5(1):30-48.

10. Fahlbusch R, Honegger J, Paulus W, Huk W, Buchfelder M. Surgical treatment of craniopharyngiomas: experience with 168 patients. *J Neurosurg.* 1999;90(2):237-250.

11. Fernandez-Miranda JC, Gardner PA, Snyderman CH, et al. Craniopharyngioma: a pathologic, clinical, and surgical review. *Head Neck.* 2012;34(7):1036-1044.

12. Gopalan R, Dassoulas K, Rainey J, Sherman JH, Sheehan JP. Evaluation of the role of Gamma Knife surgery in the treatment of craniopharyngiomas. *Neurosurg Focus.* 2008;24(5):E5.

13. Harrabi SB, Adeberg S, Welzel T, et al. Long term results after fractionated stereotactic radiotherapy (FSRT) in patients with craniopharyngioma: maximal tumor control with minimal side effects. *Radiat Oncol.* 2014;9:203.

14. Hoffman HJ, De Silva M, Humphreys RP, Drake JM, Smith ML, Blaser SI. Aggressive surgical management of craniopharyngiomas in children. *J Neurosurg.* 1992;76(1):47-52.

15. Iwata H, Tatewaki K, Inoue M, et al. Single and hypofractionated stereotactic radiotherapy with CyberKnife for craniopharyngioma. *J Neurooncol.* 2012;106(3):571-577.

16. Jane JA, Jr., Prevedello DM, Alden TD, Laws ER, Jr. The transsphenoidal resection of pediatric craniopharyngiomas: a case series. *J Neurosurg Pediatr.* 2010;5(1):49-60.

17. Kassam AB, Gardner PA, Snyderman CH, Carrau RL, Mintz AH, Prevedello DM. Expanded endonasal approach, a fully endoscopic transnasal approach for the resection of midline suprasellar craniopharyngiomas: a new classification based on the infundibulum. *J Neurosurg.* 2008;108(4):715-728.

18. Lee M, Kalani MY, Cheshier S, Gibbs IC, Adler JR, Chang SD. Radiation therapy and CyberKnife radiosurgery in the management of craniopharyngiomas. *Neurosurg Focus.* 2008;24(5):E4.

19. Liubinas SV, Munshey AS, Kaye AH. Management of recurrent craniopharyngioma. *J Clin Neurosci.* 2011;18(4):451-457.

20. Louis DN, Perry A, Reifenberger G, et al. The 2016 World Health Organization Classification of Tumors of the Central Nervous System: a summary. *Acta Neuropathol.* 2016;131(6):803-820.

21. KR, Grant DB. Endocrine function, morbidity, and mortality after surgery for craniopharyngioma. *Arch Dis Child.* 1982;57(11):837-841.

22. Maira G, Anile C, Rossi GF, Colosimo C. Surgical treatment of craniopharyngiomas: an evaluation of the transsphenoidal and pterional approaches. *Neurosurgery.* 1995;36(4):715-724.

23. Minniti G, Esposito V, Amichetti M, Enrici RM. The role of fractionated radiotherapy and radiosurgery in the management of patients with craniopharyngioma. *Neurosurg Rev.* 2009;32(2):125-132; discussion 132.

24. Ohmori K, Collins J, Fukushima T. Craniopharyngiomas in children. *Pediatr Neurosurg.* 2007;43(4):265-278.

25. Ostrom QT, Gittleman H, Fulop J, et al. CBTRUS Statistical Report: Primary Brain and Central Nervous System Tumors Diagnosed in the United States in 2008-2012. *Neuro Oncol.* 2015;17 Suppl 4:iv1-iv62.

26. Prieto R, Pascual JM, Subhi-Issa I, Jorquera M, Yus M, Martinez R. Predictive factors for craniopharyngioma recurrence: a systematic review and illustrative case report of a rapid recurrence. *World Neurosurg.* 2013; 79(5-6):733-749.

27. Rodriguez FJ, Scheithauer BW, Tsunoda S, Kovacs K, Vidal S, Piepgras DG. The spectrum of malignancy in craniopharyngioma. *Am J Surg Pathol.* 2007;31(7):1020-1028.

28. Roth C, Wilken B, Hanefeld F, Schroter W, Leonhardt U. Hyperphagia in children with craniopharyngioma is associated with hyperleptinaemia and a failure in the downregulation of appetite. *Eur J Endocrinol.* 1998; 138(1):89-91.

29. Schmidek HH, Quinınes-Hinojosa A. *Operative neurosurgical techniques : indications, methods, and results.* Philadelphia: Elsevier / Saunders; 2012.

30. Schoenfeld A, Pekmezci M, Barnes MJ, et al. The superiority of conservative resection and adjuvant radiation for craniopharyngiomas. *J Neurooncol.* 2012; 108(1):133-139.

31. Steno J, Bizik I, Steno A, Matejcik V. Recurrent craniopharyngiomas in children and adults: long-term recurrence rate and management. *Acta Neurochir (Wien).* 2014;156(1):113-122; discussion 122.

32. Tena-Suck ML, Ortiz-Plata A, Galan F, Sanchez A. Expression of epithelial cell adhesion molecule and pituitary tumor transforming gene in adamantinomatous craniopharyngioma and its correlation with recurrence of the tumor. *Ann Diagn Pathol.* 2009;13(2):82-88.

33. Tishler RB, Loeffler JS, Lunsford LD, et al. Tolerance of cranial nerves of the cavernous sinus to radiosurgery. *Int J Radiat Oncol Biol Phys.* 1993;27(2):215-221.

34. Tomita T, McLone DG. Radical resections of childhood craniopharyngiomas. *Pediatr Neurosurg.* 1993;19(1):6-14.

35. Turel MK, Tsermoulas G, Gonen L, et al. Management and outcome of recurrent adult craniopharyngiomas: an analysis of 42 cases with long-term follow-up. *Neurosurg Focus.* 2016;41(6):E11.

36. Williams RH, Melmed S, Polonsky KS, Larsen PR, Kronenberg HM. Williams Textbook of endocrinology. 2016.

37. Yasargil MG, Curcic M, Kis M, Siegenthaler G, Teddy PJ, Roth P. Total removal of craniopharyngiomas. Approaches and long-term results in 144 patients. *J Neurosurg.* 1990;73(1):3-11.

SECTION 05

악성뇌종양

뇌종양학 Brain Tumors

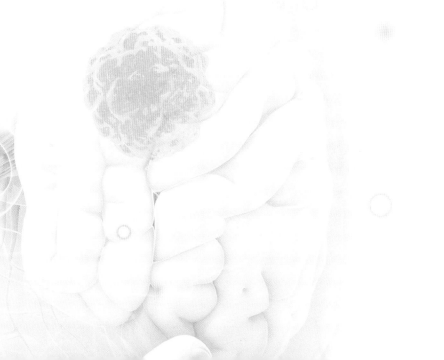

전이성 뇌종양

김세혁, 노태훈
아주대학교 신경외과

전이성 뇌종양은 두개강내 종양에서 가장 흔한 빈도로 나타나며, 10만 명당 약 7~14명이 발생하는 것으로 알려져 있다. 최근 진단 기법의 발달과 암 치료법의 발달로 인해 암환자의 생존기간이 늘어남에 따라, 전이성 뇌종양이 발생하는 빈도는 오히려 증가하고 있다.

전이성 뇌종양은 산발적으로 보고되고 있고, 작은 전이성 뇌종양은 보고되지 않는 경우가 많아 그 빈도를 완전히 파악하기는 어렵지만, 모든 암 환자 중 약 10%~35%에서 전이성 뇌종양이 발생하는 것으로 알려져 있다. 원발암에 따라 전이성 뇌종양이 발생하는 빈도가 다른데, 폐암의 경우 40%, 유방암의 경우 30%, 악성흑색종의 경우 75%에서 전이성 뇌종양이 발생한다. 표피성장인자수용체(epidermal growth factor receptor, EGFR) 변이가 있는 비소세포폐암(non-small cell lung cancer)이나 인간표피성장인자 2(human epidermal growth factor receptor-2, HER-2) 양성인 유방암의 경우 뇌전이를 일으키는 빈도가 더 높다.

반대로 전이성 뇌종양에서 각각의 원발암이 차지하는 비율은 폐암(50%), 유방암(20%), 악성흑색종(15%)이며, 원발암을 찾을 수 없는 경우가 약 5~10% 존재한다. 나머지 5~10%는 신세포암, 대장암, 부인암 등이 차지한다.

대부분의 뇌전이는 혈행성(hematogenous) 전이로 일어나지만, 국소적 침범으로도 나타날 수 있다. 기존에 진단받은 암이 없는 환자에서, 전이성뇌종양으로 인해 암을 진단받는 경우가 약 15% 정도이며, 이 중 43~60%는 흉부방사선사진에서 이상소견을 보인다.

1. 진단

1) 자기공명영상(magnetic resonance image, MRI)

전이성 뇌종양을 진단하는 데에는 자기공명영상(Magnetic resonance image, MRI)이 가장 정확하며 널리 사용되는 방법이다. T1 강조조영증강영상에서 경계가 명확하게 조영증강되는 다발성 병변이 회/백질 경계 부위에서 관찰되면 전형적인 전이성 뇌종양의 소견이라 할 수 있다. 호발하는 부위는 측두엽, 두정엽, 후두엽의 경계 부위인데, 그 이유는 중뇌동맥의 말단에 종양세포가 걸리기 때문인 것으로 추정된다. 단발성 병변을 보이는 경우도 종종 있는데, 특히 중심부의 괴사성 병변이 동반되어 있으면 고등급 교종과 감별이 어려운 경우도 있다. 확산강조영상(perfusion-weighted imaging, PWI)이나 자기공명분광법(magnetic resonance spectroscopy, MRS)과 같은 방법을 사용하면 일차성 뇌종양과 전이성 뇌종양을 감별하는 데 도움이 될 수 있다. 확산강조영상에서 상대적 뇌혈류량(relative cerebral blood volume, rCBV)이나 자기공명분광법에서 세포분열의 표지자인 콜린(choline)과 신경세포의 표지자인 N-acetylaspartate (NAA)의 비율이 종양 주변에서도 높게 측정되면 고등급 교종임을 더 시사하는 소견이다. 고등급 종양은 조영증강되는 부위보다 더욱 광범위하게 주변 조직을 침범하는 반면, 전이성 뇌종양은 상대적으로 주변 조직으로의 침윤이 덜하기 때문이다. 확산강조영상은 또한 치료 후에 나타나는 방사선괴사와 재발을 구별하기 위해 사용될 수 있다.

미국의 NCCN (national comprehensive cancer network)이 발표한 가이드라인에 따르면, 모든 암 환자에서 선별검사목적으로 뇌 MRI를 시행하는 것은 권고되지 않으며, 신경학적 증상이 있는 암환자에서 MRI를 시행하도록 권고 되어 있다. 단, 뇌전이의 빈도가 높은 소세포폐암(small cell lung cancer, SCLC)이나 일부의 비소세포폐암, 진행성 악성흑색종의 경우에는 신경학적 증상이 없더라도 진단 시에 뇌 MRI를 찍어보는 것이 권고되고 있다. RANO-BM (response assessment in neuro-oncology brain metastases)에 의하면 전이성 뇌종양의 치료 후에는 치료 효과의 판정을 위해 6~12주 간격으로 MRI를 촬영하는 것이 추천된다.

2) 전산화단층촬영
(computerized tomography, CT)

전산화단층촬영(computerized tomography, CT)은 MRI보다 전이성 뇌종양에 대한 민감도가 낮아서 확진 목적으로는 잘 시행되지 않으나, 급격한 증상 발현이 있을 때 뇌출혈이나 뇌탈출 등의 징후를 빠르게 포착하기 위해서 행해질 수 있다. 조영 전 CT에서 전이성 뇌종양은 대개 뇌의 밀도와 비슷하거나 약간 낮게 보이고, 조영 후 CT에서 대부분 조영증강이 된다. CT에서 단발성 병변으로 보이더라도, MRI를 확인해보면 병변이 여러 개인 경우가 많다.

3) 양전자단층촬영
(positron emission tomography, PET)

PET 중에서 가장 널리 사용되는 방법은 Fluorine-18 fluorodeoxyglucose (18F-FDG)을 이용한 것이다. 정상 뇌가 원래 18F-FDG를 많이 섭취하기 때문에 특히 작은 병변의 경우 PET으로 전이성 뇌종양을 발견하기는 어려우며, MRI에 비해서 민감도가 낮다. MRI로 진단된 전이성 뇌종양의 약 61%만이 18F-FDG PET에서 발견된다. 최근 아미노산을 이용한 Carbon-11-methionine (11C-methionine) PET이 관심을 얻고 있는데, 이는 빠르게 분열하는 세포가 단백질 합성을 많이 하는 원리를 이용하여 뇌종양을 발견하는 검사이다. 하지만 methionine PET도 작은 종양에 대한 해상도는 떨어지는 편이다. 이러한 PET검사는 방사선치료 후에 조영증강되는 병변이 생겼을 때 방사선괴사와 재발성 종양을 감별하는 데에 유용하게 사용될 수 있다. 한편, 전신 PET-CT는 원발암의 상태와 병기설정을 위해 시행할 수 있다.

2. 치료

뇌전이가 발견되면 대개 증상 호전을 위해 스테로이드(steroid) 제재를 투여하게 된다. 스테로이드는 종양으로 인한 혈관성 뇌부종을 호전시켜 증상이 호전되게 하는 역할을 한다. 경련이 있을 경우 항경련제를 투여하나 경련이 없을 경우 예방적 항경련제 투여의 필요성은 정립되어 있지 않다. 항암치료는 대개 뇌로 전이된 종양에 대해서는 큰 효과를 보이지 않지만 소세포폐암이나 생식세포종 같은 경우에는 항암치료에 반응이 좋은 것으로 알려져 있다.

전이성 뇌종양에서 주된 치료 방법은 방사선치료, 정위적방사선수술, 수술적 제거술이며 대개 이 방법들을 조합해서 치료를 하게 된다.

1) 방사선치료

전뇌방사선치료(whole brain radiotherapy, WBRT)는, 1954년 Chao 등이 뇌전이에 대한 방사선치료를 발표한 이후로 지난 60년간 전이성 뇌종양의 주요 치료법으로 사용되어 왔다. WBRT는 치료 계획 수립에 소요되는 시간이 적어 빠른 시간 내에 치료를 개시할 수 있다는 장점과, MRI 상 보이는 병변 외에 눈에 보이지 않는 미세한 혈행성 전이도 치료해야 한다는 이론적 배경하에 전이성 뇌종양에 대해 통상적으로 시행되어 왔다. WBRT는 전이성 뇌종양의 개수가 많을 때는 단독으로 시행되기도 하며, 방사선 수술이나 수술적 제거술 후에 보조적으로 시행되기도 한다. 소세포 폐암의 경우는 발견 당시 미세 뇌전이가 있는 것으로 간주하여, 예방적 뇌방사선조사(prophylactic cranial irradiation, PCI)를 하는 것이 생존기간 향상에 도움을 주는 것으로 알려져 있다. 하지만 최근의 연구에서, 국소진행성(Locally-advanced)와 확장기(extensive-stage) 소세포폐암에서는 예방적 방사선조사가 생존율 향상에 도움이 되지 않는다는 결과가 발표되기도 하였다.

1979년부터 1993까지 환자를 대상으로 연구한 RTOG의 연구에 의하면, WBRT를 시행한 전이성 뇌종양환자의 정중 생존기간은 약 7개월이었다. WBRT가 행해지기 시작할 무렵에는 전이성 뇌종양 환자들의 생존기간이 그리 길지 않았기 때문에 크게 문제되지 않았지만, 최근에는 암생존자들의 생존 기간이 길어지게 따라 WBRT 후에 장기적으로 나타나게 되는 인지기능의 저하와 이로 인한 삶의 질 저하가 중요한 쟁점으로 부각되게 되었다. 이후, WBRT 시행 시 해마(hippocampus)를 피해서 방사선을 조사하는 것이 인지기능 보존에 유의한 영향을 미친다는 것이 밝혀졌다. 인지기능의 저하는 WBRT 후 약 4개월째에 가장 심하며, 방사선치료에 대한 반응이 좋지 않을 경우에 더욱 심하게 나타난다. WBRT에서 인지기능의 저하는 WBRT에 의해서 나타날 수 있지만, 종양자체의 진행에 의해서도 나타날 수 있다. 장기적인 인지기능의 변화에 대해서는 아직 연구결과가 많지 않다.

WBRT를 받은 약 70~90%의 환자에서 두통, 경련과 같은 증상의 호전을 경험한다. 뇌신경마비 증상의 호전도 약 40% 환자에서 나타난다. 이와 같이 뇌전이로 인한 증상 호전을 목적으로 WBRT를 시행할 수도 있다.

WBRT의 방사선량은 대개 총 30 Gy를 10~15회(fraction)로 나누어 조사한다. 방사선치료에 대한 반응은 암의 종류에 따라 다른데, 대개 소세포폐암, 생식세포종, 악성림프종, 백혈병, 다발성 골수종의 경우 방사선민감성(radiosensitive)이며, 유방암은 중등도로 민감(moderately sensitive)하고, 대장암과 비소세포폐암의 경우는 중등도로 저항성(moderately resistant)이며, 갑상선암과 신세포암, 악성흑색종, 육종 등은 방사선저항성(radioresistant)인 것으로 알려져 있다. 이러한 방사선저항성 종양들에 대해서는 가능하면 WBRT보다는 정위적방사선수술을 하는 것이 추천된다.

수술로 제거가 가능한 전이성 뇌종양을 제거한 후, 종양이 있던 자리 근처에만 방사선 치료를 하는 국소방사선치료(Local brain radiotherapy)는 WBRT에 비해서 인지기능 저하의 부작용이 적으면서 국소종양억제력은 동등한 것으로 보고 되고 있다. 이에 따라 최근 수술 후 보조적 요법으로 WBRT 대신 국소방사선요법이 종종 사용되고 있다.

2) 정위적 방사선수술 (stereotactic radiosurgery, SRS)

최근 20년간 시행된 많은 연구들이 전이성 뇌종양에 대한 SRS의 효과를 증명하고 있으며, SRS는 점차 전이성 뇌종양의 주요 치료 방법 중 하나로 자리 잡고 있다. SRS의 장점으로는, 치료를 빨리 시작할 수 있고, 상대적으로 비침습적이며, 치료에 걸리는 시간도 짧아서 전신 항암치료의 스케줄을 조절할 필요가 없다는 점을 들 수 있다. 그리고 인지기능의 저하가 WBRT에 비해서 적다는 점이 중요한 장점이다.

SRS가 처음 시행될 당시에는 SRS후에 대개 WBRT를 추가로 시행하였다. 그러나 암환자의 생존율이 향상되면서 WBRT의 단점으로 인지기능의 저하가 중요하게 부각되고, WBRT를 추가로 시행하면 SRS만 시행했을 때보다 방사선 괴사가 증가할 가능성이 있어, 최근에는 가능하면 SRS만 단독으로 시행하는 것이 선호되고 있다. 1개에서 3~4개의 전이성 뇌종양에서 SRS만 시행한 경우와, SRS에 WBRT를 추가한 경우를 비교했을 때, SRS만 시행했을 경우에서 인지기능의 저하는 적으면서 생존 기간에는 차이가 없음이 여러 연구를 통해서 밝혀졌다.

SRS에 대한 관심이 높아지면서, 3~4 cm 이하의 1~2개의 병변에 대해 SRS만을 시행하는 것과 수술 후 WBRT를 시행하는 것을 비교하는 연구가 이루어졌다. 이 연구들에서 전체생존기간은 SRS를 한 그룹과, 수술 후 WBRT를 한 그룹이 유의한 차이를 보이지 않았다. 하지만 SRS만을 시행하거나 수술만 단독으로 시행한 것을 비교한 연구에서는 수술만 시행한 그룹(16.4개월)이 SRS만을 시행한 그룹(7.5개월)에 비해 유의하게(P < 0.001) 긴 생존기간을 보이는 것이 보고되기도 하였다.

4개 이하의 전이성 뇌종양에 대해서는 이처럼 SRS의 효용성이 입증되어 있지만, 4개보다 많은 전이성 뇌종양에 있어서 SRS의 역할은 아직 분명하지 않다. 그러나 5~10개의 전이성 뇌종양에서도 SRS를 단독으로 시행하는 것이 2~4개의 전이성 뇌종양에서보다 나쁘지 않다는 연구 결과가 2014년에 발표되었다. 이 연구에서 정중 생존 기간은 두 그룹 모두 약 10.8개월이었다. 10개 이상의 전이성 뇌종양에서도 SRS를 시도한 연구가 있으며, 이 연구에서 전이성 뇌종양이 14개 이상인 경우보다 10~13개인 경우 생존율이 긴 결과를 보였다. 하지만 해당 연구에서는 62%의 환자가 WBRT를 받은 과거력이 있었기 때문에 SRS만의 효과를 판정하기 어려운 한계가 있었다.

현재로서는 다발성 전이성 뇌종양의 경우 WBRT를 시행하는 것이 SRS보다 보편적이다. 다발성 전이의 경우 SRS의 효용성이 명확하지 않은 이유도 있지만, 모든 병변에 SRS를 시행하면 치료 시간이 너무 많이 걸려서 환자의 순응도가 떨어진다는 점도 WBRT를 선호하는 이유 중 하나였다. 그러나 최근 단일동심(single isocenter)를 이용하는 장비가 등장하면서 치료 시간이 비약적으로 짧아지게 되어, 다발성 병변에서 SRS가 점차 시도되고 있다.

크기에 있어서는 전이성 뇌종양의 크기가 3~4 cm 이하인 경우에 일반적으로 SRS의 적응증이 되는 것으로 알려져 있다. 그보다 큰 경우에는 주변 뇌의 방사선괴사나 심한 부종을 일으키는 경우가 많고, 종양의 국소조절에는 실패율이 높기 때문에 가능하면 SRS를 시행하지 않는 것이 일반적이다. 하지만 최근의 연구들은 이에 대해서도 분할정위적 방사선치료(fractionated stereotactic radiotherapy, FSRT)를 통해 극복할 수 있다는 보고들이 있다. 이러한 방법은 대개 3~5회의 fraction으로 치료하기 때문에 hypofractionated SRS라고도 한다. 이렇게 방사선을 분할하는 목적은 주변의 정상 조직에 대한 방사선 독성을 줄이기 위한 것이다. 가장 흔하게 사용되는 regimen은 25 Gy를 5회로 나누거나, 21 Gy를 3회에 나누어 주는 것이다. 이러한 FSRT는 종양의 크기가 크면서 수술적 제거가 쉽지 않거나, 종양 주변에 뇌간이나 시신경과 같은 주요 구조물들이 있어 SRS를 시행하기 까다로운 경우 주로 사용되고 있다.

전이성 뇌종양에 대한 수술을 시행한 후, 종양이 제거된 공간(cavity)에 대해 SRS 또는 FSRT를 하는 것이 추가적인 WBRT를 하는 것만큼이나 국소 재발 방지에 도움을 준다는 연구 결과들이 보고되었다. 하지만 이 경우 WBRT에 비해서 뇌수막의 파종성 전이는 많이 발생한다는 보고가 있다. 이러한 점을 극복하기 위해서, 반대로 수술 전에 SRS를 시행하고 수술적 제거를 시행하는 것이 수술 후에 SRS를 시행하는 것에 비해서 뇌수막 파종성 전이를 감소시켰다는 다기관 연구 결과가 발표된 바 있다.

3) 수술적 치료

1990년대에, 단일 뇌전이에 대한 수술적 치료의 효용성에 대한 3개의 무작위 대조연구가 있었다. 2개의 연구에서는 수술 후에 WBRT를 한 그룹의 생존율과 독립생활생존율(functionally independent survival)이 WBRT만 시행한 그룹보다 좋다는 것이 입증되었다. 그러나 다른 한 연구에서는 두 군 간에 유의한 차이를 보이지 않았는데, 그 이유는 대상 환자군이 상대적으로 KPS가 낮았으며, WBRT를 시행한 그룹에서 이후 종양이 진행하면 결국 수술적 치료를 시행했기 때문인 것으로 생각된다.

대부분의 크기가 큰(> 3~4 cm) 단일 뇌전이의 경우, 가능하면 수술적 치료를 하는 것이 생존율과 치료 결과를 호전시킨다고 생각되고 있다. 다발성 뇌전이의 경우에도 3개까지는 단일성 뇌전이만큼이나 수술적 치료가 생존율에 도움이 된다는 연구 결과가 있다. 수술적 치료의 장점은 크기가 큰 종양을 즉시 제거함으로써 뇌압상승과 국소 압박으로 인한 증상을 즉각 호전시킬 수 있다는 점이다. 특히 종괴효과(mass effect)로 인해서 뇌탈출(herniation)이 일어날 수 있는 경우에는 수술적 치료 외에는 다른 대안이 없는 경우가 많은데, 이러한 경우 수술적 치료의 효용성을 다른 치료방법과 비교하는 것은 현실적으로 쉽지 않다. 또한 종양의 조직을 얻어 확진을 할 수 있다는 점은 수술적 치료만이 가지는 장점이다.

수술로 완전히 종양을 제거한 후에 WBRT를 추가하는 것이 좋은지에 대해서는 논란이 있어 왔다. 전이성 종양을 수술로 완전히 제거한 후 WBRT를 50.4 Gy를 28회로 나누어 시행했을 때, 재발률이 70%에서 18%로 감소했으며 신경학적 원인으로 인한 사망이 44%에서 14%로 감소했지만, 결국 전체 생존율을 연장하지는 못했다는 무작위 대조 연구결과가 있었다. 비록 두개강내 재발률은 낮추지만, 인지 기능을 떨어뜨리는 결과를 불러오면서 생존 기간을 늘리지 못하는 WBRT를 과연 종양이 완전히 절제된 후에도 시행해야 하는지는 여전히 논란거리이며, 최근에는 위에 기술한 바와 같이 수술 후 공간(cavity)에 대해 국소방사선치료나 SRS를 시행하는 방법이 WBRT의 대안으로 시도되고 있다.

전이성 뇌종양은 교종과 같은 신경상피세포 유래 종양에 비해서는 비교적 경계가 명확한 편이다. 하지만 종양 주변을 둘러싸고 있는 뇌조직에도 종양세포가 침투하고 있는 것으로 알려져 있어, 대개 국소 재발은 그곳에서 일어나는 것으로 생각된다. 전이성 뇌종양 수술 시에, 이러한 종양 주변 조직을 약 5 mm정도 추가로 제거하는 것이 종양만 제거한 경우에 비해서 재발률이 적게 나타났다는 연구결과가 있다. 이 연구에서 종양 주변 조직을 추가로 제거한 경우에는 추가로 방사선 치료를 하지 않더라도 종양만 제거하고 방사선치료를 한 경우와 비교해 재발률이 차이 나지 않았다.

수술적 치료는 일정 기간의 회복 기간을 필요로 하며, 약 13%의 주요 합병증을 동반할 수 있기 때문에, 전신상태가 매우 불량하거나 생존 기간이 3개월 이내로 추정되는 경우에는 일반적으로 추천되지 않는다.

4) 약물치료

대부분의 항암화학요법의 임상시험에서 뇌전이가 있는 환자들은 선정 기준에서 탈락되는 경우가 많기 때문에 항암화학요법의 뇌전이에 대한 효과에 대해서는 연구된 바가 많지 않다. 항암화학요법은 대개 뇌전이에 대해서 효과가 없는 것으로 알려져 있어 뇌전이의 치료 목적으로는 잘 사용되지 않는다. 단, 소세포폐암이나 생식세포종의 경우에는 약물에 대해 민감하기 때문에 예외에 해당하며, 이러한 종양에서는 수술 없이 약물치료만으로도 전이성 뇌종양이 치료되기도 한다.

약물에 대한 전이성 뇌종양의 저항성은 약물이 대개 혈뇌장벽(blood-brain barrier, BBB)에 의해 종양에 잘 도달하지 못하기 때문인 것으로 생각되고 있다. 그러나 CT나 MRI에서 전이성 뇌종양이 조영증강을 보이는 것으로 보아, 전이성 뇌종양에서는 BBB가 어느 정도 붕괴되어 있는 것으로 생각할 수 있고, 실제로 약물투과성은 매우 다양하게 나타나는 것으로 알려져 있다. 전이성 뇌종양이 항암화학요법에 저항성을 가지는 또 다른 이유는, 이러한 뇌전이가 처음의 종양과는 달리 약물에 대한 저항을 가지는 변이를 가지기 때문이라고 설명하기도 한다.

Cisplatin과 etoposide의 병용요법은 유방암과 비소세포폐암의 뇌전이에 대해서 효과가 있었다는 보고가 있다. 그 외에 전이성 뇌종양에 대한 효과가 있을 가능성이 보고된 약으로는 capecitabine, 고용량 경정맥 methotrexate, 그리고 temozolomide가 있다.

최근, 특정 유전자의 변이를 공격하는 표적치료제(targeted therapy)의 발달로 많은 약들이 개발되었고, 이 중 일부는 전이성 뇌종양에도 효과가 있는 것으로 나타나고 있다. 표피성장인자-티로신키나아제 억제제(epidermal growth factor receptor-tyrosine kinase inhibitor, EGFR-TKI)인 gefitinib과 erlotinib은 EGFR 변이가 있는 비소세포폐암의 뇌전이에 대해 효과가 있는 것으로 알려져 있다. 2세대 EGFR-TKI인 afatinib또한 뇌전이에 효과가 있음이 보고되었다. 3세대 EFGR-TKI인 osimertinib의 경우, BBB 투과율이 높으며, 뇌전이가 있는 EGFR T790M 변이 비소세포폐암 환자에게 투여하였을 때 유의한 생존율 증가가 있는 것이 3상 무작위대조연구에서 보고되었다. 폐암에서 EGFR변이는 아시아, 여성, 비흡연자, 선암(adenocarcinoma)에서 높게 나타나고, 뇌전이가 있는 경우 EGFR 변이가 상대적으로 많으며, 반대로 EGFR변이가 있으면 뇌전이가 더욱 흔하게 나타난다.

Anaplastic lymphoma kinase (ALK)의 변이는 비소세표폐암의 약 2~7%에서 나타난다. ALK변이가 있는 비소세포폐암에 대해ALK억제제를 사용하면 생존율의 향상을 보이며, ALK 억제제인 crizotinib을 사용했을 때 뇌전이의 56%가 반응을 나타내었다. 이러한 ALK 억제제도 BBB 투과율이 높아진 신약이 개발 중이다.

유방암의 약 10~30%가 HER-2유전자의 변이를 보인다고 알려져 있다. 이러한 HER-2 양성 유방암에 대해 HER-2에 대한 항체인 trastuzumab을 투여하면, 전신적으로는 반응이 좋아 환자들이 장기 생존하지만 전이성 뇌종양이 나타나는 빈도는 높아지는 경향을 보인다. Trastuzumab은 BBB를 투과하지 못하여, 뇌안이 일종의 '성역(sanctuary)'처럼 약물이 미치지 못하여 종양세포가 살아남게 되어 전이성 뇌종양이 생기는 것으로 생각되고 있다. 또한 HER-2 양성 유방암은 뇌로 전이될 가능성이 HER-2 변이가 없는 유방암에 비해 높으며, HER-2 유전자 변이가 없는 유방암이 뇌에 전이되면서 HER-2 유전자변이가 생기기도 한다. HER-2 양성 유방암에서 뇌전이가 있을 경우, lapatinib (EGFR-TKI)와 capecitabine을 병용 투여하면 65% 정도에서 뇌전이의 크기가 50% 이상 줄어드는 것이 보고되었다. lapatinib은 trastuzumab에 비해 분자량이 작아 BBB를 잘 통과해서 중추신경계에 대한 효과가 상대적으로 뛰어날 것으로 생각되고 있지만, HER-2양성 유방암에서

trastuzumab과 lapatinib을 비교한 무작위대조연구에서 중추신경계 전이발생률에는 차이가 없었다.

악성흑색종의 경우 BRAF 변이가 약 37~50%에서 발견되는데, 이것을 표적으로 하는 BRAF 억제제인 vemurafenib이 악성흑색종 환자의 생존율을 향상시켰다. 최근에는 BRAF억제제인 dabrafenib과 MEK억제제인 trametinib을 병용하는 것이 BRAF 변이 악성흑색종에서 vemurafenib을 사용했을 때보다 높은 생존율을 보여주었다. BRAF 변이가 있는 악성흑색종의 뇌전이 환자들을 대상으로 vemurafenib이나 dabrafenib을 사용했을 때, 30~39%의 뇌전이가 반응을 보이는 것이 관찰되었다.

악성흑색종에 대한 면역치료가 최근 뛰어난 치료 성적으로 각광받고 있다. 세포독성T-림프구항원-4(cytotoxic T-lymphocyte antigen-4, CTLA-4)를 저해하는 항체인 ipilimumab은, T-세포매개 종양면역반응을 자극하여 악성흑색종에서 효과를 보인다. Ipilimumab을 뇌전이가 있는 악성흑색종 환자에게 투여했을 때, 뇌전이에 대해 10~24%의 억제율을 보였다. Programmed cell death protein 1(PD-1) 이나 programmed cell death-ligand 1(PD-L1)을 억제하는 면역체크포인트 억제제(immune checkpoint inhibitor)인 nivolumab과 pembrolizumab이 악성흑색종의 치료에 좋은 결과를 보이고 있고, 전이성 뇌종양에 대한 효과에 대해서 연구 중이다. 이 중, pembrolizumab은 악성흑색종과 PD-L1 양성인 비소세포폐암의 뇌전이에 대해 효과를 보이는 것이 2상 임상시험에서 보고되었다.

신세포암의 경우, 다표적치료제(multi-targeted receptor tyrosine kinase (RTK) inhibitor)인 sunitinib이 전신적인 암에는 효과가 좋지만, 뇌전이에 대해서는 별로 효과가 없는 것으로 알려졌다.

5) 치료방법의 선택

전이성 뇌종양이 발견되었을 때 치료 방법의 선택은 전이성 뇌종양의 갯수가 적은경우 (1~3개)와 많은 경우(4개 이상), 원발암을 아는 경우와 모르는 경우, 원발암의 종류

와 조절 상태, 수행능력(KPS) 정도와 환자의 나이, 신경학적 증상의 여부, 뇌전이의 크기와 위치 등에 따라 결정된다.

전이성 뇌종양이 큰 낭종을 동반한 경우에는, 종양을 제거하기 전에 낭종의 배액술을 먼저 시행하면 방법으로 종양의 정확한 범위를 좀 더 정확하게 평가할 수 있고, 운동신경 경로와 같은 주요 구조물과의 거리를 확보할 수 있다. 낭종에 배액관을 삽입하여 배액한 후에 SRS를 시행하는 방법은 방사선이 조사되는 범위와 양을 줄일 수 있게 해주며 좋은 치료 성적을 보여준다.

파종성 뇌수막 전이(leptomeningeal carcinomatosis, LMC)는 임상적으로 암환자의 약 5~8%에서 나타나고, 부검에서는 약 20%가 발견된다. LMC의 빈도 역시 암환자의 생존율이 향상되면서 늘어나는 추세이다. LMC가 있을 경우 치료에도 불구하고 생존 기간이 약 8~16주 정도로, 예후가 좋지 않다. LMC의 증상으로는 두통이 가장 흔하고, 뇌신경마비증상이나 척수신경마비증상이 나타나는 경우가 많다. LMC가 의심되는 환자에서는 뇌와 척추의 MRI를 시행하는 것이 추천되며, CT는 민감도가 30% 정도밖에 되지 않기 때문에 추천되지 않는다. 뇌척수액 검사를 통해 암세포가 발견되는지를 확인하는 것이 가장 확실한 검사이지만, 10~15% 정도의 환자에서는 위음성을 보일 수 있다. 이를 방지하기 위해서 뇌척수액을 최소 10.5 mL이상 채취하고, 영상검사에서 의심되는 곳 근처에서 채취하며, 빠른 처리를 하고, 음성이 나올 경우에는 검사를 여러 번 반복하는 것이 추천된다.

LMC가 있을 경우 치료로는 방사선치료와 뇌실내 저장소를 삽입 또는 뇌실-복강 단락술, 전신 항암치료, 그리고 척수강내(intrathecal) 항암치료가 주로 사용된다. 척수강내 주입이 가능한 약물로는 methotrexate, thiotepa, cytarabine, liposomal cytarabine, topotecan 등이 있으며, trastuzumab 같은 표적치료제나 interferon-α 같은 면역치료제의 척추강내 투여의 효용성이 연구 중이다. 척수강내로 약물을 주입할 때에는 용량과 투여 속도에 유의하여야 한다. 항암제 중 vincristine은 척수강내로 주입하면 치명적이므로 절대로 척수강내로 주입해서는 안된다.

척추강내 투여 시에 약물이 균일하게 분포하지 않는 문제를 극복하기 위해, 뇌실요추 관류 항암요법이라는 방법이 제안되었다. 이 방법은 뇌실내에 관을 삽입하여 피부 밑의 저장소(주로 chemoport를 사용)에 연결한 후, 이를 통해 항암제를 뇌실내로 연속적으로 투여하며 요추강에 삽입된 도관을 통해 연속적으로 배액하는 방법이다. 이 방법을 사용했을 때 척수강내에 약물 농도가 균일하게 분포하는 것을 확인하였고, 뇌압감소효과와 증상의 호전을 보이며, 생존 기간이 증가하였다.

3. 예후

전이성 뇌종양 환자의 정중 생존 기간은 약 6개월 미만으로, 대개 예후가 좋지 않은 것으로 알려져 있다. 하지만 원발암의 종류와 상태, 나이, 활동성점수(Kanofsky performance score, KPS)에 따라 환자의 예후가 차이 나기 때문에, 예후를 예측하기 위한 시도가 꾸준히 있어 왔다. 이에 따라 예후를 예측할 수 있는 척도들이 생기게 되었다.

1997년에 Radiation Therapy Oncology Group (RTOG)에서 재귀적분할(recursive partitioning analysis, RPA)을 이용해 약 1,200명의 환자를 대상으로 예후를 판정하기 위한 척도를 만들어 RTOG-RPA를 발표하였다. 환자들은 Karnofsky performance score (KPS)와 나이, 원발암의 상태, 두개강외 전이 여부에 따라서 3가지 Class로 구분된다. Class 1의 정중 생존 기간은 7.1개월이고, Class 3의 정중 생존 기간은 2.3개월이었다. 이후, 항암치료가 발달함에 따라 예후를 더욱 정확히 예측하려는 시도가 여러 번 있었다.

2008년, RTOG database의 약 2,000명의 데이터 분석을 바탕으로 RTOG graded prognostic assessment (GPA)라는 척도가 발표되었다. 이는 나이, KPS, 전이성 뇌종양의 개수, 두개강외 전이 여부에 따라서 점수를 매긴 것으로, 원발암의 종류는 고려하지 않고 있었다. 정중 생존 기간은 가장 낮은 점수에서 2.6개월이고, 가장 높은 점수에서 11개월이었다.

그 전까지의 예측평가모델에서는 원발암의 종류에 따른 구분을 하지 않고 있었으나, 원발암의 종류에 따른 예후 차이는 항암요법이 발달하면서 더욱 심해지게 되었고 결국 2010년에, RTOG에서 약 4,000여 명 환자의 데이터를 분석하여 원발암의 종류에 따라 다른 점수시스템을 사용하는 diagnosis-specific graded prognostic assessment (DS-GPA)를 발표하였다(표 1-1). 폐암, 악성흑색종, 유방암, 신세포암, 위장관계암이 이에 해당하였다. 이에 따라 생존 기간을 최소 3개월에서 최대 18.7개월까지 예측 가능하게 되었다. DS-GPA는 전이성 뇌종양에서 예후를 예측하는 모델로서 현재 널리 사용되고 있다.

이후 표적치료제가 발달하면서 표적치료제가 작용하는 수용체의 존재 여부에 따라서 예후가 달라지게 되었는데, 그에 따라 유방암, 폐암, 악성흑색종이 분자생물학적 표지자에 따라 molGPA라는 예후예측시스템을 가지게 되었다 (표 1-2).

전이성 뇌종양을 치료하는 데 있어 유의해야 할 점은, 약 92%의 환자들이 전이성 뇌종양의 진행보다는 원발암의 진행 때문에 사망한다는 점이다. DS-GPA에는 아직 이러한 점이 반영되지 않고 있어, 이를 추가하면 더욱 정확한 예후 예측이 가능할 것으로 생각된다. 전이성 뇌종양 환자는 항상 원발암의 상태를 고려해서 치료해야 하며, 원발암의 상태가 좋은 경우에는 전이성 뇌종양에 대해 더욱 적극적인 치료를 생각해 볼 수 있다.

■ 표 1-1. 새로 진단된 전이성 뇌종양 환자에 대한 DS-GPA의 정의

GPA of newly diagnosed BMs	Significant prognostic factors	GPA scoring criteria				
NSCLC/SCLC		0	0.5	1		
	Age	>60	50-60	<50		
	KPS	<70	70-80	90-100		
	ECM	Present	–	Absent		
	No. of BMs	>3	2-3	1		
Melanoma/renal cell cancer		0	1	2		
	KPS	<70	70-80	90-100		
	No. of BMs	>3	2-3	1		
Breast/GI cancer		0	1	2	3	4
	KPS	<70	70	80	90	100

Abbreviations: GPA = graded prognostic assessment; KPS = Karnofsky performance status; BMs = brain metastases; ECM = extracranial metastases; NSCLC = non-small-cell lung cancer; SCLC = small-cell lung cancer; RCC = renal cell carcinoma; GI = gastrointestinal.
For all diagnoses, GPA of 4.0 indicates best prognosis and 0.0 indicates worst.

■ 표 1-2. 새로 진단된 전이성 뇌종양 환자에 대한 molGPA의 정의

molGPA of newly diagnosed BMs	Significant prognostic factors	GPA scoring criteria				
NSCLC		0	0.5	1.0		
	Age	≥70	<70	NA		
	KPS	<70	80	90-100		
	ECM	Present	–	Absent		
	No. of BMs	>4	1-4	NA		
	Gene status	EGFR neg/unk and ALK neg/unk	NA	EGFR pos or ALK pos		
Melanoma		0	0.5	1.0		
	Age	≥70	<70	NA		
	KPS	<70	80	90-100		
	ECM	Present	–	Absent		
	No. of BMs	>4	2-4	1		
	BRAF gene status	Negative/ unknown	Positive			
Breast cancer		0	0.5	1.0	1.5	2.0
	KPS	≤50	60	70-80	90-100	NA
	Subtype	Basal	NA	LumA	HER2	LumB
	Age	≥60	<60	NA	NA	NA

Subtype: Basal: triple negative; LumA: ER/PR positive, HER2 negative; LumB: triple positive; HER2: ER/PR negative, HER2 positive
Abbreviations: molGPA = molecular graded prognostic assessment; NSCLC = non-small-cell lung cancer; KPS = Karnofsky performance status; ECM = extracranial metastases; BMs = brain metastases; NA = not applicable. ER, estrogen receptor; HER2, human epidermal growth factor receptor 2; LumA, luminal A; LumB, luminal B; PR, progesterone receptor

References

1. Andrews DW, Scott CB, Sperduto PW, et al. Whole brain radiation therapy with or without stereotactic radiosurgery boost for patients with one to three brain metastases: phase III results of the RTOG 9508 randomised trial. *The Lancet*. 2004;363(9422):1665-1672.

2. Aoyama H, Shirato H, Tago M, et al. Stereotactic Radiosurgery Plus Whole-Brain Radiation Therapy vs Stereotactic Radiosurgery Alone for Treatment of Brain Metastases: A Randomized Controlled Trial. *JAMA*. 2006;295(21):2483-2491.

3. Aoyama H, Tago M, Kato N, et al. Neurocognitive Function of Patients with Brain Metastasis Who Received Either Whole Brain Radiotherapy Plus Stereotactic Radiosurgery or Radiosurgery Alone. *Int J Radiat Oncol*. 2007;68(5):1388-1395.

4. Arvold ND, Lee EQ, Mehta MP, et al. Updates in the management of brain metastases. *Neuro-Oncol*. 2016; 18(8):1043-1065.

5. Atalar B, Modlin LA, Choi CYH, et al. Risk of Leptomeningeal Disease in Patients Treated With Stereotactic Radiosurgery Targeting the Postoperative Resection Cavity for Brain Metastases. *Int J Radiat Oncol*. 2013;87(4):713-718.

6. Aupérin A, Arriagada R, Pignon J-P, et al. Prophylactic Cranial Irradiation for Patients with Small-Cell Lung Cancer in Complete Remission. *N Engl J Med*. 1999;341(7):476-484.

7. Bahl G, White G, Alksne J, et al. Focal radiation therapy of brain metastases after complete surgical resection. *Med Oncol*. 2006;23(3):317-324.

8. Barnholtz-Sloan JS, Sloan AE, Davis FG, et al. Incidence Proportions of Brain Metastases in Patients Diagnosed (1973 to 2001) in the Metropolitan Detroit Cancer Surveillance System. *J Clin Oncol*. 2004; 22(14):2865-2872.

9. Bindal AK, Bindal RK, Hess KR, et al. Surgery versus radiosurgery in the treatment of brain metastasis. *J Neurosurg*. 1996;84(5):748-754.

10. Borgelt B, Gelber R, Kramer S, et al. The palliation of brain metastases: final results of the first two studies by the Radiation Therapy Oncology Group. *Int J Radiat Oncol Biol Phys*. 1980;6(1):1-9.

11. Buckner JC. The role of chemotherapy in the treatment of patients with brain metastases from solid tumors. *Cancer Metastasis Rev*. 1991;10(4):335-341.

12. Cascino TL. Neurologic complications of systemic cancer. *Med Clin North Am*. 1993;77(1):265-278.

13. Chang EL, Wefel JS, Hess KR, et al. Neurocognition in patients with brain metastases treated with radiosurgery or radiosurgery plus whole-brain irradiation: a randomised controlled trial. *Lancet Oncol*. 2009;10(11): 1037-1044.

14. Choi CYH, Chang SD, Gibbs IC, et al. Stereotactic Radiosurgery of the Postoperative Resection Cavity for Brain Metastases: Prospective Evaluation of Target Margin on Tumor Control. *Int J Radiat Oncol*. 2012; 84(2):336-342.

15. Coia LR. The role of radiation therapy in the treatment of brain metastases. *Int J Radiat Oncol Biol Phys*. 1992; 23(1):229-238.

16. Connolly EP, Mathew M, Tam M, et al. Involved field radiation therapy after surgical resection of solitary brain metastases—mature results. *Neuro-Oncol*. 2013; 15(5):589-594.

17. Davis PC, Hudgins PA, Peterman SB, et al. Diagnosis of cerebral metastases: double-dose delayed CT vs contrast-enhanced MR imaging. *Am J Neuroradiol*. 1991;12(2):293-300.

18. Forsyth PA, Weaver S, Fulton D, et al. Prophylactic Anticonvulsants in Patients with Brain Tumor. *Can J Neurol Sci*. 2003;30(2):106-112.

19. Fox BD, Cheung VJ, Patel AJ, et al. Epidemiology of Metastatic Brain Tumors. *Neurosurg Clin N Am.* 2011; 22(1):1-6.

20. Franceschetti S, Binelli S, Casazza M, et al. Influence of surgery and antiepileptic drugs on seizures symptomatic of cerebral tumors. *Acta Neurochir (Wien).* 1990;103(1-2):47-51.

21. Ganz JC, Reda WA, Abdelkarim K. Adverse radiation effects after Gamma Knife Surgery in relation to dose and volume. *Acta Neurochir (Wien).* 2009;151(1):9.

22. Gaspar L, Scott C, Rotman M, et al. Recursive partitioning analysis (RPA) of prognostic factors in three Radiation Therapy Oncology Group (RTOG) brain metastases trials. *Int J Radiat Oncol Biol Phys.* 1997;37(4):745–751.

23. Gavrilovic IT, Posner JB. Brain metastases: epidemiology and pathophysiology. *J Neurooncol.* 2005;75(1):5-14.

24. Ge M, Zhuang Y, Zhou X, Huang R, et al. High probability and frequency of EGFR mutations in non-small cell lung cancer with brain metastases. *J Neurooncol.* 2017;135(2):413-418.

25. Glantz MJ, Cole BF, Forsyth PA, et al. Practice parameter: Anticonvulsant prophylaxis in patients with newly diagnosed brain tumors Report of the Quality Standards Subcommittee of the American Academy of Neurology. *Neurology.* 2000;54(10):1886–1893.

26. Glaudemans AWJM, Enting RH, Heesters MAAM, et al. Value of <Superscript>11</Superscript>C-methionine PET in imaging brain tumors and metastases. *Eur J Nucl Med Mol Imaging.* 2013;40(4):615-635.

27. Gondi V, Pugh SL, Tome WA, et al. Preservation of Memory With Conformal Avoidance of the Hippocampal Neural Stem-Cell Compartment During Whole-Brain Radiotherapy for Brain Metastases (RTOG 0933): A Phase II Multi-Institutional Trial. *J Clin Oncol.* 2014;32(34):3810-3816. d

28. Gore EM, Bae K, Wong SJ, et al. Phase III Comparison of Prophylactic Cranial Irradiation Versus Observation in Patients With Locally Advanced Non–Small-Cell Lung Cancer: Primary Analysis of Radiation Therapy Oncology Group Study RTOG 0214. *J Clin Oncol.* 2011;29(3):272-278.

29. Grandhi R, Kondziolka D, Panczykowski D, et al. Stereotactic radiosurgery using the Leksell Gamma Knife Perfexion unit in the management of patients with 10 or more brain metastases. *J Neurosurg.* 2012; 117(2):237-245.

30. Greig NH. Chemotherapy of brain metastases: current status. *Cancer Treat Rev.* 1984;11(2):157-186.

31. Hasegawa T, Kato T, Yamamoto T, et al. Multisession gamma knife surgery for large brain metastases. *J Neurooncol.* 2017;131(3):517-524.

32. Horky LL, Hsiao EM, Weiss SE, et al. Dual phase FDG-PET imaging of brain metastases provides superior assessment of recurrence versus post-treatment necrosis. *J Neurooncol.* 2011;103(1):137-146.

33. Huang Y, Chin K, Robbins JR, et al. Radiosurgery of multiple brain metastases with single-isocenter dynamic conformal arcs (SIDCA). *Radiother Oncol.* 2014; 112(1):128-132.

34. Kamp MA, Dibué M, Santacroce A, et al. The tumor is not enough or is it? Problems and new concepts in the surgery of cerebral metastases. *ecancermedicalscience.* 2013;7.

35. Kelly PJ, Daumas-duport C, Scheithauer BW, et al. Stereotactic Histologic Correlations of Computed Tomography- and Magnetic Resonance Imaging-Defined Abnormalities in Patients With Glial Neoplasms. *Mayo Clin Proc.* 1987;62(6):450-459.

36. Kelly PJ, Lin YB, Yu AY, et al. Stereotactic Irradiation of the Postoperative Resection Cavity for Brain Metastasis: A Frameless Linear Accelerator-Based Case Series and Review of the Technique. *Int J Radiat Oncol.* 2012;82(1):95-101.

37. Kindt GW. The Pattern of Location of Cerebral Metastatic Tumors. *J Neurosurg.* 1964;21(1):54-57.

38. Kondziolka D, Patel A, Lunsford LD, et al, Flickinger JC. Stereotactic radiosurgery plus whole brain radiotherapy versus radiotherapy alone for patients with multiple brain metastases. *Int J Radiat Oncol.* 1999; 45(2):427-434.

39. Kwon AK, DiBiase SJ, Wang B, et al. Hypofractionated stereotactic radiotherapy for the treatment of brain metastases. *Cancer.* 2009;115(4):890-898.

40. Law M, Cha S, Knopp EA, et al. High-grade gliomas and solitary metastases: differentiation by using perfusion and proton spectroscopic MR imaging. *Radiology.* 2002;222(3):715-721.

41. Lawrence YR, Li XA, el Naqa I, et al. Radiation Dose–Volume Effects in the Brain. *Int J Radiat Oncol.* 2010;76(3, Supplement):S20-S27.

42. Liengswangwong V, Bonner JA, Shaw EG, et al. Prophylactic cranial irradiation in limited-stage small cell lung cancer. *Cancer.* 1995;75(6):1302-1309.

43. Li J, Bentzen SM, Li J, Renschler M, et al. Relationship between neurocognitive function and quality of life after whole-brain radiotherapy in patients with brain metastasis. *Int J Radiat Oncol Biol Phys.* 2008; 71(1):64-70.

44. Lin NU, Amiri-Kordestani L, Palmieri D, et al. CNS Metastases in Breast Cancer: Old Challenge, New Frontiers. *Clin Cancer Res.* 2013;19(23):6404-6418.

45. Marks JE, Baglan RJ, Prassad SC, et al. Cerebral radionecrosis: Incidence and risk in relation to dose, time, fractionation and volume. *Int J Radiat Oncol.* 1981;7(2):243-252.

46. Mehta MP, Tsao MN, Whelan TJ, et al. The American Society for Therapeutic Radiology and Oncology (ASTRO) evidence-based review of the role of radiosurgery for brain metastases. *Int J Radiat Oncol.* 2005;63(1):37-46.

47. Minniti G, Clarke E, Lanzetta G, et al. Stereotactic radiosurgery for brain metastases: analysis of outcome and risk of brain radionecrosis. *Radiat Oncol.* 2011;6:48.

48. Minniti G, Esposito V, Clarke E, et al. Multidose Stereotactic Radiosurgery (9 Gy × 3) of the Postoperative Resection Cavity for Treatment of Large Brain Metastases. *Int J Radiat Oncol.* 2013;86(4):623-629.

49. Mintz AH, Kestle J, Rathbone MP, et al. A randomized trial to assess the efficacy of surgery in addition to radiotherapy in patients with a single cerebral metastasis. *Cancer.* 1996;78(7):1470-1476.

50. Mitsuya K, Nakasu Y, Horiguchi S, et al. Perfusion weighted magnetic resonance imaging to distinguish the recurrence of metastatic brain tumors from radiation necrosis after stereotactic radiosurgery. *J Neurooncol.* 2010;99(1):81-88.

51. Morphis JG, Lester SG, et al. Brain metastases and testicular tumors: long-term survival. *Int J Radiat Oncol Biol Phys.* 1992;22(1):17-22.

52. Muacevic A, Wowra B, Siefert A, et al. Microsurgery plus whole brain irradiation versus Gamma Knife surgery alone for treatment of single metastases to the brain: a randomized controlled multicentre phase III trial. *J Neurooncol.* 2008;87(3):299-307.

53. Nancy U Lin, Eudocia Q Lee, Hidefumi Aoyama, et al. Response assessment criteria for brain metastases: proposal from the RANO group. *Response Assess Criteria Brain Metastases Propos RANO Group.* 2015; 16(6).

54. Nath SK, Lawson JD, Simpson DR, et al. Single-Isocenter Frameless Intensity-Modulated Stereotactic Radiosurgery for Simultaneous Treatment of Multiple Brain Metastases: Clinical Experience. *Int J Radiat Oncol.* 2010;78(1):91-97.

55. NCCN Clinical Practice Guidelines in Oncology. https://www.nccn.org/professionals/physician_gls/#site. Accessed December 25, 2017.

56. Nieder C, Spanne O, Mehta MP, et al. Presentation, patterns of care, and survival in patients with brain metastases. *Cancer.* 2011;117(11):2505-2512.

57. Parker GM, Dunn IF, Ramkissoon SH, et al. Recurrent

radiation necrosis in the brain following stereotactic radiosurgery. *Pract Radiat Oncol.* 2015;5(3):e151-e154.

58. Patchell RA, Tibbs PA, Regine WF, et al. Postoperative Radiotherapy in the Treatment of Single Metastases to the Brain: A Randomized Trial. *JAMA.* 1998;280(17): 1485-1489.

59. Patchell RA, Tibbs PA, Walsh JW, et al. A Randomized Trial of Surgery in the Treatment of Single Metastases to the Brain. *N Engl J Med.* 1990;322(8):494-500.

60. Patel KR, Burri SH, Asher AL, et al. Comparing Preoperative With Postoperative Stereotactic Radiosurgery for Resectable Brain Metastases: A Multi-institutional Analysis. *Neurosurgery.* 2016;79(2):279-285.

61. Patel S, Macdonald OK, Suntharalingam M. Evaluation of the use of prophylactic cranial irradiation in small cell lung cancer. *Cancer.* 2009;115(4):842-850.

62. Priedigkeit N, Hartmaier RJ, Chen Y, et al. Intrinsic Subtype Switching and Acquired ERBB2/HER2 Amplifications and Mutations in Breast Cancer Brain Metastases. *JAMA Oncol.* 2017;3(5):666-671.

63. Rades D, Bohlen G, Pluemer A, et al. Stereotactic radiosurgery alone versus resection plus whole-brain radiotherapy for 1 or 2 brain metastases in recursive partitioning analysis class 1 and 2 patients. *Cancer.* 2007;109(12):2515-2521.

64. Rajakesari S, Arvold ND, Jimenez RB, et al. Local control after fractionated stereotactic radiation therapy for brain metastases. *J Neurooncol.* 2014;120(2):339-346.

65. Rohren EM, Provenzale JM, Barboriak DP, et al. Screening for Cerebral Metastases with FDG PET in Patients Undergoing Whole-Body Staging of Non–Central Nervous System Malignancy. *Radiology.* 2003; 226(1):181-187.

66. Ryken TC, McDermott M, Robinson PD, et al. The role of steroids in the management of brain metastases: a systematic review and evidence-based clinical practice guideline. *J Neurooncol.* 2010;96(1):103-114.

67. Sawaya R, Hammoud M, Schoppa D, et al. Neurosurgical Outcomes in a Modern Series of 400 Craniotomies for Treatment of Parenchymal Tumors. *Neurosurgery.* 1998;42(5):1044-1055.

68. Schellinger PD, Meinck HM, Thron A. Diagnostic Accuracy of MRI Compared to CCT in Patients with Brain Metastases. *J Neurooncol.* 1999;44(3):275-281.

69. Schouten LJ, Rutten J, Huveneers HAM, et al. Incidence of brain metastases in a cohort of patients with carcinoma of the breast, colon, kidney, and lung and melanoma. *Cancer.* 2002;94(10):2698-2705.

70. Shaw E, Scott C, Souhami L, et al. Single dose radiosurgical treatment of recurrent previously irradiated primary brain tumors and brain metastases: final report of RTOG protocol 90-05. *Int J Radiat Oncol.* 2000;47(2):291-298.

71. Shen CJ, Kummerlowe MN, Redmond KJ, et al. Stereotactic Radiosurgery: Treatment of Brain Metastasis Without Interruption of Systemic Therapy. *Int J Radiat Oncol.* 2016;95(2):735-742.

72. Shen CJ, Lim M, Kleinberg LR. Controversies in the Therapy of Brain Metastases: Shifting Paradigms in an Era of Effective Systemic Therapy and Longer-Term Survivorship. *Curr Treat Options Oncol.* 2016;17(9):46.

73. Shin SM, Vatner RE, Tam M, et al. Resection Followed by Involved-Field Fractionated Radiotherapy in the Management of Single Brain Metastasis. *Front Oncol.* 2015;5.

74. Siegel RL, Miller KD, Jemal A. Cancer statistics, 2016: Cancer Statistics, 2016. *CA Cancer J Clin.* 2016; 66(1):7-30.

75. Siegers HP. Chemotherapy for brain metastases: recent developments and clinical considerations. *Cancer Treat Rev.* 1990;17(1):63-76.

76. Soffietti R, Kocher M, Abacioglu UM, et al. A European Organisation for Research and Treatment of Cancer Phase III Trial of Adjuvant Whole-Brain Radiotherapy Versus Observation in Patients With One to Three Brain Metastases From Solid Tumors After

Surgical Resection or Radiosurgery: Quality-of-Life Results. *J Clin Oncol*. 2013;31(1):65-72.

77. Soltys SG, Adler JR, Lipani JD, et al. Stereotactic Radiosurgery of the Postoperative Resection Cavity for Brain Metastases. *Int J Radiat Oncol*. 2008;70(1):187-193.

78. Spears WT, Stockham AL, Tievsky AL, et al. Conventional MRI does not reliably distinguish radiation necrosis from tumor recurrence after stereotactic radiosurgery. *J Neurooncol*. 2012;109(1): 149-158.

79. Takahashi T, Yamanaka T, Seto T, et al. Prophylactic cranial irradiation versus observation in patients with extensive-disease small-cell lung cancer: a multicentre, randomised, open-label, phase 3 trial. *Lancet Oncol*. 2017;18(5):663-671.

80. Tallet AV, Azria D, Barlesi F, et al. Neurocognitive function impairment after whole brain radiotherapy for brain metastases: actual assessment. *Radiat Oncol*. 2012;7:77.

81. Taofeek K. Owonikoko, Jack Arbiser, Amelia Zelnak, et al. Current approaches to the treatment of metastatic brain tumors. *Curr Approaches Treat Metastatic Brain Tumors*. 2014;11(4).

82. US Census Bureau. Census.gov [online], http:// www. census.gov/prod/cen2010/briefs/ c2010br-01.pdf (2010).

83. Vecht CJ, Haaxma-Reiche H, Noordijk EM, et al. Treatment of single brain metastasis: Radiotherapy alone or combined with neurosurgery. *Ann Neurol*. 1993;33(6):583-590.

84. Voorhies RM, Sundaresan N, Thaler HT. The single supratentorial lesion. An evaluation of preoperative diagnostic tests. *J Neurosurg*. 1980;53(3):364-368.

85. Wilhelm I, Molnár J, Fazakas C, et al. Role of the Blood-Brain Barrier in the Formation of Brain Metastases. *Int J Mol Sci*. 2013;14(1):1383-1411.

86. Xuling Lin, Lisa M. DeAngelis. Treatment of Brain Metastases. *Treat Brain Metastases*. 2015;33(30):3475-3484.

87. Yamamoto M, Serizawa T, Shuto T, et al. Stereotactic radiosurgery for patients with multiple brain metastases (JLGK0901): a multi-institutional prospective observational study. *Lancet Oncol*. 2014;15(4):387-395.

88. Yoo H, Kim YZ, Nam BH, et al. Reduced local recurrence of a single brain metastasis through microscopic total resection. *J Neurosurg*. 2008;110(4): 730-736.

원발성 중추신경계림프종

정동섭
가톨릭대학교 신경외과

원발성 중추신경계림프종은 뇌, 연수막, 안구, 혹은 척수에 국한되어 발생하는 림프절외 비호지킨림프종(extranodal non-Hodgkin lymphoma)으로 전체 림프절외 비호지킨림프종의 약 1%, 전체 원발성 뇌종양의 약 3%이고 발생률은 약 0.47/100,000명에 불과한 드문 종양이다. 치료를 받지 않을 경우 전체 생존 기간(overall survival)이 1.5개월에 불과할 정도로 예후가 극히 불량한 이 종양은 1960년대에 전뇌방사선치료(whole brain radiotherapy), 1970년대에 고용량(high-dose) 메토트렉세이트(methotrexate)를 치료에 도입하여 치료 효과가 많이 높아졌지만 아직 인체의 다른 부위에서 발생하는 림프절외비호지킨림프종보다 좋지 않아서 면역적격(immunocompetent) 환자의 5년 생존율이 약 33%에 불과하다. 진단받을 때의 환자의 정중 연령(median age)은 66세이고 근래에 65세 이상의 노년층에서의 발생률이 전보다 유의하게 높아졌다. 우리나라에서의 발생률은 원발성 뇌종양의 약 1.9%이며 평균 발생 연령은 63세이다.

원발성 중추신경계림프종 발생의 위험인자는 선천적, 혹은 후천적 면역결핍이다. 이 종양은 주로 T 림프구가 감소하여 면역감시체계의 능력이 떨어지는 60세 이상의 노년층에서 발생하는 데 이때 염색체의 이상 혹은 Epstein-Barr virus (EBV) 감염에 의해 B 림프구가 중추신경계와 같은 림프절외부위(extranodal area)에서 비정상적으로 증식되어 종양을 유발할 수 있다. 특히 사람면역결핍바이러스(human immunodeficiency virus)에 감염된 후천면역결핍증후군(acquired immune deficiency syndrome, AIDS) 환자들은 이 종양이 발생할 확률이 상당히 높지만 1990년대(1992~1996)와 환자의 관리가 잘 되기 시작한 2000년대(2007~2011)를 비교해 보면 전체 원발성 중추신경계림프종 환자 중에서 사람면역결핍바이러스와 관련된 종양의 발생률은 64.1%에서 12.7%로 2000년대 이후 급격히 발생빈도가 낮아졌으며, 장기이식을 받고 면역억제제를 장기 복용하는 환자에서의 발생률도 0.9%로 매우 낮다. 사람면역결핍바이러스 감염 환자들과 모든 면역약화(immunocompromized) 환자들은 EBV와 관련이 있는 반면 면역적격환자들은 EBV와 관련이 있는 경우는 드물다. 원발성 중추신경계림프종의 발생과 관련된 선천적 면역결핍질환은 Wiskott-Aldrich 증후군(Wiskott-Aldrich syndrome), X연관면역결핍증(X-linked immunodeficiency), 모세관확장실조(ataxia telangiectasia) 등이다.

1. 병리

원발성 중추신경계림프종은 면역적격환자의 약 70%에서 단일 병변으로 존재하며 대부분 천막상부 뇌실주위백질(supratentorial periventricular white matter)에서 발생한다. 흔히 발생하는 부위는 대뇌반구(38%), 기저핵과 시상부(16%), 뇌량(14%) 등이다. 뇌척수액, 안구 혹은 척수에 국한되어 종양이 발생하는 경우는 드물다. 원발성 중추신경계림프종의 조직학적 특성 중의 하나가 림프종세포가 혈관 주위에 모여 혈액뇌장벽(blood-brain barrier)을 파괴하는 작용을 하는 혈관지향성(angiotrophism)이며 이로 인해 병적 조영증강을 일으켜 방사선학적으로 종양과 주위조직을 잘 구분할 수 있게 한다. 이 종양의 약 90% 이상은 광범위큰B세포림프종(diffuse large B cell lymphoma)이며 나머지는 T세포림프종(2%), 버킷림프모구림프종(burkitt lymphoblastic lymphoma), 저등급림프종(low-grade lymphoma) 등이다. 전신성 광범위큰B세포림프종(systemic diffuse large B cell lymphoma)은 유전자발현측면도(gene expression profiling)에 따라 3형 큰B세포림프종(type 3 large B-cell lymphoma), 종자중심B세포유사림프종(germinal center B-cell-like lymphoma), 활성B세포유사림프종(activated B-cell-like lymphoma) 등 3가지 하위유형으로 나눌 수 있는데 활성B세포유사림프종은 종자중심B세포유사림프종 보다 예후가 좋지 않다. 원발성 중추신경계 광범위큰B세포림프종은 대부분 CD19, CD20, CD79A 등과 같은 B세포표지자들(B-cell markers)과 단형표면면역글로블린가벼운사슬(monotypic surface immunoglobulin light chain)을 갖고 있고 melanoma-associated antigen (mutated) 1 (MUM1)/interferon regulatory factor 4 (IRF4)가 거의 대부분에서 양성이며 B-cell lymphoma 6 (BCL-6)는 약 50%에서, BCL-2는 다양하게 나타나고 CD10은 10% 미만에서 나타난다. 이는 원발성 중추신경계 광범위큰B세포림프종의 대부분이 3가지 하위 유형 중 CD10-, BCL6+IRF4/MUN1+ 형태를 가진 활성B세포유사림프종에 부합한다는 것을 의미하며 원발성 중추신경계 광범위큰B세포림프종이 전신성 광범위큰B세포림프종보다 예후가 좋지 않은 이유가 될 수 있다. 원발성 중추신경계림프종은 70~90%의 매우 높은 Ki-67지수를 보인다. 또한 최근에 전향적으로 시행된 대규모 임상시험에서 BCL-6이 발현된 종양을 가진 환자들은 상대적으로 예후가 좋지 않다는 것이 밝혀졌지만 몇몇의 후향적인 임상시험에서는 오히려 예후가 좋은 것으로 나와 이에 대해서는 좀 더 많은 연구가 필요할 것으로 본다.

원발성 중추신경계림프종의 발병기전은 아직 잘 모르고 매우 복잡하다. 원발성 중추신경계 광범위큰B세포림프종에서는 원발성 림프절광범위B세포림프종(primary nodal diffuse large B cell lymphoma)과 비교하였을 때 사람백혈구항원(human leukocyte antigen, HLA)이 위치한 염색체6p21-22의 국소적인 소실이 자주 나타나고 PAX5, PIM1, c-MYC, RhoH/TTF 등과 같은 B세포의 발달, 증식, 세포사멸에 관여하는 풋종양유전자(protooncogene)들에서의 체세포과다돌연변이(somatic hypermutation)도 2-5배 더 많이 나타나는데 이로 인해 사람핵혈구항원(HLA)에 의존적인 면역감시체계가 손상되어 면역감시체계로부터 종양B세포가 벗어나 이상증식함으로써 종양이 발생할 수 있다. 이 외에 세포신호전달물질(mediators of cell signaling)인 CARD14, CD79A/B, TLR2, TLR10, 세포주기조절인자(regulators of cell cycle)인 CCND3, CDK20, 염색질구조(chromatin structure)인 CREBBP, MLL2, ARID1A/B, SMARCA4에서의 돌연변이도 원발성 중추신경계림프종에서 발견되었다.

염색체 6q 특히 6q21-23의 소실도 원발성 중추신경계림프종에서 자주 나타나는데(40~60%) 여기에는 종양억제유전자이자 B세포분화조절인자인 PRDM1, 세포부착신호전달에 관여하는 단백질티로신인산분해효소(protein tyrosine phosphatase)인 PTPRK, 핵인자-κB 신호전달(nuclear factor-kappaB signaling)의 부정적조절인자(negative regulator)인 TNFAIP3 등이 위치하고 있다. 핵인자-κB 신호전달경로의 이상활성화(aberrant activation)는 여러 신호전달에 의해 나타날 수 있다(그림 2-1). CARD11과 MYD88의 돌연변이에 의해서뿐만 아니라 MALT1에서의 DNA 획득에 의해서도 일어날 수 있으며 종양의 약 20%에서 발견되는 B세포수용체신호전달경로의 한 요소인 CD79B의 돌연변이도 핵인자-κB 신호전달경로를 활성화

517

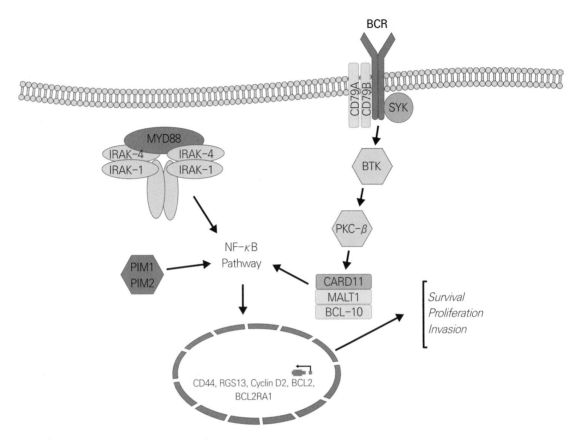

■ 그림 2-1. **원발성 중추신경계림프종에서의 핵인자-κB 신호전달경로의 활성화.**
핵인자-κB 전사 활성화는 MYD88/IRAK1/4 복합체, CD79A, CD79B, SYK티로신키나아제로 구성된 B세포복합체 등이 포함된 여러 신호가 관여한다.

하여 종양을 유발할 수 있다. 이 같은 결과들은 핵인자-κB 신호전달경로의 활성화가 원발성 중추신경계림프종의 발병기전에서 중요한 역할을 할 수 있음을 의미하며 따라서 이들이 잠재적인 치료의 목표가 될 수 있다.

2. 진단

1) 임상소견

원발성 중추신경계림프종은 발생하는 위치에 따라 증상이 다양하게 나타난다. 수주에서 수개월에 걸쳐 나타나는 인지기능장애와 행동장애, 국소적인 신경학적 증상, 두개압상승으로 인한 증상 등이 일반적으로 나타나는 증상

이다. 이 종양은 심부 두개강내구조에서 발생하는 경향이 있어 발작(seizure)은 흔히 나타나지 않는다. 환자의 약 10~20%는 안구병발(ocular involvement)이 있어 유리체부유물(vitreous floaters), 시력저하와 같은 증상이 동반되지만 약 50%에서는 안구병발이 있다 하더라도 증상이 나타나지 않는다. 또한 환자의 약 15-20%는 연수막병발(leptomeningeal involvement)이 있지만 이때에도 증상이 없는 경우가 많아서 뇌척수액검사를 해야만 진단되는 경우가 많다.

2) 뇌영상

gadolinium조영-MRI가 이 종양의 가장 좋은 영상진단

방법이다. 종양은 주위조직과 경계가 뚜렷한 균질조영증강(homogeneous contrast enhancement)을 보인다(그림 2-2). 조영증강되지 않는 종양은 드물고 주위에 혈관성 부종(vasogenic edema)이 흔히 나타난다. 이 종양은 종양세포가 매우 치밀하게 분포한 고세포충실성(high cellularity)과 높은 핵세포질비(nuclear-to-cytoplasmic ratio)를 갖고 있으므로 T2 강조영상에서는 저신호강도, 확산강조영상(diffusion-weighted imaging)에서는 제한확산(restricted diffusion)을 보인다. 스테로이드를 사용하면 흔히 방사선학적 영상에서 종양 크기가 줄어들지만 염증 혹은 말이집탈락조건(demyelinating condition)에서도 이런 현상이 있을 수 있으므로 이런 현상이 나타난다고 모두 원발성 중추신경계림프종이라고 단정할 수는 없다. 감별해야 되는 질환은 고등급교종(high-grade glioma), 톡소포자충증(toxoplasmosis) 혹은 다른 감염성질환, 아급성뇌경색, 말이집탈락병변 등이다.

[18]Fluorodeoxyglucose (FDG) 양전자방출단층촬영(positron emission tomography, FDG-PET), 확산텐서영상(diffusion tensor imaging), 역동자화율대조자기공명영상(dynamic susceptibility contrast magnetic resonance imaging, DSC-MRI), 양성자자기공명분광법(proton magnetic resonance spectroscopy) 등과 같은 최신 영상기법들이 다른 뇌종양 혹은 비종양성병변으로부터 원발성 중추신경계림프종을 감별하는 데 점차 많이 이용되고 있다. 특히 FDG 혹은 [11]C-메티오닌(methionine) 양전자방출단층촬영은 자기공명영상보다 종양의 재발을 일찍 발견할 수 있으므로 치료 효과를 추적하는 데 좋은 검사 방법으로 알려져 있다. 또한 양성자자기공명분광법에서 이 종양은 지질공명(lipid resonance)이 급격히 증가되고 매우 증가된 콜린/크레아틴(choline/creatine), 콜린/N-아세틸아스파르테이트비(choline/N-acetyl aspartate ratio)를 보이므로 교모세포종을 비롯한 교종과 감별하는 데 도움이 된다.

3) 종양 생검

원발성 중추신경계림프종은 대부분 정위적 혹은 navigation 유도로 이루어지는 생검에 의해 조직학적으로 확진된다. 이 종양은 스테로이드에 매우 민감하게 반응하는 데 스테로이드는 손상된 혈액뇌장벽을 회복시키고 종양세포를 살상하는 효과를 갖고 있어 일시적으로 종양을 위축시키고 자기공명영상사진에서 종양의 조영증강을 감소시키거나 사라지게 한다. 이때 생검을 하게 되면 종양세포는 없고 대식세포(macrophage), T 림프구, 반응교증(reactive gliosis)만 보이게 되므로 생검 전의 스테로이드의 사용은 이 종양을 조직학적으로 진단하는 것을 방해하며

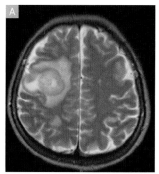
T2 강조영상

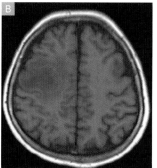
T1 강조영상

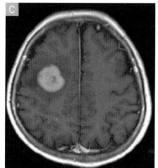
조영증강영상

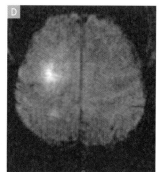
확산강조영상

■ 그림 2-2. 원발성 중추신경계림프종 환자의 자기공명영상.
우측 전두엽의 백질 부위에 둥그런 모양의 종양이 T1과 T2 강조영상에서는 저신호강도, 확산강조영상에서는 제한확산으로 인해 고신호강도로 보이고 조영증강영상에서는 균질하게 조영증강되며 종양 주위에는 T1에서 저신호강도, T2에서 고신호강도로 보이는 혈관성부종이 보인다. 큰 종양 뒤쪽으로 아주 작은 종양도 있다.

결과적으로 진단이 늦어질 수 있다. 따라서 원발성 중추신경계림프종이 의심될 경우에는 생검 전에 스테로이드 사용을 하지 않는 것이 매우 중요하다.

4) 뇌척수액 분석

원발성 중추신경계림프종 환자 뇌척수액의 약 75%에서 단백질이 증가되며 림프종세포는 환자의 10~30%에서 발견된다. 뇌척수액세포검사(cytology), 흐름세포측정(flow cytometry) 혹은 유리체절제(vitrectomy)/맥락망막생검(chorioretinal biopsy)에서 림프종세포가 발견되면 종양에 대한 생검이 없어도 원발성 중추신경계림프종의 진단이 가능하지만 이 검사 결과를 기다리는 동안 최종 진단이 늦어질 수 있으므로 영상검사로 확인된 병변을 바로 생검하는 것이 가장 빠르고 확실한 진단 방법이라 할 수 있다.

5) 유리체분석(vitreous analysis)

안과적 검사는 검안경검사(funduscopy)와 세극등검사(slit lamp examination)로 이루어진다. 형광안저조영술(fluorescein fundus angiography)은 망막에서 발생한 림프종의 진단에 이용될 수 있다. 안구에서 발생한 림프종은 유리체생검으로 확진된다. 약 50%에서 세포검사에서 양성으로 나오며 중합효소연쇄반응분석에 의한 면역글로불린 H(immunoglobuline H) 혹은 T-세포수용체재배열(T-cell receptor rearrangement)의 발견이 진단에 도움이 되기도 한다.

3. 병기설정

원발성 중추신경계림프종의 진단은 종양 생검을 통한 조직학적 진단이 가장 중요하지만 이와 더불어 이 질환의 분포정도를 확인하고 이차적으로 중추신경계전이가 있는 전신성 림프절외비호지킨림프종과 감별하기 위해서는 기본적인 검사들이 필요하다(표 2-1). 처음에 원발성 중추신경계림프종으로 파악된 질환의 약 8%에서 전신질환의 증

■ **표 2-1. 기본 검사**

Clinical evaluation
Comprehensive physical and neurologic examination
Age and performance status (ECOG PS or KPS)
Cognitive function evaluation (at a minimum MMSE)
Corticosteroid dosing

Laboratory Evaluation
Serum LDH
Hepatic and renal function (including creatinine clearance)
HIV serologic testing

Extent-of-Disease Evaluation
Gadolinium-enhanced brain MRI (or contrast-enhanced CT if MRI is contraindicated)
CSF analysis: cytology, flow cytometry, cell counts, protein and glucose level, β2-microglobulin, and immunoglobulin heavy chain gene rearrangement*
Ophthalmologic examination, including slit-lamp examination of both eyes
Gadolinium-enhanced whole-spine MRI
PET/CT (chest/abdomen/pelvis)
Bone marrow biopsy with aspirate
Testicular ultrasound for men

약어: CSF, cerebrospinal fluid; CT, computed tomography; ECOG, Eastern Cooperative Oncology Group; HIV, human immunodeficiency virus; KPS, Karnofsky performance status; LDH, lactate dehydrogenase; MMSE, Mini-Mental State Examination; MRI, magnetic resonance imaging; PET, positron emission tomography; PS, performance status.
*뇌척수액은 위양성반응을 방지하기 위해 생검 전이나 생검 일주일 이후에 채취해야 한다.

거가 발견되는데 이 질환의 분포정도는 뇌척수액 분석, 양안의 세극등검사, 척수에 대한 조영증강자기공명영상 등으로 알 수 있다. 흉부, 복부, 골반에 대한 고식적 컴퓨터단층촬영술 대신 FDG-몸통양전자방출단층촬영술(body positron emission tomography, body PET)을 시행하는 경우에는 좀 더 정확하게 병변을 찾을 수 있다. 골수생검으로는 다른 검사로 발견하지 못하는 무증상전신림프종(subclinical systemic lymphoma)을 발견할 수 있다. 고환림프종(testicular lymphoma) 환자의 약 3%는 원발성 중추신경계림프종과 유사한 소견을 보이는 뇌전이가 있으므로 뇌병변이 발견된 남자 환자들에게는 고환에 대한 초음파 검사를 시행하는 것이 좋다.

4. 예후인자

나이와 수행도(performance status)가 원발성 중추신경계림프종의 가장 중요한 예후인자이다. 원발성 중추신경계림프종에는 지금까지 두 가지 점수 체계(scoring system)가 널리 쓰인다. 하나는 International Extranodal Lymphoma Study Group에서 378명의 면역적격 원발성 중추신경계림프종 환자를 후향적으로 분석해서 만든 것으로 환자의 나이, Eastern Cooperative Oncology Group (ECOG) 수행도, 혈청 lactate dehydrogenase (LDH) 농도, 뇌척수액의 단백질 농도, 뇌 심부구조에서의 발생 여부를 독립적인 예후인자로 간주하여 점수화하였다(표 2-2). 다른 하나는 Memorial Sloan-Kettering Cancer Center에서 338명의 환자를 분석해서 만든 것으로 여기에서는 환자의 나이와 Karnofsky 수행도만이 독립적인 예후인자가 된다(표 2-3).

5. 치료

환자가 원발성 중추신경계림프종으로 진단이 되면 우선 유도화학요법(induction chemotherapy)으로 치료를 시작한다. 이 경우 치료 목표는 방사선학적으로 완전반응(complete response, CR)을 이루는 것이다. 그 다음으로 남아있는 종양을 치료하고 전체 생존 기간(overall survival)을 늘리기 위해 강화요법(consolidation therapy)을 시행한다. 원발성 중추신경계림프종의 치료 효과를 측정하는 기준으로 International PCNSL Collaborative Group에서 만든 반응기준(response criteria)이 널리 이용되고 있다(표 2-4).

1) 수술적 적출(surgical resection)

원발성 중추신경계림프종에서 수술의 역할은 정위적 생검을 통해 조직학적 진단을 하는 수단으로 제한되어 있다. 수술적 적출이 치료방법에서 제외된 이유는 진단할 당시 이미 종양세포로 구성된 섬(island)이 주위 뇌조직에 침투

■ 표 2-2. International Extranodal Lymphoma Study Group의 예후점수체계

Prognostic Factor*
Age > 60
ECOG PS ≥ 2
Elevated LDH
Elevated CSF protein concentration
Involvement of the deep structures of the brain

Scores	2-y Overall Survival (%)
0 or 1	80
2 or 3	48
4 or 5	15

약어: CSF, cerebrospinal fluid; ECOG, Eastern Cooperative Oncology Group; LDH, lactate dehydrogenase; PS, performance status.
*각 항목에 해당되면 1점이 부과되며 이 점수의 합이 최종점수가 된다.

■ 표 2-3. Memorial Sloan-Kettering Cancer Center의 예후모델

Class	Medial Overall Survival, y	Median Failure-Free Survival, y
1 (age ≤ 50 y)	8.5	2.0
2 (age > 50 y + KPS ≥ 70)	3.2	1.8
3 (age > 50 y + KPS < 70)	1.1	0.6

약어: KPS, Karnofsky performance status

해 있는 등 질환 자체의 성격이 광범위하다는 것, 발생 위치가 심부 뇌조직이라서 대부분 기능적으로 중요한 부위라는 것, 종양 성격상 금방 안구내 혹은 연수막으로 파종(dissemination)될 수 있다는 것, 수술을 하면 오히려 지주막하공간으로 종양 세포가 퍼지게 할 수 있다는 것, 종양이 스테로이드와 항암화학요법에 빨리 반응한다는 것, 수술 후 상처 치유가 되는 동안 시간이 걸린다는 것 등이다. 따라서 현재 수술적 종양 적출은 이 질환의 표준치료법은 아니다. 그렇지만 최근에 종양의 부분 혹은 전적출을 시행받은 환자들의 무진행 생존율(progression-free survival rate)과 전체 생존율이 생검만을 시행받은 환자들보다 유의하게 높았다는 보고가 있고 27명이라는 적은 환자를 대상으

■ 표 2-4. International PCNSL Collaborative Group의 치료반응 평가기준

Response	Brain Imaging	Steroid Dose	Ophthalmologic examination	CSF Cytology
CR	No contrast-enhancing disease	None	Normal	Negative
Cru	No contrast-enhancing disease	Any	Normal	Negative
	Minimal abnormality	Any	Minor RPE abnormality	Negative
PR	50% decrease in enhancement	NA	Normal or minor RPE abnormality	Negative
	No contrast-enhancing disease	NA	Decrease in vitreous cells or retinal infiltrate	Persistent or suspicious
PD	25% increase in enhancing disease Any new site of disease	NA	Recurrent or new disease	Recurrent or positive
SD	All scenarios not covered by responses above			

약어: PCNSL, primary central nervous system lymphoma; CSF, cerebrospinal fluid; CR, complete response; Cru, unconfirmed complete response; PR, partial response; PD, progressive disease; SD, stable disease; RPE, retinal pigment epithelium.

로 한 연구이지만 전적출을 받은 환자들이 부분적출 혹은 생검을 받은 환자들보다 전체 생존율이 유의하게 높았다는 보고가 있어 비록 이들 보고가 후향적 분석임을 감안하더라도 수술적 적출의 역할에 대해 좀 더 많은 연구가 필요할 것으로 본다.

2) 전뇌방사선치료와 지연신경독성(whole brain radiotherapy and delayed neurotoxicity)

원발성 중추신경계림프종이 방사선에 매우 민감하게 반응하는 종양이므로 1970년대에 고용량 메토트렉세이트요법이 원발성중추신경계림프종의 치료에 도입되기 전까지 전뇌방사선치료만 시행하였는데 전뇌에 40 Gy, 추가로 종양에 20 Gy로 치료한 환자의 평균 생존 기간은 약 12개월이었다. 그러나 이 치료를 받은 경우 특히 60세 이상의 노인환자에서 인지능력저하, 요실금, 보행장애 등의 증상으로 나타나는 지연신경독성이 환자 삶의 질을 현저히 감소시키는 문제가 발생하였다. 이들의 뇌자기공명영상소견은 뇌백질의 이상, 뇌실의 크기 증가, 뇌피질위축 등이며 이런 이상소견의 정도가 심할수록 임상적으로 인지능력이 더 많이 저하되었다. 전뇌방사선치료와 관련된 신경독성의 생성기전은 아직 잘 모르지만 혈관에 대한 독성, 말

이집탈락, 뇌실하대(subventricular zone)에 있는 신경전구세포(neural progenitor cells)의 손상 등이 원인일 수 있다. 현재 이런 지연신경독성효과를 정상화시키는 치료법은 없다. 따라서 초기치료에서 단독으로 방사선치료를 하는 것은 더 이상 원발성 중추신경계림프종의 치료에 사용되지 않는다.

3) 항암화학요법(chemotherapy)

현재 가장 효과가 좋은 치료법은 다양한 용량(1-8 g/m²)의 고용량 메토트렉세이트와 다른 화학치료제, 전뇌방사선치료를 병용해서 사용하는 것이다. 단일 메토트렉세이트(3.5~8 g/m²)를 사용했을 때의 전체 반응률(overall response rate)은 35~74%이고 평균 무진행 생존 기간은 10~12.8개월, 정중 생존 기간은 25~55개월이다. 메토트렉세이트와 병용하는 화학치료제(면역치료제 포함)는 매우 다양한데 temozolomide, rituximab, procarbazine, 시타라빈(cytarabine), 티오테파(thiotepa), 빈크리스틴(vincristine), 카르무스틴(carmustine), etoposide, ifosfamide, cyclophosphamide 등이 있다. 고용량의 메토트렉세이트에 고용량의 시타라빈을 병용할 경우 고용량의 메토트렉세이트만 사용할 경우보다 완전 반응률(46% vs.

18%), 3년 무진행 생존율(38% vs. 21%), 3년 전체 생존율(46% vs. 32%) 모두 증가하였다. 고용량 메토트렉세이트+시타라빈에 티오테파, rituximab을 더한 조합과 고용량 메토트렉세이트+시타라빈 조합의 치료 효과를 비교한 최근의 다른 임상연구에서도 전자의 조합을 투여받았던 환자들이 완전 반응률(49% vs. 23%), 2년 무진행 생존율(61% vs. 36%), 2년 전체 생존율(69% vs. 42%) 모두 증가하였다. 따라서 고용량 메토트렉세이트를 기본으로 하고 여기에 다른 화학치료제를 병용 투여하는 방법을 초기유도치료로 사용해야 한다는 인식이 널리 받아들여지고 있지만 이 경우 메토트렉세이트를 얼마나 투여할 것이고 어떻게 투여할 것인가에 대한 합의는 아직 없다. 다만 메토트렉세이트 3 g/m² 이상의 용량을, 3시간 이상 정맥주사로, 10~21일 간격으로 투여할 경우에 메토트렉세이트가 뇌실질과 뇌척수액에서 치료농도에 이르고 전뇌방사선치료와 병행하여 시행했을 때 치료 효과가 좀 더 오래가는 것으로 보고되었다. Rituximab은 B 림프구의 CD20 항원을 표적으로 하는 키메라단세포군항체(chimeric monoclonal antibody)로 대개 다른 약제와 병용하여 유도화학치료에 사용한다. 보통 375~800 mg/m²의 용량을 정맥주사로 투여하며 뇌척수액 농도는 혈청농도의 0.1~0.44%에 불과하나 치료 효과가 좋아서 rituximab이 포함된 약제로 유도화학치료를 받은 환자들의 완전 반응률이 rituximab이 포함되지 않은 치료를 받은 환자들의 완전 반응률보다 높다.

이들 연구에서는 모든 환자들이 강화전뇌방사선치료(consolidative whole brain radiotherapy)를 받았는데 특히 고령의 환자에게 표준용량(45 Gy)의 방사선치료를 포함하여 병용화학치료를 시행할 경우 신경독성의 발생률이 높아지는 것으로 알려져 있다. 따라서 종양의 재발률을 높이지 않는 선까지 방사선조사량을 최대한 감소시키고자 하는 임상연구가 시도되고 있다. 고용량 메토트렉세이트, procarbazine, 빈크리스틴, rituximab (R-MPV)으로 이루어진 조합으로 유도화학치료를 한 후 완전반응이 나타난 환자에게 감소선량방사선치료(23.4 Gy)와 시타라빈을 투여하는 치료조합을 시행하는 다기관 2상 임상연구에

서 정중무진행 생존율은 7.7년, 3년 전체 생존율은 87%이었고 또한 평균 6년의 추적 기간에도 정중 전체 생존 기간에 도달하지 못했을 정도로 치료 성적이 좋았다. 또한 환자의 인지기능은 향상되었으며 48개월 동안 비교적 잘 유지되었다. 초기유도화학치료로 고용량 메토트렉세이트, temozolomide, rituximab (MTR)를 투여하고 과다분할전뇌방사선치료(hyperfractionated whole, brain radiotherapy, 36 Gy)를 시행한 후 10개월 동안 temozolomide를 투여하는 최근의 다른 임상연구에서도 앞서 언급한 연구 결과와 비슷하게 방사선치료 후 인지기능과 삶의 질이 향상되거나 유지되었다. 다만 이들 연구에서의 추적 기간이 아주 긴 것이 아니라서 향후 더 오랜 기간 신경정신학적 추적검사가 필요할 것으로 본다.

전뇌방사선치료 없이 고용량 메토트렉세이트를 투여하는 화학치료가 고용량 메토트렉세이트+전뇌방사선치료(45 Gy) 조합의 치료보다 성적이 열등하지 않다는 것을 증명하기 위한 임상연구도 있었다. 부가적인 전뇌방사선치료를 받은 군의 2년 무진행 생존율이 고용량 메토트렉세이트 화학치료만 받은 군보다 길었지만(43.5% 대 30.7%) 전체 생존 기간의 차이는 없었고(32.4개월 대 37.1개월) 신경독성의 발생률은 2배 가까이 많았다(49% 대 26%). 비록 이 연구는 비열등끝점(noninferiority endpoint)을 유의하게 만족시키지 못했지만 원발성 중추신경계림프종의 초기치료에 전뇌방사선치료를 포함시키지 않아도 전체 생존 기간은 변화가 없고 신경정신학적 기능은 더 잘 유지될 수 있다는 사실을 제시해 주는 연구였다. 원발성 중추신경계림프종의 초기치료에서 전뇌방사선치료를 제외했던 또 다른 연구는 고용량 메토트렉세이트, rituximab, temozolomide로 유도치료한 후 etoposide, 시타라빈으로 강화치료를 하는 연구였는데 유도치료 후 완전 반응률이 66%, 정중 무진행 생존 기간은 29개월, 정중 전체 생존 기간은 평균 5년간의 추적기간에도 도달하지 못했다.

전뇌방사선치료를 제외하는 또 다른 치료법은 고용량의 화학치료를 한 후 자가줄기세포이식(autologous stem cell transplantation)을 시행하는 것이다. 이 방법은 백혈구성분

채집(leukapheresis), 말초혈액줄기세포추출(pheripheral blood stem cell harvesting), 조건화화학치료(conditioning chemotherapy), 줄기세포재주입(stem cell reinfusion)으로 이루어진다. 어떤 화학치료제를 쓰는 것이 가장 좋은지는 아직 잘 모르지만 카르무스틴, 티오테파, 부설판(busulfan) 등과 같이 중추신경계에 침투해 들어갈 수 있는 약제들의 치료성적이 가장 좋았다. 고용량 메토트렉세이트, 시타라빈, 티오테파, rituximab의 조합으로 유도화학치료를 하고 고용량의 카르무스틴과 티오테파로 조건화화학치료를 한 후 자가줄기세포이식을 하는 단일무기(single arm) 다기관 임상연구에서 1년, 3년, 5년 무진행 생존율은 각각 78.5%, 67%, 64.8%였고 정중 무진행 생존 기간은 74개월, 1년과 3년 생존율은 각각 92%, 81%였다. 고용량 메토트렉세이트, procarbazine, 빈크리스틴, rituximab (R-MPV)에 반응하는 환자들에게 티오테파, 부설판, cyclophosphamide (TBC)로 구성된 강화고용량화학치료를 한 후 자가줄기세포이식을 시행하는 다른 2상 연구에서는 2년 무진행 생존율이 79%, 2년 전체 생존율이 81%였다. 그렇지만 이 연구에서 치료와 관련된 사망률이 11.5%로 상당히 높았다는 것은 아쉬운 점이다. 오랜 기간 생존율을 확인한 임상연구도 있었는데 고용량 메토트렉세이트, 고용량 부설판과 티오테파, 자가줄기세포이식을 시행한 환자들의 10년 후 생존율은 35%였다. 최근에 발표된 대규모 전향적 임상연구에서 고용량 메토트렉세이트를 기반으로 한 유도화학치료를 받고 완전반응이 나타난 환자 118명을 두 군으로 나누어 한 군은 전뇌방사선치료(36 Gy)만 시행하고 다른 한 군은 고용량 카르부스틴, 티오테파, 자가줄기세포이식으로 강화치료를 시행해서 치료 효과를 비교해 본 결과 2년 무진행 생존율이 각각 80%, 69%로 통계학적으로 차이가 없었다. 따라서 치료 효과는 같은데 지연신경독성이 적게 발생하는 고용량화학치료+자가줄기세포이식 조합으로 치료하는 방식이 전뇌방사선치료의 대안으로 부각되고 있으나 이 연구의 결과를 보면 추적기간이 짧고 혈액독성이 상대적으로 많이 발생하였으며 감염으로 사망한 2명의 환자도 있어 향후 좀 더 많은 임상시험을 통한 검증이 더 필요할 것으로 본다.

4) 척수강내화학치료(intrathecal chemotherapy)

원발성 중추신경계림프종의 치료 방법의 하나로 알려져 있는 척수강내화학치료에 대해 지금까지 전향적인 임상연구는 없었으며 그 효과에 대해서도 아직 논쟁 중이다. 3개의 후향적 연구에서는 추가로 척수강내로 약을 투여하는 것이 고용량 메토트렉세이트(3 g/m²)를 정맥으로 투여하는 것보다 좋다는 사실을 입증하지 못했다. 반대로 동일한 여러 약제를 사용한 2개의 단일무기임상시험에서는 추가로 뇌실내화학치료(intraventricular chemotherapy)를 하는 것이 치료에 도움이 될 수 있다고 제시하였다. 현재까지 발표된 연구 결과로 보아 뇌실이나 척수로 종양이 전이되는 것을 예방하고 치료하기 위해 척수강내 혹은 뇌실내화학치료를 하는 것에 대해 현재 받아들여지는 합의는 없으며 최근에 보고되거나 현재 진행 중인 임상시험에서 이를 사용하는 내용도 없다. 따라서 척수강내 혹은 뇌실내화학치료는 뇌수막병발이 확인되어 고용량 메토트렉세이트를 정맥으로 투여했지만 효과가 불충분한 경우 혹은 환자 상태가 메토트렉세이트를 3 g/m² 이상 투여받지 못하는 상황일 경우에 한하여 사용하는 것이 좋을 것으로 본다.

재발된 원발성, 이차성 중추신경계림프종 환자들을 대상으로 뇌실내 rituximab 단일요법과 뇌실내 rituximab요법+뇌실내메토트렉세이트 병용요법에 대한 안전성과 효과를 확인하기 위한 2개의 1상 다기관임상시험이 있었다. 뇌실내로 rituximab을 10~20 mg의 용량으로 투여했을 때 환자들에게 별다른 부작용이 나타나지 않았으며 연수막과 안구내종양, 작은 뇌실질종양에서 반응이 좋은 것으로 나타났는데 특히 메토트렉세이트와 같이 사용했을 때 효과가 상승하였다. 이는 rituximab의 혈청농도가 15 μg/mL 이상이 되어야 뇌척수액에서 치료효과가 나타난다는 사실로 볼 때 뇌실로 rituximab 투여를 하게 되면 이런 혈액뇌장벽의 문제를 극복할 수 있음을 제시해주는 연구라 할 수 있다. 그렇지만 정맥내로 rituximab을 투여하는 임상시험과는 달리 뇌실내로 투여하는 치료방법의 효과를 검증하는 연구가 아직은 많지 않아서 이 역시 좀 더 확인이 필요할 것으로 본다.

5) 고령환자(elderly patients)

원발성 중추신경계림프종 환자의 50% 이상이 60세 이상이며 이 질환에서 나이가 많다는 것은 하나의 독립적인 불량예후인자이다. 또한 신경독성은 고령의 환자에서 발생할 확률이 높고 이는 전뇌방사선치료와 밀접하게 관련되어 있다. 60세 이상의 783명의 환자를 메타분석(meta-analysis)으로 분석한 결과 환자의 73%가 평균 $3 \, g/m^2$의 용량으로 고용량 메토트렉세이트 치료를 기본으로 받았고 특히 procarbazine, temozolomide 등과 같은 경구약으로 된 화학치료제를 병용했을 경우 생존율이 향상되었는데 이는 정맥으로 약제를 투여하는 다른 항암화학치료제의 성적과 차이가 없었다. 이 연구에서 전뇌방사선치료를 받는 것 역시 생존율의 향상과 관련이 있었으나 신경독성 위험성의 증가와도 관련이 있었다.

고령의 환자에서의 표준치료법은 확립되어 있지 않지만 고용량의 메토트렉세이트를 기본으로 하고 다수의 약제로 보강된 화학치료를 초기치료로 해야 한다든지, 전뇌방사선치료는 피하거나 종양이 재발할 때까지 연기해야 한다는 원칙은 현재 일반적으로 받아들여지고 있다. 고령의 환자들을 대상으로 전뇌방사선치료 없이 두 군으로 나누어 한 군은 고용량 메토트렉세이트와 temozolomide, 다른 한 군은 고용량 메토트렉세이트, procarbazine, 빈크리스틴, 시타라빈을 투여한 임상실험에서 정중 무진행 생존 기간이 각각 6.1개월과 9.5개월, 전체 생존 기간이 14개월과 31개월, 전체 반응률이 71%와 82%로 나와 후자의 성적이 좋은 것처럼 보이지만 통계적인 유의성은 없었다. 두 군 모두 삶의 질이 향상되었으며 혈액독성효과의 발생률은 비슷했고 지연신경독성의 발생은 없었다. 두 군에 속한 환자 모두에게 rituximab을 추가로 사용한 후속 연구에서 rituximab은 두 조합의 방사선학적 반응률을 모두 증가시켰다. 고용량 메토트렉세이트, 로무스틴(lomustine), procarbazine요법을 사용한 다른 연구에서도 rituximab을 추가로 병용할 경우에 전체 반응률이 각각 70% 대 82%, 정중 무진행 생존 기간은 5.9개월 대 16개월, 전체 생존율은 15.4개월 대 17.5

개월로 모두 증가된 것으로 보아 rituximab은 고령의 환자에도 치료효과가 좋은 것으로 보인다.

6) 무반응/재발 원발성 중추신경계림프종 (refractory/relapsed primary CNS lymphoma)

원발성 중추신경계림프종 환자가 초기 고용량 메토트렉세이트에 대해 높은 치료반응률을 보인다고 알려졌지만 반응을 보였던 환자의 반 이상에서 종양이 재발하며 또한 환자의 약 사분의 일 이상은 초기치료에 반응조차 하지 않는다. 이 환자들은 모두 예후가 불량하고 선택할 수 있는 치료방법도 제한될 수밖에 없는데 무반응 환자에서 종양이 진행한 시기부터 측정한 평균 생존 기간은 2개월이었으며 치료 첫 해에 종양이 재발한 환자의 평균 생존 기간은 3.7개월에 불과했다. 이런 무반응/재발 환자들 가운데 강화치료와 자가줄기세포이식을 받았던 환자들과 높은 수행도 (KPS ≥ 70)를 가진 나이가 젊고 화학치료제에 잘 반응했던(무진행 생존 기간 ≥ 1년) 환자들의 예후가 상대적으로 좋았다. 이 환자들의 약 25%에서는 종양이 재발 혹은 진행할 때 임상증상이 나타나지 않았는데 이는 초기치료 후 증상이 나타나지 않더라도 정기적으로 영상추적검사를 시행하는 것이 매우 중요하다는 것을 알려주는 소견이다.

무반응/재발 환자들의 적절한 치료법은 아직 확립되어 있지 않다. 구제치료(salvage treatment)의 선택은 환자의 나이, 수행도, 전에 받았던 치료방법, 초기치료 후 반응이 나타난 기간, 재발된 부위 등에 따라 달라질 수 있다. 고용량 메토트렉세이트의 재투여는 이 약제에 대한 반응기간이 길었던 환자들에게 효과적인데 반응률은 85~91%, 전체생존 기간은 41~62개월이다. 전에 고용량화학치료+자가줄기세포이식을 받지 않았던 환자들, 이들 중 특히 젊고 수행도가 좋은 환자에게는 고용량화학치료+자가줄기세포이식도 좋은 선택이 될 수 있다. 고용량 etoposide, 시타라빈과 고용량 티오테파, 부설판, cyclophosphamide로 화학치료를 하고 자가줄기세포이식을 했던 2상 연구에서 무반응/재발 환자들의 96%가 완전반응을 보였으며 정중 무진행 생존 기간이 41.4개월, 전체 생존 기간은 58.6개월이었다. 초기치료로 전뇌방사선치료를 받지 않았던 환자들에게는 무반응/재발했을 때 전뇌방사선치료도 하나의 선택이 될 수 있다. 이 경우 환자의 75%가 반응을 보였으며 정중 무진행 생존 기간과 전체 생존 기간은 각각 10개월, 11~19개월로 이는 처음에 전뇌방사선치료로 치료를 받았던 환자들과 비슷한 성적이다. 지연신경독성은 환자의 15~22%에서 나타났는데 60세 이상의 환자와 메토트렉세이트 치료를 받은 후 6개월 이내에 전뇌방사선치료를 받았던 환자들에서 발생률이 높았다. 이 외에 선택할 수 있는 치료법은 강화화학치료인데 효과가 있었던 약제들은 rituximab, temozolomide, topotecan, 동맥내 carboplatin, bendamustine, PCV (procarbazine, CCNU, 빈크리스틴) regimen, ifosfamide-etoposide, 시스플라틴(cisplatin)-시타라빈, pemetrexed, pomalidomide 등이다.

또한 현재 화학치료제와는 다른 약리기전을 가진 많은 새로운 약제들이 원발성 중추신경계림프종의 치료에 도입되어 활발히 연구 중인데 anti-PD-1 항체인 nivolumab과 pembrolizumab, B-세포수용체를 억제하는 lenalidomide, Bruton's tyrosine kinase (BTK) 억제제인 ibrutinib, rapamycin 억제제인 temsirolimus, pan-phosphatidylinositol 3-kinase (pan-PI3 kinase) 억제제인 buparlisib 등이 이에 해당된다.

6. 추적검사

재발은 대부분 치료 종료 후 5년 이내에 나타나지만 뒤늦게 재발하는 경우도 있으므로 추적 기간은 10년으로 하는 것이 좋다. International PCNSL Collaborative Group이 추천하는 추적 방법을 표 2-5에 요약하였다.

■ 표 2-5. International PCNSL Collaborative Group이 추천하는 추적검사 일정과 방법

Recommended Follow-Up Schedule	
Years 1 and 2	At completion of therapy Every 3 mo
Years 3-5	Every 6 mo
Years 6-10	Annually
Minimum Assessments at Each Follow-Up	
History Physical examination Cognitive evaluation (eg, IPCG battery or MMSE) Gadolinium-enhanced MRI of the brain (CT with contrast if MRI contraindicated)	
Optional as Clinically Indicated	
Ophthalmologic examination CSF analysis	

약어: IPCG, International PCNSL Collaborative Group; MMSE, Mini-Mental State Examination; MRI, magnetic resonance imaging; CT, computed tomography; CSF, cerebrospinal fluid.

7. 요약

원발성 중추신경계림프종은 지금까지 치료법이 많이 발전해왔지만 아직까지는 재발이 잘 되고 장기 생존이 힘든 악성종양이다. 비록 표준치료법이 확립되지는 않았지만 새로 진단된 환자에게는 고용량 메토트렉세이트를 기본으로 하고 다른 화학치료제로 보강하는 항암화학치료가 현재 표준 유도치료로 받아들여지고 있다. 고용량 메토트렉세이트에 자가줄기세포이식, 감소선량전뇌방사선치료, 혹은 각종 화학치료제를 사용하는 여러 조합의 강화요법이 많은 무작위 임상시험들을 통해 현재 검증되고 있고 또한 종양의 분자생물학적 특징들이 점차 밝혀짐에 따라 새로운 약리작용기전을 가진 여러 약제들이 개발되고 있어 빠른 시간 내에 환자들의 생존율과 삶의 질이 비약적으로 향상될 것을 기대한다.

References

1. Abrey LE, Batchelor TT, Ferreri AJ. et al. Report of an international workshop to standardize baseline evaluation and response criteria for primary CNS lymphoma. *J Clin Oncol.* 2005;23(22):5034-5043.

2. Abrey LE, Ben-Porat I, Panageas KS, et al. Primary central nervous system lymphoma: the Memorial Sloan-Kettering Cancer Center prognostic model. *J Clin Oncol.* 2006;24(36):5711-5715.

3. Batchelor T, Carson K, O'Neill A, et al. Treatment of primary CNS lymphoma with methotrexate and deferred radiotherapy: a report of NABTT 96-07. *J Clin Oncol.* 2003;21(6):1044-1049.

4. Bimbaum T, Stadler EA, von Baumgarten L, et al. Rituximab significantly improves complete response rate in patients with primary CNS lymphoma. *J Neurooncol.* 2012;109(2): 285-291.

5. Braggio E, McPhail ER, Macon W, et al. Primary central nervous system lymphomas: a validation study of array-based comparative genomic hybridization in formalin-fixed paraffin-embedded tumor specimens. *Clin Cancer Res.* 2011;17(13):4245-4253.

6. Camilleri-Broët S, Crinière E, Broët P, et al. A uniform activated B-cell-like immunophenotype might explain the poor prognosis of primary central nervous system lymphomas: analysis of 83 cases. *Blood.* 2006;107(1):190-196.

7. Camilleri -Broët S, Martin A, Moreau A, et al. Primary central nervous system lymphomas in 72 immunocompetent patients: pathologic findings and clinical correlations. Groupe Ouest Est d'étude des Leucénies at Autres Maladies du Sang (GOELANS). *Am J Clin Pathol.* 1998;110(5):607-612.

8. Carnevale J, Rubenstein JL. The challenge of primary central nervous system lymphoma. *Hematol Oncol Clin N Am.* 2016;30(6):1293-1316.

9. Citterio G, Reni M, Ferreri AJ. Present and future treatment options for primary CNS lymphoma. *Expert Opin Pharmacother.* 2015;16(17):2569-2579.

10. Correa DD, Shi W, Abrey LE, et al. Cognitive functions in primary CNS lymphoma after single or combined modality regimens. *Neuro Oncol.* 2012;14(1):101-108.

11. Courts C, Montesinos-Rongen M, Brunn A, et al. Recurrent inactivation of the PRDM1 gene in primary central nervous system lymphoma. *J Neuropathol Exp Neurol.* 2008;67(7):720-727.

12. Dho YS, Jung KW, Ha J, et al. An updated nationwide epidemiology of primary brain tumors in Republic of Korea, 2013. *Brain Tumor Res Treat.* 2017;5(1):16-23.

13. Ferreri AJ, Blay JY, Reni M, et al. Prognostic scoring system for primary CNS lymphomas: the International Extranodal Lymphoma Study Group experience. *J Clin Oncol.* 2003;21(2):266-272.

14. Ferreri AJ, Cwynarski K, Pulczynski E, et al. Chemoimmunotherapy with methotrexate, cytarabine, thiotepa, and rituximab (MATRix regimen) in patients with primary CNS lymphoma: results of the first randomisation of the International Extranodal Lymphoma Study Group-32 (IELSG32) phase 2 trial. *Lancet Haematol.* 2016;3(5):e217-e227.

15. Ferreri AJ, Cwynarski K, Pulczynsk E, et al. Whole-brain radiotherapy or autologous stem-cell transplantation as consolidation strategies after high-dose methotrexate-based chemoimmunotherapy in patients with primary CNS lymphoma: results of the second randomisation of the International Extranodal Lymphoma Study Group-32 phase 2 trial. *Lancet Haematol.* 2017;4(11):e510-e523.

16. Ferreri AJ, Reni M, Foppoli M, et al. High-dose cytarabine plus high-dose methotrexate versus high-dose methotrexate alone in patients with primary CNS lymphoma: a randomized phase 2 trial. *Lancet.* 2009;374(9700):1512-1520.

17. Ferreri AJ, Reni M, Pasini F, et al. A multicenter study of treatment of primary CNS lymphoma. *Neurology*. 2002;58(10):1513-1520.

18. Fine HA, Mayer RJ. Primary central nervous system lymphoma. *Ann Intern Med*. 1993;119(11):1093-1104.

19. Fischer L, Martus P, Weller M, et al. Meningeal dissemination in primary CNS lymphoma: prospective evaluation of 282 patients. *Neurology*. 2008;71(14):1102-1108.

20. Fritsch K, Kasenda B, Hader C, et al. Immunochemotherapy with rituximab, methotrexate, procarbazine, and lomustine for primary CNS lymphoma (PCNSL) in the elderly. *Ann Oncol*. 2011;22(9):2080-2085.

21. Fukumura K, Kawazu M, Kojima S, et al. Genomic characterization of primary central nervous system lymphoma. *Acta Neuropathol*. 2016;131(6):865-875.

22. Glass J, Won M, Schultz CJ, et al. Phase I and II study of induction chemotherapy with methotrexate, rituximab, and temozolomide, followed by whole-brain radiotherapy and postirradiation temozolomide for primary CNS lymphoma: NRG Oncology RTOG 0227. *J Clin Oncol*. 2016;34(14):1620-1625.

23. Hans CP, Weisenburger DD, Greiner TC, et al. Confirmation of the molecular classification of diffuse large B-cell lymphoma by immunohistochemistry using a tissue microarray. *Blood*. 2004;103(1):275-282.

24. Harting I, Hartmann M, Jost G, et al. Differentiating primary central nervous system lymphoma from glioma in humans using localized proton magnetic resonance spectroscopy. *Neurosci Lett*. 2003;342(3):163-166.

25. Holdhoff M, Ambady P, Abdelaziz A, et al. High-dose methotrexate with or without rituximab in newly diagnosed primary CNS lymphoma. *Neurology*. 2014;83(3):235-239.

26. Hottinger AF, DeAngelis LM, Yahalom J, et al. Salvage whole brain radiotherapy for recurrent or refractory primary CNS lymphoma. *Neurology*. 2007;69(11):1178-1182.

27. Houillier C, Ghesquieres H, Chabrot C, et al. Rituximab, methotrexate, procarbazine, vincristine and intensified cytarabine consolidation for primary central nervous system lymphoma (PCNSL) in the elderly: a LOC network study. *J Neuooncol*. 2017;133(2):315-320.

28. Illerhaus G, Kasenda B, Ihorst G, et al. High-dose chemotherapy with autologous haemopoietic stem cell transplantation for newly diagnosed primary CNS lymphoma: a prospective, single-arm, phase 2 trial. *Lancet Haematol*. 2016;3(8):e388-e397.

29. Illerhaus G, Marks R, Muller F, et al. High-dose methotrexate combined with procarbazine and CCNU for primary CNS lymphoma in the elderly: results of a prospective pilot and phase II study. *Ann Oncol*. 2009;20(2):319-325.

30. Jelicic J, Todorovic Balint M, Raicevic S, et al. The possible benefit from total tumor resection in primary diffuse large B-cell lymphoma of central nervous system -a one-decade single-centre experience. *Br J Neurosurg*. 2016;30(1):80-85.

31. Kasenda B, Ferreri AJ, Marturano E, et al. First-line treatment and outcome of elderly patients with primary central nervous system lymphoma (PCNSL)-a systemic review and individual patient data meta-analysis. *Ann Oncol*. 2015;26(7):1305-1313.

32. Khan RB, Shi W, Thaler HT, et al. Is intrathecal methotrexate necessary in the treatment of primary CNS lymphoma? *J Neurooncol*. 2002;58(2):175-178.

33. Kiefer T, Hirt C, Spath C, et al. Long-term follow-up of high-dose chemotherapy with autologous stem-cell transplantation and response-adapted whole-brain radiotherapy for newly diagnosed primary CNS lymphoma: results of the multicenter Ostdeutshe Studiengruppe Hamatologie und Onkologie OSHO-53 phase II study. *Ann Oncol*. 2012;23(7):1809-1812.

34. Korfel A, Thiel E, Martus P, et al. Randomized phase III study of whole-brain radiotherapy for primary CNS lymphoma. *Neurology*. 2015;84(12):1242-1248.

35. Kreher S, Johrens K, Strehlow F, et al. Prognostic

impact of B-cell lymphoma 6 in primary CNS lymphoma. *Neuro Oncol.* 2015;17(7):1016-1021.

36. Krogh-Jensen M, D'Amore F, Jensen MK, et al. Clinicopathological features, survival and prognostic factors of primary central nervous system lymphomas: trends in incidence of primary central nervous system lymphomas and primary malignant brain tumors in a well-defined geographical area. *Leuk lymphoma.* 1995;19(3-4):223-233.

37. Lai R, Abrey LE, Rosenblum MK, et al. Treatment-induced leukoencephalopathy in primary CNS lymphoma: a clinical and autopsy study. *Neurology.* 2004;62(3):451-456.

38. Langner-Lemercier S, Houillier C, Soussain C, et al. Primary CNS lymphoma at first relapse/progression: characteristics, management, and outcome of 256 patients from the French LOC network. *Neuro Oncol.* 2016;18(9):1297-1303.

39. Lippens RJ, Winograd B. Methotrexate concentration levels in the cerebrospinal fluid during high-dose methotrexate infusions: an unreliable prediction. *Pediatr Hematol Oncol.* 1988;5(2):115-124.

40. Missotten T, Tielemans D, Bromberg JE, et al. Multicolor flowcytometric immunophenotyping is a valuable tool for detection of intraocular lymphoma. *Ophthalmology.* 2013;120(5):991-996.

41. Mohile NA, Deangelis LM, Abrey LE, et al. The utility of body FDG PET in staging primary central nervous lymphoma. *Neuro Oncol.* 2008;10(2):223-228.

42. Montesinos-Rongen M, Schafer E, Siebert R, et al. Genes regulating the B cell receptor pathway are currently mutated in primary central nervous system lymphoma. *Acta Neuropathol.* 2012;124(6):905-906.

43. Montesinos-Rongen M, Schmitz R, Rtunn A, et al. Mutations of CARD11 but not TNFAIP3 may activate the NF-kappaB pathway in primary CNS lymphoma. *Acta Neuropathol.* 2010;120(4):529-535.

44. Montesinos-Rongen M, Van Roost D, Schaller C, et al. Primary diffuse large B cell lymphomas of the central nervous system are targeted by aberrant somatic hypermutation. *Blood.* 2004;103(5):1869-1875.

45. Morris PG, Correa DD, Yahalom J, et al. Rituximab, methotrexate, procarbazine, and vincristine followed by consolidation reduced-dose whole-brain radiotherapy and cytarabine in newly diagnosed primary CNS lymphoma: final results and long-term outcome. *J Clin Oncol.* 2013;31(31):3971-3979.

46. Nabavizadeh SA, Vossough A, Hajmomenian M, et al. Neuroimaging in central nervous system lymphoma. *Hematol Oncol Clin North Am.* 2016;30(4):799-821.

47. Nakamura M, Kishi M, Sakaki T, et al. Novel tumor suppressor loci on 6q22-23 in primary central nervous system lymphomas. *Cancer Res.* 2003;63(4):737-741.

48. Nelson DF, Martz KL, Bonner H, et al. Non-Hodgkin's lymphoma of the brain: can high dose, large volume radiation therapy improve survival? Report on a prospective trial by the Radiation Therapy Oncology Group (RTOG): RTOG8315. *Int J Radiat Oncol Biol Phys.* 1992;23(1):9-17.

49. Nguyen PL, Chakravarti A, Finkelstein DM, et al. Results of whol-brain radiation as salvage of methotrexate failure for immunocompetent patients with primary CNS lymphoma. *J Clin Oncol.* 2005;23(7):1507-1513.

50. Omuro A, Chinor O, Taillandier L, et al. Methotrexate and temozolomide versus methotrexate, procarbazine, vincristine, and cytarabine for primary CNS lymphoma in an elderly population: an intergroup ANOCEF-GOELAMS radomised phase 2 trial. *Lancet Haematol.* 2015;2(6):e251-e259.

51. Omuro A, Correa DD, DeAngelis LM, et al. R-MPV followed by high-dose chemotherapy with TBC and autologous stem-cell transplant for newly diagnosed primary CNS lymphoma. *Blood.* 2015;125(9):1403-1410.

52. Ostrom QT, Gittleman H, de Blank PM, et al. American Brain Tumor Association adolescent and young adult primary brain and central nervous system tumors diagnosed in the United States in 2008-2012. *Neuro*

Oncol. 2016;18(supple 1):i1-i50.

53. Palmedo H, Urbach H, Bender H, et al. FDG-PET in immunocompetent patients with primary central nervous system lymphoma: correlation with MRI and clinical follow-up. *Eur J Nucl Med Mol Imaging.* 2006;33(2):164-168.

54. Pels H, Juergens A, Glasmacher A, et al. Early relapses in primary CNS lymphoma after response to polychemotherapy without intraventricular treatment: results of a phase II study. *J Neurooncol.* 2009;91(3):299-305.

55. Pels H, Schmidt-Wolf IG, Glasmacher A, et al. Primary central nervous system lymphoma: results of a pilot and phase II study of systemic and intraventricular chemotherapy with deferred radiotherapy. *J Clin Oncol.* 2003;21(24):4489-4495.

56. Pentsova E, Deangelis LM, Omuro A. Methotrexate re-challenge for recurrent primary nervous system lymphoma. *J Neurooncol.* 2014;117(1):161-165.

57. Pirotte B, Levivier M, Goldman S, et al. Glucocorticoid-induced long-term remission in primary cerebral lymphoma; case report and review of the literature. *J Neurooncol.* 1997;32(1):63-69.

58. Plotkin SR, Betensky RA, Hochberg FH, et al. Treatment of relapsed central nervous system lymphoma with high-dose methotrexate. *Clin Cancer Res.* 2004;10(17):5643-5646.

59. Rubenstein JL, Fridlyand J, Abrey L, et al. Phase I study of intraventricular administration of rituximab in patients with recurrent CNS and intraocular lymphoma. *J Clin Oncol.* 2007;25(11):1350-1356.

60. Rubenstein JL, Hsi ED, Johnson JL, et al. Intensive chemotherapy and immunotherapy in patients with newly diagnosed primary CNS lymphoma: CALGB 50202 (Alliance 50202). *J Clin Oncol.* 2013;31(25):3061-3068.

61. Rubenstein JL, Li J, Chen L, et al. Multicenter phase 1 trial of intraventricular immunochemotherapy in recurrent CNS lymphoma. *Blood.* 2013;121(5):745-751.

62. Schwindt H, Vater I, Kreuz M, et al. Chromosomal imbalances and partial uniparental disomies in primary central nervous system lymphoma. *Leukemia.* 2009;23(10):1875-1884.

63. Shenkier TN, Blay JY, O'Neill BP, et al. Primary CNS lymphoma of T-cell origin: a descriptive analysis from the international primary CNS lymphoma collaborative group. *J Clin Oncol.* 2005;23(10):2233-2239.

64. Shiels MS, Pfeiffer RM, Besson C, et al. Trends in primary central nervous system lymphoma incidence and survival in the U.S. *Br J Haematol.* 2016;174(3):417-424.

65. Sierra Del Rio M, Ricard D, Houillier C, et al. Prophylactic intrathecal chemotherapy in primary CNS lymphoma. *J Neurooncol.* 2012;106(1):143-146.

66. Soussain C, Hoang-Xuan K, Taillandier L, et al. Intensive chemotherapy followed by hematopoietic stem-cell rescue for refractory and recurrent primary CNS and intraocular lymphoma: Societe Francaise de Greffer de Moelle Osseuse-Therapie Cellulaire. *J Clin Oncol.* 2008;26(15):2512-2518.

67. Thiel E, Korfel A, Martus P, et al. High-dose methotrexate with or without whole brain radiotherapy for primary CNS lymphoma (G-PCNSL-SG-1): a phase 3, randomised, non-inferiority trial. *Lancet Oncol.* 2010;11(11):1036-1047.

68. Vater I, Montesinos-Rongen M, Schlesner M, et al. The mutational pattern of primary lymphoma of the central nervous system determined by whole-exome sequencing. *Leukemia.* 2015;29(3):677-685.

69. Villano JL, Koshy M, Shaikh H, et al. Age, gender, and racial difference in incidence and survival in primary CNS lymphoma. *Br J Cancer.* 2011;105(9):1414-1418.

70. Weller M, Martus P, Roth P, et al. Surgery for primary CNS lymphoma? Challenging a paradigm. *Neuro Oncol.* 2012;14(12):1481-1484.

71. Yun J, Iwamoto FM, Sonabend AM. Primary central nervous system lymphoma: a critical review of the role of surgery for resection. *Arch Cancer Res.* 2016;4(2):1-13.

CHAPTER 03

척삭종과 연골육종

홍창기
연세대학교 신경외과

척삭종(chordoma)과 연골육종(chondrosarcoma)은 상대적으로 드물며 천천히 자라지만 국소적으로 주변 조직에 침윤을 잘하는 악성의 원발성 골종양이다. 두개강내 척삭종과 연골육종은 주로 사대부와 추체를 포함한 두개저부를 침범하여 수술적으로 접근 및 완전 제거가 용이하지 않아 여러 가지 치료방법에도 불구하고 완치가 어려운 종양이다. 두 질환은 병리적으로는 서로 다른 독립된 질환이며 치료의 결과에도 많은 차이를 보인다. 척삭종이 연골육종보다 국소적으로 침윤을 잘하고 방사선 치료에 잘 듣지 않아 연골육종보다 예후가 나쁘다. 척삭종은 이러한 특징 때문에 조직학적으로는 양성이지만 임상적으로는 악성으로 분류한다. 하지만 두 종양은 질병 특유의 증상 및 징후가 없고 방사선학적 소견이 유사하여 임상적 정보만으로는 구분하기 어렵다. 척삭종은 두개저부, 척추체 및 엉치뼈처럼 발생과정에서 척삭이 분화하던 곳에서 척삭의 일부가 없어지지 않고 남아서 발생하는 것으로 생각되고 있다. 척삭종은 천천히 자라며 양성종양의 양상을 띄는 경우가 많아 종양이 많이 커진 이후에 발견되기 때문에 종종 주위 뼈를 파괴하고 신경 및 혈관을 압박하여 심각한 손상을 야기한다.

Virchow가 1846년에 처음으로 사대에 작은 결절 조직을 보고하였으며, 그는 이것의 기원이 연골이라고 생각했기 때문에 1857년에 이를 "ecchondrosis physaliphora (외연골증)"라고 명명하였다. 그리고 1894년에야 이것의 기원이 척삭(notochord)이라는 것이 밝혀지면서 척삭종이라는 명칭이 정착하게 된다. 1909년도에 Harvey Cushing은 처음으로 35세 남자 척삭종 환자의 수술을 성공적으로 마쳤지만 재발하여 환자는 사망했다는 기록이 있다. 척삭종을 완치하는 것과 최대한의 삶의 질을 위해서 수술적 부작용을 줄이는 것은 매우 양립하기 어렵기 때문에 과거와 다르지 않게 여전히 신경외과 의사에게 있어서 도전적인 영역으로 남아 있다.

연골육종은 간엽성(mesenchymal)이며 비수막성(nonmeningothelial)을 특징으로 하는 종양으로 연골조직을 형성하며 척삭종과는 다르게 가동척추(mobile spine)에서 잘 생기는 종양이다. 이 종양은 "ring and arcs" 모양을 띄는 무기질화된 연골양 기질(mineralized chondroid matrix)과 무기질화되지 않은 유리연골(hyaline cartilage)로 구성된다.

척삭종과 연골육종은 기존의 항암 및 방사선 치료에 잘 반응하지 않는다. 즉 수술적 제거가 주된 치료 방법이 된다. 환자의 생존율과 재발방지는 수술 시에 얼마나 종양이 없는 부위(tumor-free margin)까지 제거할 수 있었는가에 전적으로 달려있다. 척삭종의 경우에는 수술로 종양을 완벽하게 제거하였더라도 방사선 치료가 필요하다.

1. 자연경과 및 임상증상

척삭종은 전체 원발성 골종양 중에 1~4% 정도 된다고 알려져 있으며 가장 많이 발생하는 악성 원발성 골종양이다. 전체 척삭종 중 50% 이상은 엉치뼈 및 척추에서 발생하며 35%에서는 두개강내에 발생한다. 두개강내 종양 중에선 0.1~0.7%를 차지하는 것으로 되어 있다. 유병률은 약 천만 명당 8.4명 정도로 보고되고 있고, 남자가 여자보다 1.6배 더 많이 발생하는 것으로 되어 있으며 진단되는 나이의 평균값은 58.5세이며 나이가 증가할수록 점차 올라간다. 척삭종은 아이나 40세 미만의 청년기에는 매우 드물지만 이 시기에 발생 시 두개부에 발생하는 경향이 있다. 5년 생존율은 67.6%, 10년 생존율은 39.9%이며 전체 생존율의 평균은 7.7년이다. 국소적 재발이 가장 중요한 예후인자이며 드물지만 폐나 간으로 전이된 경우도 보고된다.

척삭종과 연골육종의 증상은 위치에 따라 매우 다양하게 나타난다. 하지만 위치에 상관없이 통증이 가장 흔한 증상으로 보고된다. 초기에는 두통과 경부통증이 가장 흔하며 시간이 지나면서 다른 신경학적 증상이 동반되고 점점 심해지는 양상을 보인다. 종양이 사대에서 시작되어 주변 추체나 접형골 퍼져 나가기 때문에 시력저하, 복시 등을 포함한 뇌신경마비 증상을 많이 일으키며 크기나 위치에 따라 내분비적인 증상을 동반하기도 한다. 드물게는 코피나 뇌출혈을 동반하기도 한다. 종양이 뒤쪽으로 자라 바깥으로 자라게 되면 목 뒤나 등에 덩어리가 만져지기도 하며, 경추를 침범하여 안쪽으로 자라 들어가는 경우 척추강을 잠식하면서 척수를 압박하기도 하고 기도를 압박하여 호흡곤란, 연하장애 등이 발생하는 경우도 있다.

이처럼 비특이적이며 증상과 천천히 진행하게 되는 증상들은 진단을 어렵게 만들고 종양이 많이 진행된 이후에 진단되게 만드는 경우가 많다. 진단 당시에 증상의 평균 기간은 논문에 따라 4개월에서 40개월까지도 보고되고 있으며 이렇게 진단까지 오랜 기간이 걸리는 경우가 많아 연골육종의 경우 전이가 된 상태로 발견되는 경우가 많다. 하지만 척삭종의 경우 전이가 되는 경우는 그리 많지 않다. 환

자의 생존은 전이 여부보다는 원발 부위의 진행 상태에 달려 있으며 재발률에 가장 큰 영향을 미치는 요인은 원발 부위의 종양 제거 범위이다.

2. 병리

1) 척삭종

척삭종은 병리학적으로 고식적(conventional), 연골양(chondroid) 그리고 역분화(dedifferentiated) 척삭종으로 분류된다. 고식적 척삭종은 여러 개의 섬유중격으로 나뉘어지는 소엽들로 구성되는 골분해성 종양으로 가성막(pseudocapsule)을 동반하기도 한다. 각 소엽은 점액소를 많이 가진 세포질이 풍부한 담공포세포(physaliphorous cell)로 이름 붙여진 세포들로 구성되어 있다. 세포핵은 둥글고 작게 염색되며 적거나 중간정도의 이형성을 보이게 된다. 유사분열은 거의 없는 것으로 되어 있다(그림 3-1). 연골양 척삭종은 고식적 척삭종보다 덜 공격적인 양상을 보이며 고식적 척삭종과 연골육종의 병리학적 특징을 공유하고 있어 구분하기가 쉽지 않다. 특징적으로 연골처럼 보이는 유리질 침착이 동반된다. 연골육종은 CK, EMA에 염색이 되지 않아 구분이 된다.

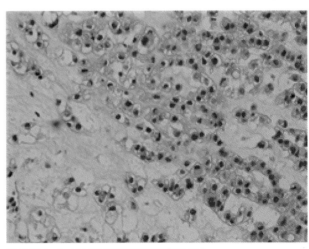

■ 그림 3-1. **고식적 척삭종의 조직학적 모습.**

역분화 척삭종은 상대적으로 공격적인 양상을 띠고 예후가 좋지 않으며 병리학적으로 다형성이며 유골육종성인 부분을 가지고 있다.

2) 연골육종

연골육종은 병리학적으로 고식적(conventional), 역분화 (dedifferentiated), 간엽형(mesenchymal), 투명세포(clear cell) 연골육종으로 나눌 수 있다. 고식적 연골육종이 전체 연골육종의 80~90%를 차지한다. 고식적 연골육종은 연골기질 사이에 있는 큰 다핵세포들로 구성된다(그림 3-2). 이형성이나 유사분열능 등에 따라 병리학적으로 3등급으로 나눌 수 있으며 이는 종양의 공격성(aggressiveness)을 측정할 수 있다. 고식적 연골육종의 90% 이상이 WHO 종양 분류에서 1등급 또는 2등급으로 분류되며 이들은 성숙한 연골모양을 띠고 있고 석회화가 동반된 경우가 많다. 저등급의 종양은 주위 침윤이 적으며 원거리 전이를 하는 경우는 드물다. 약 10% 이하의 연골육종만이 3~4등급의 연골육종으로 진단되는데, 이 등급의 연골육종은 발견 당시 원거리 전이가 동반된 경우가 70%에 달하며, 병리학적으로 세포충실성(cellularity)이 증가하고 다형성을 띠게 된다. 저등급 연골육종은 고등급의 연골육종으로 바뀔 수 있는데

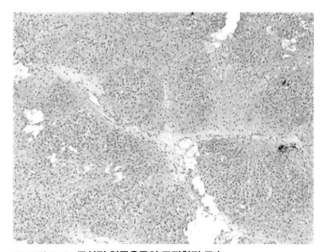

■ **그림 3-2. 고식적 연골육종의 조직학적 모습.**
연골기질 사이에 큰 다핵 세포들이 보인다.

이는 역분화 연골육종으로 간주되며 역형성 연골육종은 매우 공격적인 양상을 띠게 된다. 간엽성 및 투명세포 연골육종 그 이름과 같게 원시중간엽세포와 풍부한 세포질을 가진 투명세포를 동반하는 연골육종이다.

3. 영상검사

척삭종과 연골육종은 CT, MRI 및 뼈스캔(Bone scan)을 이용하여 방사선학적인 진단을 하게 된다.

척삭종은 윤곽이 뚜렷하며 골수외적이고 주로 중앙선에 위치하는 파괴성의 병변을 보이게 된다. 주위의 신경이나 혈관을 압박하거나 때로는 감싸게 되고 주위 연조직 침범이 흔하며 척추에서 발생할 경우 디스크 공간을 침범하는 경우가 많다. CT에서는 30%에서 70% 정도에서 석회화를 보이게 된다. 주위 연조직 침윤을 알아보는 데에는 MRI가 유용하다. T1 증강 MRI에서 척삭종은 등신호나 저신호를 보이게 보인다. T2 증강 MRI에서는 고음영을 보이며 비균일적인 양상을 보이게 되는 경우가 많다. CT 및 MRI 둘 다 조영증강이 잘 되는 편이다(그림 3-3).

연골육종은 척삭종과 비슷하지만 좀더 파괴적이고 주위 손상이 많은 편이며 연골조직이 물을 많이 포함하고 있어 ring-and-arc 패턴을 보이게 된다. MRI에서도 조영증강이 되지 않는 부분과 조영증강이 되는 부분이 섞여서 나타나게 되며 종양 주위에 고리 모양으로 조영증강이 되거나 비균일적인 조영증강을 보이는 경우가 많다(그림 3-4).

척삭종 및 연골육종과 비슷한 위치에 많이 생기고 임상양상이 비슷한 다른 종양이나 다발성 골수종(multiple myeloma), 형질세포종(plasmacytoma)과의 감별진단이 중요하다. 그 외에도 많은 두개저 및 척추뼈에서 생길 수 있는 종양과의 감별진단이 필요한데, 면밀한 방사선학적인 검사와 필요한 경우 조직검사를 시도해 볼 수 있다.

척삭종과 연골육종을 서로 감별하는 데에는 면역조직학적 검사가 가장 중요하다. 그래서 진단 및 치료방향을 결정하는 데 있어 생검이 결정적인 역할을 한다. 하지만 두

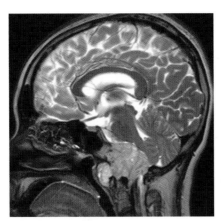
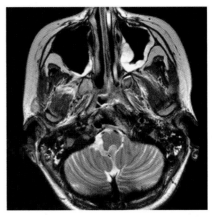

■ 그림 3-3. 영상에서 고영상 신호를 보이고 있는 종양이 cranio-cervical junction에 발생하여 뇌간을 뒤로 압박하고 있는 모습. 우측. 경구개 수술로 완전 제거한 모습.

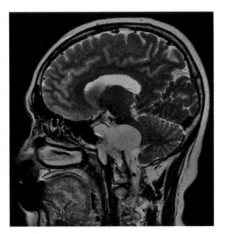
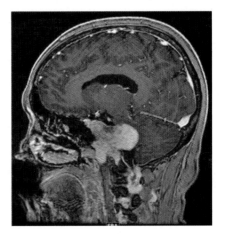

■ 그림 3-4. **연골육종의 MRI 모습.**
T2에서 고신호 강도를 보이며 조영증강이 잘 되는 특징이 있으나 영상소견만으로는 척삭종과 감별하기 어려운 경우가 많다.

종양 모두 생검하는 과정에서 떨어뜨리거나 주위 조직 안에 남겨진 종양 조각이 그 장소에서 종양을 새로 발생시키는 경우가 많아서 주의가 요구된다. 척삭종은 cytokerain, S-100, EMA 그리고 5-nucleotidase에서 양성반응을 보이고 연골육종은 vimentin과 S-100에서 양성반응을 보인다. 하지만 면역조직학적 염색만으론 확실하게 이 두 종양을 구별하는 것은 쉽지 않다. 여러 방사선학적, 병리학적 그리고 면역조직학적 검사 결과 등을 토대로 종합적으로 판단하는 것이 중요하다.

4. 치료

1) 수술

이 두 종양의 특성상 가장 중요한 예후인자는 얼마나 수술 후 잔여종양을 최소화하였는가에 따라 결정된다. 척추의 경우 en-bloc으로 제거하기 위해 여러 가지 수술 기법들이 사용되고 있지만 사대에 발생하는 척삭종과 연골육종은 두개저골을 침윤하여 경계를 구분하기가 용이하지 않아 수술 시 일반적인 접근법으로는 충분한 수술 시야를 확보하기 어렵다. 따라서 뇌견인을 줄이면서 충분한 수술 시야를 확보할 수 있는 두개저 접근법이 필수적이며 환자 개개인의 종양의 상태나 위치 등에 따라 적절한 수술적 전략을 세워야 한다. 항법장치(navigation), 수술 중 신경계 감시장치 등을 사용하면 보다 안전하게 종양을 제거할 수 있다. 사대에 국한되어 있는 종양의 경우 앞쪽에서 현미경 또는 내시경을 이용하여 접근하는 경접형동 접근법이나 경구개 접근법 등을 사용할 수 있지만, 옆으로 뻗어있는 종양의 경우 앞쪽에서 접근하여 전부 제거하는 것은 쉽지 않다. 이때는 종양의 위치에 따라 옆쪽에서 접근하는 far-lateral approach, trans-petrosal approach 등의 접근법을 고려해야 한다. 하지만 두개저부에 중요한 해부학적 구조물이 많다는 문제 외에도 종양의 특성상 완전 제거가 어려운 경우가 많다. 척삭종의 중심부는 비교적 명확히 구분되고 연화되어 있어 제거가 용이하나 종양의 주변부로 가면 뇌간, 뇌신경 등에 유착되어 있는 경우가 있어 주의가 필요하다. 주요 혈관이나 관통동맥(perforating artery)이 종양에 의하여 싸여 있는 경우, 종양이 사대나 해면 정맥동의 정맥총을 침범하여 출혈이 심한 경우가 흔하며 뼈를 침범한 경우 육안으로 종양의 경계부를 정확히 구분하기 어렵다. 이러한 특성이 완전 제거의 방해요소가 된다.

척삭종은 이와 같이 수술적으로 전 절제를 하는 것은 불가능한 경우가 많다. '가장 안전한 선에서 가장 많이 제거하는 것'은 숙련된 신경외과 의사에게도 매우 어려운 일이며 아직까지도 극복하지 못한 난제이다. 완전 절제를 위해 최대한의 노력을 기울여야 하나 종양의 위치, 크기, 주위 침윤 정도에 따라 수술 범위를 결정해야 하며 삶의 질을 확보하기 위하여 어느 정도를 제거해야 할지를 고려해야 한다. 그리고 전 제거를 하지 못할 경우에는 일부 남겨지는 종양에 대한 치료를 생각해야 한다.

완전 절제를 한 경우 5년 생존율은 13~51%까지 보고되고 있으며 10년 생존율은 18~35%로 보고된다. 재발률은 12~60%까지 보고된다. 재발했을 경우 수술 부위 유착 등의 문제로 완전 제거는 더욱 어렵기 때문에 처음 수술할 때 잔여 종양 없이 수술하는 것이 가장 중요하다.

수술적 전 제거를 달성한 경우 무재발 생존율(recurrence-free survival rate)이 아전절제를 시행한 경우보다 좋은 결과를 보인다. 재발하는 경우에는 원발병소의 완전 제거 여부와는 상관없이 새로 진단된 경우보다 예후가 좋지 않다. 10년 생존율은 새로 진단된 경우와 비교하면 재발하였을 경우 절반까지 감소한다.

즉, 첫 번째 수술에서 얼마나 남는 종양 없이 종양을 제거하였는지가 환자의 예후에 가장 큰 영향을 미친다. 방사선 치료 전에 생검만 시행한 경우에 가장 낮은 생존율을 보인다. 수술 후 합병증으로는 뇌척수액 누수가 가장 흔하다. 다른 수술 합병증으로는 새로운 신경학적 증상이 발생하거나 뇌수막염의 발생 또는 사망까지도 보고되었다. 대부분의 척삭종은 재발하고 진행하며 전이를 반복하며, 이 때문에 재발한 척삭종에 대한 치료 중 재방사선치료나 재수술에 의한 이환율이 높아 적절한 치료 프로토콜이나 예후에 대한 문헌은 거의 없는 실정이다.

연골육종은 척삭종에 비해 덜 공격적이고 덜 재발하는 특징이 있지만 역시 수술로 완전 절제하는 것이 치료의 목표가 된다. 연골육종은 척삭종보다 덜 공격적이며 5년 무재발생존율은 95%로 척삭종보다 높게 조사되었다.

2) 방사선치료

척삭종 및 연골육종에 대하여 방사선 치료를 시행했던 보고에서는 방사선 치료에도 불구하고 생존 기간의 연장을 관찰하기 힘들다고 하여 "radioresistant tumor"라고 규정하였다. 발생 위치로 인해 주위의 방사선에 민감한 신경조직이 많아 고강도의 방사선을 종양에 조사하기 어렵기 때문이다. 척삭종을 치료하기에는 부족하다고 생각되는 60 Gy의 방사선은 뇌간이나 뇌신경에 중요한 독성을 나타내기에는 충분한 양이다. 조직검사 또는 부분적 절제만 시행한 뒤 방사선치료를 시행한 경우 5년 무진행 생존율(progression-free survival rate)은 25%도 채 되지 않는다. 사대-경추 연결 부위에 발생한 척삭종의 경우 수술 시 삽입한 금속 기구들이 방사선의 주행에 영향을 미치기 때문에 더욱더 종양만을 정확하게 조준하기 힘들게 한다. 방사선 치료가 발달함에 따라 개발된 양성자 치료는 그 특성상 주위 조직에는 방사선이 적게 들어가면서 종양에는 큰 방사선량을 조사할 수 있게 되었다. 현재는 수술로 최대한 제거하고 양성자 방사선 치료를 병행하는 것이 표준치료로 고려되고 있으나 아직까지는 양성자 치료가 기존의 방사선 치료보다 척삭종과 연골육종 환자에서 우월한 효과를 보인다는 보고가 없어 다른 방사선 치료도 표준 치료에 포함되고 있다. Samel H. 등은 proton, carbon ion, photon 등의 방사선 치료 간의 결과에 큰 차이가 없다는 보고도 하였다. Lee 등은 수술로 종양뿐 아니라 주위 조직까지 완전히 제거한 후 intensity-modulated radiotherapy만으로 매우 좋은 성적을 보고하였다.

3) 항암치료

척삭종은 일반적으로 기존의 항암제에 내성을 보인다. 최근의 연구에 따르면 분자 표적 항암제가 효과적인 치료를 위한 항암제로서 연구되고 있다. 또한 항혈관형성제(antiangiogenic agents)나 표피성장인자 수용체 억제제(epidermal growth factor inhibitor)도 임상시험 중이다.

몇몇 티로신키나아제 억제제(tyrosine kinase inhibitor, TKIs)는 척삭종에 대해 교차 분자 경로를 차단함으로써 고무적인 결과를 보여주고 있다. 척삭종의 분자 프로파일 연구에서 platelet-derived growth factor receptor (PDGFR)-β, PDGFR-α, KIT receptors가 과발현되어 있는 것이 확인되고 있어 이러한 타겟을 이용하는 항암제들도 속속들이 개발되고 있다. 새로운 항암제 중 하나인 imatinib은 PDGFR-β의 TKI로서 최근에 몇몇 논문을 통해 연구되고 있다. 이 약제를 시험한 다수의 환자가 증상 호전, CT와 MRI에서 조

영증강의 감소, 양전자 방출 단층촬영에서 포도당 흡수율의 감소를 보고하고 있으며 이 효과는 1년 정도 지속되는 것으로 보고하고 있다. 치료에 반응을 보이거나 안정 단계에 들어가 6개월 이상 유지되는 환자의 비율은 73%였다. Sunitinib이라고 하는 다른 TKI의 경우 4개월 이상 안정단계에 들어가면서 종양의 밀도가 감소하는 환자의 비율은 44%로 보고되었다. 하지만 현재 연구의 환자 수가 많지 않고 단기간의 추적 관찰만 이루어졌기 때문에 추가적인 연구가 필요한 상태이다.

5. 결론

CT와 MRI를 포함한 방사선학적 검사에서 두 종양이 발생 위치가 비슷하고 CT, MRI에서 보여주는 양상의 비슷함 때문에 두 종양을 확실하게 구분할 수 없는 것이 사실이다. 하지만 brachyury gene을 포함한 여러 면역조직학적 검사를 통해 점점 척삭종과 연골육종의 구분이 명확해져 가고 있어 임상적인 정보와 함께 종합적인 진단이 필요하다. 최대한 종양을 포함한 주변 조직까지 수술적 완전 제거 후 이어지는 방사선 치료가 현재의 표준치료이다.

아직까지도 척삭종과 연골육종의 진단과 치료는 여전히 어려운 이야기이지만 최근의 여러 연구 결과는 좋은 결과를 기대하게 한다. 방사선 치료의 발달로 신경학적 손상을 최소한으로 억제하면서 최대한의 효과를 얻을 수 있게 되었으며 양성자 방사선 치료나 하드론 방사선 치료같이 새로운 방사선 치료 도구도 속속들이 개발되고 있다. 기존의 항암치료도 효과가 별로 없었지만 여러 분자표적 항암제 같은 새로운 항암제들이 개발되고 있어 고무적인 현상이라 할 수 있겠다.

References

1. Almefty K, Pravdenkova S, Colli BO, et al. Chordoma and chondrosarcoma: similar, but quite different, skull base tumors. *Cancer*. 2007;110:2457-2467.

2. Arnautovic KI, and Al-Mefty O.Surgical seeding of chordomas. Neurosurg Focus 2001;10: E7.

3. Bydon M, Papadimitriou K, Witham T, et al. Novel therapeutic targets in chordoma. *Expert Opin Ther Targets*. 2012;16:1139-1143.

4. Barresi V, Ieni A, Branca G, et al. Brachyury: A diagnostic marker for the differential diagnosis of chordoma and hemangioblastoma versus neoplastic histological mimickers. *Dis Markers*. 2014; 2014:514-753.

5. Chow WA. Update on chondrosarcomas. *Curr Opin Onco*. 2007;19:371-376.

6. Chugh R, Tawbi H, Lucas DR, et al. Chordoma: the nonsarcoma primary bone tumor. *Oncologist*. 2007;12: 1344-1350.

7. Fraser JF, Nyquist GG, Moore N, et al. Endoscopic endonasal minimal access approach to the clivus: case series and technical nuances. *Neurosurgery*. 2010; 67:150-158.

8. Gay E, Sekhar LN, Rubinstein E, et al. Chordomas and chondrosarcomas of the cranial base: results and follow-up of 60 patients. *Neurosurgery*. 1995;36:887-896.

9. Holliday EB, and Frank SJ. Proton radiation therapy for head and neck cancer: a review of the clinical experience to date. *Int J Radiat Oncol Biol Phys*. 2014; 89:292-302.

10. Horgan MA, Delashaw JB, Schwartz MS, et al. Transcrusal approach to the petroclival region with hearing preservation. technical note and illustrative cases. *J Neurosurg*. 2001;94:660-666.

11. Hug EB, Loredo LN, Slater JD, et al. Proton radiation therapy for chordomas and chondrosarcomas of the skull base. *J Neurosurg*.1999;91:432-439.

12. JW Kim, Suh CO, Hong CK, Kim EH et al. Maximum surgical resection and adjuvant intensity-modulated radiotherapy with simultaneous integrated boost for skull base chordoma : *Acta Neurochir (Wien)*. 2017; 159:1825-1834.

13. Kano H, and Lunsford LD. Stereotactic radiosurgery of intracranial chordomas, chondrosarcomas, and glomus tumors. *Neurosurg Clin N Am*. 2013;24:553-560.

14. Kaylie DM, Horgan MA, Delashaw JB, et al. Hearing preservation with the transcrusal approach to the petroclival region. *Otol Neurotol*. 2004;25:594-598.

15. Maclean FM, Soo MY, and Ng T: Chordoma. Radiological-pathological correlation. *Australas Radiol*. 2005;49:261-268.

16. McMaster ML, Goldstein AM, Bromley CM, et al. Chordoma: incidence and survival patterns in the United States, 1973-1995. *Cancer Causes Control*. 2001;12:1-11.

17. Paluzzi A, Gardner P, Fernandez-Miranda JC, et al. The expanding role of endoscopic skull base surgery. *Br J Neurosurg*. 2012;26:649-661.

18. Park HH, Lee KS, Hong CK. Ecchordosis physaliphora: typical and atypical radiologic features : *Neurosurg Rev*. 2017;40(1):87-94.

19. Potluri S, Jefferies SJ, Jena R, et al. Residual postoperative tumor volume predicts outcome after high-dose radiotherapy for chordoma and chondrosarcoma of the skull base and spine. *Clin Oncol (R Coll Radiol)*. 2011;23:199-208.

20. Radner H, Katenkamp D, Reifenberger G, et al. New developments in the pathology of skull base tumors. *Virchows Arch*. 2001;438:321-335.

21. Sagit M, Kuran G, Saka C, et al. Endonasal endoscopic approach for the resection of chondroid chordoma with skull base involvement. *J Craniofac Surg*.

2011;22:1720-1721.

22. Smoll NR, Gautschi OP, Radovanovic I, et al. Incidence and relative survival of chordomas: the standardized mortality ratio and the impact of chordomas on a population. *Cancer*. 2013;119:2029-2037.

23. Stacchiotti S, Longhi A, Ferraresi V, et al. Phase II study of imatinib in advanced chordoma. *J Clin Oncol*. 2012;30:914-920.

24. Tamborini E, Miselli F, Negri T, et al. Molecular and biochemical analyses of platelet-derived growth factor receptor (PDGFR) B, PDGFRA, and KIT receptors in chordomas. *Clin Cancer Res*. 2006;12:6920-6928.

25. Tamborini E, Virdis E, Negri T, et al. Analysis of receptor tyrosine kinases (RTKs) and downstream pathways in chordomas. *Neuro Oncol*. 2010;12:776-789.

26. Walcott BP, Nahed BV, Mohyeldin A, et al. Chordoma: current concepts, management, and future directions. *Lancet Oncol*. 2012;13:e69-e76.

단일섬유종양 / 혈관주위세포종

문경섭
전남대학교 신경외과

혈관주위세포종(혈관주위종; hemangiopericytoma) 중추신경계에 발생하여 타장기로 광범위한 전이가 가능한 악성종양으로, 수막 모세관 혈관주위세포, Zimmerman 혈관주위세포, 또는 혈관발생능을 가지고 있는 전구세포에서 기원한다고 알려져 있다. 1942년 Stout와 Murray에 의해 명명된 이후, 혈관모세포성 수막종(angioblastic meningioma)으로 간주되어지기도 하였으나, 생물학적 특성, 분자생물학적, 유전학적 특징의 분석을 기반으로 경막 기원의 육종으로 여겨진다.

1938년 Cushing과 Eisenhardt는 수막종 중 혈관이 발달한 수막종을 혈관모세포성 수막종으로 정의하였다. 이들은 악성의 임상경과를 보였고 이러한 특징을 고려하여 'angioblastic'의 용어를 사용하였다. 이후 1954년 Begg와 Garret이 두개강내 혈관주위세포종을 최초로 보고하였는데, 이는 Cushing이 보고한 혈관모세포성 수막종이 혈관주위세포종과 동일하게 임상학적 악성의 경과를 보였으며, Stout와 Murray에 의해 보고된 종양과 조직학적으로 동일하였다.

2007년 WHO 분류에 의해 혈관주위세포종을 수막종에서 분리하여 중간엽종양(mesenchymal tumor)로 분류하였다. 2013년 연조직 및 골종양에 대한 WHO 분류에서는 혈관주위세포종과 단일섬유종양을 하나의 질환으로 묶어서 NAB2-STAT6 유전자 융합을 보이는 단일섬유종양으로 구분하였다. 그러나 단일섬유종양와 달리 혈관주위세포종이 임상적 악성경과를 보여 보다 적극적인 치료를 필요로 한 점을 고려하여 볼 때, 다른 질환으로 구분되어야 한다는 의견도 있었다. Schweizer의 연구에 의하면 NAB2-STAT6 유전자 융합이 수막 혈관주위세포종에서도 발견되었고, 2016년 중추신경계 WHO 분류에서는 단일섬유종양과 혈관주위세포종이 공히 특징적인 NAB2-STAT6 융합을 보이는 단일질환으로 정리되었다.

1. 병리

육안적으로 단단하고 분엽화되어 있는 회분홍에서 적색의 종양으로 아교질 기질과 세포충실성에 따라 다양한 양상을 보인다. 매우 혈관이 풍부하고 경막에 붙어 있으며, 반상형(en plaque) 양상으로 자라지는 않고 내부에 석회화도 드물다.

현미경소견으로는 혈관주위세포종과 단일섬유종양 표현형으로 구분되는데, 두 특징을 같이 보이는 경우도 있다. 전형적인 단일섬유종양 표현형의 특징은 특정한 모양 없이, 유리질화 또는 흉터종 같은 아교질이 침착된 띠 혹은 혈관주위세포종에서 보이는 사슴뿔 모양의 내강이 넓어진 가는 혈관에 의해 세포밀도가 높은 부분과 낮은 부분이 구분된다. 단형의 타원형 혹은 방추형 모양의 종양세포는 소량의 세포질을 보인다. 유사분열은 비교적 드문드문 관찰되는데 10군데의 고배율 시야에서 3개 이상의 유사분열은 드물다. 이와 달리 혈관주위세포종 표현형은 높은 세포밀도가 전형적인 특징으로, 사슴뿔 모양의 내강이 넓어진 가는 혈관이 발달해 있고 주위에 작고 둥글거나 계란형의 세포들이 빽빽하게 채우고 있다(그림 4-1). 유사분열과 괴사가 종종 관찰되며, 뇌실질의 침윤, 혈관 및 신경을 탐식하는 경우도 있다. 석회화 혹은 사종체(psammoma body)는 관찰되지 않는다.

면역염색검사에서는 CD34와 Vimentin에 일반적으로 양성 소견을 보이나, 악성도가 높은 경우 CD34에 음성일 수 있다. NAB2-STAT6 융합으로 인한 핵내 STAT6 단백의 재분포에 대한 면역염색 강양성 반응이 진단에 매우 중요하다(그림 4-2). 특히 수막종과의 감별에 중요한데, 수막종에서는 STAT6 핵염색(nuclear stain)이 음성이다. 기타 desmin, SMA, cytokeratin, EMA, progesterone receptor 등도 일부 양성일 수 있다. 초기 유전체분석에 의해 대두된 ALDH1의 과발현도 약 84%에서 양성을 보여 1%에서 양성을 보이는 수막종과 감별에 사용된다.

2016년 WHO 분류에서는 악성도에 따라 1-3등급으로 구분한다. 전형적인 세포밀도가 낮은 부분과 아교질화된 특성을 보이는 전형적인 단일섬유종양 표현형은 1등급으로

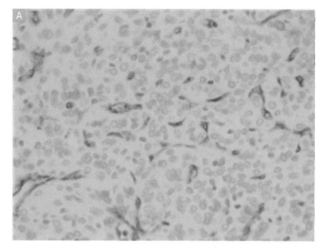

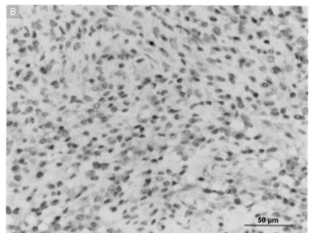

■ 그림 4-2. **혈관주위세포종 표현형의 면역염색소견.**
CD34 염색(**A**)으로 혈관구조를 잘 관찰할 수 있고 STAT6의 핵염색(**B**)에 강양성을 보여 확진이 가능하다.

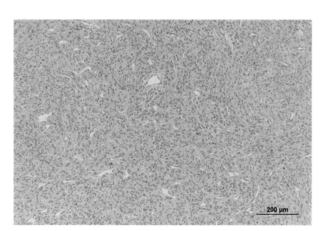

■ 그림 4-1. **혈관주위세포종 표현형의 조직병리소견(H&E).**
저배율 소견상 높은 세포밀도와 사슴뿔 모양의 가는 혈관을 관찰할 수 있다.

분류한다. 반면 보다 세포밀도가 높은 혈관주위세포종의 양상을 보이는 경우는 2등급 이상의 악성으로 분류하며, 유사분열이 10군데의 고배율 시야에서 5개 이상이면 3등급으로 구분한다. 악성도 정의 및 분류에 대해서는 추가적인 연구가 필요하리라 사료된다.

2. 임상증상

중추신경계 종양의 1% 미만을 차지하며 경막에 발생한 종양의 2-4%를 차지한다. 약 10%는 소아에서 발생한다.

30-40대에 가장 많이 진단되고, 위치는 수막종과 비슷하게 발생한다. 후두와 15%, 척추에서 15% 발생한다. 척추에 발생하는 경우 약 절반은 경추에 발행한다. 경막 기원이 아닌 경우도 간혹 보고되고 있으나, 다발성으로 발생하는 경우는 매우 드물다고 알려져 있다.

가장 많은 증상으로는 두통과 종양의 위치와 연관된 국소 증상이다. 일반적으로 경막에서 기원한 종양에서 보이는 국소 증상은 다음과 같다(표 4-1). 간질은 천막상부에 위치한 종양에서 약 16% 정도에서 관찰되며 출혈이 처음 증상으로 나타나는 경우도 보고된다.

3. 진단

경막에 발생한 단일섬유종양/혈관주위세포종은 영상검사상 수막종과 비슷하다. 전산화 단층촬영상 광범위하게 혹은 일부에서 경막에 붙어 있으며 조영증강 전 내부에 일부 저음영 부분을 가지며 전반적으로 고음영으로 보이고, 조영증강 후 비균질하게 조영증강되는 소견을 보인다. 일부에서는 뇌실질 침범이나 불규칙한 경계와 함께 비균질하게 mushroomimg 양상의 조영증강을 보이는 악성소견을 보인다. 50% 이상에서 골용해 소견이 관찰되는데, 과골화는 관찰되지 않는다.

자기공명영상에서는 T1-, T2-강조영상에서 회질과 같은

정도의 isointense를 보이고 내부에 두드러진 혈류 흐름공백 (vascular flow void)을 보인다. T1-조영증강 영상에서는 비균질하게 조영증강되는 소견이 일반적이다. 약 절반에서 경막꼬리 현상을 보인다(그림 4-3). 수막종과 비교하여 몇 가지 영상학적 차이점이 있는데, 비교적 좁은 경막 접촉면을 가지고 주변 뼈에 과골화 현상이 없는 점 등이 있다.

혈관조영술에서 몇 가지 특징적인 소견을 보인다. 코르크따개 모양의 혈관 모양, 종양 내의 션트와 정맥 조영이 오래 지속되는 소견 등이 관찰된다. 약 절반에서 내경동맥에서의 혈류공급이 관찰된다(그림 4-3). 내/외경동맥의 양측에서 혈류공급을 받는 경우, 내경동맥에서 주된 공급을 받는 경우가 수막종에 비해 빈번하다.

4. 치료

1) 수술적 치료

단일섬유종양/혈관주위세포종의 치료를 위해서는 다양한 종류의 접근을 고려해야 한다. 일단 진단이 내려지면, 악성 경과가 가능함을 충분히 고려하여 치료와 추적 관찰이 결정되어야 한다. 수술적 치료의 원칙은 수막종과 비슷하다. 수막종과 같이 Simpson's grade I의 완전 절제가 일차적 목표로, 종양이 침범한 경막 및 골조직, 신경학적 결손이 없다면 뇌혈관조직 등을 모두 포함한다. 재발한 종양에 대한 수술이 보다 어렵고 효과가 감소하므로, 처음 수술에 이러한 목표를 이루기 위해 모든 노력을 다해야 한다. 이러한 수술적 절제는 50~77%에서 가능하다고 보고된다.

불완전 절제의 경우 부가적 방사선치료(adjuvant radiation therapy)를 시행한다. 하지만 이러한 치료가 국소 재발률은 낮추나 생존율에는 영향을 주지 못한다고 알려져 있다. 무병생존율이 완전 절제 시 확연하게 늘어나고 불완전 절제 시 재발이 늘어난다고 보고된다.

술 전 색전술은 종양의 혈관분포를 감소시킬 수 있어, 단일섬유종양/혈관주위세포종이 의심되면 시도하여 수술 중 출혈을 감소시키고 종양 제거를 보다 용이하게 할 수 있다.

■ 표 4-1. **경막 기원 종양의 발생위치에 따른 증상**

위치	증상
전두/두정부	정서변화, 반신마비, 무관심, 감각이상, 간질
측두부	간질, 언어장애
전두와	행동장애, 후각소실
안장주위부	시력감소, 뇌하수체기능 부전
접형골 주위	시력감소, 정신장애, 간질, 언어장애
해면상 정맥동	안구운동장애, 안면감각이상
후두와	보행실조, 수두증, 뇌신경장애

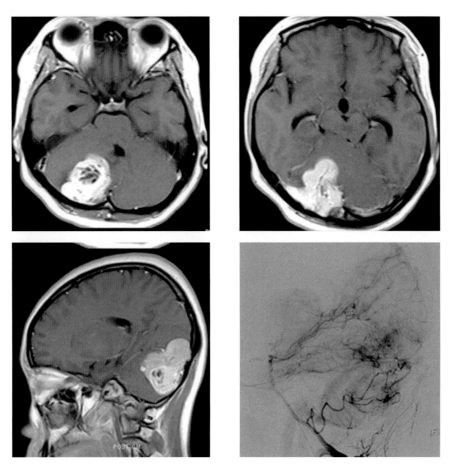

■ **그림 4-3. 자기공명영상과 혈관조영술 소견.**
조영증강 영상에서는 비균질하게 조영증강되는 소견을 보이는 다엽성의 종양으로 수막종과 비슷한 경막꼬리 현상을 관찰할 수 있다. 혈관조영술상 코르크따개 모양의 혈관모양, 종양내의 션트 소견과 함께 뒤아래소뇌동맥 등에서 혈류공급이 관찰된다.

보고에 따르면 50% 정도의 출혈을 감소시킬 수 있다고 알려져 있다.

2) 방사선수술

일반적인 수막종에 방사선수술의 효용성을 기반으로 단일섬유종양/혈관주위세포종에 대한 방사선수술도 시도 가능한 치료 방법으로 여겨진다. 많은 연구에서 재발 또는 잔존종양에 대한 방사선수술의 치료 결과를 보고하였다. Lunsford 등은 80%의 국소조절률을 보고하였다. Galanis 등은 85%에서, Chang & Sakamoto는 75%에서 좋은 반응을 보였다고 보고하였다. 비록 적은 환자 수를 대상으로 한 연구에서도 재발 또는 잔존 종양에 대한 방사선수술이 매우 확연한 효과를 보일 수 있다고 보고된다. 적정한 dose는 아직 결정되지 않았지만, Kim 등의 보고에 따르면, 경계선량이 17 Gy 이상 시행해야 2년, 5년 무진행 생존율이 증가되었다(96.8%, 91.9% vs. 70.7%, 61.8%).

3) 항암치료

항암제의 효과에 대해서는 명확하지 않다. 최근 O6-methylguanine-DNA methyltransferase (MGMT) promotor의 상태에 대한 연구가 있었는데, 약 45%에서 methylated MGMT promotor 상태를 보였다. 이러한 결과를 바탕으로,

테모졸로마이드와 같은 alkylating 약제의 효능에 대한 연구가 필요하다. 또한 혈관이 매우 발달한 소견을 고려하여 혈관형성억제제의 효용성에 대해서 증례와 같은 작은 연구에서 보고되고 있다.

5. 예후

1) 재발

단일섬유종양의 표현형인 경우는 완전 적출 시 양호한 임상적 경과를 보인다고 알려져 있다. 반대로 혈관주위세포종의 표현형을 보인 경우, 완전 절제가 시행된 경우에도 재발이 흔하다고 알려져 있다. 절제의 정도와 재발에 대한 여러 이견을 고려하여 볼 때, 무재발 생존 기간이 40~78개월로 보고된다. Schroder의 연구에서는 5년 재발률이 60%였다. Guthrie의 연구에 따르면 5, 10, 15년 재발률은 65%, 76%, 87%였다(표 4-2). Damodaran의 연구에서는 같은 기간 재발률을 20%, 54%, 77%로 보고하였다. Kim의 연구에서는 5년 무재발률이 59.2%였고, 완전 절제 시 72.7%, 불완전 절제시 20%로 보고하였다. 이러한 데이터를 보면, 단일섬유종양/혈관주위세포종은 수막종보다 공격적으로 진행하여, 생존 기간이 길어지면 대부분 재발하기 때문에 보다 면밀한 추적검사와 적극적인 치료가 필요하다.

일단 재발을 하면 재발에 대한 치료 이후 재발은 보다 짧은 기간에 발생한다. 재발에 대한 2번째, 3번째, 4번째 수술까지의 시간은 38, 35, 17개월로 짧아진다. 또한 처음 수술에서 술 후 임상적 호전이 53%, 악화가 3%인 데 반해, 이후의 수술에 있어서는 호전이 33%, 악화가 13%로 보고된다.

2) 전이

혈관주위세포종 표현형은 독특하게도 중추신경계 외 전신으로 전이가 가능한 특징을 가지고 있다. 가장 전이가 잘 발생하는 장기는 골, 폐, 간이다(그림 4-4, 5). Guthrie의 연구에 따르면 5, 10, 15년 전이 발생률은 13%, 33%, 64%로, 생존기간이 길어지면 전이도 같이 증가하였다(표 4-2). Damodaran의 연구에서는 같은 기간 전이 발생률을 10%, 31%, 77%로 보고하였다. 절제의 정도, 부가적 방사선치료 유무, WHO 등급은 전이의 발생과 무관하였다. 원발부에서 종양의 재발이 없이 중추신경계외 전이가 발생할 수 있다는 점은 장기간의 치료와 관찰이 필요함을 강조한다. 중추신경계내에서의 전이는 드물다. 이러한 전이에 대한 치료는 발생 장소에 따라 다양한 접근이 필요하다.

3) 생존

Guthrie의 연구에 따르면 혈관주위세포종의 5, 10, 15년 생존율은 67%, 40%, 23%로(표 4-2), 1985년까지 보고된 118증례를 분석한 Schroder의 연구에서 보인 65%, 45%, 15%와 대체로 일치한다. Damodaran의 연구에서는 같은 기간 생존율이 79%, 56%, 44%로, 216개월의 중간 생존 기간을 보고하였다. 아마도 이러한 향상된 생존 기간은 전적출률의 증가로 보인다(85% vs. 55% in Guthrie 연구).

중추신경계외 전신 장기로의 전이는 생존 기간을 현저하게 단축시킨다. 메이요 클리닉에서의 연구에 따르면 44명의 혈관주위세포종 환자 중 10명에서 전신 장기로의 전이가 있었고, 처음 진단 후 평균 99개월에 발생하였다고 보고하였다. 일단 전이가 발생하면 예후가 매우 불량하여 대략 24개월의 생존 기간을 보였다.

전신 장기로의 전이와 더불어 환자의 생존에 영향을 미치는 요인에는 종양의 등급이 있다. Melone의 연구에 따르

■ **표 4-2. Guthrie의 연구에서 밝힌 수술 후 임상경과**

	5년	10년	15년
재발률 (%)	65	76	87
방사선치료 (+)	38	64	-
방사선치료 (-)	90	90	-
전이율 (%)	13	33	64
생존율 (%)	67	40	23

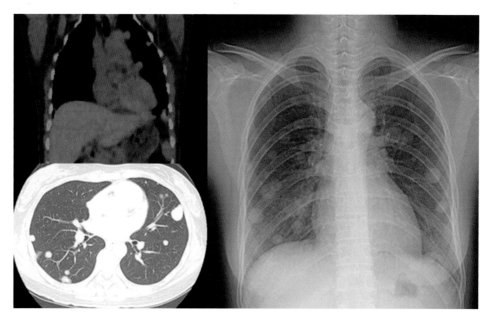

■ 그림 4-4. 혈관주위세포종 수술 5년 후 발생한 폐전이 영상소견.
일반 단순 촬영상 양측 폐에 다발성의 결절이 보이고 PET-CT 검사에서 hypermetabolic 병변이 관찰된다.

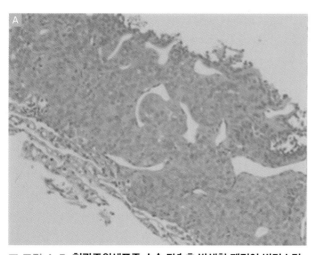
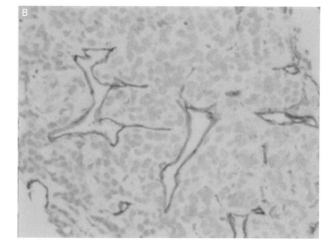

■ 그림 4-5. 혈관주위세포종 수술 5년 후 발생한 폐전이 병리소견.
뇌에서 제거한 종양과 같이 높은 세포밀도와 사슴뿔 모양의 가는 혈관을 관찰할 수 있다(A. -H&E, B.-CD34 면역염색).

면 저등급(WHO II)에서는 256개월의 생존 기간을 보인 반면, 고등급(WHO III)에서는 142개월의 생존 기간을 보였다. 이러한 결과는 타 연구의 결과와 일치한다.

수술 후 방사선치료의 효과에 대해서는 논란이 있다. 많은 연구에서 수술만 시행한 경우와 비교하여 수술 후 방사

선치료가 통계학적으로 의미 있는 차이가 없었으나, 일부 연구에서는 재발까지의 기간과 생존 기간의 연장을 보였다. Guthrie의 연구에 따르면 방사선치료를 동반한 환자에서 재발까지의 기간이 74개월, 5, 10년 재발률은 38%, 64%를 보였고, 방사선치료 없이 수술만 시행한 환자에서 재발

■ 표 4-3. **경막기원 종양의 특징**

	수막종	육종	단일섬유종양/혈관주위세포종
위치	천막상 > 천막하 > 척추	천막상 = 천막하	천막상 > 천막하 > 척추
발생률	두개강내 종양의 15-20%	두개강내 종양의 1% 미만	두개강내 종양의 1%
호발 연령	40대	다양함	30대
성별	여 > 남	여 = 남	남〉여
재발	드묾	흔함	흔함
전이	드묾	높음	높음
조영증강 영상검사	균등	대개 균등, 내부에 괴사 혹은 불균등도 드물지 않음	대개 균등, 내부에 괴사 혹은 불균등도 드물지 않음
석회화	흔함	드묾	드묾
골변화	과골화	골침식	골침식
일차 치료	수술(완전 절제)	수술(완전 절제)	수술(완전 절제)
술 전 색전술	드묾(뇌기저부제외)	위치에 따라	위치에 상관없이 효과적
방사선치료/방사선수술	드물게 필요(고등급 혹은 수술이 불가한 경우를 제외)	재발/잔여 종양에 대해 (완전 절제 시 효과는 불확실)	재발/잔여 종양에 대해(완전 절제 시 효과는 불확실)

까지의 기간이 29개월, 5, 10년 재발률은 90%를 보였다(표 4-2). 방사선선량은 4500 cGy 이하의 경우 재발이 빈번하다고 보고하였다. 또한 같은 연구에서 방사선치료를 동반한 환자의 생존 기간은 92개월, 수술만 시행한 환자에서 62개월을 보여 방사선치료가 생존 기간 연장에 도움이 됨을 보였다. 다른 연구에서도 전적출을 시행하고 방사선치료를 시행한 환자에서 전적출만 시행한 환자보다 생존 기간이 의미 있게 연장됨을 보였다(13 vs. 18.6년).

6. 결론

단일섬유종양/혈관주위세포종은 수막종과 달리, 수막에 발생하는 육종(sarcoma)과 비슷한 악성의 경과를 보이는 질환이다(표 4-3). 수술이 가장 중요한 치료 전략으로 완전 적출이 보다 적극적으로 시도되어야 한다. 술 전 색전술이 도움이 되며, 타 장기로의 전이 가능성을 반드시 염두에 두어야 한다. 재발 혹은 잔여종양에 대한 방사선수술의 역할에 대한 연구는 진행 중이다.

References

1. Begg CE, Garret R. Hemangiopericytoma occurring in the meninges: case report. *Cancer*. 1954;7:602-606.

2. Brunori A, Delitala A, Oddi G, et al. Recent experience in the management of meningeal hemangiopericytomas. *Tumori*. 1997;83:856-861.

3. Cappabianca P, Maiuri F, Pettinato G, et al Hemangiopericytoma of the spinal canal. *Surg Neurol*. 1981; 15:298-302.

4. Carneiro SS, Scheithauer BW, Nascimento AG, et al. Solitary fibrous tumor of the meninges: a lesion distinct from fibrous meningioma. A clinicopathologic and immunohistochemical study. *Am J Clin Pathol*. 1996; 106:217-224.

5. Chan RC, Thompson GB. Morbidity, mortality, and quality of life following surgery for intracranial meningiomas. A retrospective study in 257 cases. *J Neurosurg*. 1984;60:52-60.

6. Chiechi MV, Smirniotopoulos JG, Mena H. Intracranial hemangiopericytomas: MR and CT features. *AJNR Am J Neuroradiol*. 1996;17:1365-1371.

7. Giannini C, Rushing EF. Solitary fibrous tumor / hemangiopericytoma. WHO Classification of Tumors of the Central Nervous System, IARC, Lyon, 2016, pp. 249-254.

8. Goellner JR, Laws, Jr. ER, Soule EH, et al. Hemangiopericytoma of the meninges. Mayo Clinic experience. *Am J Clin Pathol*. 1978;70:375-380.

9. Guthrie BL, Ebersold MF, Scheithauer BW, et al. Meningeal hemangiopericytoma: histopathological features, treatment, and long-term follow-up of 44 cases. *Neurosurgery*. 1989;25: 514-522.

10. Herzog CE, Leeds NE, Bruner JM, et al. Baumgartner, Intracranial hemangiopericytomas in children. *Pediatr Neurosurg*. 1995;22:274-279.

11. Horten BC, Urich H, Rubinstein LJ, et al. S.R. The angioblastic meningioma: a reappraisal of the nosological problem. Light-, electron-microscopic, tissue, and organ culture observations. *J Neurol Sci*. 1997;31:387-410.

12. Jaaskelainen J, Servo A, Haltia M, et al. Intracranial hemangiopericytoma: radiology, surgery, radiotherapy, and outcome in 21 patients. *Surg Neurol*. 1985;23:227-236.

13. Jellinger K, Slowik F. Histological subtypes and prognostic problems in meningiomas. *J Neurol*. 1975; 208:279-298.

14. Kochanek S, Schroder R, Firsching R. Hemangiopericytoma of meninges. I. Histopathological variability and differential diagnosis. *Zentralbl Neurochir*. 1986; 47:183-190.

15. Kruse, Jr. F. Hemangiopericytoma of the meniges (angioblastic meningioma of Cushing and Eisenhardt). Clinico-pathologic aspects and follow-up studies in 8 cases. *Neurology*. 1961;11:771-777.

16. Lesoin F, Bouchez B, Krivosic I, et al. Hemangiopericytic meningioma of the pineal region. Case report. *Eur Neurol*. 1984;23:274-277.

17. Louis DN, Ohgaki H, Wiestler OD, et al. The 2007 WHO classification of tumors of the central nervous system. *Acta Neuropathol*. 2007;114:97-109.

18. Maruya J, Seki Y, Morita K, et al. Meningeal hemangiopericytoma manifesting as massive intracranial hemorrhage--two case reports. *Neurol Med Chir (Tokyo)*. 2006;46:92-97.

19. Mena H, Ribas JL, Pezeshkpour GH, et al. Parisi, Hemangiopericytoma of the central nervous system: a review of 94 cases. *Hum Pathol*. 1991;22:84-91.

20. Metellus P, Bouvier C, Guyotat J, et al. Figarella-Branger, Solitary fibrous tumors of the central nervous system: clinicopathological and therapeutic considerations of 18 cases. *Neurosurgery*. 2007;60:715-722.

21. Mirimanoff RO, Dosoretz DE, Linggood RM, et al. Meningioma: analysis of recurrence and progression following neurosurgical resection. *J Neurosurg.* 1985; 62:18-24.

22. Perry A, Scheithauer BW, Nascimento AG. The immunophenotypic spectrum of meningeal hemangiopericytoma: a comparison with fibrous meningioma and solitary fibrous tumor of meninges. *The American journal of surgical pathology.* 1997;21: 1354-1360.

23. Pitkethly DT, Hardman JM, Kempe LG, et al. Angioblastic meningiomas; clinicopathologic study of 81 cases. *J Neurosurg.* 1970;32:539-544.

24. Rajaram V, Brat DJ, Perry A. Anaplastic meningioma versus meningeal hemangiopericytoma: immunohisto-chemical and genetic markers. *Hum Pathol.* 2004;35: 1413-1418.

25. Schweizer L, Koelsche C, Sahm F, et al. Meningeal hemangiopericytoma and solitary fibrous tumors carry the NAB2-STAT6 fusion and can be diagnosed by nuclear expression of STAT6 protein. *Acta Neuropathol.* 2013;125:651

26. Sell JJ, Hart BL, Rael JR. Hemangiopericytoma: a rare pineal mass. *Neuroradiology.* 1996;38:782-784.

27. Simpson D. The recurrence of intracranial meningiomas after surgical treatment. *J Neurol Neurosurg Psychiatry.* 1957;20:22-39.

28. Stout AP, Murray MR. Hemangiopericytoma: A Vascular Tumor Featuring Zimmermann's Pericytes. *Ann Surg.* 1942; 116:26-33.

29. Thomas HG, Dolman CL, Berry K, et al. Malignant meningioma: clinical and pathological features. *J Neurosurg.* 1981;55:929-934.

30. Zambo I, Vesely K. [WHO classification of tumors of soft tissue and bone 2013: the main changes compared to the 3rd edition], Cesk Patol. 2014;50:64-70.

감각신경모세포종

박성현
경북대학교 신경외과

감각신경모세포종(esthesioneuroblastoma) (후각신경 아세포종[olfactory neuroblastoma])은 후각신경상피세포 (olfactory neuroe-pithelium)에서 발생하여 비강내에서 관찰되는 종양으로 종종 두개저, 안와를 침범하기도 한다. 비강내 종양의 3-6%를 차지하는 매우 드문 종양으로 현재까지 1,000례 정도가 보고되고 있다.

1. 병리

감각신경모세포종의 병리학적 소견은 부신과 교감 신경계의 신경모세포종과 비슷하다. 대개 후각신경상피에서 발생하는 데 광학현미경상 밀집된 신경원섬유 (neurofibrillary) 배경에 원시신경모세포로 구성된 원형구조가 관찰된다(그림 5-1). 고등급의 종양에서는 핵다형성, 2개 이상(고성능현미경상)의 유사분열과 괴사 소견이 관찰된다. 미세구조학상 조밀한 막경계(membrane-bound) 신경분비과립이 관찰된다. 면역조직화학상 NSE, NFP, synaptophysin, chromogranin, LEU-7, CD56에 양성을 보인다. 분자학과 세포유전학상 chromosome 3p 결손과 17q 과발현이 보고된다.

Hyams 병리등급은 감각신경모세포종을 세포구조, 유사분열율, 핵다형성, 로제(rosettes), 괴사 등의 조직학적 소견을 토대한 한 분류로서 종양의 예후와 생존율과 관련이 있

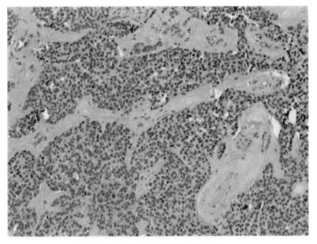

■ **그림 5-1. 감각신경모세포종의 병리조직소견.**
불규칙한 세포질과 원형에서 타원형의 핵을 가진 세포들이 소엽배열을 보인다(H&E 염색).

다. 저등급(등급 1, 2) 종양은 평균 생존 기간이 9.8년, 고등급(등급 3, 4) 종양은 평균 생존 기간이 6.9년으로 알려져 있다.

2. 임상증상

감각신경모세포종 환자는 주로 코막힘이나 재발되는 코피로 이비인후과를 방문한다. 부서지기 쉬운 종괴가 비강내에서 발견되고 종종 후각감퇴도 보인다. 드물게 두통, 시

력감퇴, 비루 등의 증상을 나타내기도 한다. 40~70세 사이에 호발하고 평균 53세에 나타난다. 발병과 관련된 위험인자는 알려지지 않고 있다. 종양 발현 당시 17~48%의 환자에서 전이성 질환이 동반되어 있는데 경부림프절에 가장 많이 전이된다. 그 외에 폐, 골, 그리고 드물게, 종격동, 부신, 난소, 비장, 이하선, 중추신경계, 척추 경막외공간 등에도 전이가 된다.

3. 진단

이비인후과에서 부비동과 목으로의 진행 정도, 진단적 생검이 이루어져야 한다. 술 전 안과 평가도 필수적이다. 조영증강 CT로 부비동과 골부식을 평가한다. 전두개 바닥 또는 안와골의 골부식이 흔한데 MRI를 통해 연부조직의 병진행정도와 안와꼭지 부근의 병변을 파악한다(그림 5-2). Modified Kadish 분류법(표 5-1)이 종양의 술 전 방사선학적 평가와 분류에 이용되며 병의 예후와도 일부 연관성이 있다. 전이가 의심되는 경우는 PET/CT를 이용한 평가가 필요하다.

4. 치료

1) 방사선치료

조기 병변(Kadish A 혹은 B 등급)에서 방사선치료 단독으로 치료되었다는 보고가 있었지만 방사선치료 단독은 다병합치료보다 효과가 떨어진다. 술 전 방사선치료가 일부에서 권해지는데 종양의 크기를 줄이고 국소종양파급과 원위부 전이를 줄일 수 있다.

2) 항암화학요법

조직학적으로 감각신경모세포종은 신경모세포종, 소세포폐암 등과 같이 항암제에 반응이 좋은 종양이다. 전적출

■ 표 5-1. Modified Kadish 병기 분류

Stage A	비강내에 국한된 경우
Stage B	비강과 하나 이상의 부비동에 침범된 경우
Stage C	비강과 부비동을 넘어서 침범한 경우
Stage D	림프절이나 다른 장기로의 전이가 있는 경우

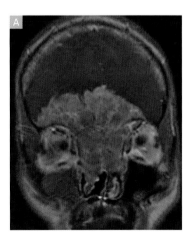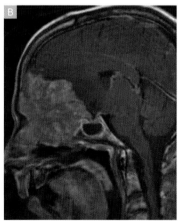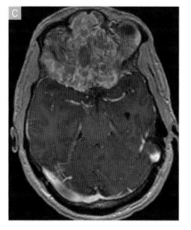

■ 그림 5-2. **감각신경모세포종의 MRI 소견.**
조영제투여 후 관상면(**A**), 시상면(**B**), 축상면(**C**) 뇌 MRI에서 사골동과 비강을 넘어서 양측 전두엽을 침범한 거대 종양이 관찰된다.

술과 병합된 항암요법은 단독 항암요법보다 예후가 좋은 것으로 알려져 있다. cyclophosphamide와 vincristine이 전통적으로 사용되고 가끔 doxorubicin이 포함되기도 한다.

3) 항암방사선결합치료

일부 센터에서 수술 전에 45~50 Gy의 방사선치료와 cyclophoshpamide-vincristine 또는 cisplatin-etoposide 를 이용한 항암화학요법을 적용해서 59%의 환자에서 종양 크기가 50% 이상 감소하였다고 보고한다.

4) 수술적 치료

두개안면접근법을 통한 수술적 제거가 감각신경모세포종의 주요 치료방법이라고 할 수 있다. 신경외과, 안과, 이비인후과로 구성된 두개안면팀에 의해 종양의 제거범위가 더욱 확장되었고 치료예후도 호전되어 5년 생존율이 37~82%에 이른다. 조직검사와 방사선치료를 통한 치료법보다 종양전적출술의 치료예후가 훨씬 양호하다.

다병합치료가 최선의 결과를 가져오는 것으로 보고되는데 수술적 제거술과 함께 술 후 방사선치료(항암요법 동반하거나 동반하지 않는)가 표준치료법이다. 수술과 방사선치료를 같이 받은 경우 5년 생존율이 73%, 수술만 받은 경우 68%, 방사선치료만 받은 경우 35%, 수술이나 방사선치료를 받지 않은 경우 25%로 생존율에 유의한 차이가 있다.

최근 들어 내시경적 접근법이 많이 이용되면서 두개안면골 절개술보다 우수하다는 보고가 있다. 아직까지 내시경을 이용한 치료법에 대한 결과가 명확하진 않지만 저등급(Kadish A 혹은 B) 종양에서는 효과가 있을 것으로 보인다. 수술방법과 상관없이 완전한 절제술이 가장 좋은 치료법이며 필요하면 언제든지 두개안면절개술로 변경할 수 있게 준비하여야 한다.

5) 방사선수술

정위방사선수술로 치료한 증례가 몇몇 보고되고 있는데 국소적으로 재발한 경우나 잔존종양이 있을 경우 효과적이다.

5. 합병증

합병증은 주로 방사선치료와 수술적 제거술에 의해 발생한다. 방사선치료에 의한 시력저하, 수술이후 뇌경색, 뇌좌상, 뇌척수액누출, 경막외 농양, 수막염, 두개골피판 감염, 시각장애 등이 보고된다.

6. 예후

목으로의 전이, 진단 당시 고령, 높은 조직학적 등급이 예후에 나쁘게 영향을 미치는 것으로 알려져 있다. 병의 진행 정도와 적출 정도도 예후와 관련이 있는 것으로 보고되고 있다. 5년 생존율은 58~83%이며 약 14%에서 재발하였다.

7. 결론

감각신경모세포종은 후각신경상피에서 발생한 드문 종양으로 치료에 관련하여 결론짓기에는 제한이 있다. 전적출술이 주요 치료방법이고 방사선치료와 항암화학치료의 보조치료가 적용된다.

References

1. Bak M, Wein RO. Esthesioneuroblastoma: a contemporary review of diagnosis and management. *Hematol Oncol Clin North Am.* 2012;26(6):1185-1207.

2. Eden BV, Debo RF, Larner JM, et al. Esthesioneuroblastoma. Long-term outcome and patterns of failure--the University of Virginia experience. *Cancer.* 1994;15;73(10):2556-2562.

3. Elkon D, Hightower SI, Lim ML, et al. Esthesioneuroblastoma. *Cancer.* 1979;44(3):1087-1094.

4. Goldsweig HG, Sundaresan N. Chemotherapy of recurrent esthesioneuroblastoma. Case report and review of the literature. *Am J Clin Oncol.* 1990;13(2):139-143.

5. Higgins TS, Thorp B, Rawlings BA, et al. Outcome results of endoscopic vs craniofacial resection of sinonasal malignancies: a systematic review and pooled-data analysis. *Int Forum Allergy Rhinol.* 2011;1(4):255-261.

6. Hyams VJ, Batsakis JG, Michaels L, et al. Tumors of the upper respiratory tract and ear. 2nd ed. Washington DC: Armed Forces Institute of Pathology; 1988:240-248.

7. Jethanamest D, Morris LG, Sikora AG, Kutler DI. Esthesioneuroblastoma: a population-based analysis of survival and prognostic factors. *Arch Otolaryngol Head Neck Surg.* 2007;133(3):276-280.

8. Kadish S, Goodman M, Wang CC. Olfactory neuroblastoma. A clinical analysis of 17 cases. *Cancer.* 1976;37(3):1571-1576.

9. Levine PA, Frierson HF Jr, Stewart FM, et al. Sinonasal undifferentiated carcinoma: a distinctive and highly aggressive neoplasm. *Laryngoscope.* 1987;97:905-908.

10. Levine PA, McLean WC, Cantrell RW. Esthesioneuroblastoma: the University of Virginia experience 1960-1985. *Laryngoscope.* 1986;96(7):742-746.

11. Morita A, Ebersold MJ, Olsen KD, et al. Esthesioneuroblastoma: prognosis and management. *Neurosurgery.* 1993;32(5):706-714.

12. Platek ME, Merzianu M, Mashtare TL, et al. Improved survival following surgery and radiation therapy for olfactory neuroblastoma: analysis of the SEER database. *Radiat Oncol.* 2011;25;6:41.

13. Polin RS, Sheehan JP, Chenelle AG, et al. The role of preoperative adjuvant treatment in the management of esthesioneuroblastoma: the University of Virginia experience. *Neurosurgery.* 1998;42(5):1029-1037.

14. Porter AB, Bernold DM, Giannini C, et al. Retrospective review of adjuvant chemotherapy for esthesioneuroblastoma. *J Neurooncol.* 2008;90(2):201-204.

15. Soler ZM, Smith TL. Endoscopic versus open craniofacial resection of esthesioneuroblastoma: what is the evidence? *Laryngoscope.* 2012;122(2):244-245.

16. Song CM, Won TB, Lee CH, et al. Treatment modalities and outcomes of olfactory neuroblastoma. *Laryngoscope.* 2012;122(11):2389-2395.

17. Thompson LDR. Olfactory neuroblastoma. *Head Neck Pathol.* 2009;3:252-259.

18. Unger F, Haselsberger K, Walch C, et al. Combined endoscopic surgery and radiosurgery as treatment modality for olfactory neuroblastoma (esthesioneuroblastoma). *Acta Neurochir (Wien).* 2005;147(6):595-601.

19. Van Gompel JJ, Giannini C, Olsen KD, et al. Long-term outcome of esthesioneuroblastoma: hyams grade predicts patient survival. *J Neurol Surg B Skull Base.* 2012;73(5):331-336.

양성뇌종양

송과체 부위 종양

전신수
가톨릭대학교 신경외과

1. 서론

송과체(솔방울샘) 부위 종양은 300여 년 전 처음 발견되었으나, 최근까지는 여러 이유로 치료가 제대로 이루어지지 않았다. 초기의 치료는 종양의 위치에 따른 접근의 어려움, 현대화된 수술 기구의 부재, 그리고 취약한 마취기술 등으로 인해 조악했으나 이후 여러 연구를 통해 좋은 결과를 보이는 수술법들이 확립되어 갔다. 최근에는 조직학적 진단, 환자의 나이와 건강상태, 영상의학적 소견 등 여러 요건에 따른 각 종양에 대한 세분화되고 체계적인 치료가 가능하게 되었다.

2. 기능 및 구조

송과체는 멜라토닌을 만들고 분비하는 장기이다. 멜라토닌은 수면과 각성에 관여하는 호르몬으로서 일조시간의 변화에 따른 광주기를 감지하여 신체리듬을 변화시키는 작용을 한다고 알려져 있다. 송과체의 위치는 정중선으로서, 좌우 대뇌 반구 사이에 위치하며 양 옆으로는 시상(thalamus), 앞으로는 제3뇌실(third ventricle), 위로는 뇌량(corpus callosum), 배쪽으로는 후교련(posterior commissure)이 있으며, 등쪽으로는 고삐맞교차(habenular commissure)가 존재한다. 신경축외(extra-axial)에 위치

한 장기로서 주변과의 경계가 명확하지만 앞서 기술한 것처럼 주변에 중요 구조물들이 많이 위치해, 정확한 해부학적 이해가 필요하다. 송과체로 혈액공급은 후대뇌동맥(posterior cerebral artery)의 맥락막분지(choroidal branch)를 통해 공급되며 이후 제3뇌실 위를 따라 위치한 맥락천장(velum interpositum)안으로 주행하는 내대뇌정맥(internal cerebral vein)으로 배액된 후 로젠탈기저정맥(basal vein of Rosenthal)과 합쳐져 갈렌큰대뇌정맥(vein of Galen)을 형성하고 직정맥동(straight sinus)로 주행한다(그림 1-1)

송과체에 발생하는 종양은 대부분 천막하부에서 기원하며, 제3뇌실까지 침범하는 경우가 흔하다. 더 진행하면 시상(thalamus)이나 사구판(quadrigeminal plate)까지 진행하기도 하고 아교세포종(glial cell tumor)이 발생하는 경우에는 뇌간까지 침윤하며 경계가 불분명해져 수술적 제거에 어려움이 발생하기도 한다.

3. 조직학적 분류

송과체는 다양한 세포로 이루어져 있으며 이로 인해 여러 종류의 종양이 발생한다. 실질을 이루는 송과체세포(pinealocyte)와 이를 감싸는 별아교세포(astrocyte), 혈관들을 감싸는 내피세포(endothelial cells)와 사이막을 이루

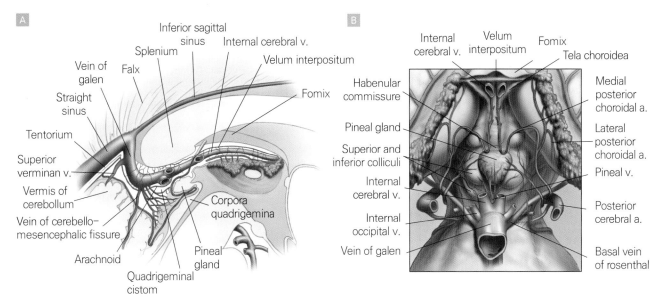

■ 그림 1-1. 솔방울샘 부위 해부학적 구조. A. 시상면 **B.** 후면

는 결합조직세포(connective tissue cells) 등이 있고, 신경 접합을 만드는 신경말단들과 제3뇌실과 연접부위의 뇌실 막세포(ependymal cells)등이 존재해 다양한 종류의 종양이 발현될 수 있다. 송과체에 발현되는 모든 종양을 아울러 송과체 부위 종양이라 칭하며, 각각의 조직학적 특성에 따라 개개의 명칭을 가진다.

2016년에 개정된 중추신경계 종양의 WHO 분류에 따르면 송과체의 실질(parenchyme)에서 기원하는 종양은 4가지로 나뉘는데, 각각의 조직학적 특성에 따라 송과체종(pineocytoma), 중간분화도의 송과체실질종양(pineal parenchymal tumor of intermediate differentiation), 송과체모세포종(pineoblastoma), 그리고 송과체의 유두상샘종(papillary tumor of pineal region)이라 불린다. 이외에도 가장 높은 빈도로 발생하는 배아세포종양(germ cell tumor), 아교세포에서 발현하는 아교세포종, 이외 따로 분류되지 않는 종양(other miscellaneous tumor)과 여러 낭종(cyst) 등이 발생한다. 분류되지 않는 종양에는 수막종(meningioma), 혈관모세포종(hemangioblastoma), 맥락막총 유두상종양(choroid plexus papilloma), 전이성 종양(metastatic tumor), 선암종(adenocarcinoma), 림프종

(lymphoma) 등이 있으며, 이외에도 다양한 종류의 혈관기형들이 발생 가능하다. 송과체 부위에 발생하는 낭종들은 대부분 2 cm 이내의 크기를 보이며, 영상소견상 조영증강을 보이나 증상을 유발하지 않는 양성이기에 폐쇄성 수두증(obstructive hydrocephalus)을 보이는 경우를 제외하고는 대부분 치료가 필요치 않다. 다만 털모양별아교세포종(pilocytic astrocytoma)과 같은 종양과의 감별이 필요하기에 증상 발생에 주의하며 추적관찰이 필요하다.

1) 배아세포종양

배아세포종양(생식세포종양)은 생식세포에서 기원한 종양으로 태아 발생 이전 배아 상태에서 관찰되는 배아세포(germ cell)에서 기원한 종양들을 묶어서 표현한다. 종류에 따라 각각 배아세포종(germinoma), 난황주머니종양(yolk sac tumor), 기형종(teratoma), 융모막암종(choriocarcinoma), 그리고 배아암종(embryonal carcinoma)으로 나뉘며, 2개 이상의 종양군이 합쳐진 경우 혼합성 배아세포종양이라고 표기한다. 이외에 융합영양막 거대세포(syncytiotrophoblastic giant cell)을 포함한 순수 배아세포종의 경우 별개의 아형으로 분류되며, 기형종의 경우 성숙, 미성숙, 그리고 악성변환

형의 3가지 아형으로 나뉜다.

배아세포종양은 대부분 소아와 청소년기에 발병하며, 동아시아권에서 호발한다. 원발성 두개내 종양의 2~3%를 차지하며, 일본, 대만, 중국, 한국 등에서는 소아 종양의 8~15%를 차지한다. 호발 연령은 10~14세로 사춘기 전후에 호발하고, 남아에서 더 잘 발생한다. 배아세포종양의 80%는 송과체에서 안장위(suprasella)까지를 아우르는 중앙축에 발생한다. 배아세포종의 경우 안장위와 기저핵(basal ganglia), 시상에 발생하는 반면, 비배아세포종의 경우는 이들 이외의 장소에 잘 발생한다. 다발성으로 발생하는 경우 송과체와 안장위공간에 흔히 발생하며, 시상 혹은 기저핵의 양측에 발생하는 경우도 종종 있다.

(1) 증상

임상 증상은 위치와 조직학적 특성에 따라 다양하게 나타난다. 종양의 특성에 의한 증상의 예로, 사람융모생식선자극호르몬(human chorionic gonadotropin, hCG)의 종양성 융합영양막(syncytiotrophoblast)에서의 분비로 인한 남성호르몬(testosterone)의 증가가 남아에서 성조숙증을 일으킬 수 있다. 종양의 압박으로 인한 증상들은 아래 설명하게 될 송과체종과 같은 종양에서 나타나는 증상과 같기 때문에 나중에 설명하기로 한다.

(2) 영상 진단

기형종 이외의 배아세포종은 영상 검사상 고형성으로 관찰되며, 비교적 조영증강이 잘되는 양상이며, 배아세포종의 경우 특히 조영증강이 뚜렷하다. 대개 자기공명영상의 T1강조 영상에서는 저신호강도 혹은 같은 강도를 보이며, T2강조영상에서는 고신호강도 혹은 같은 강도를 보이는 특징이 있다. 시상이나 기저핵 부위 발생하는 경우 석회화나 물혹을 보이는 경우가 여타 부위에 발생하는 경우보다 많고, 조영증강이 잘 되지 않는 특징이 있다. 종양내 물혹, 석회화, 지방등의 영상 소견은 기형종을 시사하는 소견인 반면, 출혈이 동반되는 경우는 융모막암종에서 흔히 관찰된다.

(3) 종양 표지자

혈액내 혹은 뇌척수액 내에서 확인되는 알파태아단백질(alpha-fetoprotein, AFP)이나 사람융모선성선자극호르몬(hCG)은 악성화된 배아세포종의 증거가 될 수 있다. 뇌척수액에서 발견된 경우 민감도가 더 높으며, 전자의 경우 난황낭의 존재를, 후자의 경우 영양막세포의 존재를 의미한다. 전자의 경우 유의하게 증가하였을 시, 내배엽동종양(endodermal sinus tumor)를 시사하며, 소량 증가 시 배아암종이나, 미성숙 기형종의 가능성을 시사한다. 후자의 경우 유의하게 증가하였을 시 융모막암종을 시사하며, 일부 배아암종과 배아세포종에서 소량 증가가 관찰될 수 있다. 주의할 점은, 종양표지자가 악성도의 증거가 될 수 있다고 해서, 이러한 표지자가 부재가 그 반대를 의미하진 않는다는 점이다. 종양 표지자의 경우 진단적인 의미만이 아닌, 치료 효과 판정에도 유용하여, 배아세포종양의 치료에서 중요한 역할을 한다(표 1-1).

(4) 예후

예후의 결정 인자는 다른 암종들과 마찬가지로 다양하지만, 가장 중요한 인자는 조직학적 소견이다. 성숙 기형종의 경우 수술적 제거만으로 치료가 가능하고, 순수 배아세포종의 경우 방사선 치료에 효과가 매우 좋아서 두개-척

■ 표 1-1. 배아세포종양의 종양표지자

종양	베타사람융모성성 선자극호르몬	알파태아단백
양성배아세포	−	−
배아세포종	−	−
미성숙기형종	?	+/−
융합영양막 포함 배아세포종	+	−
배아암종	+/−	+/−
융모막암종	++	−
내배엽동 종양	−	++

추강 방사선 조사만으로 90% 이상 장기 생존율을 보인다. 여기에 항암치료와의 병행으로 치료 효과를 높이거나, 방사선 조사량을 줄이는 등의 효과를 볼 수 있다. 융합영양막세포나 베타사람융모선성선자극호르몬의 상승 등은 재발의 위험성을 높이는 걸로 알려져 있어 면밀한 추적관찰이 필요하다. 가장 치명적인 배아세포종양은 난황주머니종양, 배아암종, 융모막암종, 그리고 이들이 포함된 혼합배아세포종양들로서 항암-방사선 복합요법으로 치료를 시행하여도 예후가 좋지 않다.

2) 송과체종

송과체종은 실질에서 발생한 잘 분화된 종양으로 송과체 실질에 발생하는 종양의 20% 정도를 차지한다. 대부분 성인에서 발현하며, 여성에 더 잘 발생한다. 송과체 부위에 국한되어 발생하는 경우가 많고, 주변과 비교적 경계가 명확한 고형성 종양 형태를 보인다. WHO 1등급을 보이는 양성 종양으로, 종양에 의해 주변이 압박되어 증상을 발현한다. 송과체에 발생하는 다른 종양들과 같이 가장 흔한 증상은 뇌수도관(aqueduct) 압박을 통한 뇌압상승으로 인한 증상으로, 초기에는 두통이 가장 흔하게 발생한다. 이외에도 Parinaud 증후군과 뇌간 및 소뇌의 이상을 초래하여 시신경유두부종(papilledema), 실조(ataxia), 구역, 구토, 걷기 이상, 어지럼증 등 다양한 증상을 초래한다.

3) 중간분화도의 송과체실질종양

흔히 PPTID라는 약자로 불리는 종양으로, 송과체종과 송과체모세포종 사이의 분화도를 보이며 대부분 성인에서 발생한다. 조직학적 특성과 임상증상 모두에서 양성과 악성의 경계를 넘나들며, 이로 인해 유사분열능(mitotic activity)이나 증식능(Ki-67 proliferation)에서도 다양한 소견을 보이며 5년 생존율은 39~74%를 보인다. WHO 2, 3등급을 보이며 임상증상은 여타 송과체 부위 종양과 유사하다.

4) 송과체모세포종

분화도가 낮고, 세포 밀집도가 높은 악성 배아 종양으로 대부분 20세 이전 소아에서 잘 발생한다. 유사분열능과 증식도가 높은 종양으로 SMARCB1 핵 변화를 통해 비특이적 기형종(atypical teratoid)및 간상소체종양(rhabdoid tumor)과 감별 진단이 가능하다. WHO 4등급을 보이며 역시나 다른 송과체 부위 종양과 유사한 임상 증상을 초래한다.

5) 송과체의 유두상샘종

송과체 부위에 국한되어 발생하는 신경상피종양으로 소아와 성인 모두에서 발생하며 간혹 T1강조영상에서 고신호강도를 보이는 경우가 있다. 재발이 흔하지만, 척추로의 파종은 흔히 발생하지 않는다. WHO 2 혹은 3등급에 해당하며 여타 송과체 부위 종양과 비슷한 임상 증상을 보이나, 증상 발현 기간이 더 짧은 특징이 있다.

4. 임상양상

앞에서도 설명했듯, 송과체는 위치적 특성으로 인한 임상 증상이 잘 발현되며 대부분 비특이적이기 때문에 영상의학적 검사 전까지는 여타 질환과의 감별이 쉽지 않다. 이러한 증상들은 크게 폐쇄성 수두증으로 인한 뇌압 상승으로 인한 증상들과 뇌간 혹은 소뇌의 압박 혹은 침범으로 인한 증상 등이 있다. 이외에는 내분비계 증상도 발생하나 흔치 않다. 가장 흔한 증상은 두통이며, 서서히 발현되는 경우도 많기 때문에 증상만으로 진단을 내리기에는 어려움이 있다. 이후 병의 진행에 따라 증상은 심화되며, 갑자기 심화되는 경우 졸중(apoplexy)을 의심해봐야 한다.

뇌간으로의 압박 혹은 침범에서도 다양한 증상이 유발되는데, 중뇌의 상둔덕(superior colliculus)의 압박으로 인해 외안근 움직임에 이상이 유발되며, 위를 보지 못하고 눈이 모아지지 않으며, 후퇴안진(retraction nystagmus)과 동공빛근접해리반사(pupillary light-near dissociation)를 유발한다. 이러한 증상들을 종합해 Parinaud 증후군이라 불린다. 이는 간혹 중뇌의 압박이 심해지면서 하방 및 수평 주시까지도 되지 않는 Sylvian Aqueduct 증후군과 같이 발생하기도 해서 세심한 이학적 검사가 필요하다. 이외에도 Collier 징후라고도 불리는 후퇴안진이나 눈처짐(ptosis), 4번 뇌신경 마비와 복시 등 다양한 증상이 발생 가능하다. 내분비계 증상은 흔하지 않지만, 수두증이나 종양의 침범으로 인해 발생 가능하다. 소아청소년기의 요붕증, 성조숙증 등이 송과체 부위 종양과 연관이 있을 수 있어, 세밀한 주의가 필요하다.

5. 진단

진단에 있어 가장 좋은 영상학적 방법은 조영증강 자기공명영상이다. 종양의 크기, 범위, 수두증의 정도, 주변 조직 및 혈관과의 연관성까지도 확인 가능하며 이를 통한 수술 접근법, 범위 및 제거 방법 등 수술 계획 수립에 있어서도 가장 좋은 방법이다. 자기공명영상이 발전함에 따라 술

전 진단에 있어 정확도 및 유용성은 높아졌지만, 종양의 조직학적 진단이 치료 계획을 수립하는 데 매우 중요하기에 영상학적 진단을 바탕으로 계획을 수립하고 수술을 시행하여 조직학적 진단을 확립한 후 치료법을 수립하는 것이 예후에 있어 매우 중요하다(그림 1-2).

6. 치료

송과체 부위 종양에 대한 치료는 다양하게 나뉠 수 있다. 일단 환자의 나이, 증상, 신체 상태, 영상의학적 소견 및 종양표지자 등을 바탕으로 일차적인 치료 계획을 수립한 후, 필요 시 조직학적 진단을 통한 치료가 필요하다. 조직학적 진단이 필요할 것인지, 아니면 영상의학적 소견을 바탕으로 방사선 치료를 시행할 것인지 등에 대한 판단에는 앞서 말한 요인들을 바탕으로 치료가 결정되어야 하며, 그렇기 때문에 치료자의 경험이 치료 후 환자의 예후에 영향을 미칠 수 있다(그림 1-3).

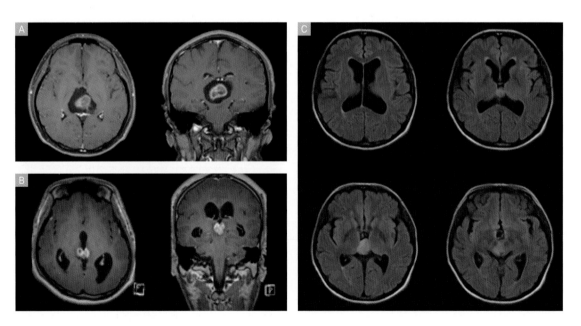

■ 그림 1-2. **A.** 15세 남환의 성숙기형종에서 조영증강된 T1강조영상, **B.** 16세 여환의 배아세포종에서 조영증강된 T1강조영상, **C.** 37세 여환의 별아교세포종에서의 FLAIR영상 - 뇌간 침범이 일부 의심되며, 조영증강이 잘 되지 않고 경계가 불분명하다.

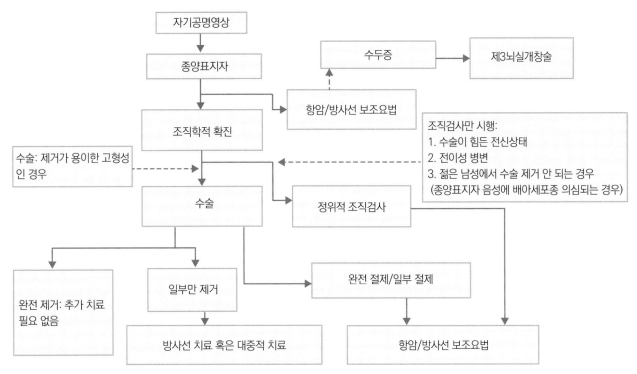

■ 그림 1-3. **송과체 부위 종양의 치료 시 고려해야 할 사항에 따른 치료 흐름.**

1) 수두증의 치료

대부분의 환자에서 발생하는 증상으로, 급성기 및 유지 치료에 있어서 가장 중요한 치료 중의 하나다. 증상의 중증도와 앞으로의 치료 계획에 따라 수두증에 대한 치료 방향이 달라질 수 있다. 내시경적 제3뇌실개창술(endoscopic third ventriculostomy) 및 이를 통한 조직 검사 등을 시행하는 경우 술자의 내시경 사용 숙련도도 중요한 요인이며, 이 외에도 뇌실-복강내 단락술이나, 뇌실외배액술등 다양한 방법이 사용될 수 있어, 증상, 숙련도 및 앞으로의 치료 계획에 따라 선택하여 사용할 수 있다.

2) 조직학적 진단

다양한 진단이 가능하고, 이에 따른 치료 방향이 달라질 수 있기에, 조직학적 진단은 송과체 부위 종양의 치료에 있어서 매우 중요하다. 하지만, 앞에서도 언급했듯 환자의 나이, 증상, 신체 상태, 영상의학적 소견 및 종양표지자 등에

있어 일부에서는 조직학적 진단이 없이 치료를 진행하기도 하고, 일부에서는 소량의 조직만을 떼어내서 조직검사를 시행한 후 수술적 제거를 시행하거나 여타 치료를 하는 경우가 있기에, 치료 방향이 매우 다양하다. 조직검사의 경우 수술적으로 전부 제거가 힘들거나, 여타 치료에 잘 반응할 것으로 예상되는 영상의학적 소견을 보이는 경우에 유용할 수 있으나, 송과체 부위에 발생하는 종양들의 특성상 비균질한(heterogeneity) 분포를 보이는 경우가 많고, 얻을 수 있는 조직의 양이 적어 혼합형 배아세포종과 같은 혼재된 조직의 경우 혼재된 모든 조직을 얻지 못해 진단과 치료 방향이 달라질 수 있는 단점이 있다. 그리하여, 만약 안전하게 종양의 완전 적출이 가능하고, 나이와 임상 증상 등에 있어서도 수술에 큰 문제가 없다면, 수술 합병증 없이 수술로 완전 제거하는 것이 좀 더 좋은 치료가 될 수 있겠다. 이 외에도 정위적인 조직검사의 경우 출혈 등의 합병증의 위험성도 낮지만 존재하니, 여러 조건들을 바탕으로 한 최선의 방법을 선택하는 것이 중요하다.

3) 수술 접근법

다양한 수술 접근법들이 존재하며, 이는 종양의 위치, 범위, 그리고 술자의 숙련도 등에 따라 선택되어 사용된다. 어떠한 기법을 사용하느냐에 따라 얻을 수 있는 결과도 달라지고, 제거 가능한 범위 및 주변의 주요 구조물 등이 달라져서 예후에 큰 영향을 미칠 수 있기에 수술 접근법의 선택이 매우 중요하다고 할 수 있다.

(1) 수술 체위

① 좌위(sitting position)

대부분 천막하부 접근법을 선택할 때 사용되며, 중력으로 인해 종양의 박리와 수술 시야 확보에 도움이 되나, 색전증, 기뇌증, 경막하 혈종 등의 합병증의 위험이 있다. 수술 중 호기말 이산화탄소압을 감시하기 위한 도플러 설치를 통해 색전증의 조기 발견이 가능하고 심부 정맥 카테터를 통한 이의 제거가 가능하니 수술 중 면밀한 감시가 필요하다.

② 측위(lateral position)

대부분 비우성반구인 우측 반구를 아래로 한 자세를 취하며, 필요 시 머리를 바닥면에서 30도 정도 위로 들어올린 자세를 취한다. 이로 인해 아래로 향한(비우성반구) 반구가 쉽게 견인되어 수술 시야가 확보된다. 측위의 변이로 사용되는 방법이 3/4 엎드린 자세로 고개는 비우성반구가 아래로 오며 45도 꺾인 상태에서 몸은 3/4 정도로 고정한다. 위 자세로 후방으로의 접근이 더 쉬워지며, 역시나 아래로 향한 반구가 중력으로 쉽게 견인되어 시야를 확보할 수 있다(그림 1-4).

③ 복와위(prone position)

대부분 천막상부에 위치한 종양을 수술할 때, 선택하게 되며 술자에게 가장 편한 자세이나, 시야를 확보하기 위해 술자의 위치가 높아지고 종양의 하방을 접근할 때 수술 시야의 각도가 심해진다는 단점이 있다.

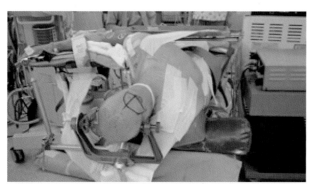
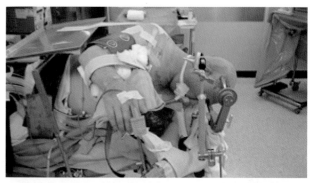
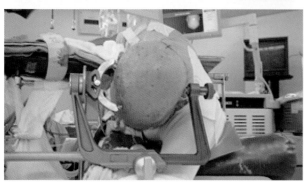
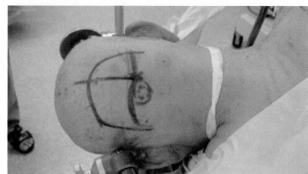

■ 그림 1-4. **3/4 엎드린 자세.**

(2) 접근법

① 천막아래 소뇌상부 접근법
(infratentorial supracerebellar approach, ITSC)

대부분 앉은 자세에서 수술을 하게 되나, 술자의 선택에 따라 자세를 바꾸는 경우도 있다. 정중선에서 뒤통수정맥공동(torcular herophili, confluence sinus)의 위치를 확인하고, 그 약간 위에서부터 중앙선을 따라 4번 경추 위치까지 선상으로 절개한 후, 목덜미인대(nuchal ligament)를 따라 박리하며 절개한다. 추후 개두술을 시행할 위치까지는 모든 층을 절개하여 노출이 필요하나, 대공(foramen magnum) 이하 경추부의 근육 절개는 필요에 따라 시행한다. 견인기를 이용해 술부를 벌려 노출시킨 후, 정맥공동 위치를 확인하고 개두술을 시행한다. 이 경우 필요 시 네비게이션 등을 사용하여 정맥공동의 위치 등을 확인하거나, 기존에 알려진 해부학적 표식 등을 사용한다. 개두술을 위해 구멍을 뚫는 위치는 술자에 따라 다를 수 있으며, 톱의 진행을 예측하여 경막이 다치지 않게 충분한 위치에 구멍을 뚫는다. 개두술의 범위는 수술중 기구의 진입 등을 고려하여 필요한 만큼 충분하게 여는 게 중요하다. 개두술 후 횡정맥동(transverse sinus)을 노출시키기 위해 필요 시 경계부에 위치한 뼈를 일부 제거할 수 있다.

경막을 열기 전 세심한 주의가 필요한데, 출혈부위에 대한 지혈을 충분히 시행하여 수술 후 출혈과 정맥동을 통한 공기색전증 등을 예방하는 것이 중요하다. 충분한 지혈을 시행했으면, 경막을 절개한다. 경막은 양측 끝에서부터 완만한 곡선을 그리며 절개한다. 절개된 피판은 실로 떠서 들어올려 위쪽 피부등에 고정시킨다. 이때 적당한 장력을 유지하여 정맥동의 순환을 방해하지 않는 것이 중요하다. 하방의 경질막은 소뇌를 막아주는 역할을 시행하기에 절개하지 않는다. 이때, 뇌압이 높은 것으로 생각되면 대수조(cisterna magna)를 통해 뇌척수액을 배액하여 압을 낮출 수 있으며, 술 전에 뇌압이 높을 것이 예상되는 경우, 개두술 전 혹은 후에 동공중앙선상(midpupillary line)에 위치한 시옷봉합(lambdoid suture) 부위에서 구멍을 뚫고 측뇌실의 삼각부위(trigone of lateral ventricle)로 뇌실외배액관을

미리 유치시켜 놓는 것도 좋은 방법이다.

이후, 천막 아래쪽의 소뇌상부 위치가 노출되면, 양측 소뇌 사이에 위치한 지주막과 연결정맥(bridging vein)을 소작한 후 노출된 사이 틈새를 따라 천막을 소작하며 조심스럽게 박리해 천막 사이 공간을 확보한다. 이때, 천막 사이의 연결정맥은 소작하나, 양쪽 끝에 위치한 정맥은 되도록 보존하여 추후 발생 가능한 허혈성 합병증의 위험을 줄일 수 있다. 박리가 끝나면 송과체 부위까지 통하는 통로가 보이는데, 필요에 따라 주변 구조물들을 보호한 상태에서 견인기 등을 사용하여 일부 통로를 넓혀서 사용한다.

이제, 현미경을 통해 송과체 부위를 덮고 있는 상아색의 지주막을 확인 가능한데, 이는 혈관을 포함하지 않기 때문에 소작하지 않고도 절개가 가능하다. 지주막을 절개하면, 충부(vermis) 전방에서부터 갈렌큰대뇌정맥으로 주행하는 중심앞소뇌정맥(precentral cerebellar vein)이 관찰되는데, 다른 정맥과 잘 구별하여 이를 박리한 후, 잘라내면 종양의 후하방으로의 접근이 가능하다. 이후 종양의 제거가 가능한데, 종양 주변의 주요 구조물들이 다치게 되면 후유증이 남게 되므로, 주의하여야 한다. 이를 위해, 종양의 부피를 감소시키며 수술을 진행하는 게 도움이 될 수 있다. 일단 종양의 부피가 감소하면 종양막을 시상, 제3뇌실, 그리고 뇌간으로부터 분리하여 제거하면 주변 조직의 손상 없이 종양의 제거가 가능하다. 이후, 세심한 지혈이 필요한데 과량의 지혈제는 뇌실로 흘러 들어 폐쇄성 수두증을 유발할 수 있으니 주의를 요한다(그림 1-5).

② 후두경천막접근법(occipital transtentorial approach, OTT)

천막상부를 통해 천막을 절제하여 사구체판으로 접근하는 방법으로, 옆누움 자세나 3/4 엎드린 자세를 사용하면 수술 중 중력을 통한 견인 효과가 있어 도움이 된다. 피부절개는 술자에 따라 정중선을 따른 일직선 혹은 비우성반구측인 우측 후두부에서 정맥공동보다 약간 좌측에서 시작하는 뒤집어진 U-자형(inverted U-shape) 절개를 시행한 후, 정중선의 정맥공동 바로 위쪽에서 시상정맥동(sagittal sinus)을 향해 주의해서 구멍을 뚫고, 이후 10 cm 정도 위에 구멍을 한 개 더 뚫는다. 이후 중앙선을 넘어 시상정맥동이 노출되게 개두술을 시행하는 데, 시상정맥동이 손상되지 않도록 주의를 요한다. 경막을 열어 시상정맥동쪽으로 젖힌 후, 뇌를 견인하며 천막과 대뇌겸(falx cerebri)을 따라 조심스럽게 지혈하며 박리한다. 직정맥동(straight sinus)을 확인하며 조심해서 박리하면 천막이 끝나는 곳을 확인할 수 있고 이후 천막을 소작한 후, 직정맥동과 하시상정맥동(inferior sagittal sinus)에 유의하며 박리하면, 종양부가 노출된다(그림 1-5, 6).

③ 경뇌량접근법(transcallosal approach)

상부에서 한쪽(특별한 이유가 없으면 비우성반구쪽)의 대뇌와 대뇌겸 사이를 통한 접근법으로, 두정-후두엽 연접부(parieto-occipital junction)로의 접근에 용이하다. 종양의 위치에 따른 피부절개가 이루어지며, 수술중 시야를 고려해 절개를 시행한다. 이후 시상정맥동과 같은 혈관 구조물이 다치지 않도록 주의하여 구멍을 뚫고 정중선을 넘어 개두술을 시행한다. 이때, 충분한 수술 시야를 얻을 수 있도록 시행하는 게 중요하다. 경질막은 시상정맥동에 붙여 U-자형으로 절개 후 시상정맥동이 막히지 않을 정도의 장력을 주며 견인한다. 이후 대뇌겸을 따라 하방으로 박리하며 진입하는 데, 연결정맥의 손상을 최소화하여야 한다. 진

입하다 보면, 하얗게 관찰되는 뇌량이 확인되는데, 그 위로 짝을 지어 주행하는 뇌량주위동맥(pericallosal artery)가 확인되니 주의해서 한쪽 혹은 사이를 박리한다. 이후 뇌량을 석션, 양극지짐기(bipolar coagulator) 등을 통해 제거하는데, 이는 되도록 종양에 의해 팽대된 부위에서 2 cm 이내로 시행해야 분리증후군(disconnection syndrome)이나 인지기능 장애를 막을 수 있다. 뇌량을 제거하면 종양의 상부가 노출된다. 이때 종양 주변 혹은 위로 주행하는 심부정맥들을 주의해서 종양의 제거가 필요하다.

④ 경피질경뇌실접근법
(transcortical transventricular approach)

대뇌피질을 희생시켜 측뇌실을 통해 종양에 접근하는 방법으로, 되도록 비우성 반구를 통해 접근한다. 피질의 손상을 피할 수 없어 잘 사용되지 않지만, 수두증이 동반된 측뇌실을 침범한 종양에서 조직검사 등을 시행할 경우 매우 유용하게 사용될 수 있다.

(3) 합병증

수술 후 발생할 수 있는 합병증은 주변의 주요 구조물들로 인해 매우 다양하다. 수술 부위 출혈과 혈종, 혈관 손상으로 인한 허혈성 손상, 견인으로 인한 여러 신경학적 장애 등이 발생 가능하다. 수술 중 견인 혹은 압박으로 인해 발생한 외안근 운동장애나 운동실조 등은 수술 후 수일 내에 대부분 회복되나, 회복이 더디거나 장애로 남는 경우도 있어 세심한 관찰 및 수술 후 관리가 필요하다.

(4) 수술 후 관리

대부분의 뇌종양 수술이 그러하듯, 세심한 관찰과 관리가 필요하다. 수술 중 자극으로 인한 부종과 화학적 수막염 등의 증상을 예방하기 위해 스테로이드의 사용이 도움이 될 수 있다. 수술 후 빠른 보행이 재원 기간 단축 및 회복에 도움이 될 수 있으며, 보행이 불가능한 경우 조기에 재활치료를 시작하는 것이 좋다.

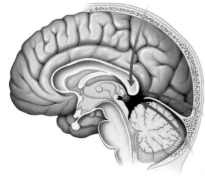

경뇌량접근법

후두경천막접근법

천막아래 소뇌상부 접근법

■ 그림 1-5. **송과체 부위 접근법.**

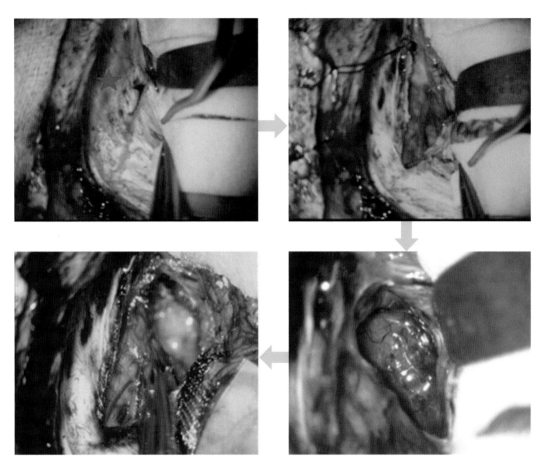

■ **그림 1-6. 후두경천막접근법(OTT, Occipital Transtentorial approach).**
빨간 별로 표시된 직정맥동을 확인 후 천막을 절개한다.

4) 보조 요법

송과체에 발생하는 종양은 환자의 나이, 위치, 종양의 종류에 따른 다양한 치료 전략이 사용된다. 이를 위해 수술 후 혹은 수술 없이 여러 보조 요법이 사용되고 있다. 이들은 같이 사용되거나, 시간을 두고 순차적으로 시행하기도 하기 때문에 초기에 치료 전략을 수립하고 면밀한 추적 관찰을 통한 치료가 환자의 예후에 있어 매우 중요하다.

(1) 방사선 치료

송과체에 발생한 다양한 종양에서 방사선이 치료로서 사용된다. 일부 종양의 경우 항암 단독 요법으로도 좋은 효과를 보는 경우도 있으나, 추후 재발 등의 이유로 방사선 치료가 필요해지는 경우도 많아 항상 치료로서 고려되어야 한다. 악성일 경우, 40 Gy를 뇌수조에 그리고 15 Gy를 종양부에 조사하는 방법이 많이 사용되고, 대부분 하루 180c Gy정도로 분할하는 게 추후 합병증을 줄일 수 있다. 중추신경계에 발생하는 종양 중 방사선에 가장 민감한 종양은 배아세포종으로 50 Gy 이상을 사용했을 시 좋은 결과를 보이고 있다. 하지만, 종양 특성상, 소아나 어린 환자에서 잘 발생하고 치료 효과가 좋아 장기 생존율이 높기 때문에, 방사선으로 인한 합병증의 최소화가 매우 중요하다. 척추강 내로의 전이가 확인된 경우에만 35 Gy의 방사선 조사가 추천되고, 예방적인 방사선 치료는 사용하지 않는다.

(2) 항암 치료

대부분 재발성 송과체 종양에서 사용되는 경우가 많으며, 비배아종성 배아세포종양에서 가장 효과가 좋다. 융합 영양막 거대세포를 포함하는 경우 효과가 좋지 않아서, 방사선 치료와 같이 시행해야 효과를 높일 수 있다. 다양한 요법들이 연구되었고, 현재도 진행 중으로서 종양학자와의 협진을 통한 치료가 매우 중요하다고 볼 수 있다. 우리나라에서도 2009년 대한소아신경종양학회(Korean Society of Pediatric Neuro-Oncology, KSPNO)에서 항암치료요법이 확립되었고, 이를 변화시켜가며 사용하고 있다.

(3) 방사선 수술

가장 최근에 개발된 방법으로, 크게 감마나이프와 사이버나이프라고 하는 2가지 기계를 통한 치료법이다. 다른 장에 따로 소개하겠지만, 주변 정상 조직으로의 방사선 조사량을 최소화하며 치료하는 기법으로 치료 범위 이외의 곳에서의 재발이 방사선 치료에 비해 높을 수 있으나, 비교적 안전하게 종양을 치료할 수 있어 최근 많이 사용된다. 수술 후 보조 요법이 아닌, 종양이 남아있는 상태에서 시행하는 경우가 대부분이기 때문에, 치료 후 종양이 없어지기까지 기간이 비교적 길어서 양성 종양의 치료에 적합하다. 수술이 부적합하며, 크기가 작은 종양을 가진 환자에서 시도해 볼 수 있는 좋은 치료 방법이나 아직 그 효과에 대한 많은 연구가 필요하다.

References

1. Arivazhagan A, Anadh B, Santosh V, et al. Pineal Parenchymal tumors-utility of immunohistochemical markers in prognostication. *Clin Neuropathol* 2008; 27:325-33.

2. Jouvet A, Saint-Pierre G, Gauchon F, et al. Pineal parenchymal tumors: a correlation of histological features with prognosis in 66 cases. *Brain Pathol* 2000; 10:49-60.

3. Konovalov AN, Pitskhelauri DI. Principals of treatment of the pineal region tumors. *Surg Neurol* 2003;59:250-68.

4. Louis DN, Ohgaki H, Wiestler OD, et al. WHO classification for Tumors of the Central Nervous System. Revised 4th ed. Lyon: IARC; 2016

5. Schild SE, Scheithauer BW, Haddock MG, et al. Histologically confirmed pineal tumors and other germ cell tumors of the brain. *Cancer* 1996;78:2564-71.

6. Surawicz TS, McCarthy BJ, Kupelian V, et al. Descriptive epidemiology of primary brain and CNS tumors: results from the central Brain Tumor Registry of the United States, 1990-1994. *Neuro Oncol* 1999;1:14-25.

7. Winn HR., Youmans & Winn Neurological Surgery. 7th ed. Philadelphia: *Elsevier*; 2017

8. Yamane Y, Mena H, Nakazato Y. Immunohistochemical characterization of pineal parenchymal tumors using novel monoclonal antibodies to the pineal body. *Neuropathology* 2002;22:66-76.

유표피종, 유피종 및 신경장관낭종

송영진
동아대학교 신경외과

유표피종(epidermoid cyst), 유피종(dermoid cyst) 및 신경장관낭종(neurenteric cyst)은 배아형성(embryogenesis) 과정에서 세 가지 배세포층(germ cell layers)이 정확히 분리되지 못하여 발생한 종양성 병변이다. 유표피종과 유피종은 표재성외배엽(surface ectoderm)이 신경외배엽(neuroectoderm) 내부로 함입되어 발생한 병변이며, 신경장관낭종은 배아형성 과정에서 일시적으로 존재하는 원시신경장관(primitive neuroenteric canal)이 정상적으로 닫히지 못하고 내배엽과 신경외배엽 사이에 지속적으로 남아서 야기되는 기형 병변이다. 이들 종양성 병변은 척추 기형과 같은 중배엽 분화 이상과도 관련이 있는 것으로 알려져 있다.

이 장에서는 신경관 형성 부전과 연관된 종양성 병변인 유표피종, 유피종 및 신경장관낭종의 역학, 임상증상, 영상 소견, 조직 소견 및 치료 원칙에 대해 알아보고자 한다.

1. 유표피종(epidermoid cysts)

1) 역학

유표피종은 태생기 3~5주 사이 신경관 형성과정(neurulation)에서 표재성외배엽이 신경관내로 함입되어 발생하는 양성 질환이다. 두개골의 판 사이 공간(diploic space)에서 뇌경막 밖으로 자라 두피하에서 주로 만져지는 경우가 흔하나, 두개강내에서 축외(extraaxial) 종양의 형태로도 발생할 수 있다. 두개강내에서 발생하는 유표피종은 전체 뇌종양의 0.2~1.8% 정도를 차지한다. 소뇌다리뇌각(cerebellopontine angle) 혹은 안장옆 수조(parasellar cistern) 주위에서 주로 호발하는 데, 그 이유로 신경관 형성 시기와 같은 시기에 분화하는 귀소포(otic vesicle)와 눈소포(optic vesicle)가 분화과정에서 신경관내로 잘못 함입되어 발생하는 것으로 설명된다. 간혹 제4뇌실 내에서 발생한 유표피종은 신경관이 닫히기 전에 표재성외배엽 세포가 제4뇌실로 분화되는 신경관 부위로 잘못 전위되어 발생한 것으로 생각된다. 한편, 척수강내에서 발생하는 유표피종은 경막내수외(intradural extramedullary) 종양 형태를 주로 취하며, 척수를 직접 침범하는 경우는 드물다.

2) 임상 증상

발생 연령은 영아에서 성인에 이르기까지 다양하지만, 40대에서 가장 호발한다. 정상 피부조직과 유사하게 증식하기에 서서히 증상이 발현되는 경우가 많고, 증상과 징후는 종양의 위치에 따라 다양하다. 경막외 종양의 경우는 국소적인 종괴가 두피하에서 만져져 흔히 발견된다. 소뇌다리뇌각에서 발생할 경우, 조화운동불능(ataxia), 현기증 혹은 국소적인 신경학적 결손이 동반되며, 안장옆 수조에서 발생할 경우, 두통, 시야 장애 및 시상하부 증상과 연관이 있다. 유표피종이 파열되는 경우에 급성 뇌막염 증상이 발현되기도 하며, 척수강내에 발생한 유표피종의 경우엔 척추 기형과 흔히 동반된다.

3) 영상 소견

두개골에 발생한 유표피종의 경우, 두개골 단순촬영에도 경계가 분명한 골용해성 미란 (osteolytic erosion)과 종양의 가장자리에 골경화(osteosclerosis)가 관찰된다. 경막 내에 발생한 유표피종은 뇌전산화단층촬영을 통해 진단할 수 있는데, 종양 주변부에서 부종이 동반되지 않으며, 뇌지주막하 공간에 조영증강되지 않는 균질성의 저음영 병변을 확인할 수 있다. 감별 진단으로는 지주막낭종, 라스케스낭종, 및 두개인두종 등이 있으며, 특히 지주막낭종과의 감별이 매우 어렵다. 유표피종의 경우, Hounsfield 단위는 뇌척수액 수치보다는 낮고 지방 음영과 유사하다. 지주막낭종과는 달리 유표피종은 지주막하 공간으로 침습이 흔하며 국소적인 종괴 효과가 잘 동반된다. 종양내에 석회화는 10~25%에서 보고되고, 낭종내 출혈, 높은 단백질 성분, 혹은 각질화 조직파편(keratinized debri)이 칼슘비누로 비누화반응을 보이는 경우에 종양은 뇌전산화단층촬영에서 고음영으로 관찰되는데, 이러한 경우 다른 질환과 감별

하기 매우 어렵다. 뇌자기공명영상은 유표피종을 진단하는 데 가장 정확한 방법으로, 전형적으로 종양은 T1 강조영상에서 저신호, T2 강조영상에선 고신호 강도를 보이지만, 종양내 성분에 따라 다양한 신호강도로 관찰되기도 한다 (그림 2-1 A, B). 양성자 밀도(proton density) 영상에서 종양 피막은 고신호 강도로 관찰되고, 조영제 사용 시 조영 증강되기도 한다(그림 2-1 C). 일반적인 뇌자기공명영상에서 뇌지주막낭종과 구별이 힘들 수도 있으나, 확산강조영상(diffusion weighted image)에서 고신호 강도를 특징적으로 보여 지주막낭종과 감별진단하는 데 매우 유용하다 (그림 2-1 D).

4) 치료

증상이 발현된 환자에선 수술적 치료가 원칙이다. 일반적으로 진주 모양의 조각(pearly flake)들로 채워져 있는 경계가 명확한 종양이고, 혈관분포가 적고 단단하지 않은 종양 피막을 가지고 있어 완전 적출이 가능하다. 간혹 종양 피막이 주위 뇌조직이나 신경혈관조직과 유착을 보이는 경우 완전 적출이 힘들 수도 있다(그림 2-2 A). 수술 방법은 먼저 초음파 흡입기(ultrasonic aspirator)를 사용하여 종양 내부를 감압한 후 종양 피막을 주변부와 박리하여 종양을 제거한다. 유표피종은 천천히 자라는 양성 종양이므로, 종

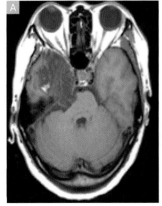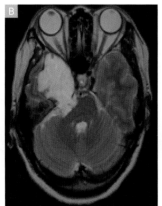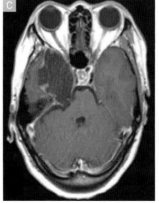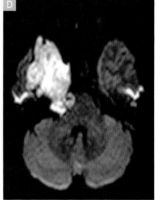

■ 그림 2-1. **유표피종의 뇌MRI 소견.**
우측 중두개와에서 후두개와로 연결되는 큰 종양이 T1 강조영상(**A**)에서 저신호강도, T2 강조영상(**B**)에서 고신호강도로 관찰되고, 조영제 주입 후 T1 강조영상(**C**)에선 종양 피막을 따라 일부 조영증강을 보이고 있다. 종양은 확산 강조영상(**D**)에서 고신호강도로 관찰된다.

양 피막이 주변 신경 및 혈관과 유착이 있을 경우에는 무리하게 완전 적출을 시행하지는 않는다. 특히 척수내 종양의 경우, 종양 피막은 술 후 신경학적 결손을 피하기 위해 일부 남기기도 한다. 술 전 종양이 파열되거나 수술 중 종양 내용물이 주변부로 유출될 경우에 무균성 수막염(aseptic meningitis)이 발생할 수 있다. 이러한 경우 뇌지주막하 공간 및 뇌실내에서 작은 지방입자(fat globules)들을 영상에서 관찰할 수 있다. 일반적으로 이러한 뇌막염의 발생 빈도는 약 20%까지 보고되고 있으며, 이를 예방하기 위해서 수술이 끝날 무렵 링거액으로 반복적인 세척이 필요하고, 술 후 스테로이드 투여가 효과적인 것으로 알려져 있다. 추적 관찰 중 재발이 확인되는 경우, 재수술은 신경학적 결손이 악화되거나 새로운 증상 발현 시 시행하며, 단지 영상에서 종양이 재발하였다고 해서 무조건 수술을 권유하지는 않는다. 잔여 종양이나, 재발한 유표피종의 경우 현재까지 방사선치료나 항암치료에는 효과가 없는 것으로 보고되고 있다.

5) 병리 소견

유표피종의 종양 피막은 각질화된 층상 비늘상피세포(stratified, keratinized squamous epithelium)로, 종양 내용물은 벗겨진 상피세포(desquamated epithelial cells), 케라틴과 콜레스테롤로 구성되어져 있는 양성 종양이다(그림 2-2 B). 유표피종에서 기원한 편평상피암(squamous cell carcinoma)이 연수막 전이(leptomeningeal seading)를 보인 경우가 있으나 일반적으로 악성으로 전환되는 경우는 매우 드물다. 대장암의 종양표지인자인 CA19-9가 종양 피막의 상피세포에서 양성으로 관찰될 수 있으나, 유표피종 환자의 혈청에서도 측정이 되므로, 종양 재발이나 진행을 예측하는 데 도움을 줄 수 있다.

3. 유피종(dermoid cysts)

1) 역학

유피종은 발생학적, 조직학적, 임상적인 측면에서 유표피종과 매우 유사하다. 임상적으로나 생물학적으로 양성이며 두개강 혹은 척수강내에서 신경조직에 종괴 효과를 유발한다. 발생 부위는 유표피종과는 달리 정중선 근처에서 발생하는 경향이 있고 뇌경막 밖에서 자라는 경우에는 대천문 부근에서 자라기도 한다. 조직학적으로 유표피종이 상피세포 성분과 케라틴을 가지고 있는 반면, 유피종은 모발, 모낭, 땀샘, 혹은 피지선 등의 진피를 구성하는 요소들로 구성되어 있다. 유피종은 전체 뇌종양의 0.02~0.6%를 차지하고, 유표피종과는 달리 소아 연령군에서 호발한다.

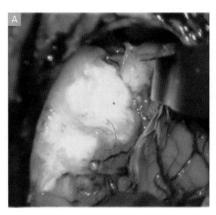
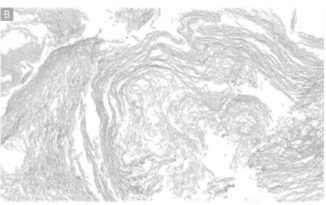

■ 그림 2-2. 뇌조직과 유착을 보이는 흰색의 반짝이는 종양 피막을 가진 유표피종의 수술 소견(A)과 케라틴 섬유로 구성되어 있는 유표피종의 조직학적 소견(B)(H&E 염색, ×40).

2) 임상 증상

유표피종에 비해 전반적으로 어린 나이에서 증상을 보이는 경우가 많다. 유표피종의 경우 평균 35세인 반면, 유피종의 경우 증상 발현이 평균 15세로 보고되고 있다. 증상 지속기간은 유표피종의 경우 16년인 반면, 유피종의 경우 8.5년으로 더 짧다. 유표피종과 마찬가지로 여성에서 호발하고 두통, 뇌수막염 및 국소적인 신경학적 결손을 동반하며, 간혹 Klippel-Feil 증후군과 동반되기도 한다.

3) 영상 소견

뇌전산화단층촬영과 뇌자기공명촬영에서 유표피종과 유사한 소견을 보인다. 뇌전산화 단층촬영에서 주로 저음영으로 보이며, 조영증강 되지는 않는다(그림 2-3 A). 종양의 20% 정도에서 종양 피막의 석회화가 관찰된다. 뇌자기공명촬영에서도 유표피종과 유사하나 종양내 지방성분의 정도에 따라 신호강도에서 더 불균질한 형태를 취한다(그림 2-3 B, C, D). 즉 유표피종이 뇌척수액과 유사한 신호를 보이는 반면 유피종은 지방과 유사한 신호를 보인다. 유피종의 경우 확산 강조영상에서 고신호 강도로 보일 수 있는데, 대개 케라틴 성분이 많거나, 딱딱한 내용물이 많을수록 고신호 강도로 관찰된다. 유피종이 파열된 경우, 지방 덩어리가 지주막하 공간이나 뇌실에서 관찰된다. 이러한 경우 지방 덩어리로 인해 뇌수두증이 동반되기도 한다. 경막외 두부 병변의 경우, 유표피종과 마찬가지로 전형적으로 골 침식이 관찰된다.

4) 치료

수술적 치료가 가장 좋은 방법이며, 유표피종보다는 딱딱하고 주변부 신경혈관조직에 침습이 덜하기에 유표피종보다 수술이 용이하다(그림 2-4 A). 하지만 종양 피막이 신경혈관조직과 유착이 있는 경우 술 중 주의를 요하며, 이러한 경우 유표피종 수술과 마찬가지로 일부 조직을 남기고 수술을 마치는 게 더 안전할 수 있다. 앞서 언급하였듯이 종양이 재발할 경우에 재수술을 하여야 하는지에 관해선 논란이 있지만, 전적출 시 재발은 매우 드문 것으로 알려져 있다. 유피종도 방사선치료와 항암치료는 효과가 없는 것으로 알려져 있다.

5) 병리 소견

조직학적으로 양성이며 상피와 진피 성분을 모두 가지고 있다(그림 2-4 B). 종양 피막은 유표피종보다는 덜 분화된 상피조직을 가진 두껍고 섬유화된 양상을 보이며, 종양

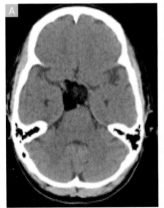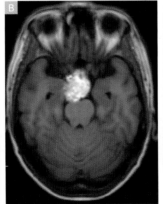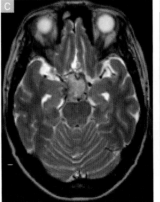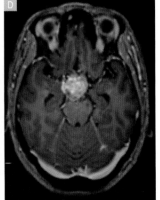

■ **그림 2-3. 유피종의 뇌CT 및 MRI 소견.**
안장위 공간에서 관찰되는 종양이 뇌CT(**A**)에서 저음영으로 관찰되며, T1 강조영상(**B**)에서 고신호강도, T2 강조영상(**C**)에서 다양한 신호강도로 확인된다. 조영제 주입 후 T1 강조영상(**D**)에선 종양 내부에 불균질성의 조영증강이 일부 관찰된다.

의 내용물 또한 점성을 가진 녹색과 갈색을 띤 점액으로 구성되어져 있다. CA19-9의 혈청 농도 수치는 유표피종보다도 높은 경향이 있어서, 아전적출술 시 술 후 혈청 CA19-9가 종양 재발의 추적관찰에 사용될 수 있다.

4. 신경장관낭종(neurenteric cysts)

1) 역학

신경장관낭종은 두개강내 혹은 척수강 내에서 발생하는 매우 드문 선천성 기형으로, 태생기 16~17일경에 발생하는 것으로 알려져 있다. 중배엽 기원의 척삭이 형성되는 시기에 외배엽과 내배엽이 척삭을 통해 일시적으로 연결되는데, 이러한 신경장관공(neuroenteric canal)은 태생기 21일경 막히면서 원시장(primitive gut)이 척삭과 분리된다. 신경장관공이 막히지 못하고 지속적으로 남아서 외배엽과 내배엽의 연결이 남아서 생기는 기형이 신경장관공 누공(fistula) 혹은 낭종이 된다. 중추신경계에서 발생하는 낭성 종양의 16%를 차지하며, 모든 척수 종양의 0.7~1.3%를 차지한다. 중추신경계내에선 주로 수외(extramedullary)형태로 배쪽(ventral portion)에 위치하지만(그림 2-5 E), 수내(intramedullary) 형태로도 두개강이나 척수강내에서 보고된다. 두개강내에선 다리뇌숨뇌이음부(pontomedullary junction), 소뇌다리뇌각, 두개경수접합(craniocervical junction) 부위 등 후두개와내에 주로 발생한다. 하지만 두개강내보다는 하부 경추나 상부 흉추에서 흔히 발생하는 것으로 알려져 있다. Klippel-Feil 증후군과 그 외 척추 융합 기형을 동반하는 환자의 5%까지 신경장관낭종이나 신경장관공이 동반되는 것으로 알려져 있다.

2) 임상 증상

발생 연령은 소아에서 성인에 이르기까지 다양하고 성별의 차이는 없으나 두개강내에서의 발생은 여성에서, 척수강내에서는 남성에서 더 많이 발생하는 것으로 알려져 있다. 특히 척수강내에서 발생한 신경장관낭종의 경우, 10대 이전에 증상이 많이 발현되는 것으로 알려져 있다. 증상과 징후는 중추신경계내에서 병변의 위치와 연관이 있으나, 소아에서 갑자기 발생하는 신경학적 결손, 반복되는 무균성 뇌수막염, 및 신생아에서 발생한 양측 하지 마비 등의 증상이 있을 경우 의심해 볼 수 있다.

3) 영상 소견

자기공명촬영이 중추신경계에 발생한 신경장관낭종의 진단에 가장 유용하다. 일반적으로 T1 및 T2 강조 영상에서 뇌척수액 신호강도와 유사하지만, 낭종내에 단백질 농도 혹은 출혈 등에 의해 신호강도에 차이가 있을 수 있다(그림 2-5 A, B, C, D). 대부분의 낭종은 조영증강을 보이지

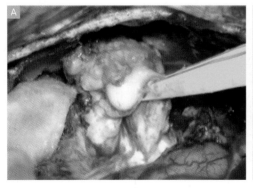
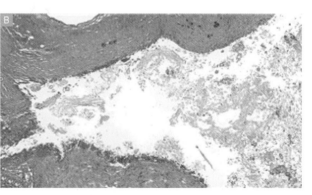

■ 그림 2-4. 뇌조직과 유착을 보이는 지방 조직을 함유한 유피종의 수술 소견(**A**)과 종양벽 파열로 인한 종양벽 주위 염증 반응과 종양내부에 케라틴 조직을 함유하고 있는 유피종의 조직학적 소견(**B**)(H&E 염색, ×40).

않으나 낭종벽에 약간의 조영증강이 관찰되는 경우도 있다. 감별 진단으로는 유표피종, 유피종, 지주막낭종, 뇌실막낭(ependymal cyst), 콜로이드낭종, 라스케낭종 및 그 외 낭종 질환과 감별을 요한다.

4) 치료

주위 구조물에 유착으로 인해 낭종벽을 완전히 제거하기가 힘들 수 있으나, 완전 적출을 수술 목표로 하여야 한다. 단순 배액 및 낭종-지주막하 션트수술 등도 시행할 수는 있으나, 낭종벽을 완전 제거하지 못한 경우에 재발의 빈도가 높으며, 육안적으로 완전 적출을 하여도 재발하는 경우가 보고되고 있다. 일반적으로 방사선치료나 항암치료는 시행치 않는다.

5) 병리 소견

양성 종양으로 낭종벽은 잘 분화된 주사위(cuboidal), 원통(colunmar), 혹은 섬모(ciliated) 상피로 구성되어져 있으며, 이들 상피조직에는 미세융모(microvilli) 혹은 점액을 분비하는 배상(goblet) 세포가 관찰되기도 한다. 낭

내 내용물은 다양한 색깔과 점성을 가지고 있다. 이들 상피조직은 소화기나 호흡기 계통의 조직과 유사하며, 뮤신을 함유한 세포가 많아 PAS (periodic acid-Schiff) 염색에 75~80%에서 양성 반응을 보인다. 면역조직화학염색 (immunohistochemical staining)에서 cytokeratin과 EMA (epithelial membrane antigen)에 양성, vimetin, GFAP (glial fibrillary acidic protein), NSE (neuron-specific enolase)와 S-100에선 음성으로 나온다. 간혹 CEA (carcinoembryonic antigen)에 양성으로 관찰되기도 한다. Cytokeratin과 EMA에 양성이면서, 상피조직내에 기저막(basement membrane) 혹은 결합조직(collagenous tissue)이 관찰되어지는 경우가 지주막 낭종과 뇌실막낭과 감별할 수 있는 특징적인 소견이다. 신경장관낭종이 악성으로 전환되는 경우는 매우 드물다.

5. 결론

유표피종, 유피종, 및 신경장관낭종은 신경외배엽이 표재성외배엽(유표피종, 유피종)이나 내배엽(신경장관낭종)

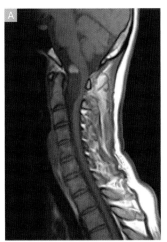
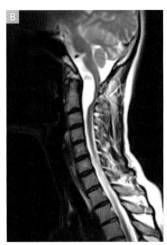
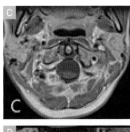
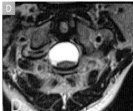
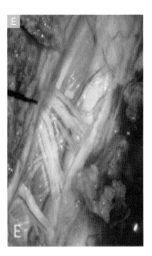

■ **그림 2-5. 신경장관낭종의 MRI 소견과 수술 소견.**
두개경수접합부의 배쪽 부위에서 T1 강조영상(**A, C**)에서 저신호, T2 강조영상(**B, D**)에서 고신호로 뇌척수액과 유사한 신호강도의 낭종이 신경관을 압박하고 있다. 낭종의 상부에 T1 강조영상(**A**)에서 고신호, T2 강조영상(**B**)에서 저신호로 출혈을 시사하고 있다. 수술 소견에서 얇은 막을 가진 낭종이 배쪽 부위에서 상부 경수부를 압박하고 있다(**E**).

과 분화과정에서 배아발생이상(dysembryogenesis)으로 야기되는 양성 질환이다. 발생 연령은 다양하며, 중추신경계에 침범한 부위에 따라 증상과 징후가 다양하게 나타난다. 낭종 파열로 인해 뇌지주막하 공간으로 낭내 내용물이 빠져나옴으로써 급성 뇌막염 혹은 뇌압상승의 증상들이 나타날 수 있다. 유피종이 유표피종에 비해 종양이 딱딱하기에 국소적인 종괴 효과가 잘 동반되며, 짧은 증상 발현 기간과 어린 나이에 잘 발생한다. 유표피종과 유피종의 진단에 자기공명촬영이 매우 유용하고 완전 적출술을 통한 수술적 치료가 무엇보다도 중요하다. 그러나 낭종벽이 신경 및 혈관구조물과 유착이 심한 경우에는 일부 남기는 게 신경학적 결손을 줄일 수 있는 방법이다. 대부분에서 혈청 CA19-9가 양성으로 관찰되므로 재발과 잔여 종양에 대한 추적 관찰 수단으로 유용하게 사용될 수 있다. 신경장관낭종 또한 중추신경계 어느 곳에서나 발생할 수 있으나 주로 두개강내에서는 후두개와에 수외 형태로 발생한다. 여성에서 호발하는 유표피종과 유피종과는 달리, 신경장관낭종의 경우 성별의 차이는 없으며, 신경장관누공을 통해 반복적인 뇌막염을 야기하기도 한다. 마찬가지로 자기공명촬영이 다른 낭종과 감별하는 데 매우 유용하다. 신경장관낭종은 천천히 자라는 특성이 있으나 완전 적출이 무엇보다도 중요하다. 완전 적출을 시행치 못한 경우에는 높은 재발률을 보이기에 추적 관찰이 반드시 필요하다.

References

1. Agarwal S, Rishi A, Suri V, et al.: Primary intracranial squamous cell carcinoma arising in an epidermoid cyst: a case report and review of literature. *Clin Neurol Neurosurg.* 2007;109(10):888-891.

2. Akar Z, Tanriover N, Tuzgen S, et al. : Surgical treatment of intracranial epidermoid tumors. *Neurol Med Chir (Tokyo).* 2003;43(6):275-281.

3. Akdemir G, Daglioglu E, Ergungor MF: Dermoid lesion of the cavernous sinus: case report and review of the literature. *Neurosurg Rev.* 2004;27(4):294-298.

4. Akosoy FG, Aksoy OG, Gomori JM: Klippel-Feil syndrome in association with posterior fossa suboccipital dermoic cyst. *Eur Radiol.* 2001;11(1):142-144.

5. Bavetta S, EI-Shunnar K, Hamlyn PJ: Neurenteric cyst of the anterior cranial fossa. *Br J Neurosurg.* 1996;10(2):225-227.

6. Bonneville F, Savatovsky J, Chiras J. : Imaging of cerebellopontine angle lesions: an update. Part 2: intra-axial lesions, skull base lesions that may invade the CPA region, and non-enhancing extra-axial lesions. *Eur Radiol.* 2007;17(11):2908-2920.

7. Cai C, Shen C, Yang W, et al.: Intraspinal neurenteric cysts in children. *Can J Neurol Sci.* 2008;35(5):609-615.

8. Chanynes P, Bousquet P, Sol JC, et al.: Recurrent intracranial neurenteric cysts. *Acta Neurochir (Wien).* 1998;140(9):905-911

9. Chen S, Ikawa F, Kurisu K, et al.: Quantitative MR evaluation of intracranial epidermoid tumors by fast fluid-attenuated inversion recovery imaging and echo-planar diffusion-weighted imaging. *AJNR AM J Neuroradiol.* 2001;22(6):1089-1096.

10. de Souza CE, de Souza R, da Costa S, et al.: Cerebello-pontine angle epidermoid cysts: a report on 30 cases. *J Neurol Neurosurg Psychiatry.* 1989;52(8):986-990.

11. Dias MS, Walker ML: The embryogenesis of complex dysraphic malformations: a disorder of gastrulation?. *Pediatr Neurosurg.* 1992;18(5-6):229-253.

12. Garg N, Sampath S, Yasha TC, et al.: Is total excision of spinal neurenteric cysts possible?. *Br J Neurosurg.* 2008;22(2):241-251.

13. Gormley WB, Tomecek FJ, Qureshi N. et al.: Craniocerebral epidermoid and dermoid tumors: a review of 32 cases. *Acta Neurochir(Wien).* 1994;128(14):115-121

14. Gumerlock MK, Spollen LE, Nelson MJ, et al.: Cervical neurenteric fistula causing recurrent meningitis in Klippel-Feil sequence: case report and literature review. *Pediatr Infect Dis J.* 1991;10(7):532-535.

15. Hakyemez B, Aksoy U, Yildiz H, et al.: Intracranial epidermoid cysts: diffusion-weighted, FLAIR and conventional MR findings. *Eur J Radiol.* 2005;54(2):214-220.

16. Harris CP, Dias MS, Brockmeyer DL, et al.: Neurenteric cysts of the posterior fossa: recognition, management, and embryogenesis. *Neurosurgery.* 1991;29(6):893-897.

17. Iaconetta G, Carvalho GA, Vorkapic P, et al.: Intracerebral epidermoid tumor: a case report and review of the literature. *Surg Neurol.* 2001;55(4):218-222.

18. Kato K, Ujiie H, Higa T, et al.: Clinical presentation of intracranial epidermods: a surgical series of 20 initial and four recurred cases. *Asian J Neurosurg.* 2010;5(1):32-40.

19. Kim CY, Wang KC, Choe G, et al.: Neurenteric cyst: its various presentations. *Childs Nerv Syst.* 1999;15(67):333-41

20. Kincaid PK, Stanley P, Kovanlikaya A, et al.: Coexistent neurenteric cyst and enterogenous cyst: further support for a common embryologic error.

Pediatr Radiol. 1999;29(7):539-541

21. Kobata H, Kondo A, Iwasaki K: Cerebellopontine angle epidermoids presenting with cranial nerve hyperactive dysfunction: patholgenesis and long-term surgical results in 30 patients. *Neurosurgery.* 2002;50(2):276-285.

22. Kumari R, Guglani B, Gupta N, et al.: intracranial epidermoid cyst: magnetic resonance imaging features. *Neurol India.* 2009;57(3):359-360

23. Li F, Zhu S, Liu Y, et al.: Hyperdense intracranial epidermoid cysts: a study of 15 cases. *Acta Neurochir (Wien).* 2007;149(1):31-39.

24. Love J, Kernohan J: Dermoid and epidermoid tumors(cholesteatomas) of central nervous system. *JAMA.* 1936;107(23):1876-1883

25. Menezes AH, Ryken TC: Craniocervical intradural neurenteric cysts. *Pediatr Neurosurg.* 1995;22(2):88-95.

26. Nagasawa D, Yew A, Safaee M, et al.: Clinical characteristics and diagnostic imaging of epidermoid tumors. *Clin Neurosci.* 2011;18(9):1158-1162.

27. Ogden AT, Khandji AG, McCormick PC, et al.: Intramedullary inclusion cysts of the cervicothoracic junction: report of two cases in adults and review of the literature. *J Neurosurg Spine.* 2007;7(2):236-242

28. Orakcioglu B, Halatsch ME, Fortunati M, et al. : intracranial dermoid cysts: variations of radiological and clinical features. *Acta Neurochir(Wien).* 2008;150(12):1227-1234.

29. Osborn AG, Preece MT: intracranial custs: radiologic-patholgic correlation and imaging approach. *Radiology.* 2006;239(3):650-664

30. Pang D, Dias MS, Ahab-Barmada M: Split cord malformation. Part I: a unified theory of embryogenesis for double spinal cord malformations. *Neurosurgery.* 1992;31(3):451-480.

31. Rivierez M, Buisson G, Kujas M, et al.: Intramedullary neurenteric cyst without any associated malformation. One case evaluated by RMI and electron microscopic study. *Acta Neurochir (Wien).* 1997;139(9):887-890

32. Roux A, Mercier C, Larbrisseau A, et al.: Intram-deullary epidermoid cysts of the spinal cord: case report. *J Neurosurg.* 1992;76(3):528-533.

33. Safavi-Abbasi S, Di Rocco F, Bambakidis N, et al.: Has management of epidermoid tumors of the cerebellopontine angle improved? A surgical synopsis of the past and present. *Skull base.* 2008;18(2):85-98.

34. Schiefer TK, Link MJ: Epidermoids of the cerebellopontine angle: a 20-year experience. *Surg Neurol.* 2008;70(6):584-590

35. Shakudo M, Inoue Y, Ohata K, et al.: Neurenteric cyst with alteration of signal intensity on follow-up MR images. *AJNR Am J Neuroradiol.* 2001;22(3):496-498.

36. Takeshita M, kubo O, Tajika Y, et al.: Immunohisto-chemical detection of carbohydrate determinant 19-9 (CA 19-9) in intracranial epidermoid and dermoid cysts. *Surg Neurol.* 1993;40(4):284-288.

37. Talacchi A, Sala F, Alessandrini F, et al.: Assessment and surgical management of posterior fossa epidermoid tumors: report of 28 cases. *Neurosurgery.* 1998;42(2):242-251.

38. Turgut M: Klippel-Feil syndrome in association with posterior fossa dermoid tumor. *Acta Neurochir (Wien).* 2009;151(3):269-276

39. Vellutini EA, de Oliveira MF, Ribeiro AP, et al.: Malignant transformation of intracranial epidermoid cyst. *Br J Neurosurg.* 2014;28(4):507-509

40. Wang W, Piao YS, Gui QP, et al.: Cerebellopontine angle neurenteric cyst with focal malignant features. *Neuropathology.* 2009;29(2):91-95

41. Wilkins RH, Rossitch E Jr: Intraspinal cysts, in Pang D(ed): Disorders of the Pediatric Spine. New York: Raven Press; 1995;445-466

CHAPTER 03

혈관모세포종

이채혁
인제대학교 신경외과

혈관모세포종은 주로 중추신경계에서 발생하는 흔치 않은 종양이다. 약 60~75%가 산발적으로 발생하고 25~40% 정도에서 von Hippel-Lindau (VHL) 병으로 보통염색체우성질환으로 유전형질의 침투도가 70~90% 정도로 발생한다. 척수혈관모세포종에서는 VHL병과 연관성이 약 50% 정도로 더 빈번히 발생한다. 2016년 WHO 중추신경계종양의 분류에 따르면 중간엽 비수막성종양(mesenchymal, non-meningothelial)으로 1등급의 양성종양이다. VHL병과 중추신경계 혈관모세포종은 영상의 발달과 일련의 감시프로토콜(표 3-1)의 발전으로 분자생물학, 병인론, 자연사, 임상소견 등이 자세히 밝혀졌다. 이에 따라 자세한 치료 적응증과 최선의 관리법이 제시되고 있다.

1. 역학

혈관모세포종은 여자보다는 남자에게서 1.5~2배 정도 더 많이 발생한다고 알려져 있다. VHL병을 가진 환자(30~40세)에서 산발적 환자(40~50세)보다 증상이 빨리 시작한다. 대체적으로 산발적 환자는 하나의 종양으로 발생하고 VHL병을 가진 환자는 다발성종양 또는 생애를 통해 계속 발생하는 경향이 있다. 주로 발생하는 위치는 소뇌, 척수, 그리고 뇌간이며 약 95% 정도에서 천막하에 발생하고 1~5% 정도에서 천막상부 대뇌에 발생한다. 척수에서는 경수(43%)와 흉수(47%)에 잘 생기고, 반 정도 이상에서 척수공동증이 동반된다. 천막상부에서는 30%에서 뇌하

■ 표 3-1. VHL병이 의심되는 환자의 정기적인 검사 및 시기

검사	시작 연령(횟수)
Ophthalmoscopy	Infancy (yearly)
Plasma or 24시간 urine catecholamines & metanephrines	2 years of age (yearly and when BP is raised)
MRI of craniospinal axis	11 years of age (yearly)
CT and MRI of internal canals	Onset of symptoms (hearing loss, tinnitus, auditory vertigo, or unexplained difficulties of balance)
US of abdomen	8 years of age or earlier if clinically indicated (yearly)
Audiological function tests	When clinically indicated

수체줄기와 회백결절(tuber cinereum)에 발생한다. 전체 중추신경계 종양의 약 1~2.5%를 차지하나, 후두개와 종양의 7~12% 정도이고 모든 척수종양의 2~10% 정도를 차지한다.

2. 영상

가장 민감하고 정확한 영상은 조영증강 자기공명영상이다. 혈관모세포종은 혈관종양이므로 자기공명영상에서 뚜렷이 조영증강이 된다. 아주 작은 직경 2 mm정도의 종양도 확실히 발견되며, 연속적인 촬영에서 크기의 변화와 영상학적 변화를 구별할 수 있다. 그리고 흔하게 낭종과 종양주위 부종을 동반하므로 T2영상과 FLAIR영상에서 잘 볼 수 있다. 낭종벽은 조영증강이 되지 않는다(그림 3-1). 이 양상이 낭종벽도 조영증강이 되는 소뇌낭종성교종과의 감별점이다. 혈관종양이므로 특징적인 혈류에 의한 신호소실(flow void)도 볼 수 있다. 혈관조영하면 종양영양동맥과 유출정맥을 알 수 있고, 종양결절에서 조영제가 일정 시간 염색되고 주위 낭종에는 염색이 전혀 되지 않는 것을 볼 수 있다(그림 3-2).

자기공명영상으로 혈관모세포종은 4가지 형태로 분류할 수 있는데 첫째는 작은 벽결절(mural nodule)과 함께 주위에 낭종이 있는 소뇌혈관모세포종의 가장 흔한 형태로 약 60%를 차지하며, 둘째는 종양만 있고 주위낭종이 없는 고형종양 형태로 주로 척수혈관모세포종에 많고 약 26% 정도이고, 셋째는 고형종양과 종양내부 작은 낭종이 있는 형태가 약 9%이고, 넷째로 종양이 아주 작아 낭종만 있는 형태로 흔치 않으며 약 5%로 보고되고 있다(그림 3-3).

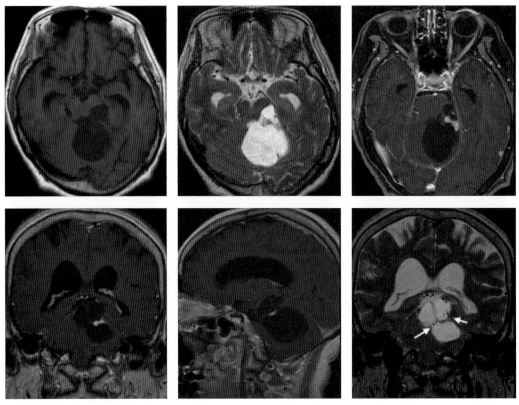

■ 그림 3-1. **혈관모세포종의 자기공명영상.**
소뇌 좌측 위쪽의 소뇌충부에 T1, T2영상에서 등신호, 그리고 강하게 조영되는 작은 벽결절(mural nodule)과 함께 다발성 종양주위 낭종을 볼 수 있다. T2 관상면 영상에서 종양주위 혈관의 신호소실을 잘 볼 수 있다(화살표).

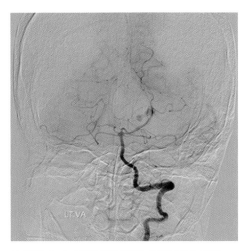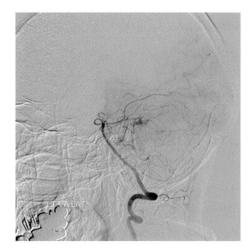

■ 그림 3-2. **혈관모세포종의 혈관조영술 영상.**
위 환자의 좌측 척수동맥 혈관조영술에서 좌측 상소뇌동맥의 가지에서 종양이 염색되고 주위낭종은 염색이 되지 않는 것을 볼 수 있다.

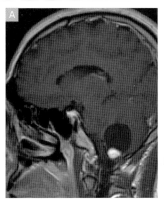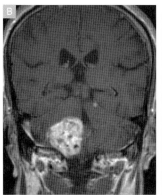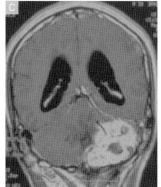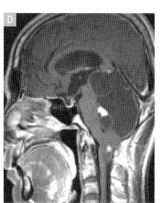

■ 그림 3-3. **여러 형태의 혈관모세포종의 자기공명영상.**
A. 가장 흔한 벽결절과 주위낭종이 있는 혈관모세포종, **B.** 고형종의 형태를 띠고 내부에 신호소실을 보이는 혈관모세포종, **C.** 고형종의 종양 내부에 다발성 낭종을 포함하는 혈관모세포종, **D.** 낭종, 벽결절과 주위낭종, 고형종등 여러 종류의 다발성 혈관모세포종

3. 임상 증상

증상은 종양자체, 종양주위 부종, 그리고 낭종에 의한 종괴 효과에 의한 것으로, 종양이 후두개와에서 빈번히 발생하므로 소뇌증상이 잘 생긴다. 두통(70~80%), 보행실조(55~65%), 측정이상(dysmetria, 30~65%), 수두증(20~30%), 그리고 구역과 구토(5~30%) 등이다. 뇌간에 생기는 혈관모세포종은 주로 빗장(obex), 연수 뒤쪽에 잘 생겨서 증상은 감각저하(40~55%), 두통(10~58%), 보행실조(20~30%), 연하곤란(20~30%), 딸꾹질(30%), 반사항진(20~25%), 식욕과 영양이상(2~5%) 등이다. 척수혈관모세포종은 주로 치아인대 후방(96%) 척수 백질에 발생하고 특히 후근신경진입구역(dorsal root entry zone)에 66% 정도로 잘 발생하여 증상은 지주막하출혈에 의한 증상과 출혈 없이 서서히 진행하는 장경로징후에 의한 증상으로, 감각저하(80~90%), 반사항진(40~60%), 운동마비(40~50%), 보행실조(50~65%), 통증(10~30%) 등이다.

4. 종양주위 낭종 형성

전체 혈관모세포종의 약 80%에서 종양주위 낭종을 동반하고 이에 의한 종괴효과로 대부분 증상을 유발한다. 증상이 있는 소뇌와 뇌간에 발생하는 혈관모세포종은 약 70%, 그리고 척수혈관모세포종은 약 90% 이상에서 종양주위 낭종을 동반한다.

Wanebo 등은 VHL병이 있는 증상이 있는 환자들에서 종양 크기와 종양주위 낭종 크기를 비교한 연구에서, 소뇌혈관모세포종은 낭종의 크기가 종양 크기의 평균 4배였고, 뇌간혈관모세포종은 12배였다. 그러나 무증상의 혈관모세포종은 종양주위낭종을 거의 동반하지 않았다(5~10%).

혈관모세포종의 종양주위 낭종의 생성과 발달에 대한 기전은 다음과 같다. 종양세포의 혈관 투과성이 증가되고, 이에 따라 혈장 초미세여과물이 종양세포의 세포간 공간으로 혈관외유출이 되고, 종양 세포간조직의 압력이 증가되어 이 초미세여과물이 주위 중추신경계 조직으로 이동하게 되어 낭종을 형성하게 된다. 종양주위 부종은 종양주위 조직의 재흡수 능력이 초미세여과물 생성능보다 큰 경우에 발생한다. 즉 혈장 초미세여과액의 생성과 조직재흡수 사이에 부조화가 증가할수록 주변조직이 낭종을 형성하게 되고 일단 낭종이 발생하면 간질액의 흐름이 변화하고, 대부분의 여분의 간질액이 종양주위 낭종으로 흐르게 되고 이로 인하여 낭종은 점차 커지게 된다. 혈관모세포종의 종양혈관은 혈관내피세포성장인자(vascular endothelial growth factor, VEGF)를 형성하는 기질세포와 직접 접촉하고, 비정상적이며 증식성이 있어서 정상 뇌조직의 혈관보다 혈관내피세포성장인자에 의한 혈관투과력의 증가에 더 영향을 잘 받는다. 이러한 점은 종양주위 낭종액의 단백질 패턴이 혈장의 것과 비슷하다는 점, 혈관조영술에서 조영제가 종양에서 직접 낭종으로 새는 점 등으로 보아, 부종과 낭종의 액은 종양 내에 있는 투과성이 있는 혈관에서 혈장의 누출로 생긴 것으로 볼 수 있다.

이와 같은 종양주위 낭종의 형성기전을 이해하면 낭종액은 혈장 초미세여과액이며, 낭종벽은 종양주위 정상조직의 반응성 신경아교증(reactive gliosis)이므로 낭종을 완전히 제거할 필요가 없으며, 종양만 제거하면 낭종과 주변 부종도 없어지게 된다. 반대로 종양의 혈관투과력을 증가시키면 혈장의 누출로 인하여 종양주위 부종과 낭종이 커지게 되어 증상이 악화하게 된다. 종양에 대한 방사선치료가 일시적으로 혈관투과력을 증가시켜 종양주위 부종과 낭종형성을 일으키는 경우가 종종 있다. 반대로 종양의 혈관투과성을 감소시키는 항혈관내피세포성장인자(anti-VEGF)를 이용하여 치료하면 종양의 크기는 변함이 없으나 종양주위 부종과 낭종 크기를 줄여 망막혈관모세포종 환자의 시력 회복에 특히 많은 도움이 되기도 한다.

5. von Hippel-Lindau 병

VHL병은 상염색체 우성으로 유전되는 가족종양증후군의 하나이다. 미국과 유럽의 보고에 의하면 대략적인 유병률은 36,000명 중 1명으로, VHL유전자의 생식세포계열 돌연변이(point mutation, deletion, hypermethylation)에 의해 병이 발생한다. VHL유전자는 염색체 3번 단완에 있는 종양억제 유전자이다. 이러한 유전자변이가 다양한 표현형이 있지만 환자 나이가 65세까지 90% 이상의 침투도가 있다. VHL유전자는 VHL단백질을 부호화하는 3개의 exon을 가진다. VHL단백질은 종양억제 단백질로 핵 또는 세포질에 위치하며, elongin B, elongin C, Cullin 2 (CUL2) 등의 여러 단백질 합성체로 VCB-CUL2 합성체를 형성한다(그림 3-4).

VHL병의 환자는 질병의 특징적인 내장과 중추신경계 질환을 발병하는 경향이 있다(표 3-2). 내장 질병은 신장낭종, 신장암, 췌장낭종, 췌장신경내분비종양, 크롬친화성세포종, 부속기낭선종(자궁넓은인대, 부고환) 등이고, 중추신경계질병으로는 혈관모세포종과 내림프낭종(endolymphatic sac tumor, ELST)으로 약 21~72%에서 발생한다. 척수혈관모세포종환자의 80%가 VHL병 환자에서 주로 발생한다. 이러한 환자들의 정기적인 검사와 좀 더 나은 치료권고(표 3-1)가 있기 이전에는 중앙 생존 기간이 50

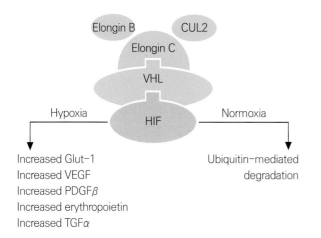

■ VCB-CUL2 complex

Elongin B   CUL2

Elongin C

VHL

Hypoxia   Normoxia

HIF

Increased Glut-1   Ubiquitin-mediated
Increased VEGF   degradation
Increased PDGFβ
Increased erythropoietin
Increased TGFα

■ 그림 3-4. VHL단백과 elongin B, elongin C, 그리고 CUL2를 포함한 다른 단백질과의 상호작용으로 만들어진 VCB-CUL2합성체의 반응. Glut-1:glucose transporter 1

■ 표 3-2. von Hippel-Lindau병의 종양의 위치, 빈도 그리고 발생시기

위치	발생연령, mean(range), yrs	빈도, %
중추신경계		
Retinal hemangioblastoma	25(1-67)	25-60
Endolymphatic sac tumor	22(12-50)	10-15
Craniospinal hemangioblastoma		
Cerebellum	33(9-78)	44-72
Brainstem	32(12-46)	10-25
Spinal cord	33(12-66)	13-50
Lumbosacral nerve root	unknown	1-3
Supratentorial	unknown	3-6
내장기관		
Renal cell carcinoma, cyst	39(16-67)	25-60
Pheochromocytoma	30(5-58)	10-20
Pancreatic tumor, cyst	36(5-70)	35-70
Epididymal cystadenoma	unknown	25-60
Broad ligament cystadenoma	unknown(16-46)	unknown

세이었다. 현재 VHL병과 관련한 죽음은 주로 신장암 또는 중추신경계 혈관모세포종이다. VHL병은 진단기준과 유전자검사에 의해 확진된다. 진단기준은 가족력이 있는 환자가 망막혈관모세포종을 포함한 중추신경계 혈관모세포종이 있거나, 투명세포신장암, 크롬친화성세포종, 또는 내림프낭종이 있는 경우이다. 가족력이 없는 VHL병도 약 20% 정도인데 이 경우의 진단기준은 하나 이상의 중추신경계 혈관모세포종이 있거나, 중추신경계 혈관모세포종과 VHL병과 관련한 내장종양이 동반하는 경우이다. 하나의 중추신경계 혈관모세포종을 가진 환자를 포함하여 VHL병의 위험성이 있는 환자 또는 VHL병 환자의 아직 미진단된 가족 구성원들은 VHL 생식세포계열 돌연변이에 대한 검사가 필요하다. VHL병 환자 또는 가족력이 있는 환자는 VHL염색체로 100% 진단이 된다. 그러나 가족력이 없는 환자의 변이는 질병의 모자이크현상에 따라 달라진다. 이 경우 말초혈액의 백혈구가 VHL유전자변이가 없다면 음성으로 나오게 된다.

6. 자연사

중추신경계 혈관모세포종의 자연사를 알고 있어야 적절한 치료와 다양한 치료를 행하는 데 도움이 된다. 특히 VHL병 환자에서는 다수의 혈관모세포종이 발견되고, 또한 새롭게 발생하므로 더욱 자연사에 대한 이해가 중요하다. Lonser등에 의하면 225명 VHL병 환자의 1,921개 중추신경계 혈관모세포종에 대하여 평균 7년간 임상양상, 영상 및 진단검사 등을 추적관찰하였는데, 남자 환자 그리고 VHL유전자의 생식세포계열의 부분소실이 있는 경우 혈관모세포종이 많이 발생한다고 보고하였다. 그리고 나이가 들수록 새로운 혈관모세포종의 발생은 줄어든다고 하였다. 다른 보고에 의하면 다양한 성장 패턴을 보이며 상당 기간 커지지 않는 휴지시기를 가지는 경우도 있다. 다양한 위치에서 크기와 증상과는 관계가 있지만 일정 크기 이상이면 증상이 발생한다는 시기를 결정하는 것은 불가능하다. 결론

적으로 VHL병 환자에서 중추신경계 혈관모세포종의 치료
는 증상이 생길 때까지 기다리는 것이 최선일 것으로 보고
되고 있다.

7. 임신과의 관계

VHL병을 가진 19~35세의 생식가능연령 여자 환자 36명
의 177개의 중추신경계 혈관모세포종을 전향적 분석한 연
구에서 임신이 종양주변 낭종에 미치는 영향은 없었다. 이
를 근거로 장차 임신할 여성 환자는 임신 전, 출산 후 영상
검사 할 것을 권고하고 있다. 그리고 VHL병 다른 환자와
같이, 생식가능연령의 VHL병 여자 환자는 증상이 있는 경
우 수술하여 제거할 것을 권고한다.

8. 병리소견

혈관모세포종은 선홍색의 종괴로 항상 다양한 혈관을
보이는 양성종양이다(그림 3-5). 특히 비정상적인 큰 정맥
이 종괴경계에서 위치한다. 주변 뇌조직과 경계가 아주 명

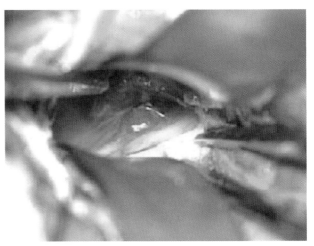

■ 그림 3-5. **혈관모세포종 벽결절의 수술내현미경시야에서의 사진.**
선홍색의 종괴와 그 주위에 낭종막과 다양한 주변 팽대된 혈관들이
잘 보인다.

확하고 종양주위 낭종이 흔히 있다. 이 낭종의 벽은 압박
된 정상적인 뇌조직 또는 반응성 신경아교증 조직이다. 조
직학적으로 기질세포와 혈관내피세포의 증식이 특징이
다. 혈관주위세포(pericyte)로 둘러싸인 혈관내피세포가 풍
부한 혈관통로를 형성하고 이 혈관통로들이 뭉쳐있는 다
각형의 소포를 가진 기질세포를 둘러싸고 있다(그림 3-6).

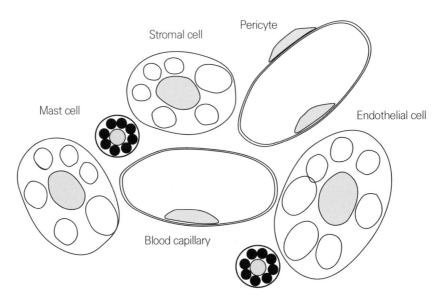

■ 그림 3-6. **혈관모세포종의 조직학적 모식도.**
기질세포와 혈관내피세포의 증식이 있고, 혈관주위세포(pericyte)로 둘러싸인 혈관내피세포가 풍부한 혈관통로를 형성하고 이 혈관통로들이
뭉쳐 있는 다각형의 소포를 가진 기질세포를 둘러싸고 있다. 또한 비만세포(mast cell)가 풍부하게 존재한다.

유사분열은 없으나, 핵의 과색소증과 비정형성이 아주 특징적이다. 비만세포(mast cell)가 풍부하게 존재하는 것이 보이며, 이것이 진단에 도움이 된다. 기질세포는 많은 지질을 함유한 소포를 보여 투명세포형태의 전이성 신세포암으로 조직학적 진단이 되는 경우도 있다. 특히 VHL병의 환자에서 신세포암이 같이 있는 경우가 있고 또한 신세포암의 중추신경계 전이 또는 신세포암이 혈관모세포종으로 전이되는 경우가 있어, 신세포암과 혈관모세포종의 면역조직화학적 구분이 필요하다. 면역조직화학적 염색에서

기질세포가 vimentin에 강하게 양성을 보이고 다른 염색에는 음성을 보이는 것이 특징적이다(그림 3-7).

9. 발병기전

형태학적 연구와 분자학적 분석뿐 아니라 발생학적 연구에 기초하여 종양들의 기원이 확립되었다. VHL병을 가진 환자들의 포괄적인 조직형태학적 연구 이후, Lindau 등이 선천성 혈관원기(anlage)에서 발생하며 배아줄기세포

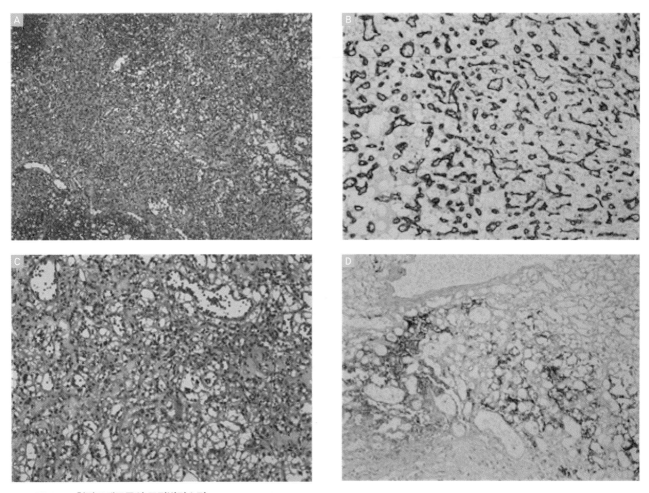

■ 그림 3-7. **혈관모세포종의 조직병리소견.**
A. 현미경적으로 뚜렷한 혈관구조물과 공포변화를 가지는 호산성 세포질의 기질세포로 구성(H&E, ×100).
B. S-100에 양성인 기질세포(×200).
C. 공포변화를 가지는 호산성 세포질의 기질세포가 혈관구조물의 혈관내피세포에 둘러싸임(H&E, ×200).
D. CD34에 양성인 혈관내피세포(기질세포는 음성)(×200).

를 가지고 있다고 제안하였다. 1960년에 Stein 등은 중추신 경계 혈관모세포종의 혈액과 혈관 형성의 종양이 결함이 있는 배아혈관의 발육정지의 결과로 볼 수 있다고 주장하 였다. 2003년에 Vortmeyer등은 혈관모세포종이 골수외조 혈 부위를 포함하고 있고 이 부위의 조혈세포가 VHL유전 자 결함이 있는 것을 발견했다. 이 연구자들은 VHL병을 가 진 환자의 부검에서 발견한 혈관모세포종과 같이, 수많은 현미경적 혈관모세포종의 미세종양(tumorlets)들이 중추 신경계 전반에 분포하고 있음을 발견했다.

종양내의 조혈과 혈관 형성, 그리고 VHL병을 가진 환 자의 현미경적 원시 혈관모세포종의 증거와 발달된 자료 가, 혈관모세포종은 혈액과 혈관이 형성될 수 있는 배아세 포로부터 유래한다는 것을 암시한다. 배아줄기세포 연구 를 이용하여, Choi 등은 배아 전구체가 중배엽 발달 동안 일시적으로 존재하고 조혈과 내피세포 발달에 역할을 한 다는 것을 밝혀냈다. 그리고 이 다분화능 배아세포를 혈관 모세포라고 명명하였다. 이후 연구에서 원시혈관모세포 가 단미증(brachyury), Scl(stem cell leukemia), 그리고 Flk-1(VEGF receptor-2)를 포함한 독특한 일련의 분자들을 동 시에 표현하는 세포로 특징되었다.

혈관모세포종의 종양기원세포가 발생학적으로 정지된 혈관모세포임을 확인하기 위해서는 VHL병의 환자들의 혈 관모세포종(종양기질세포)에서 단미증, Scl 그리고 Flk-1 이 동시에 발현되어야 한다. 그리고 혈관모세포가 자체 재 생이 가능하고 미세환경하에서 조혈세포와 내피세포로 각 각 분화되었다. 또한, 분화한 내피 및 혈액 성분에서 VHL allele을 포함한 3번 염색체의 부분에서 상실을 입증하여 조혈 및 내피 후대가 종양 혈관모세포에서 기원한 것으로 확인되었다. 그리고 VHL유전자가 VEGF와 혈관형성 조절 에 관여하므로, VHL유전자의 불활성화가 VEGF억제를 잃 어버리고 VEGF와 VEGFR을 과활성화시켜서 종양 형성에 관여하는 것으로 밝혀졌다.

이러한 발견이 혈관모세포종의 발전과 치료를 이해에 몇 가지 중요한 영향을 미쳤다. 첫째로 VHL병의 혈관모세 포종 형성에 필요한 이형 염색체 소실이 혈관모세포가 정 상적으로 존재하는 시기인 중배엽 배아발생시기에만 일어 난다는 것이고, 둘째는 발생학적으로 혈관모세포의 정지 가 적절한 환경하에서 증식하기 위해 재활성화된다는 것 이다. 셋째는 혈관모세포종의 고도로 잘 보존된 해부학적 분포는 배아혈관모세포가 진정한 종양의 근원이라는 것을 예상할 수 있게 해 준다. 넷째는 종양세포의 기원으로 중배 엽 혈관모세포의 발견은 독특한 발달 단백질과 경로 또는 분화를 목표로 하는 새로운 치료방법을 가능케 한다.

10. 치료

1) VHL병과 관련한 혈관모세포종과 산발적 혈관 모세포종

산발적 발생한 혈관모세포종 환자와 VHL병과 관련한 혈 관모세포종환자의 치료 전략은 다르다. 왜냐하면 VHL병과 관련한 혈관모세포종환자는 대부분 다발성이고 종양 성장 률이 예측하기 힘들기 때문에 각각 종양의 치료는 증상이 나타날 때까지 기다려야 한다. 이러한 전략으로 대부분의 VHL병과 관련한 혈관모세포종환자는 상당히 오랫동안 좋 은 신경학적 기능을 유지하면서 지내고 불필요한 수술적 치료를 피할 수 있다. 그러므로 종양의 위치, 크기, 개수, 종 양주위낭종유무, 종양주위부종유무 등에 따라 6개월에서 1년 주기로 영상검사를 한다. 그러나 산발적 발생한 혈관 모세포종 환자는 증상이 생기면 검사를 하고 수술적 제거 후 진단하게 된다. 그러므로 증상완화와 진단을 위해 수술 이 꼭 필요하다.

2) VHL병의 선별검사

VHL병과 혈관모세포종의 빈번한 연관성 때문에, 산발 적 혈관모세포종환자(VHL병의 가족력이 없고 단 하나의 중추신경계 혈관모세포종이 있는 환자)라 하더라도 질병 에 대한 검사는 매우 중요하다. 말초 혈액의 VHL돌연변이 분석은 망막 검사 및 복부 영상 촬영에서 정상 소견이며 하 나의 중추신경계 혈관모세포종이 있는 환자에서도 행해져야 한다. 거짓 돌연변이 분석 결과(즉, 모자이크현상)의 가능성 때문에, VHL병의 중추신경계증상과 내장증상을 가진 환자에서 기준선별연구가 수행되어야 하는 데, 산발적 혈관모세포종이 있고 유전자 검사에서 VHL돌연변이가 없는 환자의 약 5%가 VHL스펙트럼 내의 종양을 가지고 있다. 따라서, 정상 돌연변이 분석 결과와 정상 기준선별 검사 결과를 가진 젊은 환자의 경우, 장기적인 감시 및 위험한 친척의 선별 검사가 필요하다. 다만 50세 이상에서는 정상 돌연변이 분석 결과와 정상적인 기준선별 검사 결과가 VHL병일 가능성은 낮다.

3) 수술적 제거

중추신경계 혈관모세포종의 치료는 완전 제거이다. 대부분의 뇌척수 혈관모세포종은 현미경적 완전 제거가 안전하게 가능하다. 낭종이 있는 경우, 낭종벽은 종양이 아니고 신경아교증의 막이므로 제거할 필요가 없고 종양만 제거하면 낭종은 없어진다. 완전 제거 후 재발은 거의 없으며 신경학적 증상도 90% 이상이 없어진다.

(1) 소뇌 혈관모세포종

소뇌 혈관모세포종은 대부분 소뇌의 등쪽 그리고 내측에 위치한다. 그래서 수술은 중앙후두골하접근법으로 하게 된다. 소뇌외측에 있는 경우는 유돌골후후두골하접근법으로 수술하게 된다. 접근법에 따라 환자의 위치가 정해지며 복와위, 측와위, 앙와위등 수술자의 선호도에 따라 체위를 잡게 된다. 머리의 위치는 대부분 목을 앞으로 굴곡시켜서 접근하고자 하는 부분을 최대한 많이 노출할 수 있도록 한다. 개두술은 종양의 크기와 위치에 따라 달라지며, 주의할 점은 큰 정맥동 즉 횡정맥동과 S자 정맥동의 경막이 찢어지지 않게 조심하여야 한다.

절골술 후 경막이 노출되면 경막외 출혈을 줄이기 위해 경막과 뼈의 가장자리에 tack-up 봉합술을 하여 고정하는 것이 수술시야를 좋게 한다. 이후 수술내 초음파장비를 이용하여 종양의 위치를 파악한 후 경막을 절개한다. 경막절개는 중앙후두골하접근법에서는 Y자 모양의 절개를 하게 되고, 유돌골후후두골하접근법에서는 횡정맥동과 S자 정맥동의 가장자리를 따라 절개를 한다.

종양이 커서 후두개와의 압력이 높은 경우 일단 대후두공의 수조에서 뇌척수액을 빼고, 또는 종양주위 낭종이 큰 경우는 초음파로 확인하면서 낭종물을 흡입하여 압력을 줄이고 이후 수술현미경 시야에서 소뇌피질의 고랑에 평행하게 절개 또는 적절한 방법으로 소뇌손상을 최소화하면서 종양에 접근한다. 종양에 들어가는 동맥들을 양극소작기로 출혈이 되지 않게 혈액을 차단하고 자르고, 종양과 소뇌경계면을 면밀히 박리하여 전체를 한 번(en-bloc)에 제거할 수 있도록 하여야 한다. 이때 종양에서 출혈이 되지 않게 cotton patty로 종양을 견인하면서 종양의 깊은 부위와 소뇌사이를 박리하도록 한다. 종양이 아주 큰 경우는 종양막을 뭉툭한 양극소작기로 중간 정도 세기로 하여 적당히 식염수로 관류하면서 종양을 360도 돌아가면서 소작하여 출혈 없이 수축시키고 CUSA로 부분적으로 제거하면서, 또 소작시키고 제거하는 것을 반복하여 제거하기도 한다. 종양을 제거하고 나서 종양주위 낭종벽을 유심히 관찰하여 작은 종양이 낭종벽에 없는지 확인하고 낭종액을 흡입하고 관류하여 감압시킨다.

① 수술합병증과 치료
- 수술 후 출혈

종양제거부위 출혈이 후두개와 수술에서는 환자상태가 악화될 수 있어서 수술 시 종양제거부위 지혈이 중요하다. 종양제거 후 조그만 출혈이 없는지 현미경시야에서 면밀히 관찰하고 아주 적은 양의 출혈도 양극소작기로 지혈하고, cotton patty로 적당한 세기로 압박하면서 충분히 식염수를 관류하여 흡입하면서 더 이상의 모세혈관에서의 출혈이 없는지 확인하는 것이 중요하다. 또한 경막 tack-up 봉합술을 하여 수술 후 경막외출혈이 생기지 않게 하여야 한다. 적절한 호흡유지와 혈압조절, 그리고 수술부위 통증조절도 출혈예방에 도움이 된다.

– 뇌척수액유출

후두개와 수술 후 뇌척수액이 유출되면 감염의 위험성이 높아지고 가성수막류가 생길 위험성이 있어 경막을 뇌척수액이 새지 않게 하는 것이 중요하다. 그러므로 경막봉합시에 후두부 근육일부를 잘라서 경막과 봉합 사이사이에 넣어서, 또는 경추근막일부를 잘라서 봉합하거나 하여야 한다. 그리고 후두부 근육의 여러 층을 겹겹이 봉합하여 사공간이 없게 하여야 뇌척수액유출 방지에 도움이 되고 감염에도 예방이 된다.

– 후두부감염 및 피부봉합

세심한 무균적 방법으로 봉합하고 압박드레싱하여 피하출혈이 없게 하고 매일매일 상처소독하면서 압박궤양 혹은 욕창이 없는지 확인하여야 한다.

(2) 척수 혈관모세포종

대부분의 척수 혈관모세포종은 치상인대의 뒤쪽에 위치하므로 척추후궁절제 후 바로 수술하여 제거 가능하다. 그러나 치상인대보다 앞쪽 또는 앞측면에 위치하는 경우 전방접근법 또는 전측방 접근법이 필요하다.

수술 시에는 대부분의 경우 신경생리학적감시가 도움이 된다. 특히 전방에 위치한 종양이 전척수동맥 또는 분절척수동맥등과 가까이 있는 경우는 꼭 필요하다.

종양 길이보다 아래위로 척추 1개 정도 더 크게 후궁절제 하여야 하며, 수술내 초음파장비를 이용하여 종양 위치를 확인하고 또한 경막도 아래위로 약 1 cm 정도 더 열어야 한다. 이때는 경막과 지주막을 따로 열고 양쪽 옆으로 벌린 뒤, 현미경하에서 종양이 노출되면 종양과 연뇌막 사이의 혈관들을 확인하고 종양으로 들어가는 혈관들만 종양경계 가까이에서 조심스럽게 낮은 세기로 소작시키고 자른다. 혈관모세포종의 경계와 척수연뇌막 사이를 현미경시야에서 종양의 전체 주위를 돌아가면서 박리한다. 약한 세기의 흡입기로 조심스럽게 박리된 종양을 들어 올리면서 깊은 부분까지 박리하여 종양 앞쪽과 척수 사이가 완전히 분리될 때까지 계속한다. 만약 종양 경계와 척수연뇌막 사이의

경계가 불명확한 경우는 경계가 확실한 부분부터 박리하면서 추후에 다른 방향에서 접근하도록 한다. 중간에 연결되는 작은 혈관들은 양극소작기로 소작하고 잘라 종양의 혈류를 차단하고 작은 cotton patty로 종양을 부드럽게 견인하면서 완전히 박리해서 전체를 한 번(en-bloc)에 제거한다. 수술 시 항상 출혈없는 깨끗한 상태를 유지하는 것이 중요하다. 종양 제거하는 동안 되도록 척수는 견인하지 않도록 주의하여야 한다. 종양과 연결된 수관은 제거하거나 흡인할 필요가 없고 종양을 제거하면 없어진다(그림 3-8).

(3) 뇌간 혈관모세포종

약 60%의 뇌간 혈관모세포종은 연수빗장(medullary obex)에 발생한다. 그래서 환자는 복와위로 위치하고 목을 최대한 굴곡시켜 중앙후두골하접근법으로 수술하고 이때는 1번경추 후궁절제술을 하여야 한다. 종양제거는 척수 혈관모세포종 수술과 마찬가지로 종양막과 뇌간연수막 사이를 현미경 시야에서 뇌간을 손상하지 않으면서 매우 조심해서 박리해야 한다.

4) 수술 전 색전술

수술 시 출혈을 줄이고 제거를 용이하게 하기 위해 수술 전 색전술을 하면 도움이 된다는 보고도 있으나, 대부분의 병원에서는 수술 전 색전술뿐만 아니라 혈관조영술도 불필요하다고 여겨진다. 드물게 수술전 색전술후 출혈로 인하여 이환율과 사망률이 보고되고 있다. 크고 복잡한 종양에서는 수술 전 혈관조영술이 영양동맥을 확인하는 데 도움이 되나 색전술까지는 필요하지 않다고 보고된다.

5) 방사선치료

혈관모세포종은 자기공명영상에서 경계가 아주 좋으므로 정위 방사선수술과 종래의 입체조형방사선치료가 가능성 있는 치료방법의 하나로 제시된다. 낭종을 동반하지 않은 혈관모세포종은 종양 경계에 약 12~24 Gy의 방사선량을 주는데 치료 성적이 2년에 85~95%, 5년에 65~86%, 10년에

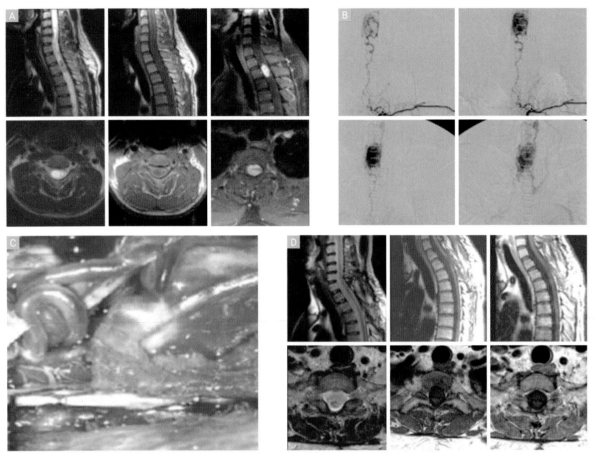

■ 그림 3-8. 척수혈관모세포종의 수술전후 자기공명영상과 혈관조영술 및 수술현미경 사진.
A. 제1 흉수부위에 T1, T2에서 등밀도의 아주 강하게 조영증강이 되는 종양이 보이며 그 위쪽 경추 척수에 공동이 보인다. B. 혈관조영에서 팽대한 종양영양동맥과 여러 개의 유출정맥이 있고 종양이 염색이 된다. C. 수술현미경 사진에서도 여러 개의 종양영양동맥과 유출정맥이 보인다. D. 수술 후 자기공명영상에서 위축된 경추흉추 척수가 보이며, 잔존 종양에 의한 조영증강은 없고 척수공동도 없어져서 보이지 않는다.

61%, 15년에 51% 정도로 보고되어 점차 종양조절효과가 줄어드는 경향이 있다. 척수혈관모세포종에서도 방사선량 20~24 Gy를 3~5번 분할치료하여 증상완화와 안정을 얻을 수 있었다. 45례 중 3례에서 낭종의 증가가 있었으나 임상적으로 심각한 방사선 부작용은 없었다.

성공적인 방사선수술의 치료는 혈관모세포종의 크기가 더 이상 커지지 않고 안정화되는 것으로 정의한다. 그러나 VHL병과 관련한 치료하지 않은 혈관모세포종의 경우 수년 동안 자라지 않고 안정되기도 한다. 그러므로 방사선

치료의 결과를 해석할 때는, 치료한 종양이 휴지기에 있거나 여러 해 동안의 자기공명영상에서 커지지 않는 것이 치료의 결과가 아닐 수도 있다는 조심성 있는 해석이 필요하다. 여러 연구에서도 방사선수술의 치료 결과가 치료하지 않은 혈관모세포종의 조절률과 비슷하다고 보고되기도 한다. 혈관모세포종의 이러한 연구 결과와 종양의 도약성장 양상(saltatory growth pattern)을 고려할 때 예방적인 방사선 수술은 권유되지 않으며, 수술적 제거가 용이하지 않은 종양에만 제한적으로 방사선수술을 추천한다(그림 3-9).

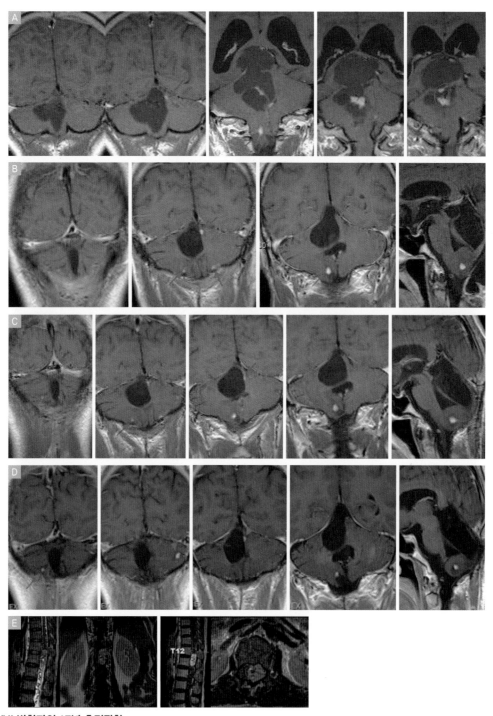

■ 그림 3-9. **VHL병환자의 17년 추적관찰.**

A. 49세 남자, 2년 전 우안 시야장애로 검사하여 망막혈관모세포종으로 진단받고 VHL병으로 확진되었던 환자의 뇌 자기공명영상 관상면에서 소뇌에 다발성 낭종을 가진 벽결절의 종양과 아래 소뇌벌레에 낭종이 없는 작은 종양과 여러 개의 의심종양이 발견되었다. **B.** 다발성 낭종의 종양을 적출 후 자기공명영상에서 여러 개의 종양이 의심되는 부분이 있었고 **C.** 약 1년 후 자기공명영상에서 아래 소뇌벌레에 낭종이 약간 커지고 어지러운 증세가 악화되어 노발리스 방사선수술을 80% 등량곡선에 16Gy 치료하였다. **D.** 방사선수술 11년 후 자기공명영상에서 방사선수술부위는 종양이 감소하였으나 그외 부분이 자라는 것을 볼 수 있으나 증상이 없어 경과관찰 하였다. **E.** 진단 16년 후 허리통증 및 좌측하지 방사통으로 검사한 척추자기공명영상에서 종양이 발견되었다. 이외에도 좌측부신종양이 발견되어 수술받았고, 이후 좌측망막에 혈관모세포종이 발견되어 레이저치료를 받았다.

6) 결론

혈관모세포종은 중추신경계의 양성혈관종양으로 산발적으로 발생하거나, VHL병에서 발생한다. 수술적 제거가 최선의 치료이나, 다발성인 경우 방사선수술이 선호되고 있다. 산발성 혈관모세포종이라도 VHL병을 의심하여 가족력과 필요한 검사를 꼭 하여야 한다. 특히 유전자검사를 꼭 시행하여 VHL병의 역학을 조사하고 적절한 예방적 검사와 자연경과를 관찰하여 더 나은 치료를 하는 것이 중요하다.

References

1. Aiello LP, George DJ, Cahill MT, et al. Rapid and durable recovery of visual function in a patient with von Hippel-Lindau syndrome after systemic therapy with vascular endothelial growth factor recep\-tor inhibitor su5416. *Ophthalmology*. 2002;109:1745-1751.

2. Ammerman JM, Lonser RR, Dambrosia J, et al. Long-term natural history of hemangioblastomas in patients with von Hippel-Lindau disease: implications for treatment. *J Neurosurg*. 2006;105:248-255.

3. Asthagiri AR, Mehta GU, Zach L, et al. Prospective evaluation of radiosurgery for hemangioblastomas in von Hippel-Lindau disease. *Neuro Oncol*. 2010;12:80-86.

4. Baumgartner JE, Wilson CB. Removal of posterior fossa and spinal hemangioblastomas. In: Wilson CB, ed. Neurosurgical procedures: Personal approaches to classic operations. Baltimore: Williams and Wilkins;1992:188-99.

5. Browne TR, Adams RD, Roberson GH. Hemangioblastoma of the spinal cord: review and report of 28.

6. Butman JA, Linehan WM, Lonser RR. Neurologic manifestations of von Hippel-Lindau disease. *JAMA*. 2008;300:1334-1342. five cases. *Arch Neurol*. 1976;33:435-41.

7. Butman JA, Kim HJ, Baggenstos M, et al. Mechanisms of morbid hearing loss associated with tumors of the endolymphatic sac in von Hippel-Lindau disease. *JAMA*. 2007;298:41-48.

8. Cao Y, Tsien CI, Shen Z, et al. Use of magnetic resonance imaging to assess blood-brain/blood-glioma barrier opening during conformal radiotherapy. *J Clin Oncol*. 2005;23:4127-4136.

9. Chang SD, Meisel JA, Hancock SL, et al. Treatment of hemangioblastomas in von Hippel-Lindau disease with linear accelerator-based radiosurgery. *Neurosurgery*. 1998;43:28-34, discussion 34-25.

10. Choi K, Kennedy M, Kazarov A, et al. A common precursor for hematopoietic and endothelial cells. *Development*. 1998;125:725-732.

11. Cornelius JF, Saint-Maurice JP, Bresson D, et al. Hemorrhage after particle embolization of hemangioblastomas: comparison of outcomes in spinal and cerebellar lesions. *J Neurosurg*. 2007;106:994-998.

12. Conway JE, Chou D, Clatterbuck RE, et al. Hemangioblastomas of the central nervous system in von Hippel-Lindau syndrome and sporadic disease. *Neurosurgery*. 2001;48:55-63.

13. Decker HJH, Weidt EJ, Brieger J. The von Hippel-Lindau tumor suppressor gene. *Canser Genet Cytogenet* 1997;93:74-83

14. Duan DR, Pause A, Burgess WH, et al. Inhibition of transcription elongation by the VHL tumor suppressor protein. *Science* 1995;269:1402 – 06.

15. Girmens JF, Erginay A, Massin P, et al. Treatment of von Hippel- Lindau retinal hemangioblastoma by the vascular endothelial growth factor receptor inhibitor SU5416 is more effective for associated macular edema than for hemangioblastomas. *Am J Ophthalmol*. 2003;136:194-196.

16. Hernandez-Duran S, hanft S, komotar RJ, et al. The role of stereotactic radiosurgery in the treatment of intramedullary spinal cord neoplasms: a systematic literature review. *Neurosueg Rev*. 2016;39:175-83.

17. Huber TL, Kouskoff V, Fehling HJ, et al. Haeman-gioblast commitment is initiated in the primitive streak of the mouse embryo. *Nature*. 2004; 432:625-630.

18. Latif F, Tory K, Gnarra J, et al. Identification of the von Hippel- Lindau disease tumor suppressor gene. *Science*. 1993;260:1317-1320.

19. Lamiell JM, Salazar FG, Hsia YE. von Hippel-Lindau disease affecting 43 members of a single kindred.

Medicine. 1989;68:1-29.

20. Lindau A. Discussion on vascular tumors of the brain and spinal cord. *Proc R Soc Med.* 1931;24:363-370.

21. Lohle PN, van Mameren H, Zwinderman KH, et al. On the pathogenesis of brain tumor cysts: a volumetric study of tumor, oedema and cyst. *Neuroradiology.* 2000;42:639-642.

22. Lonser RR, Frerich J, Huntoon K, et al. Vasculogenesis in von Hippel-Lindau disease associated tumors. *Neuro Oncol.* 2014;16(suppl 3):iii9.

23. Lonser RR, Oldfield EH. Microsurgical resection of spinal cord hemangioblastomas. *Neurosurgery.* 2005;57(suppl):372-376, discussion 372-376.

24. Lonser RR, Butman JA, Oldfield EH. Pathogenesis of tumor-associated syringomyelia demonstrated by peritumoral contrast material leakage: Case illustration. *J Neurosurg Spine.* 2006;4:426.

25. Lonser RR, Vortmeyer AO, Butman JA, et al. Edema is a precursor to central nervous system peritumoral cyst formation. *Ann Neurol.* 2005;58:392-399.

26. Lonser RR, Butman JA, Huntoon K, et al. Prospective natural history study of central nervous system hemangioblastomas in von Hippel-Lindau disease. *J Neurosurg.* 2014;120:1055-62.

27. Lonser RR, Butman JA, Kiringoda R, et al. Pituitary stalk hemangioblastomas in von Hippel-Lindau disease. *J Neurosurg.* 2009;110:350-3.

28. Lonser RR, Glenn GM, Walther M, et al. von Hippel-Lindau disease. *Lancet.* 2003;361:2059-67.

29. Lonser RR, Weil RJ, Wanebo JE, et al. Surgical management of spinal cord hemangioblastomas in patients with von Hippel-Lindau disease. *J Neurosurg.* 2003;98:106-16.

30. Lonser RR, Baggenstos M, Kim HJ, et al. The vestibular aqueduct: site of origin of endolymphatic sac tumors. *J Neurosurg.* 2008;108: 751-756.

31. Lonser RR, Kim HJ, Butman JA, et al. Tumors of the endolymphatic sac in von Hippel-Lindau disease. *N Engl J Med.* 2004;350: 2481-2486.

32. Louis DN, Ohgaki H, Wiestler OD, Cavenee WK. WHO classification of tumors of the central nervous system

33. Malis LI. Atraumatic bloodless removal of intramedullary hemangioblastomas of the spinal cord. *J Neurosurg.* 2002;97(suppl):1-6.

34. Maher ER, Yates JR, Harries R, et al. Clinical features and natural history of von Hippel-Lindau disease. *Q J Med.* 1990;77:1151-63.

35. Mehta GU, Asthagiri AR, Bakhtian KD, et al. Functional outcome after resection of spinal cord hemangioblastomas associated with von Hippel-Lindau disease. *J Neurosurg Spine.* 2010;12:233-42.

36. Melmon KL, Rosen SW. Lindau's disease. *Am J Med.* 1964;36:595-617. , 4th ed. Lyon: IARC Press; 2016

37. Merrill MJ, Edwards NA, Lonser RR. Hemangioblastoma-associated mast cells in von Hippel-Lindau disease are tumor derived. *Blood.* 2013;121:859-860.

38. Neumann HP, Eggert HR, Weigel K, et al. Hemangioblastomas of the central nervous system: A 10-year study with special reference to von Hippel-Lindau syndrome. *J Neurosurg.* 1989;70:24-30.

39. Niemela M, Lim YJ, Soderman M, et al. Gamma knife radiosurgery in 11 hemangioblastomas. *J Neurosurg.* 1996;85:591-596.

40. Park DM, Zhuang Z, Chen L, et al. von Hippel-Lindau Disease-associated hemangioblastomas are derived from embryologic multipotent cells. *PLoS Med.* 2007;4:e60.

41. Pause A, Lee S, Worrell RA, et al. The von Hippel-Lindau tumor suppressor gene product forms a stable complex with human CUL-2, a member of the Cdc53 family of proteins. *Proc Natl Acad Sci USA* 1997;94: 2156 – 61.

42. Resche F, Moisan JP, Mantoura J, et al. Haemangioblastomas, haemangioblastomatosis and von Hippel-Lindau disease. *Adv Techn Stand Neurosurg* 1993;20:197-303

43. Richard S, Campello C, Taillandier L, et al. Haemangioblastoma of the central nervous system in

von Hippel-Lindau disease. French VHL Study Group. *J Intern Med.* 1998;243:547-553.

44. Sgambati MT, Stolle C, Choyke PL, et al. Mosaicism in von Hippel- Lindau disease: lessons from kindreds with germline mutations identified in offspring with mosaic parents. *Am J Hum Genet.* 2000;66:84-91.

45. Shuto T, Inomori S, Fujino H, et al. Cyst formation following gamma knife surgery for intracranial meningioma. *J Neurosurg.* 2005; 102(suppl):134-139.

46. Stein AA, Schilp AO, Whitfield RD. The histogenesis of hemangioblastoma of the brain: A review of twenty-one cases. *J Neurosurg.* 1960;17:751-761.

47. Stolle C, Glenn G, Zbar B, et al. Improved detection of germline mutations in the von Hippel-Lindau disease tumor suppressor gene. *Hum Mutat.* 1998;12:417-423.

48. Wait SD, Vortmeyer AO, Lonser RR, et al. Somatic mutations in VHL germline deletion kindred correlate with mild phenotype. *Ann Neurol.* 2004;55:236-240

49. Vortmeyer AO, Frank S, Jeong SY, et al. Developmental arrest of angioblastic lineage initiates tumorigenesis in von Hippel-Lindau disease. *Cancer Res.* 2003;63:7051-7055.

50. Vortmeyer AO, Yuan Q, Lee YS, et al. Developmental effects of von Hippel-Lindau gene deficiency. *Ann Neurol.* 2004;55:721-728.

51. Wanebo JE, Lonser RR, Glenn GM, et al. The natural history of hemangioblastomas of the central nervous system in patients with von Hippel-Lindau disease. *J Neurosurg.* 2003;98:82-94.

52. Weil RJ, Lonser RR, DeVroom HL, et al. Surgical management of brainstem hemangioblastomas in patients with von Hippel-Lindau disease. *J Neurosurg.* 2003;98:95-105.

53. Wind JJ, Bakhtian KD, Sweet JA, et al. Long-term outcome after resection of brainstem hemangioblastomas in von Hippel-Lindau disease. *J Neurosurg.* 2011;114:1312-8.

54. Woodward ER, Wall K, Forsyth J, et al. VHL mutation analysis in patients with isolated central nervous system haemangioblastoma. *Brain.* 2007;130:836-842.

55. Ye DY, Bakhtian KD, Asthagiri AR, et al. Effect of pregnancy on hemangioblastoma development and progression in von Hippel- Lindau disease. *J Neurosurg.* 2012;117:818-824.

56. Ye DY, Bakhtian KD, Asthagiri AR, et al. Response. *J Neurosurg.* 2013;118:1380-2.

57. Zhuang Z, Frerich JM, Huntoon K, et al. Tumor derived vasculogenesis in von Hippel-Lindau disease-associated tumors. *Sci Rep.* 2014;4:4102

두개골 종양

양승호
가톨릭대학교 신경외과

1. 원발성 두개골 종양

1) 양성 종양

(1) 골종

골종(osteoma)은 가장 흔한 두개골 종양이다. 이러한 양성 성장 종양은 천천히 자라며 안면 및 두개골, 부비강에서 자주 발견된다. 두개골 골종은 주로 두개골의 외벽에서 발생하지만 내벽에서도 발생할 수 있다. 가장 흔한 발생 위치는 전두동(frontal sinus)이며 그 다음으로 사골동(ethmoidal sinus)으로 전체 골종의 75%에 해당된다. 흔히 무증상이지만 국소 부종 및 동통을 유발할 수 있다. 또한 뼈를 팽창시켜 전두엽과 안구 구조물을 변형시킬 수도 있다. 완전 절제술이 가장 좋은 치료법이며 무증상이더라도 병변이 커지고 안구를 침범하면 수술적 치료를 고려할 수 있다.

조직학적으로 골종은 골수가 감소되어 있지만 정상 골 구조와 골수 형태는 유사하다. 골종은 골모세포 변화를 유발하여 영상학적으로 과골화를 유발한다. 다발 골종은 가드너 증후군(골종증, 대장 다발용종, 연부조직 종양을 동반하는 상염색체 우성 유전 질환)과 연관될 수 있다. 이 병변들은 턱 뼈, 안면 뼈, 부비동 뼈를 침범할 수 있다. 골종들은 결절성 연화증과 관련될 수 있다. 부비동 골종을 가진 환자에서 대장 내시경 검사와 유전자 검사를 고려한다.

1953년 Jaffe가 기술한 골양골종(osteoid osteoma)은 종양 세포에 의해 골양 발생에 따른 신생물이다. 이 종양들은 부종과 국소 동통(특징적으로 밤에 발생하는)을 유발하며 비스테로이드 항염증제에 뚜렷한 증상 호전을 보인다. 청소년과 젊은 성인에서 호발하며 1.7대 1로 남성에서 많다. 일반적으로 천천히 진행되며 방사선 촬영법으로 진단되기 전에 증상을 유발한다. 조직학적으로 골양골종은 혈관이 풍부한 섬유질 기질 내에 비정형 골소주가 특징적이다. 두개골 단순촬영과 전산화단층촬영에서 중심부는 저밀도 음영, 주변부는 고밀도 음영의 경화를 확인할 수 있다. 핵의학 검사와 조영증강 자기공명영상이 진단에 도움이 된다. 증상 유발하는 경우나 미용상 문제가 된다면 블록 절제술이 가장 좋은 치료법이지만 단순 골소파술을 하더라도 재발 위험성은 낮다.

골아세포종(osteoblastoma)은 골양골종과 유사하여 과거에 거대골양골종이라 명명하였다. 골아세포종은 조직학적으로 골양골종과 동일하나 직경이 2 cm 이상이고 통증 완화를 위한 비스테로이드 항염증제에 반응하지 않는다. 골아세포종은 골육종 같은 악성종양으로 진행하지 않는다. 골양골종과 같이 블록 절제술을 통해 통증이 완화되며 재발은 드물다. 부분절제나 단순 골소파술만 한 경우에도 재발률이 10% 정도이다.

(2) 혈관종과 림프혈관종

뼈에 생기는 혈관종(hemangioma)은 드물지 않지만 두개골 혈관종은 비교적 드물다. 성비는 3:1로 여자에서 많다. 전두골과 두정골에서 호발한다. 두개골에 생기는 혈관종은 대개 작고 무증상이나 부종 및 동통을 유발할 정도로 커지기도 한다. 드물게 두개저나 안구에 발생하여 신경학적 증상을 유발할 수도 있다. 혈관종은 항상 양성 종양이며 대부분 장기간 변화 없는 상태로 유지된다. 두개골 혈관종은 대개 두개골 외벽과 판간층(diploe)을 침범하며 내벽은 보존된다. 뇌혈관조영술에서 이 병변들은 외내경동맥에서 혈류 공급을 받는다. 종양 경계를 포함된 블록 절제를 통해 완치가 가능하다. 국소 골소파술은 재발의 위험성이 있다. 일부 의사들은 잔존 종양이나 수술 접근이 어려운 병변에 대해 방사선 치료를 시도하였다.

림프혈관종은 선천적 연부조직 종양이며 목에서 흔히 발견된다. 두개저 침범은 흔하지 않으며 뇌척수액 비루와 중추신경 마비를 유발할 수 있다. 림프혈관종은 10대에서 흔히 발견되며 성비 차이는 없다. 가장 흔한 증상은 통증을 유발하는 종괴이며 종양내 자발 출혈이 발생할 수 있다.

조직학적으로 림프혈관종은 혈관종과 매우 유사하다. 특징적으로 종양은 내피세포로 이루어진 큰 공간으로 이루어져 있고 기질내에 림프액으로 채워져 있다. 일반 x-ray에서 이 병변은 경화가 없고 경계가 명확한 소견이다. 다발 병변이 드물지 않다. 증상을 유발하거나 진행하는 경우 블록 절제술이 가장 좋은 치료법이다.

(3) 표피유사낭종과 유피낭종

표피유사낭종(유표피종; epidermoid cyst)과 유피낭종(유피종; dermoid cyst)은 모두 상피가 포함된 낭포성 병변이다. 1차 신경배 형성과정에서 양측에서 융기된 신경구는 각각 피부외배엽과 신경외배엽으로 갈라지고 분리된 후 양측의 피부외배엽끼리 연결되어 피부를 만들고 양측의 신경외배엽끼리 연결되어 신경관을 만든다. 이때 비정상적으로 피부외배엽과 신경외배엽의 연결이 남으면 피부의 일부가 신경계에 연결된다. 이 경우 피부의 일부 조직은

그 분비물, 즉 각질과 피지, 땀 등을 포함하는 낭종을 동반하면서 표피유사낭종과 유피낭종이 만들어진다. 표피유사낭종이 좀 더 흔하고 보통은 중앙에서 벗어난 위치에서 발생하며 성인에서 발견된다. 유피낭종은 정중선에서 더 흔하게 발견되며 선천성 기형과 관련될 수 있다.

최초의 판간 표피유사낭종은 1922년에 쿠싱이 발표하였다. 두개골 표피유사낭종은 선천적 병변이나 외상에 의해서도 발생할 수도 있다. 이 병변은 양성이고 느리게 자라지만 악성화할 수도 있다. 대개 무증상이나 동통 종괴를 유발할 수 있다. 거대 판간 낭종은 뇌압 상승과 두통을 유발할 수 있다. 드물게 두개내로 침범하거나 경련, 정맥동 폐색을 유발할 수 있다. 외상 후 두개내 파열 및 출혈이 보고된 바가 있다.

표피유사낭종은 경계가 명확하고 부드럽고 불규칙한 결절을 가진 외피로 이루어져 있다. 외피는 케라틴을 분비하는 편평상피세포로 이루어져 있다. 낭종 내부는 백색의 왁스 성질을 가진 케라틴으로 채워져 있고 뇌척수액으로 흘러 들어가면 화학적 뇌수막염을 유발할 수 있다.

영상학적으로 골용해 병변이 보이며 경화를 유발하는 경계와 판간 침범을 보인다. 전산화단층촬영과 자기공명영상에서 뇌척수액과 비슷한 음영과 신호 강도를 보인다. 표피유사낭종의 외벽은 조영증강될 수도 있다. 낭종내 콜레스테롤 성분은 전산화단층촬영에서 저밀도 음영을 보이며 판간 침범과 두개골의 내, 외벽의 파괴를 확인할 수 있다.

유피낭종은 특징적으로 정중선에서 발견되며 어린이와 여성에서 더 흔하여 선천적 기형과 관련될 수 있다. 전두동과 후두골에서 종종 발견된다. 유피낭종은 끈적거리고 악취가 나는 노란색의 물질을 포함하고 있고 머리카락이 보일 수도 있다. 표피낭종과 달리 유피낭종은 모공, 땀샘, 드물게 치아 같은 피부 부속기를 포함하고 있다. 표피유사낭종과 같이 유피낭종은 대개 무증상이다. 유피낭종은 전산화단층촬영과 자기공명영상에서 지방과 유사한 밀도와 신호 강도를 보이며 대개 조영증강되지 않는다. 두개골 단순촬영에서 경화 경계로 이루어진 골흡수 병변이 보이며 전산화단층촬영에서는 경계가 명확한 저밀도 병변이 보인

다. 후두부 유피낭종은 피부동과 연관될 수 있으며 뇌수막염이나 뇌농양을 유발할 수 있다.

두 종류의 종양의 가장 좋은 치료법은 완전 수술 절제술이다. 이상적으로 종양이 경막 바깥에서 제거되어야 하지만 경막을 같이 절제해야 하는 경우도 있다. 불완전 절제는 재발, 감염, 무균성 뇌수막염, 드물게 편평상피암과 연관될 수도 있다.

(4) 연골종

연골종(chondroma)은 연골에 발생하는 천천히 자라는 양성 종양이다. 가장 흔한 양성 골종양이며 전형적으로 팔다리의 긴뼈에서 발견된다. 연골종은 봉합선내 잔존 이소성 연골에서 발생하며 두개골에서는 매우 드물다. 일반적으로 부드럽고, 둥글고, 점액질이 많은 물질로 구성되어 있다. 연골종은 두개저 특히 경접형골, 파열공(foramen lacerum) 주변에서 종종 발견된다. 증상은 대개 서서히 나타나며 시력 감퇴, 안구 운동장애, 이명, 현기증, 두통, 얼굴 통증 등이 발생한다. 두개골 연골종은 골격계의 연골종을 일으키는 Ollier's disease와 다발 혈관종(Maffucci's syndrome)과 관련될 수 있다. 조직학적으로 연골종은 세포분화가 없는 정상처럼 보이는 연골모세포들로 구성되어 있다. 이 종양들은 외피로 싸여 있어 뇌를 침범하지 않는다. 연골 육종으로의 악성화에 대한 보고는 드물다. 전산화단층촬영에서 연골종은 경계가 명확하고 소엽 모양을 이루고 있으며 조영증강되며 주변 골조직과 연접되어 있으며 석회화를 보인다. 연골종은 자기공명영상에서도 강한 종영 증강 소견을 보인다. 완전 절제가 가장 좋은 치료법이지만 종종 완전 절제가 어려울 수도 있다.

(5) 거대세포종양

뼈에 생기는 거대세포종양(giant cell tumor)은 양성 종양이나 다핵거대세포 침윤 및 혈관 분포가 심한 조직들의 국소 침범 형태를 보인다. 약 2%에서 두개골에 발견되며 대개 두개저를 침범한다. 거대세포종양은 낭종 부위와 출혈 부위로 나누어진다. 조직학적으로 출혈과 많은 방추체 기

질세포와 여러 다핵 거대세포들로 이루어져 있다. 기질 세포가 종양 부분이며 거대 세포는 염증에 기인한 이차 반응이다. 출혈이 많으면 동맥류뼈낭종(aneurysmal bone cyst)과 감별이 어렵다. 거대세포종양은 전이를 잘 하지 않으나 국소 침범이 흔히 보이며 재발 위험성이 있다. 영상학적으로 이 종양은 경계가 명확하며 경화 소견 없이 골흡수 소견이 보인다. 전산화단층촬영은 전형적으로 균일한 저밀도 음영을 보이며 강한 조영증강 소견이 보인다. 석회화는 없다. 자기공명영상에서는 T1 강조영상에서 동일 신호, T2 강조영상에서는 저신호로 보인다. 완전 절제가 가장 좋은 치료법이나 항상 가능한 것은 아니다. 단순 소파술 이후에는 재발률이 70%에 이른다는 보고가 있고 완전 절제를 하더라도 7% 재발 위험성이 보고되었다. 불완전 절제 후 재수술이나 방사선 치료에 대해서는 논란이 있다. 일부 연구자들은 재발 또는 전이가 발생한 경우 항암치료를 시도하였다.

(6) 동맥류뼈낭종

동맥류뼈낭종은 양성 병변으로 몸 어디에나 발생할 수 있는 원인 미상의 팽창성 병변이다. 30% 환자에서 외상이나 섬유형성이상과 골모세포종과 관련된다. 동맥류뼈낭종은 국소 압박에 의해 임상 증상이 미용상 문제를 유발한다. 조직학적으로 다핵 거대세포를 따라 기질내 내피세포가 없는 정맥혈관들이 서로 교통하고 있다. 거대세포종양과 유사하여 감별진단이 어렵다. 영상학적으로 내부에 혈액이 고인 골흡수성 소엽모양의 병변이 보인다. 동맥류 골낭종의 가장 좋은 치료는 완전 절제이다. 완전 절제가 어려운 경우에 경화제를 주입하기도 한다.

2) 악성 종양

(1) 골육종

골육종(osteosarcoma)은 가장 흔한 뼈에 생기는 악성 종양이나 두개골에서는 드물다. 두개골에 생기는 골육종은 자연 발생적으로 생기기도 하고 방사선 치료 후유증이나

파제트병(Paget's disease)나 섬유형성이상의 합병증으로 발생할 수 있다. 방사선 치료 후 발생하는 이차성 골육종은 일차성 골육종보다 그 예후가 불량하다. 골육종의 증상은 통증 없이 팽창하는 종괴나 두통, 안구돌출, 안구운동마비, 안면마비, 청력저하, 이명 등 다양하다. 광범위한 골 파괴가 발생하나 경막이나 뇌 침윤은 드물다. 알칼리인산분해효소(alkaline phosphatase) 수치가 진단에 도움이 된다.

조직학적으로 골육종은 육종세포 기질과 골조직으로 구성되어있다. 다양한 형태의 기질세포와 역형성이 보인다. 종양세포의 의한 골조직 생성 소견이 진단에 필요하며 괴사가 보이기도 한다. 전산화단층촬영을 통해 골 파괴 정도를 확인할 수 있다. 특징적인 영상학적 소견은 골 파괴, 피질 팽장과 골막 반응이다. 자기공명영상 소견에서 T1과 T2 강조 영상에서 불균질한 신호 영상과 두개내 침범이 보인다. 조영증강 또한 불균질하다. 골스캔에서 동위원소 활성화가 보인다.

완전 절제가 가장 이상적인 치료법이다. 수술 전 색전술이 도움이 된다. 골육종이 대개 방사선 치료 저항성을 보이나 일부 의사들은 잔존 종양에 방사선 치료를 시행하고 있다. 또한 보조 항암치료를 후 생존 기간 증가가 보고되었다. 두개골에 발생한 골육종은 다른 부위 골육종보다 늦게 전이를 한다고 알려져 있지만 7~17% 환자에서 원격 전이가 발생한다. 전신 전이가 장골(long bone)에 생긴 골육종의 대표적 사망 원인이지만 두개골에 발생한 골육종의 사망 원인은 국소 재발이다. 두개외 전이가 발생하더라고 적극적 치료를 고려할 필요가 있다. 폐는 가장 흔한 원격 전이 장소이므로 치료 후 추적 검사에서 흉부 전산화단층촬영이 필요하다. 두개골에 발생한 골육종은 결국 두개외 전이를 하므로 전신 검사를 간과해서는 안 된다.

(2) 섬유육종

섬유육종(fibrosarcoma)은 드문 악성 종양으로 섬유종이나 파제트병 변성으로 발생할 수 있으며 방사선 치료 후에 생기기도 한다. 두개저부에 발생하면 신경학적 증상을 유발하나 대개 무증상이다. 섬유육종은 뇌하수체샘종에 대한 방사선 치료 후 발생할 수 있는 후기 부작용으로 알려져 있다. 조직학적으로 분화도에 따라 저등급, 중등급, 고등급으로 나눌 수 있으며 괴사도 동반된다.

영상학적으로 섬유육종은 골피질이 파괴되거나 팽창하는 골 흡수 소견을 보인다. 석회화가 없으므로 방사선 투과 음영으로 나타난다. 전산화단층촬영에서 광범위한 골 파괴 소견이 보이며 자기공명영상에서 뇌 침범을 확인할 수 있다. 어린이에서 발생하는 섬유육종은 성인과 다른 조직학적 임상적 경과를 보인다. 블록 절제술이 가장 좋은 치료법이지만 여의치 않을 때 수술 전 방사선 치료나 항암치료를 먼저 고려할 수도 있다.

(3) 연골육종과 척삭종

연골육종(chondrosarcoma)과 척삭종(chordoma)은 드물고, 천천히 자라며 두개저 부위를 침범하는 종양이다. 두 종양은 비슷한 임상 양상을 보이기도 하나 조직학적으로 뚜렷이 다르다. 척삭종이 좀 더 흔하며 연골육종보다 예후가 더 나쁘다. 한 보고에 의하면 연골육종의 5년 생존율은 90%이나 두개저 척삭종은 65%이다. 척삭종은 사대부 종앙에서 흔히 발생하므로 뇌간 압박을 가한다. 반면에 연골육종은 중앙 부위에서 떨어진 곳에서 발생하여 뇌신경마비를 유발한다.

연골육종은 연골에 발생하는 악성 종양이다. 종양의 기원은 연골의 배아기 잔존조직이나 원시 간엽 세포에서 발생한다고 알려져 있다. 연골육종은 중앙과 후두개와를 침범하는 것 외에도 광범위한 뼈 파괴를 일으킬 수 있다. 환자는 전형적으로 두통과 뇌신경 마비를 유발하며 특히 외전신경 마비를 자주 유발한다. 조직학적으로 연골 육종은 분화도에 따라 저등급과 고등급으로 나눌 수 있다. 세포의 다형성, 세포분열, 과염색핵이 보이다.

자기공명영상에서 연골육종은 소엽 모양을 보이며 T1 강조영상에서 동일 신호 또는 저신호 강도를, T2 강조영상에서 고신호 강도를 보인다. 불균질한 조영증강을 보인다(그림 4-1).

영상학적으로 척삭종과 매우 비슷하나 척삭종은 사대부

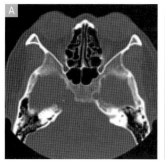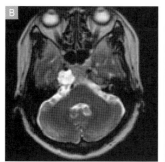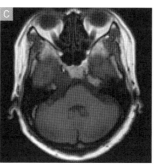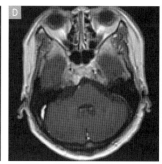

■ 그림 4-1. **체부를 침범한 연골육종.**
A. CT에서 우측 추체부 골 파괴 소견 보임. **B**. T2 강조 영상. **C**. T1 강조 영상. **D**. 조영 증가 모습.

중앙에서, 연골육종은 정중앙에서 벗어난 부위에서 흔히 발생한다. 전산화단층촬영에서 석회화 침착과 골화를 보일 수 있으며 혈관조영술에서 광범위한 종양 혈관 발달을 확인할 수 있다. 수술적 치료 후 방사선 요법이 가장 좋은 치료법이다. 국소 침범과 주위 뇌신경 및 혈관 침범 때문에 완전 절제가 어려울 수도 있다. 여러 치료법에도 불구하고 재발을 잘 하며 이로 인해 불량한 예후로 보인다. 방사선 수술의 유용성에 대한 연구 결과가 발표되고 있다. 양성자 치료에 대해서는 추가 연구가 필요한 실정이다.

척삭종은 척삭(notochord)의 잔존 조직에서 발생하며 천천히 자라는 종양이다. 두개저, 특히 사대부에 흔히 발생한다. 평균 발생 연령은 36.9세이다. 많은 환자들이 외전 신경 마비나 복시를 주소로 발생한다. 두통과 제9, 10, 11번 중추신경 마비도 흔히 발생한다. 남성과 여성비는 2:1이다. 조직학적으로 양성 소견이나 국소 침범을 잘 하여 대개 불량한 예후를 보인다. 치료하지 않은 척삭종 환자가 30개월 이상 생존하기 힘들다. 현재 치료 전략에서 5년 및 10년 생존율은 각각 50~80%, 35% 예상된다. 여성, 방사선치료 전 종양 괴사, 종양 부피가 70 cc 이상인 경우 생존 기간이 짧았다. 10~18% 척삭종에서 원격전이가 발견되었다.

조직학적으로 거품 모양 세포가 특징적이다. 세포의 다형성, 세포분열, 과염색핵은 흔하지 않고 생존 기간과 연관이 적다. 2~8% 척삭종은 악성 간엽 세포를 포함하며 S-100, CK(cytokeratin), EMA(epithelial membrane antigen)에 대한 면역염색에 양성 반응을 보인다.

영상학적으로 척삭종은 골막 상승을 동반하는 사대부의 골 흡수성 팽창하는 모습이다. T1 강조영상에서 동일 신호 또는 저신호 강도, T2 강조영상에서 고신호 강도를 보이며 조영증강이 된다. 전산화단층촬영은 골 침범 정도와 석회화를 판단하는 데 도움이 된다. 뇌혈관 조영술에서 추체부 내경동맥이 추골 동맥을 싸고 있는 모습이 확인되나 심각한 협착은 드물다.

수술적 치료가 척삭종 치료에서 가장 중요하다. 광범위한 절제를 통해 장기 생존을 기대할 수 있다. 척삭종의 침윤 능력과 중요 혈관과 뇌신경이 연접하고 있어 완벽한 완전 절제는 어렵다. 대개 척삭종은 경막외에 위치하나 경막을 뚫고 침범하기도 한다. 수술 중 척삭종 세포의 흩어짐이 발생할 수 있으므로 주의를 유한다. 뇌척수액 유출과 뇌신경 마비가 수술과 관련된 흔한 합병증이다. 최근 방사선 치료의 발달과 중성자 치료법 개발로 수술 후 방사선 치료는 표준치료 전략으로 여겨지고 있다.

2. 전이성 두개골 종양

1) 암종

유방암, 폐암, 전립선암은 그 순서대로 두개골 전이를 잘하는 원발암이다. 신장암과 갑상선암도 두개골 전이를 유발할 수 있다. 후두골 같은 두개원개(cranial vault) 전이가 두개저 전이보다 흔하다. 폐암, 유방암, 신장암, 간암, 갑성선암은 골흡수 소견이 흔하고 전립선암은 골경화를 유발한다.

동위원소를 이용한 골스캔이 두개골 전이를 발견하는 감수성이 높은 진단 방법이다. PET 스캔은 악성와 염증성 질환을 감별하는 데 도움이 된다. 대개 무증상이나 증상을 유발할 경우 수술적 제거를 통해 확진할 수 있다. 다발 병변이나 크기가 작은 경우 미세바늘 흡인검사를 고려할 수 있다. 대개 두개골 전이는 원발암의 병기를 결정하는 과정에 발견되나 통증, 출혈, 피부괴사, 두개내 침범에 따른 신경학적 증상이 발생하여 진단된다.

두개원개 전이는 절제를 고려해야 한다. 정맥동에 붙어 있는 경우에 제거가 위험할 수도 있다. 정상 골 경계를 포함하여 블록절제를 하는 것이 좋다. 혈관이 많이 발달되어 있는 신장암과 갑상선 암은 일부분씩 절제하면 출혈량이 많을 수 있으므로 주의를 요한다. 두개저를 침범한 전이암은 완전 절제가 어렵기 때문에 일차적으로 방사선치료를 고려할 수 있다.

2) 단발성 형질세포종/다발골수종

형질세포종(plasmacytoma)은 단세포군 형질세포에서 단독 발생하는 종양이다. 이 형질세포종이 진행하여 널리 퍼지는 형태의 다발골수종(multiple myeloma)이 발생한다. 형질세포종은 사십대 후반에 호발하나 다발골수종은 오십대 후반에서 호발한다. 이 병변들이 척추뼈에서 흔히 발생하나 두개원개에서도 발생할 수 있다.

형질세포종은 중추신경계 마비, 안구 침범, 뇌압 상승을 유발할 수 있다. 조직학적으로 형질세포종은 비정상 형질세포들로 구성되어 있으며 단세포군 면역글로불린을 생성한다. 면역학적 검사에서 단세포군 카파와 람다에 면역 양성을 보이며 이를 통해 염증성 질환과 감별할 수 있다.

영상학적으로 다발골수종은 경계가 명확한 골 흡수 병변들이 보인다. 형질세포종은 자기공명영상 확산 강조영상에서 저신호 강도를 보이나 다발 골수종은 고신호 강도를 보인다. 다발골수종 감별을 위해서 골수 검사, 전신 골격 검사, 골 스캔, 혈장과 소변의 단백질 전기영동 검사가 필요하다.

형질세포종의 이상적 치료는 수술적 제거 후 방사선치료이다. 형질세포종은 방사선치료에 반응이 좋으므로 전신마취 위험성이 크거나 두개저 병변인 경우 조직검사 후 단독 방사선치료를 고려할 수 있다. 일반적으로 두개골을 침범한 다발성 골수종은 수술로 치료할 수 없다. 복합 항암요법과 골수 이식 및 방사선치료가 필요하다.

3) 림프종

두개원개에 생기는 림프종(lymphoma)은 드물다. 골 병변을 동반하는 경우가 전체 림프종의 7~25% 정도된다. 전신 림프종 없이 두개골에만 발생하는 림프종은 매우 드물기 때문에 전신 검사를 시행해야 한다. 초기 증상은 동통이 없는 종괴나 뇌압 상승이다. 두개원개 림프종은 피질 파괴 없이 연조직 형성을 흔히 형성한다. 자기공명영상에서 T1 강조영상에서 저신호 강도, T2 강조영상에서 고신호 강도 및 균일한 조영증강을 보인다. 경막이 두꺼워져 보이나 두개내 침범은 드물다. 전신 항암제치료와 국소 방사선 치료를 시행해야 한다. 5년 생존율은 40~60%로 보고된 바 있다 (그림 4-2).

4) 유잉육종

유잉육종(Ewing's sarcoma)은 골반 뼈와 하지 뼈에 발생하는 심각한 악성 종양이다. 어린이 환자에서 골육종 다음으로 흔하다. 두개골에 생기는 유잉육종은 매우 드물지만 두개골로의 전이는 드물지 않다. 대개 경막외에서 자라기 시작해서 크기가 커지면 경막내로 침범할 수 있다. 두통과 두피 부종이 가장 흔하며 유두부종도 발생할 수 있다. 두개골의 유잉육종 치료에서 수술적 제거가 가장 중요하다. 경막을 침범하였다며 경막 또한 제거해야 한다. 매우 혈관이 발달되어 있어 수술 시 출혈량이 상당할 수 있으므로 주의를 요한다. 수술 후 방사선 치료와 항암 치료가 필수적으로 필요하다. 복합 치료 전략에도 불구하고 그 예후는 불량하다.

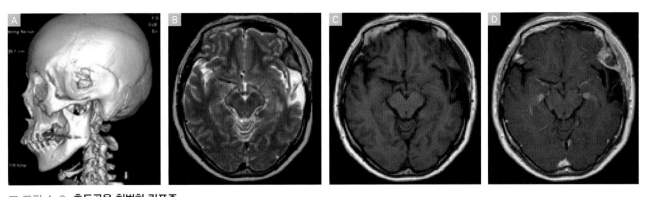

■ 그림 4-2. **측두골을 침범한 림프종.**
A. CT에서 골 파괴 소견 보임. **B.** T2 강조 영상, **C.** T1 강조 영상 및 조영 증가 모습. **D.** 주변 부위 경막이 두꺼워져 보임.

5) 신경모세포종

신경모세포종(neuroblastoma)은 교감신경계에 발생하는 악성 종양이며 소아암 가운데 약 10%에 해당되며 영아에서 가장 흔한 암종이다. 진단 시 65% 환자에서 이미 암이 퍼져 있으며 골 침범이 가장 흔하다. 환자들이 열과 뼈 통증을 호소한다. 신경모세포종은 소아 환자에서 두개골 전이를 가장 흔하게 발생하며 40% 환자에서 발견된다. 안구뼈 전이로 인해 눈 주위 멍을 유발하여 외상성 손상으로 오인되기도 한다. 두개골 단순촬영과 전산화단층촬영에서 골 파괴 소견을 보이며 소아에서 봉합선을 침범하여 뼈 결합 분리를 유발할 수 있다. 자기공명영상에서 머리덮개뼈(calvaria) 사이에 종괴를 보이며 종영 증강이 잘 된다. 신경교모세포종은 방사선치료와 항암치료에 잘 반응하므로 복합치료가 권장된다. 그러나 재발이 흔하며 1세 이상 소아 환자에서 5년 생존율은 10%, 1세 미만에서는 55%에 불과하다.

3. 비종양성 병변

1) 파제트병

파제트병은 골생성과 흡수의 불균형으로 발생하는 질환으로 뼈가 두꺼워지기도 하고 약해지기도 한다. 40세 이상 성인의 3%, 85세 이상에서는 10% 유병률을 보인다. 가장 흔한 위치가 골반뼈이고 그 다음이 두개골이다. 대부분 무증상이나 국소 통증을 보이기도 한다. 병변이 진행하면 지속인 두통을 호소하기도 하며 두개저를 침범하면 신경학적 결손을 유발할 수 있다. 측두골 침범하여 청력이상을 유발할 수 있다. 편평머리바닥(platybasia)이나 두개저 함입이 보고되었다. 두개골이 약하고 혈관이 발달되어 외상 후 경막외 혈종이 발생할 가능성이 높다.

일반 x-ray와 전산화단층촬영에서 골흡수, 경화 및 혼합양상이 발견된다. 병이 진행하면서 두개골 내벽은 파괴된 외벽보다 두꺼워진다. 피질골과 골수의 경계가 모호해진다. 영상학적으로 파제트병과 섬유형성이상을 구분하기가 어렵다. 파제트병은 좌우 대칭이나 섬유형성이상은 한쪽으로 치유친 병변이 보이며 파제트병은 피질골 내벽이 두꺼워지고 섬유형성이상은 피질 파괴 소견이 보인다. 섬유형성이상에 흔히 보이는 불투명 유리 양상이 파제트병에서는 보이지 않는다. 섬유형성이상은 안구뼈, 부비동, 접형동을 흔히 침범한다. 비스포스포네이트 또는 칼시토닌 투여가 첫 번째 치료법이다. 약물 치료 후 두통, 이명, 현훈 같은 증상이 호전된다. 약 10-22% 환자에는 육종으로 악성화될 수 있다. 연조직 종괴가 발생되면 악성화를 의심하여 조직검사를 시행해야 한다. 파제트병에서 기인한 골육종은 일차성 골육종보다 그 예후가 더 불량하다.

2) 랑게르한스세포조직구증

랑게르한스세포조직구증(langerhans cell histiocytosis)은 비정상적으로 조직구가 증식하는 병변들을 가리키며 호산구연조직염, Hand-Schuller-Christian병, Abt-Letterer-Siwe병, Hashimoto-Pritzker병이 포함된다. 발병 평균 연령이 12세로 소아와 청소년에서 발생한다. 뼈, 폐, 간, 피부, 뇌하수체 후엽, 림프계 등 여러 기관에서 발생한다. 가장 흔한 랑게르한스세포조직구증 형태는 단독으로 골흡수를 일으키는 호산구연조직염이다. 통증을 유발하거나 종괴가 만져진다. 발병 원인은 잘 모른다. 두개골에 발생하는 랑게르한스세포조직구증은 두개골 단순촬영과 전산화단층촬영에서 경화 없는 구멍이 뚫린 것 같은 골흡수 모양이 나타난다. 자기공명영상을 통해 두개강 침범을 확인할 수 있다. 치료는 수술적 제거, 방사선 치료, 항암치료, 면역치료를 고려할 수 있다. 병변이 한 개인 골병변은 수술적 제거를 시행한다. 국소 병변이 경우 예후는 양호하다. 재발은 몸 여러 곳에 퍼진 경우에서 발생할 수 있다. 재발은 흔히 시상하부-뇌하수체 축을 침범하여 요붕증을 유발한다(그림 4-3).

3) 섬유형성이상

섬유형성이상(섬유이형성증; fibrous dysplasia)은 원인 미상의 섬유성 골병변으로 정상 골조직 대신 비정상 섬유조직과 미성숙 골조직이 채워진 상태이다. 가장 흔한 골격계 양성 병변이며 몸의 어떤 뼈에서도 발생할 수 있다. 청소년과 젊은 성인에서 가장 흔하며 나이가 들면서 약화된다. 육종화는 1% 미만에서 보고되고 있으며 과거 방사선 치료를 받았던 환자들에서 더 흔하다. 섬유형성이상은 전두골, 경접형골, 사골 바닥을 흔히 침범한다. 미용상 문제를 흔히 유발하며 두통, 안구돌출, 안구운동장애, 시력저하를 유발한다. 조직학적으로 병변은 골 성숙이 중단된 모습이다. 영상학적으로 섬유형성이상의 경화 부분은 전산화단층촬영에서 균일한 음영을 보이는 골팽창 소견이 보인다. 불투명 유리 양상을 통해서 파제트병과 감별할 수 있다. 안구 침범으로 인한 시력 저하가 가장 위험한 합병증으로 시력 저하가 진행되면 감압 수술이 필요하다. 예방적 시신경 감압 수술은 권장되지 않는다. 방사선 치료와 항암치료는 도움이 되지 않는다. 병변이 천천히 자라나 결국에는 멈추고 두개저에 침범을 잘 하므로 수술 결정은 각 환자에 따라 결정해야 한다. 비스포스포네이트 투여를 통해 골 교체를 줄이고 통증을 완화시킬 수 있다. 암성 변화는 4% 환자에서 발생할 수 있다. 진단이 되며 정기적인 전산화단층촬영과 자기공명영상 검사가 필요하다. 통증 악화, 연부조직 종괴 발생, 알칼리인산분해효소 증가는 암성 변화를 시사하는 소견이며 수술적 제거를 고려해야 한다(그림 4-4).

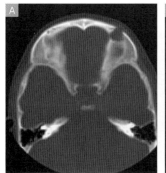 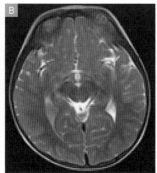 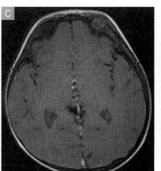 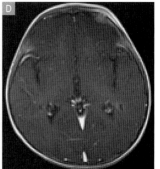

■ **그림 4-3. 안구골을 침범한 호산구연조직염.**
A. CT에서 골 파괴 소견 보임. **B.** T2 강조 영상. **C.** T1 강조 영상. **D.** 조영 증가 모습.

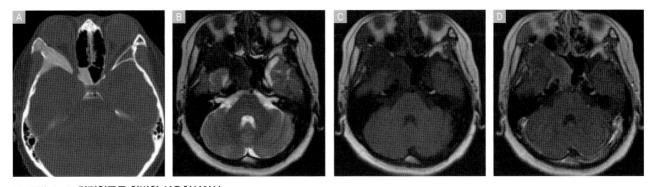

■ 그림 4-4. **경접형골를 침범한 섬유형성이상.**
A. CT에서 골 파괴 소견 보임. **B.** T2 강조 영상. **C.** T1 강조 영상. **D.** 조영 증가 모습. 우측 시신경공이 좁아진 소견 보임.

4) 두개골막 정맥동

두개골막 정맥동(sinus pericranii)은 1760년 Percival Pott 이 처음 보고하고 1850년 Stromeyer가 처음 명명하였다. 두개골막 정맥동은 두개골 외벽에 비정상 정맥이 붙어 두개내 정맥계와 연결된 상태이다. 자발적으로 생길 수 있고 외상에 의해서 또는 선천적으로 발생한다. 외상에 의한 정맥동이 찢어진 후 발생한다. 대개 정중앙에 발생하며 덮고 있는 피부는 머리털이 없고 파란색을 띤다. 병변은 박동하지 않으나 발살바조작(valsalva maneuver)을 하거나 앙와위로 누으면 팽창한다. 머리를 높이거나 압박하면 감소한다. 대개 증상은 없으나 병변이 진행하거나 증상을 유발하여 수술적 치료를 고려한다. 가장 흔한 수술법은 두개골 바깥쪽 병변을 제거 후 뼈 왁스를 발라 정맥 흐름을 차단하는 것이다. 광범위 개두술 후 관련 정맥을 완전 제거할 수도 있으나 수술과 관련된 주요 합병증이 발생할 수도 있다.

References

1. Bose B. Primary osteogenic sarcoma of the skull. *Surg Neurol*. 2002t;58(3-4):234-239.

2. Fujimaki T, Miyazaki S, Fukushima T, et al. Dermoid cyst of the frontal bone away from the anterior fontanel. *Childs Nerv Syst*. 1995;11(7):424-427.

3. Gay E, Sekhar LN, Rubinstein E, et al. Chordomas and chondrosarcomas of the cranial base: results and follow-up of 60 patients. *Neurosurgery*. 1995;36(5):887-896.

4. Greenspan A. Benign bone-forming lesions: osteoma, osteoid osteoma, and osteoblastoma. Clinical, imaging, pathologic, and differential considerations. *Skeletal Radiol*. 1993;22(7):485-500.

5. Martínez-Lage JF, Ramos J, Puche A, Poza M. Extradural dermoid tumors of the posterior fossa. *Arch Dis Child*. 1997;77(5):427-430.

6. Michael CB, Gokaslan ZL, DeMonte F, et al. Surgical resection of calvarial metastases overlying dural sinuses. *Neurosurgery*. 2001;48(4):745-754.

7. Rich TA, Schiller A, Suit HD, et al. Clinical and pathologic review of 48 cases of chordoma. *Cancer*. 1985;56(1):182-187.

8. Ruge JR, Tomita T, Naidich TP, et al. Scalp and calvarial masses of infants and children. *Neurosurgery*. 1988;22(6):1037-1042.

9. Schwartz TH, Rhiew R, Isaacson SR, et al. Association between intracranial plasmacytoma and multiple myeloma: clinicopathological outcome study. *Neurosurgery*. 2001;49(5):1039-1044.

찾아보기

집필진 가나다 순

집필진

■ **강석구**
세브란스병원 뇌종양센터
연세대학교 의과대학 신경외과학교실
seokgu9@gmail.com

■ **강신혁**
고려대학교 안암병원
고려대학교 의과대학 신경외과학교실
hermes23@kumc.or.kr

■ **공두식**
삼성서울병원 뇌종양센터
성균관대학교 의과대학 신경외과학교실
neurokong@gmail.com

■ **권정택**
중앙대학교병원
중앙대학교 의과대학 신경외과학교실
jtkwon@cau.ac.kr

■ **김미숙**
원자력병원
한국원자력의학원, 방사선종양학과
mskim@kirams.re.kr

■ **김선호**
세브란스병원 뇌종양센터, 뇌하수체종양센터
연세대학교 의과대학 신경외과학교실
sunkim@yuhs.ac

■ **김선환**
충남대학교병원
충남대학교 의과대학 신경외과학교실
neons@cnu.ac.kr

■ **김성환**
성빈센트병원
가톨릭대학교 의과대학 방사선종양학교실
kimandre@catholic.ac.kr

■ **김세혁**
아주대학교병원 뇌종양센터
아주대학교 의과대학 신경외과학교실
nsksh@ajou.ac.kr

■ **김세훈**
세브란스병원
연세대학교 의과대학 병리학교실
paxco@yuhs.ac

■ **김용휘**
서울대학교병원
서울대학교 의과대학 신경외과학교실
kimyh96@snu.ac.kr

■ **김의현**
세브란스병원 뇌종양센터, 뇌하수체종양센터
연세대학교 의과대학 신경외과학교실
euihyunkim@yuhs.ac

■ **김재용**
분당서울대학교병원
서울대학교 의과대학 신경외과학교실
chaeyong@snu.ac.kr

■ **김정훈**
서울아산병원 뇌종양센터
울산대학교 의과대학 신경외과학교실
이메일: jhkim1@amc.seoul.kr

■ **김정희**
서울대학교병원 내분비대사내과, 뇌하수체센터
서울대학교 의과대학 내과학교실
jhkxingfu@gmail.com

■ **김창진**
서울아산병원 뇌종양센터
울산대학교 의과대학 신경외과학교실
cjkim@amc.seoul.kr

■ **김충현**
한양대학교 구리병원
한양대학교 의과대학 신경외과학교실
kch5142@hanyang.ac.kr

■ **남도현**
삼성서울병원 뇌종양센터
성균관대학교 의과대학 신경외과학교실
biovictory2@gmail.com

집필진

■ **노태훈**
아주대학교병원 뇌종양센터
아주대학교 의과대학 신경외과학교실
throh@ajou.ac.kr

■ **문경섭**
화순전남대학교병원 뇌척추종양클리닉
전남대학교 의과대학 신경외과학교실
moonks@chonnam.ac.kr

■ **박 관**
삼성서울병원 뇌종양센터
성균관대학교 의과대학 신경외과학교실
kwanpark@skku.edu

■ **박봉진**
경희대학교병원
경희대학교 의과대학 신경외과학교실
hyunsong@khmc.or.kr

■ **박성현**
경북대학교병원
경북대학교 의과대학 신경외과학교실
nsdoctor@naver.com

■ **박철기**
서울대학교병원
서울대학교 의과대학 신경외과학교실
nsckpark@snu.ac.kr

■ **서의교**
목동병원
이화여자대학교 의과대학 신경외과학교실
drekseo@ewha.ac.kr

■ **설호준**
삼성서울병원 뇌종양센터
성균관대학교 의과대학 신경외과학교실
junoseol@skku.edu

■ **송영진**
동아대학교병원
동아대학교 의과대학 신경외과학교실
ns2000@dau.ac.kr

■ **양승호**
성빈센트병원
가톨릭대학교 의과대학 신경외과학교실
72ysh@catholic.ac.kr

■ **유 헌**
국립암센터 신경외과 뇌척수종양클리닉
heonyoo@ncc.re.kr

■ **윤환중**
충남대학교병원 혈액종양내과
충남대학교 의과대학 내과학교실
hjyun@cnu.ac.kr

■ **이규성**
강남세브란스병원 뇌종양센터
연세대학교 의과대학 신경외과학교실
kyusung@yuhs.ac

■ **이기택**
가천대학교 길병원
가천대학교 의과대학 신경외과학교실
gtyee@gilhospital.com

■ **이선일**
해운대백병원
인제대학교 의과대학 신경외과학교실
nssunlee@inje.ac.kr

■ **이순태**
서울대학교병원
서울대학교 의과대학 신경과학교실
slee@snuh.org

■ **이시원**
서울성모병원
가톨릭대학교 의과대학 방사선종양학교실
lords_seawon@hotmail.com

■ **이창훈**
원자력병원
한국원자력의학원, 신경외과
binu0907@gmail.com

집필진 가나다 순

집필진

이채혁
일산백병원
인제대학교 의과대학 신경외과학교실
chleens@paik.ac.kr

이호영
분당서울대학교병원
서울대학교 의과대학 핵의학과
debobkr@gmail.com

장종희
세브란스병원 뇌종양센터
연세대학교 의과대학 신경외과학교실
이메일: changjh@yuhs.ac

전신수
서울성모병원
가톨릭대학교 의과대학 신경외과학교실
ssjeun@catholic.ac.kr

정동섭
인천성모병원
가톨릭대학교 의과대학 신경외과학교실
dschung@catholic.ac.kr

정 신
화순전남대학교병원 뇌척추종양클리닉
전남대학교 의과대학 신경외과학교실
sjung@chonnam.ac.kr

조성진
순천향대학교 서울병원
순천향대학교 의과대학 신경외과학교실
chosj@schmc.ac.kr

조영현
서울아산병원 뇌종양센터, 방사선수술센터
울산대학교 의과대학 신경외과학교실
yhyunc@amc.seoul.kr

조재호
세브란스병원
연세대학교 의과대학 방사선종양학교실
jjhmd@yuhs.ac

주원일
여의도성모병원
가톨릭대학교 의과대학 신경외과학교실
jwi@catholic.ac.kr

차승헌
부산대학교병원
부산대학교 의과대학 신경외과학교실
neurocha@hanmail.net

최성희
분당서울대병원 내분비대사내과
서울대학교 의과대학 내과학교실
shchoimd@gmail.com

최승홍
서울대학교병원
서울대학교 의과대학 영상의학교실
verocay@snuh.org

최정원
삼성서울병원 뇌종양센터
성균관대학교 의과대학 신경외과학교실
jwchoins@gmail.com

한명훈
한양대학교 구리병원
한양대학교 의과대학 신경외과학교실
gksmh80@gmail.com

홍용길
서울성모병원
가톨릭대학교 의과대학 신경외과학교실
hongyk@catholic.ac.kr

홍창기
강남세브란스병원 뇌종양센터
연세대학교 의과대학 신경외과학교실
yedamin@yuhs.ac

황정현
경북대학교병원
경북대학교 의과대학 신경외과학교실
jhwang@knu.ac.kr

616

편찬위원 가나다 순

편찬위원장

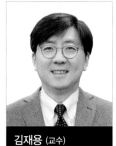

김재용 (교수)

신경외과
뇌종양센터장
분당서울대학교병원
서울대학교 의과대학 신경외과학교실
chaeyong@snu.ac.kr

편찬위원

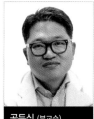

공두식 (부교수)

신경외과
삼성서울병원 뇌종양센터
성균관대학교 의과대학
신경외과학교실
neurokong@gmail.com

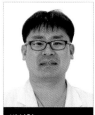
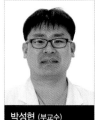

박성현 (부교수)

신경외과
경북대학교병원
경북대학교 의과대학
신경외과학교실
nsdoctor@naver.com

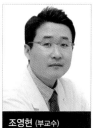

조영현 (부교수)

신경외과
서울아산병원 뇌종양센터,
방사선수술센터
울산대학교 의과대학
신경외과학교실
yhyunc@amc.seoul.kr

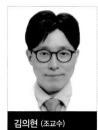

김의현 (조교수)

신경외과
세브란스병원 뇌종양센터,
뇌하수체종양센터
연세대학교 의과대학
신경외과학교실
euihyunkim@yuhs.ac

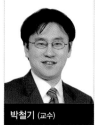

박철기 (교수)

신경외과
서울대학교병원
서울대학교 의과대학
신경외과학교실
nsckpark@gmail.com

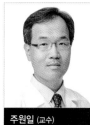

주원일 (교수)

신경외과
여의도성모병원
가톨릭대학교 의과대학
신경외과학교실
jwi@catholic.ac.kr

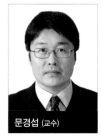

문경섭 (교수)

신경외과
화순전남대학교병원
뇌척추종양클리닉
전남대학교 의과대학
신경외과학교실
moonks@chonnam.ac.kr

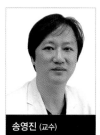

송영진 (교수)

신경외과
동아대학교병원
동아대학교 의과대학
신경외과학교실
ns2000@dau.ac.kr

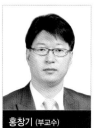

홍창기 (부교수)

신경외과
강남세브란스병원 뇌종양센터
연세대학교 의과대학
신경외과학교실
yedamin@yuhs.ac

617

편찬후기

신경외과학에도 여러 분야가 있습니다. 그중에서도 매우 특징이 뚜렷하며 방대한 지식을 요구하는 분야가 '뇌종양학' 분야로 생각이 됩니다. 다른 관점에서 보면, '종양학(oncology)'이라는 큰 학문의 영역에 있어서 그중에서도 독특한 특성을 가지고 있는 분야가 또 '뇌종양학' 입니다. 다른 암종들과는 확연히 다른 특징들을 가지고 있어, 일반화가 어렵고, 쉽게 이해하기가 어려운 것이 사실입니다. 이에 '뇌종양학'을 교과서로 만든다고 생각하였을 때, 참으로 막막한 마음을 표현할 길이 없었고, 자신이 없었습니다. 다른 분야와는 달리 매우 많은 종류의 질환(여기서 질환은 개개의 뇌종양 종류 하나하나를 의미)을 다루어야 하며, 또 그 각각의 질환도 성격이 다르고, 치료가 다르고, 심지어 같은 종류의 종양도 위치와 주변 상황에 따라 그 접근과 치료가 다르므로 너무도 많은 의견이 있을 것이고 너무도 많은 지식을 정리하여야 하는 작업이 예상되었습니다.

이같이 복잡한 학문을 하나의 책으로 만들어 쉽게 이해하는 '뇌종양학'을 목표로 작업을 시작한 지 1년이 지났습니다. 그동안의 1년이 어떻게 흘러 왔는지 뒤를 돌아볼 여유조차 없었던 한 해였습니다. 편찬위원회를 구성하고, 수차례 편찬위원회를 진행하면서 많은 의견을 주고받으면서 우리 교과서의 방향성을 토의하였고, 저자를 초빙하고 조율하였고, 원고를 독려하고, 정리하고, 수집-분류하고, 모여서 원고를 검토하면서 토의하고 정리하고 또 조율하고…… 숨 가쁘게 달려온 것 같습니다. 50여 분의 저자들과 또 그 작업을 이름 없이 도와 주신 여러분의 적극적이고 헌신적인 작업이 있었고, 이러한 소중한 자료들을 저를 포함한 총 10명의 편찬위원들은 각 섹션별로 통일성 있게 구성하고, 수정하고, 정리하여 다듬어 나갔습니다. 저자와 편찬위원님들의 하나된 마음이 오늘의 이 보물을 탄생하게 한 것입니다.

처음 만든 국내 최초의 한글 뇌종양학 교과서라는 큰 보람도 있지만, 처음 작업하는 것이라 또 그만큼 부족함도 많이 있습니다. 후배 신경외과 의사들 혹은 동료-선배님들께서 하루하루 우리 뇌종양 환자의 진료를 진행하심에 있어 이 책자가 조금이라도 도움이 되시길 기원합니다. 앞으로 계속 다듬어 나가서 대한뇌종양학회의 대표 교과서가 아니, 우리나라의 신경외과학 / 종양학의 대표 교과서가 될 것으로 기대합니다.

마지막으로 우리 교과서의 탄생을 위하여 전폭적인 지지를 보내 주신 회장님 이하 집행부와 학회사무국, 바쁜 시간을 할애하여 소중한 땀방울을 흘려 주신 아홉 분의 편찬위원님들, 그리고 수준 높은 책자 제작을 도와주신 군자 출판사에 무한한 감사의 인사를 드립니다.

2018년 6월 29일

편찬위원장 **김 재 용**

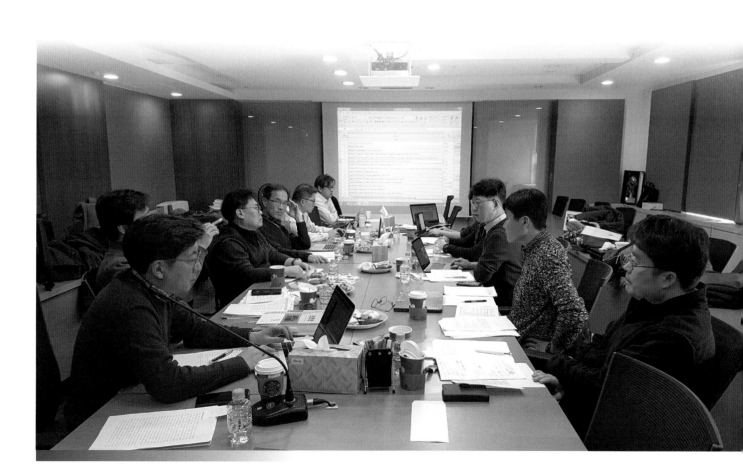